Rudolf Gross · Markus Löffler

Prinzipien der Medizin

Springer

*Berlin
Heidelberg
New York
Barcelona
Budapest
Hongkong
London
Mailand
Paris
Santa Clara
Singapur
Tokio*

Rudolf Gross   Markus Löffler

Prinzipien der Medizin

Eine Übersicht ihrer Grundlagen und Methoden

Unter technischer Mitarbeit von Stephan Gontard
Mit einem Beitrag von Heinz-Erich Wichmann

Mit 86 Abbildungen und 36 Tabellen

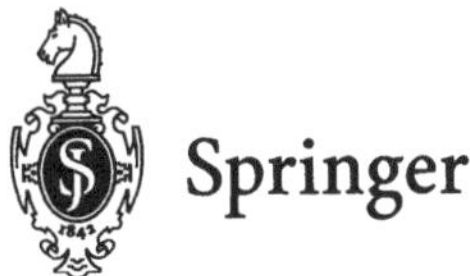

Springer

Professor Dr. med. Dr. h. c. Rudolf Gross
Auf dem Römerberg 40

50968 Köln

Prof. Dr. med. Dipl. Phys. Markus Löffler
Universität Leipzig
Institut für medizinische Informatik,
Statistik und Epidemiologie
Liebigstraße 27

04103 Leipzig

ISBN-13: 978-3-642-64402-3   e-ISBN-13: 978-3-642-60426-3
DOI: 10.1007/978-3-642-60426-3

Die Deutsche Bibliothek – CIP Einheitsaufnahme
Gross, Rudolf : Prinzipien der Medizin. Eine Übersicht ihrer Grundlagen und Methoden /
Rudolf Gross ; Markus Löffler ; Unter Mitarb. von S. Gontard ; Mit Beitr. von
H.–E. Wichmann – Berlin ; Heidelberg ; New York ; Barcelona ; Budapest ; Hongkong ;
London ; Mailand ; Paris ; Santa Clara ; Singapur ; Tokio : Springer, 1997
    ISBN-13: 978-3-642-64402-3

© Springer-Verlag Berlin Heidelberg 1997

Softcover reprint of the hardcover 1st edition 1997

Layout und Herstellung: W. Bischoff, Heidelberg
Einbandgestaltung: de'blik Konzept & Gestaltung, Berlin
Satz, graphische Gestaltung und Reproduktion der Abbildungen:
Fotosatz-Service Köhler OHG, Würzburg

SPIN 10125323   23/3134 – 5 4 3 2 1 0 – Gedruckt auf säurefreiem Papier

Dem Nestor der deutschen inneren Medizin
Professor Dr. med. Dr. h. c. Hans Erhard Bock
gewidmet

Vorwort

Mottos

„Mehr und mehr Wissenschaftler verspüren ein Gefühl der Sinnlosigkeit, wenn sie einzelne Teile, losgelöst vom Ganzen, beobachten"
(Gleick [655])

„Der Spezialist ist nicht so sehr zum Symbol des Wissens, sondern des Nichtwissens geworden" (Mittelstrass [1369])

„Manche Menschen meinen, daß Allgemeingültigkeit zu teuer erkauft wird"
(A. Huxley, Essays II [933a])

Als einer von uns (Gr.) vor einigen Jahren in einer auswärtigen Universität einen Vortrag über einige Grundlagen der Medizin hielt, sagte ein Kollege in der Diskussion: „Ich warne vor dem Gebrauch der Philosophie in der Medizin…". Mit anderen (z.B. [198]) sind wir da verschiedener Meinung. Er hatte insofern recht, als viele Jahrhunderte lang (in einigen Richtungen bis in unsere Zeit hinein) philosophische Spekulationen an Stelle anatomischer, physiologischer, biochemischer oder molekularbiologischer Kenntnisse die Theorie der Medizin beherrschten. Heute bietet die moderne Naturwissenschaft, gerade auch für die Medizin, die Grundlagen einer alles oder doch wesentliche Teile überspannenden Sicht. Während die Spezialisierung in immer kleinere Gebiete fortschreitet und dort Triumphe feiert, ist die Synopsis des Kranken, die Gesamtschau, zum Teil schon in der Praxis, mehr noch in der Theorie zurückgeblieben. Für die rechte Beurteilung auch eines kleinen Teils, ist jedoch eine Übersicht des ganzen Menschen erforderlich. Schipperges verlangte daher mit Recht „statt der Explosion der Spezialitäten eine Implosion der Integration" [1719]. Dabei hat sich, „während die biomedizinische Technik ständig fortschreitet, an den klinischen Strategien kaum etwas geändert" (Elstein [465]). „Das charakterisiert die heutige Situation des Mangels an Theoretikern der Klinik, ja: des fehlenden Bedürfnisses: Man benötigt ja nur Kochrezepte. Dabei wären die Grundlagen der Klinik viel mehr einer Theorie wert als etwa die der Chemie" (Murphy [1400]).

Diesem Mangel mit abzuhelfen, ist das Anliegen dieses Buches. Es wendet sich deshalb vorzugsweise an 3 Gruppen:

- Ärzte, die bei ihren Kranken zu einer Gesamtschau kommen wollen;
- Spezialisten, die in ihrer (oft unverzichtbaren) Einengung auf ein Organ, System oder Systemausschnitt die Medizin in einem etwas breiteren Rahmen übersehen möchten.
- Nicht-Ärzte, die sich mit den Grundlagen und Methoden der heutigen Medizin vertraut machen wollen.

Wir haben uns bemüht, in diesem Buch möglichst viele der bei der Abfassung 1992–1996 aktuellen Probleme der Grundlagen und Methoden der Medizin unter Hinweisen auf die reichliche weiterführende Literatur anzusprechen. Dabei ist das vorzugsweise medizinisch und definitorisch angelegte Kapitel 1 eine Art Übersicht, die jeder anhand des Inhaltsverzeichnisses nach seinen besonderen Fragestellungen und Interessen ergänzen kann. Wenn auch die Abkürzungen hinter den Abschnitten des Inhaltsverzeichnisses angeben, wer den betreffenden Teil verantwortlich geschrieben hat, so haben wir uns doch überall gegenseitig korrigiert oder ergänzt.

Unseres Wissens gibt es in Deutschland kaum ein Buch dieser Art und dieses Umfangs (gegenüber z.B. einem runden Dutzend spezieller Lehrbücher der inneren Medizin). Im anglo-amerikanischen Schrifttum findet man neben besonderen Zeitschriften eine beschränkte Anzahl von Grundlagenbüchern (die uns bekannten sind durchweg im Literaturverzeichnis aufgeführt). Wenn man ihre Autoren näher besieht, so findet man allerdings überwiegend Theoretiker, Psychologen oder Epidemiologen, also Kollegen, die nicht tagtäglich mit Kranken verschiedener Art konfrontiert werden. Wir haben versucht, neben einem eingehenden Studium der Literatur, die eigenen Erfahrungen (Gr.) an 80 000–100 000 Kranken – je etwa zur Hälfte unter unseren Lehrern H. Bennhold und H. W. Bock bzw. in eigener Verantwortung – auch in die allgemeinen Ausführungen dieses Buches einzubringen. Die Literatur haben wir bewußt ausführlich gehalten, damit jeder Benutzer zu einem ihn besonders interessierenden Gebiet ausreichend Weiterführendes finden kann. Gleichwohl mußten wir uns im Text und im Schrifttum beschränken; wir konnten auch nicht nach Handbuchart zitieren, nachdem es zu vielen angesprochenen Themen, wie etwa der Logik oder der Statistik, heute ganze Bibliotheken gibt. Selbstverständlich konnten und wollten wir in den großen Kapiteln, z.B. zur Kausalität oder zur Diagnostik, nicht auf das Einzelne und Spezielle eingehen. Unser Anliegen war es vielmehr, den genannten Interessenten einen Überblick der Quellen zu geben, aus denen die Medizin (als Ganzes) schöpft und aus denen der einzelne Arzt schöpfen sollte. Auch wird man gerade in den kurzen Abschnitten einer allgemeinen Einführung speziell für Mediziner eigene subjektive Urteile bemerken; wir strebten – um ein treffendes Wort zu gebrauchen – eine „kontrollierte Subjektivität" an. Um des logischen Flusses der Darstellung willen haben wir einige Überschneidungen oder Wiederholungen in Kauf genommen; sie entspringen dem jeweiligen Tenor der einzelnen Abschnitte. Aus Vereinfachungsgründen haben wir von z.T. modisch gewordenen Doppelbezeichnungen abgesehen: Ärztlich, Arzt u.s.w. bedeutet selbstverständlich Frauen *und* Männer, die den ärztlichen Beruf ausüben.

Wo es tunlich erschien, haben wir einzelnen Kapiteln oder Abschnitten Mottos vorangestellt, meist Zitate namhafter Wissenschaftler. Sie gehören nicht zu dem von uns vertretenen Text, sondern sollen mehr, auch in scheinbaren Widersprüchen, provokativ wirken und zum Nachdenken anregen. Sie sind in diesem Sinn als „challenges" (Herausforderungen) aufzufassen. Auf die medizinische Ethik, die eine wesentliche Rolle bei ärztlichen Entscheidungen spielt, haben wir bewußt verzichtet. Dazu gibt es, eigene Beiträge eingeschlossen, in diesem Jahrhundert mit G. E. Moore beginnend, eine fast uferlose Literatur, so daß uns nur Wiederholungen oder bescheidene Auszüge geblieben wären. Ebenso enthält das Buch keine spezielle Therapie (und folglich auch keine Therapiestudien).

Bei Abfassung dieses Buches haben wir vielerlei Hilfe erfahren, für die wir uns bedanken möchten. Besonderer Dank gebührt unseren Kollegen: dem Internisten Prof. Volker Diehl, der uns Einrichtungen und Personal seiner Klinik großzügig zur Verfügung stellte, dem Mathematiker Prof. Uwe an der Heiden, Herdecke für Durchsicht des Kapitels „Chaos" und die Anfertigung von Abbildungen dazu, dem Physiker Prof. Bernhard Mühlschlegel, Köln (Entropie), ferner den Professoren Klaus Lackner (Radiologie Köln) und Harald Schicha (Nuklearmedizin Köln) für die Lektüre der Abschnitte aus ihrem Fachgebiet. Etwaige Fehler gehen selbstverständlich zu unseren Lasten. Dank schulden wir auch verschiedenen Verlagen, Firmen und Kollegen. Sie haben uns die Abdruckerlaubnis eigener Darstellungen erteilt, was jeweils ausdrücklich vermerkt ist. Die Korrekturen lasen Dr. Dr. Eva Gross, Krefeld und Dipl. med. inf. Thomas Pfisterer, Leipzig. Für die verständnisvolle und geduldige Niederschrift sowie die Computerüberarbeitung danken wir Frau Inge Hellwig und Herrn Stephan Gontard, beide Köln. Das Buch wäre nicht zustande gekommen ohne die Geduld und die Hilfe des Springer-Verlages, besonders von Herrn Dr. h. c. mult. Heinz Götze, und Herrn Dr. W. Wiegers.

Kein Buch kann jemals ganz fertig und vollkommen sein. Das hat der Chinese Tai T'ung schon im 13. Jahrhundert bemerkt: „Hätte ich auf die Perfektion warten müssen, wäre ich mit der Arbeit nie fertig geworden." Wo gilt dies mehr als in unserem schnellebigen Jahrzehnt mit einer Verdopplungszeit des verfügbaren Wissens von etwa 5 Jahren?

Köln, Leipzig, im Sommer 1997   Rudolf Gross
                                                 Markus Löffler

Inhaltsverzeichnis

KAPITEL 1

Krankheiten und ihr Umfeld

„Gesundheit ist nicht alles, aber ohne Gesundheit ist alles nichts"

(A. Schopenhauer)

1.1
Begriffe und Definitionen

Mottos

„Es gibt nichts Praktischeres als eine gute Theorie"   (R. N. Braun [186])

„Wissenschaftlicher Verstand und praktische Vernunft entwickeln sich auseinander"

(J. Mittelstrass [1369])

„Lernen vieler Dinge lehrt nicht Verständnis"   (Heraklit)

„Das Grundkriterium für einen Arzt ist, wie gut er die Probleme seiner Patienten erkennen und einer gezielten Lösung zuführen kann" (Weed [2056])

1.1.1
Ärztliche Praxis

Die ärztliche Tätigkeit erstreckt sich auf die *Erhaltung der Gesundheit* (Vermeidung von Störungen und Prophylaxe oder Prävention) sowie auf die *Behandlung von Kranken.* Diese Tätigkeit reicht von unmittelbaren Handlungen am Gesunden oder Kranken bis zu mittelbarer Hilfe im öffentlichen Gesundheitswesen, in den Standesorganisationen, in den klinisch-theoretischen Instituten, in der industriellen Fertigung und Erprobung von Geräten und Medikamenten bis hin zur naturwissenschaftlichen Grundlagenforschung.

Die *Prophylaxe und Früherkennung* werden mit immer größerer Ausbreitung der Technologie ein stärkeres Gewicht bekommen. Bei *Kranken* zielt die Medizin bisher mehr auf die Restauration, die nur asymptotisch den früheren Zustand erreichen kann.

Dabei gibt es eine zunehmende Zahl von Kranken, die *nur* an der Diagnose interessiert sind (Abb. 1.1). Neben allen Arten von *Gutachten* (s. 1.7) sind es die *Routineuntersuchungen* in der Vorsorge und Nachsorge, etwa in der Früherkennung von Rezidiven, bei der Feststellung einer Behandlungsbedürftigkeit, auch bei der Entscheidung über die Einstellung von Maßnahmen bei Moribunden oder gemäß Patiententestamenten. In die Sprechstunde nam-

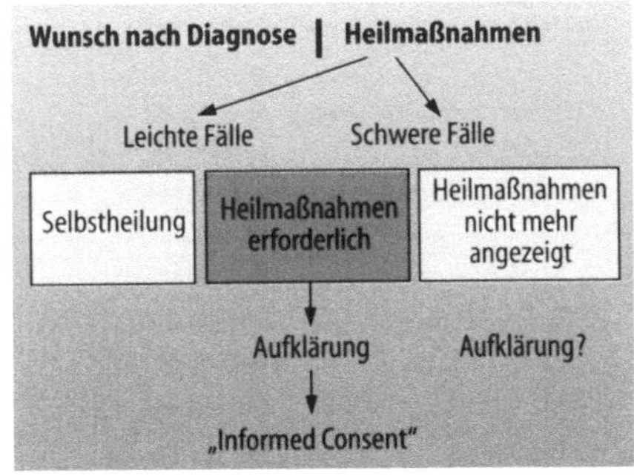

Abb. 1.1. Bei etwa 5–10 % (je nach ärztlicher Tätigkeit) besteht nur der Wunsch nach einer Diagnose. Ursachen, s. Text bei 1.1.1

hafter Kliniker kommen aber auch Kranke, die den Befund ihres Hausarztes oder befreundeten Arztes kontrolliert wissen wollen (was man ihnen nicht zum Vorwurf machen sollte, was aber von allen Seiten viel Takt verlangt) oder die vor einer weitreichenden Entscheidung (etwa einer größeren Operation, auch bei zweifelhafter Prognose) eine zweite, unabhängige Meinung einholen wollen.

Technische Untersuchungen sollten, wenn sie mit einem auch nur kleineren Risiko für den Kranken, mit Belästigung oder mit unangemessenen Kosten verbunden sind, nur durchgeführt werden, wenn sie Einfluß auf die Einleitung oder Änderung einer Behandlung haben oder wenn sie vom Probanden – aus welchen Gründen auch immer – ausdrücklich (am besten schriftlich!) verlangt werden und zugleich dem Arzt vertretbar erscheinen.

Beispiel: Vor einer Koronarangiographie (Letalität um 1‰) ist ein Gespräch mit dem Kranken erforderlich, ob er im Falle einer sich ergebenden Indikation bereit wäre, die Konsequenzen eines invasiven Eingriffs zu ziehen.

Tabelle 1.1. Graduierungen von „gesund", „krank"

Subjektiv gesund	und	testnegativ (bei Belastung)
Subjektiv gesund	und	testnegativ (Screening)
Subjektiv gesund	und	testpositiv „Laborkrank"
Subjektiv leidend	und	testnegativ
Subjektiv gesund	und	objektiv krank (lanthanisch)
Bedingt gesund	und	krank, aber gut eingestellt
Leicht krank	und	Selbstheilung
Mäßig krank	und	mit ärztlicher Hilfe gesundend
Schwer krank	und	ohne fremde Hilfe nicht überlebend

Merksatz

Es gibt verschiedene Arten von Kranken und Krankheiten, die eine bewegliche, individuelle Zuwendung erfordern (Tabelle 1.1). Technische Untersuchungen sind nur angezeigt, im Rahmen der Vorsorge nach Rücksprache mit dem Untersuchten, zur Sicherung der Diagnose, zur Wahl und Kontrolle der Behandlung, auch in Form sog. Studien mit einheitlichem Standardprogramm. Rein wissenschaftliches Interesse oder „Überdiagnostik" aus materiellen Gründen sind, außer im Einvernehmen mit dem Kranken und mit den Kostenträgern, nicht vertretbar. Bei knapper werdenden Ressourcen bietet sich eine Stufendiagnostik im Sinne des Abschnittes 7.13 an.

Von den einfachen *Störungen der Befindlichkeit* (Definition bei 1.5) abgesehen, kann man mindestens 3 Gruppen unterscheiden:

Die meisten Erkrankungen heilen mehr oder weniger schnell spontan aus. Die Hilfe des Arztes erstreckt sich allenfalls auf die Beschleunigung dieses Prozesses sowie auf psychosoziale Hilfen. Dabei geht er mit der Anwendung von Antibiotika oder Immunmodulatoren, etwa bei einer fieberhaften Bronchitis oder Darminfektion, die Risiken der Unverträglichkeit, der Züchtung resistenter Keime und „selten" (besonders bei langfristiger oder hochdosierter Immunsuppression: 5–15 %) einer Sekundärneoplasie ein. Gerade in solchen Fällen ist der *therapeutische Index*, d. h. das Verhältnis von gewünschtem Nutzen zu möglichem Schaden, sorgfältig abzuwägen (weitere Einzelheiten s. auch Kap. 8).

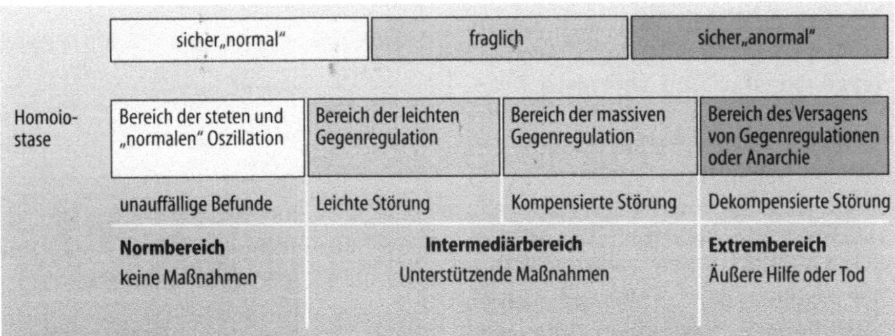

Homoio-stase	Bereich der steten und „normalen" Oszillation	Bereich der leichten Gegenregulation	Bereich der massiven Gegenregulation	Bereich des Versagens von Gegenregulationen oder Anarchie
	unauffällige Befunde	Leichte Störung	Kompensierte Störung	Dekompensierte Störung
	Normbereich keine Maßnahmen	**Intermediärbereich** Unterstützende Maßnahmen		**Extrembereich** Äußere Hilfe oder Tod

Abb. 1.2. Homoiostatische Darstellung der Norm und Normabweichungen. Den häufigen „Intermediärbereich" zeigen die beiden mittleren Spalten

Am anderen Pol stehen die Schwerstkranken, die ohne fremde Hilfe verloren wären (Abb. 1.2). Sie machen einen großen Teil der Kranken auf Intensivstationen oder postoperativen Wachstationen aus. In diesen Fällen steht die akute Hilfe über der (immer anzustrebenden) Diagnose im Vordergrund: Es kommt zunächst darauf an, im Sinne Cannons (s. unten) die Homoiostase wieder herzustellen – und so die lebensbedrohlichen Abweichungen vitaler Funktionen in den Bereich ihrer normalen Oszillation zurückzuführen. Abbildung 1.3 zeigt beispielhaft die ungefähren Grenzen von harmlosen über bedrohliche bis zu mit dem Leben nicht mehr zu vereinbarenden Störungen und dem verfügbaren Entscheidungszeitraum nach R. N. Braun [185, 186].

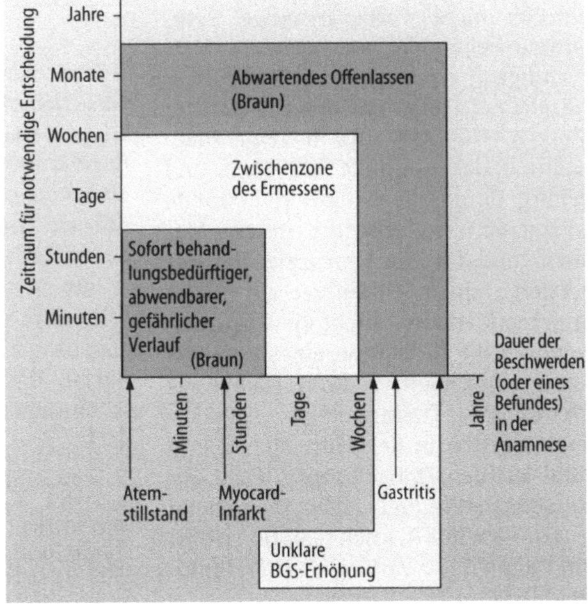

Abb. 1.3. Grenzen von abwartendem und beobachtendem „Offenlassen" und sofort behandlungsbedürftigem, abwendbar gefährlichem Verlauf nach dem klassischen Schema von Robert N. Braun 1963, 1970 [185, 186], modifiziert. Zwischen beiden liegt eine Zwischenzone des von Erfahrung und subjektivem Urteil abhängigen Ermessens

Zwischen diesen Extremen ist, sozusagen als große Mittelgruppe, große Menge der akut und chronisch Kranken (Verhältnis je nach Klinik oder Ambulanz etwa 1:6) angesiedelt. Die ärztliche Behandlung unterstützt oder ersetzt eine gestörte Organfunktion, erleichtert die Selbstheilung, verhindert Komplikationen oder Rezidive. Hier sollte der Arzt vor allem Behandlungen vermeiden, die eine voraussichtlich doch erforderliche stationäre Klärung verzögern oder erschweren.

Beispiel: Wenn auch nur der geringste Verdacht auf eine Schilddrüsenfunktionsstörung besteht, sollte man deren Diagnostik nicht langfristig durch jodhaltige Kontrastmittel vereiteln, sondern im Zweifelsfall lieber vorher die Hormone TSH, ggf. T_3 und T_4 bestimmen.

Zum Wichtigsten der ärztlichen Kunst gehört deshalb aus unserer Sicht eine *diagnostisch-therapeutische Taktik:* Einerseits darf man sich nicht wochenlang auf die Diagnostik beschränken (einen typischen Fehler mancher Universitätskliniken!), andererseits nicht vordergründige Symptome behandeln, wo sich die Notwendigkeit einer kausalen Diagnostik abzeichnet (ein typischer Fall der Praxis). Die Abb. 1.4a, b zeigt schematisch das optimale Vorgehen und häufig durch die Situation bedingte „Ersatztaktiken" für die Innere Medizin und für die Chirurgie. Bei der letzteren spielt – häufiger als in der inneren Medizin – nicht die Diagnose, sondern die Indikation eines Eingriffs oft die entscheidende Rolle. Fächer wie Neurologie, Traumatologie, Gynäkologie dürften in der Mitte stehen und sind aus den Darstellungen leicht abzuleiten. „Wie bei" fällt weitgehend zusammen mit R. Kochs „als ob" [1083] im Rahmen der Vaihinger'schen Philosophie [2002].

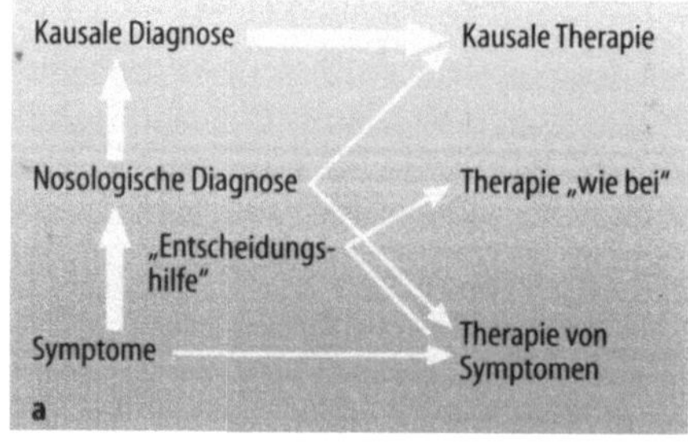

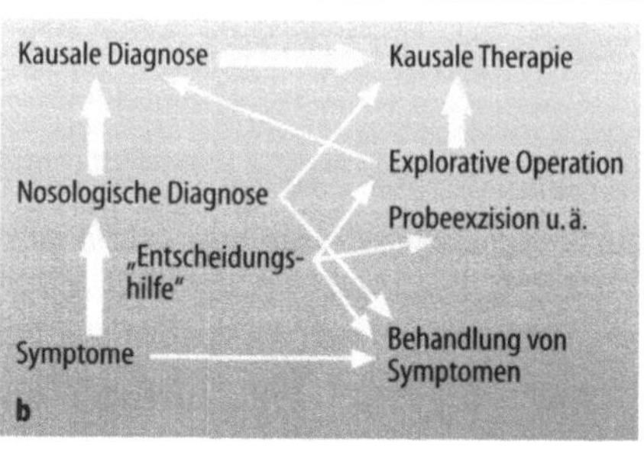

Abb. 1.4 a, b. „Kausale Diagnose" und symptomatische Hilfen mit ihren Konsequenzen in den konservativen (**a**) und operativen (**b**) Fächern. Wo keine kausale Diagnose rechtzeitig möglich ist, entscheidet man – gleichfalls nach R.N. Braun – „wie bei…" Damit ist man mit der Diagnose nicht festgelegt, kann aber alles notwendig Erscheinende einleiten. Die Gefahr besteht in rein symptomatischen Maßnahmen. „Wie bei" ist weitgehend identisch mit dem älteren Begriff des „als ob" von R. Koch 1926 [1083]

Von der Selbstheilung und der vordringlichen Wiederherstellung der Homoiostase abgesehen, ist in aller Regel eine *kausale Diagnose* (s. auch 1.5 und Kap. 5 ff.) anzustreben, da meist nur sie die Beseitigung der Krankheiten herbeiführen kann.

Für *symptomatische Maßnahmen* sollte man sich – vor Abschluß der Diagnostik – ein „Limit" von 2–3 Wochen setzen, das bei fortbestehenden Erscheinungen nicht prolongiert werden darf.

Sonst wird z.B. das Dickdarmkarzinom im operablen Zustand durch die „Behandlung einer Verstopfung", der operable Zustand eines Bronchialkarzinoms durch die Behandlung eines „hartnäckigen Hustens" mit immer neuen Medikamenten versäumt.

Ubiquitäre Allgemeinsymptome wie Fieber können ebenso Ausdruck von Infekten, eines Tumorleidens, einer Endokrinopathie u. v. a. m. sein. Neuerdings verbergen sich hinter unklaren Störungen häufiger Infekte (z. T. durch atypische oder opportunistische Erreger) als die heute nicht mehr so häufig verfehlte Diagnose einer Neoplasie.

Adoleszenz und Alter sind besonders krankheitsanfällig (Abb. 1.5). Die Diagnostik ist im Alter schwieriger, da subjektiv oft Indolenz und objektiv häufig mitigierte Verläufe zusammen kommen können. Auch die Behandlung chronisch Kranker, besonders im höheren Alter, erfordert gewöhnlich eine niedrigere Dosierung als in der Lebensmitte.

Besonders gefährlich sind die zur „Vermeidung eines zu großen Tablettenfahrplans" beliebten Kombinationen. Neben der starren, von den Herstellern ausgewählten und nicht individuellen Einstellung besteht immer die Gefahr, daß der Kranke wegen der symptomatisch erleichternden Komponente die andere überdosiert, z. B. bei den zum Glück meist verlassenen Kombinationen von Theophyllin mit Herzglykosiden.

Auch die *Kinderheilkunde* kennt relativ höhere und relativ niedrigere Dosen, die sich oft nicht durch Umrechnung der Erwachsenendosis über das Alter, das Körpergewicht oder die Körperoberfläche ermitteln lassen. Mit anderen Worten: von Kindern werden manche Präparate minder, manche besser vertragen als es in rechnerischen Vergleichen mit Erwachsenen zu erwarten wäre. Manuale oder Angaben der Hersteller erleichtern die Dosierung.

Die ausgeübte Heilkunde ist eine stete Mischung von Analysen und Synthesen (s. unten). Während die Synthese vom Bekannten zum Unbekannten geht, führt die Analyse vom Unbekannten auf bekannte Komponenten zurück.

Im Grunde besteht das Vorgehen des Arztes (in allen Teilgebieten) aus 3 Schritten:

1. Schritt: Vorurteilsfreies Erheben von Vorgeschichte (s. 6.1), unmittelbaren Befunden (s. 6.2) und einem kleinen (durch die modernen Apparate ausgeweiteten) Fächer von technischen, indiskriminierten, d.h. nicht gezielt angesetzten Untersuchungen (s. 6.4–6.7). Die wichtigsten Fehler in diesem Bereich sind (ausführlich in Kap. 10):

* etwas nicht wahrhaben wollen,
* vorgefaßte Meinungen in den Kranken projizieren. (Ideologie gilt vielen als gefährlicher denn Ignoranz!)
* Übernahme von Deutungen (nicht Befunden!) seitens der Kranken: sie können im Prinzip hilfreich sein, helfen aber meist nicht weiter oder

Abb. 1.5. Einfluß des Alters auf Normalität und Stabilität

<table>
<tr><td colspan="3" align="center">**Einfluß des Alters auf die „Normalität"**</td></tr>
<tr><td align="center">**Heranwachsende Menschen**</td><td align="center">**Jüngere Erwachsene**</td><td align="center">**Alternde Menschen**</td></tr>
<tr><td align="center">Dissoziation der Lebensprozesse</td><td align="center">Integration der Lebensprozesse</td><td align="center">Dissoziation der Lebensprozesse</td></tr>
<tr><td align="center">Mangel an Stabilität</td><td align="center">Stabilität</td><td align="center">Mangel an Stabilität</td></tr>
</table>

führen in falsche Richtungen. Verbreitet ist die Bezugnahme auf äußere Ursachen, das sog. „exogene Bedürfnis".

2. Schritt: Akkumulation, Analyse, Gewichtung (Einzelheiten s. 5.6) und induktiver Schluß, d.h. Bildung einer Hypothese (s. 5.7). Schon Thomas von Aquin sagte: Des Weisen Amt ist: Ordnen (zit. nach [1916]). Wenige Disziplinen erfordern mehr Interpretation der Symptome, Befunde und Daten als die Medizin. Wir müssen uns aber bewußt sein, daß jede Interpretation Subjektivität bedeutet.

Ein weiteres Problem dieser Schritte liegt in der Tatsache, daß die Befunde, je nach Aufwand, ganz unterschiedlich schnell eintreffen, von Minuten bis zu Wochen. Insofern bedarf die Diagnostik ständiger Anpassung an den aktuellen Stand der Informationen.

3. Schritt: Aus den „indiskriminiert" (d.h. ungezielt eingehenden) und diskriminiert (d.h. gezielt veranlaßten) einfallenden Symptomen, Befunden, Daten sowie aus der gewöhnlich nicht durch Maschinen zu ersetzenden persönlichen Beurteilung ergibt sich die *Diagnose* und mit ihr die Konsequenz, das Beste für den jeweiligen Kranken daraus zu machen. Jeder Mensch ist in einem bestimmten Krankheitsstadium etwas Einmaliges „so nie Dagewesenes, so nie Wiederkehrendes" (Bürger [224, 225]). Wenn man alle denkbaren Merkmale spezifiziert, ist jedes Individuum einzigartig. Spezifiziert man zu wenig, systematisiert man zu stark, dann kommt man zu unangemessenen Vergleichsgruppen [398].

Die Krankheit muß sozusagen mit den Empfindungen des Kranken wahrgenommen werden: zum Mitfühlen, nicht zum Mitleid, sind wir aufgerufen. Dies ist die menschliche Seite der Medizin, die „Tiefenschau in die mensch-

liche Seele" [225]. Grote [754] trennte sinngemäß zwischen „dem was ist und dem was wurde" (*Zustandsdiagnose*), andererseits dem, was ein Kranker daraus macht (*Bedeutungsdiagnose*). Gleichsinnig unterschied Curtius [319, 321] zwischen Krankheitsdiagnose und Individualdiagnose.

Ein viel gebrauchtes Wort sowohl in der Diagnostik wie in der Therapie ist der „*Goldstandard*". Meist handelt es sich um ein quantitativ und qualitativ unerreichtes Ideal. Wulff (zit. nach Troidl [1976]) definierte ihn ganz einfach als ein Verfahren, zu dem wir das meiste Vertrauen haben.

1.1.2
Handwerk, Kunst oder Wissenschaft?

Motto
„Die Medizin wird ausgeübt von Hybriden aus Wissenschaft und Handwerk" (Brody [200])

„Theoretiker sind Denker, Experimentatoren Handwerker" (Pellegrino u. Thomasma [1474])

„Merkwürdigerweise gibt es heute noch Lehrbücher der Wissenschaftsphilosophie, die behaupten, das Experiment sei die einzige legitime Methode der Wissenschaft" (Ernst Mayr [1309])

Die häufig diskutierte Frage „Handwerk, Kunst oder Wissenschaft" wird hier vorgezogen, weil ihre Reflexion das Verständnis ärztlichen Handelns fördert. Mit Rothschuh [1636, 1639] möchten wir sagen, daß die Medizin weder eine Geisteswissenschaft, noch eine Naturwissenschaft (im strengen Sinn der Wissenschaftsdefinitionen) allein ist, sondern aus beiden entnimmt. Schon über den Wissenschaftscharakter der Medizin gibt es verschiedene Ansichten. Ziel aller Wissenschaft ist *Wissen*. Es besteht aus Fakten-Wissen, Regel-Wissen, prozeduralem Wissen, taxonomischem Wissen oder einfacher: Aus Fakten-Wissen (*to know what*), d.h. gespeicherter Information, und Anwendungswissen (*to know how*), d.h. verfügbarer Methodik. Beide sind für den Arzt unerläßlich, und, wie wir meinen möchten, gleichberechtigt. Nach Maturana [1281] ist Wissenschaft kein Bereich objektiver Erkenntnis, sondern nur ein Bereich subjektabhängiger Erkenntnis, der durch eine Methodologie gekennzeichnet ist. Zweifel an der Wissenschaft entstehen einerseits hinsichtlich ihrer eigenen Absolutheit, z.B. in der Physik, andererseits an ihrer Gültigkeit, z.B. in der Medizin (s. unten). Für Rothschuh (s. oben) ist die Medizin keine reine Erkenntniswissenschaft (was angesichts der Fortschritte z.B. der Molekularbiologie und des Wissens über Pathogenese wohl kaum noch zu halten ist, Verf.). Als Erfahrungswissenschaft erschien sie ihm zweifelhaft; als Handlungswissenschaft hat er sie voll bejaht: „Insofern war noch immer das Bedürfnis zu begründetem Handeln die Wurzel für die Beschäftigung mit den theoretischen Fächern der Medizin." Nach Stachowiak [1880] gilt als Gegenstand der Wissenschaft das *Allgemeine*. Allgemeines (z.B. eine Krankheitsentität) kann man als solches nicht wahrnehmen. Auch für Jonas [972] gehen der Medizin zwei wesentliche Merkmale der Wissenschaft im strengen Sinne des Wortes ab: sie ist weder zweck- noch wertfrei. Umgekehrt wandten sich Novey [1430] sowie Engel [473] gegen die „Arroganz", alles was physikalisch oder chemisch erklärbar ist, der Wissenschaft, die Übertragung auf den Menschen aber der Kunst zuzuordnen. Gerade in einer Ära zunehmender Spezialisierungen formulierte Kliemt [1062]: „Wenn die betreffende Tätigkeit

wirklich „spezifisch" ist, dann ist sie nicht wissenschaftlich; und ist sie wissenschaftlich, dann eben nicht „spezifisch". Und: „Nach einer allgemeinen Erfahrung gibt es eine nicht unter allgemeine Sätze und Regeln zu bringende Beurteilungskunst, die eine charakteristische Rolle in jeder wissenschaftlichen Tätigkeit spielt. Die Beherrschung dieser Kunst erwächst aus individueller Erfahrung und Einübung und nicht aus kognitiv auf direktem Lehrweg vermittelbaren allgemeinen Kenntnissen" (s. oben). Manche, z.B. Munson [1397] stellen den wissenschaftlichen Charakter der angewandten Medizin überhaupt in Frage. In diesem Sinn kam Ducuing [407] wohl als erster auf die Formulierung einer „science à faire", also einer angewandten Wissenschaft. Auch für den Arzt gilt, was Napoleon vom Kriegswesen sagte: „Welches Unglück für einen Chef, der auf dem Schlachtfeld mit einem System erscheint...".

Für den Mediziner gelten 2 Zweifel an der Wissenschaft:

- der Zweifel der Physiker an ihrer eigenen Absolutheit;
- im eigenen Bereich der Zweifel an der Gültigkeit naturwissenschaftlicher Erkenntnisse in der Medizin.

Daraus ergibt sich von selbst der *Übergang der Medizin als Wissenschaft zur ärztlichen Kunst*. Dazu sagte schon Mosche ben Maimon (Maimonides), 1135–1204: „Die theoretische Seite der Medizin gehört in den Bereich der Wissenschaft, die praktische in den der Kunst". F. von Müller [1394] drückte das gleiche treffender und derber aus: „Klinische Medizin ist eine untrennbare Mischung von Kunst und Wissenschaft. Ohne Intuition, Vorstellungskraft, Ästhetik ist der Wissenschaftler ein Dummkopf, ohne Vernunft, Disziplin, Logik der Künstler ein Träumer." Lichtenthaeler [1211] unterschied folgende Arten medizinischer Wissenschaft, wobei die Mischtypen überwiegen:

- *Empiriker:* Er hält sich streng an Beobachtungen und wird damit fachkundig. Seine Entartung ist der Vielwisser.
- *Sucher:* Er ist der eigentliche Analytiker. Entartungen sind Grübeln oder „Flintenrohrperspektiven".
- *Theoretiker:* Er sucht kausale oder finale Beziehungen (s. Kap. 2). Für Entartete hält Lichtenthaeler die Spinner oder die Systematiker.
- *Synthetiker:* Er ist der Organisator des Medizinbetriebes, ein Enzyklopädist. Als Entartung sieht Lichtenthaeler den Funktionär.

Jaspers [958, 959] differenzierte: „Ganz anders, wenn der Arzt selber Forscher ist. Ihm ist das Ziel nicht Wissenschaft, sondern Hilfe für den Kranken. Er verfügt über die Ergebnisse der Forschungen, sieht ärztliche Chancen und ihre Grenzen. In dem Maße aber, wie er von der Forschung als solcher ergriffen wird, hört er auf, Arzt zu sein. Verderblich ist es, wenn die Klinik der Forschung unterstellt wird, der ärztliche Chef sich wesentlich für ein Spezialgebiet interessiert und mehr im Laboratorium als bei den Kranken ist. Aber in der Praxis selber ist der Arzt auch Forscher, wenn auch in einem weiteren Sinn. Da ärztliche Erkenntnis in klinischer Erfahrung ihren Boden und ihre Bewährung hat, gewinnt erst in ihrem Zusammenhang die naturwissenschaftliche Erkenntnis ärztliche Bedeutung. Im Erkennen der Realität des Krankheitsgeschehens jedes einzelnen Patienten ist der Arzt forschend tätig. Er bedarf der naturwissenschaftlichen Urteilskraft nicht nur, um seinen Fall richtig unter das Allgemeine zu subsummieren, sondern um in der unendlichen Verkettung

von Erscheinungen, Umständen, Faktoren und Möglichkeiten das für eine Behandlung Wesentliche zu erkennen…"

Er zitiert in diesem Zusammenhang auch Bleuler, nach dem die *Deutung* im Prinzip eine Wissenschaft, in ihrer Anwendung eine Kunst ist.

Mittelstrass [1368] vergleicht in Anlehnung an Pascal sowie Markl [1288] Wissen mit einer Kugel, die in einem All des Nichtwissens schwimmt und beständig größer wird. Mit diesem Wachsen vergrößert sich auch ihre Oberfläche, und damit vermehren sich auch die Berührungspunkte mit dem Nichtwissen.

So können wir – trotz einiger Unterschiede, die seine und unsere Auffassungen trennen – Kienle [1044] zustimmen bei seinem Statement: „Wissenschaftliche Medizin ist nicht der Gipfel, sondern die Basis ärztlicher Tätigkeit. Darüber hinaus muß Raum bleiben, damit die Medizin auch Heil*kunst* sein kann".

Merksatz

In der Medizin sind Wissenschaft, Kunst und Handwerk untrennbar verbunden. Wenn auch die Forschungsergebnisse mehr wissenschaftlicher Natur sind, der Umgang mit den Kranken mehr eine Kunst, so handelt es sich dabei um Akzente.

1.1.3
Einige epidemiologische Grundbegriffe

Motto
„Ohne Modelle der Pathophysiologie wäre die Epidemiologie leer, die Pathophysiologie ohne Epidemiologie blind…"　　(Schaefer [1688])

Eine der wichtigsten Voraussetzungen ärztlichen Handelns sind solide epidemiologische Kenntnisse. Der Terminus *Epidemiologie* lehnt sich eng an seine griechische Herkunft an: Epi demos logos, d. h. die Wissenschaft, von dem was über das Volk kommt (in unserem Kontext natürlich nur im medizinischen Sinn gemeint). Krankheit und Gesundheit werden hier ausgenommen, weil ihnen besondere Abschnitte gewidmet sind (1.5.1–1.5.7). Insgesamt erfordert vor allem der Umgang mit Zahlen klare Begriffe.

Inzidenz. Sie gibt die Zahl der *neu* Erkrankten innerhalb der erfaßten Population in einem festen Zeitraum, meist innerhalb eines Jahres, an.

Prävalenz. Dieser Begriff (vom lateinischen praevalere = vorherrschen) gibt die Zahl der jeweils Kranken an einem Stichtag, z. B. dem 1.7. eines Jahres, an. Alle erfaßten Kranken einer Population oder eines Einzugsgebietes bilden die Prävalenz, gleichgültig, wie lange sie schon krank sind. Die Prävalenz einer Krankheit ist einer der epidemiologisch wie klinisch wichtigsten Begriffe. Sie hat maßgeblichen Einfluß auf statistische und damit prognostische Schlußfolgerungen (z. B. beim Bayes-Theorem als „A-priori-Kenntnis" oder „A-priori-Schätzung"). Krankheiten von hoher Inzidenz, aber kurzer Dauer durch Genesung oder Tod, z. B. banale Infektionen einerseits, metastasierte Tumoren andererseits, beeinflussen die Prävalenz nach unten, chronische und gut behandelbare Krankheiten nach oben (z. B. dialysepflichtige Niereninsuffizienz, rheumatoide Arthritis).

Beispiel: In der ehemaligen DDR betrug für die meldepflichtige Sarkoidose (M. Boeck) 1988 die jährliche Inzidenz 7, die Prävalenz 40 auf je 100 000 Einwohner (zit. nach Ludes [1244]).
Für die aktuelle Creutzfeldt-Jacob-Erkrankung und verwandte Syndrome wurde in Deutschland für 1994 die Inzidenz mit 0,76/ 1 Mio. Einwohner angegeben – eine leichte Zunahme, die mit besserer Erfassung erklärt wird [644 b]. Dabei besteht immer noch eine Dunkelziffer, da, vor allem im höheren Alter, bei etwa 8 % das Bild eines Schlaganfalls gegeben ist [644 b].

Mit Weinstein und Fineberg [2065] sowie Feinstein [537], Köbberling u. a. [1073] sind wir der Meinung, daß die Angabe einer Prävalenz genaue Angaben über eine bestimmte Bevölkerungsgruppe (Gesamtpopulation, wichtiger: Einzugsgebiet eines Krankenhauses oder einer Praxis) problematisch sind. Die Morbiditätsstatistiken der Bundesrepublik sind unvollständig. Selbst bei durchgehender Erfassung würden sie dazu allenfalls eine erste Orientierung geben (s. dazu 1.4).

Bei einer sich gesund fühlenden Durchschnittsbevölkerung hat der sog. Haemocult-Test (abgesehen von anderen Einwänden) eine andere Bedeutung als die ergometrische Bestimmung der Koronarreserven, etwa in der Sprechstunde eines Kardiologen.

Angesichts unbekannter Selektionsprozesse haben Summenstatistiken aus fremden Arbeiten – gerade beim heutigen Drang zum Spezialisten (d.h. einer Art von Vor-Differentialdiagnose durch den Kranken) nur begrenzten Wert. Eine Verteilung nach Alter und Geschlecht für die eigene medizinische Klinik zeigt Abb. 1.6. Sie ist älter, dafür aber nicht durch verschiedene Fachrichtungen oder Spezialisierungen verzerrt.

Morbidität. Sie besagt, wie viele Angehörige einer Gesamtpopulation (meistens bezogen auf 100 000 Einwohner) erkrankt sind. Es zahlt sich aus und wird durch die moderne Computertechnik erleichtert, Morbidität, Inzidenz und Prävalenz in der eigenen Klientel zu erfassen.

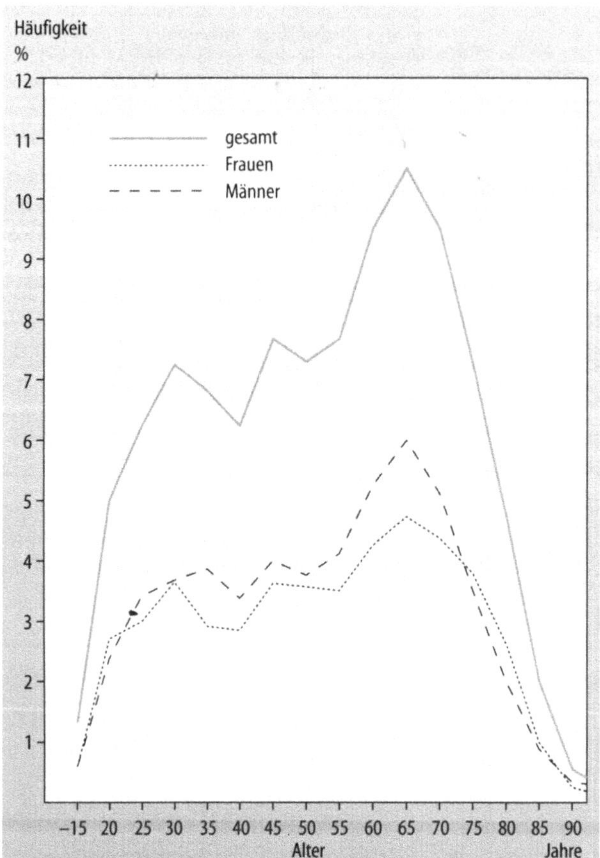

Abb. 1.6. Alters- und Geschlechtsverteilung an 5000 unausgelesenen Aufnahmen der Med. Univ.-Klinik Köln nach Ebel 1974 [421], ohne Gutachten, ohne Kinderklinik

Mortalität. Sie gibt die Anzahl der im Erfassungsbereich innerhalb eines Jahres Verstorbenen, z. B. auf 100 000 Einwohner, an (s. Tabelle 1.2).

Letalität. Sie nennt den Anteil der Verstorbenen innerhalb einer definierten Gruppe von Kranken oder Eingriffen; sie kann als *krankheitsspezifische* Mortalität aufgefaßt werden.

Es ist bedauerlich, selbst bei namhaften Klinikern, immer wieder eine Verwechslung von Mortalität und Letalität zu finden, offenbar durch das Übergreifen amerikanischer Ausdrücke wie „mortality rate" oder (besser) „death rate" oder „fatality rate", oder auch nur (fälschlich) „mortality". Die Nomenklatur wird übrigens vom Statistischen Bundesamt völlig

korrekt gebraucht, auch von führenden amerikanischen Entscheidungstheoretikern (z. B. Fischhoff [557], s. dazu auch [770]).

Standardisierte Mortalitätszahlen. Die Gesundheitsbehörden der meisten Länder geben sog. (Alters-)*standardisierte Mortalitätszahlen* an. Dabei wird die Zahl der Erkrankten oder – meist – der Verstorbenen innerhalb eines Jahres auf den Anteil der betroffenen Jahrgänge innerhalb der Gesamtpopulation korrigiert.

Beispiel: Rechnerisch ergibt sich eine Abnahme der Herzinfarkte bei über 70jährigen innerhalb der Gesamtpopulation; bezogen auf den Altersanteil kommt es zu einer Zunahme (durch die fortschreitende Arteriosklerose).

Tabelle 1.2. Mortalität in der Bundesrepublik Deutschland nach Angaben des Statistischen Bundesamtes, modifiziert (M.L.)

1993		
Mortalitätsmaß	Männer	Frauen
Gestorbene pro 1000 der Population	10,3	11,4
Standardisierte Sterbeziffer[a]	8,6	7,1

[a] Unter Berücksichtigung des Altersaufbaus der Population von 1970.

Sensitivität und Spezifität. Einfache und gebräuchliche epidemiologisch-klinische Begriffe sind ferner Sensitivität und Spezifität (s. Tabelle 1.3). Gute Erklärungen findet man u.a. bei [621, 1073]. Wegen der überragenden Bedeutung für die Epidemiologie werden hier einige Definitionen schon einbezogen. Sie werden in 7.7.3 ausführlicher besprochen.

Die *Sensitivität* bezeichnet – etwa bei einer technischen Untersuchung – den Anteil der tatsächlich Test-Positiven unter allen Kranken, die *Spezifität* den Anteil der richtig Test-Negativen unter allen tatsächlich Gesunden. Sensitivität und Spezifität sind voneinander unabhängig. Gleichzeitige hohe Sensitivität und hohe Spezifität wird nur von wenigen Tests erreicht. Man kann nicht gleichzeitig von einem Test vollständige Sensitivität und Spezifität verlangen, nach Clepper [285] vermutlich keines von beiden. Sensitivität und Spezifität sind von der Häufigkeit einer Erkrankung in der Bevölkerung (Prävalenz, s. oben) rechnerisch unabhängig. Aber: ein im Krankheitsfall positiver Test hat hohes Gewicht bei hoher Prävalenz. Ein ausschließender Test besitzt seine besondere Stärke, wenn die Erkrankung selten ist (geringe Prävalenz) oder in der Differentialdiagnostik (s. auch Kap. 5). Kliniker verlassen sich mehr auf positive Zeichen als auf deren Fehlen. Abbildung 1.7 zeigt den Einfluß richtig und falsch positiver sowie richtig und falsch negativer Befunde und Urteile, in Abhängigkeit von der Prävalenz. Nach Kassirer u.a. [1011] steigt auch die Empfindlichkeit vieler Suchtests mit der Prävalenz, vermutlich, weil die Schwere der Erkrankung sich proportional zur

Tabelle 1.3. Richtig (RP) und falsch (FP) positive sowie richtig (RN) und falsch negative (FN) Tests und Voraussagewerte. (Leicht mod. nach Büttner [236], mit frdl. Erlaubnis)

Anzahl der Getesteten			
Testergebnis	Kranke	Gesunde	Diagnostischer Voraussagewert (predictive value)
Positiver Test	richtig-positiv RP	falsch-positiv FP	$\dfrac{RP \cdot 100}{RP + FP}$
Negativer Test	falsch-negativ FN	richtig-negativ RN	$\dfrac{RN \cdot 100}{RN + FN}$
	$\dfrac{RP \cdot 100}{RP + FN}$ Sensitivität	$\dfrac{RN \cdot 100}{RN + FP}$ Spezifität	

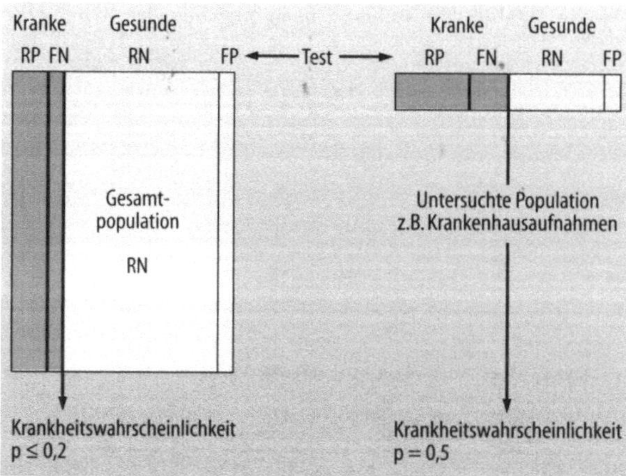

Abb. 1.7. Abhängigkeit eines Testergebnisses (z.B. Blutkörperchensenkung) von der Prävalenz in unterschiedlichen Untersuchungskollektiven. *Links* durchschnittliche Wohnpopulation, *rechts* z.B. in einem Krankenhaus oder einer Praxis. (Mod. nach Weinstein u. Fineberg 1980 [2065], mit frdl. Genehmigung)

Prävalenz verhält. Falsch positive Resultate (diagnostische „errors of commis-

Merksatz

In der *Diagnostik* sind „errors of omission" (nicht daran denken, unterlassene notwendige Untersuchungen) gravierender. „Errors of commission" (z.B. falsche Bestimmungen oder Deutungen) werden letztlich korrigiert. In der *Therapie* sind „errors of commission" meist, aber nicht immer schwerwiegender, da sie u.U. kaum oder nicht mehr zeitgerecht korrigiert werden können (s. auch Tabelle 5.1).

sion") kosten den Probanden Zeit, Geld und Nerven; falsch negative Resultate (diagnostische „errors of omission") u.U. Gesundheit und Leben.

Prädiktionswerte. Vielleicht noch leistungsfähiger und praxisnäher sind die (positiven oder negativen) Voraussagewerte oder *Prädiktionswerte* („praedicitive values"), die in 7.7.3 ausführlicher besprochen werden. Sensitivität und Spezifität beziehen sich letztlich auf alle Kranken bzw. Gesunden, die Prädiktionswerte auf die Testpositiven bzw. Testnegativen. Der Voraussagewert gibt an, wie groß die Wahrscheinlichkeit ist, daß bei einem positiven bzw. negativen Test die

Tabelle 1.4. 4-Felder-Schema für das Verhältnis von Untersuchung(en) und tatsächlichem Vorliegen einer Krankheit

	Krankheit tatsächlich nicht vorhanden	**Krankheit tatsächlich vorhanden**	
Krankheit angenommen	Diagnose falsch falsch positiv	Diagnose richtig positiv	D +
Krankheit nicht angenommen	Diagnose richtig negativ	Diagnose falsch negativ	D −
	K −	K +	

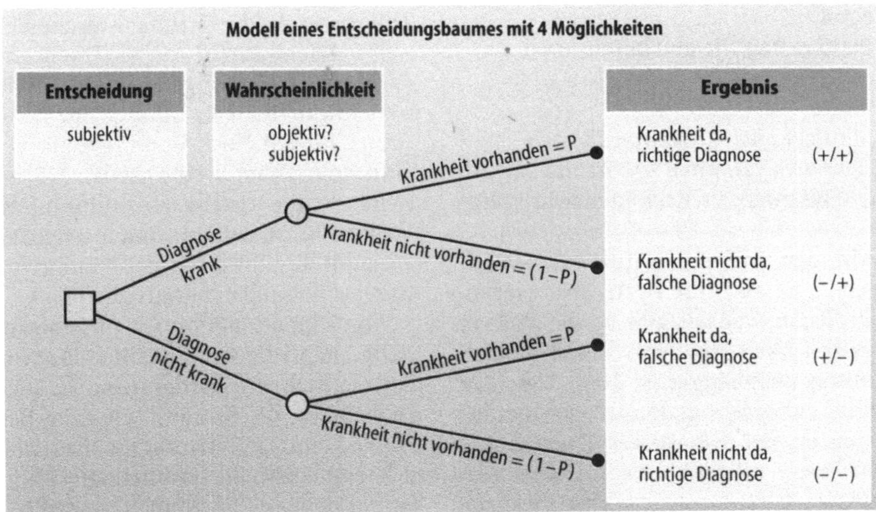

Abb. 1.8. Gleiche Situation wie in Tabelle 1.4, hier wiedergegeben als einfacher Entscheidungsbaum. *Quadrate* bedeuten Einflußnahmen (Entscheidungen), *Kreise*: spontane Entwicklung

Krankheit tatsächlich vorliegt (bzw. nicht vorliegt). Diese Werte sind von der Prävalenz (s. oben) abhängig, wie besonders Galen und Gambino gezeigt haben [621].

4-Felder-Schema. Wie schon aus Tabelle 1.3 ersichtlich, kann ein Kranker testnegativ sein, ein Gesunder testpositiv und umgekehrt. Daraus ergibt sich das bekannte 4-Felder-Schema (Tabelle 1.4). Es läßt sich im Sinne des

Merksatz

Gerade am Ende dieses Abschnittes sei betont, daß die Epidemiologie eine naturwissenschaftlich orientierte Disziplin ist und Aussagen über Populationen oder mindestens in einem Merkmal homogene Gruppen von Probanden macht.

Abschnitts 8.2 auch als einfachster aller Entscheidungsbäume beschreiben (Abb. 1.8) mit jeweils 2 richtigen und 2 falschen Konstellationen.

In diesem Buch wird andererseits immer wieder betont, daß der einzelne Arzt mit einzelnen Kranken zu tun hat, so nie dagewesen, so nie wiederkehrend (s. oben). Er wird aber bald Ähnlichkeiten in den Krankheitsursachen, in ihren Erscheinungen, in der Wirkung bestimmter Handlungen feststellen. Darauf beruhen unsere Krankheitsbezeichnungen, unsere Diagnosen, Prognosen und Behandlungen. Erfahrung ist grundsätzlich nicht eine Einzelbeobachtung, sondern die immer wieder beobachtete Regelhaftigkeit des Geschehens [159, 1095, 1096]. So wird der Arzt am Krankenbett stets begleitet sein von dem Problem: der Einzelfall und die Regel [155, 1828]. Er wird die Statistik in ihren Grenzen anwenden und immer wieder Kompromisse machen müssen.

1.1.4
Weitere Begriffe und Definitionen

Motto
„Es liegt eine Maske von Theorie
über dem gesamten Antlitz der Natur"
(Whewell, zit. nach Medawar [1329])

Mit den meisten Naturwissenschaftlern sind auch die Ärzte überwiegend *Realisten:* danach gibt es die Welt als Wirklichkeit, die von der Wahrnehmung unabhängig ist [161]. Der Arzt wird extreme Standpunkte vermeiden. Uns ist nur subjektives Denken und Erfahren möglich [1143]. Damit sind unsere Vorstellungen anthropomorph; anzustreben ist die *kontrollierte Subjektivität* (Newell u. Simon [1417, 1831]; s. auch 5.5).

Bezeichnend ist, daß weitere wichtige Grundbegriffe im Laufe der Zeit metaphorisch verändert wurden: z.B. die „Theorie der Medizin", die „Intuition". *Intuition* ist vom Lateinischen: intueri = genau hinsehen, abgeleitet. Der heutige Begriff der Intuition meint – fast entgegengesetzt – nicht die genaue Beobachtung, sondern den plötzlichen Einfall, die ungewohnte Assoziation, evtl. als Ergebnis einer Beobachtung (weiteres zur Intuition s. 5.4).

Theoria heißt im Altgriechischen zunächst die Anschauung, das Zuschauen (z.B. bei den griechischen Festspielen), allerdings schon damals auch: Mutmaßung – während mit *Theorie* im neueren Sprachgebrauch eben nicht die unmittelbare Beobachtung, sondern ein Gebäude von Gedanken, nach Lukowsky [1246] ein „Problemdenken" gemeint ist. Ohne eine Vorstellung (Theorie) gibt es, wie schon Claude Bernard betonte, weder Experimente noch Diagnosen. Auch Darwin meinte: „Ich bin überzeugt, daß es ohne Theorie keine Beobachtung geben würde". Und Einstein: „Die

Theorie ist es, die darüber entscheidet, was wir beobachten können (beide zit. nach [1762]). Daher gehen ältere Theorien oft in neuere, umfassendere als Grenzfälle ein. Nach Good [676] ist der Sinn einer Theorie, eine gewisse Objektivität in die Urteile einzuführen, als Wegwerfer zu wirken, Inkonsistenzen zu entdecken und die Bedeutung von Unterscheidungen herauszuheben.

Von Hippokrates bis Galen, ja bis ins 19. Jh., stand die *Semiotik* (die Lehre von den Zeichen) im Vordergrund (s. auch 1.3.3). Wenn die Semiotik etwas in den Hintergrund getreten ist, so liegt das u.E. daran, daß die unmittelbare Wahrnehmung durch die Sinne (saemeion = Zeichen) mehr und mehr ersetzt wurde durch mittelbar erhobene, qualitative und quantitative Daten (s. 1.3.3).

Sechs Grundbegriffe machen – leicht modifiziert nach Vollmer [2021–2025] – das Grundgerüst aller Wissenschaft und auch der Medizin aus:

1. Eine Aussage ist *analytisch*, wenn sie oder ihre Negation unmittelbar aus der Definition folgen.
2. Eine Aussage ist *synthetisch*, wenn sie nicht analytisch ist.
3. Eine Aussage ist *empirisch* oder „a posteriori", wenn für ihre Begründung Beobachtungen erforderlich sind.
4. Eine Aussage ist *„a priori"*, wenn sie nicht empirisch ist. A-priori-Kenntnisse im weiteren Sinn stehen in der Medizin z.B. als Prävalenz neuen, spezifischen oder „Fall"-Daten gegenüber. Nach Menges [1339] stammt der meist Kant zugeschriebene Begriff „a priori" von Jakob Bernoulli 1713).
5. Menschliche Erkenntnis entsteht durch das Zusammenwirken objektiver Strukturen („der realen Welt") mit *Strukturen* des Erkenntnisapparates.
6. Wir leben und arbeiten im *„Mesokosmos"*, d.h. der „kognitiven Nische"

des Menschen (s. oben), in einem mittleren Bereich, für die Newtons Gesetze im wesentlichen Gültigkeit haben. Die Heisenberg-Unschärferelation gilt nur im Mikro- und vielleicht im Makro-Kosmos [450].

Krankheiten und Syndrome sind häufig komplex. *Komplexität* entsteht (s. auch 1.3.5),

* wenn die Zahl der übersehbaren Größen unübersichtlich wird. Beispiele sind Quotienten aus verschiedenen Laborbestimmungen; sie werden bei über 3 Meßdaten hinaus meist unübersichtlich,
* wenn ihre Wechselbeziehungen vielfältig sind,
* wenn äußere Faktoren wesentlichen Einfluß haben [2162]. Weiteres dazu in 1.3.5 (Chaos).

Wir verstehen die Wirklichkeit, wenn wir sie durch Einführung geeigneter Modelle in weniger komplexe Gebilde überführt haben (s. dazu auch 1.3.1 u. 2.4). Gerade in der Medizin übersehen wir selten die ganze Komplexität des Kranken und seiner Krankheit, vor allem oft nicht die psychologischen und sozialen Aspekte. Wir müssen also in Vereinfachungen denken, z. B. in Modellen (1.3.1 u. 1.3.2). Den diagnostischen Bereich decken unsere früheren 5 Stichworte: Was? Wo? Wie? Seit Wann? Bei Wem? [708]. Dabei gehen in die ersten 4 Ws möglichst objektive Erhebungen ein, in das letzte W die Kennzeichnung der subjektiven, individuellen Reaktion der Kranken.

Einige auch in die Medizin eingedrungene Ausdrücke seien hier nur kurz genannt, trotz verschiedener Deutungen auch in der Philosophie.

Die *Ontologie* (vom Griechischen on = sein (Gochenius [1636])) bezieht sich auf die Natur der real existierenden Dinge. Der *Realismus* nimmt die äußere Welt als gegeben an – unabhängig von unseren Sinneseindrücken oder Vorstellungen darüber. Demgegenüber nimmt der *Nominalismus* in seinen verschiedenen Formen nur Konstrukte unseres Denkens an (neuere Lit. u. a. bei Stegmüller [1891, 1895]).

Schwierigkeit machen gerade Medizinern oft die Begriffe *Intension* (nicht zu verwechseln mit Intention = Absicht!) und *Extension*. Intension kennzeichnet den Begriffsinhalt, Extension den Begriffsumfang oder Anwendungsbereich oder die Klassen. Etwas philosophischer bezeichnet v. Wright [2160] Bedingungen als extensional, wenn sie Teil der Mengenlehre sind, als intensional, wenn sie zur Modallogik (s. 5.8.4) gehören.

Ein *Algorithmus* („Denkzeug" nach Vollmer [2022]), meist zur Berechnung von Kalkülen gebraucht, ist einfach ein Verfahren zur Lösung von Problemen mit endlich vielen, definierten Schritten. Im engeren Sinn der Mathematik handelt es sich um die schrittweise Lösung eines Problems, wobei die Effizienz eines Algorithmus an der Zahl von Schritten gemessen wird, die man dazu auf der von A. Turing konstruierten allgemeinen Rechenmaschine benötigt.

Als „*präzis*" gilt international eine Feststellung, die nur in einem Sinne verstanden werden kann (s. auch die spezielle Präzision bei Labordaten in 6.4.3). Bei *Ambivalenz* („ambiguity") sind mindestens 2 Feststellungen möglich. „*Vage*" bezeichnet Situationen, über die keine klare Annahme oder wechselseitige Verständigung möglich sind. Vage ist nicht identisch mit den logischen Begriffen „Sicherheit" bzw. „Unsicherheit" (s. auch Kap. 5 u. 7).

Richtig ist, was in sich widerspruchsfrei ist. *Wahr* ist seit Aristoteles und besonders seit Tarski [1943], was mit den Tatsachen übereinstimmt. „Richtig" ist eine formale Voraussetzung der Wahrheit, aber nicht mit ihr identisch (ausführlicher s. 5.7.1). Nach Vollmer [2021] kann ein formales System nicht wahr oder falsch sein; jedes in sich widerspruchsfreie System ist legitim, d.h. richtig. Im täglichen Sprachgebrauch werden „richtig" und „wahr" oft nicht scharf getrennt; in der wissenschaftlichen Sprache der Medizin sollten sie getrennt werden.

Zur *Evidenz* und zur *„evidenzgestützten Medizin"* nehmen wir in 1.1.6 Stellung.

Das in der Medizin geläufige *„urteilen"* bzw. *„beurteilen"* hält Frege [584] für eine Unterscheidung innerhalb eines Wahrheitswertes. Nach Good [676] sind alle Urteile subjektiv, aber manche eben subjektiver als andere.

Eine schwierige Definition ist die der *Komplementarität* (s. auch [1349]). Niels Bohr führte „komplementär" ein zur Ausschaltung gewisser scheinbarer Widersprüche in der Quantenmechanik. Vereinfacht kann man komplementär definieren als die sich ergänzenden Gegensätze zwischen verschiedenen Teilen eines Ganzen – oder: ein vollständiges Verständnis bedingt Sehweisen, die (unter sich) verschieden sind und sich ergänzen [484, 1913, 1914]. Komplementär ist gerade in der Medizin ein wichtiger Begriff. Er setzt voraus

- eine gesetzmäßige Relation beider Seiten;
- die Sicht von einem übergeordneten Standpunkt.

Nach Vollmer [2026] sind (gerade in der Medizin! Verf.) Anfangsdaten und Suchstrategien komplementär: wenn die Anfangsdaten dürftig sind, muß die Suchstrategie reich sein und umgekehrt. Die damit verwandte Gestaltpsychologie wird in 3.3 besprochen.

Zu trennen sind auch *„Verstehen"* und *„Erklären"*, zu denen ganze Monographien geschrieben wurden. Eine genaue Abgrenzung von Erklärungen und Pseudoerklärungen findet man u.a. bei [1004, 1155, 1600, 2161]. Der Volksmund kennt keine großen Unterschiede: „Er erklärt mir das; ich verstehe es". Wissenschaftlich heißt verstehen, eine Mehrzahl von Erscheinungen auf eine zurückzuführen, aus dem die Vielfalt abgeleitet werden kann [850]. Demnach wäre auch Verstehen eine Form von Reduktionismus (s. 2.4). Erklärung (Explikation) setzt, besonders seit Carnap, die Kenntnis von Gesetzen und Randbedingungen voraus. Hier gilt „Ockhams Rasiermesser": „entia non sund explicanda praeter necessitatem" d.h.: man soll nichts über die jeweilige Notwendigkeit hinaus erklären. Der Satz wird überwiegend W. v. Ockham (obwohl dort nicht belegt), von einigen auch Duns Scotus zugeschrieben.

Schließlich sei hier noch der für die Medizin typische Begriff der *Homoiostase* eingeführt, wie ihn u.W. erstmals der amerikanische Physiologe Cannon [256] benützt hat. Unsere Organe sind nichts Statisches. Neben den Pulsionen (des Herzens) und pulsatilen Ausschüttungen (einiger endokriner Organe) herrschen stete kleinere Oszillationen um einen individuellen und zugleich generellen Mittelwert vor (1.5.3.5 u. 1.5.3.6). Extreme Ausschläge sind ebenso pathologisch wie völlige Erstarrung. „Gesunde Herzen schlagen *nicht* im Takt" [840].

Unter *Effektivität* verstehen wir mit Cochrane, Schäfer u.a. [288, 1686] die Wirksamkeit einer medizinischen Handlung, unter *Effizienz* die Effektivität, geteilt durch die Kosten bzw. den Aufwand. Ähnlich, wenn auch mit ihrer Dreiteilung (Effectiveness – Efficacy – Efficiency) äußern sich auch die Herausgeber des Canadian Medical Association Journal 1979. Hier ist auch der neuerdings in Mode gekommene Begriff der „Medizin-Ökonomie" anzusiedeln (z.B. Szues [1939]).

1.1.5
Einige Termini der kognitiven Psychologie

Motto

„Unser kognitiver Apparat ist sicher z. T. Ergebnis biologischer Evolution, z. T. Produkt kreativer geistiger Leistung"   (von Kutschera [1142])

Mit den Gebrüdern Dreyfus [399] unterscheiden wir für die Fertigkeit in einem Beruf oder Spezialgebiet:

* *Faktenwissen*, wie es aus Büchern und Zeitschriften erworben werden kann;
* *heuristische Kenntnisse*, wie sie jahrelange Erfahrung und Übung bringen (s. auch 5.3).

Im anglo-amerikanischen Schrifttum tauchen immer neue Begriffe aus der kognitiven Psychologie auf und werden ins Deutsche, besonders in die Entscheidungstherorie oder in die Medizin übernommen – oft mehr oder minder im Original, da sie manchmal schwer mit einem kurzen treffenden Begriff wiederzugeben sind. Fleck [567] hat allerdings das Heraufkommen der Kognitionswissenschaften schon 1935 erkannt. In diesem Abschnitt sollen unter Hinweis auf den Abschnitt 5.5 nur einige häufig gebrauchte Ausdrücke erklärt werden: Unter *Kognition* versteht man gemeinhin Repräsentation, Computation, Information, Beschreibung von Programmen und Codes.

Die *Heuristik* hat im modernen psychologischen Gebrauch wenig zu tun mit dem archimedischen „Heureka" = ich habe es gefunden. Ausführlich wird die Heuristik behandelt in der Encyclopaedia Britannica [872]: Danach bedeutet Heuristik ein *problemlösendes Vorgehen*, indem man über eine Hypothese die Richtung und weiter

eine immer stärkere Approximation an die angestrebte Lösung erreicht. In der Formulierung von Spiess [1862] sind Heuristiken menschliche Strategien, die die Suche im Problemraum beträchtlich abkürzen. Die Protagonisten der Heuristik meinen, daß alles Wissen relativ und nur auf diesem Weg zu erreichen sei, die Antagonisten, daß immer ein Zweifel bleibe, ob der Prozeß asymptotisch an die Wahrheit heranführe. Die von Roessink u. a. [1614] übernommene Einteilung der Heuristik in Repräsentativitätsheuristik, Verfügbarkeitsheuristik und Verankerungs- oder Abpassungsheuristik (s. unten) ist, soweit wir sehen, nicht in den allgemeinen Gebrauch gekommen. Zweifellos hat die Heuristik *Beziehungen zur Intuition* (s. 5.4). Auch Dawson et al. [342] bezeichnen Kurzschlüsse und Intuitionen als „Heuristika". Wenn wir das grundlegende Werk von Kahnemann, Slovic und Tversky [995] recht verstanden haben, wird die Heuristik mehr bestimmt von *subjektiven Erwartungen*, Ähnlichkeiten (in der Medizin auch mit kürzlich beobachteten Verläufen!) als von *objektiven statistischen Daten*. Niedrige Wahrscheinlichkeiten werden überschätzt, mittlere und hohe Wahrscheinlichkeiten unterschätzt. Die Varianz kleiner Stichproben wird unterschätzt, die Varianz großer Stichproben wird überschätzt. So entstehen unzulässige Schlußfolgerungen auf der Basis zu geringer Beobachtungen (Abb. 1.9).

Repräsentation oder Repräsentativität (representiveness). Dies bedeutet – ganz abstrakt – den Symbolcharakter oder die Einordnung eines Objekts in eine Klasse aufgrund von Ähnlichkeiten, auch die Verbindung eines Ereignisses oder Beispiels mit einem Modell oder Prozeß. Man erkennt leicht einerseits die Bedeutung gerade auch für die Medizin

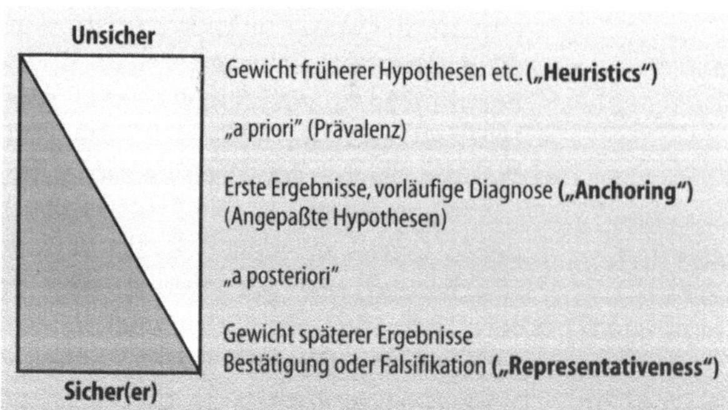

Abb. 1.9. Versuch einer Bewertung verschiedener Begriffe aus den Kognitionswissenschaften, besonders der Psychologie

– etwa in Form der Einordnung eines Kranken in ein Krankheits- oder Syndrommuster – andererseits auch hier den subjektiven Charakter. Kahneman u.a. [995, 1984, 1986] sehen solche Verbindungen subjektiver oder statistischer Assoziationen, in Ähnlichkeiten, in zutreffenden oder unzutreffenden kausalen Verknüpfungen.

Anpassung (Adjustment) und Verankerung (Anchoring). Diese Begriffe werden oft zusammen genannt, sind aber nicht identisch:

*   *Anchoring* ist der Schluß von einem relativ eng umgrenzten Ausgangspunkt her, also in gewissem Sinn aus „A-priori-Kenntnissen" (s. 1.1.4), auch das Festmachen, die Wahl. Nach Thüring [1966] wird ein „Ausgangswert in Abhängigkeit von anderen Informationen verschoben und aktuellen Situationen angepaßt". Wir können hier keinen Unterschied zu den ursprünglichen Begriffen „a priori" und „a posteriori" erkennen. Shapiro [1815] definierte für die Medizin „Anchoring" als die durchschnittliche Wahrscheinlichkeit bei der ersten Wahl. *Adjustment* ist die zwischenzeitliche Einbeziehung neuer oder absehbarer Argumente – also eine Art von vorläufigem „a posteriori" (s. 1.1.4).

Sie bedeuten somit in der kognitiven Psychologie den Schluß von Anfangsargumenten (z.B. Symptomen, Befunden, Daten) auf die endgültige Diagnose, auch: fehlende Anpassung trotz späterer anderer Informationen sowie „Ad-hoc-Diagnosen". Wie wir schon früher betont haben [708], führen zahlreiche unerwartet gleichsinnige, scheinbar vom Zufall abhängige Ereignisse, z.B. beim Werfen einer korrekten Münze, („Klumpungen", „Duplizität der Fälle", „Gesetz der Serie") nicht zur unmittelbaren Korrektur durch die darauf folgenden Ereignisse oder Würfe. So beruht ein Teil der Gewinne der Spielbanken auf der fälschlichen Annahme, daß nach z.B. 4- oder 6mal Schwarz nun Rot kommen muß („Gambler's Fallacy"). Sie werden vielmehr durch langfristige Häufung entgegengesetzter Ereignisse allmählich „überschwemmt" oder verdünnt („Swamping effect", zit. bei [708]). Solche Effekte treten in der Medizin aufgrund von, z.T. unbekannten Einflüssen und Gegenregulationen, nicht unbedingt auf. *Kettenartige (konjunktive) Verbindungen* führen zu einer Überschätzung, *trichterartige (disjunktive) Verbindungen* zu einer Unterschätzung. Durch „anchoring" werden komplexe Störungen leicht unterschätzt.

Dies gilt u. E. in der Medizin besonders für die unspezifischen Allgemeinsymptome oder interferierende Mehrfacherkrankungen.

Zugänglichkeit oder Verfügbarkeit (Availability). Das ist ein weiter gefaßter Begriff. Es handelt sich um Assoziationen aus Wiederholungen (in der Medizin z. B. einer Krankheit oder eines Syndroms), die nach ihrer Häufigkeit sich anbieten oder gar zwingend erscheinen.

Sicherheit (Certainty). Dieser Begriff steht mit seinen verschiedenen Abstufungen (s. [126a] und 5.7 sowie Abb. 1.9 und Tabelle 1.5) der *„Pseudosicherheit"* (Pseudocertainty) gegenüber. Darunter versteht man nach der „Prospekttheorie" von Kahnemann und Tversky [993] scheinbar günstigere Quotienten – in der Medizin z. B. in der Nutzen/Schaden-Relation: Obwohl diese Quotienten in Wirklichkeit gleich sind, erhält der vermeidbare Schaden in der Praxis meist den Vorrang. Die angegebenen Definitionen beziehen sich vor allem auf das Werk von Kahnemann, Slovic und Tversky (s. oben); d. h. auf „Heuristics und Biases" (= Schieflagen, Verzerrung). Diesem von ihnen als wertungsfrei bezeichneten Konzept stellen Hammond et al. [793] das bereits 1934 durch Brunswick eingeführte und mehrfach modifizierte „Linsen-

modell" gegenüber (Einzelheiten und Darstellung in 5.6.3).

Kontrafaktisch = Counter-factual („contrary to fact"). Ein mehr in der Wissenschaftstheorie als in der angewandten Medizin benutzter Begriff: Handelt es sich um kategorische Aussagen, so treffen diese nicht zu. Handelt es sich um bedingte Aussagen, so sind die Voraussetzungen falsch [677].

Konnektionismus. Dabei wird versucht, mentale Vorgänge mit Modellen zu simulieren, denen die Struktur von Neuronetzen zugrunde liegt. Wir besprechen diese in 5.9.6.

Typ-I- und Typ-II-Irrtum. Diese Bezeichnungen gehören eigentlich zur testenden Statistik. Sie werden z. T. in deren Lehrbüchern ausführlich diskutiert. Ein *Typ-I-Irrtum* liegt vor, wenn die Hypothese „kein Unterschied" vorschnell verworfen wird oder, anders formuliert: wenn fälschlich ein statistisch signifikanter Unterschied angenommen wird. Die Wahrscheinlichkeit für einen Typ-I-Irrtum (α) ist von vornherein festzulegen. Ein *Typ-II-Irrtum* liegt vor, wenn ein echter Unterschied fälschlich nicht erkannt wird. *Richtig* wären beim Irrtum I die Nullhypothese (kein echter Unterschied), beim Irrtum II die Alternativhypothese (echter Unterschied); s. dazu auch 5.8.3.

Tabelle 1.5. Faktoren, die zu kognitiven Vorurteilen führen. (Mod. nach Dawson u. Arkes 1987 [342])

Einflüsse, die zu ungenauer Einschätzung der Situation führen	Hindernisse für eine optimale Synthese der Information
Heuristische Verfügbarkeit von Befunden	Zweideutigkeit bestätigender Resultate
Heuristische Bedeutung von Befunden	Ignorieren widersprüchlicher Argumente
Persönliche Vorurteile	Betrachtung der Probleme in falschem Kontext
Falsche oder verspätete Überlegungen	
Falsche Einschätzung von den Folgen her	

Merksätze

- Im positiven Sinne ergeben die u. W. nicht ganz scharf definierten oder gegeneinander abgegrenzten Begriffe aus den kognitiven Wissenschaften einer – immer wünschenswerten – *Daten-Ordnung*.
- Im negativen Sinne fallen die mehr oder minder subjektiven Urteile nicht mit einer auf Regeln und Axiomen aufgebauten Methodik des Schlußfolgerns zusammen. Auch wenn man die subjektive Wahrscheinlichkeit als quantifiziertes Urteil einer idealisierten Person auffaßt, so zeigt sich darin der allgemeine oder individuelle Einfluß psychologisch bedingter Urteile und Fehlurteile durch einen Einzelnen, durch eine Mehrheit, durch eine Gesamtheit. Subjektive Begriffe sind daher nur in einer Art erster Annäherung mit Vorsicht und frühestmöglicher Kontrolle durch objektive Befunde und Daten zu benutzen.

1.1.6
Evidenzgestützte Medizin

Mottos

„Evidence-based medicine":
Nur neuer Wein in alten Schläuchen?"

(Raspe [1563a])

„Heute lautet die Frage, wieviel von was gesichert ist und an der Frontlinie der Krankenversorgung zum Einsatz kommt"

(Sackett u. Rosenberg [1661a])

1.1.6.1
Allgemeines

In diesem Abschnitt über die in einigen englischen (z. B. Br Med J, Lancet) und amerikanischen Zeitschriften (z. B. JAMA – jeweils Jahrgänge 1992–1996) neu aufgegriffene Evidenz-gestützte Medizin („evidence-based medicine") können wir uns kurz fassen, weil:

1. dieses Buch sich ohnehin weitgehend mit den Grundlagen Evidenz-gestützter Medizin beschäftigt;
2. die zahlreichen Beiträge in den genannten und anderen Zeitschriften meist aus Editorials, Kommentaren, Leserbriefen, Erwiderungen bestehen;
3. viele Beiträge 1, 2 (höchstens bis zu 5) Seiten nicht überschreiten, also keine in sich geschlossene und tiefgreifende Systematik darstellen;
4. selbst diese kurzen Beiträge neben wenigem Grundsätzlichen spezielle Behandlungen aufzählen wie etwa Antikoagulation, Fibrinolyse, Herzinfarkte, Lungenembolien usw.;
5. die Diskussion zwischen Anhängern und Skeptikern noch in vollem Gang ist (s. unten).

1.1.6.2
Ansätze

Soweit wir sehen (z. B. [291]), stammt der neue Terminus aus der Gruppe des verdienten Medizintheoretikers (s. z. B. [1661]) D. Sackett, früher Hamilton/Ontario/Canada, jetzt Oxford (z. B. [661a, 661b, 2104a]). Auch gibt es inzwischen eine „Evidence-based medicine working group" [497a]. Die z. T. schon realisierten Postulate zielen auf Sekundärzeitschriften, die die Ergebnisse randomisierter Studien oder Konsensuskonferenzen kritisch bewerten und das Verwertbare für die Praxis aufzählen.

Sieht man die zustimmenden und kritischen Beiträge durch, so handelt es sich um eine praxisbezogene Reaktion auf die heutige Überfülle verfügbarer

Daten bei immer einfacher werdendem persönlichen Zugriff, z. B. über Medline. Die Fragen stellen sich in etwa wie folgt: Was ergibt sich aus großen randomisierten Studien („Megatrials") und Metaanalysen? Sind die publizierten Empfehlungen verläßlich? [1623a] Sollte man eine „Standardzeitschrift" zur Information bevorzugen? Nach Rosenberg u. Donald [1623a] gilt es, die heute rasch verfügbare Literatur zu ordnen, kritisch zu bewerten und auf dieser Basis zu einer Entscheidung zu kommen. Für sie ist evidenzgestützte Medizin eine Methode, die Kluft zwischen Forschung und klinischer Praxis zu überwinden. Grimes [702a] spricht sogar von einem neuen Paradigma der ärztlichen Praxis.

1.1.6.3
Was ist Evidenz?

Die Evidenz (vom lateinischen evidentia) zieht sich von Cicero bis Stegmüller [1892] als zentraler Ausdruck durch die Geschichte der Philosophie. Wir können sie hier nicht näher besprechen und verweisen dafür auf 2 ausführliche Übersichten [986a, 1124]. Nach den dort gegebenen und anderen Darstellungen stehen sich ganz verschiedene, umstrittene Auffassungen der Evidenz gegenüber. Um nur eine einfache Definition zu gebrauchen: Halbfass [786a] hält Evidenz für die „offenkundige, unmittelbar einleuchtende Selbstbezeugung wahrer Erkenntnis". Erinnert sei in diesem Zusammenhang daran, daß auch führende Mathematiker Theorien der Evidenz geschaffen haben (z. B. [1811]). Für die hier zu diskutierende „Evidence-based medicine" sind solche Definitionen und Dispute eine Stufe höher angesiedelt. In der Medizin bedeutet Evidenz mehr oder minder ein Für-wahr-Halten von Ergebnissen, Erfahrungen, Empfehlungen in der Literatur aus kontrollierten Studien und Konsensuskonferenzen – also letztlich ein abwägendes, faktengestütztes Ermessen. Dies gilt u. E. besonders für die „Evidence-based medicine".

1.1.6.4
Kritik

Wie derzeit bei allen Neuerungen reichen die zahlreichen Reaktionen von Enthusiasmus und Umstellung ganzer Klinikbetriebe (z. B. [295, 702b]) bis zu völliger Ablehnung.

Die Protagonisten glauben, daß mit der „Evidence-based medicine" ein System gefunden wurde, die verfügbare umfangreiche Literatur besser zu nutzen und klinische Entscheidungen (s. auch Kap. 8) schneller und sicherer zu treffen [1623a]. Die Antagonisten lassen sich in 2 Gruppen teilen: Einerseits in solche, die die Grenzen dieser Evidenz oder ihrer fehlenden Antworten bei vielen klinischen Problemen betonen (z. B. [431a, 973a, 1408a]). Ihnen wird man nach eigener Jahrzehnte langer klinischer Erfahrung ohne weiteres zustimmen können. Zurückhaltend möchten wir uns andererseits gegenüber einer zweiten Gruppe, die in der „Evidence-based-medicine" nur Wichtigtuerei („fuss") und keinen echten Bedarf erkennen kann (z. B. [212a, 335a, 394a]) äußern.

Merksatz

Als neueste Entwicklung der klinischen Medizin, besonders als Brücke zwischen Forschung und Praxis, haben einige angelsächsische Autoren die evidenzgestützte Medizin entwickelt. Sie wurde unterschiedlich aufgenommen. Langfristige Ergebnisse liegen derzeit nicht vor, Ansätze sind zahlreich.

Fundierte Ergebnisse liegen unseres Wissens bis heute nicht vor. Solange wird man vielleicht mit Umkehr der Worte die Frage des Mottos wiederholen können: Alter Wein in neuen Schläuchen?

1.1.7
Worte oder Zahlen

Mottos
„En Médicine et en amour, ne dis ni jamais et ni toujours…"
(Französisches Sprichwort)

„In vollkommener Reinheit hört die Sprache auf, eine Sache der Wörter zu sein und verwandelt sich in Mathematik"
(A. Huxley, zit. nach Kreuzer [1123])

Nach Whorf [2112] bestimmt das Ordnungsschema der Sprache die Beobachtungen und Bewertungen. Die Mehrzahl der Ärzte, ausgenommen die Laboratoriumsärzte und die Statistiker, bevorzugen sinngemäß in Klinik und Praxis Worte. Ericsson und Simon [490] haben in einer umfassenden Übersicht dargelegt, daß in der Medizin (bes. bei der Anamnese! Verf.) verbale Angaben wie Daten zu behandeln sind. Die Worte reichen von „fast immer" bis zu „sehr selten" und umfassen nach eingehenden Untersuchungen, z. B. von Nakao u. Axelrod [1405] Grouse [755] u. a. gewöhnlich 6 – 25 Terme (s. auch Bryant u. Norman [207] sowie Robertson [1610]). Wie die genannten Autoren nachgewiesen haben, ist die Interpretation dieser Ausdrücke verschieden. Es kommt zu einer großen Streuung. Der unterschiedliche Gebrauch ist besonders ausgeprägt zwischen einzelnen Ärzten (interindividuell), aber auch intraindividuell; er hängt ab von der Ausbildung, der Benutzung der Mut-

tersprache, dem Alter, der Erfahrung, der Gewöhnung usw. [490].

Bryant u. Morgan (s. oben) untersuchten zweimal die Urteile von je 4 Pathologen, Lungenfunktionsprüfern, Radiologen und Internisten. Die über 30 möglichen Urteile hatten eine subjektive Wahrscheinlichkeit zwischen 0,1 und 1,0 – also praktisch über die gesamte Skala. Auch fiel z. B. 0,1 „gelegentlich" fast zusammen mit „niemals". Zu nicht ganz so krassen Ergebnissen, aber auch zu starken Streuungen, kamen Keeney u. Raiffa [1025] mit 21 verbalen Bezeichnungen der Häufigkeit. Während die Extremwerte eine relativ kleine, intersubjektiv unterschiedliche Interpretation aufweisen, steigt diese vor allem in den mittleren Bereichen wie „häufig", „manchmal", „gelegentlich", „nicht selten" auf Streuungen an, die die beabsichtigte Kommunikation erschweren und Mißverständnisse begünstigen.

Dies alles spricht für den auch von den genannten Autoren geforderten (allmählichen) Ersatz solcher Begriffe durch quantitative Merkmale. Diese können metrisch (dimensional) oder kategorial (Klassen) sein bzw. Grenzwerte angeben, oder einfach mit z. B. „etwa x %", den Empfänger einer Information wissen lassen, welche Größenordnung gemeint ist. Auch Angaben, wie oft man die geschilderten Zeichen selbst antrifft, können nützlich sein (z. B. „in meiner Praxis 2- bis 3mal wöchentlich" oder „1- bis 2mal im Jahr"). So bekommen auch klinische Zeichen – im Unterschied zum Gebrauch der genannten oder anderer Vokabeln in vielen Lehrbüchern – einen klaren Informationsgehalt. Das gilt für die Häufigkeit von Symptomen bei bestimmten Erkrankungen und Störungen ebenso wie für die Prävalenz (s. oben) von Krankheiten, nicht zuletzt für prognostische Aussagen. Von dieser Empfehlung gibt es allerdings Ausnahmen.

Dazu gehören die Indices u. Scores (s. auch 1.5.3.7). Sie machen den Zustand des Kranken verständlicher, haben aber die Rigidität jeder Standardisierung.

Andererseits setzen auch viele Computerprogramme (s. 5.9) aus Gründen der Vereinfachung metrisch anfallende Labordaten wieder in Worte um und nehmen ihnen damit einen Teil ihrer begrifflichen Schärfe. Um nur ein geläufiges Beispiel zu nennen: Wann ist eine Blutkörperchensenkung „mäßig", wann „mittelstark" beschleunigt? Wann ist eine Leber „mäßig" vergrößert? Wann ist ein Schmerz „bohrend", „brennend", „stechend"?

Wie Feinstein – dem man kaum Unkenntnis der Statistik in der Medizin vorwerfen kann – immer wieder betonte (z. B. in [521, 536]), nehmen wir bei allem Mißtrauen gegenüber den bei einer unmittelbaren Krankenuntersuchung erhobenen Befunden die Urteile der Röntgenologen, Pathologen usw. als „objektiv", obwohl auch sie subjektiver Natur und – wie eine umfangreiche Literatur bewiesen hat, intra- und interindividuell recht verschieden sind. Hier gibt die jahrelange Erfahrung mit dem je eigenen Pathologen usw. eine gewisse Sicherheit darüber, was er sagen kann oder sagen wollte. Gerade deshalb ist es auch von großer Wichtigkeit, die Schilderung der Befunde mit der eigenen Beurteilung zu vergleichen. Abgesehen von unzweideutigen Befunden (die höchstens zwei Drittel erreichen dürften), ist es ein Fehler, sich etwa bei Verlegungen, Konsultationen usw. mit der abschließenden (und oft allein wiedergegebenen!) Deutung zu begnügen. Einer „doppelten Absicherung" dienen die bei manchen Röntgenologen u. a. gebräuchlichen Bezeichnungen wie „kein eindeutiger Verdacht auf…". Würden hier nicht „verdächtig auf" bzw. „unverdächtig auf" genügen?

Wie noch an anderen Stellen in diesem Buch erörtert wird, haben sich namhafte Logiker und Informatiker bevorzugt der Differentialdiagnose des „Bauchschmerzes" angenommen (z. B. [382–387]). Dabei gibt es kaum ein Symptom, das nach Art, Intensität, Dauer, Lokalisation oder etwaiger Fortleitung so vieldeutig ist wie Bauchschmerzen. Ihre Mathematisierung (zur Eingabe in den Computer) nivelliert die individuellen Erscheinungen, kann so eine Genauigkeit vortäuschen, die vom Ursprung her nicht gegeben ist.

Anders zu beurteilen sind die auf L. A. Zadeh (z. B. [2179–2185]) zurückgehenden „Fuzzy Logics", die in den Abschnitten 5.7. sowie 7.12 ausführlicher besprochen werden. Zwischen „immer" und „niemals" benutzen sie Zwischenbegriffe, die mit ihren Intervallen genau definiert sind und deren Mittelwerte die Häufigkeit („frequency of occurence") und die Stärke ihrer Repräsentanz („strength of confirmation") wiedergeben [12, 16]. Verfahren dieser Art sind mehr semantisch orientiert und erfordern eine mehrwertige Logik, eben die genannten „Fuzzy Sets". Sie haben sich offensichtlich in verschiedenen Entscheidungsprozessen einschließlich der Medizin bewährt. Besonders auf „Fuzzy-set-Methoden" ausgerichtete Rechner sind z. T. schon im Gebrauch. Eine gewisse Schwäche der „Fuzzy Logics" liegt wiederum in den mittleren Bereichen; so steht z. B. dem Intervall „Medium" $(0{,}67–0{,}33,$ d. h. 34% der Skala) das Intervall „fast immer" mit $0{,}99–0{,}98,$ d. h. 1% gegenüber.

Merksätze

Gängige Begriffe wie „häufig" oder „gewöhnlich", „manchmal" haben einen so großen Fehler, vor allem im individuellen Streubereich, daß sie allmählich durch metrische oder Klassenangaben ersetzt werden sollten. Von diesem Postulat gibt es Ausnahmen, die u. a. auf der Unsicherheit klinischer, vor allem subjektiver Daten, auf der Anpassung an unsere derzeitig überwiegend binären Rechner oder auf einer mehr semantischen, mit mehrwertiger Logik arbeitenden Forschung beruhen.

Zahlen und Berechnungen täuschen manchmal eine Genauigkeit („Objektivität") vor, die von den Symptomen usw. beim Kranken und der Deutung beim Untersucher nicht gegeben sein kann. Ziel sind eine „kontrollierte Subjektivität" [490] oder – gleichsinnig, eine „formalisierte subjektive Wahrscheinlichkeit" [1417].

1.2
Die Zeit im ärztlichen Beruf

1.2.1
Allgemeines

Mottos

„Die Wahrheit ist die Tochter der Zeit"
(F. Bacon, zit. nach [1131])

„Der Einbruch des Subjektivismus in die Physik – und besonders in die Theorie der Zeit und der Entropie – hatte lange vor dem Aufstieg der Quantenmechanik begonnen"
(Popper [1515, 1518])

Es ist jedoch ganz bemerkenswert, daß bei den Grundbegriffen der Physik die Zeit nur eine untergeordnete Rolle spielt. Sowohl in der klassischen Physik wie in der Quantenmechanik erscheinen Zukunft und Vergangenheit in der gleichen Weise
(Prigogine [1533, 1537])

Ein in der Praxis zu wenig beachteter Faktor, die „Zeit", verdient eine besondere Heraushebung. Sie ist allen lebenden Organismen zu eigen und fand wohl die erste Beachtung, als J.-J. de Maison 1729 entdeckte, daß bestimmte Pflanzen das bekannte Öffnen der Blüten bei Tag und Schließen bei Nacht auch beibehalten, wenn sie dauernd im Dunkeln gehalten wurden. Damit wurde der vom Tageslicht unabhängige zirkardiane (s. unten) Rhythmus erstmals entdeckt. Hier sollen nicht die physikalischen und philosophischen Begriffe der vierdimensionalen Raum-Zeit besprochen werden (Lit. u. a. bei [582, 644, 1419, 2145, 2146]). Immerhin ist seit Einstein die Gleichzeitigkeit von Ereignissen relativ, wobei für unseren täglichen Gebrauch die Newton'sche absolute Zeit ausreicht. Wie in diesem Buch mehrfach betont wird, leben und arbeiten wir nach Vollmer [2021, 2023] in einem Mesokosmos, für den die Physik Newtons, die (mit einigen Modifikationen) einen Spezialfall der Einstein-Relativitätstheorie darstellen, unverändert gültig sind. Auch die *physikalischen Zeitbestimmungen*, die mit Hochfrequenz-induzierten Schwingquartzen oder dem Übergang zwischen zwei definierten Energieniveaus von ^{133}Caesium Abweichungen um 1- bis 2mal $10^{-11}/24$ h erreicht haben, sollen außer Betracht bleiben.

Überleitend sei nur betont, daß die *Zeit im physikalischen Sinn* ein Kontinuum ohne Richtung, mit Symmetrie und Reversibilität ist (s. oben), während *Zeit im biologischen Sinn* unidirektional-asymmetrisch, artspezifisch ist. Zeit ist akausal. Die Zeit ist bei der Erfassung von Prozessen (gerade auch in der Medizin, Verf.) konstitutiv [1650a]. In diesem Sinne haben sich auch in der Medizin 3 Begriffe von Withrow [2147] und Denbigh [347] besonders bewährt: das Moment („instant"; in diesem Sinn ist Zeit ein Kontinuum von Momenten). Die beiden anderen ordnenden Begriffe sind „früher als" (earlier than) und „später als" (later than). Denn im Moment, in dem wir ein Ereignis erkennen, ist dieses meist bereits vorbei. Die jeweilige Gegenwart bezeichnet die stetige Ausformung von Möglichkeiten zu Tatsächlichem [2147]. Schrödinger [1768] sah in „früher als" und „später als" das eigentliche Wesen der Zeit. Jede medizinische Entwicklung ist im stren-

gen Sinn ein eindimensionales Kontinuum irreversibler Prozesse (auch wenn es scheinbar zu einer Wiederherstellung des früheren Zustandes kommt).

Beispiele: Nach einem mit Antibiotika behandelten Infekt ist das Immunsystem verändert gegenüber dem Erreger und evtl. gegenüber dem Medikament. Ähnliches gilt mindestens für einen Teil der bösartigen Erkrankungen.

Gewöhnlich ist im menschlichen Organismus alles zweckmäßig adaptiert, zeitlich gesprochen: synchronisiert (s. dazu auch F. Hartmann [812]). Je nach Ausmaß und Folgen normale (z. B. Herzschläge) oder krankhafte (z. B. Arrhythmien oder Narkolepsie) Abweichungen in der Zeit bezeichnen wir als *Desynchronisation*.

Unter *„subjektiver Zeit"* versteht man das unterschiedlich schnelle Erfassen und Erleben nicht nur einzelner

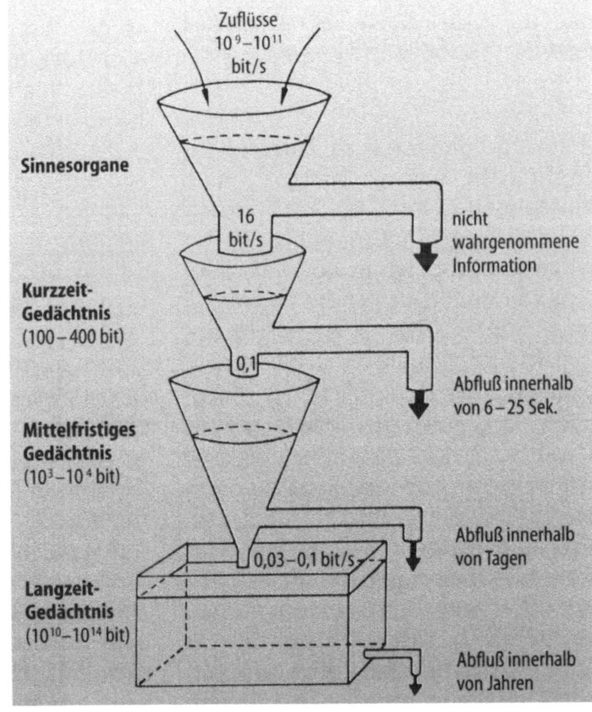

Abb. 1.10. Sinneseindrücke und Verarbeitung im Gedächtnis in Abhängigkeit von der Zeit. Man beachte, wie kleine Mengen der ständig einfließenden Informationen aufgenommen, mit schon vorhandenem Wissen verarbeitet, in Kurz-, Mittel- und Langzeitgedächtnis gespeichert oder in motorische Impulse umgesetzt werden. (Nach H. u. M. Rahmann [1552, 1553], mit frdl. Genehmigung)

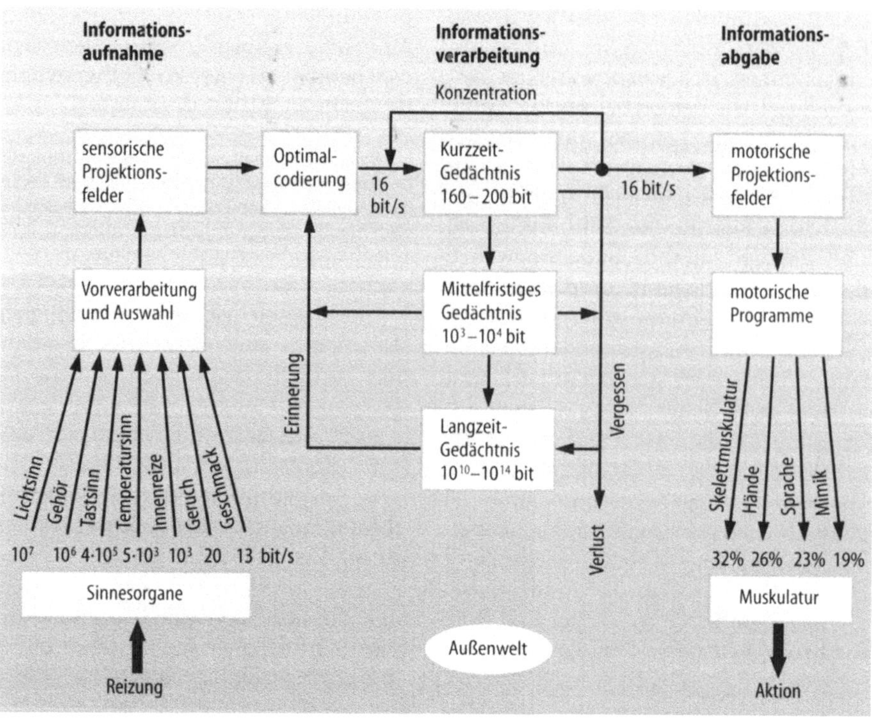

Abb. 1.11. Sinneseindrücke und Verarbeitung im Gedächtnis (Quelle wie Abb. 1.10)

Momente, sondern auch längerer Perioden („the specious present") nach James [951], besser: the psychological present. Dies gilt für Gesundheit, Krankheit, Altern, Tod, ferner unter der Wirkung von Medikamenten, besonders Stimulantien, Sedativa, Narkotika, Halluzinogenen etc. Generell soll mit zunehmendem Alter der Ablauf der Handlungen langsamer, die Zeitempfindung schneller werden. Neurophysiologische Grundlage dieser Vorgänge ist das Kurzzeitgedächtnis (s. Abb. 1.10 und 1.11). Alle ins Bewußtsein gelangenden Vorgänge haben eine gewisse Inkubationszeit, die – vom Allgemeinzustand und der Aufmerksamkeit abhängend – im Mittel nach Withrow (s. oben) um 0,2, nach Denbigh (s. oben) um 0,1 s liegt.

In der Diskriminationsfähigkeit folgen sich Hör-, Tast- und Sehsinn mit einem Diskriminationsvermögen des ersteren herab bis zu 2 ms.

Für den Arzt bedeuten alle Diagnosen oder Feststellungen *Momentaufnahmen aus einem kontinuierlich ablaufenden Film*. Mit mehreren Bestimmungen kann er wenigstens ihre Stabilität oder ihren Trend erkennen. Deshalb sind longitudinale, d.h. am gleichen Probanden zu verschiedenen Zeitpunkten durchgeführte Untersuchungen oft aussagekräftiger als transversale, d.h. Einzelproben aus einem beliebigen Kollektiv. Dies gilt für den *spontanen Ablauf von Krankheiten* („natural history") ebenso wie für unsere *therapeutischen Einflußnahmen*. Über größere Zeiträume und bei einer Vielzahl von Probanden vollzieht sich ein ständiger *Panoramawandel*, ganz besonders (im positiven wie im negativen Sinn) unter dem Einfluß der Therapie. Daneben treffen im Unterschied zum Wunsch mancher Informatiker, (die die Elemente einer Diagnose am liebsten nur einmal durch ihren Computer laufen ließen) die Ergebnisse aus gleichzeitig entnommenen Blut-Sekret- oder Gewebsproben – je nach Aufwand – zu verschiedenen Zeitpunkten ein. Diagnose, Prognose und Therapie sind folglich nichts statisches, sondern eine ständige Adaptation an den jeweils neuesten Informationsstand.

Gerade für die Medizin spielen einige Erkenntnisse der Psychologen Tversky u. Kahneman [995, 1984] eine bedeutende Rolle. Danach wurden Ereignisse leicht überbewertet, wenn sie:

- jüngeren Datums waren,
- leicht feststellbar waren,
- gut vorstellbar waren,
- schnell erfaßt werden konnten.

Merksatz

Zeit ist in Teilen der Physik symmetrisch, in der Medizin wie im täglichen Leben asymmetrisch unidirektional, akausal. Bewährt haben sich hier die Betrachtung als Kontinuum von Momenten sowie Begriffe wie „früher als" und „später als".

1.2.2
Chronobiologie

Motto

„Wir fühlen, daß wir die Vergangenheit kennen, aber nicht beeinflussen können, die Zukunft nicht kennen, aber beeinflussen können"

(frei nach Hume [924])

Die Chronobiologie hat sich zu einem mächtigen „Baum" mit vielen Ästen, d.h. zahlreichen Handbuchbeiträgen,

Originalartikeln sowie eigenen Zeitschriften entwickelt. Hier beschränken wir uns auf die in der Praxis wichtigen Grundbegriffe unter Hinweis auf weiterführende Literatur (z.B. [223]).

Seit langem ist bekannt, daß die meisten biologischen Funktionen einem Rhythmus unterliegen. Unter vielen Rhythmen und Phasen ist der wichtigste der *zirkadiane* [aus dem Lateinischen: circa (unum) diem], d.h. die 24-Stunden-Periodik mit etwa $^2/_3$ Wachsein und $^1/_3$ Schlaf (z.B. [786]). Daneben werden weitere Rhythmen unterschieden, von denen Rhythmen unter 20^h als *ultradian*, über 28^h als *infradian* bezeichnet werden (es wird nicht von den Zeiten, sondern von der umgekehrt proportionalen Frequenz her gerechnet, daher der scheinbare Widerspruch in den Bezeichnungen). Besonders bei Frauen ist der im Mittel um 28 Tage liegende *Menstruationszyklus* zu beachten. Darüber hinaus gibt es bei etwa 20 % aller Menschen Phasen von je etwa 14 Tagen erhöhter Leistungsfähigkeit und Resistenz gegenüber Stressoren sowie 14 Tage umgekehrten Verhaltens; diese wirken sich auch emotional aus (s. auch [875]).

Außerdem verdienen die *jahreszeitlichen Schwankungen* Beachtung: sie wirken sich in unseren Breiten besonders in den „Umstellungsmonaten" Oktober/November und März/April aus; zu den internen Umstellungen kommen gerade im Jahresablauf externe wie Wetter, Infektionen, Vitaminmangel u.a.m. Gehäufte Erkrankungen und Todesfälle in den Monaten Oktober/November sowie Februar/ März sind jedem Arzt geläufig. Die jahreszeitlichen Schwankungen verhalten sich auf der südlichen Hemisphäre umgekehrt wie auf der nördlichen. Am wichtigsten ist der zirkadiane Rhythmus, von dem Peter [1480] etwa 40 Körperfunktionen zusammengestellt hat. Mit Freiwilligen, die über Tage in unterirdischen Kammern, streng abgeschlossen, nach Bedarf lasen, Musik hörten, aßen und schliefen, konnten Aschoff et al. [50 – 53] folgendes nachweisen:

- Auch ohne Tageslicht führt ein „interner Zeitgeber" zum üblichen Rhythmus. Er beträgt etwa 25 h (ist also „etwas zu lang" und wird durch Tageslicht auf die normalen 24 h adaptiert).
- Alle unter natürlichen Bedingungen beobachteten tagesperiodischen Prozesse bleiben auch ohne Tag-Nacht-Änderungen erhalten.
- Bei etwa 30 % seiner zahlreichen Versuchspersonen konnte Aschoff (s. oben) nach 8 Tagen oder mehr (bei gleichbleibendem Rhythmus der Körpertemperatur) eine *interne Desynchronisation* nachweisen, bei der eine Wach-Schlafperiode bis zu 33 h dauerte (*Langzeitdesynchronisation*); weniger häufig waren Rhythmen unter 25 h (*Kurzzeitdesynchronisation*).

Als biologischer, von Tag und Nacht unabhängiger Zeitgeber werden überwiegend Kerngebiete im vorderen Hypothalamus (Nucleus suprachiasm., N. paraventricularis, u. a.: Schröder [1765]) vermutet. Gerade die Desynchronisationsexperimente sprechen auch für mehrere, unter bestimmten Bedingungen entkoppelte Zeitgeber. Aschoff (s. oben) spricht von „einer Mutteruhr, mehreren Tochteruhren und angekoppelten schwingungsfähigen Untereinheiten". Heute ist auch bekannt, daß es ein besonderes „Zeithormon", das *Melatonin* (N-acetyl-5-Hydroxytryptamin) [1352, 1765] gibt. Es spielt offenbar eine wesentliche Rolle bei Zeitverschiebung und Anpassung etwa von Schichtarbeitern oder bei Flügen. Die Anpassung ist am einfachsten in nord-südlicher, am schwierigsten in west-östlicher, leichter in ost-westlicher Richtung (da unsere „Innere Uhr" ohnehin zu Verzögerungen neigt). Ältere Menschen gewöhnen sich schlechter an Zeitwechsel als jüngere. Die Chronobiologie hat wesentlichen Auftrieb bekommen durch die heute weitverbreitete blutige oder unblutige Registrierung von Kenngrößen, z. B. des Blutdrucks, der Herzfrequenz, des EKGs, des EEGs über 24 h hin oder länger. Daneben hat auch die mathematische Bearbeitung eine Einsicht und vor allem Parameter gebracht, die sich in der Praxis bewährt haben. So faßte vor allem die Arbeitsgruppe um Halberg ([475, 786, 831], dort Lit.) über 24 h gemessene Einzelwerte in Kenngrößen zusammen [s. auch [875]): das *arithmetische Mittel* (relativ unabhängig von den – nicht zu großen – Meßabständen, aber abhängig von externen „Ausreißern" („Maskierungseffekt")], die in Winkelgraden angegebene interessierende Phase, den *Cosinor* aus den gemessenen Werten, (die Amplitude als Cosinusfunktion), den weitgehend mit dem arithmetischen Mittel identischen „*Mesor*". Cosinor und Mesor betonen den zirkadianen Rhythmus gegenüber dem sonst gebräuchlichen Cosinus und dem Mittel, von denen sie nur wenig (durch die Mittelung der einzelnen Meßwerte) abweichen. *Chronodesmen* sind zeitabhängige Normwertbereiche für Einzelmessungen, *Paradesmen* Normwertbereiche für den gesamten Rhythmus.

Schon beim physiologischen Schlaf wird unterschieden zwischen REM-Schlaf (von „*rapid eye movement*"), Tiefschlaf und oberflächlichem Schlaf. Während des REM-Schlafes soll die Gehirnaktivität ebenso groß sein wie im Wachzustand; dagegen ist die Muskulatur entspannter [51].

Merksatz

Fast alle Körperfunktionen sind zeitabhängigen Rhythmen unterworfen, unter denen der durch Licht und Dunkelheit auf 24 h angepaßte zirkadiane Rhythmus der wichtigste ist. Andere wichtige Rhythmen sind der Menstruationszyklus der Frauen (mit einem Modus um 28 Tage) sowie jahreszeitliche Schwankungen. Ein Einzelwert muß in die Tagesperiodik eingeordnet werden, sonst besagt er wenig. Die meisten „Normalbereiche" der Literatur entsprechen der überwiegenden morgendlichen Bestimmung.

1.2.3
Chronopathologie

Aus dem Vorgesagten ergibt sich schon, daß es auch eine Chronopathologie geben muß. So kann z.B. beim Blutdruck ein zirkadianer Amplitudenhochdruck erhöhte Schwankungen bei Tagesmittelwerten im Normbereich, ein „Mesor"-Hochdruck, einen erhöhten Mitteldruck bei akzeptabler Amplitude, ein Phasenhochdruck, d.h. zeitlich verschobene Spitzenwerte bei annehmbaren Mesor- und Amplitudenwerten darstellen [775].

Möglicherweise ist ein veränderter Rhythmus ein Hinweis auf einen *beginnenden Krankheitsprozeß*. Schon in allen Notsituationen zeigt sich eine Zeitstörung in Form der Verlangsamung des Erlebten.

Störungen der zeitlichen Orientierung (des sog. „Zeitgitters") können frühe Zeichen *hirnorganischer Prozesse*, aber auch des Drogenmißbrauchs sein [1964].

Als Muster der Chronopathologie gilt gewöhnlich das (in klassischer Form relativ seltene) *Korsakow-Syndrom*.

Dabei sind bei Erhaltung des Altgedächtnisses Merkfähigkeit und Kurzzeitgedächtnis gestört, ebenso die örtliche und zeitliche Orientierung. Eine retrograde Amnesie wird durch Konfabulationen ausgefüllt.

Von einigen Autoren wird dies in Verbindung mit dem „*Déjà-vue-Phänomen*" gebracht, hier als falsche Erinnerung oder Vertrautheit mit erstmaligen Erlebnissen oder Begegnungen. Wir benutzen in diesem Buch „déjà vue" = bereits gesehen, neutraler, da diese Verbindung größere praktische Bedeutung hat: Der Arzt erinnert sich bei einem Befund, einem Syndrom, dieses oder ähnliches schon einmal gesehen zu haben und baut auf dieser Assoziation seine (vorläufige) Diagnose auf.

Das Zeiterleben kann bei *Depressiven* tiefgreifend verändert sein: Die „erlebnisimmanente" Zeit ist gestört. Konsequente Behandlung der Depression vermag diese Störungen ganz oder teilweise aufzuheben – ein Musterbeispiel aus der Chronopathologie.

Auch *Notfälle und negative Erlebnisse*, z.B. ein Krankenhausaufenthalt, können zu einer Verlangsamung des Zeiterlebnisses führen.

Ein Standardmodell von Störungen des zirkadianen Rhythmus sind *Schlafstörungen*. Sie können sekundär als Folgen oder Begleiterscheinungen zahlreicher Erkrankungen bzw. Schmerzen auftreten, oder als solche ein primäres Syndrom ganz verschiedener, oft ungeklärter (intrinsischer oder extrinsischer) Ursache sein. In einer neueren Einteilung der zirkadianen Dyssomnien trennt Peter ([1480], dort ausführliche Darstellung und Literatur) in

- Zeitwechselsyndrome („time zone change" oder „jet lag syndrome"); durch Schichtarbeit bedingte Schlafstörungen („shift work sleep disorder");
- irreguläres Schlaf-Wach-Muster („irregular sleep/wake pattern");

- Syndrom der verzögerten (Ein)-Schlafphase („delayed sleep phase syndrome");
- Syndrom der verfrühten Schlafphase („advanced sleep phase syndrome");
- Schlafstörungen aufgrund von Nicht-24 h-Rhythmen („non-24 h sleep-wake-disorder").

Schließlich können im Schlaf Störungen besonders der Atmung und des Kreislaufs auftreten (s. oben).

Merksatz

Störungen der zirkadianen Rhythmik sind entweder Folgen von Erkrankung des Nervensystems oder der inneren Organe. Sie können als diskrete Störungen manifesten Erkrankungen lange vorausgehen und zu einer Frühdiagnose mit Frühbehandlung führen. Äußere und innere Ursachen von Schlafstörungen in unserem, auch zeitlich immer mehr belasteten, Leben bedürfen einer sorgfältigen Differenzierung, ggf. mit Hilfe eines Schlaflabors.

1.2.4
Chronopharmakologie

Manche Ärzte geben noch – in Unkenntnis der Pharmakokinetik und der Chronopharmakologie – ihre Präparate „2mal 1" oder „3mal 1". Sie liegen dabei (im allgemeinen, von Ausnahmen wie Herzglykosiden, Diuretika, Schlafmitteln oder Zytostatika abgesehen!) mit der Einzel- und mit der Tagesdosis in dem Bereich, den die Hersteller als für den Durchschnittsverbraucher optimal ermittelt haben. Dies kann nicht der Sinn einer optimalen Arzneitherapie sein. Der Arzt hat vielmehr bei der oralen wie bei der parenteralen Appli-

kation davon auszugehen, daß die Resorption, Metabolisierung, Ausscheidung, Empfindlichkeit der Rezeptoren oder der Zellzyklen ganz verschiedenen zirkadianen oder anderen Rhythmen unterliegen [775, 1192, 1341]. Das gilt für die erwünschte Wirkung wie für unerwünschte Begleiterscheinungen, auch für die Interferenz mit anderen Medikamenten. Manche Medikamente wirken je nach Tageszeit und Applikationsform nicht nur additiv oder abgeschwächt, sondern geradezu gegensinnig (z. B. einige Antiarrhythmika u. U. proarrhythmisch). Für viele wurden tageszeitliche Unterschiede in der Pharmakokinetik nachgewiesen [1192, 1193].

Beispiel: Musterbeispiele sind u. a., daß man Kortisonderivate morgens, Asthmamittel vor allem abends gibt. Infarkte treten in den Morgenstunden doppelt so häufig auf wie am restlichen Tag; der Blutdruck fällt gewöhnlich (nicht immer!) in der Nacht ab.

Am stärksten gilt dies wohl für die Hormone, deren zum Teil *pulsatile Ausschüttung* [867, 869] beim Gesunden sich überschneidenden zirkadianen und ultradianen Perioden unterliegt. Es ist zum Teil nachgewiesen, zum Teil anzunehmen, daß in diesen Perioden eine optimale Reaktionsbereitschaft der Rezeptoren vorliegt. Obwohl therapeutische Dosen oft beträchtlich über der physiologischen Stimulation liegen, sollte man diese „besondere Empfindlichkeit" der Rezeptoren ausnutzen. Unbestritten kommt es bei anderen Medikamenten darauf an, möglichst lange einen hohen Blutspiegel (vor allem bei

Merksatz

Chronopharmakologie ist eine wichtige, wenn nicht (neben entsprechenden diagnostischen Konsequenzen) die wichtigste Anwendung des Zeitbegriffs in der Medizin.

geringer Differenz zwischen Wirkdosis und toxischer Dosis: Blutspiegelkontrollen!) aufrecht zu erhalten. Die Hersteller kommen dem entgegen mit „Retard-Präparaten" d.h. meist solchen, die einen Teil sofort, einen Teil erst verzögert abgeben.

1.2.5
Alterseinflüsse

Altern gehört zum Leben wie Geburt und Tod. Ob es Schicksal oder Krankheit ist, wurde u.a. in den 8oer Jahren besonders eingehend von Doerr [375, 376] diskutiert. Dabei ist davon auszugehen, daß der Mensch wie jede andere Spezies auch unter idealen Bedingungen eine *begrenzte mittlere Lebenserwartung* hat [777]. Sie könnte nach Fries [599] in den industrialisierten Ländern 80–90 Jahre betragen, ein Durchschnitt, der, trotz einer Verdoppelung der Lebenserwartung Neugeborener seit der Mitte des 19. Jahrhunderts, bisher nicht erreicht wurde (s. dazu auch 1.4.2–1.4.4). Nach Fries [599] müßten zwischen 81 und 89 Lebensjahren 85%, zwischen 73 und 93 Jahren 95% der Menschen mit hoher Lebenserwartung eines natürlichen Todes sterben. Die theoretische Kurve, der wir uns nähern, die wir aber noch nicht erreicht haben, wäre etwa eine rechtwinklige – also späte Mortalität und relativ kurze Morbidität. Die neuesten Zahlen der mittleren Lebenserwartung in der Bundesrepublik betragen für Männer um 74, für Frauen um 80 Jahre. Sie sind naturgemäß höher bei denen, die das 35. Lebensjahr überschritten und bei denen, die das 60. Lebensjahr erreicht haben.

Als Obergrenze der Lebenserwartung wurden von Franke [579] 115–117 Jahre angegeben, obwohl inzwischen in gut dokumentierenden Gesellschaften wie der japanischen oder französischen von Einzelfällen mit über 120 Jahren berichtet wurde. Franke [580] unterschied:

1. alternde Menschen (50–60 Jahre);
2. ältere Menschen (61–75 Jahre);
3. alte Menschen (76–90 Jahre);
4. sehr alte Menschen (91–100 Jahre);
5. absolute Langlebigkeit (über 100 Jahre).

Dies entspricht in etwa auch einer Klassifikation der WHO. Die Wahrscheinlichkeit, in die letztere Gruppe (5.) zu gelangen, betrug vor wenigen Jahrzehnten noch 1:10000 und dürfte inzwischen wesentlich günstiger liegen. Aus einer Studie von Katz et al. [1016] in Massachusetts ergab sich für die Lebenserwartungen und für die Leistungsfähigkeit „nicht institutionalisierter" Patienten folgendes: Zusätzliche Lebenserwartung der Männer von 65–69 Jahren: 13; der Frauen 20; Lebenserwartung der Männer von 75–79 Jahren: 10, der Frauen 13, der über 85jährigen Männer 7, Frauen 8. Davon entfielen auf die Lebenserwartungen bei den Männern 9 bzw. 7 bzw. 3 Jahre, bei den Frauen 11, bzw. 7, bzw. 3 Jahre, in denen sie ihre täglichen Verrichtungen ohne fremde Hilfe durchführen konnten (s. auch 1.4.1–1.4.6).

Altern betrifft – mit generellen und individuellen Unterschieden – *alle Organe*. Dabei ist u.E. der Übergang von physiologischem Altern über altersbedingte Störungen bis zu echten Erkrankungen fließend, z.B. bei der Arteriosklerose. Resnik [1588] hat versucht, sie in einer dreispaltigen Tabelle für die einzelnen Organe zu differenzieren. Dies führt auch zu der jedem Arzt geläufigen *Multimorbidität* (Polypathie) im höheren Lebensalter. Dabei gilt auch nach unseren Erfahrungen:

1. Im Alter besteht Multimorbidität, wobei immer die Frage wechselseitiger Beeinflussung der verschie-

denen Normabweichungen auftritt (s. auch 1.5.5).

2. Ältere Patienten sind oft indolent, so daß sich echte Erkrankungen später manifestieren.

3. Umgekehrt verlaufen manche Krankheiten (z.B. Leukämie) im Alter oft mitigiert, so daß man mit milden Behandlungen am besten fährt.

4. Manche Krankheitserscheinungen sind gerade im Alter durch relative Überdosierung von Medikamenten bei eingeschränkter Entgiftung und/oder Ausscheidung bedingt.

Auch nach neuesten Feststellungen gibt es *keine* einheitliche und allgemein akzeptierte *Erklärung des Alterns* (s. dazu auch [42, 92, 1503]). Wir möchten nur auf einige fundamentale Aspekte hinweisen (s. auch Tabelle 1.6).

1. Als ein Schlüssel gilt das sog. *Hayflick-Phänomen* [835]. Danach stellen menschliche Fibroblasten in der Kultur etwa nach 50 Teilungen ihr Wachstum ein, auch bei Umsetzung auf neue Nährböden. Die Zahl der Zellverdoppelung ist umgekehrt proportional dem Alter der Probanden bei der Entnahme. Zellen von Menschen mit vorschnellem Altern (z.B. Progerie, Werner-Syndrom) zeigen auch in der Kultur verminderte Lebensdauer.

2. Von anderen wird ein Verlust an Wachstumsfaktoren im Zellkern (Protoonkogene bzw. potentielle Onkogene wie fos myk, ras) diskutiert.

3. Auf die wichtige Rolle des Immunsystems (des „2. Gewebes") hatten wir schon 1982 hingewiesen (Gross [727] dort Lit.). Sie wirkt mit zunehmendem Alter über eine schlechtere Adaptation an Umwelteinflüsse und Belastungen des täglichen Lebens – in einer erhöhten Anfälligkeit für Infektionen – in dem vermehrten Auftreten von monoklonalen oder polyklonalen Antikörpern – über eine potentielle Bildung von Autoantikörpern mit der Entwicklung von Autoaggressionskrankheiten – als Verminderung der hämatopoetischen Stammzellen und der Nukleinsäure-Repair-Mechanismen – über ein gehäuftes Auftreten von Tumoren durch gestörte Elimination „verbotener Klone". Wie Burnet und viele andere nachwiesen, nehmen die Zellen des Thymus in Rinde und Mark etwa ab dem 20. Lebensjahr steil ab und streben etwa ab dem 60. Lebensjahr asymptotisch einer Atrophie zu.

4. Seit den 90er Jahren haben das von Butenandt und Dannenberg 1934 synthetisierte Dehydroepiandosteron (DHEA) und sein sulfatierter Ester DHEAS Bedeutung in der Gerontologie bekommen (ausführliche Darstellung z.B. bei [107a]). Dieses adrenogene Prähormon soll in den Körperzellen zu den spezifischen Sexualhormonen umgebaut werden (Intrakrinologie, Labrie [1150a]). Die bei jungen Menschen und wenigen Primaten beobachteten, offenbar kar-

Tabelle 1.6. Beispiele verschiedener Erklärungen des Alterns (Einzelheiten s. Text)

Genetisch determiniert	Immunologisch	Statistisch
Minderung der Telomerasen-Aktivität	Rückbildung des Thymus und der T-Lymphozyten	Summation von Noxen
„Hayflick-Phänomen"		

dioprotektiven, Blutspiegel sollen bei über 70jährigen um 70–95 % vermindert sein. Hornsby (s. 909 c) hält dieses Phänomen für ein jüngeres Beispiel der Evolution.

Bei den exemplarisch geschilderten Argumenten ist es verständlich, daß es bisher keine einzelne Erklärung des Alterns gibt und vielleicht auch im Hinblick auf die mittlere Lebenserwartung unserer Spezies nie geben wird.

Viel diskutiert wurde die Frage, weshalb in den meisten industrialisierten Ländern die *Frauen* eine im Mittel höhere Lebenserwartung haben als die Männer [579, 581, 1504]. Franke [579, 581] kam – bei 106 Knaben auf 100 Mädchengeburten – auf eine Relation von etwa 1:1 bis zum 5. Lebensjahrzehnt, auf ein Verhältnis von 1:3 zu Gunsten der Frauen in der 9. Lebensdekade (s. auch Abb. 1.28). Neben vermuteten endogenen Ursachen stellte Selbmann [1806] mehr Tumoren bei Männern etwa ab dem 60. Lebensjahr fest. Er betonte vor allem die Rolle exogener Faktoren, nachdem das weibliche Geschlecht in den unterentwickelten Teilen der Erde durch die größeren Belastungen des täglichen Lebens und die gehäuften Schwangerschaften eine geringere Lebenserwartung hat als das männliche.

1.3
Modelle und Systeme

1.3.1
Modelle in der Medizin

Mottos

„Um mit dem begrenzten Gehirn der übergroßen Komplexität noch einigermaßen gerecht zu werden, entwickelte die menschliche Art eine bemerkenswerte Denktechnik. Das Denken in Modellen"

(Steinbuch [1899])

„Um eine Beziehung wissenschaftlicher Tatsachen zu erkennen, muß man andere verkennen, verleugnen, übersehen" (Fleck [406])

1.3.1.1
Allgemeines

Motto

„Die Schwierigkeit, zu biologischen Gesetzmäßigkeiten zu kommen, liegt nicht darin, daß diese zu kompliziert sind, sondern vielmehr darin, daß man an dieses verwickelte Geschehen mit geeigneten Abstraktionen herantreten und vom Einfachen zum Komplizierten fortschreiten muß..."

(von Bertalanffy, nach Düchting [406])

„Modell" kommt (über das französische modèl vom lateinischen modus oder modulus) und bedeutet ein (verkleinertes) Maß der Struktur eines Prozesses. Der lateinische Baumeister Pollio Vitruvius soll den Begriff in seinem Buch „De architectura" erstmalig verwendet haben. *Modelle* spielen in der Medizin eine wesentliche, um nicht zu sagen: eine überragende Rolle. Sie betreffen im Grunde alle Wissenschaften. Sie sind deshalb in großen Standardwerken abgehandelt und können hier nur in ihrer Bedeutung für die angewandte Medizin untersucht werden.

Mit Stachowiak [1872–1876] sowie Schaefer [1697] lassen sich Modelle wie folgt formulieren:

1. Sie sind Abbildungen von etwas, d.h. sie beziehen sich auf ein definiertes Objekt;

2. Sie sind Vereinfachungen des Abzubildenden, d.h. sie erfassen nicht alle seine Attribute.

3. Sie sind zu bestimmten Zwecken von Menschen ersonnen.

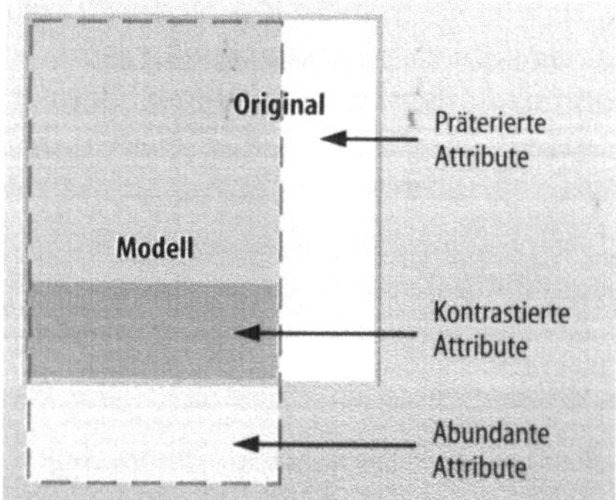

Abb. 1.12. Modell (*senkrechtes Rechteck*) und Original (*Quadrat*) nach Begriffen von Stachowiak. *Präterierte* Attribute sind im Modell weggelassene, *kontrastierte* = besonders herausgehobene, *abundante* = im Original nicht vorhandene Merkmale. (Nach Stachowiak 1973, 1983 [1873, 1876] modifiziert mit frdl. Genehmigung)

Abbildung 1.12 zeigt schematisch die Kompromisse, die man bei der Modellentwicklung eingehen muß.

Nach ersten Ansätzen von Wiener (ab 1941) [2129] sowie Rosenblueth u. Wiener (ab 1941) [1625] hat besonders Stachowiak (s. oben) Standardwerke zur Modelltheorie und zum Modellismus geschaffen; danach vollzieht sich alles Denken in Modellen. Eine ausführliche und moderne Darstellung des Modell-Denkens in der Medizin findet man auch bei Schaefer (s. oben), der eine große Zahl von Modellen behandelt.

Modelle sind letztlich die Antwort des menschlichen Gehirns auf die zunehmende Komplexität unserer Erfahrungen. Das theoretisch ideale Modell von hoher Komplexität und gleichzeitiger Anschaulichkeit ist nicht erreichbar. Rosenblueth und Wiener (s. oben) formulierten deshalb trivial: „Das theoretisch beste Modell einer beobachteten Katze ist eine Katze, vorzugsweise die gleiche!" Mit anderen Worten: Das theoretisch beste Modell ist nicht erreichbar: der Modellbegriff hat asymptotischen Charakter. Nach

Kruse et al. [1128] erfordert ein Modell oft erhebliche Idealisierung, um zu geeigneten mathematischen Darstellungen zu gelangen. Andererseits besteht bei zu groben Modellen die Gefahr, daß wichtige Eigenschaften der realen Welt außer acht gelassen werden.

Murphy [1400] hielt das Wesen der Wissenschaft für Reduktion (zu deren Grenzen in neuerer Sicht, s. u. a. die Abschnitte zu 2.4). Dabei ergeben sich nach Murphy, besonders in der Medizin, 2 Postulate:

1. Die Daten sind so zu ordnen, daß sie zu einem Modell passen;
2. einige Aspekte der Totalität sind irrelevant und als „noise" zu verwerfen.

Modelle sind damit gewissermaßen „Kandidaten der Realität". Nach Höpker [906] hebt die Modell-Betrachtung auch die Diskussion auf, ob Krankheiten Realitäten oder Fiktionen sind. Er spricht von „Krankheitseinheiten" als ordnender Funktion mit Modellcharakter.

1.3.1.2
Wesen der Modelle

Das Wesen der Modelle definieren Rosenblueth und Wiener (s. oben) wie folgt: Kein Teil des Universums ist so einfach, daß er ohne Abstraktion erkannt oder beherrscht werden kann. Abstraktion besteht in einem teilweisen Ersatz der Wirklichkeit („des Universums") durch einfacher strukturierte Modelle bis sie dem Experiment oder der Beobachtung zugänglich sind. Die Erkenntnis von Modellen vollzieht sich in aufeinander folgenden Stufen. „Stufe" bedeutet hier eine Einschränkung des Informationsgehaltes und eine Zunahme der Präzision.

Ein Modell darf nicht nur Ähnlichkeit oder Analogie aufweisen; es sollte wenigstens in Teilen isomorph zum Original sein (s. dazu positiv z.B. Black, Hensel [140, 862] sowie Schneider [1744], ambivalent Swanson [1932], dagegen Wüsteneck [2171]). Modelle lassen sich nach Wieland [1223] am besten mit Karikaturen vergleichen: die gute Karikatur bringt weder alle Merkmale, noch versucht sie, den Gegenstand zu verzerren; sie läßt einige seiner charakteristischen Merkmale auf Kosten anderer überdeutlich sichtbar werden. Vollmer [2021] verlangt sogar vom Modell Strukturgleichheit; da diese oft partiell ist, lassen sich nach ihm nur Teilaspekte erfassen (s. auch [11]).

Die oft schwierige Frage, „Was ist mit diesem Patienten los?" wird nach Elstein et al. [463] in einen Set von geschlossenen, besser definierten Problemen überführt – eben die Modelle. Das erleichtert das ärztliche Urteil und die ärztliche Aktion.

Die Modelltheorie kann in ihrer Bedeutung für die wissenschaftliche und für die praktische Medizin kaum überschätzt werden. Stachowiak hat in jüngster Zeit daraus eine neue philosophische Richtung – die Praxiologie und (später) die (Neo-)Pragmatik – entwickelt [1878, 1879]. Rosenblueth und Wiener (s. oben) hatten kybernetische, d. h. an technischen Regelkreisen orientierte Modellbildungen in die biologischen, medizinischen, aber auch sozial- und wirtschaftswissenschaflichen Forschungen eingeführt. Unseres Erachtens kann man ohne Denken in Modellen weder medizinische Forschung treiben noch Entscheidungen am Krankenbett treffen. Hensel [862] ging noch einen Schritt weiter: Wir übersehen die uns gestellten Probleme (z.B. in Diagnostik und Therapie) nur fragmentarisch. Wir werden durch Modelle veranlaßt, den Zustand bloßer Sinneserfahrung zu überschreiten und

das Gegebene in höhere, die Phänomene übergreifende Zusammenhänge einzuordnen. Damit ist zugleich auch als Gegensatz zu den Modellen das *Phänomen* angesprochen, die reine Wahrnehmung. Der Phänomenologe verkennt die Bedeutung von Modellen, welche das bloß Gegebene zugleich reduzieren und überschreiten.

Beispiel: So ist nach Doss [392] eine Porphyrie ein reines Phänomen, das zur Modellbildung führen kann; aber erst die biochemische Analyse überführt sie in eine Diagnose.

Dabei gehört das Modell als solches in den Bereich der Logik, die Isomorphie in den der inhaltlichen Interpretation. Für den Arzt besonders wichtig ist das *operationale Grundkonzept:* empirische Erkenntnis „wozu".

Die einfachste und verständlichste Zusammenfassung hat vielleicht B. Schneider [1743–1745] gegeben. Danach werden

- im *Perzeptionsmodell* die unmittelbaren Signale (Eindrücke, Befunde usw.) aufgenommen; diese werden
- durch ihre Selektion und Kombination mit gespeicherter Erfahrung und Wissen, vorgefaßten Begriffe verarbeitet, zu Bildern und Vorstellungen zusammengefaßt (*kognitives Modell*); schließlich
- auf der semantischen Ebene in einer intersubjektiv verständlichen Sprache zum Ausdruck gebracht (*Kommunikationsmodell*).

1.3.1.3
Modelle für Prognose und Therapie

Modelle lassen den spontanen Verlauf einer Erkrankung („natural history") und seiner Beeinflussung durch therapeutische Maßnahmen erkennen. So können, z.B. am Computer, der zu erwartende Verlauf, die Wahrscheinlichkeit von Komplikationen, der Einfluß von Behandlungen, simuliert werden. Von diesen Möglichkeiten wird – mindestens in der Medizin – u. E. zu wenig Gebrauch gemacht. Auch die „elektronischen Lehrbücher" sind meist rückwärts gerichtet, d. h. eine statistische Auflistung von Diagnose und Therapie.

Gerade für die Medizin hat Copeland [297] unterschieden zwischen *xenochthonen* (durch äußere Einwirkungen entstanden) und *autochthonen* (durch innere Ursachen entstanden) Krankheitsmodellen. Die moderne Immunologie hat gezeigt, daß die meisten Erkrankungen (z. B. Tumoren ebenso wie Infektionen) auf einem komplizierten Wechselspiel zwischen Erregern, Agonisten, Antagonisten und Rezeptoren beruhen. Weiteres s. in den Kap. 7 und 9.

1.3.2
Systemtheorie und Medizin

Mottos
„Es sieht nicht so aus, als ob alle Partner der Medizin ein optimales Verhalten entwickeln könnten. Das kann die Medizin selbst aber auch nicht. Auch hierbei könnte eine neue Disziplin ihr Hilfe leisten: Die Systemtheorie.

Die neuen Probleme der Wissenschaftstheorie heißen nicht mehr Verifikation, Bewährung oder Induktion, sondern: Dynamische Interaktion, Organisation, Systemgleichheit" (Wuchterl [2162])

Systeme (vom griechischen systema = Vereinigung, Gruppe) sind mit Hall u. Fagan [787] einfach zu definieren als ein Satz von Objekten, zusammen mit den Beziehungen zwischen den Objekten und/oder ihren Attributen. Damit ergibt sich, sozusagen von selbst, die Verbindung der Systemtheorie mit den in 1.3.1 besprochenen Modellen.

Dies gilt vor allem für die durch von Bertalanffy (Übersicht bei [124] und Weinberg [2062]) besonders geförderte *allgemeine Systemtheorie*. Sie versucht, in den einzelnen Wissenschaften anfallende Ergebnisse zusammenzustellen, Parallelen und Isomorphien zu erkennen und als allgemeine Entwürfe für Beschreibungs- und Erklärungsmodelle zu erfassen. Die Systemtheorie faßt also dem Sinn nach Modelle, die eine wirksame Beziehung zueinander haben, zusammen. In die gleiche Richtung der Zusammenschau und möglichst Verschmelzung verschiedener Disziplinen zielt u. a. auch Hakens [780–785] *„Synergetik"*. Beispiele sind die Aufrechterhaltung der Stabilität eines Gleichgewichts, das Wachstum, die Rückkopplung, die autonome Selbstkontrolle. Schwegler trennt sinnvoll in Systemanalyse und Systemaufbau, in Selbstorganisation und Selbsterhaltung [1793], u. E. wichtige Begriffe auch für das Verständnis der Medizin.

Nach von Bertalanffy (s. oben) sind somit Systeme nichts anderes als eine Verallgemeinerung des Modellbegriffes (s. oben). Sie haben auch Beziehungen zu einer dynamischen (statt einer statischen) Finalität (s. 2.1). Alle Elemente wirken wechselseitig aufeinander ein. Die Veränderung eines jeden hat Einfluß auf die Gesamtheit. Ein scheinbar trivialer, aber wichtiger Schluß. Systeme sind im engeren medizinischen Sinn das Zusammenwirken von Organen oder Organfunktionen.

Eine einfache Definition der *Systemanalyse* ist nach Linderer et al. [1215] ein durch Vernunft geleiteter Ansatz zum Lösen von Problemen. *Operation's Research* ist die Zusammenfassung aller Daten für Entscheidungsprozesse und Taktiken. Gerade dies spielt auch in der Medizin eine wesentliche Rolle (s. z. B. [1067]).

Um Systeme zu analysieren, sollte man einerseits die Hilfe von Modellen in Anspruch nehmen, sich andererseits ihrer Grenzen und ihrer Unterschiede in den verschiedenen Gebieten bewußt sein. Nach den grundlegenden Werken von v. Bertalanffy (s. oben), Prigogine [1543] Rapaport [1561] u. a. ist z. B. der menschliche Organismus ein offenes System, das in materialen und energetischen Austauschprozessen mit seiner Umgebung steht.

Rosenblueth und Wiener (s. oben) hatten dafür den Begriff der *Kybernetik* entwickelt. Danach bleibt der menschliche Organismus in einem langfristig stationären Gleichgewicht durch seine Fähigkeit, der Umgebung Energie oder Energiebausteine zu entnehmen („Negentropie"), während es in energetisch geschlossenen Systemen zu einer mehr oder minder schnellen Annäherung an einen Zustand maximaler Unordnung und Leistungsminderung, d.h. „Entropie" kommt (s. auch 2.5).

Auch *soziale Systeme* können unter dem Aspekt einer allgemeinen Systemtheorie gesehen werden. Organisierte soziale Systeme haben häufig, aber keineswegs immer eine hierarchische Struktur [347]. Für die praktische Anwendung können (im weitesten Sinn) etwa folgende Methoden der allgemeinen Systemtheorie herangezogen werden:

1. *„System-Engineering,"* d.h. Planung, Anlage, Beurteilung von Mensch-Maschinen-Systemen (wie sie heute in der Medizin schon eine maßgebliche Rolle spielen, z.B. Expertensysteme, „künstliche Intelligenz".

2. *„Operation's Research"*, d.h. zusammenfassende Beurteilung und Abwägung der Möglichkeiten von Menschen, Maschinen, verfügbaren Ressourcen, derzeit eines der am meisten expandierenden Gebiete der angewandten Mathematik.

3. *„Menschliches Engineering"*, d.h. Adaptation von Einrichtungen und Maschinen an die menschlichen Voraussetzungen mit einem möglichst hohen Kosten-Nutzen-Effekt.

Mit Bridgeman sowie Losee [193, 1241] gibt es mindestens 2 Grenzen für den Operationalismus:

1. Zum Zeitpunkt der Analyse sind nicht alle Daten und Umstände bekannt.
2. Meist müssen einige zusätzliche Informationen einbezogen werden. Dies gilt besonders für Krankheiten und Diagnosen (Verf.).

1.3.3
Semiotik und Semiose

In der antiken Medizin, ja bis ins 19. Jahrhundert hinein war die Zeichenlehre, die Semiotik, ein Hauptteil der medizinischen Ausbildung. Heute ist sie – wohl zu Unrecht – weitgehend verdrängt von der Verarbeitung technologischer Daten (z.B. [239, 240]; Lit. zur Semiotik u.a. bei [239, 240, 430, 431, 922, 1385–1387, 1465, 1907, 1908]).

Semiotik wird oft nicht scharf von der Kommunikation mittels Zeichen (= Semiose) getrennt oder mit dieser identifiziert. Wegen der in der Medizin so häufigen Analogieschlüsse (s. 7.2) sei hier schon *Analogie* definiert als die Benutzung gleicher oder ähnlicher Zeichen und Zeichensysteme mit gleichen oder ähnlichen Ergebnissen.

Nach Eco (s. oben) kann man den Kommunikationsprozeß (Shannon u. Weaver [1814]) zerlegen in: Quelle – Sender – Kanal – Botschaft – Empfänger. Damit ergibt sich schon die wichtige Brücke zur modernen Signalübermittlung und Signalentdeckung. Innerhalb der Medizin sind alle Informationen über Kranke (Symptome, Zeichen, Daten, weitere Informationen) Semiose oder – wie der Semiotiker sagen würde: Designate oder Signifikate. Morris (s. oben) bezeichnet als Designat eine Klasse von Objekten, als Denotate die Elemente dieser Klasse. Sie reichen über die Diagnostik oder Verlaufsbeobachtung hinaus und umfassen u. a. die an anderen Stellen dieses Buches besprochenen logischen Grundlagen, Deduktion, Induktion, Hypothesenbildung. Auch nach Eco (s. oben) löst sich der Zeichenempfänger von der rohen Wahrnehmung des „hic et nunc".

Unter den zahlreichen Modifikationen der Begriffe genügen für den Mediziner die Trennung in die *Syntaktik*, die sprachlich-logisch-mathematische Grundlage, die *Semantik*, d. h. den Wortsinn, und die *Pragmatik*, die Handlungsfolgen im psychologischen, biologischen, soziologischen Bereich. Dazu sollte man mit Eco (vereinfacht) gerade für die Medizin hervorheben, daß Zeichen univok, d. h. eindeutig, plurivok, d. h. mehrdeutig und unbestimmt, z. B. symbolisch sein können. Mit Feinstein [538] sollen präklinisch alle Zeichen geprüft werden auf *Authentizität – Bedeutung – Abweichung von der Norm – Gewichtung* (s. auch Kap. 5).

1.3.4
Ordnung, Komplexität und Chaos in der Medizin

Mottos

„Die wirkliche Natur ist immer entropisch, turbulent, irreversibel"
(Briggs u. Peat [194])

„Es kann kaum daran gezweifelt werden, daß das einseitige naturwissenschaftliche Weltbild des späten 20. Jahrhunderts durch andere Denkformen abgelöst wird"
(Heisenberg [847])

„Die Natur zeigt nicht nur einen höheren Grad an Komplexität als die Euklidische Geometrie, sondern sie besitzt eine völlig andere Charakteristik. Natürliche Formen und Kurven zeichnen sich dadurch aus, daß sie im Prinzip keine eindeutig bestimmbare Länge besitzen"
(z. B. Mandelbrot [1280])

„Es herrscht ein gewisses Chaos um uns her, und das Gehirn scheint über eine größere Flexibilität zu verfügen als die klassische Physik, in diesem Chaos Ordnung zu schaffen"
(Gleick [655])

„Ordnung und Chaos sind als zwei verschiedene Arten eines zugrundeliegenden Determinismus zu sehen. Und keine von ihnen existiert von allein. Das typische System kann in verschiedenen Stadien existieren, einige geordnet, andere chaotisch"
(Stewart [1910])

1.3.4.1
Kurze Geschichte und einige Begriffe

Wenn der heute etwas abgegriffene Ausdruck des Paradigmenwandels von T. Kuhn [1133] in den letzten Jahrzehnten für die Medizin eine Bedeutung bekam, dann durch die Einsichten der Chaos-Theorie, durch die Erkenntnis der außerordentlichen Komplexität und Nicht-Linearität biologischer Vorgänge, durch eine Neufassung des Begriffes „Katastrophe", durch die Einschränkung der zeitweilig (und auch heute noch, besonders in der Molekularbiologie!) erfolgreichen Methode des Reduktionismus (s. 2.2 – 2.4), durch die Synergetik H. Hakens (z. B. [780 – 785]), vereinfacht: durch das *Zusammenwirken von Funktion und Struktur*.

Der Begriff des Chaos erscheint erstmals in der altgriechischen Literatur, z. B. bei Hesiod, und bedeutet für die

Griechen den gähnenden, unermeßlichen, leeren Weltraum. Die modernen Mathematiker verstehen darunter Entwicklungen, die nicht im voraus berechnet werden können. Briggs und Peat sprechen von einer „subtilen Form der Ordnung" [194]. Auch der Ausdruck „Gas" kommt von Chaos: die Bewegung der Moleküle kann nicht oder nur mit besonderer Methodik beobachtet werden.

Die Gesellschaft deutscher Naturforscher und Ärzte hat sich 1988 und 1990 eingehend mit Themen dieses Abschnitts befaßt. W. Gerok [639–642] stellte sie den scheinbaren Ordnungen der realen Welt für die Biologie gegenüber: kein strenger Determinismus – keine geschlossenen, sondern offene Systeme – keine Kontinuität – Zeitabhängigkeit – chaotische Reaktionen, fern vom Gleichgewicht und mit Rückkopplungen.

Nach Mainzer [1278, 1279] ist *Nicht-Linearität* eine notwendige, aber keine hinreichende Bedingung für Chaos. Die einfachste *Definition* von Chaos ist nach an der Heiden [842] eine sehr allgemeine, sofern sie nicht-periodische, in der Zeit ablaufende Vorgänge umfaßt. Speziellere umfassen die Abhängigkeit von den Anfangsbedingungen und sog. „fraktale Strukturen". Chaos ist in diesem Sinn wertfrei, ebenso wie der von dem französischen Mathematiker Thom [1952] in den 70er Jahren wieder eingeführte Begriff der *Katastrophe*. Sie bedeutet die (emotional neutrale) Umkehr oder Wende, erst in zweiter Linie Zerstörung oder Unterwerfung, aber nach Schwegler [1794] auch die Entstehung neuer Qualitäten.

Den aus dem Lateinischen stammenden Begriff der *Komplexität* bestimmt man, gerade auch für die Zwecke dieses Abschnitts am besten mit „Vielschichtigkeit" (s. auch 1.1.4

und 1.3.5). Um es hier schon vorwegzunehmen: ein komplexes dynamisches System umfaßt nach Gleick [655] zugleich Turbulenz und Kohärenz, Chaos und Stabilität. Dies impliziert eine Charakterisierung durch die Anzahl der dynamischen Attraktoren (s. unten). Andere Möglichkeiten die Komplexität eines dynamischen Systems zu beschreiben, ergeben sich aus Wahl und Zahl der Parameter und/ oder Dimensionalität des Phasenraums (s. unten). Uns ist keine kanonische, d.h. allgemein verbindliche Definition der Komplexität bekannt.

Differentialgleichungen können erkennen lassen, wo *Instabilität* auftritt, aber nicht, was als Ergebnis resultiert (Mainzer [1278]). Das Geordnete, Deterministische und das Ungeordnete, Stochastische sind nach Stewart [1910] nur innerhalb ihres Einflußbereiches anwendbar. Heute überwiegen statistische Betrachtungen von sog. *Ensembles* [1421].

Nach dem ersten Gang durch einige Grundbegriffe soll die *Entwicklung einer heutigen „Chaos-Theorie"* (wie die neue Betrachtungsweise in den Naturwissenschaften und in der Medizin schlagwortartig genannt wird) in groben Zügen dargestellt werden. Chaos (im modernen Sinn) gab es schon im Altertum. Die Wissenschaftsgeschichte der Neuzeit läßt 3 große Perioden erkennen. Wir folgen einer früheren eigenen Darstellung [746], die hier etwas erweitert wird:

Newton, und unabhängig von ihm Leibniz, gaben der Physik und Kosmologie eine feste Form mit weitgehender Zeitsymmetrie in Form von Differential- und Integral-Gleichungen, in denen vergangene und künftige Entwicklungen berechnet werden konnten. Sie fanden ihren Höhepunkt z.B. im strikten Determinismus von Laplace: Wer sämtliche Einflußgrößen und ihre Veränderungen in der Zeit kennen würde, wie etwa sein „Dämon", könnte alle künftigen Entwicklungen voraussagen.

Schon mit dem Aufkommen der Wahrscheinlichkeitsrechnung durch Pascal, Fermat, die Bernoulli-Familie, Euler u.a. im 17. und 18. Jahrhundert wurde der Boden dafür bereitet, sichere Wahrheiten durch Wahrscheinlichkeiten (mit mehreren Möglichkeiten und einem abgeschwächten Bestätigungsanspruch) zu ersetzen. (s. auch 5.7.4).

Für die Kosmologie („*Makrokosmos*") ersetzte Einstein mit seiner streng deterministischen speziellen und allgemeinen Relativitätstheorie die Gesetze Newtons, die in diesem System nach gewissen Korrekturen noch einen Sonderfall darstellen. Allerdings leben und arbeiten wir nach Vollmer [2023] in einer Art „*Mesokosmos*", für den die Newton-Gesetze adäquat sind. Für den *Mikrokosmos*, d. h. den atomaren und subatomaren Bereich, brachten die Unschärferelation Heisenbergs und die Komplementarität Bohrs (kurze Hinweise in 1.1.3) Einschränkungen (siehe auch Penrose [1475]).

Beginnend in den 60er Jahren [Lorenz „Seltsamer (heute „chao-

tischer") Attraktor" (1963) s. Abb. 1.13] entstand etwa ab den 70er Jahren das, was wir heute „Chaos-Theorie" oder „Komplexe Betrachtungsweise" nennen. Doch schon im 18. und 19. Jahrhundert gab es einige Vorläufer der heutigen Chaos-Theorie. Der Göttinger Physiker und Philosoph J.G. Lichtenberg hatte sozusagen Ahnungen des heutigen Standes. Der Begründer der Mengenlehre, G. Cantor (1845–1915), beschrieb schon 1883 mit der von ihm angegebenen Cantor-Menge (jeweils Auslassung des mittleren Drittels einer vorhergehenden Strecke bis zu immer feineren Linien, ein zum Chaos führendes System. Es stellt ein Modell von Fraktalen (s. unten) dar, nach Mandelbrot [1280]: das „Cantor-Diskontinuum" oder den „Fraktalen Cantor-Staub". Der holländische Populationsgenetiker F.P. Verhulst (Hauptarbeiten 1844 u. 1847) stieß bei seinen populationsdynamischen Untersuchungen auf grundlegende, nichtlineare logistische Gleichungen mit Rückkopplung, die heute noch aktuell sind (z.B. 1805). Als einer der Väter der modernen Chaos-Theorien (deren Bedeutung er bei Arbeiten über das Dreikörperproblem erkannte) darf der französische Mathematiker H. Poincaré (1845–1912) an-

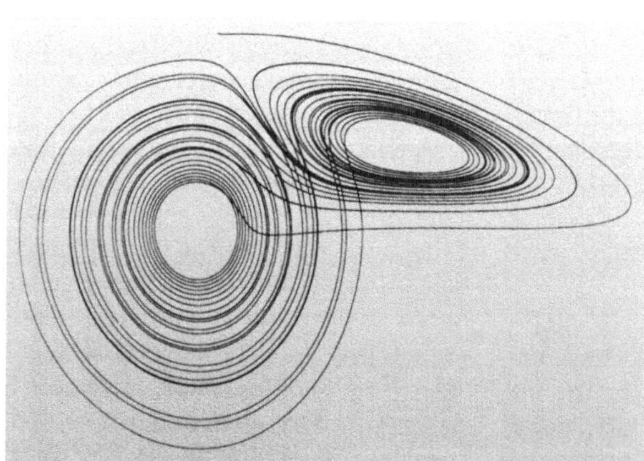

Abb. 1.13. Lorenz-Attraktor. Mit dieser, ihn selbst überraschenden Computersimulation leitete der Metereologe Lorenz ab 1963 die Ära der Chaosforschung mit ein. Formeln dx/dt = a(y–x), dy/dt = bx · y–xz, dz/dt = xy–cz für die Konstanten a = 12, b = 22, c = 2,3, Start bei x0 = 0,5, y0 = 0,5, z0 = 0,5. (Die Berechnungen und Abb. 1.13–1.15, 1.17 u. 1.18 verdanken wir dem Mathematiker Prof. U. an der Heiden, Herdecke)

gesehen werden. Über seine Schüler P. Fatou (1878–1928) und G. Julia (1893–1978, „Julia-Mengen" s. unten) und den sog. „Poincaré-Schnitt" zur Kenzeichnung von Trajektorien wirkt er bis heute.

1.3.4.2
Trajektorien, Phasenräume, Fraktale

Motto

„Nach James schwebte um die gesicherten und geordneten Fakten jeder Wissenschaft immer eine Wolke von Ausnahmen, von winzigen oder unregelmäßigen Erscheinungen"

(zit. nach Mandelbrot [1280])

Eine Annäherung an chaotisches Verhalten gelingt über die Einführung des Phasenraumes und der Trajektorie(n).

Unter *Phasenraum* versteht man in der Physik n-dimensionale Räume, um die Wechselwirkung bestimmter Teile zueinander zu beschreiben. Die meisten Abbildungen der Literatur vom Phasenraum sind zwei- oder dreidimensional, etwa mit den aufeinander senkrecht stehenden Raumachsen x, y, z. *Trajektorien* = Entwicklungsbahnen sind Kurven, die in einem Phasenraum verlaufen. Trajektorien entwickeln sich im wesentlichen auf 3 Zustände hin:

1. Sie laufen auf ein Gleichgewicht hin (Fixpunkt).
2. Sie laufen auf eine periodische Entwicklung zu (Oszillation).
3. Sie münden in Chaos (chaotische Attraktoren, z. B. „seltsame").

Alle diese Zustände werden zusammenfassend als *Attraktoren* bezeichnet. Ihre Zahl, Art und Lage im Phasenraum ist von den Systemparametern abhängig (Abb. 1.14 und 1.15). Ändern sich diese – etwa durch äußere Eingriffe (in der Me-

dizin z. B. Noxen, Therapieeinflüsse!), so können sich auch die Attraktoren verlagern oder in ihrer Art qualitativ verändern. Letzteres erfolgt z. B. bei der sog. *Bifurkation*.

In vielen Systemen sind die Trajektorien gegen eine, auch kleine, Änderung der Anfangsbedingungen sehr empfindlich (*„Schmetterlings-Effekt"*), während kleine oder vorübergehende Änderungen in anderen Systemen im weiteren Bahnverlauf ausgeglichen werden können (*„Asymptotische Stabilität"*). Die Gesamtheit aller Fixpunkte und Trajektorien in einem Phasenraum bezeichnet man als das *„Phasenportrait eines dynamischen Systems"*. Während Fixpunkte und Oszillatoren ganzzahlige Dimensionen haben, weisen chaotische Attraktoren in der Regel eine fraktale Dimension auf.

Die *Fraktale Geometrie* unterscheidet sich von der klassischen euklidischen durch Auftreten oder Verwendung gebrochener Zahlen. Der Ausdruck *fraktal* („gebrochen") stammt von Mandelbrot 1980 [1280] und bedeutet eine Entwicklung in nicht ganzzahligen Dimensionen. Die Geometrie kennt zahlreiche Fraktale und interessante, daraus abgeleitete Konstrukte, z. B. den Menger-Schwamm, den Sierpinski-Teppich, die Rössler-Figuren (s. auch Abb. 1.14 und 1.15), für die auf die im Literaturverzeichnis aufgeführte Spezialliteratur verwiesen wird. In der Biologie scheint der Mackey-Glas-Attraktor eine besondere Rolle zu spielen (Abb. 1.15). Ein typisches Fraktal ist z. B. die Koch-Schneeflocke mit unendlicher Länge, aber endlicher Fläche und Selbstähnlichkeit (u. a. [655]). Der genannte Cantor-Staub hat z. B. eine Dimension von 0,6309, die Küste Großbritanniens eine von 1,26.

Fraktale Systeme können durch moderne Computer bis zu vielen Wiederholungen (Iterationen) in selbstähnli-

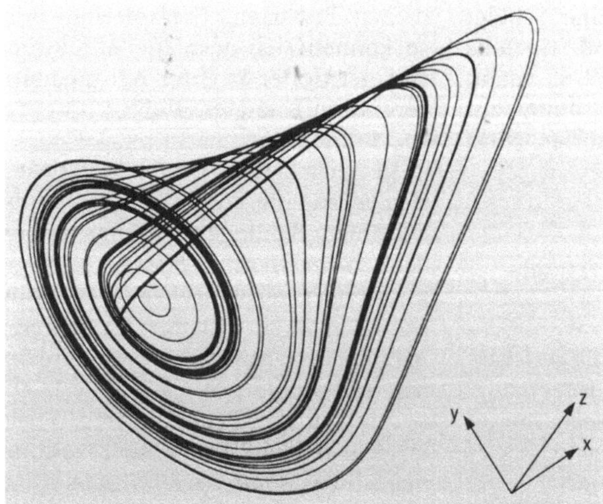

Abb. 1.14. Rössler-Attraktor (nach dem Tübinger Mediziner und Chemiker O. Rössler) und den Formeln $dx/dt = -(y+z)$, $dy/dt = x + ay$ sowie $dz/dt = b + z(x-c)$ bei konstanten Parametern $a = b = 0{,}2$, $c = 0{,}6$. Der Rössler-Attraktor spielt in der Chemie eine Rolle

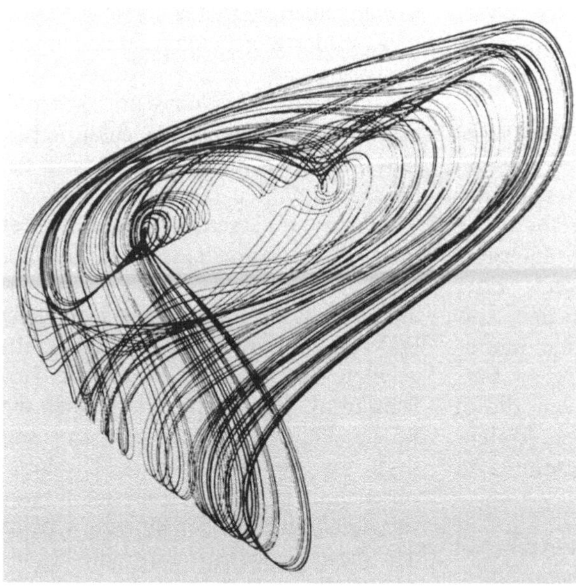

Abb. 1.15. Mackey-Glas-Attraktor $dx/dt = f(x(t-1) - ax(t))$. Er soll in der Biologie und in der Medizin eine Rolle spielen als „Differentialgleichung mit verzögertem Argument" wenn regulierte Systeme zu beschreiben sind, wie etwa bei der Regulation der Atmung oder der Papillenreaktion. (An der Heiden, pers. Mitteilung 1995)

chen Figuren dargestellt werden. Dieses Phänomen wird als „globale Selbstähnlichkeit" bezeichnet. Unter *„Selbstähnlichkeit"* verstehen die Chaos-Theoretiker, daß bis in den mikroskopisch kleinen Bereich immer wieder dieselben Figuren auftreten. Die ersten Figuren dieser Art stammten von den genannten französischen Mathema-

tikern P. Fatou und G. Julia („Julia-Mengen").

Für jede Konstante τ gibt es in der Zahlenebene eine *Julia-Menge,* die definiert ist als der Rand des Einzugsbereiches eines stabilen Fixpunktes. Häufig, aber nicht notwendigerweise, haben Julia-Mengen eine fraktale Struktur. Es gibt unendlich viele verschiedenartige Julia-Mengen. Man unterscheidet zwischen zusammenhängenden und nichtzusammenhängenden. Diese Unterscheidung liegt der Definition der *Mandelbrot-Menge* (manchmal „Apfelmännchen" genannt, s. Abb. 1.16) zugrunde: Ein Punkt τ der komplexeren Zahlenebene gehört zur Mandelbrot-Menge, wenn die Julia-Menge zu τ zusammenhängend ist; alle anderen Punkte der Zahlenebene liegen außerhalb der Mandelbrotmenge. Die Mandelbrotmenge ist nicht selbstähnlich: In jeder, auch noch so kleinen Größenordnung treten in ihren vielfältigen Verästelungen immer wieder neue Strukturen auf. Sie folgt der iterierten Formel

$$x_{n+1} = x_n^2 + c,$$

wobei c eine komplexe Zahl von der Art

$$(a + bi)$$

ist [1468–1471].

Peitgen und Richter [1468] haben mit verschiedenen Modifikationen und Farbgebungen mit Julia-Mengen und der Mandelbrot-Menge Bilder von hohem ästhetischem Wert geschaffen.

Eine wesentliche Eigenschaft nichtlinearer dynamischer Systeme ist, daß sich in Abhängigkeit von ihren Parametern ihre Attraktoren (s. unten) verändern.

Wenn wir mit Stewart [1910] die einfache logistische Gleichung

$$x_{n+1} = kx_n (1 - x_n)$$

mit k als Konstanter zwischen 0 und 4 sowie x_n als Variabler zur Zeit iterieren, erhalten wir mit wachsendem k sukzessiv die Zustände stabil-periodisch-chaotisch (s. Abb. 1.17). Man spricht von Bifurkationssequenzen. k kann für 3,0 als „marginal stabil" gelten. Danach spaltet sich die Trajektorie in einen Zyklus der Periode 2 auf, ab 3,45 in einen Zyklus der Periode 4, etwa ab 3,6 in Chaos (unter periodisch versteht man die steten Wiederholungen in der Zeit; d. h.: es tritt nach einer gewissen Zeit der gleiche Zustand wieder ein). Für nicht-lineare Systeme konnte Feigenbaum (u. a. bei [655, 1470, 1910]) in Weiterführung von Beobachtungen Großmann und Thomaes die „Feigenbaumzahl" (delta = 4,669201…) als Universalwert für die Sequenz von Bifurkationen in chaotischen Systemen ermitteln. Wie Abb. 1.17 zeigt, findet man, eingelagert in das Chaos, immer wieder stabile Zyklen, z. B. der Perioden 5 oder 7. In seinem Beitrag zum „Anti-Chaos" schreibt S. Kaufman [1020], daß einige Systeme völliger Unordnung zu einem System höherer Ordnung kristallisieren können; ähnlich Cramer [307].

Eine wesentliche Rolle in der Chaos-Theorie spielen die – einfach oder mehrfach vorhandenen – sog. *Attraktoren*. Es handelt sich um Punkte oder andere Teilmengen des Zustandsraumes (Strecken, Ellipsen, Perioden,

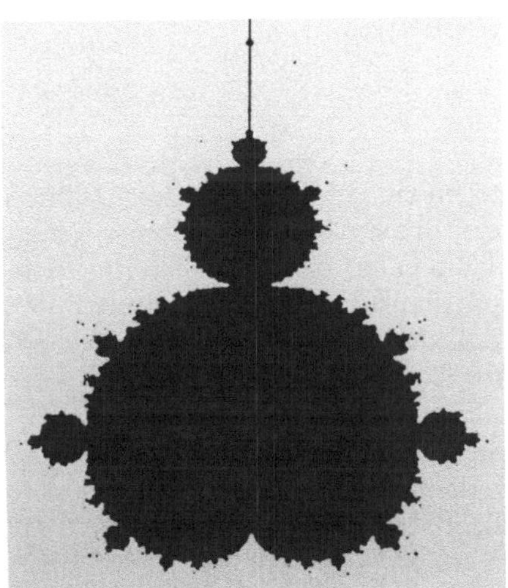

Abb. 1.16. Mandelbrot-Menge („Apfelmännchen"). (Aus Peitgen u. Ritchie 1986 [1468], mit frdl. Genehmigung)

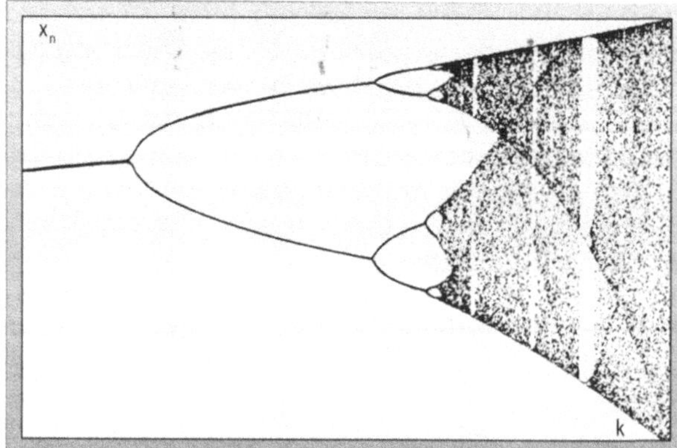

Abb. 1.17. Periodenverdopplungsfolge und chaotischer Bereich der logistischen Gleichung $x_n + 1 = kx_n (1 - x_n)$; Einzelheiten s. Text

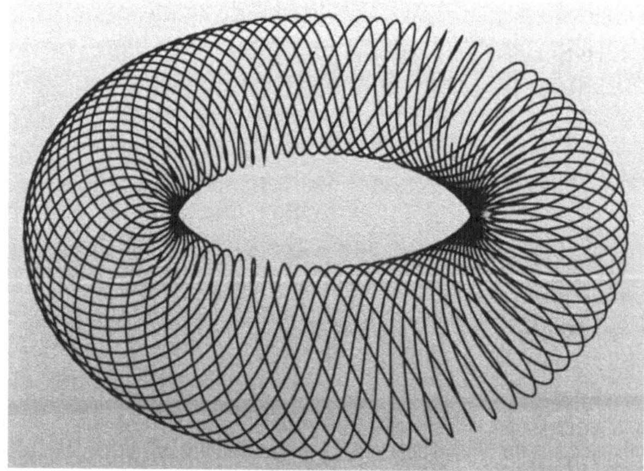

Abb. 1.18. Poincaré-Torus („Ringfläche") zur Illustration eines quasiperiodischen Vorgangs

Grenzzyklen), die benachbarte Trajektorien anziehen oder zu denen sie bei nicht zu großen äußeren Störungen zurückkehren. Nach an der Heiden, Roth und Schwegler [839] wirken sie stabilisierend auf Trajektorien im Phasenraum: Je größere Abweichungen noch kompensiert werden können, um so größer ist die stabilisierende Wirkung. Als „Grenzzyklus" wird eine in sich zurücklaufende Trajektorie, also eine periodische Oszillation, gezeichnet. Nach Nicolis u. Prigogine [1421] sind Grenzzyklen besonders robust gegen Störungen; sie stellen ein Urbild für die Beschreibung reproduzierbarer rhythmischer Naturphänomene dar. Die bereits angesprochenen „seltsamen Attraktoren" (z.B. der in 1.3.5.1 genannte Lorenz-Attraktor) bedeuten zugleich Chaos. Seltsame Attraktoren, fraktale Attraktoren und chaotische Attraktoren werden begrifflich gleichgesetzt. Die chaotische Dynamik „seltsamer Attraktoren" ist z.B. in Flüssigkeiten mindestens für einige Phänomene der Turbulenz verantwortlich.

Der schon von Poincaré eingeführte Ausdruck *Torus* (= Wulst), der der

Oberfläche eines dreidimensionalen Kranzes ähnelt, (s. Abb. 1.18) entsteht, wenn 2 oder mehr Perioden nebeneinander herlaufen, deren Quotient eine irrationale Zahl ist. Diese Bewegung wird als „*quasi periodisch*" bezeichnet. Ergibt das Verhältnis der Perioden eine rationale Zahl, so entsteht kein Torus, vielmehr wiederholtes Zusammentreffen der Perioden („aperiodischer Orbit").

1.3.4.3
Komplexität und Dynamik

Mottos
„*Zu Beginn des 3. Jahrtausends hat die Wissenschaft das Streben nach „absoluter" Wahrheit aufgegeben*"
(Stewart [1910])

„*Das Chaos zeigt uns, daß Unordnung innerhalb eines gewissen Bereiches völlig verträglich ist mit Ordnung innerhalb eines anderen*"
(Nicolis u. Prigogine [1421])

„*Wenn man lernen will, mit Komplexität umzugehen, muß man lernen, intuitiv zu leben*"
(Briggs u. Peat [194])

Das Wesen der Komplexität (komplexes Verhalten, komplexe Systeme) und unsere Einsicht in diese Formen war schon im Abschnitt 1.5.3.1 angesprochen worden. Mit Nicolis u. Prigogine [1421] können wir einige Merkmale nochmals herausheben: das Auftreten von Bifurkationen (Verzweigungen) oder Nichtgleichgewichtsbedingungen und Nichtlinearitäten; die Entstehung gebrochener Symmetrien jenseits der Bifurkationspunkte bis hin zum Chaos; Ausbildung und Erhaltung von Korrelationen makroskopischer Reichweite. Komplexität be-

deutet zugleich in der Natur die Fähigkeit zu einer Umschaltung bei veränderten Umweltbedingungen. So verlaufen Oszillationen oft lange regelrecht, werden dann durch chaotische Ausbrüche („burst") unterbrochen, bis die Bewegung echt chaotisch wird. So ist der „Eigen-Hyperzyklus" [449] eine Autokatalyse mit zunehmender Komplexität.

Die komplexen Systeme werden nach Schuster [1777] u.a. in 2 große Gruppen unterteilt:

- *konservative oder Hamilton-Systeme* und
- *dissipative oder Prigogine-Systeme* (s. auch Abb. 1.19).

Unter Hinweis auf die Abb. 1.19 genügt es für unsere Übersicht, die Hauptmerkmale dieser Systeme zu nennen, wobei wir uns im wesentlichen an Schuster [1777], Prigogine und seine Schüler (z.B. [1421]) sowie Stewart [1910] halten:

Konservative Systeme. Die nach Halmilton (1805–1865) benannten Systeme haben keine Reibung. Sie nehmen keine Energie auf und geben keine ab. Für sie gilt der Satz von der Erhaltung der Energie. Dies bedeutet, daß ein Phasenvolumen entlang einer Trajektorie sich nicht ändert jedoch beliebig deformiert werden kann (s. Abb. 1.19 und 1.21). Flüssigkeiten konservativer Systeme sind nicht komprimierbar; nach dem Liouvelle-Theorem bleibt das Volumen erhalten, doch kann die Form verzerrt werden. Beispiele konservativer Systeme sind oft Bewegungen um die Fixpunkte einer Ellipse (z.B. Planetenbewegung). Konservative Systeme können außerordentlich anfällig gegen eine Änderung der Anfangsbedingungen sein, wie schon Poincaré erkannte. Sie können in Chaos übergehen; in nicht-

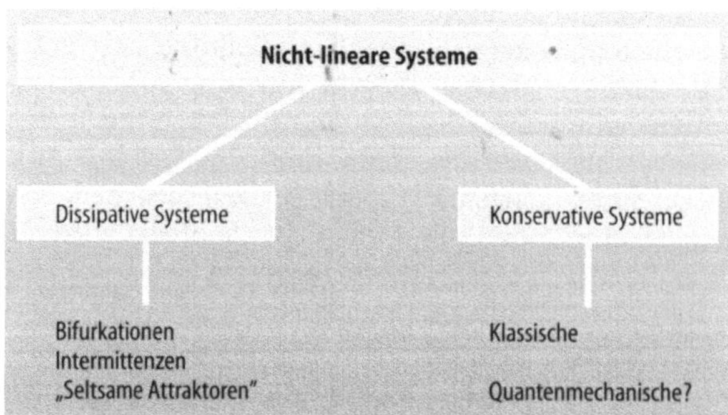

Abb. 1.19. Nichtlineare Systeme, die in Chaos übergehen können. (Übersetzt und leicht modifiziert nach H. G. Schuster 1989 [1777], mit frdl. Genehmigung)

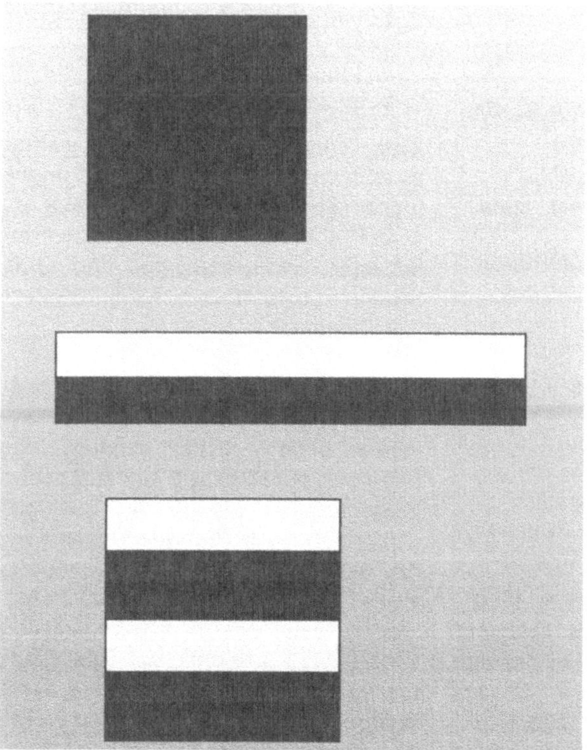

Abb. 1.20. Bäcker-Transformation. Die Bäcker-Transformation entsteht z. B. durch Strecken und Falten des Teiges nach Art der Bäcker. Sie ist nach Nicolis u. Prigogine [1421] konservativ, umkehrbar, zeitreversibel, rekurrent und chaotisch

integrablen konservativen Systemen tritt leicht Chaos auf.

Ein Musterbeispiel solcher konservativer Systeme ist die berühmte Bäcker-Transformation (Abb. 1.20). Sie ist konservativ, umkehrbar, zeitreversibel, chaotisch – zugleich ein Modell für reale dynamische Systeme mit komplexem Verhalten. Insgesamt ist in solchen Systemen „dehnen und falten" ein Weg, der auf die Dauer zu immer komplexeren Entwicklungen mit z. T. weitreichenden Folgen (Schmetterlings-Effekt, s. oben) führt. Die meisten

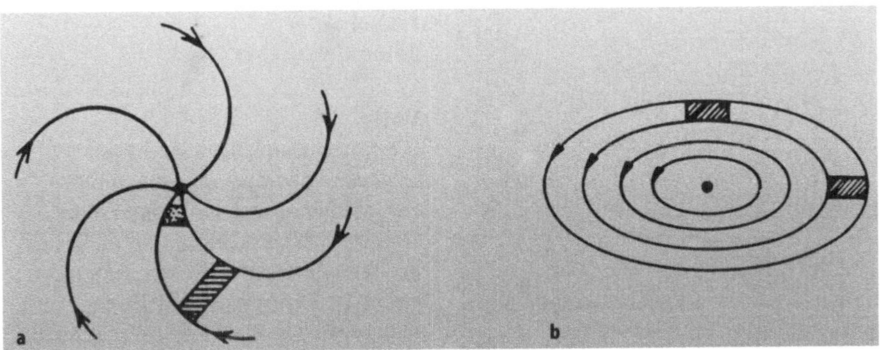

Abb. 1.21 a, b. Übersichtliche Darstellung des Unterschiedes (**a**) dissipativer und (**b**) konservativer Systeme nach Schuster [1777]. In dissipativen Systemen werden die Trajektorien von einem Fixpunkt angezogen (Attraktor), das Volumen schrumpft; in konservativen Systemen rotieren sie um einen elliptischen Fixpunkt; das Volumen bleibt erhalten. (Nach Schuster 1989 [1777], mit frdl. Genehmigung)

konservativen Systeme gelten als strukturell instabil [1421].

Dissipative Systeme (vom lat. dissipatio = Zerstreuung, Prigogine, geb. 1917). Sie weisen eine außerordentliche Vielfalt auf und erhalten nicht das Maß im Phasenraum. In der Regel sind sie kontraktiv. Sie behalten ihre Struktur, indem sie Energie und Materie mit der Umgebung austauschen und bleiben eine zeitlang auf „lokal reduzierter Entropie". Unter Nichtgleichgewichtsbedingungen streben sie gegen Attraktoren wie punktförmige, gegen Grenzzyklen (s. oben) oder gegen seltsame, damit auch zum Chaos, hin. Im Gegensatz zu konservativen Systemen sind dissipative Systeme nicht invariant gegen eine Zeitumkehr. Wiederum im Gegensatz zu konservativen dynamischen Systemen weisen sie eine asymptotische Stabilität auf. Dabei können Attraktoren „Zufallsverhalten" vortäuschen. In den in der Natur meist offenen dissipativen Systemen kann das Phasenraum-Volumen mit der Zeit schrumpfen. Seit Boltzmann gilt Leben als offenes dissipatives System, das den 2. Hauptsatz der Thermodynamik nicht verletzt. Dissipation ist auch eine Art, mit der die Natur Vorgänge einreguliert oder zu einer neuen, evtl. höheren Ordnung zurückkehrt. „Zufallsbedingte" Veränderungen kommen vor und können noch auf dem Niveau von Attraktoren stattfinden [1421] (s. auch Abb. 1.22).

Lyapunov-Exponenten. Die Formeln von Lyapunov (1857–1918), heute benutzt als Lyapunov-Exponenten oder Lyapunov-Zahl, erlauben es, verschiedene dynamische Systeme nach Grad ihrer Ordnung oder Unordnung miteinander zu vergleichen. Im Grunde sind sie ein Maß dafür, wie schnell sich benachbarte Punkte von Trajektorien voneinander entfernen bzw. wie schnell sich die Wirkung einer Störung ausbreitet. Zu den komplizierten Ableitungen verweisen wir auf Briggs und Peat, Nicolis und Prigogine, Peitgen, Jürgens und Saupe sowie Seifritz (s. oben).

Chaos tritt auf, wenn der Lyapunov-Exponent positiv ist. In den „Inseln der Ordnung" im Chaos wird der Lyapunov-Exponent negativ; wenn

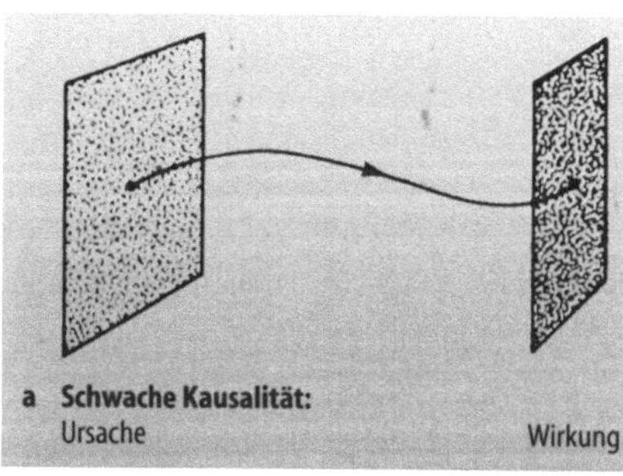

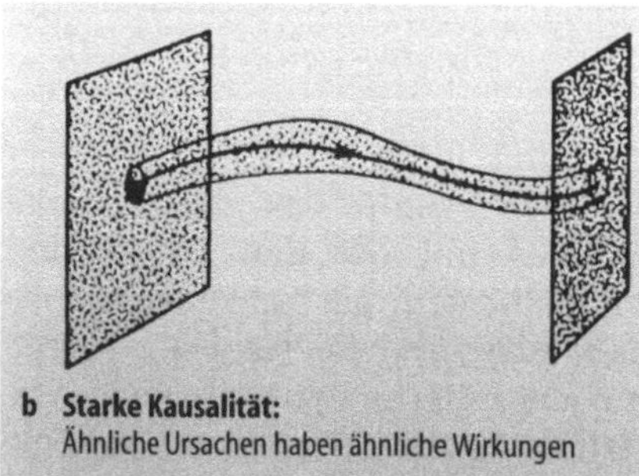

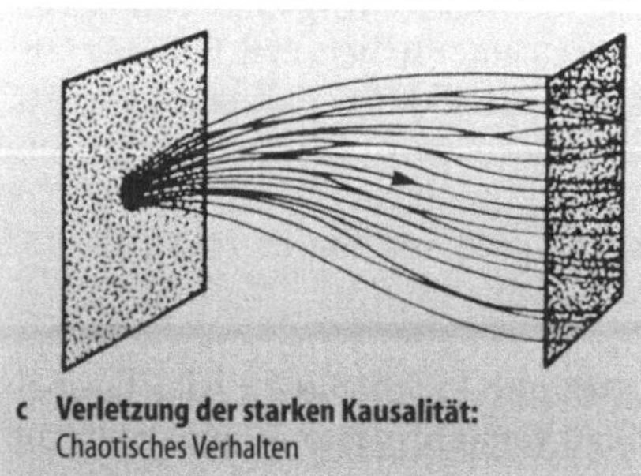

Abb. 1.22a–c. Schwache und starke Kausalität sowie Chaos. (Nach Deber u. Thomas; mit freundlicher Genehmigung des Copyright-Inhabers und Designers, Herrn K. Buergle, Göppingen)

Bifurkationen auftreten, beträgt er 0 [1805]. Wenn benachbarte Trajektorien sich voneinander entfernen, ist er positiv. Prigogine und Stengers [1537] unterscheiden darüber hinaus 2 Arten von dissipativem Chaos: die Kollission von Teilchen führt zu Korrelationen (*Kollissionschaos*), die Auflösung solcher Kollissionen zu *molekularem Chaos.*

1.3.4.4
Deterministisches Chaos

Motto
„Ordnung und Chaos sind 2 verschiedene Manifestationen eines zugrunde liegenden Mechanismus...
So lehrt uns das Chaos, daß nicht alle Vorhersagen einer Theorie zu wiederholbaren Experimenten führen,
selbst wenn diese deterministisch sind"
(Stewart [1910])

Nach einer langen Diskussion einigte man sich in der Royal Society 1986 auf folgende Formulierung (zit. nach [1910]): „Stochastisches Verhalten in einem deterministischen System". Dieser scheinbare Widerspruch charakterisiert die gegenwärtigen Begriffe von Chaos und Ordnung. Deshalb hat sich auch in den letzten Jahren der Ausdruck *„deterministisches Chaos"* durchgesetzt. Nach Thomas u. Leiber [1954] sind Determinismus und Chaos keine Gegenpole mehr. Chaos tritt als eine mechanische Determinationsform auf, die den Bedingungen langfristiger Berechenbarkeit nicht mehr genügt. Beim deterministischen Chaos reagieren Systeme u. U. auf kleinste Veränderungen der Anfangsbedingungen oder kleinste Störungen mit langfristig unterschiedlichen Bewegungsverläufen. Unbestritten ist, daß Unordnung innerhalb eines gewissen Bereiches völlig verträglich ist mit einem anderen Bereich der Ordnung (s. oben). Hinsichtlich der Biologie und damit der Medizin unterschied Cramer [307]:

- biologisch offene Systeme;
- subkritische Systeme, die vielfach in linearen Gleichungen auszudrücken sind;
- kritische Systeme von hoher Komplexität, die irreversibel sind;

- fundamental-kritische Systeme, die in Chaos einmünden.

Insgesamt scheint in den konservativen dynamischen Systemen für echte, zufallsbedingte Evolutionsprozesse kein Raum zu sein, während derartige Prozesse die Grundlage für die Beschreibung dissipativer Prozesse bilden (s. Abb. 1.15).

Julia-Mengen und Fraktale (damit auch Chaos, Verf.), die man gemeinhin als Ergebnis eines deterministischen Prozesses ansieht, könnten nach Barnsley mit gleicher Berechtigung als Grenzwerte eines Zufallsprozesses angesehen werden (zit. nach [655]). Für die meisten Bearbeiter dieses Gebietes steckt aber im Chaos Determinismus, der nur wegen der hohen Empfindlichkeit gegenüber den Ausgangsbedingungen („Sensible Abhängigkeit von den Anfangsbedingungen") und äußeren Einflüssen (besonders in den hier interessierenden offenen Systemen der Biologie) Voraussagen erschwert oder unmöglich macht. Nicolis u. Prigogine [1421] drücken das so aus: „Zufallsverhalten ist nicht die Folge experimenteller Unvollkommenheiten oder einer komplexen und unkontrollierten Umwelt, sondern vielmehr tief in der Dynamik völlig deterministischer Systeme mit wenigen Variablen verwurzelt" (s. auch 2.2 und 2.3).

1.3.4.5
Medizinische Aspekte

Motto
„Gesunde Herzen schlagen nicht im Takt" (an der Heiden [840])

Wenn wir die „Chaos-Theorie" und das „Wesen der Komplexität" eingehender als andere Abschnitte dieses Buches ausgeführt haben, so aus der schon anfangs ausgesprochenen Überzeugung heraus, daß sich in dieser Richtung fundamental neue Vorstellungen zur Nosologie, zur Prognose und vielen anderen Problemen der Biologie und Medizin ergeben (s. dazu die entsprechenden Abschnitte, bes. 1.5 sowie 2.3–2.5 und bei Kap. 9). In diesem Abschnitt sollen einige mehr generelle Folgerungen besprochen werden, während der nächste Teil (1.3.5.6) mehr speziellen Anwendungen gewidmet sein wird. Vergessen wir dabei nicht, daß die hier besprochenen Grundlagen zunächst von Mathematikern, Physikern, Chemikern und Meteorologen geschaffen wurden (s. 1.3.4.1), während die Anwendungen auf medizinische Probleme erst später erfolgten (z.B. Mackey, Glass, an der Heiden, Haken, Gerok, Aesch, Tretter). Auch heute noch stammen wesentliche Beiträge von Mathematikern, wenige von Medizinern.

Die Chaos-Theorie und die Dynamik komplexer Systeme beeinflussen maßgeblich unsere Einstellung zu *Determinismus, Kausalität und Zufall* (s. auch 2.2–2.4 und [1648]): Gemeinhin gilt in vielen Erfahrungsbereichen das Prinzip der starken Kausalität (ähnliche Ursachen haben ähnliche Wirkungen), in die die „schwache Kausalität" (gleiche Ursachen haben gleiche Wirkungen) eingeschlossen ist (s. Abb. 1.22, auch [1805]). Nach Thomas u. Leiber [1954] kann die Chaostheorie ... den Fall des „absoluten Chaos, der absoluten Nichtberechenbarkeit" nur als asymptotischen Grenzfall betrachten und muß sich auf die Komplexität zwischen einer absolut genauen Prognose ... und absoluten Unberechenbarkeit beschränken.

Nach der beschriebenen dynamisch-komplexen Betrachtungsweise ist *Leben ein offenes System*, weit vom thermodynamischen Gleichgewicht entfernt. Auch kann die Erhaltung von Ordnung begleitet werden vom Übergang in das Chaos. Besonders evolvierende Systeme (Wachstum! Regeneration!) weisen nach Cramer [307] die folgenden Eigenschaften auf: Nicht-Linearität – Rückkopplung – Energieverbrauch – fraktale Strukturen. In diesem Sinn sind die Organe, ja der ganze Organismus nicht mehr „statische Strukturen", sondern Komplexe von Oszillationen, von denen einige sich regelmäßig, andere unregelmäßig verhalten [655]. Einzelne Organsysteme werden gut durch Fraktale beschrieben [1276, 1278].

Erst ihre fraktale Struktur ermöglicht großen Organen wie Darm oder Lunge große *Austauschflächen* auf relativ begrenztem Raum. Nach Mandelbrot [1280] müßte die Lunge mit den Verästelungen der Atemwege, flach ausgebreitet mehr als die Größe eines Tennisplatzes einnehmen.

Man kann den menschlichen Organismus auffassen als nichtlineares System von hoher Komplexität [655, 1275]. Nach Gleick [655] benutzen biologische Systeme Chaos als *Abwehrmechanismus,* indem sich nichtlineare Systeme, wie wir gesehen haben, leichter einregulieren als lineare. In diesem Sinn kann man mit Mainzer [1276] sagen:

* Chaotische Zustände sind nicht unbedingt pathologisch.
* Regelhafte Zustände sind nicht unbedingt normal.

So sind auch die Ausführungen der Abschnitte 1.3.5 zu *Gesundheit und Krankheit* zu sehen. Für diese dynamische Betrachtungsweise kann Normalität beschrieben werden als stete Oszillation um einen Mittelwert, sowie gelegentliches, sich selbst begrenzendes Chaos. Krankheit ist damit sinngemäß entweder Erstarrung oder irreversibles, ungeordnetes Chaos. Ein lineares Modell kann zwar beliebig viele Parameter haben; nur verhalten sich nichtlineare Systeme ganz anders als lineare. So kann ein lineares System z. B. keinen Grenzzyklus entwickeln. Mangelnde Variabilität kann als Zeichen einer diskreten oder beginnenden Erkrankung angesehen werden. Allerdings sollte man u. E. nicht alle biologischen Vorgänge im Sinne der „Chaos-Theorie" deuten. Das rezidivierende Fieber einer Malaria tertiana oder quartana ist z. B. einfach durch die Biologie der Erreger zu erklären [746].

1.3.4.6
Spezielle Ergebnisse

Aus der anwachsenden Literatur können nur einige Beispiele ohne Anspruch auf Vollständigkeit erwähnt werden.

Am besten untersucht sind die *Puls- und Blutdruckschwankungen.*

Der *Herzschlag* ist nicht völlig periodisch. Durch Wechselwirkungen mehrerer oszillatorischer Systeme (sinoatrialer Knoten, Atemrhythmus, Tag-Nacht-Rythmus usw.) kommt es zu einer mehr oder weniger ausgeprägten Chaozität. Auch sorgt die Chronotropie für einen Frequenzwechsel in der normalen Erregungsbildung und Erregungsausbreitung (normal konfiguriertes EKG) oder für die verschiedenartig entstehenden Extrasystolen (Bathmotropie, abnorm konfiguriertes EKG). Noch ist nicht sicher, ob die wichtige Öffnung der Ionenkanäle ein deterministischer Prozeß oder mehr zufällig ist (an der Heiden [843]). Für die Vorhöfe und für die Kammern bedeutet Flattern bzw. Flimmern Chaos in der Reizbildung oder Überleitung.

Viele bei der *Chronobiologie* (s. 1.2.) erwähnten Phänomene gehören in die beschriebene, nichtlineare Dynamik, darunter schon der Schlaf-Wach-Rhythmus als solcher. Er wird vermutlich von 5 Oszillatoren bestimmt, die sich beim Wechsel einpendeln. Deshalb sind die Übergangsphasen immer kritisch (z.B. Migräne, Aufwach-Epilepsie, morgendliche Herzinfarkte!). Auf die von Aschoff et al. erarbeiteten Divergenzen hatten wir in 1.2 hingewiesen. Das Elektroenzephalogramm läßt im Schlaf einen durch mehrere Parameter, nach Prigogine u. Stengers [1535], gesteuerten Rhythmus erkennen; beim gesunden wachen Erwachsenen besteht eine Art von deterministischem Chaos mit kleinen, unregelmäßigen Oszillationen (ohne Berücksichtigung der neuerdings in Verbindung mit Gefühlen, Gedanken, Intentionen in Verbindung gebrachten Abweichungen); epileptische Anfälle oder ihre EEG-Äquivalente sind durch regelmäßige, größere, synchronisierte Wellen gekennzeichnet und sollen nach Prigogine und Stengers (s. oben) durch einen Attraktor mit 2 Variablen bestimmt werden.

Mainzer (1276) hält die Psychosen für Veränderungen in einem nichtlinearen System von hoher Komplexität (s. auch Tschacher et al. [1978]). Auch ein „Symmetriebruch" bei psychiatrischen Erkrankungen soll nach Mainzer (s. oben) als Zeichen der Veränderung eines nichtlinearen komplexen Systems angesehen werden. Überhaupt arbeitet das Gehirn mit nichtlinearer Rückkopplung [194].

Ein beliebtes Beispiel der meisten Chaos-Bücher ist die Räuber-Beute-Relation.
Enhält ein See z.B. viele Futter-Fische, so nehmen deren Feinde, etwa Hechte, zu und umgekehrt: Sind durch das Übergewicht der Raubfische die Futterfische zurückgegangen, so nehmen auch die Räuber mangels Nahrung ab usw. (Oszillationen).

Diese ökologische Oszillation hat auch eine gewisse Bedeutung für die Medizin, z.B. beim Gleichgewicht von entarteten Zellen und Killerzellen [1421].

Mit am besten untersucht ist in der Medizin die *innere Sekretion* (an der Heiden und Hesch s. u.). Diese erfolgt nicht gleichmäßig-tonisch, sondern, wie Hesch [869] besonders am Beispiel der Nebenschilddrüse zeigen konnte, mehr pulsatil, gesteuert von mehreren Oszillatoren (an der Heiden [841]). Therapeutische Konsequenzen sind noch kaum gezogen.

Das bekannte Cheyne-Stokes-Atmen (Pausen mit allmählichem Auf- und Abschwellen) sowie das Biot-Atmen (Pausen mit wiederkehrenden vollen Atemzügen) leiten über zu den *dynamischen Krankheiten* nach Glass, Mackey und an der Heiden [648–650, 1263, 1264], auf die wir in 1.5.3 eingehen.

Merksätze

- Im Gegensatz zu Newtons strengen „konservativen" Vorstellungen spielen in der Natur, besonders in der Biologie, konservative und dissipative Systeme von hoher Komplexität, auch Mischsysteme, eine maßgebliche Rolle. Ihre Kennzeichen sind hohe Empfindlichkeit gegenüber den Anfangsbedingungen und äußeren Einflüssen sowie ihre häufige Nichtberechenbarkeit.
- Im deterministischen Chaos bezieht sich Determinismus auf die Verletzung der starken Kausalität. Chaos kann sich – besonders in dissipativen Systemen – zeitweilig oder auf Dauer aufschaukeln zu neuen und höheren Ordnungen.
- Es gibt verschiedene Attraktoren: Fixpunkte, Oszillationen, Grenzzyklen, seltsame Attraktoren. Sie haben abgegrenzte Einzugsbereiche im Phasenraum. Seltsame

oder chaotische Attraktoren führen zu chaotischen Verläufen der Trajektorien.

- Da die Natur überwiegend nichtlinear ist, muß man immer mit dem Auftreten (zeitweiliger oder anhaltender) chaotischer Entwicklungen rechnen. Auch die Geometrie der Natur ist überwiegend fraktal, d.h. von gebrochenen Dimensionen.
- Zu den weitreichenden Folgerungen für die normale und pathologische Anatomie und Physiologie, für unser Verständnis der Krankheitsentstehung und zur Prognose weist besonders die Medizin zahlreiche Beispiele auf.

1.3.5
Komplexität

Mottos

„Ein komplexes adaptives System kann nur unter Bedingungen existieren, die zwischen Ordnung und Unordnung liegen"   (Gell-Mann [632])

„Wir können nicht alles von allem erklären, aber etwas von allem"

(P. Back)

„Den meisten Leuten, die über diese großen Theorien reden, hat die Mathematik den Kopf verdreht"

(H. A. Simon)

„Wir geraten von der Komplexität zur Perplexität"   (F. A. Doria, 3 Zitate nach Horgan, [909a])

1.3.5.1
Wesen und Ziel der Komplexitätsforschung

Es bietet sich an, dem Abschnitt über das Chaos einen weiteren über die Komplexität anzuschließen:

- Weil den Chaos-Theorien der letzten Jahrzehnte Forschungen über eine vereinheitlichte Theorie komplexer Systeme folgten. Wie wir bereits in 1.3.4 ausgeführt haben, gibt es für dynamische Systeme 3 Verhaltensklassen: gleichbleibend – periodisch – chaotisch; neuerdings ist mit Lewin [1204] eine 4. Klasse dazugetreten: komplexes Verhalten.
- Weil die Chaos-Theorien zwanglos zu Bemühungen um eine vereinheitlichte Theorie physikalischer, biologischer, ökologischer, ökonomischer u. a. Vorgänge führten;
- Weil die sich besonders das Institut (SFI) von Santa Fé/New Mexico, das sich bereits in der Chaosforschung einen Namen gemacht hat [632, 655], die gegenwärtige Komplexitätsforschung weit vorangetrieben hat.
- Weil man die Komplexitätsforschung auch als eine Weiterentwicklung der in 1.3.2 besprochenen Systemforschung ansehen kann.

Zweifellos ist der Mensch in Gesundheit und Krankheit, in seinen persönlichen, sozialen, gesellschaftlichen, kulturellen Aktivitäten ein Höhepunkt, was bisher bekannt wurde. Die Grundfragen der Komplexitätsforscher lassen sich wie folgt formulieren:

- Gibt es eine oder einige einheitliche Theorien, unter denen physikalische, kosmologische, chemische, biologische, soziologische usw. Gesetze und Entwicklungen wie unter einem Überdach zusammengefaßt werden können?
- Läßt sich eine solche Theorie mathematisieren?

Dazu gibt es aus neuerer Zeit eine Anzahl von Büchern wie die von Gell-Mann [632], Lewin [1204], Mainzer [1278], Ruelle [1648] sowie die neuere ausgezeichnete Übersicht von Horgan

[909a], an die wir uns in der hier erforderlichen Kürze und Vereinfachung halten. Sieht man diese und andere Literatur durch, so stehen sich Protagonisten und Antagonisten umfassender Komplexitätstheorien gegenüber, jeweils mit radikalen und gemäßigten Vertretern.

Vorab läßt sich Komplexität generell definieren als Nichtlinearität mit einer sehr großen Zahl von Elementen (Komponenten), die ihrerseits jeweils verschiedene Freiheitsgrade besitzen [1278].

1.3.5.2
Protagonisten

Die Anhänger der Komplexitätstheorien meinen, daß sich mit dem Fortschritt der Computerentwicklung solche Theorien entwickeln lassen. Die Grundidee lautet nach Horgan [909a] etwa so: es gibt einfache mathematische Regeln, nach denen ein Computer extrem komplizierte Muster erzeugen kann. Die Welt enthält ebenfalls viele extrem komplizierte Muster. Also liegen vielen extrem komplizierten Mustern in der Welt einfache Regeln zugrunde, die durch noch leistungsfähigere Computer aufzuspüren sind. Nach Gell-Mann [632] steht einer Oberflächen-Komplexität eine Tiefen-Einfachheit gegenüber.

Im Santa Fé-Institut spricht man von „*Komplexen adaptiven Systemen*" (CAS) oder – nach Bak (zit. bei [909a]) – von *selbstorganisierter Kritizität*. Danach entwickeln sich große, interaktive dynamische Systeme auf einen kritischen Zustand hin: geringfügigere Aktionen sind häufig, extreme selten, intermediäre bilden nach Häufigkeit und Ausmaß eine Zwischenstufe.

Nach Horgan und Gell-Mann (s. oben) sowie Ruelle (s. oben) u. a. gibt es über 30 Definitionen der Komplexität, von denen wir nur einige wenige beispielhaft aufführen:

- *Effektive Komplexität* ist ein komplexes adaptives System, das durch die Länge des Schemas, das zur Beschreibung seiner Regelmäßigkeit erforderlich ist, charakterisiert wird.
- *Grobe Komplexität* ist die Länge der Nachricht, die zwischen Partnern gleicher Terminologie, Wissen und Verständnis zur Übertragung einer Information erforderlich ist.
- *Grammatische Komplexität* ist der Grad an Universalität, den die das System beschreibende Sprache mindestens haben muß.
- *Hierarchische Komplexität* ist die Vielfalt auf unterschiedlichen Ebenen, die ein hierarchisch strukturiertes System aufweist.
- *Algorithmische Komplexität* bedingt, daß verschiedene Lösungsverfahren zur Verfügung stehen.

1.3.5.3
Antagonisten

Soweit wir sehen, überwiegt die Zahl der Skeptiker. Dabei mögen einheitliche Theorien und ihre mathematische Fassung in Fächern wie der Physik noch gewisse Aussichten haben. Selbst für die *Physik* sagte einer ihrer Nobel-Preisträger, Anderson [31], die Realität sei hierarchisch strukturiert, wobei jede Ebene von der anderen mehr oder weniger unabhängig sei und auf jeder Stufe völlig neue Gesetze, Begriffe und Verallgemeinerungen nötig würden. Er glaubt nicht, daß es eine Theorie von allem geben wird, sondern nur Prinzipien von hoher Allgemeinheit.

Für die *Medizin* gilt, was der Biologe Mayr [1309] gesagt hat: Jeder Organismus ist einmalig und verändert sich fortwährend; darum widersetzt sich die Biologie letztlich der Mathematisierung...". Auch für Oreskes [1440] ist die Verifikation und Bewertung von numerischen Modellen natürlicher Systeme unmöglich. Man bedenke: Gewiß sind Formen und Prozesse zu einem Teil mathematisierbar geworden, wie auch dieses Buch ausweist. Von überspannenden Theorien komplexer Vorgänge für verschiedene Disziplinen sind wir z.Z. aber u.E. noch weit entfernt – auch wenn wir die Theorien der „Komplexologen" mit Interesse verfolgen und auf übernehmbare Erkenntnisse prüfen sollten.

1.4
Lebensqualität und Lebensquantität

1.4.1
Quantifizierung der Überlebenszeit

Die Quantifizierung von Überlebenszeiten spielt in der Medizin naturgemäß eine große Rolle. Für die diagnostische Zuordnung wie für die Therapiewahl ist es relevant, ob ein günstiger oder ein ungünstiger Verlauf zu erwarten ist. Des weiteren möchte man wissen, wie sich das Risiko zeitlich entwickelt, unter welchen Umständen es zunimmt bzw. abnimmt. Derartige Kenntnisse sind auch für ein Verständnis der biologischen Vorgänge sowie für eine Bewertung verschiedener Therapien (z.B. Frühkomplikationen, Spätkomplikationen) wichtig. Dabei stellt die Zeit von der Diagnosestellung bis zum Tod nur ein mögliches Überlebenszeitmaß dar. In bestimmten Anwendungen interessiert man sich eher für die Zeit bis zur Rückbildung einer Erkrankung oder für die Dauer einer Remission bis zum Rückfall. Gemeinsam ist diesen Zeitmaßen, daß jeweils ein definierter Beobachtungsbeginn und ein Ereigniszeitpunkt feststellbar sind. Der Beginn

kann das Datum der Diagnosestellung, des Eintritts des Patienten in eine Studie (z.B. Randomisierungszeitpunkt) oder der Therapiebeginn sein. Das Ereignis ist durch das Eintreten des Todes, der Remission oder des Rückfalls markiert. Falls zum Zeitpunkt der Auswertung bei einem Patienten noch kein Ereignis eintrat, spricht man von „Zensierung" bzw. von „zensierten Daten". Der Umgang mit solchen „unvollständigen", zensierten Daten erfordert besondere statistische Auswerteverfahren. In den letzten Jahren wurden von Statistikern geeignete Begriffe und Methoden entwickelt, Überlebenszeitdaten zu analysieren und damit einer medizinischen Interpretation zugänglich zu machen (s. z.B. Cox u. Oakes; Kalbfleisch u. Prentice, 1980 [302, 305, 997]).

Betrachten wir eine Kohorte von Individuen, über deren Überlebenszeit wir Aussagen treffen wollen. Wir nehmen an, daß die Überlebenszeit T von Individuen als Zufallsvariable angesehen werden kann. Sie ist mit der Überlebensfunktion bzw. mit der Hazardfunktion (s.unten) assoziiert. Die Überlebensfunktion [als $S(t)$ bezeichnet] ist eine Funktion der Beobachtungzeit t und gibt an, mit welcher Wahrscheinlichkeit die Überlebenszeit T von Individuen die Beobachtungszeit t übertrifft. Folglich gilt:

$$S(t) = \text{Prob}(T > t)$$

[Bemerkung: Die mediane Überlebenszeit t_m ist die Zeit, bei der die Wahrscheinlichkeit 0,5 beträgt, d.h. wenn $0{,}5 = S(t_m)$ gilt].

Somit stellt die Überlebensfunktion zu jedem Zeitpunkt den Zustand der Kohorte dar; sie gibt aber keine Einsicht in das Risiko für Ereignisse zu diesem Zeitpunkt. Das Ereignisrisiko wird vielmehr durch die sog. *Hazardfunktion* (Risikofunktion) quantifiziert. Mathematisch hängen die Überlebensfunktion und die Hazardfunktion eng zusammen. So ist die Hazardfunktion $h(t)$ die negativ genommene Steigung der logarithmierten Überlebensfunktion im Zeitpunkt t

(formal: $h(t) = -d/dt \log S(t)$).

Ein hohes Risiko (Hazard) im Zeitpunkt t geht folglich mit einem steilen Abfall der Überlebensfunktion einher. Eine zeitlich konstante Hazardrate impliziert, daß die zugehörige Überlebensfunktion exponentiell abfällt.

Das Ziel frequentistisch-statistischer Analysen ist, mit Hilfe von Beobachtungen an einer (repräsentativen) Stichprobe von Individuen, Rückschlüsse über den wahren Verlauf in der unbekannten Grundgesamtheit von Individuen zu ziehen. Dabei gibt es 2 Wege:

1. Hat man eine gute biologische Grundkenntnis des Geschehens, so wird man versuchen, den Verlauf der Hazardfunktion mathematisch explizit anzugeben. Beispielsweise könnte man annehmen, daß $h(t) = a$ eine Konstante ist, oder daß $h(t)$ eine zeitabhängige Funktion darstellt, die durch bestimmte Parameter charakterisiert ist. Die statistische Analyse wird dann auf Schlußfolgerungen über die betrachteten Parameter fokusieren.

2. Oft aber fehlt eine solche Vorkenntnis über die Form der Hazardfunktion. Dann bietet sich alternativ eine nichtparametrische Analyse der Überlebenszeit an. Sie ist verknüpft mit Begriffen wie Kaplan-Meier-Schätzer, Logrank-Test und Cox-Regression, die weite Verbreitung gefunden haben. Sie seien deshalb ausführlicher beschrieben.

1.4.2
Kaplan-Meier-Schätzer der Überlebensfunktion

Auf Kaplan u. Meier [1000] geht ein nichtparametrisches Verfahren zurück, die Überlebensfunktion aus Stichproben zu schätzen. Dabei werden die Zeiten aller Individuen bis zum Ereignis bzw. bis zum Zensierungszeitpunkt (s. oben) berücksichtigt. Die Zeitachse wird künstlich in eine Sequenz von Zeitintervallen zerlegt, die durch die Zeitpunkte der beobachteten Ereignisse bestimmt werden. Die Intervalle beginnen unmittelbar vor einem Ereignis und enden unmittelbar vor dem nächsten. In jedem Intervall i läßt sich feststellen, wieviele Individuen initial „unter Risiko" waren (r_i), wieviele ein Ereignis erfuhren (d_i) und wieviele zensiert wurden (c_i). In jedem Intervall läßt sich somit die Wahrscheinlichkeit für ein Überleben dieses Zeitraums einfach abschätzen als

$$p_i = \frac{r_i - d_i}{r_i} = \frac{\text{Anzahl Überlebender}[1]}{\text{Anzahl der Individuen „unter Risiko"}}$$

$$= 1 - \hat{h}_i$$

wobei $\hat{h}_i = \dfrac{d_i}{r_i}$, die Schätzung der Hazardrate im Intervall $[t_i, t_{i+1}]$ ist. Im nächsten Intervall ist die Zahl der Individuen nunmehr um die vermindert, die im Intervall i zensiert wurden oder ein Ereignis aufwiesen, d.h. $n_{i+1} = n_i - d_i - c_i$ etc. Folglich geben die p_i eine Sequenz bedingter Wahrscheinlichkeiten für je 1 Intervall an. Der Kaplan-Meier-Schätzer der Überlebensfunktion ergibt sich damit ein-

---

[1] Das Dach (^) zeigt an, daß es sich um einen statistischen Schätzwert handelt; s. auch 5.8.

fach als Produkt der Wahrscheinlichkeiten:

$$\hat{S}(t) = \hat{p}_1\,\hat{p}_2 \ldots p_k = \Pi_{i=1}\,\hat{p}_i$$
$$= \Pi_i (1 - \hat{h}_i)$$

Tabelle 1.7 zeigt an einem einfachen Beispiel, wie diese Berechnungen (mit Hand) durchgeführt werden können. Es seien in einer Kohorte von initial 12 Individuen folgende Überlebenszeiten (in Monaten) beobachtet worden:

2, 4, 5+ , 6, 10, 10, 11+, 18, 26, 30+, 33+, 40+

Dabei gebe das ‚+' Zeichen an, welche Beobachtungen zensiert sind. Folglich leben zum Zeitpunkt der Auswertung noch 5 Individuen. Die Berechnungen ergeben sich nach den oben angeführten Beziehungen. Zusätzlich ist ein 95%-Konfidenzintervall für den Kaplan-Meier-Schätzer anzugeben. Innerhalb dieses Intervalls ist mit 95% Wahrscheinlichkeit die wahre Überlebensfunktion der unbekannten Grundgesamtheit zu erwarten. Ein 95%-Konfidenzintervall läßt sich approximativ mit Hilfe der Formel der Legende 1.7 berechnen wobei

$r(t) = r_i$ für $t_i \leq t < t_{i+1}$ (s. Cox u. Oakes [302]).

Abbildung 1.23 zeigt eine grafische Form der Überlebenskurve. Die Stufen korrespondieren den Ereignissen, die Ticks geben die zensierten Beobachtungen wieder. Das Konfidenzintervall wird mit zunehmender Beobachtungsdauer, d. h. mit abnehmender Zahl der Patienten „unter Risiko" immer breiter.

Soll bei größeren Patientenzahlen eine Überlebenskurve geschätzt werden, so bietet sich alternativ die klassische Sterbetafelmethode an. Diese stellt eine Vergrößerung der Kaplan-Meier-Methode dar, da nicht mehr die beobachteten Überlebenszeiten verwendet werden, sondern nur Informationen über die Anzahl von echten Ereignissen oder zensierten Beobachtungen in gewissen Zeitintervallen (z. B. Jahren). Berücksichtigt werden hierbei die Anzahl der Individuen „unter Risiko" zu Beginn eines Intervalls, die Anzahl der Ereignisse während des Intervalls sowie die Anzahl zensierter Beobachtungen während des Intervalls.

Tabelle 1.7. Überlebensfunktion nach Kaplan-Meier

Intervall	Individuen unter Risiko	Ereignisse	Zensierungen	Hazardrate	Überlebenswahrcheinlichkeit	Kaplan-Meier-Schätzer	95%-Konfidenzintervall
(t_i, t_{i+1})	r_i	d_i	c_i	h_i	p_i	$\hat{S}(t)$	
[0, 2]	12	0	0	0	1	1	–
[2, 4]	12	1	0	1/12	11/12	0,917	(0,77; 1,0)
[4, 6]	11	1	1	1/11	10/11	0,833	(0,63; 1,0)
[6, 10]	9	1	0	1/9	8/9	0,741	(0,49; 0,98)
[10, 18]	8	2	1	2/8	6/8	0,555	(0,30; 0,81)
[18, 26]	5	1	0	1/5	4/5	0,444	(0,15; 0,73)
[26, 40]	4	1	3	1/4	3/4	0,333	(0,07; 0,60)

Ein 95%-Konfidenzintervall läßt sich mit Hilfe der Formel

$$\hat{S}(t) \pm 1,96 \cdot \sqrt{\frac{\hat{S}(t)^2 \cdot (1 - \hat{S}(t))}{r(t)}}$$

berechnen, wobei $r(t) = r_i$ für $t_i \leq t < t_{i+1}$ (s. Cox u. Oakes [302]).

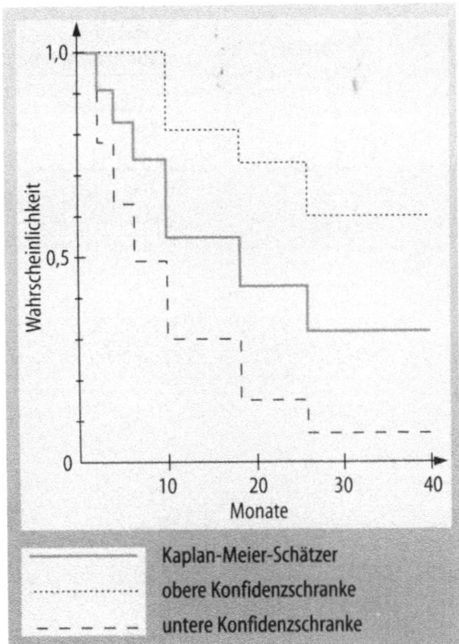

Abb. 1.23. Überlebensfunktion nach Kaplan-Meier. Graphische Repräsentation der in Abb. 1.24 berechneten Schätzfunktion für das Überleben. Die mittlere Kurve zeigt den Kaplan-Meier-Schätzer ohne Zensierungsangaben. Die beiden anderen Kurven beschreiben die zugehörigen approximativen 95%-Konfidenzschranken

1.4.3
Logrank-Test

Eine Möglichkeit, 2 Überlebenskurven statistisch miteinander zu vergleichen, bietet der Logrank-Test. Er gehört zur Familie der nichtparametrischen Tests. Man vergleicht 2 Therapiegruppen, indem die Überlebenszeiten der beiden Gruppen der Größe nach geordnet werden. Dabei stellt man für jede Zeitspanne fest, bei wievielen Patienten aus Gruppe 1 bzw. Gruppe 2 nach dieser Zeitspanne Ereignisse eingetreten sind und wieviele Patienten aus beiden Gruppen diese Zeitspanne ohne Ereignis überlebt haben. Unter der Hypothese, daß das Risiko in beiden Gruppen zu jedem Zeitpunkt gleich ist, läßt sich

die erwartete Anzahl von Ereignissen in beiden Gruppen berechnen. Die Überprüfung, ob die erwarteten Anzahlen mehr als nur rein zufällig von den tatsächlichen Anzahlen abweichen, erlaubt eine Aussage darüber, ob mit einer vorgegebenen Irrtumswahrscheinlichkeit die Hypothese der Gleichheit der Überlebenszeiten in beiden Gruppen (Null-Hypothese) verworfen werden kann. Erweiterungen des Logrank-Tests auf den Mehrstichprobenfall sind möglich (Mantel-Haenszel-Test, Mantel [1282]). Will man zusätzlich die Abhängigkeit der Überlebenszeiten von verschiedenen Einflußgrößen (Krankheitsstadium, Behandlung, Alter der Patienten, Geschlecht etc.) untersuchen, so bietet sich eine Regressionsanalyse an, auf die wir in 9.3 genauer eingehen. Diese bietet zugleich eine attraktive Alternative zum Logrank-Test beim Vergleich zweier Gruppen.

1.4.4
Altersabhängige Überlebenszeit (Gompertz-Kurven)

Abbildung 1.24 zeigt eine Gliederung der Lebensabschnitte nach Franke [579]. Das Sterbeverhalten in menschlichen sowie tierischen Populationen folgt bestimmten Gesetzmäßigkeiten. Als erster hat B. Gompertz 1825 [672] durch sorgfältige Analysen der Sterblichkeitszahlen aus verschiedenen englischen Grafschaften gefunden, daß die altersspezifische (also immer auf die gleiche Anzahl Gleichaltriger bezogene) Sterblichkeitsrate mit zunehmendem Alter exponentiell zunimmt. Bezeichnet man diese altersspezifische Sterblichkeitsrate mit h (t), bietet sich folgende Parametrisierung der Gompertz-Beziehung an:

$$h(t) = h_0 \exp(\alpha \cdot t)$$

(Gompertz-Formel)

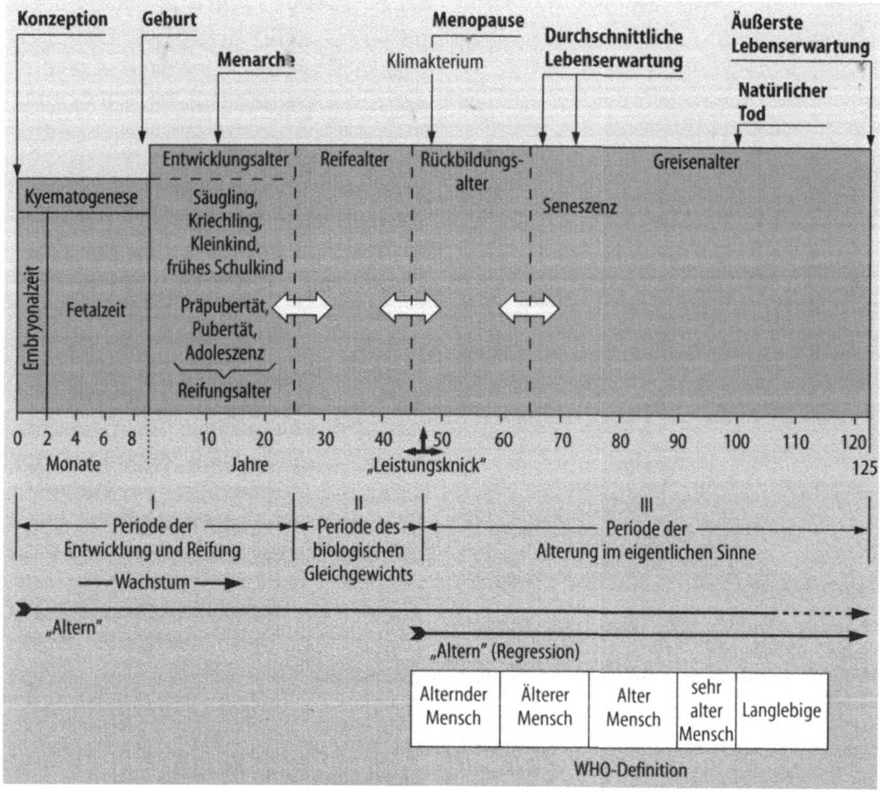

Abb. 1.24. Übersicht der Lebenserwartung, Lebensphasen und Lebensgrenzen. (Aus Franke 1985 [579]). Nach rd. 10 Jahren mußten wir die maximale Lebenserwartung von 110 auf 125 Jahre verschieben, nachdem inzwischen aus Frankreich und Japan Greisinnen über 120 Lebensjahren bekannt geworden sind (mit frdl. Genehmigung)

Dabei bedeutet h_0 die extrapolierte Sterblichkeitsrate im Alter von 0 Jahren; α ist eine positive Konstante, welche den Anstieg der Sterblichkeitsrate mit zunehmendem Alter t angibt. Nimmt man den natürlichen Logarithmus auf beiden Seiten der Gleichung, so ergibt sich:

$$\ln h\,(t) = \alpha\,t + \ln h_0.$$

Diese Formel liefert ein einfaches Verfahren, um die altersspezifische Sterblichkeitsrate einer Population zu analysieren. Erhält man eine Gerade, so kann man daraus schließen, daß die Sterblichkeit mit dem Alter exponentiell zunimmt. In einer solchen Population liegt ein Alterungsprozeß vor, denn die Sterblichkeit in jungen und alten Alterskohorten ist unterschiedlich. Im Gegensatz dazu findet sich für den Fall = 0 eine konstante altersspezifische Sterblichkeitsrate, die besagt, daß die Sterblichkeit in jeder Altersstufe konstant ist. In diesem Fall spricht man von einem alterungsunabhängigen Absterbeverhalten. Letzteres findet sich zum Beispiel in wildlebenden Tierpopulationen, bei denen die häufigsten Todesursachen im dauernden Kampf ums Überleben zu suchen sind. In einer solchen Population wird man kaum

Individuen finden, die in die Nähe des maximal erreichbaren, artspezifischen Alters gelangen. Das gleiche gilt auch für menschliche Populationen, die unter sehr primitiven Verhältnissen leben. Im Gegensatz dazu zeigen Tiere in zoologischen Gärten und in optimal gehaltenen Laboratoriumspopulationen sowie Haustiere im allgemeinen altersspezifische Sterblichkeitsraten, die der Gompertz-Kurve folgen.

Als Beispiel sei die Sterblichkeit von Männern im Deutschen Reich in den Jahren 1901–1910 sowie in der Bundesrepublik in den Jahren 1986–1988 aufgeführt (Statistisches Jahrbuch, 1992). Die Abb. 1.25 zeigt die altersspezifische Sterblichkeit in semilogarithmischer Darstellung. Man erkennt, daß die Kurven etwa ab dem 40. Lebensjahr der Charakteristik von Gompertz-Kurven folgen. Abweichungen von diesen Geraden ergeben sich vor allem zwischen 0 und 30 Jahren durch die Säuglings-

und Kindersterblichkeit sowie durch Unfälle bis zum 30. Lebensjahr. Eine genauere Diskussion folgt im anschließenden Abschnitt.

Wir wenden uns vorerst der Frage zu, wie man altersspezifische Sterblichkeitsraten in Überlebensfunktionen übersetzt. Nach den Ausführungen des letzten Abschnitts ist für Hazardfunktionen vom Gompertz-Typ eine parametrische Überlebensfunktion folgender Form ableitbar:

$$S(t) = \exp\{h_0/\alpha\,(1-\exp(\alpha \cdot t))\}$$

Für die beiden Geraden in Abb. 1.25 ergeben sich Schätzwerte für die Parameter h und

- für die Zeit 1901–1910:
  $\hat{h}_0 = 4{,}4/10^4$, $\hat{\alpha} = 0{,}0735$ und

- für die Zeit 1986–1988:
  $\hat{h}_0 = 0{,}6/10^4$, $\hat{\alpha} = 0{,}093$.

Setzt man diese Werte in die Überlebensfunktion ein, so erhält man die

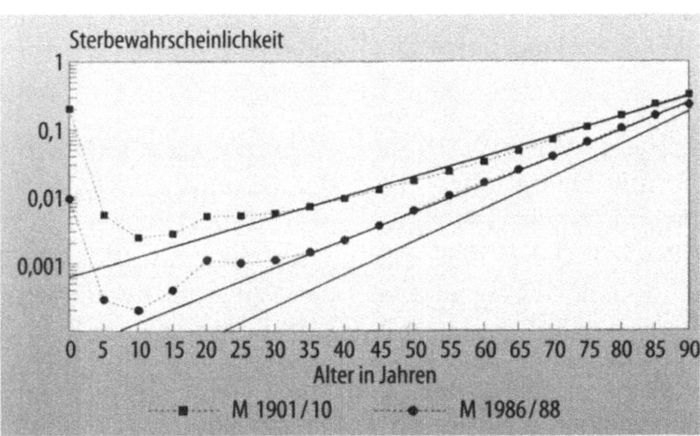

Abb. 1.25. Alterspezifische Sterblichkeit von Männern in Deutschland. Die Darstellung zeigt die empirisch ermittelte jährliche Sterblichkeitsrate von Männern in verschiedenen Altersgruppen in Deutschland. Einem Datensatz liegen die Beobachtungen von 1900–1910 zugrunde (*Quadrate*), dem anderen Datensatz die Beobachtungen der Jahre 1986–1988 (Quelle: Statistisches Jahrbuch der Bundesrepublik Deutschland 1992). Man erkennt, daß die Sterblichkeit in allen Altersklassen in diesem Jahrhundert erheblich abgenommen hat. Dieser Effekt ist im jüngeren Lebensalter stärker ausgeprägt als im hohen Alter. Der Zugewinn an mittlerer Lebenserwartung ist besonders hierauf zurückzuführen. Die *durchgezogenen* Linien stellen Hazardfunktionen nach Gompertz dar. Die *unteren Geraden* sind Anpassungen an die beiden beobachteten Datensätze. Sie zeigen gute Übereinstimmung mit den Daten oberhalb des 30. Lebensjahres. Die *obere Gerade* beschreibt den hypothetischen Fall, daß eine weitere Hazardreduktion in den nächsten Jahrzehnten möglich wäre

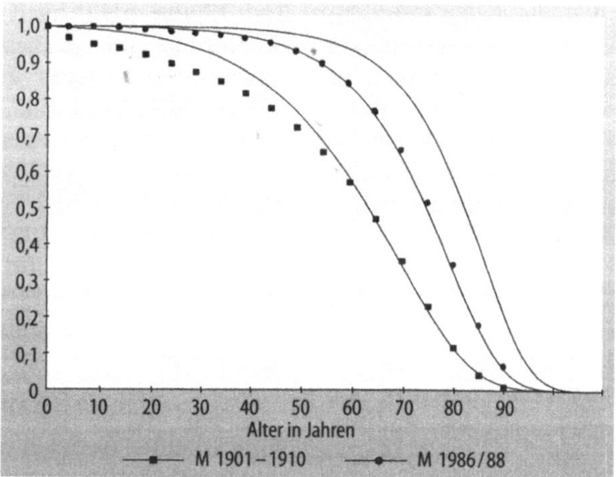

Abb. 1.26. Überlebensfunktion von Männern in Deutschland. Die Darstellung beschreibt die Lebenserwartung von Männern in Form von Überlebensfunktionen. Aufgrund vereinfachender Annahmen wird berechnet, mit welcher Wahrscheinlichkeit eine Person ein bestimmtes Alter erreichen würde, wenn die einmal bestimmten Sterblichkeitsraten während des ganzen Lebens unveränderte Gültigkeit hätten. Die Datenpunkte und Kurven entsprechen der Abb. 1.25. Vereinfachend wurde allerdings nur die Population betrachtet, die ein Ausgangsalter von 2 Jahren erreicht hat. Man erkennt, daß 1900 die mittlere Lebenserwartung kaum 60 Jahre überstieg. Etwa ein Viertel der Bevölkerung erreichte nicht einmal 50 Jahre. Heute liegt die mittlere Lebenserwartung etwa bei 75 Jahren und etwa $^3/_4$ der Bevölkerung erlebt den 65. Geburtstag. Wegen des flachen Verlaufs der Überlebenskurve in jungen Jahren und der zunehmenden Steilheit im Alter spricht man auch von Rektangularisierung der Überlebensfunktion. Eine weitere Reduktion der Hazardraten würde zu einer weiter zunehmenden Aufsteilung führen, so daß über $^3/_4$ der Bevölkerung über 75 Jahre alt würden. Es ist allerdings nicht sicher, ob Sterblichkeitsraten in diesem Maß weiter absenkbar sind

in Abb. 1.26 gezeigten Verläufe. Diese sind verglichen mit Daten über die Lebenserwartung, die von zweijährigen Kindern erreicht wird. Dabei fällt auf, daß die Kurve in den Altersgruppen 0–40 Jahre flach verläuft und mit höherem Alter steil abfällt. Die Kurven zeigen, daß die Lebenserwartung von zweijährigen Jungen in den letzten 75 Jahren um ca. 12 Jahre zugenommen hat.

1.4.5
Aktuelle Fragen der Lebenserwartung

Die Abb. 1.25 und 1.26 führen bis zu einer Erörterung aktueller Fragen der Lebenserwartung. Sie zeigen in beeindruckender Weise, in welchen Altersgruppen sich die Verbesserung der Gesundheitsversorgung in diesem Jahrhundert ausgewirkt hat.

In allen Altersklassen kam es demnach zu einer Reduktion der Sterblichkeit. Besonders groß ist die Reduktion im ersten Lebensjahr. Von 1000 neugeborenen Jungen überlebten im ersten Jahrzehnt des Jahrhunderts 200 das erste Lebensjahr nicht, während nunmehr nur noch 9 versterben. In den ersten Lebensjahren reduzierte sich die Sterblichkeit erheblich und erreicht um das 10. Lebensjahr ein Minimum. Zu Beginn des Jahrhunderts betrug dieses Minimum etwa 2,5/1000 pro Jahr während es heutzutage 10fach tiefer liegt. Um das 20. Lebensjahr steigt die Sterblichkeit bei Männern –

im Gegensatz zu Frauen – wieder deutlich an, was im wesentlichen auf eine starke Zunahme von Unfällen zurückgeht. Eine gegenüber Frauen erhöhte Unfallsterblichkeit findet man derzeit bei Männern in allen Altersklassen. Dies erklärt zu einem großen Teil den Geschlechtsunterschied in der Lebenserwartung, der zu Beginn des Jahrhunderts nicht bestand. Betrachtet man bei Männern auch höhere Altersklassen, so fällt auf, daß zwischen dem 20. bis 40. Lebensjahr die Sterblichkeit um den Faktor 5 tiefer als noch vor 75 Jahren liegt. Dieser Gewinn reduziert sich aber mit zunehmendem Alter. Bei 70jährigen beträgt der Faktor noch 1,8 und bei 90jährigen um 1,3.

Es ist somit offenbar, daß der Zugewinn an mittlerer Lebenserwartung in diesem Jahrhundert wesentlich aus einer Senkung der Sterblichkeit im jüngeren und mittleren Lebensalter resultiert. So konnten zweijährige Jungen zu Beginn des Jahrhunderts mit einer Lebenserwartung von 56 Jahren rechnen, während es derzeit etwa 73 Jahren sind (17 Jahre Unterschied!). Hingegen hat sich die Lebenserwartung von 70jährigen Männern lediglich von 8 auf 11 Jahre und die von 90jährigen Männern von 2,3 auf 2,7 Jahre erhöht. Die Ursachen der Sterblichkeitsreduktion werden maßgeblich einer verbesserten Bekämpfung von Infektionskrankeiten durch bessere Hygiene, Lebensmittelherstellung und Konservierung, Wasser- und Abwasserwirtschaft, Schutzimpfungen und Antibiotika zugeschrieben (Abb. 1.27 und Tabelle 1.8).

Eine Betrachtung der Gompertz-Kurven in Abb. 1.25 legt die Vermutung nahe, daß die Gesamtleistung unseres Gesundheits- und Sozialsystems darin

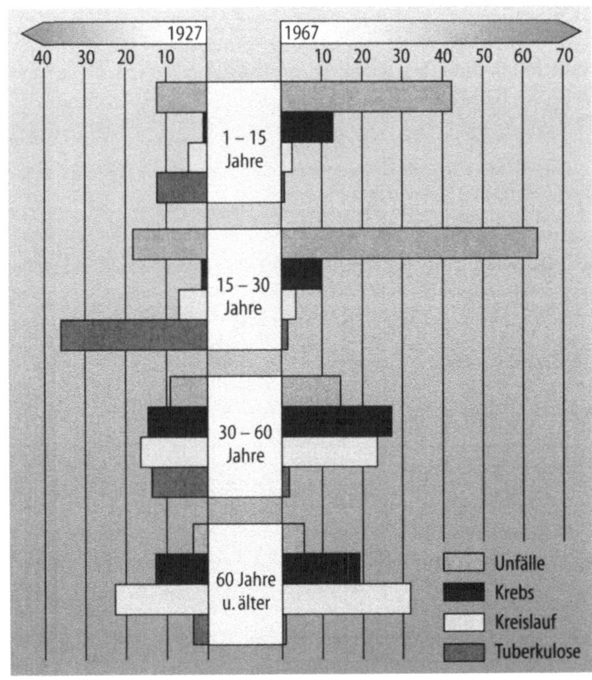

Abb. 1.27. Verschiebung der wichtigsten Todesursachen in einem halben Jahrhundert. Die Befunde von 1968 entsprechen nach unseren Erfahrungen und Kenntnissen dem Stand von 1994 mit geringen, zum Teil methodisch bedingten Abweichungen, s. auch Abb. 1.25

Tabelle 1.8. Amtliche Todesursachenstatistik in Deutschland 1993 (Frauen und Männer gemeinsam). (Statistisches Jahrbuch 1995)

Altersgruppe	Anzahl	Unfälle	Bösartige Neubildungen	Kreislaufsystem
1–15 Jahre	2724	31%	15%	5%
16–25 Jahre	6214	48%	8%	5%
26–45 Jahre	33617	15%	14%	15%
46–65 Jahre	151669	3%	38%	31%
66 + Jahre	698000	2%	21%	56%

besteht, den Achsenabschnitt d.h. den Parameter h_0 zu reduzieren. Hingegen ist es nicht gelungen, den Steigungsparameter alpha zu reduzieren. Dieser Wert ist sogar angestiegen und reflektiert die Beobachtung, daß die Gompertz-Geraden sich im hohen Lebensalter annähern. Dies muß man als Hinweis werten, daß es auf absehbare Zeit schwer sein dürfte, das maximale Lebensalter des Menschen nennenswert zu erhöhen. Perls [1477] kommt allerdings zu dem Ergebnis, daß für eine Gruppe „langlebiger" Menschen der exponentielle Anstieg der Gompertz-Funktion nicht zutrifft (Tabelle 1.9). Er hält dieses Phänomen für genetisch bedingt. Wenn man unterstellt, daß sich in den nächsten Dekaden die bisherige Entwicklung der Sterblichkeitsreduktion in jüngeren und mittleren Lebensaltern fortsetzt, wird man eine Überlebensfunktion erhalten, wie sie sich in der oberen Kurve der Abb. 1.26 zeigt. Diese ist durch eine lange flache Phase, eine Aufsteilung der Flanke und einen nahezu unveränderten Fußpunkt ge-

Tabelle 1.9. Korrelate der absoluten Langlebigkeit (nach Franke [579, 580a], mit frdl. Genehmigung)

Genetische Faktoren (etwa 65%)	Exogene Faktoren (etwa 35%)
Aufgrund kritischer Erhebungen über Langlebigkeit der Vorfahren: – in familiären Stammbäumen – hohes Sterbealter der Eltern von Höchstbetagten im Vergleich mit Daten der zeitgenössischen Generation *Molekularbiologische Hinweise auf die genetische Steuerung der inneren Lebensuhr* (Hayflick, Medvedev, Esser)	*Soziale Faktoren:* – arteigener sozialökonomischer Status – harmonischer Ehestand – bevorzugte Stellung des weiblichen Geschlechts *Psychologische Faktoren:* – höhere Intelligenz – aktives Persönlichkeitsverhalten (Aktivität, lebensbejahende Stimmung, Anpassung an die Wechselfälle des Lebens, Gelassenheit) *Ökologische Faktoren:* – ungestörte Wohnlage – günstige Umwelteinflüsse *Medizinische Faktoren:* – geringe Krankheitsanfälligkeit – keine biologische Risikofaktoren wie hoher Blutdruck oder Zuckerkrankheit – bescheidene Lebensweise – kein Übergewicht

kennzeichnet. Die Kurve tendiert immer mehr zu einer Stufenfunktion. Fries [599] nannte dieses Phänomen „Rektangulariserung" der Lebenserwartung und brachte damit die Erwartung zum Ausdruck, daß immer mehr Personen die mittlere Lebenserwartung der Bevölkerung auch tatsächlich erreichen. Er erwartet, daß sich diese in den modernen Industriegesellschaften etwa auf 85 Jahre einstellen wird.

Es sei hier angemerkt, daß das höchste eindeutig belegte Lebensalter einer Japanerin sowie einer Französin über 120 Jahre beträgt. Berechnungen über das maximal mögliche Lebensalter mittels einer statistischen Extremwerttheorie deuten auf einen Maximalwert hin, der zur Zeit bei 124 Jahren liegt (Aarssen u. de Haan [1]).

In der Bundesrepublik waren 1993 (von knapp 80 Mio. Einwohnern) 1,3 Mio. 85 Jahre oder älter, 340 000 90 Jahre oder älter, 95 000 95 Jahre oder älter (Abb. 1.5 und Abb. 1.28).

Die sozialen Folgen einer solchen demographischen Entwicklung sind bedeutend. Dies wird noch verstärkt durch die rückläufigen Geburtenziffern, so daß die demographische Entwicklung hin zu einer durchschnittlich älteren Bevölkerung noch ausgeprägter sein wird (Palliat [1444], Rückert [1646]). Es wird nicht nur mehr ältere Menschen gebe, sondern auch deren Lebensqualität wird besser sein (s. auch 1.4.6). Diese Menschen werden länger

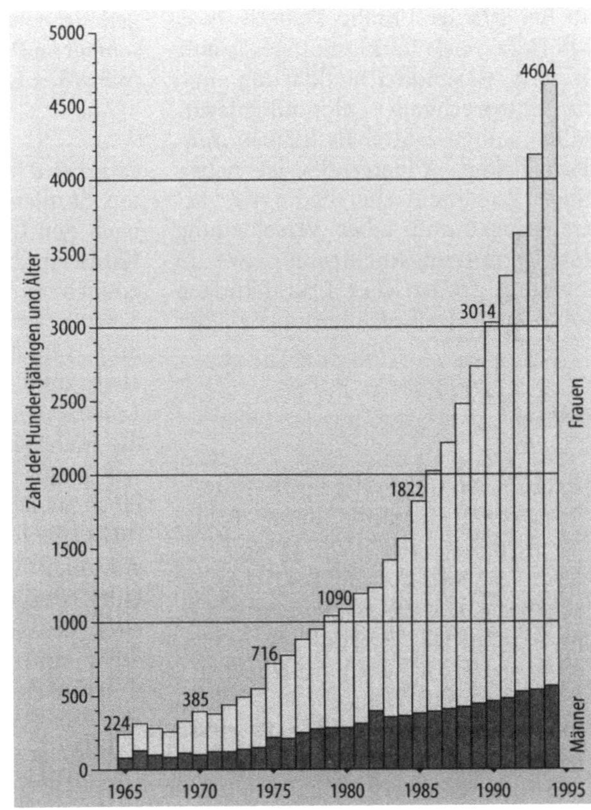

Abb. 1.28. Anstieg der 100jährigen in Deutschland in 4 Jahrzehnten nach Franke [580 a] (mit frdl. Genehmigung). Man beachte den überproportionalen Anstieg der Frauen mit oder über 100 Lebensjahren

als bisher aktiv am sozialen und gewerblichen Leben teilnehmen. Daraus werden sich neue Fragen an den Sozialvertrag ergeben, welche nicht nur die Versicherungswirtschaft betreffen, sondern auch tief in die Lebensplanung von Ausbildung, produktivem Arbeitsleben, Reproduktionsphase und Kindererziehung, Familienorganisation etc. eingreifen werden.

Aus medizinischer Sicht ist nicht ganz klar, ob eine gesamtgesellschaftlich höhere Lebenserwartung mit vermehrten Aufwendungen einhergeht. Hier lohnt ein Blick auf die Todesursachenstatistik. So sind bis zum Alter von etwa 35 Jahren Unfälle und Verletzungen bei Männern die führenden Todesursachen. Danach steigen Tumorerkrankungen und Herzkreislauferkrankungen stark an. Prävention im Bereich der Unfälle, Diätetik (z. B. bei Herzkreislauferkrankungen), eine bessere Gesundheitsaufklärung und ein entsprechendes Gesundheitsverhalten sollten zahlreiche Risiken mindern helfen. Andererseits ist neben einer Zunahme altersbedingter Erkrankungen mit einer Verschiebung des Erkrankungsspektrums etwa in Richtung geriatrischer Erkrankungen zu rechnen. Daß es allerdings zu der

Merksatz

Bei langsam steigender mittlerer Lebenserwartung führen immer mehr Menschen ein Leben von vergleichbarer Dauer. Die Epidemiologen schätzen, daß die mittlere Lebenserwartung des Menschen in industrialisierten Ländern zwischen 80 und 90 Jahren liegt, ein Wert, der in 20–30 Jahren erreicht werden könnte – günstige äußere Bedingungen vorausgesetzt.

von Fries [599] postulierten Kompression der Morbidität auf eine kurze Periode vor dem Lebensende kommt, erscheint derzeit nicht ausreichend belegt. Es wird maßgeblich davon abhängen, ob es gelingt, chronische Erkrankungen aufzuschieben und die körperliche und geistige Vitalität zu erhalten bzw. nach Erkrankungen rasch wiederzugewinnen. Somit drängen sich Fragen nach der Lebensqualität des Betagten in den Vordergrund.

1.4.6
Lebensqualität

Motto
„Es kommt nicht auf die Zahl der Jahre an, sondern auf ihren Inhalt…
Lebensqualität kann nicht zuverlässig gemessen werden, da sie so verschiedene Dinge bei so verschiedenen Menschen betrifft"

(Cella u. Tulsky [264])

Zwar wird in den meisten randomisierten Studien die Überlebenszeit, etwa nach den Überlebensschätzungen von Kaplan und Meier (s. 1.4.1 und 1.4.2) als einfach zu entwickelnder und wichtiger Parameter erfolgreicher Behandlung verwendet. *Lebensquantität* ist aber zum Teil verschieden von der *Lebensqualität*. Viele Menschen, wohl die Mehrheit, fragen weniger danach, wie lange sie leben, als danach, wie lange sie lebenswert leben. In der Medizin (die immer wieder um der Statistik oder des Wirksamkeitsnachweises einer speziellen Behandlung willen zu Grenzüberschreitungen neigt) hat sich mehr und mehr der Gesichtspunkt durchgesetzt, daß – nach Rücksprache mit dem Kranken und unter Berücksichtigung seiner individuell ganz verschiedenen Wünsche – unter *kurativen Gesichtspunkten* (bei denen eine definitive Heilung oder mindestens eine wesentliche Lebensverlängerung über viele Jahre hin wahrscheinlich sind) auch unerwünschte Wirkungen der Behandlung und damit evtl. eine vorübergehende oder dauernde Beeinträchtigung der Lebensqualität in Kauf genommen werden müssen. Diese kann durch Maßnahmen mit mittelbarem Nutzen, z. B. einer besseren Verträglichkeit einer Chemotherapie, vermieden oder erleichtert werden. Unter *palliativen Gesichtspunkten*, d. h. der Linderung, Verzögerung, Kompensation einer nicht mehr zu beseitigenden Krankheit, bedeutet die Lebensqualität mehr als die Lebensdauer. Das gilt besonders für chronische Erkrankungen, etwa für entzündliche oder degenerative Veränderungen am Bewegungsapparat, sowie bei älteren Menschen. Manche Erkrankungen verlaufen im Alter blande oder mitigiert; dazu kommen die meist höhere Arzneimittelempfindlichkeit, ferner die durch Multimorbidität erzwungene, durch Konsultation mehrerer Spezialisten oder Unachtsamkeit herbeigeführte Polypragmasie. Die in 1.4.5 angesprochenen „Langlebigen" zeichnen sich auch durch eine häufig langfristige Vitalität aus; nach Perls [1477] nimmt die Wahrscheinlichkeit seniler Demenz jenseits des 85. Lebensjahres deutlich ab.

Lebensqualität läßt sich nicht messen, obwohl es auch dafür mehr oder minder grobe Scores gibt (s. 1.5.3.7 sowie die dortigen Abbildungen). Sie hängt von der subjektiven Empfindlichkeit, dem Leidensdruck, den individuellen Wünschen, dem sozialen Umfeld und vielen anderen Einflüssen ab. Mit anderen Worten: sie ist schwer parametrisierbar; sie muß vielmehr bei jedem Kranken durch Gespräch(e) auf Vertrauensbasis ermittelt werden. Alle Statistiken, die nur mit der Lebensdauer bzw. der Sterbequote rechnen, sind daher mit der gebotenen Einschränkung zu lesen. Es gehört in den Bereich der ärztlichen Kunst und Zuwendung (Empathie), die verbleibende Zeit so positiv wie nur möglich zu gestalten und etwaige Leiden zu nehmen oder doch zu lindern. „Gelegentlich heilen, oft erleichtern, immer trösten" – sagte ein französisches Sprichwort am Ende des Mittelalters. Treffend ist auch der amerikanische Ausdruck: „Quality adjusted life years".

Trotz der genannten, aus den persönlichen und sozialen Bedingungen sich ergebenden Schwierigkeiten haben Katz et al. [1016] 1625 Interviews mit über 65jährigen in Massachusetts geführt und dabei die Unabhängigkeit in der Besorgung des täglichen Lebens als Kriterium genommen: Diese betrug für die Gruppe von 65–69 Jahren: 10, von 80–84: 4,7, mit 85 oder mehr Jahren: 2,9 Jahre, oder, mit anderen Worten: 61–53–40 % der noch bestehenden Lebenserwartung.

Merksatz

Mit zunehmendem Alter gewinnt die Lebensqualität steigende Bedeutung gegenüber der Lebensquantität. Sie läßt sich in etwa formulieren als die Fähigkeit, die täglichen persönlichen Verrichtungen unabhängig durchzuführen. Sie wird stark vom Milieu, vom sozialen Status und von den persönlichen Gewohnheiten geprägt. Sie ist deshalb kaum statistisch zu bearbeiten und muß durch das ärztliche Urteil im Einzelfall ersetzt werden.

1.5
Gesundheit und Krankheit

1.5.1
Allgemeines

Mottos

„Leben ist ein stetiger Kampf gegen das Bestreben, in irreversiblen Systemen Entropie zu erzeugen"

(Katchalasky [1013])

„Tria haec in omni morbo gravia sunt: Metus mortis, dolor corporis, intermissio voluptatum"

(Seneca, Epist mor. LXXVIII);
(„Drei Dinge sind bei jeder Krankheit belastend: die Todesfurcht, der Schmerz, das Erlöschen der Begierden")

Mit dem berühmten Satz hat vor rd. 2000 Jahren Seneca das Wesen der Krankheiten gekennzeichnet. Hat sich zwischenzeitlich Wesentliches verändert? Wenige Begriffe werden so häufig und zugleich mit so ungenauen Vorstellungen angewandt wie Gesundheit, Normalität oder Krankheit. Dabei stehen sich 2 Meinungen (mit vielen Zwischentönen) gegenüber:

1. Es ist aussichtslos, Krankheit allgemeingültig definieren zu wollen. Man kann sie nur mit „Ad-hoc-Vorstellungen" – d. h. von Fall zu Fall – verbinden;
2. Die Summe der zahlreichen Definitionen gibt zusammen eine Art von „General-Definition", die immer wieder angestrebt und vertieft werden sollte.

Wie wir noch ausführen werden, sind *Krankheiten eine Abstraktion*, ein Denkmodell. *Konkret* ist nur der einzelne Kranke bzw. mit Einschränkungen: ein Kollektiv von Kranken gleicher Art. *Allgemeinheit* ist nicht allein Aus-

druck der Wirklichkeit; immer kommt das Einmalige, Andere, Individuelle dazu. Überwunden wird dieses Problem durch die *Ähnlichkeit*, die beides berücksichtigt.

Besondere Schwierigkeiten ergeben sich im *juristischen Bereich* (s. auch Baltzer [67]). Betrachten wir zunächst die rechtliche Seite: Wir möchten Grömig [706] zustimmen bei der Feststellung, daß „die rechtliche Bestimmung dessen, was man unter Krankheit zu verstehen hat, und die medizinische Anschauung darüber nicht übereinstimmen". Nicht so eindeutig ist die weitere Aussage, daß es aus teleologischen Gründen (s. dazu 2.1) keine einheitliche und gültige Legaldefinition des Begriffes Krankheit geben kann, weil sie vielmehr zugeschnitten sein muß auf die vom jeweiligen Gesetz verfolgten Zwecke – eine weite Definition, denn wer nimmt mit welcher Sicherheit und Unanfechtbarkeit „die am jeweiligen Zweck des Gesetzes" orientierte Auslegung vor?

Ablehnen möchten wir die allem offene Deutung von Gottschick [687]: „Gesundheit und Krankheit sind so allgemeine Begriffe, daß es sich bei ihnen um Allgemeinbegriffe handelt. Wenn aber die Erfahrung und das Vermögen der Begriffsbildung nicht ausreicht, können sie auch kaum irgendwelchen konkreten Zwecken im Erfahrungsbereich dienen." Dieses und die Folgerung, daß die Heilkunde eines Krankheitsbegriffes im Sinne einer „Grenzziehung zwischen gesund und krank" gar nicht bedürfe, halten wir für überholt.

Die höchsten *Gerichte* – der Bundesgerichtshof und vor allem das Bundessozialgericht – haben, durchaus im Sinne unserer Ausführungen, dem Krankheitsbegriff *Definitionen* gegeben, die einerseits weit gefaßt sind, in die andererseits die (nicht zum medizinischen Krankheitsbegriff „sensu strictiori" gehörenden) allgemeinen eingehen.

Nach dem Urteil des Bundessozialgerichts vom 23.11.1971 (3 RK 26/70) ist unter „Krankheit" im Sinne der gesetzlichen Krankenversicherung zu verstehen: „Ein regelwidriger Körper- oder Geisteszustand, dessen Eintritt entweder die Notwendigkeit einer Heilbehandlung allein, oder – in Verbindung mit Arbeitsunfähigkeit – oder Arbeitsunfähigkeit zur Folge hat..." Vorher und hinterher war der Begriff ... der *„Regelwidrigkeit"* umschrieben und erweitert worden (BSG-Urteile vom 28.04.1967, 15.11.1973 = USK 73188, vom 20.10.1972 (USK 72172, 72138, 7144) sowie vom 10.05.1972 (9 = RV 556/71).

Danach ist eine Behandlungsbedürftigkeit anzunehmen, wenn der „regelwidrige Zustand" nach den Regeln der ärztlichen Kunst einer Behandlung mit dem Ziel der Heilung, Besserung, Verhütung von Verschlimmerung oder Linderung von Schmerzen zugänglich ist. In den weiterreichenden Urteilen liegt Behandlungsbedürftigkeit auch dann vor, wenn im Frühstadium einer Krankheit eine zu erwartende Arbeitsunfähigkeit oder künftige Beschwerden abgewendet werden können und ein Behandlungserfolg abzusehen ist. Auch müsse Verschlimmerung nicht in dem Sinne drohen, daß ohne sofortige Behandlung mit dem alsbaldigen Eintritt der Krankheit zu rechnen sei. Vielmehr genüge die Wahrscheinlichkeit, daß das Leiden sich verschlimmere, wenn es unbehandelt bleibt (s. oben).

Hinsichtlich der psychiatrischen Sonderfragen der Zurechnungsfähigkeit der Sexualdelikte u.a. sei auf Lange, Ehrhardt et al. verwiesen (z.B. [1164]).

Auch reichen die im Versicherungsrecht gegebenen Definitionen für den medizinischen Gebrauch, dem unser eigentliches Anliegen gilt, nicht aus. Wir müssen die ärztlichen Aspekte von Gesundheit, Normalität und Krankheit deshalb ausführlicher diskutieren. Auch gibt es in unserer Sicht (s. unten) eine scharfe, dichotome Trennung von „gesund" und „krank" nicht (s. z.B. Abb. 1.29). Ähnlich äußerten sich u.a. Engelhardt [478–480], Hartmann [809, 819], Scadding [1679], Murphy [1460], Schaefer [1684, 1689] u.a. Dazu sind die Begriffe zu relativ, zu sehr von der Fragestellung und von den fließenden Übergängen abhängig. Wir sollten uns aber laufend um die Verbesserung unserer Krankheitsvorstellung bemühen und sie auf unsere speziellen Teilgebiete anwenden (s. Abb. 1.29). Die Möglichkeiten sind durchaus gegeben:

- *Formal-logisch* durch semantisch korrekte Definitionen.
- *In der Medizintheorie* durch Reduktion aufgrund von Kategorien, die einer weiteren Auflösung oder Erklärung nicht mehr zugänglich sind.
- *In der Praxis* durch einen stillschweigenden Consensus omnium über Grundbegriffe, ohne die weder die Medizin noch die Rechtsmedizin auf gesicherter Grundlage betrieben werden können.

Jensen [962] meinte dazu, daß viele Krankheiten niemals definiert worden seien, sich aber durch einen allgemeinen Konsens durchaus als praktikabel erwiesen hätten. Wulff [2166, 2169] betonte, daß eine Häufung von Erscheinungen zur Klassifikation z.B. eines Magengeschwürs oder eines Lupus erythematodes disseminatus (LED) führen würden. Scadding [1679] betonte – u.E. zurecht –, daß Krankheitsbezeichnungen nur dort klar und präzise gebraucht werden können, wo die logische Komplexität des Krankheitsbegriffes explizit akzeptiert wird.

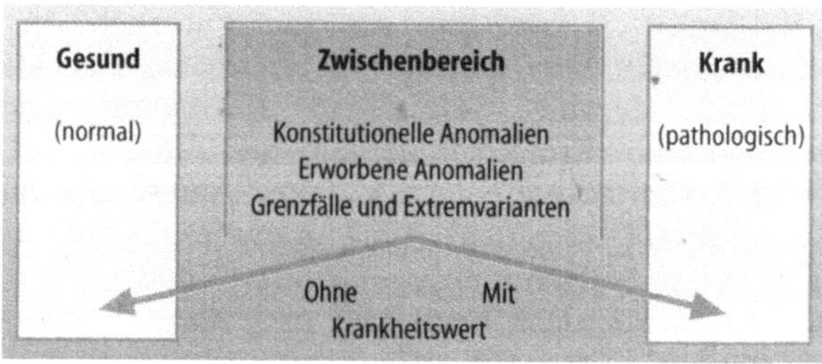

Abb. 1.29. Zwischenbereiche von „Gesund" und „Krank" oder: Krankheitswert einer Anomalie

Toon schrieb, daß bei aller Kritik an den Versuchen essentialistische (vereinfacht: ideelle) und nominalistische (vereinfacht: wahrnehmbare) Krankheiten zu trennen, Krankheit ein wertvoller Term für eine Gruppe abnormer Phänomene wäre, weniger im Sinne kausaler Zuordnungen als im Sinne der Behandlung [1966].

Für die heute um sich greifende holistische Medizin – etwa dem Gegenteil eines physikalischen Reduktionismus (s. 2.4) – sind Gesundheit und Krankheit freie Ideen im platonischen Sinn, zunächst nicht gebunden an gesunde und kranke Menschen.

Vorab sei auch schon gesagt, daß die Variabilität des Normalen, besser des Nichtkrankhaften, viel größer ist als gewöhnlich angenommen wird. Man denke beispielsweise nur an die Variationen der Norm in radiologischen Atlanten.

Merksatz

> Der Mensch ist (partiell) bilateral symmetrisch angelegt. Seitengleiche Befunde sollten bis zum Beweis des Gegenteils als normal, seitendifferente Befunde bis zum Beweis des Gegenteils als pathologisch eingestuft werden. Dies gilt nur beschränkt für die, die Innere Medizin und die Chirurgie besonders interessierenden, Körperhöhlen.

1.5.2
Normalität und Gesundheit

Mottos

„Der Mensch ist weder ein Irrtum der Natur, noch sorgt diese automatisch und selbstverständlich für seine Erhaltung. Der Mensch ist Teilnehmer an einem großen Spiel, dessen Ausgang für ihn offen ist"

(M. Eigen u. R. Winkler [450])

„Die Medizin ist so weit fortgeschritten, daß niemand mehr gesund ist"   (Aldous Huxley in „Schöne Neue Welt" [933])

„Aber dann sind Sie eine höchst studierenswerte Erscheinung. Mir ist nämlich ein ganz gesunder Mensch noch nicht vorgekommen ... "

(Thomas Mann: Zauberberg, Zit. nach [109])

1.5.2.1
Statistische Aspekte

Mottos

„Das ist eine von den alten Sünden: Sie meinen, Rechnen das sei Erfinden"
(J. W. Goethe, Zahme Xenien V)

„Der Normalwert ist der Mythos des 20. Jahrhunderts"   (Kienle [1044a])

Obwohl die beiden Begriffe „normal" und „gesund" sich nicht genau decken, können wir sie aus Vereinfachungsgründen gemeinsam behandeln.

Am besten geht man bei diesen Ansätzen vom primären Wortsinn aus. „Norma" war das Winkelmaß oder die Richtschnur der römischen Steinmetze und bedeutete – metaphorisch erweitert – das Richtige, eben das Normale. Wir können hier schon das Gegenteil einführen: „Anormal" oder „abnormal", „Abnormität". Die „Anomalie" stammt ursprünglich aus dem Griechischen anhomalos = ungleich, uneben [1335], ist aber frühzeitig mit nomos = Gesetz, Regel, verbunden worden. Anomalie und Abnormität sind im praktischen Gebrauch Synonyme und bedeuten die Abweichung von der Norm, nicht unbedingt das Krankhafte. Feinstein [520] findet Schwierigkeiten im Begriff „normal" und schlägt dafür „üblich", „allgemein", „durchschnittlich" vor. Auch hier zeigt sich wieder der metaphorische Inhaltswandel: Wer von uns möchte nur „durchschnittlich" sein?

Was ist beim Serumcholesterin „normal", wenn mehr als 60% der deutschen Bevölkerung Werte über der WHO-Normgrenze von 200 mg% haben?

Bei der außerordentlichen Variabilität des Lebendigen gehen die meisten Begriffe – besonders in der klinischen Chemie – vom Normalbereich als dem *arithmetischen Mittel ± der zweifachen Standardabweichung* $(M \pm 2\,s)$ *aus* (s. Abb. 1.30). Damit fallen 95% aller Beobachtungen in den Normalbereich oder – auf jeder Seite der Verteilungskurve – rd. 2,5% (genau: 2,27%, s. auch Abb. 1.30, weiteres s. 6.4). aus dem Normbereich heraus. Stillschweigend wird dabei die, meist nicht vorhandene, Gauss-Verteilung vorausgesetzt. Der Statistik kommt der *philosophische Normenbegriff* entgegen: ein Häufigkeitstypus durch Generalisierung empirischer Daten. Die meisten unimodalen und viele bimodale Verteilungen sind aber asymmetrisch, besonders wenn sich der Wert der Gesunden o oder einem dichter besetzten Normalbereich (Modus) nähert (linkssteile Verteilung). Ein gutes Beispiel für eine unimodale Verteilung der Norm ist die „Amentia": Es gibt die einseitige Abweichung von der Normalität, aber keine „Supermentia". So entsprechen weder das arithmetische Mittel noch

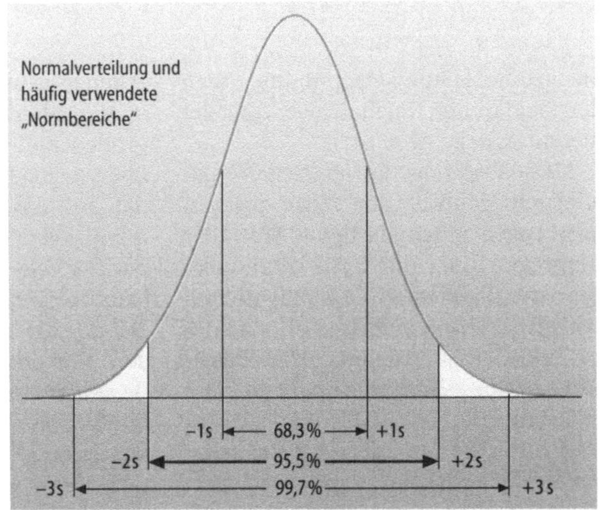

Abb. 1.30. Gauss-Verteilung. Die meisten Laboratorien bzw. Untersucher wählen $M \pm 2\,s$ als Normgrenze, gelegentlich (zur Reduzierung) „falsch positiver" Ergebnisse auch einen etwas weiter gefaßten „Referenzbereich". Weiter s. Text

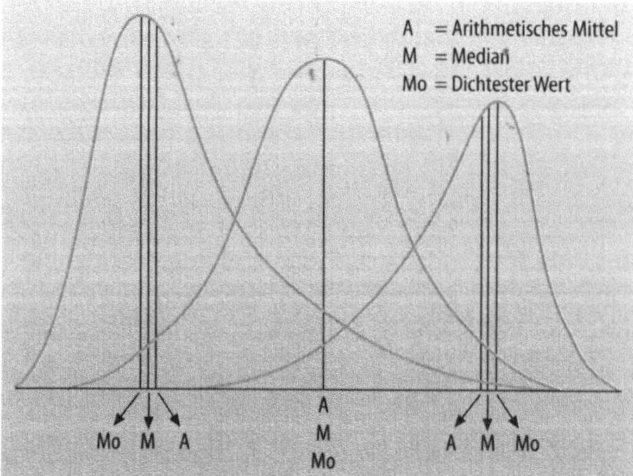

Abb. 1.31. Relation von arithmetischem Mittel (Durchschnitt), Median (mittlerer Wert einer geordneten Reihe) und Modus (häufigster Wert) nach dem Fechner-Lagegesetz (s. auch 6.4 sowie [1061])

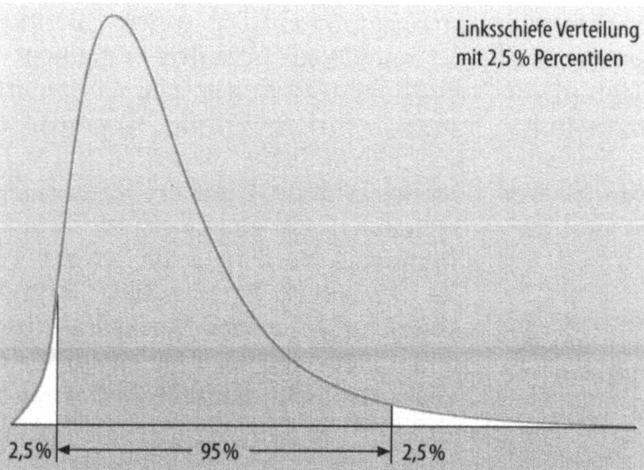

Abb. 1.32. Aufteilung der Werte in Percentilen, wobei wiederum (wie in der zu vergleichenden Abb. 1.30) zusammen 5% als Normabweichung bewertet wurden

die größte Häufigkeit (Modus) noch der Median der Norm, wie es Quetelet meinte (s. dazu Abb. 1.31).

Meist überwiegt die *linkssteile Verteilung* mit Häufung der Werte gegen 0 oder gegen einen mittleren Wert der Gesunden hin (Abb. 1.32). Wenn man den Grenzbereich schon mathematisch festlegen will, so empfiehlt sich, statt der an eine Gauss-Verteilung gebundenen *Standardabweichung* die Benutzung der sog. *Percentile* (oder Decentile). Sie untergliedern die tatsächlich beobachteten Meßwerte prozentual und sind verteilungsunabhängig. Die Verteilung zwischen Gesunden und Kranken, soweit erstere überhaupt in einem genügend großen Kollektiv bestimmt wurden, ist überwiegend bimodal. Dies bedeutet, daß sich das Ideal einer scharfen Trennung von Normalen und Kranken in Form zweier unimodaler Verteilungen kaum erreichen läßt. Immer wird ein Teil der Kranken nach unseren Tests in den Normbereich fallen, ein Teil der Gesunden in den Bereich der Abnormität. Eine gebräuchliche, aber nicht immer angemessene Trennung ergibt sich, wenn wir vom Schnittpunkt der Verteilungen das Lot auf die X-Achse ziehen (Abb. 1.33 a). Überschneiden sich Gesunde und Kranke stark, wie in Abb. 1.33 a unten, so ist die betreffende Untersuchung unbrauchbar. Selbstverständlich können wir das Lot auf die X-Achse zu den Gesunden oder zu den Kranken hin, d.h. nach links oder rechts verschieben (z.B. [240, 955]). Verschiebung zu den Gesunden hin bedeutet eine erhöhte Sensitivität und erniedrigte Spezifität (s. auch 7.7.3 und 7.8 und Abb. 1.33 b).

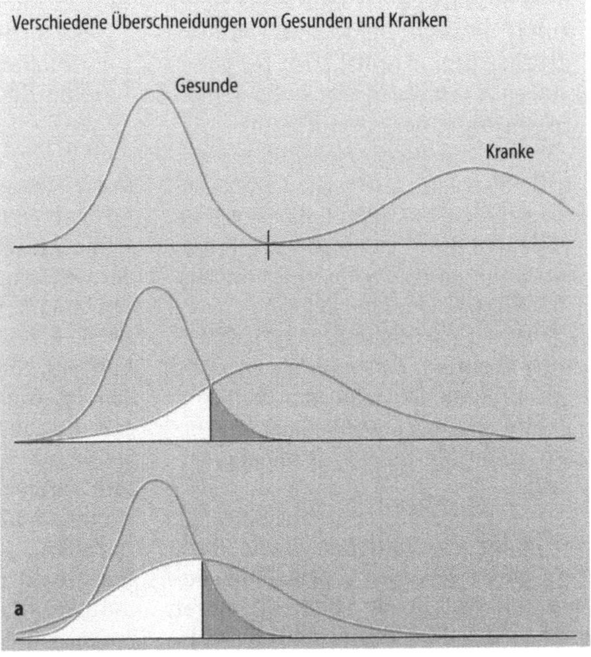

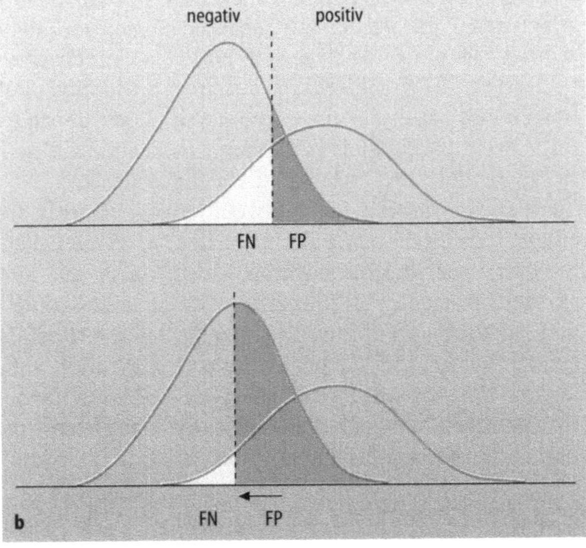

Abb. 1.33 a, b. a Trennwert von Gesunden (Test-Normalen) und Kranken (Test-Abnormen). Die *obere Kurve* zeigt das in der Medizin sehr seltene Ideal; die mittleren Kurven entsprechen der häufigsten Situation; Überschneidungen eines Ausmaßes wie in den *unteren Kurven* machen den Test unbrauchbar. (Modif. nach Jarry et al. [955]), **b** Darstellung des Einflusses des Trennungskriteriums auf Zuordnung eines Tests

Merksätze

Für Suchtests, ob überhaupt etwas vorliegt, ist eine erhöhte Sensitivität nützlich; in der Differentialdiagnostik, d.h. beim Vorliegen einer Erkrankung und deren Zuordnung oder Erklärung, ist eine hohe Spezifität nützlich. Beide sind oft umgekehrt proportional. Der (seltene) „ideale" Test verbindet hohe Sensitivität mit hoher Spezifität.

Wenn, wie meist, in einer unausgelesenen Population die Gesunden die Kranken bei weitem überwiegen, verlaufen die Verteilungskurven der letzteren relativ flach und schränken den Wert des Vergleiches ein.

Klinisch wichtig ist der Fall, daß 2 oder mehrere Tests durchweg normal sind, die Relation aber dennoch pathologisch ist. Dies kann eintreten, wenn Merkmale hochkorreliert sind.

Wertvoller als *eindimensionale Kriterien* sind zwei- oder mehrdimensionale, mit den in der Medizin schwer erreichbaren Bedingung völliger wechselseitiger Unabhängigkeit. Einer der einfachsten Fälle ist der zur Differentialdiagnose eines Ikterus verwendete Quotient SGOT + SGPT/Alkalischen Phosphatase im Serum. Abb. 1.34a zeigt zweidimensionale Graphen. In Abb. 1.34a läßt die Y-Achse die Fälle erkennen, in denen bei wechselnden Leukozytenzahlen keine Tumorzellen im Blut nachweisbar waren, also sog. aleukämische Verläufe einer akuten Leukämie. Abbildung 1.34b zeigt, daß schon zwei einfache Parameter (Leukozytenzahl und Erythrozytenzahl) genügen, um bei doppelseitiger Normalität die gesuchte Krankheit (in diesem Fall: akute Leukämie) mit einer Wahrscheinlichkeit um 98 % auszuschließen. Korrelationen aus >3 Para-

metern sind schwer vorstellbar und werden selten gebraucht.

Merksatz

Korrelationen besagen nichts über die Ursache, sie stellen zunächst nur die Koinzidenz fest. Das Vorliegen von Normalwerten bei hochkorrelierten Merkmalen schließt pathologische Befundkonstellationen nicht aus.

Die Wahrscheinlichkeit, in allen Tests normal (im Sinne des Gesagten) zu sein, nimmt mit steigender Zahl der Untersuchungen (Fehlbestimmungen nicht mitgerechnet) rapide ab. Nach Murphy [1398–1400] (s. auch Abb. 1.35) beträgt die Wahrscheinlichkeit in Abhängigkeit von der Anzahl der durchgeführten Tests $(0,95)^n$. So bleibt bei 5 voneinander unabhängigen Untersuchungen die rechnerische Wahrscheinlichkeit, daß alle normal ausfallen, 0,77, bei 10 Untersuchungen noch rd. 0,6, bei 30 Untersuchungen rd. 0,21 (s.a. Abb. 1.35). In der Praxis sind die Wahrscheinlichkeiten noch geringer, da in der Medizin schwer 30 voneinander unabhängige Untersuchungen durchzuführen sind. Murphy kommt zu der maliziösen Schlußfolgerung: „Normal ist eine Person, die nicht ausreichend untersucht wurde".

Damit sind auch die Scharen von vermeintlich Kranken angesprochen, die an einem Pathologischen Test leiden und nicht an einer Krankheit im Sinne der Definitionen von 1.5.3. (s. auch Tabelle 1.1). Eine ausführliche Darstellung des Normbereiches und zugleich eine Diskussion von „gesund oder krank" hat neuerdings Ackermann [9] gegeben.

Die genannten und frühere Erfahrungen haben zu den Versuchen

Abb. 1.34 a, b. Korrelationen zwischen (**a**) Leukozyten-zahlen und leukämischen Zellen bzw. Erythrozyten-zahlen (**b**) im Blut von un-behandelt akuten Leukosen. Normale Ery- und Leuko-Zahlen schließen nach diesen Ergebnissen eine akute Leukämie mit einer Irrtums-Wahrscheinlichkeit von 2% aus. (Nach Gross et al. [709])

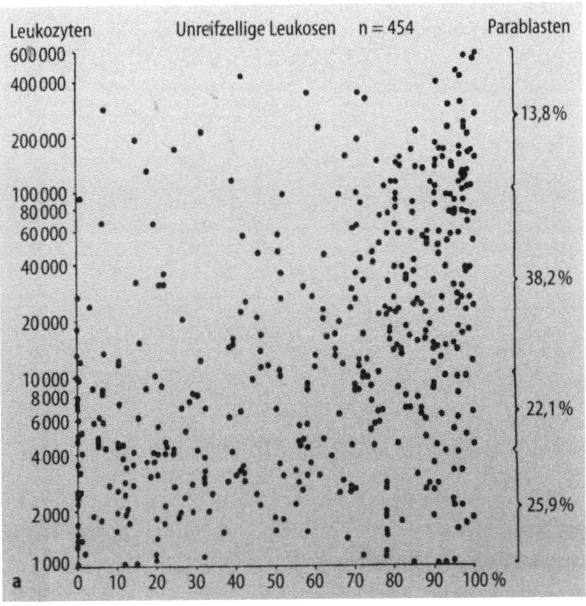

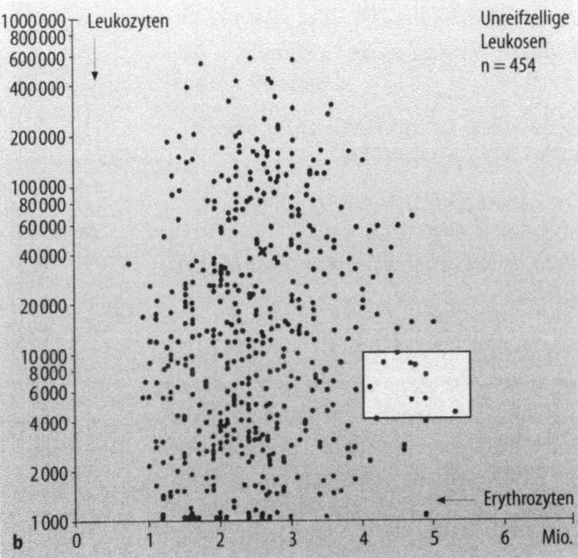

geführt, Normalität (und Gesundheit) *nicht mathematisch, sondern verbal* zu definieren. Als Regel für das Alter kann gelten: Während für das jüngere Erwachsenenalter die volle Integration der Lebensprozesse „normal" ist, sind Kindheit und Alter gewissermaßen durch die Dissoziation einzelner Körperfunktionen und durch einen Mangel an Stabilität gekennzeichnet (s. Abb. 1.5).

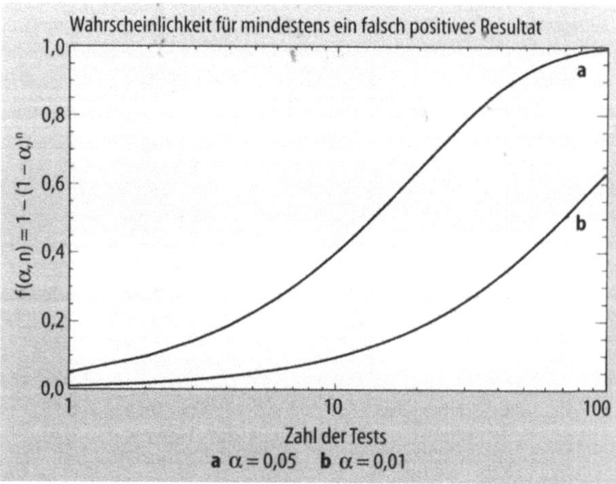

Abb. 1.35. Bei der Durchführung n diagnostischer Tests an einem „Gesunden" erhält man aufgrund zufälliger Effekte auch pathologische Ergebnisse. Beträgt die Wahrscheinlichkeit für ein pathologisches Ergebnis α, so fällt die Wahrscheinlichkeit, kein pathologisches Ergebnis zu erhalten, wie $(1-\alpha)^n$ ab. Dies ist für $\alpha = 0{,}05$ und $0{,}01$ dargestellt

1.5.2.2
Semantische Definitionen

Mottos

„Gesundheit ist etwas, was gerade dadurch ist, daß es sich entzieht"

(Gadamer [619])

Gesundheit ist die Frage einer präzis definierten Normalität.

Zur Gesundheit sprach Deich [343a] von einem Begriff, den man nicht kennt, über den man aber täglich spricht.

Normalität wird auch als „fitness" im Sinne der *Art- und Selbsterhaltung* angesehen. Einige Individuen sind hinsichtlich der Kriterien Lebens- und Arterhaltung in bestimmten Umgebungen mehr fit als in anderen. Darauf beruhen auch die heute viel diskutierten Thesen des (Neo-)Darwinismus. Auch dies muß bei der Definition berücksichtigt werden. Wesentliche Faktoren sind ferner Alter, Geschlecht, Rasse, Konstitution, biologische Rhythmen (s. 1.2), Ernährung, Lebensgewohnheiten, Umwelteinflüsse, Milieu, Medikamente oder Strahlenbelastung. *Normalität sollte in jedem*

Falle in der Altersrelation beurteilt werden. Ist *Alter* per se eine Krankheit oder führt es nur im Sinne unserer Definition vermehrt zu Krankheit und zur Multimorbidität?

Beispiele: Wo hört die von Doerr so treffend charakterisierte Physiosklerose, das natürliche Altern der Gefäße, auf, wo geht sie in die Pathosklerose über? Mit welchem Grad und Alter hört die „normale senile Hirninvolution" auf und geht in eine senile Demenz oder in das Alzheimer-Syndrom über?

Es ist bekannt, daß homozygote oder heterozygote Träger von Sichelzellanämien weniger anfällig gegen Malaria tropica sind, d.h. gegen die in Zentralafrika sonst tödliche Plasmodieninfektion. Sie hatten damit über Jahrhunderte eine bessere Überlebenschance. Offensichtlich bevorzugt das Plasmodium falciparum ein Hämoglobin vom Typ S, in dessen β-Peptidkette bei 6 Glutathion durch Valin ersetzt ist.

Wie steht es mit dem Prostatakarzinom, das bei 30–50 % der über 70jährigen histologisch gefunden wird? Warum führt es bei der Mehrzahl nicht zu einem Überschreiten der Kapsel und zur Metastasierung? Bei welchen Probanden liegen welche Bedingungen vor, die das Prostatakarzinom zu einem „typischen" malignen Tumor mit Metastasierung machen.

Die Fragen ließen sich beliebig vermehren. Wir wollen statt dessen einige *semantische Definitionen der Normalität* anführen. Alle haben einen richtigen Kern; alle sind mehr oder minder einseitig und unvollständig. Andererseits ist die Summe dieser Definitionen eine Art von *Rahmen für Normalität*.

- Die naivste und zugleich treffendste Formulierung ist die der *Abwesenheit von Krankheiten*. Sie bringt allerdings nichts Neues; sie verlagert das Problem lediglich auf die Definition der Krankheit. Aber auch nach Péquinot [1476] kann Normalität nur negativ definiert werden im Licht des Pathologischen.
- Rein klinisch bezeichnet Ivy [946] diejenigen als normal, bei denen „alle physiologischen Funktionen, auf die nicht verzichtet werden kann, ohne andere Funktionen zu beeinträchtigen oder die Struktur des Körpers zu verändern", richtig sind.
- Auch nach Boorse [175] kann die Normalität objektiv angemessen definiert werden als die „richtige Funktion der Organe im Rahmen ihrer Bestimmung". Ähnlich definiert Ryle [1654] Gesundheit als koordinierte Aktivität, in der jeder Teil innerhalb seines Normalbereiches arbeitet. King [1046] hatte schon früher von einem „definitiven Standard von Normalität", die den Menschen adhärent ist, und in jeder Spezies funktioniert..., so daß die Kapazitäten ausgeglichen sind und zusammenarbeiten".
- Am bekanntesten ist die WHO-Definition „vollkommenen körperlichen, seelischen und sozialen Wohlbefindens" – und nicht allein das Fehlen von Krankheiten oder Gebrechen. Die WHO-Definition ist viel kritisiert worden, gilt als utopisch und politisch eingefärbt (s. z.B. Schaefer [1687]). Danach wären die meisten Menschen der sogen. 3. Welt und viele unserer Mitbürger krank. Eine holistische

Betrachtungsweise (s. 2.4) hat aber der Formulierung etwas von ihrer Einseitigkeit genommen.
- Whitbeck [2102] versteht unter Gesundheit physische Fitness, ein realistisches Bild von sich und anderen sowie die Fähigkeit, auf Belastungen angemessen zu reagieren. Ähnlich ist die Formulierung von F. Hartmann [805, 815] zu verstehen: „Gesund ist ein Mensch, der ohne nachweisbare Mängel seiner Leiblichkeit allein oder mit Hilfe anderer Gleichgewichte findet, entwickelt und aufrechterhält, die ihm ein sinnvolles, auf die Entfaltung persönlicher Anliegen und Lebensentwürfe eingerichtetes Dasein... ermöglichen". In diese Gruppe von Definitionen gehört auch T. Parsons [1449] Definition der Normalität als „optimale Kapazität des Individuums, seine *Rolle* in dem Rahmen wahrzunehmen, der seinem *sozialen Status* entspricht".
- Elegante, aber vielleicht etwas einseitige Formulierungen stammen von S. Freud: „Normal ist ein Mensch, der über ein genügendes Maß von Genuß- und Leistungsfähigkeit verfügt" [587] sowie von Leriche: „Das Leben im Schweigen der Organe..." Hier ist die jedem Kliniker bekannte Tatsache anzufügen, daß das Bemerken eines autonom arbeitenden Organs ohne weitere Erscheinungen schon die leichteste Form einer Störung darstellt.
- Treffend, aber anders meinen Cochrane und Ellwood [287]: „Die obere Grenze, unterhalb deren eine Behandlung mehr schaden als nützen würde..."
- Wesentliches haben in unserer Sicht der Homoiostase-Begriff von Cannon (s. 1.1.4) sowie Wieners Kybernetik beigetragen: Danach bedeutet – im Rahmen der bereits

erwähnten ständigen kleinen Oszillationen um einen Mittelwert – Normalität die autonome Adaptation des Individuums gegenüber einer Masse von endogenen und exogenen Störfaktoren. Dabei kann die Normabweichung einerseits eine *Erstarrung* (bei sonst vorhandenen Oszillationen oder bei pulsatilen Wirkstoffabgaben), andererseits extreme Ausschläge bis zur *Periodenbildung* oder bis zum *Chaos* bedeuten (s. 1.3.4.5). Auch die Belastungsproben der Praxis sind als Eingriffe in normale Oszillationen anzusehen, um an bestimmten Organen Funktionen unter „Vita-maxima-Bedingungen" zu prüfen.

Merksätze

- Normal bezieht sich auf einen Idealzustand um den sich anlage-, alters-, umweltabhängig eine Zahl von Variablen gruppiert. Die Zuordnung ist damit eine Ermessensfrage. Normalität und Gesundheit decken sich weitgehend, aber nicht völlig.
- Unter den Bedingungen des täglichen Lebens wird nur ein Teil der Leistungen, zu denen der Organismus unter „Vita maxima-Bedingungen" befähigt ist, benötigt.
- Da sich die Grenzbereiche von Normalität und Störungen überschneiden, ist bei Untersuchungen eine Trichotomie: sicher normal – grenzwertig oder kontrollbedürftig – sicher patholo-gisch – angezeigt.
- Die Fuzzy-set-Theorie von Zadeh u.a. (s. 5.7.8 und 7.13) trägt den unscharfen Grenzen Rechnung.

Gesundheit heißt zunächst *Selbsterhaltung*. Dazu gehören (eigene Zusammenstellungen aus an der Heiden et al. [839], mit frdl. Genehmigung):

- Selbsterhaltung in einer fluktuierenden Umgebung.
- Keine zu starken Umwelteinflüsse.
- Thermodynamisches Gleichgewicht durch Zufuhr von Energie.
- Kleinere autopoietische „Reparaturen".
- Gegebenenfalls Organersatz oder Ersatz ihrer Funktion.
- Autokatalyse, d.h. Subsysteme generieren ständig Subsysteme.

1.5.2.3
Trichotomie der Normalität

Motto
„Es kann keine scharfe Grenze (demarcation) geben zwischen angeborenen Variablen der Gesundheit und induzierten Varianten der Krankheit" (Ryle [1655])

Wie von vielen, darunter von uns, seit über 30 Jahren immer wieder gefordert, sollte deshalb die Dichotomie normal/krankhaft ersetzt werden durch eine Dreiteilung: sicher normal – grenzwertig – sicher pathologisch. Diese einleuchtende und erstaunlich selten benutzte Dreiteilung hat Taylor [1946] auch logisch begründet.

Beispiel: Als praktisches Beispiel zeigen wir den Normalbereich der Leukozyten (vor Einführung der eher irreführenden, wenn auch Arbeitskraft einsparenden) elektronischen Bestimmung. Demnach sind unter 2500 Leukozyten/mm³ (= $2{,}5 \cdot 10^9$/L) und unter 11000/mm³ ($11 \cdot 10^9$/L) sicher pathologisch; Werte zwischen 2500 und 4000 bzw. 9000 und 11000 sind als grenzwertig anzusehen.

Dabei ist zu beachten, daß der normale Organismus in fast allen Kriterien nur 20–50% der unter „Vita-maxima-Bedingungen" (in einigen Kriterien, wie z.B. des erforderlichen antihämophilen Globulins, noch weniger) benötigt. Erst jenseits dieser Grenzen treten klinische Erscheinungen auf.

Deshalb verwendet die moderne Klinik mehr und mehr dosierte, meßbare biochemische oder biophysikalische *Belastungen*, um die *Leistungsreserve* und damit die wirkliche Norm festzustellen. In diesem Sinn kann man die unter 1.5.2.1 behandelte Statistik wieder einführen: Nicht als feste Parameter, sondern als Reaktion auf spontane oder diagnostische Belastungen. Sie ergeben dann einen Sicherheits- oder Normbereich – in der angelsächsischen Literatur als *„margin of safety"* oder als *„limit of functional capacity"* bezeichnet. Auch scheint es, daß alle natürlichen Prozesse eine fundamentale Unstetigkeit zeigen, sobald man sie mit genügender Genauigkeit messen kann [1653].

Selbstverständlich besteht zwischen seelischer und körperlicher Gesundheit kein prinzipieller Unterschied. Beide ergänzen sich vielmehr wechselseitig. Sinnvollerweise hat Schipperges [1725] zwischen Gesundheit oder Krankheit den Begriff des Neutrums, d. h. des Neutrums (eines von beiden) gesetzt.

Auch „normal" ist nach den vorstehenden Ausführungen – übrigens ebenso wie „krank" – ein operationaler Begriff.

1.5.3
Krankheiten

Mottos

„Die Gesundheit eines Menschen ist nicht ein Kapital, das man aufzehren kann, sondern überhaupt nur dort vorhanden, wo sie in jedem Augenblick erzeugt wird… Man kann den Kranken daher als einen Menschen bezeichnen, bei dem die ständige Erzeugung von Gesundheit nicht mehr erfolgt"

(V. v. Weizsäcker, zit. nach [1991])

„Nicht jeder Leidende ist krank – nicht jeder Kranke leidet" (H. E. Bock [156])

1.5.3.1
Syndrome

Vor den Krankheitsbegriff gehört das *Syndrom* (s. unten)

Ordnung von Syndromen	
Beständig	Unbeständig
Typisch	Atypisch

Leiber sowie Leiber, Olbrich und Nachfolger haben ihm eine ganze *Syndromatologie* gewidmet [1182, 1182 a, 1185].

Als Syndrom (von griechisch syndromein = Zusammenlaufen) bezeichnen wir eine Gruppe in sich gleichartiger Krankheitserscheinungen, deren Ursache entweder:

1. aktuell, d. h. uns selbst zum Untersuchungszeitpunkt – oder
2. generell, d. h. der medizinischen Wissenschaft als solcher unbekannt sind – oder
3. die bekanntermaßen verschiedene Ursachen haben – oder
4. die von anderen nicht oder nicht sicher abgrenzbar sind – oder
5. die so selten sind, daß sie noch keinen Stellenwert als Krankheit gefunden und meist mit den Namen von Beschreibern, Patienten oder Städten bezeichnet werden.

Leiber [1185] hat letztere treffend als *„Krankheiten im Wartestand"* bezeichnet. Zu 3. und 4. ist die von Alzheimer beschriebene *praesenile Demenz* eine Krankheit, während man im Senium bei der Vielzahl der – oft unbekannten – Ursachen besser vom „Alzheimer-Syndrom" spricht.

Nach Wölk [2154] werden Leitsymptome leicht zu *Pseudosyndromen*.

Fünf Syndrome seien wegen eindrucksvoller Namen und der Häufigkeit in der Praxis besonders genannt:

1. Beim *Münchhausen-Syndrom* erzeugt der Kranke – unbewußt oder in bewußter Täuschung (s. 1.5.3.3) – immer neue Erscheinungen.
2. Beim *Lazarus-Syndrom* lebt er in ständiger Todesfurcht oder extremer Hypochondrie. Dieses Syndrom ist nicht scharf zu trennen von dem das Pankratz u. Jackson [1445] kürzlich als „habitually wandering patients" bezeichnet haben. Dieses keineswegs seltene Syndrom hat epidemiologisch Einfluß auf die Prävalenz und ökonomisch auf die Finanzierbarkeit wirklich erforderlicher Leistungen.
3. Als *Odysseus-* (engl. Ulysses-) *Syndrom* [1558] bezeichnet man Zustände, bei denen der Kranke wegen eines falschen Befundes oder einer unklaren Diagnose eine Irrfahrt von Arzt zu Arzt durchführt bzw. eine Behandlung nach der anderen erfährt (s. oben).
4. Das *Burnout-Syndrom* (= ausgebrannt sein) [227, 498], bezeichnet mit vielen verschiedenen Ausdrükken (wie z. B. „chronisches Müdigkeits-Syndrom") einen Zustand äußerer und innerer Erschöpfung, bei dem ausgeprägten subjektiven Erscheinungen keine oder geringfügige (etwa Hypotonie) meßbare Erscheinungen gegenüberstehen. Burisch [227] beschreibt das vielseitige und vielschichtige Syndrom nach Bäuerle wie folgt: Reduktion psychischer Reife schon im mittleren Lebensalter, Resignation und Ressentiment als Folge menschlicher Überforderung; Bildung einer autoritären Charakterstruktur und Neigung zu repressivem Verhalten als Folge beruflicher Enttäuschung; Rückzug von allen Menschen und

menschlichen Problemen... Fock und Krueger [572], die 216 Patienten mit Verläufen bis zu 75 Jahren zusammenstellten, betonen die uneinheitliche Ätiologie und Pathogenese sowie die schwierige differentialdiagnostische Abgrenzung (s. auch 10.3). Sie schätzen die Häufigkeit bei Erwachsenen auf ca. 1 %!
5. Als „*metabolisches Syndrom*", auch „Syndrom X", wird die individuell verschiedene Kombination von Störungen des Zuckerstoffwechsels, des Fettstoffwechsels, evtl. mit Hypertonie, beschrieben. Ob dafür letztlich eine veränderte Insulinausschüttung, eine verminderte Ansprechbarkeit der Gewebe auf Insulin oder beide verantwortlich sind, ist u. W. derzeit noch nicht abschließend geklärt, vielleicht auch individuell verschieden.

Wenn unsere Befunde in eine vorläufige Diagnose oder Hypothese eingehen, so benutzen wir am besten das Wort Syndrom. *Zur Krankheit gehört zusätzlich zum Syndrom die klare und unzweideutige Feststellung der Ursache.* Sie oder ggf. die an anderer Stelle besprochene „Behandlung wie bei" ermöglichen allein die kausale Behandlung. Im gleichen Sinn trennt Kliemt [1062] zwischen „typischerweise zusammengehörenden Konstellationen" (Syndromen) und – wenn sie einen ursächlichen Zusammenhang aufweisen – „Pathozuständen" bzw. „Pathomechanismen". Diese begriffliche Prägnanz kann zu Schwierigkeiten führen, etwa bei der „Addison-Krankheit", bei der heute zwar die Autoimmungenese überwiegt, die Tuberkulose aber noch eine Rolle spielt. Wölk [2154] hat mit Recht vor der Behandlung von „Pseudosyndromen" (wie „Schulter-Arm-Syndrom" oder „Post...-Syndrom", s. auch 10.4) gewarnt.

1.5.3.2
Krankheitsdefinitionen

Motto

*„Die einzelne Krankheit wird zum
Typus. Damit ist es möglich geworden,
Nosologie als theoretische Wissenschaft
zu betreiben"*   (Wieland [2125])

Das *Konzept der Krankheit* ist ein Versuch, Konstellationen von Symptomen, Zeichen und Daten für die Zwecke der Erklärung, Voraussage und Kontrolle zu vereinen. „Es gilt: Der Idealtyp einer Krankheit – man spricht im Hinblick auf ihn geradezu von einem Lehrbuchfall – ist geradezu ein Muster" [2123], auf das sich im Blick auf die individuellen Manifestationen der jeweiligen Kranken auch beurteilen lassen, wenn sie nur in unterschiedlichen Graden der Annäherung übereinstimmen... [101, 146, 379, 809, 2123].

Allerdings kommt den einzelnen derzeit benutzten Krankheitsbezeichnungen ganz verschiedene Bedeutung zu. Sie haben sich historisch entwickelt (s. unten) und sind daher inkonsistent. Einige von ihnen sind rein deskriptiv (z.B. Erythema exsudativum multiforme), andere ursachenbezogen (z.B. Penicillin-Allergie), wieder andere der pathologischen Anatomie (z.B. Pneumonie) oder der Mikrobiologie (z.B. Lambliasis), den Chromosomenanalysen (z.B. Down-Syndrom) u.a. entnommen (s. Übersicht u. Tabelle 1.10). Es sind derzeit etwa 6000 monogenetische Erbkrankheiten bekannt (d.h. etwa 1,5–2% der Krankenhausaufnahmen Erwachsener); der Anteil multifaktorieller genetischer Ursachen beträgt bei Krankenhausaufnahmen Erwachsener etwa 12% (s. auch 3.2). Die Fortschritte der Molekularbiologie und besonders der Genom-Analysen lassen eine starke Zunahme über die populationsgenetischen Erkenntnisse

hinaus erwarten. Die genannte Vielfalt der Krankheitsbezeichnungen wird noch ergänzt durch die Psychiatrie und Psychosomatik. Durch die Molekularbiologie kann es zu einer (weiteren, Verf.) Individualisierung des Krankheitstyps kommen (Bartram [78 a]).

> **Herkunft von Krankheitsbezeichnungen**
>
> - Historische Bezeichnungen:
>   - nach dem Namen von Beschreibern,
>   - nach dem Namen von Patienten,
>   - nach dem Namen von Städten;
> - pathologisch-anatomische Bezeichnungen;
> - reine Deskriptionen;
> - deskriptive Analogien;
> - Bezugnahmen auf Ursachen:
>   - unbekannte Ursache = „essentiell", „primär", „idiopathisch" u. ä.;
> - prognostische Aussagen.

Es wurde bereits betont, sei aber wegen seiner Bedeutung wiederholt: *Krankheit ist eine Abstraktion, konkret sind nur die Kranken!* Schon Osler meinte, daß „zu viele Ärzte Krankheiten und Kranke verwechseln". Jeder Kranke ist in diesem Sinne etwas Einmaliges, so nie Dagewesenes, so nie Wiederkehrendes" [224]. Abstraktion bedeutet immer, einige spezifische Merkmale des Einzelfalles wegzulassen, schrieb Murphy [1400]. Diese Auslassungen variieren von Fall zu Fall und je nach Fragestellung. Oder Bock [156]: „Krankheit spielt sich nicht als Lehrbuchkrankheit ab, sondern gestaltet sich zur individuellen, personalen Krankheit". Mainzer [1275] sprach schon 1925 von Krankheiten als „Kollektivbegriffen", d.h. dem Gemeinsa-

Tabelle. 1.10. Kurze Geschichte der Nosologie unter diagnostischen und therapeutischen Gesichtspunkten

Periode	Entwicklung von	
	Diagnostik	Therapie
1450–1750	Spekulationen	Spekulationen
1750–1850	Methoden unmittelbarer Untersuchung	(Sektionsbefunde!)
1850–1900	Ausbau der Diagnostik	Therapeutischer Nihilismus
1900–1950	Weitere apparative Fortschritte	Erste kausale Therapie
1950–2000	Automation	Überbehandlung
	Expertensysteme	Breit deckende Medikamente
	Computereinsatz	

men der durch sie betroffenen Einzelverläufe. So gesehen sind Krankheitsbezeichnungen *Kategorien*. Jede Form von Kategorisierung führt zu einem gewissen Informationsverlust (Haisch [770]). Allerdings ist für Koller [1096] lehrbare Erfahrung grundsätzlich nicht eine Einzelbeobachtung, sondern nur die immer wieder bestätigte Regelhaftigkeit des Geschehens.

So macht es nur die *Abstraktion vom Einzelfall* möglich, mit Krankheitsentitäten – in neuer Nomenklatur mit „nosographischen Einheiten" – umzugehen. Ja, nur bei der Einordnung in nosographische Einheiten können wir das Individuelle des einzelnen Kranken verstehen und berücksichtigen, ohne ins Uferlose zu geraten. Stachowiak [1875] meinte gleichsinnig, daß als Gegenstand der Wissenschaft nur das Allgemeine (z.B. eine Krankheitseinheit, Verf.) gelten kann. Eine Wissenschaft des Akzidentellen gibt es nicht (z.B. der Besonderheiten eines Kranken, Verf.). „Das Akzidentelle mag zwar als Tatsächliches und Wahres vorkommen, aber weder immer noch mit Notwendigkeit…" (Stachowiak [1877]). Abstraktion erfordert mit Loew [1228] eine gewisse Zahl von Beispielen, von denen abstrahiert werden kann. Die *Ähnlichkeit* wird zur Grundlage von Wissenschaft! Abstraktion bedeutet nach

Husserl [929] ja nichts anderes als eine kategoriale Form der Wahrnehmung. Nach Wieland [2125] hat sich das vor allem von Sydenham entwickelte ontogenetische oder abstrakte Krankheitskonzept allen Einwänden zum Trotz erhalten, ja weiter entwickelt. Zu einer ähnlichen Meinung kam Murphy [1400], nach dem die Schwierigkeit der Trennung von „gesund" und „krank" eine starke Versuchung bedeutet, abstrakte Definitionen zu gebrauchen. Auch nach Fabrega [502, 503] nimmt bei den Industrienationen mit zunehmender Automatisierung die Abstraktion immer mehr zu. Dies geschieht trotz aller berechtigten anthropologischen Gegenbewegungen (s. auch Kap. 3).

Abstraktion gilt für unseren eigenen Gebrauch, z.B. für Prognose- und Therapiewahl, für den Vergleich mit dem in unserem Gedächtnis gespeicherten oder in der Literatur (einschließlich elektronischer Disketten) niedergelegten Wissen. Nur weitgehend identische Begriffe gestatten die Kommunikation mit den Kranken und ihren Angehörigen, mit den Versicherungsträgern, in Rechtsfällen. Krankheitsbezeichnungen müssen allgemein verständlich, durch Konvention definiert und für Kommunikation verfügbar sein. Alles andere führt in eine babylonische Sprachverwirrung. Der Kommunikation dienen ja auch die internationalen Diagnoseschlüssel.

Ihnen entsprechen die durch internationale Kommissionen der WHO u.a. festgelegten Krankheitsschlüssel, z.B. die ICD (International classification of diseases), bei Abfassung dieses Buches erschienen in 10. Fassung von DIMDI. Derzeit wird überwiegend noch ICD-9 von 1986 verwendet [934]; die Einführung der ICD-10 ist wegen vieler Einwände als „Muß" verschoben worden und wird bei seinem Inkrafttreten (1997?) vielleicht mit Modifikationen erfolgen.

Merksätze

> Je weiter eine Diagnose (d.h. die Feststellung einer Krankheitsentität) gefaßt ist, umso eher ist sie richtig.
>
> Je enger eine Diagnose gefaßt ist, umso mehr eröffnet sie die Möglichkeit gezielter Prognose und Therapie – aber umso größer ist auch die Möglichkeit eines Irrtums.

R. Koch [1079, 1081] meinte zu den weitgefaßten Diagnosen: „solche Krankheitsbezeichnungen sind oft richtig, aber nicht die richtigen Diagnosen". Dabei steigen mit der Einengung der Diagnose gewöhnlich die Brauchbarkeit, die Möglichkeit zu irren, der technische Aufwand…

Bei einer verbreiteten Erkältungskrankheit ist der (populäre) Ausdruck „Grippe" meist richtig; „Fieberhafte Bronchitis" erfordert eine Untersuchung, die Diagnose einer „Pneumonie" meist eine Röntgenuntersuchung, der Nachweis des Erregers z.T. aufwendige Laboruntersuchungen.

Zum Krankheitsbegriff formulierte Beautyman [91] demgegenüber ganz einfach: „Eine Abweichung von der Gesundheit, deren Erscheinungen entweder subjektiv oder objektiv (oder beides) bemerkt werden". Hoepker [906]

betonte die Abweichung von der Autoregulation: „Eine nicht optimale Sollwert-Einstellung des als Regelsystem verstandenen Organismus". Auch nach Ritchie [1608] können Krankheiten als Folge einer Fehlinformation angesehen werden. Aus der umfassenden Diskussion von Boorse [174, 176] faßt die folgende Übersicht stichwortartig die wichtigsten Kennzeichen zusammen:

1. Restriktion des physischen und/oder psychischen Wohlbefindens;
2. Behandlungsbedürftigkeit;
3. Abweichung von der statistischen Normaliät;
4. Schmerzen, Leiden, Unbehagen;
5. mangelnde Leistungsfähigkeit;
6. mangelnde Adaptation;
7. Störung der Homoiostase.

Wir sind uns dabei bewußt, daß die einzelnen Kriterien verschiedenes Gewicht haben und nicht unbedingt einer Krankheit gleichzusetzen sind. Boorse ging allerdings von seinem Gesundheitsbegriff [175] als der Abwesenheit von Krankheit aus. Auch betonte Hess [870], daß man heute statt eines *statischen Krankheitskonzeptes* mehr die Verläufe, also ein *dynamisches Konzept* verfolgen sollte. Im Sinne der von ihm herausgestellten Komplexität hält K. Mainzer [1276] Krankheit für einen komplexen Zustand in einem nicht linearen System von hoher Empfindlichkeit (s. auch 1.3.4). Im Rahmen der Chaos-Theorie (s. 1.3.4) haben auch die (insgesamt seltenen, aber exemplarischen) „dynamischen Krankheiten" neue Aufmerksamkeit erfahren. Mackey und Milton [1264] trennen dabei in

1. periodisch auftretende Krankheiten;
2. irregulär auftretende Krankheiten;
3. dynamische Störungen mit Verschwinden eines normalen Rhythmus oder Auftauchen einer neuen Periodik bis hin zum Chaos.

Murphy [1400] unterscheidet 3 Arten von Krankheiten:

1. Manifestation einer Adaptation an Gefahren oder Noxen, d.h. veränderte Homoiostase.
2. Perversion einer normalen Homoiostase (Beispiel: RR-Anstieg zur besseren Hirn- oder Nierendurchblutung).
3. Völlige Anarchie.

Einen anderen Aspekt von Krankheit finden wir bei der (psychosomatisch ausgerichteten) „Berne Group" [118]. Danach entspricht Krankheit oder Kranksein „einer inadäquaten Bedeutungsverteilung und einer entsprechend fehlgeleiteten Nutzung von Erfahrungen und Gelegenheiten, die einer Person oder einem Organismus zur Verfügung stehen".

Engel [470, 475] hat gegenüber den genannten, einerseits historisch bedingten, andererseits fortwirkenden Krankheitsbegriffen Krankheit getrennt in ein reduktionistisches (s. auch 2.4) und ein exklusionistisches Krankheitskonzept. In unserer Sicht stehen sich eher 3 solche Konzepte gegenüber, wobei jedes in seinem Sinne berechtigt ist:

- biographisches Konzept,
- ontologisches Konzept,
- operationales Konzept.

Halten wir Normalität (grob) definiert für die Fähigkeit eines Organismus, die Belastungen des täglichen Lebens zu ertragen, so bedeuten umgekehrt Krankheiten und Syndrome (s. unten) eine Minderung der Toleranz oder des Gleichgewichts gegenüber inneren und äußeren Belastungen. Demgegenüber haben Engel (s. oben) sowie von Uexküll und Wesiak (1992) auf ein „bio-psycho-soziales Konzept" abgehoben. Eine sehr allgemeine Definition lautet: „Eine *Krankheit* ist eine Gruppe

in sich gleichartiger abnormer Erscheinungen, von einheitlicher und bekannter Ursache, von anderen abgrenzbar."

Merksatz

> Mit Engelhardt [478 u.a.] halten wir das Konzept der Krankheit für einen (bewährten, Verf.) Versuch, Konstellationen von Symptomen, Befunden, Daten für die Zwecke der Erklärung sowie der Prognose und Behandlung zusammenzufassen. Sie sind der Erfahrung zugänglich.

Riese [1604] sowie Rothschuh [1637] haben – mit jeweiliger Kritik – historische Krankheitskonzepte beschrieben. Wir bringen nach diesen Autoren eine verkürzte und modifizierte Form, da sie als ganzes verschiedene Arten erkennen lassen und das Verständnis der Krankheiten erleichtern.

1. *Historisches oder hippokratisches Krankheitskonzept:* es berücksichtigt besonders die Zeit und die Prognose.
2. *Naturhistorisches Krankheitskonzept* (Baglivi): es versucht, bereits Typen (ungeachtet individueller Varianten) herauszuarbeiten.
3. *Physiologisches oder galenisches Krankheitskonzept:* es relativiert die Unterschiede von gesund und krank und stellt die Empirie der jeweiligen Erscheinungen in den Vordergrund.
4. *Anatomisches Krankheitskonzept,* reichend von Morgagni bis Virchow. Sein Schwerpunkt liegt auf strukturellen geweblichen oder zellulären Veränderungen.
5. *Ätiologisches Konzept,* stark an aristotelische Begriffe, wie die causa materialis, efficiens, formalis, finalis angelehnt, mit deutlicher

Konsequenz, vor allem für die Therapie.

6. *Soziales Konzept*, das die Krankheitsursache und Heilung im jeweiligen sozialen Milieu sucht.

7. *Psychologisches Konzept*, das Riese [1604] besonders der von Freud und seinen Schülern betriebenen Psychoanalyse zuordnet (s. auch 1.6).

8. *Ontologisches Krankheitskonzept*, das mit Sydenham [1624–1689] einen Höhepunkt erreichte und sich für die Mehrzahl der heutigen Ärzte mit einem empirischen Krankheitsbegriff verbunden hat.

9. *Biographisches Krankheitskonzept*, wie es in Deutschland vor allem die Schule V. v. Weizsäckers gepflegt hat. Nach Viktor v. Weizsäcker [2081, 2085] zeigt die Krankheit an, daß im Leben des Betroffenen etwas so ist, wie es nicht sein sollte.

10. Das genannte *„bio-psycho-soziale Konzept"* von Engel (s. oben) kommt den Polen von Anthropologie und moderner Technologie am besten entgegen. Natürlich fehlt es auch nicht an Kritik, so z. B. der Meinung, es handle sich letztlich um ein bio-medizinisches Konzept, aufgefüllt mit etwas „common sense".

11. *Metaphysische Konzepte* erinnern an primitive oder frühere moralische Konzepte (Krankheit als Folge einer Sünde oder übernatürlicher Einwirkung). Sie finden nach Riese (s. oben) einen gewissen Niederschlag in modernen anthropologischen Deutungen und in der Akzeptanz des Leidens. Sie haben in unserer säkularisierten Welt Beziehung zu Staat oder zur Gesellschaft.

Von den *modernen Deutungen* stammt die zwar etwas komplizierte, aber wohl am meisten benutzte Definition von Scadding [1676]: „Die Summe erworbener Phänomene, die von einer Gruppe von Lebewesen geboten wird in Verbindung mit einem gemeinsamen Merkmal oder einem Satz von Merkmalen, durch die sie von der Norm ihrer Spezies abweichen, indem sie dadurch einen biologischen Nachteil haben…"

Viele erhoffen sich von der *Molekularbiologie* eine Lösung der Krankheitsdefinition. Sie wird wohl einige Fragen weiter erhellen; sie dürfte aber an den geschilderten prinzipiellen Fragen nichts ändern, mit anderen Worten: sie wird verfeinern, aber nicht ablösen. Autoimmunerkrankungen sind abnorme Reaktionen des Individuums auf seinen eigenen Genotyp; Infektionen sind Interaktionen des Erregers mit Idiotyp des Befallenen (Copeland [297]).

In Anlehnung an Engel [474, 1384] geben wir eine *eigene Definition des Krankheitsbegriffes*, wie wir ihn über Jahre nicht mehr zu ändern brauchten: „Eine oder mehrere Erscheinungen, die eine Abweichung vom physiologischen Gleichgewicht (Homoiostase) anzeigen und durch definierte endogene oder exogene Noxen verursacht werden. Sie können durch den Schaden selbst, durch Abwehr- oder Kompensationsmechanismen bedingt sein."

Sie entspricht letzten Endes einem operationalen oder kybernetischen Prinzip. Krankheitssymptome sind Äußerungen der natürlichen Rückkopplung, die entweder ungenügend oder zu stark wirksam sind. Damit begegnen wir auch dem Krankheitsbegriff Meyer zu Schwabedissens [1348] „Krankheit ist ein Vorgang der Genesung". Dieses Instrument kann allerdings durch zu geringe oder zu starke Reaktion den Organismus nicht genesen lassen, sondern zum Tode führen.

Abbildung 1.36 zeigt verschiedene Stufen der Gliederung von Krank-

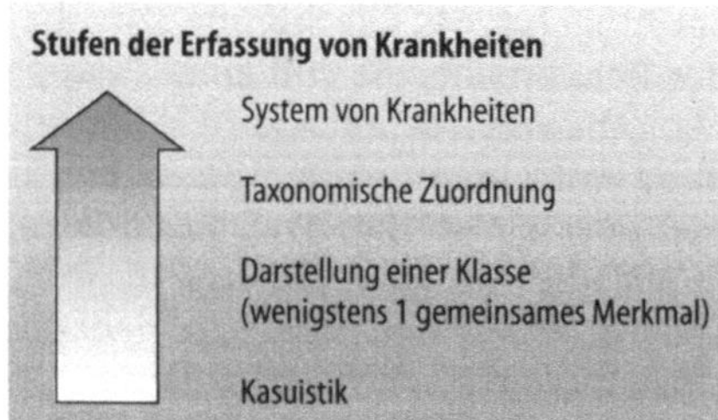

Abb. 1.36. Vom Einzelfall (Kasuistik) zum Syndrom bzw. zur Krankheit

heiten von der einfachen Kasuistik bis zur nosologischen Systematik.

1.5.3.3
Vokabular und Verlauf von Krankheiten

Krankheit hat verschiedene Abstufungen, zu denen wir unter Hinweis auf die für diesen Abschnitt wesentliche Darstellung eine Klassifikation bringen:

Zunächst ist zu unterscheiden zwischen *akuten*, (abgesehen von jahreszeitlich-typischen Häufungen) zeitlich unabhängigen und *chronischen Krankheiten:*

Chronisch = Gegensatz zu akut, subakut
Entstehung = langsam sich entwickelnd
Verlauf = schleichend
Dauer = langwierig, langzeitig
intermittierend ⎫
rekurrierend ⎪ (anfallsartig?)
rezidivierend ⎬
komplizierend ⎭

Für letzere sind plötzlicher (dann meist fälschlich auf eine äußere Ursache bezogener) oder allmählicher Beginn charakteristisch und – neben dem Einsetzen – Remissionen, Rezidive oder Schübe. Chronische zu akuten Erkrankungen verhalten sich – je nach Definition – in unserer Erfahrung wie

etwa 6:1; bei aus den bereits in 1.1.3 genannten Gründen niedrigerer Inzidenz und höherer Prävalenz chronischer Krankheiten. Dieses Verhältnis dürfte mit zunehmender Überalterung in den Industrienationen noch zunehmen. Engelhardt [482] stellte sogar die Frage, ob die zunehmenden, individuell sehr verschiedenen, degenerativen Veränderungen jenseits des Reproduktionsalters als Krankheiten anzusehen sind oder nicht.

An anderen Stellen besprochen werden *Krankheitseröffnung durch falsche oder fehlgedeutete technologische Untersuchungen*, besonders bei Laborwerten (s. auch die Abschnitte bei 6.4 und Abb. 6.1). Hier helfen nur ein- oder mehrfache Kontrollen, evtl. auch technisch andere, aber in gleicher Richtung zu bewertende Untersuchungen. Auch kann die *Regression auf das Mittel* (s. 5.8.3) bei mehrfachen Bestimmungen einen einmaligen Wert im pathologischen oder Grenzbereich dem wahren Wert annähern (Beispiel: Blutdruck!). Wie wir in den 1.1.1, 1.5.2.1 und 6.5 ausführen, gibt es zunehmend klinisch Gesunde, die an einem Laborwert leiden und schlimmes erwarten. In den meisten Fällen handelt es sich um falsche Bestimmungen aus verschiedenen Gründen (siehe auch 6.4 und 6.5). Der Arzt tut gut daran, den Kranken zu beruhigen und bald oder in gewissen Abständen den Befund zu kontrollieren – im Sinne der unter 1.5.2.3 hervorgehobenen Trichotomie. Wir haben aber auch Fälle erlebt, in denen mehrjährige Beobachtungen, zum Teil mit wochenlanger stationärer Untersuchung in mehreren Universitätskliniken, einen abnormen Befund, z.B. eine mittelstark beschleunigte Blutkörperchensenkung oder rezidivierendes Fieber, nicht in eine „Diagnose" auflösen konnten. Deshalb kann die Skala der Leistungsfähigkeit auch eines Fächers von Methoden nicht 100 % erreichen.

Gewissermaßen das Gegenbeispiel sind *lanthanische* (vom griechischen lanthanein = Verborgen sein) *Krankheiten* im Sinne von Feinstein [514, 531]. Dazu gehören krankhafte Laborbefunde noch ohne klinische Erscheinungen, die schon längere Zeit als eine Art von „*Formes frustes-Krankheiten*" vorausgehen oder auf diesem Niveau bestehen bleiben. Dazu gehören unspezifische *Allgemeinsymptome*, die wir an anderer Stelle aufgezählt haben (s. 6.1), und die einer Krankheit um Monate oder Jahre vorausgehen können (*prämonitorische Zeichen*). Toon [1966] empfahl umgekehrt abnorme Befunde ohne subjektive Beeinträchtigung des Trägers als „Anomalien" oder „Varianten" einzustufen.

Mit „*bedingt gesund*" hatte Katsch (Lit. bei [820]) schon früher seine gut eingestellten Diabetiker bezeichnet. F. Hartmann [815, 820] hat diese Bezeichnung wieder aufgegriffen und erweitert. Darunter sind Menschen zu verstehen, die entweder medikamentös oder physikalisch gut eingestellt sind und in erscheinungsfreien Intervallen leben, also zum Zeitpunkt der Untersuchung sich subjektiv wohlfühlen und evtl. auch keine objektiven Erscheinungen bieten (z. B. nach Operationen, nach einem oder wenigen epileptischen Anfällen oder Herzrhythmus-Störungen, bei einheimischer Sprue unter glutenfreier Kost). Die Übergänge zu den chronischen Krankheiten oder Syndromen sind fließend. Alle diese Formen spielen in der Praxis eine weit größere Rolle als im Schrifttum, das sich vorzugsweise mit Vollbildern beschäftigt. Noch mehr gilt dies für die „*Nicht-Kranken*" und „*Nicht-Gesunden*", ein scheinbar paradoxes Phänomen.

„*Nicht-Krank*" (Non-diseased) bedeutet nach Meador [1325] u. a., daß die Probanden in ihrem Erscheinungsbild Personen mit einer Krankheit ähneln, diese aber – mit modernen Methoden untersucht – nicht haben. Meist handelt es sich um Extremvarianten der Norm. Wie schon betont, wird deren Schwankungsbreite immer wieder unterschätzt. Dies gilt besonders, wenn man den Referenzbereich $M \pm 2 S$ zugrundelegt. Fließende Übergänge zeigen sich besonders im endokrinen Bereich, z. B. ungewöhnlicher Hochwuchs, ungewöhnlicher Minderwuchs, cushingoider, basedowider, addisonoider Habitus. Häufig stehen hinter solchen Erscheinungen genetische bzw. familiäre Besonderheiten ohne Krankheitswert (Familienanamnese oder -untersuchung). Sie beruhen oft auf einer *Überinterpretation* klinischer, biochemischer oder röntgenologischer Befunde. In der Radiologie gibt es dazu u. W. für das Skelett besondere Atlanten von Abnormitäten ohne Krankheitswert. Dazu gehört auch *einseitiges Fehlen* eines paarig angelegten Organs, z. B. einer Niere, das irgendwann bei einem Pyelogramm oder einer Sonographie entdeckt wird, oder röntgeno-

Merksatz

Möglicherweise irrtümliche Befunde bedürfen einer oder mehrerer Kontrollen. Grenzwertige Befunde werden leicht überinterpretiert bzw. ein atypischer Habitus fehlgedeutet. Moderne Methodik – einschließlich sog. Belastungstests – lassen eine Differenzierung zwischen gesund und krank mit den etwaigen Konsequenzen: Beruhigung – Beobachtung – Behandlung – fast immer zu. Wichtig ist die Entscheidung, ob eine nachgewiesene Funktionsstörung eines oder mehrerer Organe voll-, teilweise- oder nicht-kompensiert ist.

logisch das pulmonale Segment eines Lobus venae azygos, das irgendwann einmal entdeckt, nicht entdeckt oder fehlgedeutet wird. Wichtig ist die Entscheidung, ob die Funktionsstörung eines oder mehrerer Organe voll – teilweise – nicht kompensiert ist.

Störungen der Befindlichkeit. Hier liegen kleinere oder geringe, subjektive Abweichungen – meist ohne Krankheitswert – vor.

Lebensbedrohliche Krankheiten sehen wir meist auf Intensiv- oder Wachstationen der Kliniken bzw. auch im Notfalldienst. Diese Menschen waren noch vor über 50 Jahren zu 80–90 % verloren.

Auf einer eigenen internistischen Intensivstation verloren wir 1966–1973 während des dortigen Aufenthalts 18,5 % (insgesamt innerhalb von 6 Monaten ab Aufnahme 28,8 %), 1980–1986 12,1 % (innerhalb von 6 Monaten: 15,3 % der Kranken; Zahlen nach Markefka u. a. [1286]).

Viele Krankheiten würden zwar auch spontan heilen, die ärztliche Hilfe wirkt aber lindernd, beschleunigend, Komplikationen oder Chronizität verhindernd (s. auch 1.1). Eine ähnliche Abstufung gab Engel [475] mit „latent" – „grenzwertig" (borderline) – „erschöpfend" (debilitating) – „schwer" (s. auch. 1.5.3.7 Indices und Scores).

Mit Leiber [1187] nehmen wir derzeit etwa 10 000–20 000 Symptome und Befunde sowie 30 000–40 000 Krankheiten und Syndrome an, bei einer jährlichen Zunahme der letzteren von über 500. Sonneborn [1847] geht 1996 von ca. 30 000 Krankheiten aus, von denen z. Z. etwa ein Drittel kausal zu behandeln sei. Nach Immich [841] kennt die deutsche Sprache etwa 700 Ausdrücke, in denen Beschwerden mitgeteilt werden können.

Gerade in der inneren Medizin spielen Manifestationen an ganz verschiedenen Orten eine wesentliche Rolle. Bei

aller gegebenen Vorsicht, die durch die Willkürlichkeit der Zuordnung sich ergibt, fand Muysers [1403] an 1000 unausgewählten Kranken der Med. Univ.-Klinik Köln

- Erkrankung eines Organs: rd. 41 %;
- Erkrankung eines Organs mit evidenten Folgen an anderen Organen: rd. 32 %;
- primäre Systemerkrankungen: rd. 15 %;
- nicht sicher zuzuordnen: rd. 12 %.

Für die im Deutschen ziemlich einheitlich gebrauchten Ausdrücke wie „Krankheit" und „Leiden" gibt es im Englischen eine ganze Anzahl von Ausdrücken wie „ailment, disease, illness, morbus" (s. dazu u. a. Taylor, [1946]). Soweit wir sehen kommt – bei nicht immer scharfer Trennung – der Ausdruck Krankheit (Dis-ease) mehr objektiv nachweisbaren Störungen zu. Krankheiten im Sinn von „illness" werden von den Betroffenen mehr subjektiv empfunden. Nach von Ferber [544] werden funktionelle Störungen, die beim Betroffenen einen beträchtlichen Leidensdruck hervorrufen können, im System der ärztlichen Spezialisierung leicht unterschätzt. Barondess [73] hält „illness" für ein rein anthropologisches Phänomen. Jores [975, 976] formulierte sogar in bewußter Überspitzung: je organischer ein Krankheitsprozeß ist, desto geringer die Zahl der Beschwerden, die er verursacht und umgekehrt (s. auch 1.6).

Völlig verschieden sind die *Einstellungen der Betroffenen zu einer Erkrankung.* Vor allem jüngere Patienten (mit meist leichteren Erkrankungen) betrachten die Krankheit als eine Störung, bei der Arzt – nach der Art einer Autoreparatur – Arbeits- und Genußfähigkeit so schnell wie möglich wieder herzustellen hat. Bei ernsthaft Erkrankten ist der Betroffene nach

Parsons [1448]: hilfebedürftig – fachlich inkompetent – emotional gestört. Demgegenüber handelt der Arzt: leistungsorientiert – funktionsgerecht – emotional neutral.

Kurz erwähnt seien *selbst induzierte Krankheiten* („factitious diseases"), denen K. D. Bock et al. [164] sowie Eckardt [429a] ausführliche Studien gewidmet haben (s. auch „Münchhausen-Syndrom" in 1.5.2). Nach unseren eigenen Erfahrungen hängen sie vom Kenntnisstand und den Zugriffsmöglichkeiten der „Patienten" ab. So haben wir multiple Blutungen bei nicht geschulten Menschen nur an den den Händen zugänglichen Stellen gesehen, bei Krankenschwestern generalisiert nach der Einnahme von Curaminderivaten. Andere häufig benutzte Mittel zur Vortäuschung von Krankheiten sind orale Antidiabetika (Hypoglykämien!) oder Abführmittel (Durchfälle, Elektrolytstörungen, Pseudo-Bartter-Syndrom). Dem klinisch-chemischen Nachweis pflegt bei einer emotionsfreien Aussprache meist auch das Geständnis zu folgen.

Die Reaktion der Organe ist meist und mehr bestimmt von ihrer Topographie, ihrer Grob- und Feinstruktur, ihrer Funktion, weniger von der Ursache.

So ist eine Hämaturie die monotone Antwort auf eine ganze Anzahl von Krankheiten, deren für Prognose und Therapie wichtige Ursache erst durch andere Methoden ermittelt werden muß. Ähnliches gilt für die Lebererkrankungen, für deren ursächliche Differentialdiagnose die sog. Leberfunktionsproben nicht allzuviel leisten. Schon Henning hatte treffend vom Ulcus als der „ganz einförmigen Antwort des Magens auf eine große Anzahl verschiedener Noxen" gesprochen.

Funktionsproben zeigen, besonders unter Belastung, die Restfunktion oder die Leistungsfähigkeit eines Organs an. Zur *Differentialdiganose der Ursachen* bedarf es überwiegend anderer Methoden (s. 1.5.3.6).

Syndrome und Krankheiten können spontan („natural history") oder unter dem Einfluß der Therapie einen anderen (meist, aber nicht immer!) günstigeren Verlauf nehmen. Tabelle 1.11 zeigt einige innere und äußere Faktoren, die den Krankheitsverlauf beeinflussen können.

Merksätze

- Krankheiten als singuläres Konzept gibt es – mindestens in der Praxis – nicht, wohl aber eine Summe von Definitionen, die den Krankheitsbegriff zusammen recht klar umschreiben.
- Zwischen krank und gesund sind zahlreiche Anomalien ohne Krankheitswert oder Extremvarianten der Norm angesiedelt. Sie werden meist unterschätzt oder führen zu Fehlurteilen.

Tabelle 1.11. Ursachen veränderter Krankheitsabläufe

Individuelle Veränderungen	Epidemiologische Veränderungen
Spontane Änderung der Noxe (Ursache) bzw. der Abwehr und Adaptation	Mutationen und Selektionen
Therapieinduzierte positive/negative Änderungen	Einflüsse und Prävention
Interferenz mehrerer Krankheiten oder Behandlungen	Einfluß der Lebensgewohnheiten
	Soziologische, ökologische, ökonomische Bedingungen

- Krankheiten sind Abstraktionen von der konkreten Begegnung mit Kranken, aber für Diagnose, Prognose, Therapiewahl, Kommunikation unerläßlich. Sie beruhen auf der Ähnlichkeit der Erscheinungen innerhalb von Kollektiven.
- Krankheit unterscheidet sich vom Syndrom durch eine einheitliche und bekannte Ursache.

1.5.3.4
Ätiologie und Pathogenese

Diese Begriffe sind objektiv schon schwer zu trennen, da es Grenzfälle und fließende Übergänge (s. auch Abb. 1.37) gibt. Manche Ärzte weichen einer Entscheidung mit dem vieldeutigen Wort der *Ätiopathogenese* aus. Sie sollten diesen griechischen Hendiadioin = sag' eines mit zwei Worten, wenigstens durch die lateinische „causa" oder die deutsche „Ursache" ersetzen.

Wir meinen gleichwohl, daß eine Trennung von Ätiologie und Pathogenese möglich und nützlich ist. Wir versuchen deshalb ohne Anspruch, anderen Einteilungen vorzubeugen, klare Abgrenzungen zu geben.

Unter *Ätiologie* verstehen wir – im Unterschied zur Pathogenese – die Hin-

tergrundursache, die Konditionierung durch einen oder mehrere Faktoren: Im Sinne der in dem Abschnitt 5.7 zu besprechenden Logik müssen die *ätiologischen Faktoren „notwendig und hinreichend"* sein, um ein Hindernis oder eine Grenze für die Kapazität der Systeme von Wachstum, Entwicklung, Anpassung zu bedeuten. Dazu gehören alle genetischen Effekte, ja konstitutionelle Anomalien, vor bestehende Krankheiten oder Schäden, abnorme Arbeits- oder Lebensgewohnheiten, abnormer Gebrauch von Genußmitteln oder von Medikamenten, mangelhafte, einseitige oder übermäßige Ernährung, seelische Spannungen im Innern und im Umfeld – kurz: alles das, was Selye [1808] seinerzeit zu seinem heute sehr abgegriffenen Ausdruck „Stress" zusammengefaßt hat. Nach Schaefer [1692] kann es – zusammengefaßt – nur 2 Arten von Ätiologie (von ihm als Risikofaktoren bezeichnet) geben: genetische Bedingungen und Umweltbedingungen. Für ihre Rolle in der Krankheitsentstehung müssen wir aber 2 Einschränkungen machen:

- Diese Faktoren bedürfen oft – nicht immer – zum Auftreten klinischer Erscheinungen einer Addition oder einer Art von „Zündung", die die

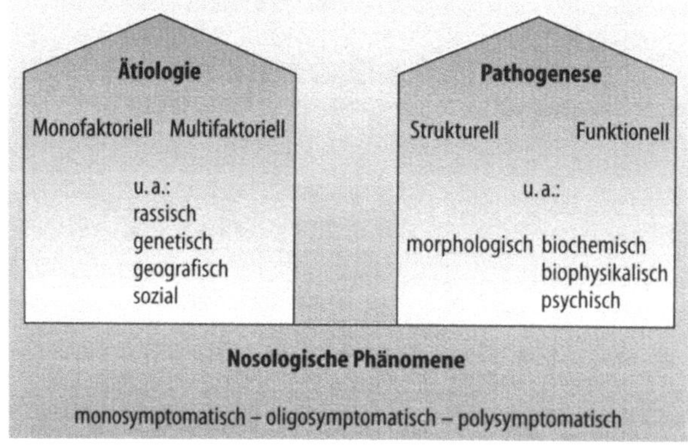

Abb. 1.37. Ätiologie und Pathogenese von Krankheiten

Bombe sozusagen zur Explosion bringt; eben der *Pathogenese.*

- Von schwersten Infektionen, chemischen Intoxikationen, mechanischen Traumen, Strukturschäden usw. abgesehen, bleibt fast stets eine kleinere Gruppe von Menschen gleicher Belastung ausgespart, wohl auf genetischer Grundlage.

Dies gilt z.B. für so sichere und anerkannte Zusammenhänge wie den Blasenkrebs der Anilinarbeiter oder den Lungenkrebs der Uranarbeiter.

Wir übersehen vor allem noch nicht genügend, insbesondere im sog. *„Major Histo-kompatibilitäts-Komplex"* (MHC), die Rolle für so variable Krankheiten wie die *Autoimmunerkrankungen.*

Die *Pathogenese*, der Auslöser, der Entstehungsmechanismus, bildet sozusagen die Brücke zu den klinischen Erscheinungen.

Beispiel: Vom häufigsten erblichen Defekt, dem Favismus oder dem Mangel an Glucose-6-Phosphat-Dehydrogenase sind etwa 100 Mio. Menschen betroffen (von ca. 0,1 % der nordischen Bevölkerung bis zu fast 50 % der sephardischen Juden [1231]). Bei den meist heterozygoten Trägern eines kranken Gens kommt es aber oft lebenslang nicht zu klinischen Erscheinungen (s. oben). Nehmen diese klinisch gesunden Probanden Malariamittel wie Primaquin oder die im Mittelmeerraum verbreitete Bohne Vicia fava (daher der Name: „Favismus") zu sich, so unterschreiten sie die kritische Schwelle des im Pentose-Phosphat-Shunt wichtigen Enzyms und entwickeln eine hämolytische Krise. Ähnliches gilt für die intermittierende hepatische Porphyrie, Typ 2, einen Mangel an Uroporphyrinogensynthetase [393], für die es eine ganze Anzahl „erlaubter" und „verbotener" (pathogenetischer) Medikamente gibt (s. z.B. Rote Liste).

Diese und viele andere Beispiele zeigen den Unterschied zwischen Ätiologie (in den genannten Fällen der genetische Defekt) und die Pathogenese (in den genannten Fällen die Einnahme eines Medikaments in sonst unschädlicher Dosierung). Nach Hauss

[833] beginnt jede Krankheit mit einer „unspezifischen Mesenchymreaktion", die in Organen oder Organsystemen anhalten oder den (fast) gesamten Organismus betreffen kann.

H. Schaefer [1692] hat sich in einem bemerkenswerten Beitrag über die Rolle der Risikofaktoren zu einer *Schwellenwert-Theorie* bekannt, die wir mit der Pathogenese verbinden möchten.

In gleiche Richtung zielt seine neue Studie über „schwache Wirkungen als Cofaktoren" [698a]. Eine umfassende Darstellung pathogenetischer Faktoren findet man u.a. bei Cottier [299].

Wenn wir die pathologische Anatomie, Physiologie und Biochemie durchforsten, so gibt es zweifellos Mischformen und Relativierungen. Wir sollten darum wenigstens den Versuch einer Differenzierung machen oder (schlechter) auf den alles deckenden Begriff der Ursache (causa) ausweichen.

1.5.3.5
Syntropie und Dystropie

Motto

„Que les maladies isolées existent plus souvent sur le pages des manuels de médicine que dans la vie…"
(„daß die isolierten Krankheiten auf den Seiten der Lehrbücher eine viel größere Rolle spielen als im tatsächlichen Leben…"
(S. Minor, zit. nach Curtius [320])

Definitionen, Häufigkeit. Von einer Krankheit zu sprechen, ist bei fast der Hälfte der Kranken mit mehr als einer Diagnose eine Teilaussage. Mehrere Störungen betreffen besonders einerseits das Kindesalter, vor allem aber das Greisenalter (s. auch Abb. 1.5) bis hin zur Multimorbidität (auch als Todesursache!). Das „überzufällige" Zusammentreffen mehrerer Krankheiten, d.h. eines häufigeren gemeinsamen

	Typus	Vorgang	Charakterisierung der genetischen Beeinflussung		Typus	Vorgang	Charakterisierung der genetischen Beeinflussung
1	A ↓ B	A fördert B	direkte Simultan-Syntropie	11	A ↓ X ↓ B	A fördert X und X hemmt B	indirekte Simultan-Dystropie
2	A ↑ B	B fördert A		12	A → B	A fördert B, das aber erst nach einer Latenzzeit manifest wird	direkte Sukzessiv-Syntropie
3	A ↑↓ B	A fördert B und B fördert A		13	A ↓ X ⇨ B	A fördert X und X hemmt B Virusinterferenz; X = Interferon	indirekte Sukzessiv-Syntropie
4	A ↓ B ↓ C	A fördert B und B fördert C		14	A ↓ X ⇨ B ⇨ C	A fördert X und X hemmt B und C nacheinander	
5	A ↙↘ B C	A fördert B und C gleichzeitig		15	A ↓ B → C	A fördert B und B fördert C nach einer Latenzzeit	gemischte direkte Simultan-Sukzessiv-Syntropie
6	A ↓ B ↓ X ↓ C	A fördert B und B fördert X und X fördert C	gemischte direkte und indirekte Simultan-Syntropie	16	A ↓ B ↓ X ⇨ C	A fördert B und B fördert X und X hemmt C nach einer Latenzzeit	gemischte direkte und indirekte Simultan-Sukzessiv-Syn- und Dystropie
7	A ↓ X ↓ B	A fördert X und X fördert B	indirekte Simultan-Syntropie	17	X ↙↘ A B	X fördert A und B gleichzeitig. Da X unbekannt ist, besteht eine scheinbare Förderung von B durch A	Schein-Simultan-Syntropie
8	A ↑ X ↑ B	B fördert X und X fördert A		18	X ↙↘ B A	X fördert A und hemmt gleichzeitig B. Da X unbekannt ist, besteht eine scheinbare Hemmung von B durch A	Schein-Simultan-Dystropie
9	A ⇩ B	A hemmt B	direkte Simultan-Dystropie	19	A A ↙↘ X	A fördert X und X hemmt A. Immunisierungs- und Selbstheilungsvorgang; Autointerferenz?	sukzessive Autodystropie
10	A ⇧ B	B hemmt A		20	A B oder A B	A und B haben keine direkte Beziehung zueinander, ihr simultanes oder sukzessives Auftreten erfolgt rein zufällig und ohne inneren Zusammenhang	Neutropie

Zeichenerklärung: → Förderung ⇨ Hemmung A Manifestation Ⓐ ausbleibende Manifestation

Abb. 1.38. Formen der Syntropie und Dystropie. (Nach Leiber 1970 [1183])

Vorkommens als es der Prävalenz jeder Störung im Bevölkerungsdurchschnitt entspricht, bezeichnet man seit Pfaundler und von Sehrt ([1485, 1800] sowie Lange [1162]) als *Syntropie*, ihr nach dem Durchschnitt jeder Störung allein selteneres Zusammentreffen als *Dystropie*.

Wenn Syntropie (wie es gelegentlich in der Literatur anzutreffen ist) als Oberbegriff benutzt wird, so spricht man von positiver bzw. negativer Syntropie. Beide Ereignisse können gleichzeitig oder als Folgezustände auftreten, so daß sich als Basis eine Viergliederung ergibt: *Simultansyntropie, Simultandystropie, Sukzessivsyntropie, Sukzessivdystropie* [1183]. Eine klare, noch mehr in die Praxis wichtiger Details gehende Einteilung zeigt Abb. 1.38 nach Leiber [1183].

Merksatz

Überdurchschnittlich häufiges Zusammentreffen von 2 Krankheiten ist als Korrelation zu betrachten, die größere Zahlen und vergleichbare Kollektive erfordert. Beide gegeben, ist Syntropie verdächtig auf einen kausalen Zusammenhang, aber für sich noch nicht beweisend.

Es gibt auch Pseudosyntropien, z.B. durch Alter, Geschlecht, Rasse, Lebensgewohnheiten oder Zusammenleben.

Ursachen von Syntropie und Dystropie. Mit den oben genannten Einschränkungen kann ein kausaler Zusammenhang bestehen. Dieser wurde gerade in jüngster Zeit durch genetische Untersuchungen (z.B. Chromosomenanomalien) bei verschiedenen Syndromen belegt, z.B. das überdurchschnittlich häufige Auftreten einer akuten Leukämie bei Down-Syndrom. Leiber [1183] führt tabellarisch eine (heute zu ergänzende) Anzahl von Beispielen der häufigeren Syntropie und der selteneren Dystropie an. Kausale Dystropien sind schwierig nachzuweisen und zunächst nicht anzunehmen bei sehr seltenen (zu kleine Zahlen!) Ereignissen, bei der jedem Arzt aus der Praxis geläufigen *„Duplizität der Fälle"*, ebenso wie bei in der Gesamtbevölkerung ohnehin stark verbreiteten Krankheiten (z.B. Arteriosklerose, Hypertonie, Diabetes mellitus), schließlich (mit zunehmender Lebens- und damit Krankheitserwartung) in hohem Alter (Nachweis allenfalls durch große Kollektive gleichen Alters, Geschlechtes usw.).

Wenn man unter *Syntropie* 2 oder mehr prima vista voneinander unabhängige Ereignisse oder Prozesse versteht, so sind sie von den in der Praxis häufigeren, aber verschieden manifestierten Entitäten zu trennen:

- Auswirkung der Grundkrankheit auf Funktion und Struktur anderer Organe.
- Gemeinsame Pathomechanismen, z.B. Immunreaktionen des Gefäßbindegewebes mit verschiedener Lokalisation der ontogenetisch nahe verwandten Blutplättchen und der Gefäßintima. Für die praktisch wichtigste positive Syntropie, bei Hochdruck und Diabetes mellitus bzw. Hyperlipidämie, wird neuerdings ein kausaler Zusammenhang in Form verminderter Insulinansprechbarkeit der Zellen und konsekutiver Hyperinsulinämie angenommen (s. auch 1.5.3.2).
- Einfluß von Medikamenten, die wegen des Grundleidens gegeben wurden.

Beispiel: Trockener Husten bei der Einnahme von ACE-Hemmern.

Hamperl [794] sowie Lange [1163] haben 6 *wesentliche Ursachen von Syntropien* zusammengefaßt.

1. Nervöse Verknüpfungen (indirekt-reflektorisch) bei Erkrankungen anderer Organe oder direkt durch Schäden des zentralen oder autonomen Nervensystems;
2. Humorale, besonders hormonale Wirkungen, einschließlich sog. paraneoplastischer Syndrome durch hormonähnlich wirksame Peptide;
3. Stoffwechselstörungen, z.B. mit arteriosklerotischen Organveränderungen;
4. Veränderter Immunstatus, zu denen besonders auch die Wechselwirkungen zwischen verschiedenen Virusinfektionen gehört;
5. Krebs als 2. Krankheit (z.B. in chronisch oder rezidivierend entzündeten Geweben, nach Chemo- oder Strahlentherapie, Leberkrebs nach Leberzirrhose);
6. durch Traumen, Operationen, Strahlen, Medikamente, Schock ausgelöste Zweitkrankheiten.

Multimorbidität. Mit zunehmendem *Alter* steigt die *Multimorbidität* (Polypathie). So kamen Modelmog et al. [1370, 1371] unter 80–90jährigen bei rund 95 % der Männer bzw. bei rd. 89 % der Frauen auf 2 oder mehr gravierende Diagnosen, bei beiden Geschlechtern in über 50 % voneinander unabhängig. Häufig handelte es sich um degenerative Erkrankungen der Gefäße, des Bewegungsapparates oder der Sinnesorgane, deren wechselseitige Beeinflussung im Sinne einer *Interferenz* sehr verschieden ist.

Klinische Bedeutung. Mit oder ohne ursächliche Verknüpfung können Zweit- und Drittkrankheiten das Erscheinungsbild einer Krankheit verändern und damit zu Fehldiagnosen führen. Dazu gehören einerseits zusätzliche Befunde, die für das Grundleiden nicht typisch sind, andererseits, besonders im hohen Lebensalter, blande oder oligosymptomatisch verlaufende Erkrankungen.

Beispiel: Typisch sind die bei Betagten oft jahrelang (ohne eingreifende oder bei nur milder Behandlung) gutartig verlaufende (ein klinischer Begriff!) unreifzellige (ein morphologischer oder zytochemischer Begriff!) Leukämie, auch manche Karzinome.

Nicht minder wichtig sind *Einflüsse auf die Prognose*, wie etwa durch vorbestehenden Diabetes, Leber-Nieren- oder Herzinsuffizienz. Eine rheumatoide Arthritis mit ihrer aktivierenden Wirkung auf das Immunsystem kann den Verlauf anderer Erkrankungen günstig beeinflussen, aber auch durch einen Zusammenbruch der Abwehrmechanismen zu ungünstigen Verläufen führen.

Hinsichtlich der *Therapie* sind Zweitkrankheiten zunächst im Sinne des „Primum nil nocere" zu berücksichtigen. Die Interferenzphänomene bei Infektionskrankheiten waren letztlich der Anstoß zu den heute weitgehend charakterisierten und breit angewandten Interferonen. Gerade das letzte Beispiel zeigt aber, daß wir therapeutisch noch zu wenig über die wechselseitige Beeinflussung von Zweit- oder Drittkrankheiten wissen und in den letzten Jahren damit vermutlich ebensoviel geschadet wie genützt haben. Diese Gefahr nimmt mit zunehmender Spezialisierung unter Berücksichtigung nur des jeweils „eigenen Organs" zu.

Merksatz

Das Zusammentreffen mehrerer Krankheiten oder Syndrome hat kausale, diagnostische, prognostische und therapeutische Bedeutung. Die Mehrzahl dieser Syntropien – vor allem die zahlreichen degenerativen Erkrankungen des Skeletts im höheren Alter – hat keine kausale Bedeutung. Sie macht nur die Differentialdiagnosen schwieriger. Entscheidend ist die Interferenz, d.h. Art und Ausmaß wechselseitiger Beeinflussung. Was sich äußerlich oder von der Ursache her ähnlich ist, kann der Bedeutung und Funktion nach höchst unterschiedlich sein. Homologie ist nicht Analogie!

1.5.3.6
Struktur und Funktion

Obwohl sich im Krankheitsbegriff Struktur und Funktion verbinden, werden diese wichtigen Grundbegriffe der Medizin in der Praxis immer wieder verwechselt. Wie wir schon wiederholt ausführten (z. B. 1.1.1), muß unser Ziel die kausale Behandlung sein, d.h. die Beseitigung der verursachenden (exogenen oder endogenen) Noxen.

Wie schon betont (1.5.3.3), ist die Antwort der Organe auf krankmachende Schädigungen relativ einförmig – abhängig von Topographie, Feinbau und Funktion. Zwar beginnt nach von Bergmann [115] sowie von Uexküll [1991, 1992] eine Krankheit – von Traumen abgesehen – nicht mit einem Strukturschaden, sondern als *Funktionsstörung*, als deren Folge ein *Strukturschaden* entstehen kann, aber nicht muß. Dieses Konzept wird wissenschaftstheoretisch durch die Molekularbiologie (z. B. Karzinogenese) und in der Praxis relativiert, indem oft zuerst strukturelle Veränderungen unseren modernen Methoden zugänglich sind. Grosso modo kann man die daher meist mit klinisch-chemischen oder radio-chemischen Methoden erbrachten Befunde als unerläßliche Beiträge betrachten:

- Sie zeigen die prognostisch bedeutsame Restfunktion des erkrankten Organs an.

- Sie beziehen sich meist auf die Gesamtleistung dieses Organs, indem intakte, geschädigte oder ausgefallene Funktionseinheiten zusammen das Ergebnis, sozusagen die „Summe unter dem Strich", ausmachen.
- Von einem gewissen Schweregrad an neigen die Veränderungen zu eigengesetzlichem Fortschreiten, auch wenn die Ursache nicht mehr fortbesteht.

Beispiele: Niereninsuffizienz, Aortenklappenfehler, Cor pulmonale bei medikamentös ausgelöster Arteriitis pulmonalis oder nach rezidivierenden kleineren Lungenembolien.

- Funktionsproben besagen oft nichts oder wenig über die Ursache, die zu dieser Funktionseinschränkung geführt hat – häufig nicht einmal darüber, ob es sich um einen Restzustand, um eine sog. *Defektheilung* oder ob es sich um einen *aktiven, floriden Prozeß* handelt. So werden immer wieder ganze Serien von Leberfunktionsproben eingesetzt, die als solche kaum erkennen lassen, ob es sich z.B. um eine chronisch-persistierende (nicht behandlungsbedürftige), um eine chronisch-aggressive (behandlungsbedürftige) Hepatitis oder um eine der zahlreichen anderen Erkrankungen der Leber handelt. Nierenfunktionsproben zeigen nicht oder nur beschränkt an, ob eine Glomerulonephritis, eine Pyelonephritis oder eine Kollagenose Ursachen der Minderleistung war oder ist. Auch hier ist das Alter der Erkrankung mit Funktionsproben oft schwer zu bestimmen.

Wie so oft in der Medizin, bedürfen diese scheinbar apodiktischen Aussagen der Relativierung. Auch gibt es eindeutige Ausnahmen. Wiederum sind die Organe Leber und Niere Musterbeispiele:

Aus einer geschickten Prüfung der Partialfunktionen der Leber erhält der Kliniker mindestens Hinweise (nicht mehr!) auf die vermutete Ursache. Die verschiedenen Clearance-Methoden zeigen an der Niere die mehr tubuläre oder mehr glomeruläre Lokalisation des Schadens an, ohne etwa bei einer interstitiellen Nephritis deren Ursache zu kennzeichnen.

Oft sind zusätzliche radio-immunologische oder radio-chemische Verfahren hilfreich. In seltenen Fällen können Hormonbestimmungen (besonders seitengetrennt im abfließenden Venenblut) differentialdiagnostisch weiterhelfen, die die Diagnose einer Über- oder Unterfunktion bereits sichern, ja sogar die betroffene Seite lokalisieren. Sie versagen aber meist bei den Alternativen: *Karzinom? Adenom? Hyperplasie?* Bei den endokrinen Überfunktionen entfallen bei der Nebenniere im Durchschnitt 50–70% auf eine diffuse Hyperplasie, 30–40% auf eines oder mehrere Adenome, 1–5% auf Karzinome. Im Darm handelt es sich überwiegend um Malignome.

Eine Mittelstellung zwischen kausaler und funktioneller Diagnostik nehmen die Radiologie und die Nuklearmedizin ein. Um nur ein ganz einfaches Beispiel zu nennen: bei der Untersuchung des Dickdarms achtet der Röntgenologe ebenso auf morphologische Veränderungen (wie Karzinome, Polypen, Divertikel usw.), wie auf den Funktionsablauf (lebhafte, normale, träge Peristaltik).

Diese Ausführungen sollen zeigen, daß – mit Einschränkungen – *Funktionsproben meist wenig zur kausalen Differentialdiagnose* beitragen. Diese sind und bleiben eine *Domäne der Morphologie*, vor allem seit ihrer Ergänzung durch mikrobiologische Spezialfärbungen, durch die Einführung der Immunhistologie und der monoklonalen Antikörper (s. auch [284]). Dabei zieht der Pathologe freilich mit Recht die Histologie des ganzen Organs oder von Gewebsverbänden der Zytologie einer beschränkten Anzahl von bei Probepunktionen wahllos verstreuten Zellen vor. Verfahren wie die Durchflußzytometrie haben allerdings durch die DNS-Verteilung an vielen Zellen, besonders für die Unterscheidung von Entzündung und Malignität, Fortschritte gebracht. Je nach der klinischen Situation wird der Pathologe Operationspräparate, Probeexzisionen, Probepunktionen untersuchen. Hier gilt das über die Funktionsdiagnostik Gesagte fast umgekehrt: Fast immer wird sich eine kausale Diagnose stellen lassen, in Zweifelsfällen unter Einbeziehung der Bakteriologie, Virologie, Gewebekulturen, monoklonaler Antikörper mit nachfolgender Spezialfärbung, Elektronenmikroskopie u.a. Gerade die letztere hat mit Chromosomen – und DNS-Analysen, Einblicken in extrachromosomale Nukleinsäuren, Polymerase-chain-reaction, Aminosäurensequenzbestimmungen zahlreiche grobe (z.B. Deletion, Transscription) oder punktuelle *Mutationen als Krankheitsursachen* erkennen lassen. Wenn auch bei der Niederschrift dieses Kapitels noch die Forschung im Vordergrund steht, sind doch auch Anwendungen in der Praxis (z.B. bei der genetischen Beratung oder bei einer Schwangerschaft) teils schon Routine, teils in absehbarer Zeit zu erwarten. Nur mit Einschränkung, wenn überhaupt, wird sich aber der Pathologe zur verbliebenen Restfunktion eines Organs äußern können.

So benötigt der Kliniker beides: die *Funktionsdiagnostik*, zu der es heute für fast alle Organe eine kleinere Anzahl wesentlicher Kenngrößen gibt, läßt die verbliebene Funktion eines Organs beurteilen. Sie dient in erster Linie der Prognose und der symptomatischen Behandlung. Die *Morphologie* mit ihren modernen Methoden läßt die

Ursache der Erkrankung erkennen. Sie dient in erster Linie der kausalen Behandlung und damit indirekt wiederum der Prognose.

Beide Grundprinzipien gehören in einer modernen Differentialdiagnostik zusammen. Man sollte sie aber begrifflich möglichst scharf auseinanderhalten und deshalb nicht Fragen stellen, auf die sie keine oder nur beschränkte Antworten geben können.

Merksatz

> Grob- und Feinstruktur (bis in den molekularbiologischen Bereich), evtl. Ursachentypische Strukturen und (Rest-)Funktion sollten möglichst scharf getrennt werden. „Funktionelle Störungen" ohne morphologisches Korrelat werden in ihrer Bedeutung leicht unterschätzt.

1.5.3.7
Indices und Scores

Grundlagen. Mit der in der Medizin, besonders in der klinischen Chemie, sich ausbreitenden Technologie hat die Ausgabe und Anwendung direkter Meßwerte („dimensional rates") laufend zugenommen. Wie u. a. A. R. Feinstein immer wieder betonte, hat die alleinige Anwendung von (scheinbar exakten) Meßwerten zu einem Verlust wertvoller Angaben über die Kranken geführt. Letztere verlieren wegen ihres unscharfen oder subjektiven Charakters („soft") an Bedeutung gegenüber den „harten" Meßwerten und werden weniger benutzt. Sie sind aber nicht minder wichtig, ja oft wichtiger oder unerläßlich für Diagnose, Prognose und Therapiewahl. Als weiteres Argument führt Feinstein [514, 536] mit Recht an, daß die meist wissenschaftlich unbestrittenen Beurteilungen von Röntgenbildern, histologischen Schnitten, elektronenmikroskopischen Dar-

stellungen usw. ja auch subjektiver Natur sind, gleichwohl aber nicht als „soft" gelten. Sicher sind solche Indices und Scores (ein vielseitiges, bei uns gerade in die Biometrie und Klinik eindringendes Lehnwort für Zahl, Menge, Grund, Ursache) schon in den 50er und 60er Jahren benutzt worden, vor allem für Prognosen.

So hat Virginia Apgar (zit. nach [521]) für einen leicht überschaubaren „Score" der Perinatologie die von ihr als wichtig erkannten klinischen Kenngrößen jeweils mit 0, 1, 2 aufgelistet und die Summe (also optimal $5 \cdot 2 = 10$) in einen prognostischen Index für Neugeborene zusammengefaßt („Apgar Score"). Daneben gibt es gewichtete, das heißt entsprechend ihrer Bedeutung mit verschiedenen Multiplikatoren versehene Kenngrößen, zum Beispiel in der Prognose des Herzinfarktes.

Klinimetrie [536, 538] ist nach Feinstein eine Zusammenfassung der immer zahlreicher und unübersichtlicher werdenden Feststellungen an Kranken (von technischen Daten bis zu psychosozialen Befunden) zu einem einzigen oder wenigen durch Ordnungszahlen oder Stufen gekennzeichneten Index oder einem taxonomischen Cluster (wörtlich: „Haufen, Mengen" usw.).

Indices bzw. Scores sind gewichtete Zusammenfassungen mehrerer Merkmale zu einem eindimensionalen ordinalen oder metrischen Konstrukt.

Indices oder Scores können sich auf *einzelne Krankheiten* mit ihren Erscheinungen (Symptome, Befunde, Daten) beziehen oder – unabhängig von diesen – auf den *Gesamtzustand des Patienten*, die Intensität der Erscheinungen, sein Alter, seine funktionelle Leistungsfähigkeit, die Dystropie oder Syntropie mit anderen Krankheiten, deren Interferenz usw. („Komorbidität", s. oben). Gerade diese wichtigen Parameter kommen in klinischen Arbeiten selten deutlich zum Ausdruck.

Auch Verbindungen sind möglich und werden von Feinstein als *hybride*

Indices (s. oben) bezeichnet. Dazu gehören die Verbindungen klinischer Befunde mit Labordaten, Röntgenergebnissen usw. Alle 3 Gruppen lassen sich mit einer Ordnungszahl, mit Kategorien, mit einer Summe, mit Venn-Diagrammen (s. 5.7 und Tabelle 5.5), Regressions- oder Korrelationskoeffizienten, ihrem Quadrat (r^2) als einem Maß wechselseitiger Abhängigkeit und anspruchsvolleren statistischen Verfahren wie Diskriminanzanalysen, multivariaten Analysen usw. darstellen und dokumentieren.

Indices dieser Art sollten binär, ordinal, quasi-dimensional oder dimensional sein, wobei zwischen „sicher ja" und „sicher nein" um der Übersichtlichkeit willen 4–6 Abstufungen der einzelnen Parameter nicht überschritten werden sollten (s. dazu Abschnitte über Fuzzy Logics, z. B. 5.7.9 und 7.14).

Alle bisher genannten Kennwerte hängen stark von der Fragestellung, der Untersuchung und dem gewünschten Ziel ab. In Praxis und Klinik gehen sie meist von qualitativen Beobachtungen aus, die durch die genannten Verfahren metrisiert werden. In der Bundesrepublik Deutschland sind, soweit wir

sehen, nur wenige Indices im praktischen Gebrauch. Dazu gehören die weltweit anerkannten 4 Grade von Herzinsuffizienz der New York Heart Association ([188], Tabelle 1.12), in der Onkologie z. B. der Index nach Karnofsky ([1003], Abb. 1.39) über den allgemeinen Zustand von Tumorkranken, die TNM-Klassifikation (neuere Fassungen bei [1496a] und andere mehr]. In den USA waren z. B. 1987 allein für die Möglichkeit täglicher Aktivitäten über 50 Indices publiziert worden [538].

Vorteile der Indexierung. Wie zum Teil schon ausgeführt, erlauben ein Index oder ein Score ein Gesamturteil in der Diagnostik, Prognostik, Therapiewahl und ermöglichen vor allem eine Verbindung von subjektiven Urteilen über den Zustand des Kranken mit objektiven Daten – hinter denen so wichtige Parameter wie Alter, Zweitkrankheiten, biologischer Status, subjektives Befinden, psychosoziale Situation oft nicht berücksichtigt oder unzureichend dokumentiert werden. Es ist vorauszusagen, daß künftig Indices oder Scores mit zunehmender Datenfülle verschiedene, mehr auf unmittelbare Eindrücke oder auf die Wünsche des

Tabelle 1.12. Grad der Herzinsuffizienz: 4 Indices des Committee New York Heart Assoc., erstmals publiziert 1963. (Aus Braunwald u. Grossmann [188])

Klasse	Grad der Einschränkung	Körperliche Erscheinungen
I	Keine Einschränkung	Die übliche körperliche Aktivität verursacht keine ungewöhnliche Müdigkeit, Kurzluftigkeit oder Herzklopfen.
II	Geringe Einschränkung der körperlichen Aktivität	Wohlbefinden in Ruhe. Die übliche körperliche Aktivität führt zu Müdigkeit, Herzklopfen, Kurzluftigkeit oder Pectangina.
III	Deutliche Einschränkung der körperlichen Aktivität	Obwohl die Patienten in Ruhe keine Störungen zu zeigen brauchen, führt bereits weniger als die übliche körperliche Aktivität zu Erscheinungen.
IV	Unfähigkeit zu irgendeiner körperlichen Aktivität ohne Beschwerden	Erscheinungen einer kongestiven Herzinsuffizienz machen sich selbst in Ruhe bemerkbar. Mit jeder körperlichen Aktivität Zunahme der Beschwerden.

Abb. 1.39. Karnofsky-Index. Der vorzugsweise in der Onkologie verbreitete Index läßt sich auch für zahlreiche andere Krankheiten verwenden. Aus den ursprünglich 11 Stufen von Karnofsky und Buchnall [1003] sind inzwischen 10 geworden

Karnofsky-Index als unscharfe Mengen mit 10 Variablen	
Normal, keine Beschwerden, keine Krankheitserscheinungen	100%
Fähig zu normaler Aktivität, keine Krankheitserscheinungen	90%
Normale Aktivität, mit Mühe, einige Symptome	80%
Sorgt für sich selbst, unfähig zu effektiver Arbeit	70%
Braucht gelegentlich Hilfe, meist selbstversorgend	60%
Braucht beträchtliche Hilfe und öfters Pflege	50%
Braucht besondere Pflege	40%
Stark behindert, Krankenhaus indiziert, keine Lebensgefahr	30%
Krankenhausaufnahme und unterstützende Therapie nötig, sehr krank	20%
Moribund	10%

Patienten bezogene Aspekte zusammenfassen werden (s. auch Abb. 1.40).

Die Indices, deren Komponenten möglichst einfach formuliert, und für die die Parameter 4–10 nicht überschritten werden sollten, bringen die wichtigen klinischen Kriterien, die Gesamtheit des kranken Menschen, die bisher häufig im Felde technologischer Daten untergingen, stärker zum Ausdruck.

Ein Index allein kann oft genügen, Veränderungen im Gesamtzustand des Kranken oder in einzelnen Erscheinungen deutlicher zum Ausdruck zu bringen als eine unübersichtliche Datensammlung.

Nachteile der Indexierung. Wie schon Feinstein (s. oben) mit Recht betont hat, läßt die Veränderung eines Index nicht erkennen, welche Komponente dafür verantwortlich ist (bei gleichen Indices können sich verschiedene Veränderungen auch wechselseitig aufheben, s. z. B. das Dreieck der Abb. 1.40).

Für gravierender halten wir den Einwand, daß bei subjektiven Befunden (wie etwa Art, Lokalisation und Projektion von Schmerzen, Empfindlichkeit des betroffenen Probanden) eine Metrisierung Genauigkeit vortäuscht, die vom klinischen Phänomen und von der Subjektivität des Beobachters her nicht gegeben sein kann.

So wurde zum Beispiel aus Gründen der Vereinfachung dem bewährten TNM-System nur noch die Grade 0, 1 und 2 zugeordnet. Es ist aber beim Mammakarzinom, etwa mit T_1, N_2, M_0 oder für die Prognose und Therapiewahl keineswegs gleichwertig, welche Lymphknoten befallen sind. Ähnliches gilt für viele andere Krankheiten.

3 Parameter für die Beurteilung eines Kranken		
Organfunktion (in % der Norm)		Allgemeinzustand
80		Gut
70		leidlich
60		
50		mäßig
40		eingeschränkt
30		
20		schlecht
10		moribund
	Kausale Befunde (Differentialdiagnose)	

Abb. 1.40. Dreieck-Schema für die Beurteilung eines Kranken: Ausmaß der Organstörung, Allgemeinzustand, Ursache der Störung

1.6
Psychosomatik und Sozialmedizin

Mottos
*„Die Medizin hat sich offenbar
entschieden, sich auf den Körper zu
konzentrieren. Dieser Ansatz war
innerhalb der gewählten Domäne
erfolgreich. Aber man sollte nicht
übersehen, daß dies nur eine Seite
des Zuganges ist…"*
(Van der Steen u. Thung [1890])

*„Die moderne Vorliebe für die
psychische Deutung von Krankheit
und von vielen anderem: Nur eine
sublimere Form des alten
Spiritualismus"* (Susan Sontag [1849])

1.6.1
Bedeutung und Probleme

Wenn die psychosomatische Medizin
und die Sozialmedizin in unserer De-
zimalklassifikation scheinbar einen
mittleren Rang einnehmen, so soll das
nicht ausdrücken, daß wir sie unter-
schätzten. Das würde nicht zu dem
bereits besprochenen *bio-psychoso-
zialen Grundkonzept* dieses Buches
passen, das dem ganzen Menschen
und dem *Leib-Seele-Dualismus* gerecht
werden will.

Schon in der ersten Auflage [1966] erschien
in einem von uns (Gr.) mit herausgegebenen
„Lehrbuch der inneren Medizin" ein besonderes Kapitel über Psychosomatik und ist bis
heute stark erweitert worden [754], während
wir solche Kapitel in anderen Lehr- und Handbüchern der inneren Medizin bis vor einigen
Jahren vermißten.

Ob die Antithese zwischen Leib und
Seele, die die Medizin bis in die jüngste
Zeit kennzeichnet, auf Descartes („Res
extensa" und „Res cogitans") zurückgeht, wird unterschiedlich beurteilt
(s. z.B. [2588, 662, 1652, 1991]). Daß
es außer dem Bewußtsein auch das
Unbewußte sowie Zwischenstufen einer

Art von „Vorbewußtsein" und „Unter-
bewußtsein" gibt, dafür hat Kihlstrom
[1045] in einer ausgesprochen naturwissenschaftlich ausgerichteten Zeit-
schrift zahlreiche experimentelle Befunde und klinische Beobachtungen
zusammengetragen. Gerade unter
diesem Aspekt muß es verwundern, daß
es gegenüber den zahlreichen Institutionen und Enthusiasten der Psychotherapie (und darin besonders der
Psychoanalyse!) angesehene Forscher
mit strikter Ablehnung als „Folklore"
[34], als „Aberglauben des Jahrhunderts" [2191], gibt. Uns steht in diesem
anhaltenden Meinungsstreit ein eigenes Urteil nicht zu. Wir verweisen
statt dessen auf anerkannte Werke der
Psychosomatik von unterschiedlicher
Extensität und Intensität, wie z.B.
(Christian, Jores, Glatzel, Grawe,
v. Uexküll, A. Wesiak, [275, 591, 979, 953,
1990, 2091]). Fundgruben sind auch
die unverändert lesenswerte „Allgemeine Psychopathologie" von Jaspers,
(erstmals erschienen 1913! [959]), sowie
die gesammelten Werke Viktor von
Weizsäckers [2083], besonders die
Bände 5 – 8 sowie 10.

Für ausgewogen halten wir die
Stellungnahme von Skrabanek u.
McCormick [1837], die wir deshalb
abschließend im Wortlaut zitieren:
„Die Diagnose einer physischen Erkrankung beruht auf Kriterien, die im
großen und ganzen objektiv sind. Sie
beruht auf Merkmalen, die gesehen,
gefühlt und gemessen werden können,
wobei es natürlich immer gewisse Feh-
lermöglichkeiten gibt. Dem gegenüber
sind die Kriterien, die zur Diagnose
psychischer Erkrankungen herangezogen werden können, so vage, daß es
keine Übereinstimmung zwischen den
verschiedenen psychiatrischen Lehr-
meinungen gibt. Dennoch sind die
Folgen einer psychiatrischen Etikettie-
rung sehr viel gravierender…"

Fragen wir uns, was die Gründe so divergenter Meinungen zur *Bedeutung der Psychosomatik* sind, so sind es wohl verschiedene:

- Zwar hat die Psychosomatik nach dem Urteil der genannten Vertreter 2 Hauptanliegen: *Therapie* (dem kranken Menschen ganzheitlich helfen) und *Forschung* (d.h. ihre eigenen Grundlagen zu erarbeiten). Gerade mit der letzteren tut sich die Psychosomatik naturgemäß schwerer als die naturwissenschaftlich-technologisch orientierte somatische Medizin mit den Postulaten jeder Wissenschaft: Widerspruchsfreiheit und universelle Reproduzierbarkeit unter gleichen Bedingungen.
- Obwohl es gerade an psychologischen Instituten besonders viele gute Statistiker gibt, spielt die als Beweismittel dienende Ansammlung genügend großer Kollektive gegenüber dem individuellen Eingehen auf den einzelnen Kranken, die „*Fallstudie*", bisher eine untergeordnete Rolle (Ausnahme: Grawe et al. [698, 699]). Die meisten experimentellen Untersuchungen reichen andererseits nicht in die tieferen Bereiche der Psychologie, in das Unbewußte oder Unterbewußte. Bezeichnenderweise sind viele Versuche an gesunden Studenten oder Mitarbeitern psychologischer Institute durchgeführt worden (z.B. [995]).
- Der Kern psychosomatischer Untersuchungen, das *Gespräch*, bringt (bei niedrigen Sachkosten) einen hohen Personalaufwand.
- Die derzeit gebräuchlichen psychotherapeutischen Verfahren wurden 1985 auf etwa 600 geschätzt [698, 1412, 1733] und dürften bis heute nicht abgenommen haben - keine gute Voraussetzung für eine vergleichende Beurteilung. Aus der genannten *Methodenvielfalt* heben sich 3, besonders häufig angewandte Verfahren heraus: Die *verhaltenstherapeutischen Verfahren* (kognitiv-behavioristisch) - die *Psychoanalyse* - die *Gesprächspsychotherapie* nach Rogers u.a. Diese 3 gelten als nachgewiesen wirksam. Grawe u.a. [699, 700] haben alle bis 1984 erreichbaren kontrollierten Studien, insgesamt um 3500, zusammengetragen und 1994 in eine Metaanalyse eingebracht. Interessanterweise wurde in dieser Analyse für 19 überprüfte Berichte des häufig angewandten autogenen Trainings von J.H. Schultz - außer bei Schlafstörungen - keine Wirksamkeit nachgewiesen (s. oben).

1.6.2
Definitionen, Möglichkeiten und Grenzen

Wir können versuchen, nach diesen Vorbemerkungen eine Definition der Psychosomatik zu geben: weitergefaßt geht sie im Rahmen einer ganzheitlichen (holistischen) Betrachtung davon aus, daß beim Kranken und seiner Krankheit immer auch psychische und soziale Ursachen und Rückwirkungen bestehen. Bräutigam [189] bezeichnet als „*psychosomatische Krankheiten*" die Störungen, an deren Entstehung und Verlauf seelische Faktoren, also das Erleben und Verhalten der Betroffenen beteiligt sind, und die nicht ohne Einbeziehung des Seelischen ausreichend verstanden oder behandelt werden können. Lipowski [1223] nennt die psychosomatische Medizin „die Wissenschaft der Beziehung zwischen psychologischen, biologischen und sozialen Variablen, soweit sie die menschliche Gesundheit und Krankheit betreffen". Diese Formulierungen lassen allgemeinere und beschränktere

Vorstellungen erkennen: Wenn wir davon überzeugt sind, daß mindestens ernste akute und praktisch alle chronischen Krankheiten die seelische Verfassung und die sozialen Bezüge eines Kranken wesentlich verändern, kommen wir zu einer weiten Fassung. Wenn wir nur die Störungen meinen, bei denen seelische Vorgänge die ausschließliche oder wesentliche Ursache darstellen, kommen wir zu einer engeren Fassung. Wir sprechen bei solchen Syndromen oder Krankheiten (im Sinne der bei 1.5 gegebenen Erklärung) von *psychosomatischen*. Da umgekehrt die genannten schweren akuten oder die chronisch behindernden, körperlichen Krankheiten die seelische Konstellation verändern und evtl. von dieser wieder in das somatische Geschehen und Befinden reflektiert werden, nennen wir diese Rückkopplung *somatopsychisch* (s. u.a. die Eingangs des Abschnitts genannten Lehrbücher). Auch zwischen diesen gibt es keine scharfe Grenze. Eine treffende Zusammenfassung gaben von Engelhardt u. Schipperges [475a]: „Gespannter Widerstreit von Einsichten und Interessen, Kampf der Motive als Konflikt, Alter und Isolation, geforderte Entscheidungen und Wendepunkte im Sinne von Krisen, einschneidende Begegnungen, wirkliche oder gefürchtete Trennungen, Verlusterlebnisse, Verzweiflung und Sinnfragen bedrohen seine (des Menschen, Verf.) Identität und Integrität. Alle diese Situationen sind imstande, sich leiblich zu äußern, indem sie zu eigenständigen Befindensstörungen werden oder indem sie das Beschwerdebild bereits vorhandener Krankheiten mitgestalten".

Die beispielhaft aufgeführten Probleme widerfahren irgendwann den meisten Menschen; nur eine Minderheit reagiert darauf aber mit organischen Erkrankungen, einer anhaltenden Stö-

rung des Befindens, einem Verlust an Kommunikation, Neurosen, ökonomischen oder sozialen Schwierigkeiten. Wie bei allen Krankheiten gehören somit zur Manifestation genetische oder konstitutionelle Voraussetzungen sowie äußere Anlässe ([1682], u.a.). Man sollte solche Zusammenhänge, die oft erst aus dem weiteren Verlauf, einem therapeutischen Erfolg oder Mißerfolg deutlich werden, zunächst als Arbeitshypothesen auffassen und ein Hinein- oder Hinauslesen bestimmter Mechanismen (z. B. Verdrängung, Sublimierung, Konversion, Projektion) zunächst vermeiden. Gerade die Psychoanalyse an ganzen Populationen oder Völkern, noch mehr als im Einzelfall, ist anfällig für Sektiererei. So hält Noll [1423] C. G. Jung mit seinem Mithraskult für einen der einflußreichsten Lügner unseres Jahrhunderts.

Einem von uns (Gr.) sind aus Konsultationen viele Fälle bekannt, in denen etwa eine chronische Glomerulonephritis, eine Lebererkrankung oder ein beginnender Hirntumor monatelang als psychosomatische Störungen behandelt wurden.

Mit einem der Väter der Psychotherapie, J. H. Schultz [1774], möchten wir daher empfehlen, vor oder während jeder psychotherapeutischen Behandlung eine sorgfältige internistisch-neurologische Untersuchung durchzuführen.

Auch ist uns von einer lange selbst geführten Asthmastation bekannt, daß international angesehene Psychotherapeuten bei vielen Kranken charakteristische Biographien der Psychoanalyse erhoben haben, jedoch (nach unserer Erinnerung) in keinem einzigen Fall das Bronchialasthma beseitigen konnten.

Man wird an ein Wort von Eysenck [499] erinnert, daß unter Psychotherapie ein Drittel der Patienten gebessert wird, ein zweites Drittel unverändert bleibt, ein letztes Drittel sich verschlechtert. Seine aus dem Jahr 1952 stammenden Daten hält Grawe (s. oben) für überholt. Grawe [700] kamen beim metanalytischen Vergleich von 111 Behandlungsgruppen mit Kontrollgruppen mittels „Effektstärke" aus verschiedenen Parametern überwiegend zu mäßigen Besserungen. Ausgeprägten Verbesserungen standen etwa gleich viele Verschlechterungen gegenüber. Umgekehrt machen naturwissenschaftlich orientierte Kliniker häufig den Fehler, die *Diagnose einer „psychogenen Störung" sozusagen per exclusionem* zu führen, d.h. den Kranken in diese Ecke zu verweisen, wenn ihre klinisch-apparative Diagnostik nichts erbracht hat. Auch für die psychosomatische Störung müssen positive Argumente sprechen, nicht nur die negativen Ergebnisse bisher durchgeführter Technologie. Der in diesem Bereich unkundige Arzt tut gut daran, einen Kenner und Könner dieses Bereiches hinzuzuziehen.

G. v. Bergmann [115] verdanken wir aus den 30er Jahren die „Funktionelle Pathologie", die sein Schüler von Uexküll [1991, 1992] weiter entwickelt und u.a. in folgender Feststellung zusammengefaßt hat: „... Eine Pathologie der Funktionen, für die Krankheit mit einer Störung der Funktion beginnt, aus der sich ein Strukturschaden entwickeln kann, aber nicht entwickeln muß", (s. auch 1.5.3). So führt die Aufdeckung funktioneller Störungen oder *prämorbider Zustände* oft zu einer Frühdiagnose oder zur wirksamen Prophylaxe einer Krankheit.

Das ist eine Erklärung gegen, bzw. eine Ergänzung für das „morphologische Bedürfnis", das seinerseits durch die fortschreitende Molekularbiologie ausgeweitet werden dürfte. Schon jetzt werden auch für die klassischen Psychosen, z.B. die Zyklothymie, bei der sich in der ersten Hälfte des Jahrhunderts eine psychologische und eine

neuro-physiologische Deutung schroff gegenüber standen, biochemische oder molekular-biologische Anomalien des Gehirns angenommen oder mindestens postuliert.

Das bringt uns abschließend zu einer Diskussion der „*Funktionellen Störungen*". In dem eben genannten Beitrag (s. oben) fährt v. Uexküll fort: „... denn am Anfang gestörter Funktionen stehen auch ... Störungen der Wirklichkeitserzeugung durch Problemsituationen, welche die seelische Kapazität des Einzelnen übersteigen, Programme zur Lösung der Problemsituation – und damit zur Erzeugung von Wirklichkeit – einzusetzen oder zu entwickeln".

Sind alle oder die meisten Störungen psychosomatischer Genese? Wir meinen: „Nein". Neben der bekannten Plurikausalität der Extrasystolen, die die Mehrzahl aller Menschen irgendwann einmal betreffen, von vielen kaum bemerkt, von wenigen als Leiden empfunden werden, sei nur an das passagere Aussetzen der Atmung (besonders im Schlaf und darin beim Schnarchen) erinnert, dessen Ursache ein aktuelles und passageres Mißverhältnis zwischen der Empfindlichkeit des Atemzentrums und der aktuellen Kohlensäurespannung des Blutes ist. Mit Lipkin [1222] möchten wir trennen in anatomische Läsionen (z.B. Pneumonien, Herzinfarkte, Tumoren), pathophysiologische Alterationen (z.B. Rhinitis vasomotorica, pectanginöse Beschwerden, Paraesthesien verschiedener Genese) und Funktionsstörungen. Zu den letzteren zählt Lipkin

* solche aus organischen Veränderungen wie Blindheit, eingeschränkte Gebrauchsfähigkeit der Gliedmaßen;
* im wesentlichen psychische Ursachen wie Angst, Beunruhigung über das Nachlassen der Kräfte, Un-

fähigkeit, eine Aufgabe zu bewältigen;
* ungünstige soziale und ökonomische Faktoren wie Familienprobleme, Verlust des Arbeitsplatzes, gesellschaftliche Probleme, Enttäuschungen.

Seine hier nur in Teilen und modifiziert wiedergegebenen Beispiele zeigen nochmals den fließenden Übergang zwischen Psyche und Soma.

Buchborn [209] hat am Beispiel der essentiellen Hypertonie (Prävalenz 6–20%) dargestellt:

* *Für die naturwissenschaftliche Medizin*: Genetisch determiniertes, biochemisch vermitteltes, durch äußere Risikofaktoren manifestiertes Mißverhältnis der Druck-Volumen-Beziehung;
* *für die Psychosomatik*: Auf dem Boden genetischer Disposition konflikthafte Einstellung zu Leistung, Aggression, Autorität;
* *für die Sozialmedizin*: Hoher Anpassungs- und Leistungsdruck, Industrialisierung, Entfremdung, instabile Sozialstrukturen.

Die Psychosomatiker Adler u.a. [18] kommen zu der, u.W. ähnlich auch von Jores (s. oben) ausgesprochenen Feststellung: Die ärztliche Erfahrung lehrt, daß eine mehr subjektive Krankheitsdarstellung, die psychosomatische Gründe für die Beschwerden verantwortlich macht, mehr für eine organische Krankheit spricht. Die Schilderung von Patienten, deren Beschwerden Ausdruck eines psychosozialen Konfliktes sind, macht meist eine organische Krankheit als Ursache verantwortlich (s. auch 1.5.3.).

1.6.3
Häufigkeit

Aus diesen Ausführungen müßte verständlich werden, warum es wenige verläßliche Zahlen zur Prävalenz psychischer oder sozialer Störungen insgesamt gibt, ebenso wie zu ihren verschiedenen Unterklassen. Auch dürften

wegen oft langer Dauer dieser Störungen und ihrer geringen Letalität, Inzidenz stark zugunsten der Prävalenz der letzteren differieren. Sie hängen einerseits von den bezeichneten Definitionen und den fließenden Übergängen (was dominiert?!), andererseits von der Klientel und dem Interessengebiet eines Arztes oder einer Institution ab. Die Problematik kommt in dem Buchbeitrag von Tress [1972] deutlich zum Ausdruck. Locke und Gardner [1226] fanden in Rochester (N.Y.) bei 29 Internisten und 29 Allgemeinpraktikern unter 14000 erwachsenen Patienten 14% psychiatrische (einschl. „psychogener") Erkrankungen, am häufigsten bei Frauen zwischen 35 und 54 Jahren (rd. 25%), am wenigsten bei Männern zwischen 15 und 24 Jahren (rd. 7%).

Nach einer Schätzung von Rösch u.a. [1619] hatten von 60 Mio. Einwohnern der (alten) Bundesrepublik 15 Mio. Magen-Darm-Beschwerden. 3 Mio. (= 20%) suchten einen Arzt auf. Durch diesen wurden zu je etwa 50% eine organische Erkrankung zu je etwa 50% funktionelle Störungen festgestellt.

In der eigenen, internistischen Sprechstunde (Gr.) über 2 Jahrzehnte kamen wir auf etwa folgende Schätzungen: rd. 20%, bei denen „psychogene" Störungen oder soziale Konfliktsituationen die eigentliche oder einzige Besuchsursache waren, rd. 50%, bei denen die eingehende Untersuchung – meist leichtere – körperliche Defekte oder Funktionsstörungen aufdeckte (Beispiele: Colitis ulcerosa – Colica mucosa – irritables Colon; Allergosen; Hyper- oder Hypotonie; larvierte Über- oder Unterfunktion der Schilddrüse), die psychosomatische Komponente aber mehr oder minder schnell zu erkennen war – etwa 30% mit ganz im Vordergrund stehenden Organ- oder Systemerkrankungen. In der Klinik überwogen bei weitem (von den gewünschten stationären „Check up's" abgesehen) die organischen Erkrankungen mit anatomisch, physiologisch, biochemisch definierbaren Grundlagen. Diese Kranken waren schon durch das Filter eines Krankenhauses, einer Ambulanz oder eines Arztes gegangen. Umgekehrt spielten in der Klinik die somato-psychischen Bezüge (wie sie neuerdings gerade in der Onko-Psychologie entwickelt werden; z. B. [17]) eine wesentliche Rolle: Gefährdung des Berufs, einer Liebesbeziehung, der Existenz, des Lebens. Gerade dort wird von Schwestern und Ärzten die ganze persönliche Zuwendung erwartet, eine angewandte Anthropologie über die theoretischen Konzepte einschl. der sog. „Humanities" hinaus. Sie ist durch den Routinebetrieb heute ebenso gefährdet wie durch den häufigen Personalwechsel im Schichtdienst. Der Kranke sucht die Person seines Vertrauens, die ihrerseits Zeit, Geduld, Einsicht und Erfahrung in das „Du-Ich-Verhältnis" einbringen muß: das ist die alltägliche, nicht an Institutionen oder Theorien gebundene Psychotherapie, die tiefste Wurzel des Arzt-Seins.

Merksatz

Im Rahmen eines biopsychosozialen Grundkonzeptes spielen seelische Gründe und soziale Probleme eine wesentliche Rolle in der Erzeugung, Veränderung und Bewältigung von somatischen Erkrankungen. „Psychogene" Ursachen sind nicht allein aus dem Ausschluß organischer oder funktionell nachweisbarer Befunde abzuleiten; sie bedürfen eines positiven Nachweises, um vom Verdacht zur Gewißheit zu werden. Spontanhinweise auf kommunikative oder soziale Konflikte in der

Anamnese sprechen eher für eine organisch-somatische Krankheit und umgekehrt. In der Sprechstunde geht es vorzugsweise um psycho-somatische Auslösung oder Modifikationen; in den Kliniken fordern mindestens bei den Schwerkranken somatopsychische Reflexionen den ganzen Arzt.

1.7
Bemerkungen zu ärztlichen Gutachten

Es gehört nicht in den Rahmen dieses Buches, allgemeine oder spezielle Gutachtenfragen systematisch zu besprechen. Dazu gibt es umfassende Gutachtenbücher (z. B. [602, 603, 1296]), die man vorteilhafterweise zusammen benutzen sollte, da sie sich nicht nur in wesentlichen Teilen überschneiden, sondern auch ergänzen.

Der frühere bayerische Landesgewerbearzt Bader soll vor Jahren einmal über die Gutachten aus Universitätskliniken gesagt haben: „Medizinisch gut – gutachterlich schlecht..." Vieljährige Tätigkeit als Sachverständiger vor Sozial- und anderen Gerichten zeigte uns (Gr.), daß dieses Urteil ein Korn Wahrheit enthält. Die Gründe sind leicht ersichtlich: viele Ärzte sind zwar – vor allem in ihrem Spezialgebiet – medizinisch durchaus den Fragen gewachsen, kennen aber die juristisch-gutachterliche Seite zu wenig oder beachten sie nicht ausreichend.

Medizinische Fachausdrücke – zum Großteil auch Richtern und Verwaltungsbeamten nicht geläufig (woher sollten sie diese auch kennen?) – müssen entweder in klarem Deutsch (um der Unmißverständlichkeit im Zweifelsfall willen mit der medizinischen Terminologie in Klammern) oder umgekehrt mit dem Fachausdruck und einer Erläuterung für Nichtmediziner angegeben werden. Auch für medizinische Termini gilt im Gutachten das Prinzip: so wenig wie möglich, so viel wie nötig. Einer von uns hat Sitzungen erlebt, bei denen die Hauptfunktion des Sachverständigen der eines Dolmetschers glich: kein gutes Zeichen für den vorher bemühten Gutachter und, bei aller sachlichen Richtigkeit, eine Abwertung vielleicht mühevoll erbrachter Argumente in den Augen des Entscheidungsgremiums.

Ein Gutachten soll – abgesehen von allgemeinen Begründungen, etwa eines Heilverfahrens – *keine therapeutischen Ratschläge* enthalten, die nicht Sache der Versicherer und Gerichte, sondern der behandelnden Ärzte (evtl. der Anstalt, des Heilverfahrens) sind. Wir kennen zahlreiche Gutachten, die – medizinisch korrekt, aber am falschen Platz – Hinweise, etwa auf die Dosierung von Herzglykosiden, Diuretika, Antidiabetika usw., enthielten.

Die besonderen Verhältnisse der Kriegs- und Nachkriegszeit haben es (besonders in der Bundesrepublik) mit sich gebracht, daß der Gesetzgeber, etwa im Bundesentschädigungsgesetz (für die Verfolgten des Nationalsozialismus) und im Bundesversorgungsgesetz (für die allgemeinen Kriegsopfer), *verschiedene Ansprüche an die Wahrscheinlichkeit eines Zusammenhanges* gestellt hat. Obwohl die große Masse dieser ·Fälle jetzt abgewickelt sein dürfte, ist auch bei künftigen Entwicklungen und einem Rest noch anstehender Fragen sehr zu empfehlen, sich mit Zweck und Wortlaut der rechtlichen Voraussetzungen vertraut zu machen.

Wenn an den Gutachter *spezielle* Fragen gestellt werden, müssen diese, unabhängig vom Gesamttenor des Gutachtens, in jedem Fall beantwortet werden, u.U. tabellarisch, evtl. auch mit dem Hinweis, daß die …te Frage so nicht zu beantworten oder bereits beantwortet sei. Unerfahrene können sich auf die Beantwortung dieser Fragen beschränken.

Besondere Probleme entstehen, wenn *zusätzliche Gutachten von Spezialisten* verlangt oder – nach Durchsicht der Akten – beantragt und genehmigt werden. Erfahrungsgemäß führt das oft zu so großen Verzögerungen, daß man dies dem Auftraggeber mitteilen oder ihn bitten sollte, diese Gutachten seinerseits anzufordern und abschließend die Akten nochmals zu übersenden, wenn eine Zusammenfassung (meist durch den Internisten) gewünscht wird. Solche Zusammenfassungen von verschiedenartigen und verschiedenortigen Störungen (z.B. in der Gesamtminderung der Erwerbsfähigkeit) können keine einfachen Additionen sein, sondern erfordern eine Gesamtwürdigung der verschiedenen Schäden und des ganzen Menschen, die Erfahrung erfordern und einen gewissen Ermessensspielraum belassen.

Die *Beschwerden des Probanden* sind verständlicherweise stark davon abhängig, ob er, etwa für einen Arbeitgeber oder für eine abzuschließende Versicherung, in möglichst günstigem Licht erscheinen will, oder ob er einen Schaden erlitten hat und dafür eine Entschädigung oder Rente beantragen bzw. erhöhen will. Das ist menschlich; darüber sollte man sich aber vor Beginn der Untersuchung klar sein. Grosso modo kann man folgende Gruppen unterscheiden:

1. Dissimulation: Verschweigen oder Bestreiten vorhandener Störungen.
2. Diminuition: Herunterspielen evidenter Störungen.
3. Die Beschwerden sind glaubhaft, aber manchmal nicht mit den technologischen Befunden in Einklang zu bringen.

4. Aggravation: eine Übertreibung der aus den Befunden erklärbaren Beschwerden.
5. Simulation: Vortäuschung nicht vorhandener Krankheitserscheinungen.

Die meisten und schwierigsten Probleme sind nach unseren Erfahrungen den Gruppen 3 und 4 zuzuordnen.

Marx [1296] hat ausführlich 10 häufige Fehler in der Begutachtung zusammengestellt. Wir haben daraus – nach den eigenen Erfahrungen stark modifiziert – eine vereinfachte Übersicht gemacht.

Typische Fehler in der Begutachtung

1. Nicht eingehen auf die Fragestellung.
2. Mangelnde Kenntnis gesetzlicher Bestimmungen oder AVB.
3. Unzureichende Anamnese, Befunde, Daten.
4. Nicht beweiskräftige Untersuchungen.
5. Persönliche, nicht dem Allgemeinwissen entsprechende Urteile.
6. Zu weit gefaßter Ermessensspielraum.
7. Unsicherheit bei unklaren Zuständen.
8. Ableitung ursächlicher aus zeitlichen Zusammenhängen.
9. Unbegründete Begünstigungen.
10. Verärgerte oder abfällige Bemerkungen.
11. Fristversäumnisse oder Zeitverlust bei Nichtannahme.
12. Verlust von Unterlagen aus Gutachten oder von Dritten.

Dem medizinischen Gutachter, der einerseits Verständnis für berechtigte, aber vielleicht nicht durch objektive und reproduzierbare Befunde gestützte Beschwerden haben soll, der andererseits den unberechtigten Griff auf die Mittel der Solidargemeinschaft verhindern muß, bleiben gewöhnlich 3 Wege, um zu einem gerechten Urteil zu kommen:

- Meßbare Parameter oder andere technologisch eindeutige Befunde;
- Kontrollen durch korrelierte Befunde (technologischen und bei der unmittelbaren Untersuchung), die dem Probanden nicht oder weniger bekannt sind;
- seine Erfahrung und sein Einfühlungsvermögen.

Zur guten ärztlichen Haltung gehört es u. E. auch, daß man nicht den Begutachteten „schöne Worte" sagt oder Hoffnungen macht, im (nach dem deutschen Sozialversicherungsgesetz allen Beteiligten, d.h. auch seinem Rechtsvertreter, zugänglichen) Gutachten aber negative oder verletzende Töne anklingen läßt. Für uns hat es sich bewährt, Antragstellern jedweder Art nach den entsprechenden Untersuchungen entweder die eigene Überzeugung mitzuteilen und ihnen Gelegenheit zu einer Antwort zu geben – oder das Urteil von noch ausstehenden Befunden abhängig zu machen.

Manchmal ergibt die Untersuchung eine bisher unbekannte oder akut behandlungsbedürftige Störung, über die – mit Zustimmung des Auftraggebers oder seines Vertrauensarztes und des Probanden – der zuständige Hausarzt unterrichtet werden muß.

Wenn es um tatsächliche oder vermeintliche „Kunst-, Dokumentations- oder Aufklärungsfehler" geht, so besteht für den Gutachter – nach Prüfung der Argumente beider Seiten, auch der üblichen Situation in Sprechstunden und Kliniken – eine besondere Pflicht zur Wahrheit (nach bestem eigenen Ermessen). „Keine Krähe hackt der anderen ein Auge aus" ist ebenso unangebracht, wie ein überhebliches Urteil im Nachhinein über Kollegen. Gerade hier beschränkt sich der ärztliche Gutachter am besten auf die Darstellung der medizinischen Situation und überläßt deren Bewertung den Richtern. Viele derartige Streitfälle enden glücklicherweise in den bei den Landesärztekammern mit medizinischen und juristischen Sachverständigen besetzten „Schiedsstellen", ohne die Ebene der Gerichte zu erreichen. Diese Kommissionen haben die „Chancengleichheit" zu einem ihrer Prizipien gemacht.

Im Kammerbereich Nordrhein kam es nach dem Bericht von Wettig u. Fitting ([2097], dort Einzelheiten) 1990/91 sowie 1992/93 etwa gleichbleibend zu jeweils über 1050 Entschädigungsanträgen. In 40 % bzw. 35 % hat die Kommission einen Behandlungsfehler festgestellt (davon rd. $^1/_4$ aus der Diagnostik stammend [563]) und in 70 % den Streitfall (meist durch Regulierung seitens der Haftpflichtversicherer) abschließen können. Bei 60 % bzw. 65 % wurde ein „Kunstfehler" verneint oder nicht festgestellt. Von diesen wurden (im Berichtszeitraum) 86 % von der Kommission abgeschlossen, 14 % führten zu Prozessen.

Kaufmann, Fitting u. Lent [1022a] haben 1995, d.h. nach rund 20 Jahren Bestehen der Gutachterkommission Nordrhein, deren Ergebnisse zusammengestellt, die sich mit den genannten Zwischenergebnissen weitgehend decken. In diesem Zeitraum wurden bei der Gutachterkommission 14729 Anträge gestellt. Sie betrafen zu über 76 % operative Fächer, zu rd. 23 % konserva-

tive und ein Rest klinisch-theoretische. Die mittlere Quote, bei denen die Kommission einen Behandlungsfehler feststellte, betrug 36,6 % (bei starken Unterschieden zwischen den einzelnen Disziplinen – am häufigsten in der Orthopädie und in der Allgemeinmedizin!) Eine Evaluierung von 1990 zeigte 98,8 % abschließende Bescheide und führte, z.T. zu hohen Entschädigungen durch die Haftpflichtversicherer. In 14,8 % schlossen die Betroffenen Klagen oder Prozesse an; bei diesen 14,8 % kamen die angerufenen Gerichte in 1,1 % zu abweichenden Urteilen, in 13,7 % zur Bestätigung der Urteile der Schiedsstellen.

Merksatz

Die gutachterliche Tätigkeit verlangt neben großer ärztlicher Erfahrung die Kenntnis der gesetzlichen Bestimmungen, sowie klare und auch Nichtmedizinern verständliche Antworten. Fragen des Auftraggebers sind zu beantworten. Die Begründungen sollten überzeugend sein. Ein Gutachten ist kein Arztbrief mit medikamentösen oder anderen Ratschlägen. Gutachten sollte man zeitgerecht erledigen. Wo dies – wie so oft – nicht möglich ist, müssen mit dem Auftraggeber ein Termin vereinbart oder Auftrag und Unterlagen schnellstens zurückgesandt werden.

KAPITEL 2

Finalität und Kausalität

Mottos

*„Lebende Organismen haben
ihre eigenen Gesetze, die teilweise
die Physik außer Kraft setzen"*
(Heitler [850])

*„Die Gültigkeit des finitistischen
Prinzips ist davon abhängig, daß
man seine erkenntnistheoretischen
Voraussetzungen akzeptiert:
Die Endlichkeit der Welt als eine
Grundtatsache anzusehen…"*
(Gierer [644a])

2.1 Finalität

Mottos

*„Es ist sehr merkwürdig, daß wir
gerade in jenem nüchternen Zweige
der Physik, dessen Entwicklung
ursprünglich auf die Bedürfnisse
der Technik zurückzuführen ist, eine
teleologische Ausdrucksweise kaum
vermeiden können"*
(Eddington, zit. nach [2193])

*„… Doch alles blieb erlitten durch
die ewige Frage nach dem Wozu"*
(Gottfried Benn)

*„Das ärztliche Tun läßt sich teleo-
logisch interpretieren und mit
dem Tun des Künstlers vergleichen"*
(v. Engelhardt [475b])

2.1.1
Vorbemerkungen

Motto

*„Mag die Natur auch nicht Gottes Plan
erfüllen, so erfüllt sie doch einen Plan,
den die natürliche Auslese vorgibt…"*
(Gleick [655])

In diesem Kapitel werden einige Begriffe erklärt, die den reinen Wissenschaften von den ersten griechischen Denkern bis zu den modernen Neo-Darwinisten, von der Mathematik und Logik bis zur Metaphysik, aber auch der Biologie ebenso zugehören wie der Medizin. Wir können hier weder auf eine über 2000jährige Geschichte eingehen, noch die Hunderte von Büchern und Tausende von Publikationen diskutieren. Das Kapitel soll nur die *Grundbegriffe* ansprechen, auf die der Arzt bei der Ausübung seiner praktischen Tätigkeit oder bei der Durchsicht wissenschaftlicher Erkenntnisse oder Theorien immer wieder stößt. Zwei Bemerkungen vorweg: *Finalität* (von lat. finis = Ende) und *Teleologie* (von griech. telos = Ende, Ziel) sind weitgehend identisch und werden wechselseitig gebraucht. *Teleologie* ist intentional und bedeutet die (in der Medizin so oft auftretende) *Frage nach dem „Wozu".* Sie ist in diesem Sinn prospektiv: „Was noch nicht ist, aber werden soll". Kausalität (oder zur Vermeidung von Mißverständnissen: kausal-mechanisch bzw. kausal-analytisch) ist die *Frage nach dem „Warum"*. In der Physik gilt vorzugsweise die Kausalität; in den biologischen Wissenschaften ist Teleologie erlaubt und nötig, bei sonst gleicher Struktur (z.B. [859]). Auch haben sichere Kausalgesetze oft einen „Anschein von Teleologie". „Ohne telos gibt es keine Ursache", meinten Spaemann u. Loew [1854]. Nach N. Hartmann [824] ist Kausalität eine „Realkategorie", Finalität eine „Bewußtseinskategorie".

Die Schwierigkeiten der derzeitigen Betrachtungen liegen u.a. darin, daß in der Physik des *Makrokosmos* (Kosmologie) und des *Mikrokosmos* (subatomare Partikel, Korpuskel vs. Wellennatur) die mechanistischen Gesetze Newtons erschüttert wurden, und daß wir davon wissen. Andererseits leben wir, um mit Vollmer [2021, 2023] zu sprechen, in einer Welt des *Mesokosmos*, für den in der Regel Newtons Gesetze angewandt werden können.

Kant, der von der „Kritik der reinen Vernunft" über die „Kritik der Urteilskraft" bis zu den posthumen Schriften gerade hinsichtlich der Teleologie einige Wandlungen durchmachte, meinte, daß die teleologische Sicht von Naturgegenständen Interpretationen blieben: Zwecke lassen sich in der Natur als solche nicht beobachten, nur in der Reflexion über ihre Produkte hinzudenken. Kant bejahte letztlich die Finalität (zit. nach [1242]):

1. wegen ihres heuristischen Wertes bei der Suche nach Kausalsystemen;
2. zur organisierten Ordnung des empirischen Wissens, da sie die kausalen Erklärungen erweitern könnte [1672].

Loew [1229] spricht im Hinblick auf die Ablehnung der Teleologie durch die meisten Naturwissenschaftler von ihrem „wankenden Dogma".

Die Autoregulation, die Feedback-Mechanismen der Kybernetik, die Autopoiese, die Chaos-Theorien (s. 1.3) haben die lange diskutierte Antithese Finalität-Kausalität wenn auch nicht aufgehoben, so doch entschärft: Die Bedingung wird zum Gegenstand der Untersuchung.

2.1.2
Begriffe und Definitionen

Das Wesen der Teleologie war schon kurz umrissen worden (2.1.1). Ihre lange Geschichte beginnt (nach den Vor-Sokratikern) mit Platon und Aristoteles. Dabei sollte man vielleicht auf die aristotelischen Begriffe der causa materialis (der Grundlage), der causa efficiens (die die Veränderungen herbeiführt), der causa formalis (die deren Mechanismus ist), der causa finalis (dem Zweck oder Ziel) verzichten, um Finalität und Kausalität sauber zu trennen.

Teleologie ist wie die nachfolgenden Begriffe anthropomorph. Wir können mit Kant nur versuchen, zwischen *formaler und materialer Zweckmäßigkeit der Natur* zu unterscheiden. Zweckmäßigkeit ist vor allem ein Merkmal organisierter Wesen, also z.B. des Menschen. Nach einem vielgebrauchten Wort ist Teleologie für den Biologen so etwas wie eine Mätresse: Er kann nicht ohne sie leben, aber er möchte nicht mit ihr in der Öffentlichkeit gesehen werden.

Nach Mohr [1377] schließen sich Finalität und Kausalität nicht aus, sie bedingen vielmehr einander. Max Hartmann [823] schrieb: „Für die Herausarbeitung kausaler Beziehungen spielen in der Biologie teleologische Gesichtspunkte, Zweckmäßigkeiten und Ganzheitsbetrachtungen eine außerordentliche Rolle. Das wird bei noch so erfolgreicher Kausalforschung weiter so bleiben…".

Nebenbegriffe der Teleologie sind Teleonomie und Teleomatie.

Teleonomie bedeutet nach Pittendrigh [1500] sowie späteren Autoren (z. B. Lorenz [1233], Ernst Mayr [1309]), Mechanismen, die zielsuchendes und zweckmäßiges Verhalten bewirken auf der Basis eines Programmes, nach Eigen u. Winkler [450] Strukturen, Leistungen, Tätigkeiten, die zum Erfolg eines biologischen Projektes beitragen, am kürzesten vielleicht mit Vollmer [2020]: „Arterhaltende Zweckmäßigkeit". Für von Wright [2160a] ist die in der Medizin und Biologie besonders häufige Teleonomie eine Art von „Quasiteleologie", eine Erklärung für Prozesse, die notwendigerweise geschehen. Damit werden teleologische Betrachtungen zugleich erleichtert und verlieren an begrifflicher Schärfe. Im positiven Sinn sind mit der Teleonomie die „Vorteile der Teleologie" – und damit auch in die Medizin – integriert, ihre Nachteile vermieden worden. Teleonomie hat aber die Tendenz in Teleologie überzugehen, sonst bleibt sie unvollständig. Zur Diskussion s. auch F. Hartmann [818a].

Klarer, wenn auch weniger gebraucht, ist der Begriff der *Teleomatie*. Er bedeutet das automatische Erreichen von Endzuständen kraft Naturgesetzen und entsprechenden Antecendens-Bedingungen. Nach E. Mayr [1309] können folgende „Teleologien" als zielgerichtet anerkannt werden:

1. Die *Teleonomie* aufgrund eines genetischen oder erlernten Programms.
2. Die *Teleomatik* als einfach dem Naturgesetz folgend.

Dagegen hält er:

3. die *„organische Zweckmäßigkeit"* für nicht zweckmäßig, sondern durch Evolution und Auslese erworben;
4. die *kosmische* für nicht beweisbar.

Zugleich widerspricht er scharf einer Teleologie im Sinne vitalistischer Theorien [1308].

2.1.3
Problematik

Nach Mackie [1267] hat die Teleologie die größte *Voraussagekraft* („the greatest predictive value"). Diesem kühnen Satz wird nicht jeder zustimmen. Zu sehr ist das in den Naturwissenschaften bis mindestens zur Jahrhundertwende alleinbestimmende kausalanalytische Denken auch in den biologischen Wissenschaften einschließlich der Medizin verankert. Hier haben die neuen Betrachtungsweisen von Ordnung und Chaos (s. 1.3.5) die Voraussagekraft verändert: für den Laplace-Dämon würde die genaue Kenntnis von Ausgangs- und Randbedingungen richtige Voraussagen ermöglichen; aber es gibt ihn nicht. Für Cramer [307] ist auch bei streng deterministischen Ausgangsbedingungen und Kenntnis aller Parameter an bestimmten Punkten (*„Fulgurationspunkte"*) – mit blitzartigen Veränderungen und Auftreten von wirklich Neuem (*„Emergenz"*) – keine sichere Voraussage über die weitere Entwicklung möglich: „In linearen Systemen ist jeder Vorgang wiederholbar, umkehrbar, nicht in der Entwicklung am Fulgurationspunkt" (s. oben und auch die Ausführungen über Attraktoren 1.3.5.).

Therapeutische Mißerfolge sind teleologisch nicht erklärbar. Umgekehrt gibt es Beispiele, etwa in der Genetik, bei denen der Ablauf mit großer

Sicherheit vorhersehbar ist. Indem wir in den Ablauf eines Krankheitsprozesses eingreifen, geben wir ihm eine andere Richtung (*„interventionelle Kausalität"*); bei Populationen von Kranken spricht man meist von *„Panoramawandel".* So hat die Einführung der Antibiotika das Spektrum der Todesursachen dramatisch verändert.

Wulff et al. [2169] ist zuzustimmen, daß zu jeder ärztlichen Entscheidung eine teleologische und eine deontologische Komponente gehören (Deontologie = Lehre vom normativ Erheblichen, in der Medizin eine Art „Pflichtenlehre").

Als eine Art Verbindung zwischen Finalität und Kausalität sei eine Viererteilung von Wright [2160a] hervorgehoben:

1. kausal = gesetzmäßige Verknüpfung, retrospektiv;
2. quasi kausal = Ausschaltung von Vorgängen, z. B. Schmerz;
3. quasi teleologisch = Selektion, funktionsgerechtes Verhalten;
4. teleologisch = Intentionalität von Handlungen, prospektiv.

Merksatz

Teleologisches (finales) Denken ist in der Medizin durchaus erlaubt, ja notwendig. Dieses sollte aber nicht mit Wunschdenken („das Schlimme kann nicht sein" oder „der gute Ausgang ist sicher" usw.) verwechselt werden, wie es bei uns Nahestehenden und vor allem bei uns selbst so oft praktiziert wird.

2.2 Determinismus und Indeterminismus

Mottos

„Bei dem heutigen Stand physikalischer Erkenntnis dürfte es schwer sein, die tief eingewurzelte Überzeugung von der schließlichen Wiederherstellung eines Systems streng deterministischer Gesetze fernerhin aufrecht zu erhalten".

„Die Chaostheorie relativiert das deterministische Weltbild noch stärker als die Quantenphysik" (Dürr [417a])

„Wenn jede Handlung eine teleologische Erklärung besäße, würden in der Geschichte und im Leben der Gesellschaften eine Art universeller Determinismus bestehen. Es erscheint völlig klar, daß nicht das gesamte Verhalten der Individuen teleologisch erklärt werden kann"

(von Wright [2160a])

„Alle tradionellen Argumente, die man für den Determinismus ins Feld führte, sind hinfällig geworden und der Indeterminismus sowie der freie Wille sind inzwischen ein Bestandteil der physikalischen und der biologischen Wissenschaften"

(Popper [1521])

2.2.1 Facetten des Determinismus

Motto

„Determinismus und Berechenbarkeit sind verschiedene Dinge"

(Penrose [1475])

Bekanntlich war die klassische Physik auf eine deterministische Beschreibung der Natur begründet. Gegenwärtig spielen dagegen statistische Überlegungen eine viel größere Rolle (Prigogine [1536a]).

Determinismus und Indeterminismus sind ebenso lange wie kontrovers diskutiert worden. Determinismus heißt: Alles was geschieht, geschieht mit Notwendigkeit. Nach vielen Autoren wurde der strenge Determinismus vor allem erschüttert durch die Quantenmechanik von Heisenberg und Bohr. Dabei ist die in 2.3 besprochene Kausalität in vielerlei Hinsicht nicht von der Problematik des Determinismus zu trennen. Für klassische Deterministen sind alle Ereignisse durch ihre Ursachen genau bestimmt. Indeterministen behaupten entweder, in einigen Bereichen der Realität reagiere der Zufall (s. unten), oder sie erklären die gesamte Welt zum Reich des Zufalls, der sich stets innerhalb der Bahnen von gewissen Wahrscheinlichkeiten bewege (z. B. [1557]). In unserer kurzen Darstellung geht es nicht um Probleme der Philosophie, besonders der Metaphysik und der Transzendenz, vielmehr um praxisorientierte Probleme, die allerdings auch in den Grundlagen der Medizin eine wesentliche Rolle spielen.

Determinismus im strengsten Sinne bedeutet, daß die Weltgeschichte gesetzmäßig verläuft, was u. W. von den meisten Historikern und Philosophen bestritten wird. Deterministen verlassen, wenn sie die Willensfreiheit bejahen, mit einer Entscheidung oder Handlung schon den strengen Determinismus. „Das entscheidende Problem mit den Deterministen ist, daß sie sich selbst nicht beim Wort nehmen, daß sie nicht die Implikationen ihrer Thesen für ihr Selbstverständnis bedenken" [1143]. Stegmüller [1892, 1895] sowie von Kutschera [1142] unterscheiden hier (s. auch 1.3.5.5):

1. Einen starken Determinismus: Danach wäre unsere Welt ein rein deterministisches System.

2. Einen schwachen Determinismus: Alle Ereignisse lassen sich deterministisch erklären.
3. Eine starke Kausalität: Die Welt ist ein kausal-determiniertes System.
4. Eine schwache Kausalität: Alle Ereignisse lassen sich kausal erklären.

Kutschera [1140, 1143] bezweifelt mit Argumenten, die bei ihm nachzulesen sind, die Aussagen 1. und 3., während ihm bei 2. und 4. Gewißheit nicht gegeben erscheint. Genannt seien nur seine wichtigsten Einwände: Keine Theorie beschreibt vollständig die Menge aller empirischen Tatsachen; keine Maschine reicht aus, alle Aufgaben zu lösen; keine Sprache reicht aus, alles zu beschreiben.

Nach Prigogine [1534] kann ein Ereignis nicht aus einem deterministischen Gesetz abgeleitet werden; das Ereignis setzt voraus, daß das, was geschehen ist, „auch nicht hätte geschehen können". Ähnlich Tarassow [1941]: „Wären alle Prognosen … streng determiniert, so wäre es sinnlos … von Steuerung und Regelung zu sprechen: Um zu regeln muß man eine Wahlmöglichkeit haben … Die Regelung wirkt dem Zufall entgegen …" Nach an der Heiden schließen sich Zufall und Determinismus bei geeigneter Definition nicht aus [836], etwa im deterministischen Chaos.

Neben die Alternative deterministisch-indeterministisch hat die Chaos-Theorie (z. B. 1.3.5) eine dritte Variante gestellt: Unsere Welt ist wohl determiniert, aber nicht vorhersagbar; dafür ist sie zu komplex und nicht linear. Auch nach Hensel [862] ist logische Gleichheit vollständig determiniert, während die phänomenologische Gleichheit einen grundsätzlichen Indeterminismus enthält. Wir möchten die gerade für den Menschen und die Medizin typische Individualentscheidung als *praktischen Indeterminismus* bezeichnen. Darüber hinaus muß nach Mainzer [1278] die deterministische Beschreibung einzelner Elemente grundsätzlich durch die Entwicklung probabilistischer Verteilungen ersetzt werden.

2.2.2
Medizinische Aspekte

„Vieles Gewaltige gibt es, doch nichts ist gewaltiger als der Mensch…". Mit diesem Satz beginnt Sophokles seine „Antigone". Wir möchten ihn ummünzen in: „Vieles Unübersehbare gibt es, doch nichts ist unübersehbarer als der Mensch". Mit anderen Worten: die enorme Komplexität (in der Zeit!) der subzellulären Partikel, der Zellen, Organe, Individuen, Gesellschaften und ihrer wechselseitigen Einflüsse spricht für einen praktischen Indeterminismus. Das darf aber weder in der Grundlagenforschung noch in der Praxis von Diagnose, Prognose, Therapie zu resignierender Untätigkeit führen. Wir kennen immerhin eine Art von Gesetzmäßigkeiten für den Ablauf von Gesundheit und von Krankheiten. Für Symptom-Syndrom-Verbindungen gibt es mindestens (mehr oder minder gesicherte) Regeln aus der Erfahrung, also eine objektive Statistik. Mit der Entscheidung für eine Differential-diagnose, mit der Wahl einer Therapie verhalten wir uns deterministisch. Retrospektiv lernen wir aus falschen Entscheidungen.

Merksatz

Unter Physikern und Philosophen ist die Frage Determinismus-Indeterminismus, je nach dem benutzten System, strittig. Die meisten Systeme in der Natur sind nur zu beschreiben als eine Mischung von determini-stischen (gesetzmäßigen) Mechanis-men *und* stochastischen Einflüssen, d. h. in zufälliger Abfolge stattfindenden, Einwirkungen von außen und von innen. Dazu kommt aus der Chaos-Theorie die Variante deterministisches Chaos, aber wegen der weitreichenden Einflüsse gering veränderter Anfangsbedingungen und äußerer Einwirkungen das Prinzip: deterministisch, aber unvorhersagbar. Die *experimentelle Medizin* versucht, auf meist stark vereinfachter Ebene von Modellen, neben zu untersuchenden Variablen alle anderen Versuchsbedingungen konstant zu halten, also in einem deterministischen System zu untersuchen. In der *angewandten Medizin* besteht, wegen der Fülle der nicht übersehbaren Einfluß-größen und Anfangsbedingungen, ein praktischer Indeterminismus. Zunehmende Erfahrung und ihre statistische Behandlung führen zu Entscheidungen aus möglichst vielen erreichbaren Determinanten. Dies gilt besonders in der Therapie mit ihrer interventionellen Kausalität (s. unten).

2.3
Kausalität und Zufall

Mottos
„Erst im 18. Jh. im Sog der revolutionären Erkenntnisse von Newton wurde die Kausalität als absolute Herrscherin über Materie und Geist auf den Thron gehoben, und in den ersten Jahrzehnten des 20. Jh. als Folge der Revolution innerhalb der Physik wieder vom Thron gestoßen"
(Koestler [1086])

„Für den, der die Ursachen durchschaut, ist Prognose kein größeres Wagnis als Diagnose" (Sitte [1834])

2.3.1
Kausalität in der Medizin

An vielen Stellen dieses Buches haben wir die überragende Rolle der Kausalität in der Medizin und besonders in ihren gewaltigen Fortschritten innerhalb der letzten 100 Jahre betont. Krankheit im Sinne unserer Definition setzt eine einheitliche und im Prinzip bekannte Ursache voraus; sonst handelt es sich um ein Syndrom (s. 1.5.3). Umgekehrt zeigen in der Medizin Ausdrücke wie „essentiell", „idiopathisch", „kryptogenetisch", daß wir über die (häufig vielschichtigen) Ursachen nichts wissen. In der Medizin handelt es sich oft auch um *Plurikausalität*. Allerdings verbergen sich dahinter auch *monokausale Ereignis-Ketten*.

Unsere Diagnostik zielt (analytisch und synthetisch) auf die Erkennung der Ursache einer Störung ab. Nur die kausale Behandlung vermag das Übel an der Wurzel zu erfassen. Sonst handelt es sich um symptomatische, die Selbstheilung unterstützende, die Erscheinungen lindernde symptomatische, palliative, „halbkausale" Maßnahmen (z.B. die Ausschaltung von Schmerzen, die Verhinderung kreislaufbelastenden Fiebers, die psychosoziale Betreuung Schwerkranker oder Polytraumatisierter; s. dazu auch die Abb. 1.4 a, b). Selbst der Physiker C. F. von Weizsäcker meinte: „Wir kennen die Gefahr, daß man Symptome für Gründe hält, daß man an Symptomen kuriert..." [2077]. An diesen medizinspezifischen Anliegen ändert die seit Hume [925] anhaltende Diskussion um den grundsätzlichen Kausalitätsbegriff nichts.

Mackie [1267] hat das Zusammenwirken von Kausalketten mit dem Terminus INUS bezeichnet: ein allein nicht hinreichender (*i*nsufficient) Teil,

der aber notwendiger (*n*ecessary) Bestandteil einer insgesamt nicht notwendigen (*u*nnecessary), aber hinreichenden (*s*ufficient) Bedingung ist. Hirschberg [881] kommt zur Unterscheidung eines streng deterministischen Kausalprinzips von einem probabilistischen. In diesem Sinn wäre interventionelle Kausalität (z.B. Ausschaltung einer krankheitsverursachenden Noxe, Änderung eines Milieus) häufig deterministisch, das Risikofaktorenkonzept probabilistisch (z.B. Nichtrauchen schließt ein Bronchialkarzinom nicht aus, aber es mindert das Risiko). (Siehe dazu auch Murphy [1400] sowie Kaegelmann [988, 989]).

2.3.2
Probleme der Kausalität

Die folgende Übersicht gibt eine sehr kursorische Darstellung verschiedener Auffassungen der Kausalität, die wir hier nicht im einzelnen behandeln können (stark vereinfacht nach Heidelberger [835 a]):

Einige Auffassungen über Kausalität

* Hume, D.:
  Generische vs. singuläre, regelmäßige Aufeinanderfolgen,
* Mackie, J. L.:
  notwendiger Teil eines Komplexes hinreichender Bedingungen,
* Russel, B.:
  Eindruck einer asymmetrischen Relation von Ereignissen,
* Wright, v., G. H.:
  interventionelle Konzeption (p würde zu q führen),
* Spaemann, R.:
  gedanklicher Handlungskontext,
* Hacking, I.:
  gemeinsame Ursache experimentell erwiesener Zusammenhänge,

- Lewis, D.:
  kontrafaktische Kausalität (ohne A nicht B),
- Suppes, P.:
  probabilistische Deutung der Kausalität,
- Salmon, W. C.:
  Tendenz eines Ereignisses, in ein anderes überzugehen.

Wie bereits aus Abb. 1.22a–c ersichtlich, werden vor allem die Stärken der kausalen Beziehungen unterschieden:

- Bei der schwachen Kausalität hat eine Ursache eine Wirkung.
- Bei der starken Kausalität haben ähnliche Ursachen ähnliche Wirkungen.

Im Chaos wird die starke Kausalität verletzt. Beliebig ähnliche Ursachen können unterschiedliche Wirkungen haben.

Kausalität ist nach Hume eine aus Erfahrung und Gewöhnung resultierende Erwartung, nach Kant apriorisch (zit. nach [1870]). Mach ersetzte Kausalität durch Funktion oder funktionelle Abhängigkeit, später durch eindeutige Prognostizierbarkeit. Ein Gefüge von Bedingungen führt zu konditionalen Modellen (zit. nach [1870]). Jeder Kausalanalyse liegt ein bestimmtes Kausalmodell zugrunde, auch wenn dieses nicht explizit genannt wird. Schaefer [1697] trennt in seiner Modelltheorie kausale – pseudokausale – über Dritte zusammenhängende – zufällige – Ereignisketten.

Mit Murphy [1400] möchten wir die gerade in der Medizin wichtige *serielle* (verkettete) *Kausalität* hervorheben, d. h.: A → B → C → D …

Nach Gierer [644a] kann eine Ursache viele Folgen, eine Folge viele Ursachen haben; auch können Folgen sich zu Ursachen nicht linear verhalten (s. dazu auch Vollmer [2026]), zumal nachdem wir auf lineare Verbindungen, nicht aber auf zyklische oder gar chaotische eingestellt sind. Für Rosen [1621] ist Kausalität das materielle Analogon zu mathematischen Konsequenzen und Schlüssen. In diesem Sinne treten zur einfachen Kausalität (Ursache-Wirkung] Kausalketten (s. oben). Die Ursachen können evident, diskret, früher oder später zu entdecken sein. Für Mayr [1309] soll die Kausalität 3 Elemente enthalten: Erklärung von Vergangenem, Voraussage künftiger Ereignisse, Interpretation zielgerichteter (teleologischer) Phänomene. Thüring [1960] nennt folgende 5 Merkmale kausalen Wissens:

- phänomenspezifisch,
- stereotyp,
- abstrakt,
- strukturiert,
- selektiv.

Unabhängig von solchen Einzelfragen sind seit Hume [924], dem schärfsten Kritiker des noch von seinem Landsmann Locke akzeptierten Kausalitätsprinzips, zahlreiche Einwände und Umformulierungen der Kausalität erfolgt. Nach Hume können wir gar keine kausalen Verknüpfungen erkennen, lediglich ein Aufeinanderfolgen. Das Kausalitätsprinzip hat daher nach Hume keine objektive Gültigkeit, es ist nur eine praktisch gerechtfertigte Gewohnheit, also psychologischer Natur. Dem Mediziner fällt es anhand täglicher Erfahrungen schwer, dem radikalen Philosophen zu folgen. Denbigh [347] sieht in der Kausalität einen unendlichen Regreß, da Ursachen nicht von selbst beginnen können.

Praktische Beispiele der Medizin sind die in großen Statistiken gesicherte Abhängigkeit kardialer oder zerebraler Ereignisse von den bekannten Risikofaktoren, z. B. die enge Korrelation zwischen der Anzahl der Schlaganfälle und der Höhe des Blutdrucks.

Dabei ist allerdings Korrelation, wie wir an anderer Stelle ausführlich besprachen, noch kein Beweis für einen ursächlichen Zusammenhang, nur ein Hinweis auf eine erforderliche Prüfung. Der schwer zu führende Einzelnachweis beruht heute meist auf dem Vergleich von Kollektiven mit der untersuchten Variablen bei sonst möglichst gleichen Bedingungen (statistisch-nomologischer Schluß, s. 5.7).

Spätere Autoren äußern sich zum Kausalprinzip ebenfalls skeptisch, aber vorsichtiger. Nach Mach sowie Russell [1651] ist die Kausalität obsolet und sollte durch funktionelle Beziehungen ersetzt werden. Auch Vollmer [2021] zieht die „regelmäßige Abfolge von Ereignisketten" (einen für den Arzt durchaus akzeptablen Begriff!) vor, meint andererseits: „Während die Sätze der Mathematik von entweder intuitiver oder demonstrativer Gewißheit sind, sind Tatsachen nicht auf gleiche Weise verbürgt, sondern alle Vernunfterwägungen, die Tatsachen betreffen, scheinen auf der Beziehung von Ursache und Wirkung zu beruhen..." Kausale Prozesse sind indifferent gegenüber ihrem Resultat. Jede neu hinzutretende Komponente kann die Richtung des Ablaufs ändern.

Bunge [222] meinte zur Wahrscheinlichkeit (s. 5.8.3), daß sie „nicht nur ein Name für unsere Unkenntnis der Ursachen ist": Daß im Gegenteil Wahrscheinlichkeit eine Erscheinungsweise des Seins und Werdens darstellt. „Daher muß jede Theorie der Veränderung, die den Zufall ignoriert ... falsch sein". Eigen [451] sprach treffend von einer uns nicht möglichen Realisierung – entweder durch Mangel an Wissen oder für uns nicht vorhersagbar.

Wenn Kausalität in Zweifel gezogen wird, so muß es *akausale Ereignisketten* geben. Der bedeutende Physiker Pauli glaubte ebenso wie der Psychologe und Freud-Schüler C.G. Jung an akausale, nichtphysikalische Prozesse der Natur (zit. nach [1086]).

2.3.3
Zufall

Mottos

„Die Quantenmechanik lehrt uns, daß der Zufall bei der Beschreibung der Natur eine fundamentale Rolle spielt"
(Gell-Mann [632])

„Je älter man wird, desto mehr überzeugt man sich davon, daß seine geheiligte Majestät, der Zufall, Dreiviertel der Geschäfte dieses armseligen Universums besorgt."
(Friedrich II an Voltaire, zit. nach Tarassow [1941])

„Mit dem Fortschreiten der Zeit wächst das „Zufall-Element" im Universum mehr und mehr an"
(Eddington, zit. nach [2193])

Obwohl es keine solchen Dinge wie den Zufall in der Welt geben sollte, hat unsere Unkenntnis der wahren Ursache eines Ereignisses den gleichen Einfluß auf das Verstehen (Kosko [1104])

Im alltäglichen Gebrauch gibt es neben Ursachen und Folgen für die Meisten von uns den *Begriff des Zufalls* (Zum Fall). Daß es Zufall gibt, erscheint nach den Ergebnissen der Lotterien, der Benutzung „fairer Würfel" usw. unzweifelhaft. Zumindest erscheint er reell. Freilich wird er – aus Mangel an ursächlichen Zuordnungen – häufiger herangezogen als eingehendere Untersuchungen erlauben würden. Dies gilt im medizinischen Bereich für Traumen, aber auch für Krankheiten und Syndrome. Neben der Kausalität sei auf Interferenz, Syntropie und Dystropie (s. 1.5.3.5) verwiesen. Auch Begriffe wie die Synchronizität, die Koinzidenz, das

„Gesetz der Serie", die jedem Arzt geläufige nichtkausale „Duplizität der Fälle" seien genannt.

Definitionen: Nach Aristoteles ist der Zufall das Zusammentreffen zweier (oder mehrerer) voneinander unabhängiger Kausalreihen. Nach Schopenhauer [1760] bedeutet „zufällig", daß kausal nicht verbundene Ereignisse in der Zeit zusammentreffen. Nach Vollmer [2026] haben zufällige Ereignisse keine Ursache, „und wo es keine Ursache gibt, gibt es auch keine kausale Erklärung". Wegen der großen Zahl der Ereignisse und der zugehörigen Ursachenketten, die wir selten vollständig verfolgen und rekonstruieren können, sprechen wir – mehr oder minder resignierend – von Zufall. Für M. Hartmann [823] gibt es einen nicht rationalisierbaren Rest. Koestler [1086] spricht von der „Manifestation eines universellen Naturprinzips, das unabhängig von Kausalprinzipien wirkt".

Tarassow [1941] hat den Zufall definiert als sprunghaften Wechsel von einem System in ein anderes. Er unterscheidet zwischen diskreten und stetigen Zufallsgrößen. Der desorganisierenden Wirkung der Zufälle steht die organisierende Wirkung der Regelungsprozesse und der Selbstregelung gegenüber. Die Regelung wirkt dem Zufall entgegen. Sinngemäß trennt an der Heiden [841, 842] zwischen dem *„objektiven Zufall"* = Nichtgesetzmäßigkeit in der Natur, den es nach ihm nicht gibt, und dem *subjektiven Zufall*, der auf unserer Unkenntnis oder Berechnungs fehlern beruht – und den es sehr wohl gibt. Die Phänomenologie eines Prozesses oder einer Struktur läßt im allgemeinen nicht zweifelsfrei erkennen, ob sie einer Regelhaftigkeit entspricht oder nicht.

Eine mathematische Formulierung des Zufalls hat u.a. Gell-Mann [632]

gegeben: Danach kann eine Folge von bits (s. 5.7.3 und 5.9.3) so unregelmäßig sein, daß man nicht (vereinfachend) komprimieren kann – oder stochastisch mit einigen Regelmäßigkeiten (partiell komprimierbar) – oder äußerst regelmäßig, damit hoch komprimierbar und nicht zufällig sein.

Nach Monod [1378a] sprechen wir von „akausal", wenn wir keine Voraussagen oder Wahrscheinlichkeitsaussagen über den mittleren Ausgang einer großen Folge gleichartiger Ereignisse machen können. Die Selektion arbeitet nach ihm an den Produkten des Zufalls, da sie sich aus keiner anderen Quelle speisen kann.

Merksätze

> „Zufall" gibt es innerhalb der Medizin in mehrfacher Form:
>
> 1. Als singuläres Ereignis.
> 2. Durch das Zusammentreffen voneinander unabhängiger Kausalketten.
> 3. Durch unvorhersehbare und unvorhersagbare Entwicklungen im deterministischen Chaos (s. 1.3.5.3 und 1.3.5.4.), besonders an „Fulgurationspunkten" (s. oben).
> 4. Durch eine solche Fülle von Einflußgrößen, daß wir eine (führende) Ursache nicht erkennen können.

2.3.4
Statistische Aspekte kausaler Schlüsse

2.3.4.1
Vorbemerkungen

Eine wesentliche Frage für die wissenschaftliche Grundlegung der Medizin ist, wie man aus konkreten Beobachtungen Schlußfolgerungen über Ursache-Wirkungs-Zusammenhänge ableiten kann. Für derartige induktive Fragestellungen der Kausalität bietet die Statistik als Wissenschaft der Quantifizierung von Beobachtungen und Zusammenhängen ein wesentliches methodisches Instrumentarium an. In jeder Einführung in die Statistik wird betont, daß man bei Schlüssen von statistisch signifikanten Ergebnissen (z.B. von Unterschieden zwischen Beobachtungsgruppen oder Assoziationen zwischen Variablen) auf kausale Zusammenhänge höchste Vorsicht walten lassen muß. Andererseits unternehmen wir aber gerade deshalb empirische klinische oder biologische Untersuchungen, um Wirkmechanismen nachzuspüren, denn wir vermuten „hinter dem Rauch der statistischen Signifikanz das Feuer der Kausalität".

Wir werden sehen, daß verschiedene Konzepte von Kausalität zu betrachten sind, und daß in jede Form von kausaler Schlußfolgerung theoretische Annahmen einfließen, die empirisch nicht verifizierbar sind. Kausalitätsschlüße setzen voraus, daß man diese Annahmen als a priori zutreffend akzeptiert.

Das nachfolgend beschriebene statistische Kausalitätskonzept geht in seinen Ursprüngen auf Mill [1354] zurück und wurde unter anderem von Rubin [1644], Rosenbaum [1622] sowie Stone [1915] weiterentwickelt. Wir verweisen auch auf den Übersichtsartikel von Holland [898]. Dabei versucht man einen Minimalkonsens herzustellen, der mit relativ geringen Problemen allgemein akzeptabel sein soll. Dies wird durch eine Reihe von Einschränkungen und eine stark formalisierte Vorgehensweise erreicht, die auf der Basis von gezielt durchgeführten Manipulationen und Beobachtungen über die Auswirkungen operiert. Man kann deshalb auch von einem *aktionistischen oder interventionellen Kausalitätskon-*

zept sprechen. So fokusiert man den Blick nicht retrograd auf die Ursachen von Wirkungen, sondern vielmehr prospektiv auf die Auswirkung gezielt manipulierbarer Ursachen. Zugespitzt wird von Holland das Motto formuliert: „Es gibt keine Kausalität ohne Manipulierbarkeit". Damit wird die Forderung nach der Beeinflußbarkeit des Ergebnisses erhoben. Nach Popper [1521] existieren viele Möglichkeiten, die sich zu verwirklichen suchen. Aber nur wenige davon haben unter den gegebenen Bedingungen eine hohe „Propensität" (zur Definition s. 5.7.4.2).

2.3.4.2
Einige Grundlagen der Statistik

Für das Folgende benötigen wir einige Grundbegriffe der statistischen Versuchsplanung und Auswertung. Wir motivieren diese durch 2 Fragestellungen, wie sie in der Medizin typisch sind:

Situation 1. Es ist eine neue Arznei verfügbar, deren Wirksamkeit bei einer bestimmten Erkrankung zu prüfen ist. Von der bisher üblichen Therapie ist bekannt, daß die Erfolge je nach Schweregrad der Erkrankung und nach Geschlecht der Patienten unterschiedlich sind. Es wird vom Statistiker vorgeschlagen, eine *prospektive, kontrollierte, randomisierte Therapiestudie* durchzuführen. Dazu werden die Patienten je zur Hälfte nach der üblichen Therapie (Kontrolle) und nach der neuen Modalität behandelt. Die Zuordnung jedes einzelnen Patienten erfolgt durch Zufallsentscheid (z.B. durch Wurf einer Münze). Die Wahl der Therapie durch Patienten oder Arzt ist dabei ausgeschlossen. Da der Therapieerfolg möglicherweise von Merkmalen des Patienten (Geschlecht, Alter, Leistungsfähigkeit) oder vom Zustand seiner Erkrankung (Schweregrad) oder vom Umfang der Begleittherapie mitbeeinflußt sein könnte, werden diese „Kovariablen" im Verlauf der klinischen Prüfung mit dokumentiert. Wesentliche Meßgröße ist allerdings die „Zielgröße" des Therapieerfolges.

Situation 2. Es soll untersucht werden, ob eine bestimmte Exposition (z. B. Radon im Haushalt) mit einer bestimmten Erkrankung (z. B. Bronchialkarzinom) in Zusammenhang steht. Es ist aber bekannt, daß die Erkrankung bei bestimmten Verhaltensweisen (z. B. Rauchen) gehäuft auftritt. Offenbar ist es in dieser Situation nicht möglich, Versuchpersonen unterschiedlicher Lebensweisen durch Zufallszuordnung zuzuweisen. Eine Verfügbarkeit über die Manipulation besteht nicht. Es ist lediglich möglich, Personen verschiedener Expositionen im Sinne einer prospektiven *Beobachtungsstudie* zu verfolgen. Dabei wird man große Anstrengungen darauf verwenden, möglichst viele Merkmale der Probanden, seiner Exposition und seines Umfeldes zu dokumentieren, da sie sich als modifizierende Einflußfaktoren überlagern könnten (z. B. Geschlecht, Alter, Expositionsgrad, Raucheranamnese, Familienanamnese, Arbeitsplatzexpositionen, sozialer Status, Wohnbedingungen). Zielgröße wäre hier das Eintreten der zu untersuchenden Erkrankung bei den Probanden unter Beobachtung.

Diese beiden Beispiele haben eine Reihe von Aspekten gemeinsam, wie sie in Abwandlungen in jedem klinischen Versuch, aber auch in Laboratoriumsexperimenten, auftreten können: Es gibt identifizierbare Beobachtungseinheiten (hier Versuchspersonen). Diese lassen sich in ihren Eigenschaften durch *Kovariable* charakterisieren. Es gibt *intrinsische Kovariablen*, die als

unveränderliche Attribute den Beobachtungseinheiten zukommen und nicht manipulierbar sind (z. B. Alter, Geschlecht). Man kann beobachtete und unbeobachtete Kovariablen unterscheiden. Wir bezeichnen erstere mit „z" und letztere mit „u". Diesen stehen die *extrinsischen Kovariablen* gegenüber, welche im Prinzip manipulierbar sind (z. B. Therapiewahl, Exposition). Wir werden sie nunmehr mit „t" bezeichnen. Die Zielgröße (englisch: Response) bezeichnen wir mit „y" und nehmen an, daß sie quantitativ ist. Man unterstellt nun, daß eine funktionale Beziehung existiert, welche den gesetzmäßigen Zusammenhang zwischen diesen Größen für jede Beobachtungseinheit i repräsentiert und derart beschreibt, daß die Zielgröße ableitbar ist:

$$y_i = y_i(t, z, u)$$

Unterschiede zwischen Situation (1) und (2) bestehen in der Wahl von t für die Beobachtungseinheiten. Die *Randomisation* genannte Zufallszuordnung hat mehrere Konsequenzen. Der wesentliche Effekt ist (jedenfalls bei ausreichend großen Fallzahlen), daß die Therapiegruppen hinsichtlich der Ausprägung der bekannten und unbekannten Kovariablen strukturgleich werden. Dadurch gelingt es, den Beitrag anderer Einflußfaktoren auf die Zielgrößen gleichmäßig auf die Behandlungsgruppen zu verteilen und damit auszuschalten. Die Randomisation ist, wie wir noch erörtern werden, ein wesentliches Element der Kausalitätsargumentation.

Bei Beobachtungsstudien besteht die Schwierigkeit, daß man nie sicher sein kann, alle relevanten Einflußgrößen auch beobachtet zu haben. Da die Expositionen von den Probanden (freiwillig oder unfreiwillig) gewählt werden, ist es anzunehmen, daß eine

Reihe von weiteren (beobachteten und unbeobachteten) Merkmalen mit der Exposition korreliert sind. Problematisch werden kausale Schlußfolgerungen dann, wenn diese Merkmale unbeobachtet sind und einen Einfluß auf die Zielgröße haben. Man spricht dann von *Vermengung* (englisch: Confounding), denn es läßt sich nicht mehr unterscheiden, ob die Exposition selbst oder eine mit ihr korrelierte andere Kovariable auf die Zielgrößen einwirken.

2.3.4.3
Konzept der multiplen Responseoptionen

Die Grundidee des nachfolgenden Kausalitätsmodells ist, daß man grundsätzlich nur auf solche Merkmale eine kausale Schußfolgerung bezieht, die potentiell manipulierbar sind und für die mehrere (mindestens 2) Ausprägungsmöglichkeiten existieren.

Betrachten wir einen einfachen Fall mit einer Behandlung, die in Ausprägung t (gegeben) oder c (nicht gegeben) auf die Beobachtungseinheit i angewandt werden kann. Die Kovariablen wollen wir hier vernachlässigen. Dann ist das Ergebnis mit $y_i(t)$ bzw. $y_i(c)$ angebbar und die Differenz der Wirkungen beträgt

$$T_i = y_i(t) - y_i(c).$$

Dies ist eine fundamentale Form einer kausalen Aussage, denn sie besagt, bezogen auf die Beobachtungseinheit i:

Die Maßnahme t verursacht die Wirkung $T_i = y_i(t) - y_i(c)$.

Dies impliziert, daß die Aussagen über die Wirkung von Ursachen nur relativ getroffen werden, indem die Wirkungen verschiedener Ursachen verglichen werden.

Nun zeigt sich aber ein Problem, das man als *Fundamentalproblem der Kausalitätsschlüsse* bezeichnen kann. Es ist prinzipiell unmöglich, die Werte von $y_i(t)$ und $y_i(c)$ getrennt an der gleichen Beobachtungseinheit (unter den gleichen Bedingungen) zu beobachten. Dies ist offenbar, denn jeder Patient, jeder Proband, jede Kulturplatte existiert in der jeweiligen Raum-Zeit nur einzigartig und kann somit nicht 2 Verhaltensweisen (z. B. mit und ohne Therapie) zugleich bieten. Auf den ersten Blick wirkt das Fundamentalproblem so, als seien Kausalitätschlüsse nicht möglich.

Ein Ausweg aus diesem Problem ist nur möglich, wenn man bereit ist, einige Annahmen über die Eigenschaften der Beobachtungseinheiten bzw. über den Ursache-Wirkungs-Zusammenhang zu machen. Dieser Vorschlag ist nicht neu. So werden etwa in physikalischen Experimenten Versuchswiederholungen unter kontrollierten Versuchsbedingungen durchgeführt. Diese gestatten die Annahme der zeitlichen Konstanz, der kausalen Transienz und der Homogenität der Beobachtungseinheiten. Trotz allen Aufwands für derartige Bedingungen ist ihr Vorliegen aber nie zweifelsfrei nachweisbar.

Eine ähnliche Lage gilt auch für statistisch begründete Kausalitätsschlüsse. Allerdings sind die erforderlichen Annahmen nicht so geläufig. Wir wollen sie nachfolgend erörtern, da sie in der Medizin eine zunehmende Rolle spielen. Zunächst folgen wir den Ausführungen von Holland [1898], nach denen folgende Annahmen den *Kausalitätsschlüssen aus randomisierten Studien* zugrundeliegen:

1) **Annahme der Unabhängigkeit der Zuordnung:** Es wird angenommen, daß die Zuordnung einer Beobachtungseinheit i auf t oder c unabhängig von

allen anderen Kovariablen und unabhängig von den Wirkungsunterschieden T_i anderer Beobachtungseinheiten erfolgt. Diese Forderung wird in der Regel nur durch (blinde) Randomisation approximiert. Diese Annahme bietet nunmehr den Ausweg aus obigem Fundamentalproblem. Man betrachte hierzu den Mittelwert (genauer den Erwartungswert) aller T_i einer großen Anzahl von Beobachtungseinheiten. Dieser ist mathematisch identisch mit der Differenz des Mittelwertes von $y_i(t)$ und des Mittelwertes von $y_i(c)$, jeweils aus der gesamten Population ermittelt. Beide Mittelwerte lassen sich aber nicht beobachten, da ja jede Beobachtungseinheit nur einer Behandlung unterzogen werden kann. In beiden Behandlungsgruppen lassen sich hingegen die beobachteten Zielgrößen getrennt mitteln. Unter der Annahme der Unabhängigkeit der Zuordnung sind diese in den Teilpopulationen beobachteten Mittelwerte von $y_i(t)$ und $y_i(c)$ den obigen äquivalent. Man kann folglich den mittleren kausalen Effekt T ermitteln als:

$$T = \text{Mittelwert } [y_i(t)]$$
$$- \text{Mittelwert } [y_i(c)].$$

Falls Randomisation vorliegt, kann man somit den mittleren Wirkungsunterschied genau ermitteln.

2) Annahme des konstanten Effekts: Allerdings haben wir bei obiger Argumentation nachzutragen, daß sie nur dann zutrifft, wenn die Wirkungsdifferenz T_i beider Behandlungen bei allen Beobachtungseinheiten als gleichartig und konstant angenommen werden kann. Die Annahme des konstanten Unterschieds enspricht der oben erwähnten experimentellen Annahme der Homogenität der Population. Offensichtlich kann man diese Annahme ebenfalls nicht empirisch verifizieren.

Stone [1915] ergänzt diese Liste um Annahmen, auf deren Basis man auch kausale Schlüsse aus *Beobachtungsstudien* ziehen kann. Während die Annahme (2) weiterhin gilt, müssen wir nun Ersatz für die Annahme (1) suchen, da ja die Randomisation ausscheidet. Zudem müssen wir unsere Betrachtung wieder um die Kovariablen erweitern [d. h. $y = y(t, z, u)$]. Nach Stone gibt es dann eine Hierarchie von zunehmend schwächeren Annahmen, wobei die jeweils stärkere die schwächere impliziert.

3) Annahme der ausreichenden Kovariablen: Diese stärkste Annahme besagt, daß alle Kovariablen, die einen möglichen Effekt auf die Zielgröße ausüben, vollständig berücksichtigt sind. Dies ist gleichbedeutend mit der Annahme, daß es keine relevanten unbeobachteten Kovariablen gibt. Wenn diese Annahme zutrifft, kann man aus der Beobachtung, daß y auf Populationsebene nicht mit t assoziiert ist, schließen, daß keine kausale Beziehung im strengen Sinne besteht. Dies bedeutet, daß nicht nur im Mittel ein Null-Effekt vorliegt, sondern darüber hinaus, daß bei keiner einzigen Beobachtungseinheit ein Effekt vorliegt. Es ist offensichtlich, daß diese Annahme nur in Sonderfällen berechtigt ist. Eine häufig anzutreffende schwächere Annahme ist folgende:

4) Annahme der Abwesenheit von Vermengung (Confounding): Diese Annahme besagt, daß es keine unbeobachteten, mit der Behandlung korrelierten Kovariablen mit Einfluß auf die Wirkungsdifferenz gibt. Falls die Beobachtungen keine Assoziation zwischen y und t ergeben, kann man unter dieser Annahme nur folgern, daß im Mittel kein Wirkungseffekt auftrat. Wegen der Möglichkeit weiterer unbeobachteter Kovariablen, kann es bezogen auf die einzelne Beobachtungseinheit aber durchaus auch weitere Effekte geben. Somit ist unter dieser Annahme die strenge Kausalität nicht ableitbar.

Es sei hier angemerkt, daß die Randomisation (d. h. die Annahme der Unabhängigkeit der Zuordnung) in dieser Hinsicht stärker als die Annahme der Abwesenheit von Vermengung ist, die aus ihr abgeleitet werden kann. Schließlich sei eine noch schwächere Annahme angeführt, die wiederum aus der Annahme der fehlenden Vermengung abgeleitet werden kann.

5) Annahme der streng vernachlässigbaren Expositionszuordnung: Diese Annahme besagt, daß die potentiellen Wirkungen unter Berücksichtigung der Kovariablen unabhängig von den Expositionszuordnungen sind. Diese Annahme ermöglicht kausale Schlüsse über die mittleren Effekte aber nicht über die strenge Kausalität bezogen auf die einzelnen Beobachtungseinheiten.

2.3.4.4 Anmerkungen und Kritik

Soweit wir sehen, weist das obige Konzept in mancher Hinsicht Merkmale des von v. Kutschera „modallogisch" genannten Kausalitätskonzeptes auf [1143]. Demnach kann die Ursache zu einem beliebigen Zeitpunkt eintreten und ihr muß eine Wirkung mit Notwendigkeit folgen. Das Eintreten der Ursache ist dabei frei wählbar. Die philosophische Implikation dabei ist, daß man die Vorstellung einer praktisch indeterministischen Welt zugrundelegen muß, in der nicht alle Ursache-Wirkungsketten determiniert sind. Das obige Kausalitätskonzept der multiplen Responseoptionen hat einige bemerkenswerte Einschränkungen zur

Folge. So lassen sich über Attribute einer Beobachtungseinheit keine kausalen Aussagen treffen, selbst dann nicht, wenn diese als Kovariable einen Einfluß auf die Wirkung haben. Betrachten wir 2 Aussagen:

a) Sie sprach auf die Behandlung gut an, weil sie eine Frau war.
b) Sie sprach auf die Behandlung gut an, weil eine neue Therapie benutzt wurde.

In beiden Fällen wird eine grammatikalisch zutreffende „weil"-Aussage getroffen. Im Sinne eines kausalen Schlußes ist die erste Aussage aber nicht statthaft, da das Attribut Geschlecht als nicht manipulierbar angesehen werden muß. Hingegen ist die zweite Aussage akzeptabel, da die Therapie im Prinzip wählbar ist und mit einer anderen Therapie verglichen werden kann.

Eine praktische Einschränkung des obigen Kausalitätskonzepts liegt darin, daß es oft nicht möglich ist, nur genau eine manipulierbare Kovariable zu verändern und alle anderen festzuhalten. Oftmals ändern sich andere Größen mit. So wird man beispielsweise beim Vergleich zweier zytostatischer Chemotherapien auch die supportiven Begleitmaßnahmen berücksichtigen müssen.

Eine weiterer Kritikpunkt berührt die Einbettung der aus einer Untersuchung gewonnenen Er kenntnisse in einen breiteren substanzwissenschaftlichen Kontext. Die obige Konzeption war allein darauf ausgelegt, aus einem Datenmaterial eine kausale Schlußfolgerung abzuleiten. Für Beobachtungsstudien hatte 1965 bereits Sir Bradford Hill [878] eine Reihe von Kriterien angegeben, unter denen er geneigt wäre einem Effekt eine kausale Interpretation zu geben. Einige dieser Kriterien sind in leichter Abwandlung wiedergegeben:

- Der Effekt muß stark sein.
- Er muß in die zeitliche Sukzession passen.
- Er muß in unabhängigen Studien reproduzierbar sein.
- Er muß eine Dosis-Wirkungs-Beziehung aufweisen.
- Er muß sich verändern, wenn die potentielle Ursache entfernt oder wieder zugefügt wird.
- Er muß konsistent mit dem Kenntnisstand der Substanzwissenschaft sein.
- Er muß spezifisch sein.

Merksatz

Kausale Schlüsse aufgrund statistischer Assoziationen beruhen auf dem Vergleich der Wirkungen zweier oder mehrerer Ursachen. Dies ist nur hinsichtlich potentiell manipulierbarer Merkmale möglich. Allerdings trifft man dann auf das Fundamentalproblem, daß der Meßprozeß nur die Beobachtung einer Wirkung einer Ursache an einer Beobachtungseinheit gestattet. Der Ausweg führt auf das Anfertigen von Statistiken über viele Beobachtungseinheiten und die Formulierung statistischer Modelle. Kausale Schlüsse sind dann möglich, wenn man bereit ist, eine Reihe von Annahmen zu akzeptieren, die nicht empirisch überprüfbar sind und allenfalls glaubhaft gemacht werden können.

2.4
Reduktionismus und Holismus

Mottos
„Der Generalist weiß von immer mehr immer weniger, und das theoretische Ende ist, daß er von allem nichts weiß. Der Spezialist weiß von immer weniger immer mehr, und das theoretische Ende ist, daß er von nichts alles weiß"
(u. a. Gross [708])

„Als Philosophie ist der Reduktionismus ein Fehlschlag. Vom methodischen Gesichtspunkt aus haben die Versuche detaillierter Reduktionen von einem phantastischen Erfolg zum anderen geführt, und ihre Mißerfolge waren ebenfalls sehr fruchtbar für die Wissenschaft"   (Popper [1518])

2.4.1
Formen des Reduktionismus

Motto
Das größte Mirakel aber ist und bleibt die Fähigkeit des Menschen, eine so ungeheuer verwickelte Welt wie die unsere ... mit einer so kleinen Zahl von Parametern zu beschreiben und mit so wenigen Gesetzen plausibel zu machen"   (Samburski [1669])

Bereits in 1.3 hatten wir uns bei der Diskussion von Modellen in der Medizin mit dem Reduktionismus beschäftigt. Wie auch im letzten Abschnitt (2.3.2) betont, ist der menschliche Organismus mit seinen somatischen und seelischen Bezügen, allein oder in den Interaktionen seiner Umwelt (kurz „das Leben"), so kompliziert, daß sie ohne angemessene Beschränkung auf einfachere Modelle weder untersucht noch Gegenstand wirklicher Erfahrung werden können. Dieses Vorgehen enthält Elemente des Reduktionismus, eines vielseitig gebrauchten und umstrittenen philosophischen Begriffs. Dabei ist mit Vollmer Reduktion zugleich die Beseitigung von Redundanz. Reduktion schafft Einheit (durch Theorienreduktion) und führt zu „ontologischer Sparsamkeit"; man muß nicht unnötig neue Basisobjekte einführen [2026]. Die beiden Medawars gingen so weit, die analytische Reduktion für die „erfolgreichste Forschungsstrategie" zu halten, die je erfunden wurde [1328]. Nach deren Definition bedeutet Reduktionismus die Überzeugung, daß sich ein Ganzes (im mathematischen Sinn) als eine Funktion seiner Teile darstellen läßt, wobei die Funktion etwas über die räumliche und zeitliche Anordnung der Teile und die Art ihrer Wechselbeziehungen aussagt.

Reduktion und Reduktionismus haben durch beigefügte Eigenschaftsworte (z. B. axiomatischer, begrifflicher, empirischer, existentieller, rationalistischer, methodischer, metaphysischer) ganz verschiedene Bedeutungen erhalten, die wir unter Hinweis auf neuere, umfassende Darstellungen übergehen. Nach Weinberg [2062] ist Wissenschaft immer reduktionistisch. Aber Reduktionismus ist ein Programm, das nicht immer möglich oder nötig ist. Wir beschränken uns mit Frey [588] auf 3 für die Medizin wesentliche Konzepte. Dabei unterscheiden wir nicht zwischen Reduktion und Reduktionismus. Letzterer hat nach Bischof [139] bei manchen Autoren abwertenden Charakter.

Ontologischer Reduktionimus (Seinsanalyse). Er ist materialistisch, geht von den subatomaren Partikeln und Energiequanten sowie ihrem Zusammenspiel aus. Auch alle organischen und funktionellen Störungen sollen auf physikalische Gesetze reduzierbar sein (s. dazu u. a. auch Gierer [644a], Küppers [1135], Roth [1632], Schrödinger [1766, 1767]).

Epistemologische Reduktionismus. Er beschäftigt sich (für die Medizin) mit Theorien, die Naturvorgänge erklären und Konsequenzen ermöglichen.

Methodologischer Reduktionismus. Er zielt auf methodische Vereinfachung, Ausschaltung mehrerer Variablen usw. Er ist in der Medizin für Forschung und Praxis unverzichtbar. Für Rosen [1621]

ist die Medizin mit ihrem diagnostischen Bereich vorzugsweise der Epistemologie, therapeutisch mehr der Ontologie zugewandt. Für den Reduktionismus wird u. a. geltend gemacht [588, 590, 1913]:

1. Er hat bisher viele wesentlichen Probleme gelöst.
2. Kein anderer Ansatz kann als wissenschaftlich in gleichem Maß fundiert gelten.
3. Obwohl die Medizin bisher nicht alle Fragen des gesunden und kranken Menschen lösen konnte, spricht nichts dafür, den eingeschlagenen Weg zu verlassen.
4. Die biologische Basis der modernen Medizin kann ohne Betrachtung ihrer Geschichte und der verschiedenen Ideologien nicht gelöst werden.
5. Schließlich sind Relativierungen der Beschreibungen und der unterschiedliche Bedarf an Auflösungsvermögen offenkundig.

Auch für Brunak u. Lautrup [205] gründen sich alle Formen der Kognition (s. 1.1.5) auf Reduktion: „Sonst würden wir die Welt als Chaos unzusammenhängender Details erfahren" [1913].

An *Einwänden* (auch gegen einen maßvollen Reduktionismus) hat es nicht gefehlt. Die Gefahr besteht vor allem in der Inkohärenz, d. h. es wird so lange reduziert, bis wesentliche Fakten herausfallen oder logische Schlüsse nicht mehr passen. Good [676] hält diese Probleme einfach für einen Mangel an Zeit. Nach der Berne-Group [118] bringt die übliche Reduktion auf biochemische oder biophysikalische Mechanismen kein umfassendes Verständnis der Krankheit und erst recht nicht der Gesundheit. Gerade für die Medizin wird der Reduktionismus als ein das Bild des Kranken vereinfachendes Verfahren kritisiert.

Die *Schwierigkeiten für den Reduktionismus* liegen in der Komplexität der behandelten Objekte und Probleme, ferner in den Grenzen der praktischen Durchführbarkeit von Theorie-Reduktionen. Stöckler [1913] hält die Erlangung einer Einheit der Wissenschaft durch Theoriereduktion für eine Utopie. Trotz dieser und anderer Einwände halten wir vor allem den methodischen, aber auch den epistemologischen Reduktionismus in der forschenden wie in der praktischen Medizin für unerläßlich. Auch das menschliche Gehirn lebt mit einer starken Reduktion der eingehenden sensorischen Reize (s. auch Abb. 1.0 und Abb. 1.11), mit einem „reduzierenden Blick". Ransohoff u. Feinstein [1559] bemerken mit Recht, daß alle Entscheidungen in der Medizin (s. Kap. 8) eine *Datenreduktion* erfordern. Ärzte neigen (zum Teil aus Sicherheitsbedürfnis, Verf.) zur *Datenanhäufung*. Zur Entscheidung würde weniger genügen. Ein Subset von Symptomen und Befunden diskriminiert oft besser als ein Set aller feststellbaren Symptome [312]. Waren es früher zu wenig Informationen, so sind es heute zu viele, die die richtige Entscheidung gefährden. *Datenreduktion* wird damit zu einem Problem der *Datenselektion*, der Auswahl des wirklich Wichtigen.

2.4.2
Holismus

Motto

„Ein Spezialist hat eine Fidel mit nur einer Saite"　　(Miller [1361])

Der Begriff leitet sich vom griechischen holos = ganz ab. Der Holismus (wiederum in der Medizin) will den kranken und gesunden *Menschen als Ganzes* sehen und behandeln *statt einer Kompartimentierung*. Neben dem kranken Organ geht es um den kranken Menschen, seine psychosomatischen und somatopsychischen Reaktionen, sein soziales Milieu, sein Umfeld, seine ökonomischen und ökologischen Bedingungen („comprehensive approach" [474]). Trotz mancher Kritik gewinnt die ganzheitliche Betrachtungsweise – wohl als Reaktion auf Überspezialisierung mit ihren Folgen – zunehmend an Boden (Lit. z. B. [1685, 1700, 1722, 1723]).

Die *Geschichte des Holismus* ist alt. Schon im klassischen Griechenland stellte sich Platon dem Atomismus, etwa eines Anaxagoras, entgegen. Man kann die Geschichte der Naturphilosophie auffassen als den Gegensatz zwischen Holismus und Reduktionismus. Nach dem Holismus ist das Ganze mehr als die Summe seiner Teile (s. auch 3.3). Es entstehen neue und aus den bisher erfaßten Teilen heraus nicht erklärbare Eigenschaften oder Systeme, eine *Emergenz* (von emergere = entstehen, heraussprudeln). Dafür hat besonders die Chemie zahlreiche Beispiele erbracht. Der Ausdruck „emergent" wurde in diesem Zusammenhang u. W. erstmals von Lewes 1875 verwendet. In der Mechanik läßt sich das Ergebnis in einem Kompositionsschema durch vektorielle Überlagerung zusammenfassen. In anderen Bereichen, z. B. bei den chemischen Reaktionen, entstehen neue und nicht mehr als die Summe ihrer Komponenten erkennbare Verbindungen, Formen usw. Dies gilt – mindestens teilweise – auch für die Biologie und damit für die Medizin. In der Sicht von Mill [1355] haben Lebensphänomene keine Analogie zu irgendwelchen Komponenten, die lediglich durch physikalische Eigenschaften charakterisiert sind. In diesem Sinn ist *Emergenz* (z. B. [1125, 2026]), d. h. *die Entstehung von etwas Neuem*, ein wichtiges Merkmal des Holismus. Für die medizinische Praxis gilt das für die Betrachtung des ganzen

Menschen in Gesundheit und Krankheit sowie für die Grenzen der Voraussagbarkeit.

Es fehlt aber nicht an kritischen Stimmen, daß der Holismus in der Therapie „wenig Neues" gebracht habe. Ein Haupteinwand gegen den Holismus ist die Abhängigkeit lebender Systeme von ihrer Umgebung, vor allem hinsichtlich ihrer Energieversorgung.

2.4.3
Versuche einer Synthese

Reduktionismus heißt, daß alle Systemeigenschaften auf bekannte oder der Untersuchung zugängliche Teile reduzierbar sind. Dies würde einen Holismus ausschließen [2026]. Aber sind wirklich alle Prozesse, etwa im komplexen Bereich der Medizin, in ihren Ursprüngen bekannt? So sind Holismus und Reduktionismus weder zu beweisen noch zu widerlegen. Vollmer [2926] nennt in diesem Zusammenhang:

* mangelnde Kenntnis der Systemteile,
* mangelnde Kenntnis ihrer wechselseitigen Beziehungen,
* mangelnde logische und mathematische Fähigkeiten,
* mangelnde Voraussagbarkeit trotz deterministischen Verhaltens (deterministisches Chaos),
* konstitutive Rolle von Zufallsfaktoren,
* Mangel an Zeit, prinzipiell mögliche Ableitungen auch durchzuführen,
* Mangel an Einfällen für weitere Kombinationen.

Mit den Worten von Koestler u. Smithies [1087]: „Teile und Ganzheiten in ihrer absoluten Bedeutung existieren nirgendwo... sie haben, wie der römische Gott Janus, zwei Gesichter, von denen das eine die unabhängigen Merkmale der Ganzheit, das andere die abhängigen Merkmale der Teile aufweist...".

Nach Clements [284] bietet das biopsychomedizinische Krankheitskonzept von Engel (s. 1.5.3.2) die Möglichkeit, eine scharfe Dichotomie zwischen biochemischen und verhaltensmäßigen Grundlagen, zwischen Reduktionismus und Holismus, zwischen Wissenschaft und Kunst, zu vermeiden. In diesem Sinn ist der Unterschied von Summe (der Teile) und Ganzheit nicht eine Verschiedenheit der Dinge, sondern ein Gegensatz von Betrachtung und Darstellung. In diesem Sinn unterliegt die Medizin der im Abschnitt 1.1.4 angesprochenen Komplementarität. Auch schließt in heutiger Zeit eine reduktionistische Hierarchie eine ganzheitliche Sicht nicht aus. So kann man auf die angewandte Medizin übertragen, was Deppert [351] für die Forschung formuliert hat: „Reduktionistische und nicht reduktionistische Konzepte können durchaus sehr friedlich nebeneinander bestehen, ja sie können sich sogar gegenseitig befruchten". Auch nach Dreyfus [397] gibt es den Menschen nicht nur ganzheitlich als „kranken Menschen" gegenüber einem „kranken Organ", sondern auch gestaltpsychologisch-holistisch bei der einzelnen Krankheit.

Merksatz

Wie schon bei den für die moderne Medizin unverzichtbaren Modellen, ist auch in der Praxis eine Reduktion auf übersehbare und steuerbare Prozesse erforderlich. Die Spezialisierung in der Medizin und in ihren immer engeren Teilgebieten hat eine schon über 150 Jahre alte Betrachtungsweise neu belebt: den Holismus. Holismus und Reduktionismus haben als Methodik und Betrachtungsweisen beide ihre Berechtigung. Gerade in der Medizin ergänzen und befruchten sie sich.

2.5
Entropie

Motto

„Der Begriff der Entropie wird im größten Teil der allgemein-verständlichen Literatur zur Zeit durch einen mystischen Nebel von Folgerungen eingeführt, als ob es ein Begriff sei, der offensichtlich für den Leser zu hoch ist"

(J. T. Fraser [582])

„Ich glaube, daß dem Gesetz von dem ständigen Wachsen der Entropie… die erste Stelle unter den Naturgesetzen gebührt" (Eddington, zit. nach [2193])

2.5.1
Physikalische Voraussetzungen

An dieses Kapitel sei noch ein physikalischer Begriff angeschlossen, der besonders für das Verständnis von Pathogenese und Therapie wichtig erscheint: die Entropie (S). Entropie wurde von Clausius (s. unten) dem griechischen entrepein (= umkehren, umwandeln) entnommen und bildet den *Kern des 2. Hauptsatzes der Thermodynamik.* Dieser präzisiert seinerseits einschränkend den 1. thermodynamischen Hauptsatz von der Erhaltung der Energie (R. Mayer, J. Joule, H. von Helmholtz, 1840–1847). Dimension der Entropie ist Energie, geteilt durch die absolute Temperatur (in Kelvin: $0K = -273,15\,°C$), also J/K. In der Regel wird Entropie *nicht als absolute Größe, sondern als Änderung* angegeben. In Anlehnung an die Arbeiten von Clausius (von 1865) gilt: Wird einem System reversibel eine Wärmemenge dQ bei der Temperatur T zugeführt, dann wächst die Entropie des Systems nach der Formel:
$dS = dQ/T$ [2155].

Im Gegensatz zur Wärme gibt es für Entropie kein absolutes Maß. Nach dem 2. Hauptsatz sind Prozesse der Entropie irreversibel und unidirektional [1278]. Entropie ist zunächst für Systeme im thermodynamischen Gleichgewicht ableitbar, während biologische Systeme wie der menschliche Organismus offene Systeme weitab vom Gleichgewicht sind (s. auch 2.5.2). Prigogine bezweifelt, ob es geschlossene Systeme überhaupt gibt, für die streng genommen, der 2. Hauptsatz nur gilt. Insofern ist Entropie nach Mainzer [1278] die Summe aus der Entropie der Umgebung und der Entropie im Inneren eines geschlossenen Systems.

Historische Perspektive. Am leichtesten verständlich ist der heutige Entropiebegriff in seiner Entwicklung: S. Carnot beschrieb 1824 den 1834 von B. P. Clapeyron überarbeiteten Kreisprozeß der Energie. Danach kann auch im Idealfall die einer Wärmekraftmaschine zugeführte Wärme nicht vollständig in Arbeit verwandelt werden (Unmöglichkeit eines „Perpetuum mobile" zweiter Art): Es fließt zwangsläufig mechanisch nicht verwertbare Wärme als „ungeordnete" Energie ab.

Somit ist die *Entropie als Maß der Unordnung* anzusehen, der ungeordnete Zustand der Wärme als eine Form „entarteter Energie". Pfaundler definierte sinngemäß den 2. Hauptsatz wie folgt: Die Energie strebt in der Natur nach Entartung, oder Kelvin: Die Energie strebt nach Zerstreuung. In diesem Sinn sind seit Prigogine dissipative Strukturen (s. 1.3.4) oder Systeme Energieverbrauchende. Clausius nahm auch an, daß die Energie des Universums konstant sei, seine Entropie aber zunehme (zit. nach Prigogine [1532, 1536]).

Statistische Formulierung. Boltzmann hat für den 2. Hauptsatz die heute allgemein anerkannte statistische Formulierung entwickelt: Die Natur strebt aus einem unwahrscheinlichen Zustand dem wahrscheinlichen zu; in abgeschlossenen Systemen vom geordneten Zustand zum ungeordneten [582, 1511].

Beispiele: Moleküle verschiedener Gase haben – ceteris paribus – in einem geschlossenen Behälter die Tendenz, sich zu mischen, kaum je die Tendenz, sich auf je einer Seite zu ordnen.

Anders ist die Situation bei Wärmezufuhr: Auf die normale Entropie mit Abnahme der Ordnung trifft ein „ordnender Gradient", der zu einer teilweisen Trennung der Gase führen kann.

Bei *irreversiblen Prozessen* nimmt die Gesamtentropie eines Systems stets zu. Vollständig *reversible Prozesse* werden bezweifelt. Jede makroskopische mechanische Bewegung führt zur Umwandlung eines, wenn auch nur kleinen, Teils der Energie in (mechanisch nicht verwertbare) Wärme. Früher oder später kommen alle bewegten Teile in den Ruhezustand, es stellt sich ein Gleichgewicht – der „Zustand maximaler Entropie" – ein [2155]. Weil die bereits angesprochene Wärme nur von Orten höherer zu Orten niedriger Temperatur – ohne Aufwendung von Arbeit – fließt, hat jeder Wärmeaustausch eine irreversible Komponente.

Informationstheorie. Eine dritte wesentliche Rolle spielt die Entropie bei der Informationstheorie von Shannon u. Weaver [1814] u. a. Schon Boltzmann hatte die Entropie als ein Maß mangelnder Information bezeichnet (zit. nach Frey [589]). Auch dabei kann der Informationsgehalt eines abgeschlossenen Systems nur gleichbleiben oder abnehmen. „Ein abgeschlossenes System" kann Informationen vergessen, aber nicht schaffen (Fraser [582]). Auch führen nicht umkehrbare Prozesse zu einem Informationsverlust. Der im praktischen Leben häufigere Zugewinn

von Information hat zum Begriff der *Negentropie*, dem Gegenteil der Entropie, geführt. Er erfordert Energie, d.h. Leistung gegen die physikalisch vorgegebene Richtung. Negentropie gehört daher zum Leben.

Der bereits angesprochene „*Pfeil der Zeit*" von Eddington entspricht der Zunahme der Entropie. Auch die *Asymmetrie von Vergangenheit und Zukunft* entspricht danach der ständigen Zunahme von Entropie. Im physikalischen Sinn macht der 2. Hauptsatz die Zeit „zu einer Einbahnstraße" [655]. Drei Schlüsselsätze von Prigogine [1534] seien noch zitiert:

- Nur irreversible Prozesse tragen zur Erzeugung von Entropie bei.
- Die positive Zeitrichtung ist mit dem Anstieg von Entropie verbunden.
- Die Zunahme der Entropie entspricht der Entwicklung zur größten Wahrscheinlichkeit hin.

2.5.2
Medizinische Konsequenzen

Motto

„Und was den 2. Hauptsatz der Thermodynamik angeht, so gestattet er das zeitweilige Anwachsen von Ordnung in relativ abgeschlossenen, mit Energie versorgten Systemen wie der Erde"   (J. Hogarth [893])

Alle Lebewesen existieren als offene Systeme in einem physikalisch extrem unwahrscheinlichen Zustand, so auch der Mensch. H. Schaefer [1682, 1696] zieht den Begriff des „labilen Gleichgewichts" vor, was u. E. keine prinzipiellen Unterschiede beinhaltet. E. Schrödinger erschien der menschliche Organismus deshalb so rätselhaft, „weil er sich dem raschen Verfall in einen unbewegten Gleichgewichtszustand entzieht" (zit. nach Heine [846]). Nach Cramer [307]

„büßen alle Strukturen mehr oder weniger schnell ihre Ordnung ein, wenn man nicht ständig für die Wiederherstellung dieser Ordnung etwas tut". So nehmen alle Lebewesen physikalisch (z. B. von der Sonne) Energie auf oder erzeugen sie in komplizierten biochemischen Abläufen (z. B. Embden-Meyerhof-Zyklus, Krebszyklus u. a. m.). Sie dienen besonders bei höheren Lebewesen der Erhaltung von Strukturen und Funktionen. Strukturen entstehen unter Nicht-Gleichgewichts-Bedingungen (Prigogine, s. o.). In diesem Sinn sind Altern und Tod (Tabellarische Übersicht für die wichtigsten Spezies u. a. bei Cramer, [307]) eine Form von Entropie. Ähnliches gilt für Krankheiten – oft einem Zustand erhöhter Entropie. W. Doerr [bei 180] formulierte: „Leben in voller Gesundheit ist der weniger wahrscheinliche Fall. Gestörtes Leben, d. h. Krankheit und Sterben sind die wahrscheinlicheren Fälle."

Dies gilt besonders auch für die sog. degenerativen Erkrankungen, die ganz oder teilweise irreversibel sind. Doerr [373 – 375] hat das eindrucksvoll am Beispiel der Arteriosklerose gezeigt. Wir selbst (709) haben vor rd. 40 Jah-

ren nachweisen können, daß die Überschwemmung des Organismus mit leukämischen Zellen u. a. auf ihrem primitiveren Stoffwechsel und ihrer verlängerten Lebensdauer beruht. Nach Becker [100] sind auch Fieber, Stoffwechselstörungen, Nebenwirkungen von Pharmaka Beispiele dissipativer Prozesse. Selbst Rhythmusstörungen können die Struktur und damit die Identität gefährden (Heine [846]). Interessanterweise hat S. Freud (der physikalische Begriffe bevorzugte) zeitweilig versucht, psychische Störungen aus den genannten beiden Hauptsätzen der Thermodynamik heraus zu erklären.

Die Beispiele ließen sich vermehren und sind ein Beitrag zum allgemeinen Krankheitsbegriffs des Abschnittes 1.5.3. Die ärztliche Aufgabe besteht u. a. gerade darin, irreversible Prozesse im Sinne der Entropiezunahme zu verhindern.

Merksatz

Entropiezunahme – der Kern des 2. thermodynamischen Hauptsatzes – spielt eine wesentliche Rolle in der Biologie: Altern und Tod, Krankheit und Degeneration hängen eng damit zusammen.

Medizinische Anthropologie und Konstitution

3.1
Anthropologie

Motto

*„Das Verstehen des Menschen unter-
scheidet sich nach allen maßgeblichen
Autoren grundlegend („radically")
vom Verstehen der Natur"*

(Popper [1513])

Anthropologie – 1501 von dem Leipzi-
ger Anatomen Hundt erstmals so
formuliert – wurde 1540 von dem Re-
formator Schwarzert („Melanchthon")
zum Gegenstand eines Kommentars,
1596 von dem Humanisten Casmann
zum Titel eines Buches gemacht (zit.
nach Störig [1916]). Viktor von Weiz-
äcker nannte sich zu Recht einen der
Väter der Anthropologie. Diese ist eine
Wissenschaft (soweit man von einer
solchen sprechen kann) mit vielen
Gesichtern: Auf der einen Seite wird sie
rein *naturwissenschaftlich* betrieben,
um in vergleichenden Messungen die
Herkunft des Menschen aus (bereits
bekannten oder noch unbekannten)
Primaten zu untersuchen.

Auf der anderen Seite steht die *philosophische Anthropologie* (s. oben).
Nach Gehlen [626, 627] sind Beweis-
barkeit und Reproduzierbarkeit bei
ihr im wissenschaftlichen Sinn nicht
allgemein anerkannt. Auch treten
Schwierigkeiten einer philosophischen
Anthropologie mit empirischer Metho-

dik zu Tage, wenn man sich klar macht,
daß es sich um „eine integrierende"
Wissenschaft handeln muß. Nach
H. Schaefer [1683] ist die bisherige
Anthropologie weitgehend „von Professoren für Professoren" entworfen
worden.

Uns interessiert in diesem Zusammenhang eine *medizinische Anthropologie* (die „pathische" Form der menschlichen Existenz, z. B. [370, 805, 818 a, 1684,
1724, 1727], die das eigentlich Menschliche in die Situation der Kranken
einbringt, auch seine Subjektivität. In
diesem Sinn gibt es zwischen Psyche
und Körper eine dynamische Beziehung
im Sinne einer Polarität oder Hierarchie, die Adrian als „adjustment", der
schon mehrfach zitierte Cannon als
„Wisdom of the Body", Sherrington als
eine „Integration" bezeichnet haben
(zit. nach [233]). Danach steht die
Anthropologie zwischen der naturwissenschaftlich fundierten Medizin
und den Sozialwissenschaften. Sie geht
davon aus, daß besonders der differenzierte Mensch seine Krankheit nicht nur
erduldet, sondern aus seiner Individua-
lität heraus gestaltet [627, 805, 817, 1991,
1992]. Damit tritt sie nach V. v. Weizsäcker in eine „bewußte antithetische
Haltung zu einer sich objektiv gebenden
Naturwissenschaft" (zit. nach [1722]).
Nach Doerr hat schon Rössle 1923 darauf
aufmerksam gemacht, daß gerade entzündliche Erkrankungen ein außeror-

dentlich individuelles Gepräge haben. Das gleiche läßt sich heute ohne Schwierigkeiten von den sog. chronischen Krankheiten sagen – vor allem, wenn der Erkrankte seine Prognose negativ oder doch skeptisch beurteilt, wenn sie seine Interaktionen mit anderen Menschen behindert. Paradoxerweise können gerade tatsächliche oder vermeintliche Rücksichtnahme seine Selbstsicherheit und seine Unbefangenheit treffen.

Das für die Beurteilung von gesunden und kranken Menschen „spezifisch Menschliche" hat Butendijk [233] wie folgt zusammengefaßt:

- Aufrechter Gang mit allen sich ergebenden Folgen für Kreislauf, Gehirn, intraorganismische Regulationen;
- kulturelles Milieu, das ungünstige Mutationen erhält und zur Fortpflanzung kommen läßt;
- keine festgelegte Nahrung und Möglichkeit der Adaptation an jedes Klima;
- Bestimmung des Befindens durch Aufgabe, Situation, Stimmung usw.

Abb. 3.1. Erbliche Einflüsse und äußere Einflüsse: Die *Diagonale* entspricht ihren wechselnden Anteilen

- neuroendokrinologische Verbindungen, die seelische Empfindungen und Erlebnisse auf die Körperregulationen übertragen;
- „Geist" im Sinn des Selbstbewußtseins, des Reflektierens über das eigene „Ich" und seinen aktuellen Zustand.

Nach Brunak u. Latrup [205] ist es in der Wissenschaft schon fast ein Allgemeinplatz, daß zwischen Materie und Geist ein kausaler Zusammenhang bestehen muß. Welcher Art dieser Zusammenhang ist, darüber streiten sich seit Jahrhunderten „Monisten" und „Dualisten" (z.B. [751]). Anthropologisches Denken hat in der zweiten Hälfte des 20. Jahrhunderts seinen Ausdruck vorzugsweise in der Psychosomatik gefunden. Es stellt eine Art *Gegenreaktion auf Tendenzen der Verallgemeinerung, der Typisierung, der Vereinfachung* dar (s. auch 1.6), wie sie die Nosologie und die in 1.5.3 definierten allgemeinen Krankheitsbegriffe darstellen. Anthropologie ergänzt somit die eingangs gestellten Fragen: „Was"? „Wo"? „Seit wann"? „Warum"? durch die gleichwertige Frage „Bei wem"? mit allen diagnostischen, prognostischen und therapeutischen Konsequenzen. F. Hartmann meint allerdings, daß „Humanität aus An-

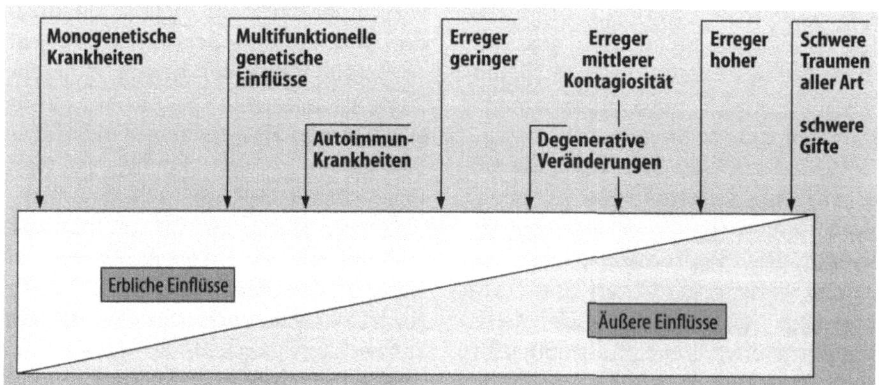

thropologie nicht ableitbar und nicht ersetzbar" sei [810].

Am besten ist u. E. die Synthese dem Wiener Psychologen Ringel [1607] mit der Zerlegung des Wortes „wahrnehmen" gelungen. Wir nehmen am Kranken Symptome, Befunde, Daten wahr – das ist der differentialdiagnostische Aspekt des Wahrnehmens. Wir nehmen ihn in seinem subjektiven Leiden für wahr – das ist die humanitäre Seite des Wahrnehmens.

Nach Jaspers [957] sowie von Engelhardt u. Schipperges [475a] liegt ein Fehler im ungenauen Verständnis der Person sowie in dem wiederholten Widerspruch zwischen Objektivität und Nicht-Objektivierbarkeit. Abbildung 3.1 zeigt das Verhältnis erblicher und äußerer Einflüße.

3.2
Vererbung und Konstitution

Mottos
„Du magst die Natur mit der Gabel austreiben, sie kehrt trotzdem zurück"
(römisches Sprichwort)

„Gesundheit besteht aus Erbgut und Erwerbgut" (G. Uhlenbruck [1996])

„Ohne Mutation gibt es keine Evolution" (Cramer [307])

Vererbung. Nach Cramer [307] enthält das „gigantische Informationsband" des Menschen etwa 10^{10} Basenpaare. Andere kommen (bei noch nicht vorliegender kompletter Sequenzierung) auf $3-7 \times 10^9$. Die von der Menschheit jährlich produzierten nicht genetischen Informationen schätzt Cramer (s. o.) auf 10^{18} bits. Das spricht für die Prägung des Gehirns auch durch äußere Einflüsse und ontogenetisch erworbene.

Die klassischen Untersuchungen wurden (nach Mendel) für die Medizin 1980 von Galton [622] erbracht.

1966 wurden in dem Standardwerk von McKusick etwa 1800 autosomale oder geschlechtsgebundene, dominante oder rezessive monogenetische Erbkrankheiten genannt, in der Ausgabe von 1992 bereits fast 6000 [1321]. Verschiedene neuere Untersucher kamen auf rd. 5–13 monogenetische Krankheiten und Mißbildungen unter 1000 Lebendgeburten. Die häufigsten Ursachen sind Punktmutationen, Deletionen, Insertionen (Additionen), Wechsel in der Methylierung der DNS, Transkriptionsfehler, Mangel oder Überschuß an transkriptionsvermittelnden Proteinen, Translokation von Genen (mit dem Ergebnis von Mangelzuständen oder malignem Wachstum). Der Vergleich mit früheren Zahlen läßt die gerade durch die modernen Verfahren der Genetik bedingte rasche Zunahme unserer Kenntnisse erkennen, aufgedeckt vor allem durch die, eine Art von Revolution in der Genetik herbeiführende, „Polymerase Chain Reaction" (PCR) und die schnell fortschreitenden Sequenziertechniken, dazu die gezielte homologe Transgenetik. In diesem Buch können genetische Fragen nicht näher ausgeführt werden. Eine ausführliche Darstellung mit weiterführender Literatur findet man u. a. bei Pfeiffer [1486], sowie bei Blum u. Siegenthaler [151], Doerfler [368], Gottschalk [686], Stent u. Calendar [1903], Vogel [2016–2018], Winnacker [2142, 2143].

Die in einem diploiden Satz von 46 Chromosomen enthaltenen Nukleotide werden auf über 3 Mrd. geschätzt. Von 50 000–100 000 Genen des Menschen sind z. Z. (1996) 15 000–20 000 charakterisiert und kartiert, d. h. rd. 20 % [19769a]. Sie kodieren nach den bisherigen Kenntnisse eine größere Anzahl bekannter Proteine, darunter auch krankheitstypische. Nach Erfahrungen mit dem vollständig aufgeklärten Genom der Hefe S. cerevisiae (= 5855

Gene) liegen die Schwierigkeiten bei diesen beträchtlichen Fortschritten in der individuell verschiedenen Lokalisation und in der genetischen Redundanz [661].

Curtius [318] wies schon früh auf die Erfahrung hin, daß oft erbliche Faktoren bei der Gestaltung des „atypischen", d.h. nicht dem Lehrbuchschema entsprechenden, Krankheitsbildes eine Rolle spielen. Immer häufiger werden bei Malignomen die genannten Gendefekte charakterisiert (z.B. [262]); Grosso modo kann man deshalb bei den meisten Neoplasien zunächst einen (derzeit meist noch unbekannten) genetischen Defekt annehmen.

Van der Steen u. Thung [1890] meinen, daß die meisten Krankheiten nicht *nur* genetisch oder *nur* exogen bedingt seien (s. dazu 1.5).

Neuere Theorien zur *Enstehung von Malignomen* (z.B. Cavenee u. White [262]) gehen auf die Mehrtreffer-Theorie von Knudson (bei [262]) zurück. Danach führt erst das Zusammentreffen mehrerer genetischer Veränderungen (Mutationen) zu Krebs. Mutationen können aus normalen Wachstumsfaktoren (Protoonkogenen), sich zu potentiell Neoplasien auslösenden Onkogenen entwickeln oder Suppressorgane ausschalten (am bekanntesten: p53; nach seinem Molekulargewicht von etwa 53000 Dalton, das offenbar die Vermehrung „falscher Genossen" verhindert) oder Gene verändern, die Proteine für die normalen Repair-Mechanismen kodieren. Nach Raff haben mehr als die Hälfte aller Krebskranken Veränderungen am p53 kodierenden Gen bzw. Genen [1551a]. Mit zunehmenden Defekten wachsen zugleich die Malignität des Tumors und die Schnelligkeit seiner Entwicklung. Auch nach Schmiegel [1737a] führen zum Darmkrebs mehrere Schritte; dabei kann jede Mutation zu einem Wachstumsvorteil

des mutierten Klons und weg von der geordneten Apoptose führen.

Konstitution. Eine überragende und von vielen Ärzten unterschätzte Rolle spielt die *Konstitution*. Erfahrene Ärzte sehen schon dem Patienten, der etwa die internistische Sprechstunde betritt, an, mit was sie zu rechnen haben: etwa mit Hypotonie und Magen-Darm-Beschwerden bei schlankem Hochwuchs, mit Hypertonie bzw. mit Herz- und Stoffwechselkrankheiten bei kräftigem Körperbau. Von Uexküll u. Wesiak [1992] bezeichnen die Konstitution als unser phylogenetisches Erbe, die Disposition als Ausmaß der Adaptation an die Umgebung.

Konstitution ist – ohne Mängel aus definierten Erbkrankheiten – die Gesamtheit der die individuelle Leibesbeschaffenheit ausmachenden Bedingungen einschlieeßlich der vom Mutterleib (Genetik + Fötalperiode + Geburt) überkommenen Mitgift der leiblichen und seelischen Anlagen und der später prägenden Umwelteinflüsse [318]. Sie können ganz allgemeiner Art sein, an eine Rasse, das Geschlecht, das Alter oder an das einmalige Individuum gebunden sein. Am eingehendsten untersucht sind konstitutionelle Zusammenhänge in der Psychiatrie, fußend auf den klassischen Befunden von Kretschmer über „Körperbau und Charakter" [1121]. Kretschmer unterschied bekanntlich

1. den kleingewachsenen, eher fettleibigen *Pykniker* mit seiner Neigung zu Manien und Depressionen bis zur echten Psychose;
2. den schlankwüchsigen *Leptosomen* mit schizoiden Reaktionen bis zur echten Schizophrenie;
3. den *Athletiker* mit seiner Neigung zu lokalisierten oder generalisierten Krämpfen.

4. den *Dysplastiker* mit verschiedenen Manifestationen und einem bunten Muster von Störungen.

Der Arzt tut gut daran, sich bei der ersten Begegnung auf dieser Grundlage für Körper und Seele ein vorläufiges Urteil zu bilden, das durchaus korrekturfähig ist – auch sich in vielen Fällen nicht bestätigt. Solche Urteile schützen aber auf der anderen Seite in begrenztem Umfang vor Überraschungen, etwa bei Operationen oder postoperativen Verläufen.

3.3
Gestaltpsychologie

Gestalttheorie oder Gestaltpsychologie gehören zu den wenigen Ausdrücken, die ohne den Versuch einer Übersetzung in den anglo-amerikanischen Sprachgebrauch übernommen wurden, ja dort nach unserer Kenntnis z. Zt. häufiger benutzt werden als im Deutschen.

Sie gehen nach ersten Ansätzen bei v. Ehrenfels 1890 [445] im wesentlichen auf Arbeiten von Köhler [1089–1091], Koffka, Wertheimer, V. von Weizssäcker in den 30er Jahren zurück (Lit. u. a. bei Doerr [376, 377]). Hier stoßen wir wieder auf den schon vom Holismus (s. 2.4.2) her bekannten *Ganzheitsbegriff*: ein Ganzes ist nicht nur mehr als die Summe seiner Teile; die Teile gehören auch untrennbar und in der für sie typischen Struktur zusammen (s. auch Abschn. 2.4.2 über Emergenz). Nach dem 2. Ehrenfels-Kriterium nimmt unser Bewußtsein „perzeptuelle Komplexe" auf. Gestalttheoretiker erfahren daher ein Ganzes: sie hören z. B. keine einzelnen Töne, sondern eine Melodie.

So hört auch der erfahrene Arzt die „typische Melodie der Mitralstenose", nicht das präsystolische Geräusch, den lauten ersten Herzton, den Mitralöffnungston, das Intervall-Decrescendogeräusch.

Die vielen Systemerkrankungen erfordern eine ganzheitliche Betrachtung. Dies gilt auch besonders für das mehrfach angesprochene biopsychosoziale Konzept (s. z. B. 1.5.3.3).

Wesentlich für die Gestaltpsychologen war eine Hinwendung zum *Behaviorismus*, (s. oben, besonders auch 1.6), eine Frontstellung gegen den damals (und auch heute noch) herrschenden Positivismus und Empirismus sowie den heute noch aktuellen Scientismus [751]. Man kann – ganz im Sinne Kants – nichts entdecken, dessen Struktur oder Möglichkeit nicht schon im Gehirn des Beobachters vorgegeben oder vorerfahren wäre. Umgekehrt fordert die Gestalttheorie ihre Anhänger auf, alles zunächst natürlich und mit dem gesunden Menschenverstand zu sehen, nicht im Lichte neuester wissenschaftlicher Theorien. Zwei Menschen sehen niemals alles auf gleiche Weise. Doch bedarf eine Gestalterkennung nicht der Übereinstimmung in allen Details.

Für die Medizin hat die Gestalttheorie – trotz mancher Paradoxien – 2 wesentliche fortwirkende Folgen:

- *Voraussagen* (Prognosen) funktionieren nur, wenn die Grundlagen entsprechend wahrgenommen werden.
- Das diagnostische Verfahren der *Mustererkennung* („pattern-recognition") ist am besten gestalttheoretisch zu erklären. Wir werden auf diese Methode in 7.10 eingehen.

3.4
Äußere Ursachen von Erkrankungen

Motto
„Seit dem Bekanntwerden des Erbganges durch die Chromosomen ist mancher versucht, den gleichwichtigen, schon viel länger bekannten Erbgang durch Mitteilung, Erziehung, Tradition beinahe zu übersehen…"

(E. Schrödinger [1766])

Neben den genetischen und konstitutionellen Faktoren spielen *äußere Ursachen*, (Traumen, Krankheitserreger und Gifte, Belastungen über das Regulationsvermögen des Körpers hinaus) eine wesentliche (Teil-)Ursache in der Entstehung von Krankheiten. Häufig wirken sie zusammen, etwa in dem Sinn, daß genetisch bedingte Bereitschaft die Ätiologie, ein äußerer Anlaß den pathogenetischen Faktor bilden, wie wir in 1.5.4 ausgeführt haben (s Abb. 1.37).

Als *Extremfälle* sind *monogenetische Erbkrankheiten* mit hoher Penetranz auf der einen Seite, schwere Traumen, mechanischer, thermischer, elektrischer, magnetischer oder toxischer Art, zum Teil in Form von Belastungen über das *Adaptationsvermögen* des gesunden und des kranken Organismus hinausgehend, maßgeblich. Unter anderem haben Wichmann et al. die wichtigsten physikalischen Schäden zusammengestellt [2118] (s. 3.5).

Den zuerst von Garrod (1908/1909) formulierten „Inborn Errors of Metabolism" (s. z. B. Stanbury et al. [1882]) haben Cohen et al. [292] eine noch umfangreichere „Metabolic and Molecular Basis of Acquired Diseases" gegenübergestellt. Gerade das letztere Buch läßt klar erkennen, daß genetische Disposition und Pathogenität der äußeren Faktoren in verschiedenem Ausmaß und verschiedener Art

zusammenwirken. Eine gut untersuchte Form des Zusammenwirkens sind heterozygote Träger einer genetischen Stoffwechselanomalie, bei denen äußere Wirkstoffe (z. B. Medikamente) das erniedrigte Enzym unter die kritische Schwelle senken und zu klinischen Erscheinungen führen (Übersicht u. a. bei Cohen et al. s. oben).

Wir schätzen grob, daß bei den häufigen Erkrankungen ursächlich etwa *70 % der Disposition* (auch wenn diese meist nicht genügend bekannt ist), etwa *30 % äußeren Ursachen* zuzuschreiben sind. Franke [580a] kam gleichsinnig auf 65:35 % bei Hochbetagten. Dies gilt trotz des verbreiteten *„exogenen Bedürfnisses"*, d. h. der Beschuldigung äußerer Faktoren durch die Kranken.

Bei den *Erregern* (Prionen, Viren, Bakterien, Pilzen, Parasiten) besteht eine unterschiedliche Pathogenität bis hin zur Symbiose ohne Krankheitserscheinungen. So erkrankt die Mehrzahl aller mit Plasmodien oder Vibrionen befallenen Personen auch an Malaria bzw. Cholera, während (schon vor den Schutzimpfungen!) die Infektion mit dem Poliomyelitis-Erreger bei über 95 % asymptomatisch verlief. Die Zusammenhänge werden noch komplizierter, wenn man bedenkt, daß eine Infektion mit dem Herpes simplex-Virus, einmal erworben, nach derzeitigen Vorstellungen lebenslang fortbesteht, aber nur bei besonderen Anlässen (andere Infektionen, starke Sonnenbelastung usw.) klinisch manifest wird. Ähnliches gilt auch für *Tumoren*: Selbst nachgewiesene hohe Kanzerogenese (z. B. Blasenkrebs der Anilinarbeiter, Schneeberger Lungenkrebs u. a.) führt bei einem Teil der gleich stark Exponierten nicht zu einem Tumor. Für den M. Hodgkin haben Diehl u. Tesch [362, 363] kürzlich die noch unklare Bedeutung genetischer Disposition und äußerer Faktoren (einschließlich einer Infektion mit dem EBV- oder dem HIV-Virus) hervorgehoben. Für Butz u. Hoppe-Seyler [243] sind mindestens 15 % aller Krebserkrankungen auf eine Infektion mit „Tumorviren" zurückzuführen.

Obwohl rein genetisch bedingte Erkrankungen noch im höheren Lebensalter manifest werden können (z.B. Chorea Huntington), darf man doch davon ausgehen, daß mit zunehmendem *Alter* der Einfluß genetischer Faktoren im allgemeinen abnimmt, der Einfluß der Umweltbedingungen (im weitesten Sinn) zunimmt (s. oben). Das sollte nicht verwechselt werden mit der epidemiologischen Feststellung, daß im jüngeren Lebensalter heute Unfälle die häufigste Todesursache sind (s. Abb. 1.27 u. Tabelle 1.8). Mit seiner genetischen Prädisposition stellt der Mensch zugleich, mindestens in den industrialisierten Staaten gegenüber den wild lebenden Tieren eine Besonderheit dar, da bei diesen der „Kampf ums Überleben" im Vordergrund aller Todesursachen steht, Umweltfaktoren daher für die Lebenserwartung wesentlich sind.

Merksätze

Die genetische Disposition steht in der Morbidität und Mortalität des Menschen im Vordergrund. Trotz gleichstarker Umweltgifte und Erreger erkrankt immer nur ein Teil der Betroffenen mit sehr verschiedener Inzidenz. Mit zunehmendem Alter gewinnen Umweltfaktoren, die teilweise zu beeinflussen sind, an Bedeutung.

3.5 Umweltmedizin[1]

Erwartungen an die Umweltmedizin

Die Umweltmedizin ist ein neues Fach, das sich erst seit wenigen Jahren zu einer eigenständigen Disziplin entwikkelt. Entsprechend unterschiedlich sind die Erwartungen an die Umweltmedizin:

Umweltmedizin konzentriert sich auf die *human-medizinische Wirkungsforschung* und fragt danach, welche Umweltfaktoren – allein oder in Kombination und in welcher Menge – auf die Dauer Gesundheit und Wohlbefinden beeintrträchtigen und umgekehrt, ob bestimmte Krankheiten oder Störungen des Wohlbefindens von Umweltfaktoren beeinflußt sein können.

Der Umweltmedizin lassen sich die folgenden *Aufgaben* zuordnen (Eis et al. [456]):

* Sie untersucht die jeweilige Belastung (Immission/Exposition, intrakorporale Belastung) sowie deren Wirkung, letzteres vornehmlich mit epidemiologischen, toxikologischen und klinisch-medizinischen Methoden.
* Sie erarbeitet umweltbezogene Gesundheitskriterien und sie beteiligt sich an der Erstellung von Umweltqualitätszielen.
* Sie gibt Empfehlungen zum vorsorgenden Umwelt- und Gesundheitsschutz sowie zur Beseitigung von Gefährdungen.
* Sie erfüllt Aufklärungs- und Beratungsfunktionen für einzelne Bürger, Gruppen und die Öffentlichkeit insgesamt sowie im politischen Bereich („Politikberatung").

---

[1] Von H.E. Wichmann, GSF-Forschungszentrum für Umwelt und Gesundheit, Institut für Epidemiologie, Postfach 1129, 85758 Oberschleißheim.

- Sie hat Anteil an der Patientenversorgung in Praxis und Klinik.
- Ihr obliegen Koordinations- und Leitfunktionen bei der Betreuung exponierter und geschädigter Personen.
- Sie übernimmt Aufgaben in Forschung und Lehre, wie auch auf dem Gebiet der Informationssammlung, -aufarbeitung und -bereitstellung (Literatur- und Faktendatenbanken, Umwelt-und Gesundheitsberichterstattung).

Definition. Umweltmedizin ist primär ein *Teil der Präventivmedizin.* Sie hat gesundheitliche Risiken für die Bevölkerung abzuschätzen und dabei Untergruppen zu berücksichtigen, deren Risiko bei gegebener Exposition größer sein kann als das des Bevölkerungsdurchschnitts. Diese, der Sozialmedizin vergleichbare Ausrichtung auf eine Bevölkerung oder auf eine Gruppe von Menschen schließt nicht aus, daß in Einzelfällen auch der Zusammenhang von Erkrankung und Einflußfaktoren aus der Umwelt zu beurteilen ist oder daß Risikokonstellationen für einzelne Personen abzuschätzen sind.

Umweltmedizin kann *weit oder eng* gefaßt werden. In enger Definition ist sie beschränkt auf humanmedizinische Wirkungsforschung und fragt danach, welche Umweltfaktoren, allein oder in Kombination, und in welcher Menge auf die Dauer Gesundheit und Wohlbefinden beeinträchtigen können und umgekehrt, ob bestimmte Krankheiten oder Störungen des Wohlbefindens von Umweltfaktoren (mit-)beeinflußt werden können. In weiter Definition wird Umweltmedizin zur *Human-, Sozial-, oder Kulturökologie,* indem sie das gesamte Beziehungsgefüge des Menschen mit seiner jeweiligen Umwelt in den Blick nimmt. Damit verlöre

sie jedoch nicht nur ihre Konturen, sondern verließe auch den Bereich dessen, was Medizin zu leisten imstande ist.

Belastung ist ein in der Umweltmedizin häufig verwendeter Begriff: Die Umweltmedien, also Luft, Wasser oder Boden, sind mit Schadstoffen belastet, oder ein bestimmtes Umfeld ist mit Lärm belastet; ebenso können Pflanzen, Tiere und Ökosysteme, die pflanzlichen und tierischen Lebensmittel, belastet sein; Menschen können belastet sein, aber auch deren einzelne Organe oder funktionelle Systeme.

Belastungen gehen von emittierenden Quellen aus, beispielsweise dem Kraftfahrzeugverkehr, von Verbrennungs- oder Produktionsanlagen, der Landwirtschaft oder ähnlichem. Entsprechend der Verteilung, Ausbreitung und Verdünnung führen die *Emissionen* zu *Immissionen* in der Luft und zu entsprechenden Stoffkonzentrationen in Wasser und Boden.

Zwischen den Medien erfolgen *Stoffübergänge,* zum Beispiel durch Ablagerung, Niederschlag, Ausgasung, Auswaschung. Die in Boden, Wasser und Luft vorhandenen Stoffe gehen zu unterschiedlichen Anteilen in Kultur- und Wildpflanzen über und werden direkt oder über Nahrungspflanzen von Tieren aufgenommen. Menschen sind direkt in Luftemissionen exponiert und natürlich ebenso den Stoffen, die sie sich über Trinkwasser und pflanzliche und tierische Lebensmittel zuführen. Über Luft und Lebensmittel gelangen Stoffe in die Atemwege und in den Magen-Darm-Trakt, von wo sie durch Resorption in unterschiedlichem Umfang in den Organismus aufgenommen werden oder diesen nach Passage durch Ausatmung oder mit dem Kot wieder verlassen. Die Kette *Emission-Immission-Exposition-Auf-*

nahme führt schließlich zur Belastung mit den jeweiligen Stoffen, also zu ihrer Anwesenheit in Körperflüssigkeiten und stoffspezifisch in einzelnen Organsystemen.

Wirkung. Umweltmedizinische Wirkungsforschung soll sowohl qualitativ als auch quantitativ das Schadpotential von Stoffen ermitteln und Grenzen gesundheitlich bedenklicher Exposition angeben, als auch Zusammenhänge zwischen Umweltfaktoren, Krankheit und Mißbefindlichkeit aufdecken, bzw. die Wertigkeit von Umweltfaktoren für den Übergang zwischen Gesundheit und Krankheit definieren. Die wichtigsten methodischen Ansätze, mit deren Hilfe Daten über die Wirkung von Umweltfaktoren generiert werden, sind die der Umwelttoxikologie und der Umweltepidemiologie. Hinzu kommen kasuistische Erfahrungen aus Unfällen und Vergiftungen.

In der *Umwelttoxikologie* werden Tierversuche und In-vitro-Systeme als Modelle verwendet, um die Toxizität von Stoffen oder physikalischen Faktoren, die in der Umwelt vorkommen oder die in die Umwelt gelangen (können), für den Menschen oder für bestimmte Tierspezies qualitativ und quantitativ abzuschätzen. Es soll ermittelt werden, ab welcher Konzentration eines Stoffes schädliche Wirkungen zu erwarten sind. Außerdem soll untersucht weden, ob ein Stoff mutagene oder kanzerogene Wirkungen hat und wie er sich im Organismus verhält.

Die *Umweltepidemiologie* stellt methodische Instrumente bereit, um die Frage nach den möglichen Folgen einer langdauernden Exposition gegenüber kleinen Konzentrationen von Stoffen mit Schädigungspotential oder auch Kurzzeitwirkungen hoher Schadstoffbelastungen beantworten zu können.

Dazu werden die Gesundheitsdaten einzelner Personen mit den Schadstoffexpositionen und, soweit möglich und meßbar, mit der individuellen Schadstoffbelastung in Verbindung gebracht. Wenn man sich auf Personen konzentriert, die möglicherweise ein höheres Risiko tragen als der Bevölkerungsdurchschnitt, und die deshalb wahrscheinlich auch auf den verdächtigten Umweltfaktor stärker reagieren, ist die Wahrscheinlichkeit höher, zu klaren Aussagen zu kommen.

Einflußfaktoren aus der Umwelt können nicht durch Beobachtung einzelner Kranker oder überhaupt durch das Studium von Einzelschicksalen als krankheitverursachend erkannt oder von diesem Verdacht freigesprochen werden. Vielmehr muß man sich *über das Studium statistischer Zusammenhänge an mögliche Ursachen herantasten*. Dazu genügt es nicht, große Dateien zusammenzuführen, etwa die Statistik der Todesursachen und die mittlere Luftverschmutzung einer Region. Ferner kann der Einfluß von Störvariablen wie Rauchen, sozialem Umfeld, Arbeitsplatz so dominant sein, daß die Wirkungen von Umwelteinflüssen dahinter verdeckt sind.

Man muß sich in der Umweltmedizin oftmals mit *Risikoabschätzungen* auf der Basis von Modellen und Extrapolationen begnügen. Die Minderung der Exposition der Menschen gegenüber vermeidbaren, wenn auch nur vielleicht schädlichen Umweltfaktoren ist darum stärker am Prinzip der Vorsorge als an wissenschaftlich nachgewiesenen Schädlichkeitskriterien oder an der unmittelbaren Gefahrenabwehr zu orientieren. Die Anforderung, die an einen wissenschaftlichen Nachweis gestellt werden, sind nur in Ausnahmefällen zu erfüllen. Dies deutlich zu machen, ist auch eine Aufgabe der Umweltmedizin.

Grenzen der Umweltmedizin. Um die vielfältigen Anforderungen an die Umweltmedizin angemessen erfüllen zu können, muß sich diese auf gesicherte Fakten und eine wissenschaftlich fundierte, ausgewogene Interpretation dieser Fakten stützen. Der Nachweis gesundheitlicher Auswirkungen von Umweltbelastungen ist aber methodisch schwierig, da es sich in aller Regel um Auswirkungen relativ kleiner Substanzmengen oder kleiner Reize handelt, die jedoch über lange Zeit einwirken können und zusätzliche Bedeutung dadurch gewinnen, daß sie eine große Zahl von Personen betreffen. Dies führt dazu, daß die Umweltmedizin häufig an die Grenzen ihrer methodischen Leistungsfähigkeit stößt, wenn sie Wirkungen beim Versuchstier oder beim Menschen im Bereich umweltrelevanter Belastungen untersucht.

Auf der *Individualebene* wird der Nachweis eines Zusammenhangs zwischen Exposition und Wirkung häufig durch die fehlende Spezifität der Symptome, die Schwierigkeit, die Exposition ausreichend genau zu bestimmen oder zu rekonstruieren oder lange Latenzzeiten zwischen der Exposition und dem Feststellen einer Wirkung erschwert, selbst wenn höhere Belastungen vorliegen. Nur selten läßt sich daher eine Kausalkette zwischen Beschwerden oder Krankheiten einer Person und einer Umweltnoxe herstellen.

Wegen der schwierigen Datenlage ist es entscheidend, sich darüber Rechenschaft abzugeben, an welchen Stellen gesichertes Wissen vorliegt, wann man sich auf Analogieschlüsse stützen muß, wann Hinweise auf Zusammenhänge vorliegen, wann sich Zusammenhänge vermuten lassen und wann wir gar nichts wissen (Wichmann et al. [2118, 2119]).

KAPITEL 4

Hermeneutik

Motto
„Die Natur erklären wir,
das Seelenleben verstehen wir"
            (K. Wuchterl [2162])

4.1
Allgemeines

Von einigen Medizinern – vor allem von anthropologisch orientierten – ist die lange Zeit nur in den Geisteswissenschaften benutzte und dort heute noch dominierende (wenn auch nicht allein gültige) Hermeneutik in die Medizin und in die Naturwissenschaften eingeführt worden – entweder als Ergänzung oder dichotom-gleichberechtigt neben der logisch-analytischen Beurteilung naturwissenschaftlich ermittelter Daten und Befunde. Der moderne Mediziner muß sie daher kennen und auf ihre Eignung für seinen Beruf prüfen. Wir beschränken uns im folgenden auf Definitionen, einige für das Verständnis unerläßliche Angaben zur Geschichte der Hermeneutik, die wichtigsten Einwände und die Abgrenzung gegenüber „alten Bestandteilen" der Medizin wie Psychologie und Psychosomatik. Dies schon um so mehr, als aus den USA die Hermeneutik auch eine Rückkehr in die deutsche Medizin antritt (z.B. [231, 232, 1175]). Daniel (s. oben) spricht sogar von einem „hermeneutischen Turn" in der Medizin (s. Abb. 4.1).

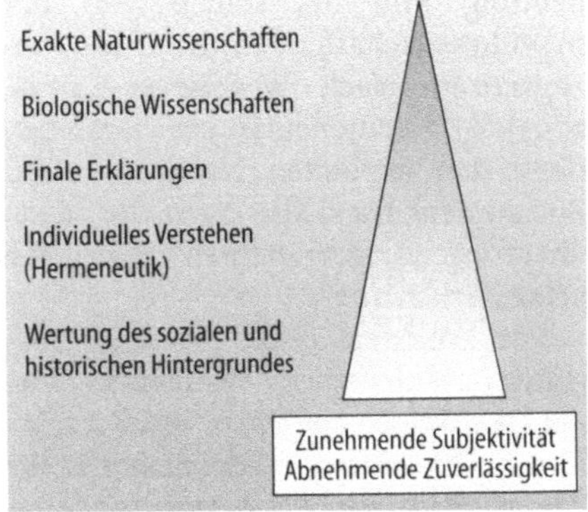

Abb. 4.1. Darstellung der Hemeneutik im Rahmen anderer Erkenntnismethoden (hier: Arten ärztlicher Erkenntnisse und Urteile)

4.2
Definition und kurze Geschichte

Beginnen wir mit einigen *Definitionen der Hermeneutik*: Eine einfache stammt von ihrem derzeit wohl namhaftesten Vertreter, dem Heidelberger Philosophen Hans-Georg Gadamer [613, 615, 616]. Er schrieb wörtlich: „Man versteht unter Hermeneutik die Theorie oder die Kunst der Auslegung..." und an anderer Stelle: „Hermeneutik ist die Kunst, die Meinung eines anderen zu verstehen". Wir möchten gleich anfügen, daß dies alles nach den Hermeneutikern vor allem *mit Hilfe der Sprache erfolgt*, der für die Erkenntnis ein hoher, von einigen der Logik gleichberechtigter Rang beigemessen wird. Schon Schleiermacher [1729] sagte: „alles Vorauszusetzende in der Hermeneutik ist nur Sprache…". Nach Heidegger (zit. nach Marten [1292]) legt die Sprache den Menschen aus. Der Mensch ist seinem Wesen nach hermeneutisch (zur Sprache s. u. a. Whorf [2112]).

Für Spinoza (zit. nach Piepmeier [1497]) war Hermeneutik die durch Vorstellung vermittelte Wirklichkeitsdeutung und als solche von der hypothesenschaffenden Intuition abzugrenzen. Nach Westmeyer [2094, 2095] ist Hermeneutik ein Verstehen ohne den expliziten Nachweis eines Zusammenhangs, also nach der heute überwiegend gebrauchten Definition keine „Erklärung".

Für Wuchterl [2162] wird die Gegenwartsphilosophie beherrscht von der *Antithese zwischen analytischer Philosophie einerseits, hermeneutischer bzw. dialektischer Philosophie andererseits.*

Die *Geschichte der Hermeneutik* (z. B. Nassen [1406]) weist ganz verschiedene und z. T. noch fortdauernde Perioden auf: Letzten Endes geht das griechische Wort „hermeneuein" mit seinen Ableitungen des „hermeneutes", des Auslegers und der „hermeneua" oder „hermeneutikae", der Kunst der Auslegung, zurück auf den griechischen Gott Hermes, der den Menschen die Beschlüsse der Götter mitteilte und erklärte. Mit oder kurz nach den Sophisten hat dann Aristoteles mit seiner Schrift „Über die Auslegung = peri hermeneias" die Hermeneutik in die Philosophie eingeführt. Begründer und zugleich weiterer Entwickler einer nichttheologischen Hermeneutik dürfte wohl Baruch Spinoza (s. oben) sein, der auch erstmals die hermeneutische Dichotomie zwischen Personen und Werken einerseits, einer je subjektiven

Sinnauslegung andererseits, hervorgehoben hat. Wichtig erscheint uns dazu die Bemerkung von Piepmeier [1497]: „Die Paradoxie ist: Spinoza gibt einer Hermeneutik den Raum ihrer Relevanz, indem er ihr den Anspruch auf philosophische Wahrheit abspricht". Mit Spinoza beginnt eine fast 300 Jahre dauernde Periode in der Geschichte der Hermeneutik, ausgezeichnet durch die Namen Schleiermacher, Dilthey, Droysen, Heidegger, Ricoeur u. a. Dabei handelt es sich durchweg um Theologen, Philosophen, Historiker, nicht aber um Naturforscher. Nach Dilthey ist das „Verstehen das grundlegende Verfahren für die Operationen aller Geisteswissenschaften" [128], und Droysen unterschied das forschende Verstehen (eben die Hermeneutik) vom genetischen Erklären, wobei er – auch nach Diemer [364] – dabei offensichtlich die Naturwissenschaften im Auge hatte.

Im Unterschied zum (nutzlosen) logischen Zirkelschluß sprechen in der Hermeneutik schon Schleiermacher von einem Kreis oder Zirkel, Heidegger von der Zirkelstruktur des Verstehens. Gemeint ist mit Coreth [298], daß das Besondere nur aus dem Allgemeinen, dessen Teil es ist, verstanden werden kann und umgekehrt. Auch nach Lenk [1198] „kann der Verstehende einen Motiv-Zusammenhang nur einordnen, wenn er ihn in größerem Zusammenhang bereits verstanden hat".

Diemer (s. oben) bildete hermeneutische Dreiecke (z. B. in der Medizin zwischen Arzt, Patient und Gesundheit).

4.3
Moderne Hermeneutik als wissenschaftliche Methodik

Gadamer und Habermas haben das herbeigeführt, was man u. E. mit dem nicht sehr glücklichen Ausdruck als

„linguistischen Turn" bezeichnet hat (zit. nach [1406]). Wir sollten auf 2 Feststellungen Wert legen:

* Die Frankfurter Schule und Gadamer lebten bis in die 6oer Jahre, genauer bis zur Habermas-Besprechung in der von Gadamer herausgegebenen Philosophischen Rundschau (1967), in einem Zustand wechselseitiger Nichtbeachtung oder Unkenntnis. Die moderne Hermeneutik ist somit 30–40 Jahre alt.

* Nach Gadamer (s. oben) durchdringt die hermeneutische Methodik, wie wir sie anfangs definierten, nicht nur alle Geisteswissenschaften, sondern die Wissenschaft überhaupt. Sie ist über die Sozialwissenschaften und die Psychoanalyse auch in die Medizin eingedrungen. S. Freud (z.B. [26]) wollte zwar, anknüpfend an Schleiermachers „Psychologische Interpretation" das menschliche Seelenleben hermeneutisch aufschließen, hat sich aber mit Hermeneutik u.W. mehr in literarischen Studien und Beispielen als in der - rein terminologisch überraschend physikalisch orientierten - Lehre vom „Ich" und vom „Es" hermeneutisch leiten lassen. Habermas hat diese Schwierigkeiten sehr wohl erkannt und - unseres Erachtens erfolglos - versucht, durch eine „Tiefenhermeneutik" eine Brücke zu schlagen (s. oben). Kniper [1070] setzt mit Recht dagegen: „Nicht alle Psychoanalyse ist Hermeneutik - nicht alle Hermeneutik ist Psychoanalyse..." Überspitzt formuliert, beginnt Freud mit seinen Traumdeutungen dort, wo Schleiermacher die „Grenze des Unverständlichen" zieht. In seinen Traumdeutungen, deutlicher noch in seinen literarischen Studien, hat Freud den von ihm selbst formulier-

ten Prämissen der Hermeneutik nicht entsprochen. Allerdings war nach Altenhofer (26) Freuds hermeneutisches Problembewußtsein tiefer, als seine literarischen Interpretationen erkennen lassen.

4.4
Einwände gegen die Hermeneutik

Hier stoßen wir zunächst auf die überraschende Feststellung, daß auch ausführliche anglo-amerikanische Enzyklopädien (z.B. Encyclopaedia of Philosophy von 1972, Encyclopaedia Britannica von 1979) die Hermeneutik nicht oder nur in Zusammenhang mit der Bibelexegese kurz erwähnen.

Die u.W. erste englischsprachige „Hermeneutik in der Medizin" ist 1986 erschienen [331, 332] und nicht unwidersprochen geblieben [1175]. Lock [1225] knüpft an Ricoeur und dessen Biographie des Kranken als Dialektik an.

Darüber hinaus wird von namhaften Naturwissenschaftlern und Literaten wie Snow [1843] und Naturwissenschaftlern wie Medawar [1236, 1237] gerade der eingangs erwähnte Unterschied zwischen naturwissenschaftlichem und geisteswissenschaftlichem Denken hervorgehoben. Auch Stegmüller [1892] kam zu einem durchaus kritischen Urteil über die Hermeneutik: sie könne allenfalls Hypothesen generieren und sei im Einzelfall zweifelhaft. Damit ist er nicht so weit entfernt von dem Habermas-Schüler von Bormann [178], nach dem der Hermeneut „die Wahrheit als Sprachlichkeit vor und jenseits von Wissenschaft erfährt".

4.5
Möglichkeiten in der Medizin

Nach so vielen skeptischen Urteilen über die Hermeneutik könnte man uns insgesamt eine negative Bilanz unterstellen. Das trifft nicht zu: wir betrachten die Hermeneutik – wie sie etwa Gadamer in „Wahrheit und Methodik" [615] entwickelt hat – als Fortschritt auch für die Medizin (s. auch [72, 814]). Man muß nur ihre Grenzen und Probleme erkennen. Als „zweite Säule" neben dem logisch-analytischen Vorgehen hat sie – recht verstanden – in der Medizin durchaus ihre Berechtigung. Dabei bedarf es allerdings einiger Einschränkungen:

- In der analytisch-logischen Verwertung von Daten, die mit naturwissenschaftlicher Methodik erhoben wurden, hat die Hermeneutik allenfalls die Funktion einer Generierung von Hypothesen, wenn überhaupt.
- In der praktizierten Psychoanalyse spielt die Hermeneutik (trotz einiger Ansätze bei Freud (s. oben) keine Rolle, jedenfalls nicht unter ihrem Namen.
- Man kann das einfühlende Verstehen des Kranken – ebenso wichtig wie die moderne Technologie – als Hermeneutik bezeichnen. Dann tauchen allerdings die Probleme einer Abgrenzung auf, etwa gegen die Psychologie oder gegen die Psychosomatik im Sinne Victor v. Weizsäckers (s. z. B. 1.6). Was unterscheidet die Psychologie und die Hermeneutik als verstehenden Nachvollzug einer Biographie des Kranken und seiner Krankheit?

So kommt auch Albers (persönliche Mitteilung, 1986) zu dem Urteil, daß Hermeneutik keine grundlegende, für den Arzt begründende Disziplin, aber in der Sinnerkennung des einzelnen Kranken nicht zu unterschätzen sei.

Merksatz

Die Hermeneutik – eine bevorzugte Methode der Geisteswissenschaften – beschäftigt sich nicht mit dem Menschen als Gegenstand wissenschaftlicher Untersuchungen einzelner Organe, Funktionen, Wechselwirkungen, sondern mit dem Menschen als handelndem, erlebendem und fühlendem Subjekt, mit der menschlichen Gesellschaft und der Kultur. Sie interpretiert Anamnese, Befunde, Daten als eine Art von Text, den es zu lesen und zu verstehen gilt.

KAPITEL 5

Allgemeines zur Diagnostik

Motto

„Die Hauptaufgaben des Klinikers sind die Diagnose, Prognose und Therapie. Von diesen ist die Diagnose bei weitem das wichtigste, denn der Erfolg der beiden anderen beruht auf ihr"

(J. A. Ryle [1655])

„Der Begriff der Diagnose ist einer der Fundamentalbegriffe der Medizin und der zentrale Orientierungspunkt des Arztes. Therapeutische Fehlentscheidungen beruhen fast immer auf der Grundlage von Fehldiagnosen"

(W. Wieland [2123])

„Ständig schwankt sie (die Medizin) zwischen praktischer Betrachtung und theoretischen Spekulationen und sündigt jedesmal entweder durch zu viel Empirismus oder durch zu viel Phantasie" (Basaglia [79])

5.1
Diagnosen und Differentialdiagnosen

Motto

„Mit wenigen Ausnahmen diskutiert niemand, was eine Diagnose tatsächlich ist oder bedeutet"

(L. L. King [1048])

Diagnose

Diagnose ist abgeleitet vom griechischen „diagignoskein" = etwas durchschauen, gründlich erkennen. Diagnosen sind zeitgebundene Singuläraus-sagen. Es handelt sich um eine Einengung der Möglichkeiten vom Allgemeinen auf das Spezifische. In gewissem Sinn sind Diagnosen patientenspezifische Minitheorien (zu ihrem Reduktionismus, s. auch [1913, 2123]). Die folgenden 2 Übersichten und Abb. 5.1 zeigen die Hauptelemente der Diagnostik und ihre wesentlichen Probleme.

Diagnostische Schritte:

- Akkumulation (Sammeln der Beschwerden, Befunde, Daten etc.),
- Analyse (Ordnen und Bewerten der Symptome),
- Analogie (Vergleich mit Erfahrung und Kenntnissen),
- Induktion (Rückschluß auf die abstrakte Diagnose).

Probleme mit Krankheiten, Befunden (Symptomen) sowie Zuordnungsschwierigkeiten sind u. a.:

- Häufige Krankheiten – wenige Symptome,
- häufige Krankheiten – seltene Symptome,
- häufige Krankheiten – seltene Kombinationen,
- häufige Krankheiten – nicht passende Symptome;
- mehrere Erkrankungen,
- seltene Erkrankungen;
- Zweifel an der Diagnose,
- Mißerfolg adäquater Therapie.

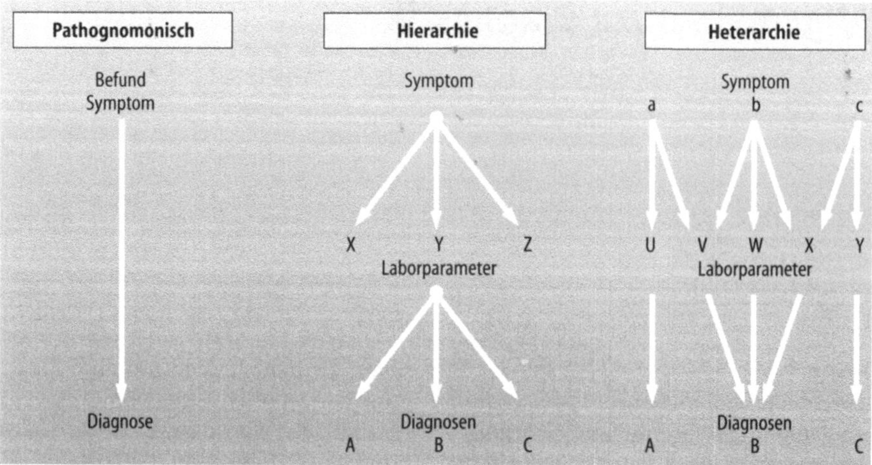

Abb. 5.1. Diagnostische Hierarchien von den Symptomen zur kausalen Diagnose

Wie bereits erläutert wurde, besteht die Diagnose im Grunde aus 2 Teilen:

1. dem nosologischen, wissenschaftlichen, scheinbar objektiven Teil;
2. dem personalen, subjektiven, individualisierenden Teil.

Für Lindley [1217] besteht die Diagnostik im Mittel aus etwa 40 Informationen, von denen jedoch nur ein Teil gebraucht werde. Eine solche Schätzung ist natürlich relativ, z.B. im Hinblick auf die Anamnese: wird sie als einzelne oder als Vielzahl von Informationen bewertet?

Newell u. Simon [1417] unterschieden zwischen allgemeinen unspezifischen Problemlösungstechniken, die selten zu einem korrekten Urteil führen, und dem an Wissen gebundenen, kontextspezifischen Vorgehen. Dieses ist gerade in der Medizin meistens erfolgreich.

Differentialdiagnose

Bei der Differentialdiagnostik (differentia = Unterschied, Unterscheidung) handelt es sich um einen der in der Medizin häufig gebrauchten griechisch lateinischen Doppelausdrücke („Hen dia dioin" = „Sag eines durch zwei"). Der Ausdruck Differentialdiagnose ist in den allgemeinen ärztlichen Sprachgebrauch eingegangen (z.B. [966, 1022, 1712, 1823]). Es geht um die Erkennung (Unterscheidung) von Unterscheidbarem. Nach Pellegrino u. Thomasma [1474] besteht Differentialdiagnostik entweder in der Auswahl von Diagnosen höherer Wahrscheinlichkeit oder der asymptotischen Annäherung an die Wahrheit.

Dabei hat die Differentialdiagnostik 2 häufig verwechselte oder vermischte Funktionen:

- Sie zählt zu einem gewählten Syndrom oder zu einer gewählten Krankheit diejenigen auf, von denen sie bei ähnlichen Erscheinungen (mit welchen Mitteln?) zu unterscheiden ist (Differentialdiagnose einer Krankheit).
- Sie nennt die Bedingungen, unter denen man eine Krankheit mit gleichen oder ähnlichen Symptomen, Befunden, Daten usw. als die richtige

auswählt (Differentialdiagnose eines Symptoms).

Fast alle Lehrbücher der Differentialdiagnostik sind – ohne diese strenge begriffliche Trennung – Mischungen aus beiden, wenn auch offensichtlich mit praktischer Bewährung. Abbildung 5.1 zeigt verschiedene Diagnosehierarchien.

Wie wir im Kap. 1 schon kurz aufgeführt hatten, ist Diagnose in verschiedener Hinsicht ein relativer Begriff (s. dazu auch Kap. 8).

5.2
Relativitäten

Mottos

„Es gibt eine Sorte von ungemein überlegenen Menschen, die behaupten, alles sei relativ. Das ist natürlich Unsinn, denn wenn alles relativ wäre, gäbe es nichts, wozu es relativ sein könnte... Ohne in metaphysische Absurditäten zu geraten, läßt sich jedoch behaupten, daß alles in der Welt relativ zu seinem Beobachter ist"
(B. Russell [1653])

„In der Medizin sind Relativierungen auf Beschreibungsperspektiven und der unterschiedliche Bedarf an Auflösungsvermögen offenkundig"
(Stöckler [1913])

5.2.1
Relativität zur Zeit

Besonders die technischen Befunde treffen wegen des unterschiedlichen Aufwandes (z.B. Einbetten und Spezialfärbungen bei Probeentnahmen) und der unterschiedlichen Kosten (z.B. Sammeln eingefrorener Proben zur Prüfung einer ganzen Gruppe mit teuren Antikörpern) zu unterschiedlichen Zeiten ein. Zwischen der vorläufigen Diagnose (nach recht unterschiedlich langer Anamnese!) und der endgültigen Diagnose muß daher die Beurteilung ständig neu eintreffenden Befunden, auch ersten therapeutischen Erfahrungen („Diagnosis ex juvantibus", s. 8.9) angepaßt werden. Die Einweisungsdiagnose oder Fragestellung sollte den Ehrgeiz des überweisenden Arztes, die Abschlußdiagnose den Ehrgeiz des Klinikers ausmachen.

Auch die in 5.3 zu besprechende Erfahrung ist relativ, je nach den äußeren und inneren Umständen, wie Curtius [321] in Anlehnung an den Philosophen N. Hartmann betonte. Gerade daraus leiten sich viele diagnostische, gutachterliche, prognostische und therapeutische Kontroversen ab.

5.2.2
Relativität zur Bedeutung

Ein weiteres Merkmal ist die begriffliche Vieldeutigkeit. Sie rührt aus den bei 1.5 angesprochenen z.T. historisch bedingten, ganz unterschiedlichen Krankheitsbegriffen her (s. Abb. 1.36). Schon Richard Koch [1079] unterschied 3 Kategorien:

1. Krankhafte Ursachen, z.B. Tuberkulose;
2. Krankhafte Vorgänge, z.B. Mitralinsuffizienz;
3. Krankhafte Erscheinungen, z.B. Urtikaria.

Zu diesen rein nosologischen Diagnosen kommen aber auch die in 1.6 angesprochenen persönlichen Merkmale des Kranken: was er aus seiner Krankheit macht (z.B. Hoffnung, Gleichgültigkeit, Unruhe, Spannung, Verstimmung, Depression, Selbstmord usw.).

Gerade die heute angestrebte und zum Teil mögliche *Frühdiagnose*, die Erfassung latenter Störungen durch gezielte, quantitativ abgestufte Belastungen hat zu folgenden Grundsituationen geführt (s. auch Tabelle 1.1).

* Keine manifeste oder latente Störung, aber *Gefährdung* durch erbliche Belastung, frühere Krankheiten, berufliche Überarbeitung, Mißbrauch von Genußmitteln oder Medikamenten.
* Latente, durch gezielte Belastungen feststellbare Störungen (sog. lanthanische Krankheiten im Sinne Feinsteins (s. auch 1.5.3.3).
* Manifeste Erkrankung reversibel und/oder kompensiert.
* Weit fortgeschrittene oder irreversible Erkrankungen, Dekompensationen, Komplikationen und Sekundärerkrankungen.

Beispiele: Bei rd. 20 % unserer Bevölkerung ist mit der erblichen Bereitschaft zum Diabetes mellitus zu rechnen. Weder die Zuckerbelastungen noch die Insulinbestimmungen erlauben derzeit zuverlässige Aussagen über diesen *„potentiellen Diabetes"*, am ehesten noch die Familienanamnese (Häufigkeit in der Blutsverwandtschaft?). Von der Molekularbiologie und Immunologie sind Fortschritte in der Erkennung Gefährdeter zu erwarten. Fehlende klinische Erscheinungen und zuckerfreier Urin (Fehler: die immer noch geübte Morgenbestimmung statt eines Tagesprofils!), aber pathologische Blutzuckerspiegel (mit und ohne Dextrose-Belastung), niedrige Insulinspiegel im Blut (im Frühstadium manchmal pathologisch erhöhte) nach Belastung erlauben die Diagnose *„latenter Diabetes"*; zur Bestätigung oder Differenzierung gehört auch die Bestimmung des langfristig repräsentativen Glycolysierten Hämoglobins HbA$_{1c}$. Hyperglycämie (über 200 mg%) und Glycosurie bei normalen Mahlzeiten zeigen einen *manifesten Diabetes* (bei knapp 4 % unserer Bevölkerung, davon etwa die Hälfte bekannt und behandelt) an. Die gleichen klinischen Erscheinungen mit mehr oder minder fortgeschrittener Organveränderung (z. B. Augenhintergrund), akuten Entgleisungen, schwieriger Einstellung usw. bedeuten einen *komplizierten Diabetes*. (s. auch „Metabolisches Syndrom" in 1.5.3.2).

Mit der zunehmenden Zahl vor allem von klinisch-chemischen und immunologischen Untersuchungen ist eine steigende Zahl von Menschen (nach unserer Schätzung etwa 1 % der Bevölkerung) entstanden, die nur an einem (richtig oder falsch bestimmten) Laboratoriumswert leidet und auf den Ausbruch einer Krankheit wartet wie das Kaninchen auf die Schlange starrt. „Eine der verbreitetsten Krankheiten ist die Diagnose", sagte u. a. Regau [1569] schon 1960.

Diese meist ein Leben lang mit keiner Krankheit verbundenen Befürchtungen haben heute einen makabren Charakter bekommen, weil wir bei den relativ vielen HIV-positiven Probanden und der unbekannten Inkubationszeit sowie der Pathogenität des Virus nicht wissen, ob und wann sie das Vollbild von Aids bekommen. Daneben gibt es – vor allem in den ersten Wochen nach der Infektion – negative Antikörperbefunde trotz nachgewiesener Virusgenome. Noch größere Unsicherheit besteht bei der spongiformen Encephalitis („Rinderwahnsinn" von der Art der Creutzfeldt-Jacob-Erkrankung), von der bei der Abfassung dieses Kapitels weder das auslösende Agens (Prionen?) noch die Inkubationszeit zuverlässig bekannt sind – nur der letale Ausgang.

Zwar sind gerade für den ärztlichen Alltag die atypischen Fälle das Typische [2123], doch würde andererseits die Berücksichtigung aller dieser individuellen Merkmale zu einer unübersehbaren Zahl von Diagnosen führen. So hätte letztlich jeder kranke Mensch seine eigene Diagnose. Man findet sie gelegentlich auf den dicht beschriebenen Vorderseiten von Krankenblättern, eine wenig hilfreiche Konsequenz aus der geschilderten Relativität. Curtius [319] hat schon in diesem Sinn die Individualdiagnose als Ergänzung der Schuldiagnose gefordert. Die besprochenen Relativierungen bewirken, daß unsere *Diagnosen Kompromisse aus den Erfordernissen der Typisierung und Individualisierung sind.* Die pro-

Tabelle 5.1. Unterschiede zwischen „breiten" und „engen" Diagnosen

Diagnoseproblematik	Fehlerart

Breite Diagnosen
  Meist richtig
  Wenig brauchbar
	„Errors of omission"
	Richtige Diagnose nicht
	bedacht = verfehlte
	Differentialdiagnose

Enge Diagnosen
  Oft falsch
  Sehr brauchbar
	„Errors of comission"
	Richtige Diagnose
	ausgeschlossen = falsche
	Differentialdiagnose

gnostischen und therapeutischen Konsequenzen werden einerseits vom Ausmaß der entdeckten Störung, andererseits von der Reaktion der Betroffenen abhängen (s. auch Tabelle 5.1). Die Relativität von Diagnosen und von Fehldiagnosen umfaßt somit

- Relativität zur Trennschärfe,
- Relativität zur Untersuchungszeit,
- Relativität zum Inhalt,
- Relativität zu den Konsequenzen.

5.2.3
Relativität der diagnostischen Maßnahmen

Für den Weg zur Diagnose, die Diagnostik, bietet sich das in Abb. 5.1 in einfacher Form gezeigte Schema an (weiteres s. u. a. bei Gross [708]):

1. Sammeln von Symptomen („symptoms" beziehen sich im angloamerikanischen Sprachgebrauch *nur* auf anamnestische Beschwerden), Befunden („findings", aus der unmittelbaren Untersuchung), Daten („data", aus einem zunächst kleinen, indiskriminierten, später gezielten = diskriminierten Fächer technologischer Maßnahmen), zusammen: der *Akkumulation.*
2. *Bewertung* = Analyse und vor allem: Gewichtung dieser Erscheinungen.
3. Bewußter oder unbewußter *Vergleich* mit eigenem Erfahrungswis-

sen und mit der Literatur einschließlich Datenbanken (*Analogie*); in diesen Bereich gehören auch Expertensysteme und statistisch-logische Verfahren (s. auch Kap. 7).
4. Auswahl zwischen den sich anbietenden Diagnosen = *Induktion* oder *Bildung einer Hypothese.*

Dieses Grundschema läßt zugleich erkennen, daß Diagnostik analytische ebenso wie synthetische Fähigkeiten voraussetzt. Die *zusammenfassende Beurteilung* bleibt auch bei extensiver Anwendung technologischer und theoretischer Hilfsmittel unbestritten Sache des behandelnden Arztes. Dieser faßt auch die von verschiedenen Spezialisten erbrachten Befunde zusammen und wägt sie für einen Heilplan ab. Der Arzt des Vertrauens kann nicht durch ein Team ersetzt werden. Man kann die für ihn erforderlichen Eigenschaften auch trennen in Fachwissen, Empirie, Intuition, psychologische, logische, mathematische Grundlagen, mit denen wir uns in den folgenden Abschnitten beschäftigen werden.

5.3
Erfahrung und Analogie

Mottos

*„Erfahrung gibt es, wenn sich in uns
die einzigartige Begegnung mit dem
Nichtsichtbaren ereignet; in ihr findet
der wahre Arzt den Grund seines
Handelns"* (Paracelsus)

*„Alle Empiriker streben nach der Idee
und können sie in der Mannigfaltigkeit
nicht entdecken. Alle Theoretiker
suchen sie im Mannigfaltigen und
können sie darum nicht auffinden.
Beide jedoch finden sich im Leben, in
der Tat, in der Kunst zusammen,
und das ist so oft gesagt; wenige aber
verstehen, es zu nutzen"*
(Goethe, Maximen und Reflexionen
[803, 804])

*Nach Hume [924] beruht Wissen nicht
so sehr auf Prinzipien und Theorien,
sondern mehr auf Gewöhnung an
erfolgreiches Handeln*
(zit. nach Dreyfus u. Dreyfus [398])

*„Die Fähigkeit, aus Erfahrungen
zu lernen, ist selbst ein Produkt der
biologischen Evolution"*
(Gell-Mann [632])

Von allen Voraussetzungen ärztlichen Handelns ist Erfahrung (Empirie) die wichtigste. Der Ausdruck „Erfahrung" stammt u. a. von Paracelsus, der sich, wie wohl wenige, seine Kenntnisse auf den vielen Reisen aneignete. Erfahrung ist die Ansammlung und Bewahrung von Vergangenheit. Die Erfahrung unterscheidet den „Experten" vom Anfänger. Erfahrung gilt schon im Alltag als Indikator sozialer oder technischer Kompetenz. Selbst im technischen Bereich ist ein Erfahrungsvorsprung durch keine (technische oder praktische) Intelligenzleistung auszugleichen. Von dem einzelnen, durch eine

Wahrnehmung gelieferten Datum führt ein direkter Weg zu dem, was Aristoteles Erfahrung nennt, das Ergebnis einer beliebigen akkumulierten Vielzahl einzelner Daten. Die Wiederholung ist gewissermaßen der Grenzfall dessen, was schon die antike Philosophie das Allgemeine an der Wirklichkeit genannt hat (Gigon [646]). Auf die *Rolle der Theorie für die Erfahrung* waren wir schon im Kap. 1 eingegangen. Denn „Scientia ist die Mutter der Experienz und ohne scientia ist nichts da", sagte schon Paracelsus (zit. nach Rothschuh [1641]). Gleichzeitig gibt es nach Ullmann [1998] u. a. keine von der Theorie unabhängige Erfahrung. Erfahrung ist aber nie abschließend gesichert oder endgültig verläßlich [367]; sie sollte dokumentierbar, wiederholbar, überprüfbar sein.

Für Gehlen [626] entsteht die Erfahrung aus der Erinnerung; aber sie ist reicher: sie bedeutet Ausübung, Auswahl, Verwerfung, Schöpfung, Aufbau. Das *„déjà vu"* (es bereits gesehen haben) ist – mit wechselndem Akzent von Fach zu Fach – die Voraussetzung des Wieder-Erkennens. In diesem Sinn ist Erfahrung nichts anderes als wiederholte Erinnerung. Schon bei Aristoteles kommt es durch Bewahrung vieler einzelner Wahrnehmungen zur „Einheit der Erfahrung". Nach Eccles u. Robinson [428] ist Erfahrung nichts anderes als eine Form symbolischer Kodierung. Nach Kant reicht der Bereich der Wissenschaft, also geordneter Erkenntnis von Notwendigkeit und Allgemeinheit, genau so weit wie der Bereich möglicher Erfahrung (zit. nach Störig [1916]).

Erfahrung kann ihren Sätzen keine strenge allgemeine Gültigkeit verleihen. Wir können aber mit ihr über eine relative Allgemeinheit hinauskommen: „Soweit wir beobachten konnten…". Dazu kommt, daß je nach persönlichen

Fähigkeiten von verschiedenen Beobachtern aus einem bestimmten Sachverhalt, gleiche, verschiedene oder überhaupt keine Erfahrungen abgeleitet werden [638]. Schon Schopenhauer [1760] bemerkte: „So wenig wie das Lesen kann bloße Erfahrung das Denken ersetzen" und Frey [588]: „Unsere Kenntnis von der Erfahrungswirklichkeit wird immer und notwendigerweise beschränkt sein ... Es wird immer Unerfahrenes geben ...".

Lichtenthaeler [1211] hat mit Recht betont, daß die Fülle der heute zur Verfügung stehenden Informationen manche Ärzte dazu bringt, nur noch der eigenen Erfahrung zu folgen und damit unserem Beruf eine „unerwartet archaische und damit regressive Färbung zu bescheren". Die meisten Ärzte berufen sich in ihrem Können auf ihre Empirie und daraus gezogenen Analogieschlüsse. Dabei durchläuft jeder Arzt nach einem bekannten Sprichwort die folgenden Stufen (zit. nach [604]):

1. Unberechtigte Sicherheit;
2. berechtigte Unsicherheit;
3. unberechtigte Unsicherheit;
4. berechtigte Sicherheit.

Im gleichen Sinn trennt Hilden in Anlehnung an Dreyfus [397]: Novize – fortgeschrittener Anfänger – kompetenter Fachmann – professioneller Fachmann – Experte.

Über den Rahmen dieses mehr praxisorientierten Buches hinaus gehen der vor allem in England entwickelte Empirismus (Locke, Berkley, Hume, Mill u. a.), ferner die Antithese von Empirismus und Rationalismus, der bei 1.1.3 kurz angesprochene Gegensatz zwischen Nominalisten und Realisten.

Die Gefahr der Erfahrung ist, daß sie immer mehr oder minder „theoriebeladen" ist. In diesem Sinne verstehen wir auch A. Comte (der als Begründer des Positivismus angesehen wird): „Man muß übrigens bemerken, daß der theoretische Anteil (der Verstandestätigkeit) infolge der hartnäckigen Tendenz, zu argumentieren, anstatt zu beobachten ... gewaltig übertrieben wird" [294]. Auch in betrachtungsmäßige Feststellungen gehen mehr oder minder unbewußte Antizipationen ein. Die Unterscheidung von (beobachteten) Tatsachen und ihrer Deutung ist deswegen nicht scharf, aber doch von hinreichender Klarheit. In diesem Sinn hat Murphy [1400] für die Medizin bei verschiedenen Ergebnissen mit verschiedenen Methoden empfohlen, die Erfahrung über die Ratio, beide über die Intuition (s. unten) zu setzen.

Hier sei auf die wichtigste Folge von (früheren oder ähnlichen) Erfahrungen hingewiesen, auf das, was Curtius [322] (wohl kaum als erster, dazu liegt die Verknüpfung zu nahe!) als das „dran denken" bezeichnet hat. Da heute falsch positive Ergebnisse mit moderner Technologie relativ rasch ausgeschlossen werden können, spielt diese Form der Empirie eine entscheidende Rolle. Wie betont werden muß, können in der Diagnostik „errors of commission" in der Regel leichter korrigiert werden als „errors of omission". Nirgends spielt die Erfahrung eine größere Rolle als im „Daran denken".

Merksatz

> Erfahrung oder Empirie (vom griechischen Empeiria) erlaubt uns, mit einem Minimum an Wahrnehmungsleistung auszukommen. Die in der Praxis häufigste Anwendung der Erfahrung ist der Analogieschluß.

5.4
Intuition

Mottos

„Vielmehr ist da mein Geist getroffen von einem Blitz, der seinen Wunsch erfüllt"   (Dante Aligheri, Das Paradies, 33. Gesang)

„Wirklichkeiten sind konkrete Tatsachen oder entdeckte Dinge und die Beziehungen zwischen ihnen, die intuitiv erfaßt werden"   (William James [951])

„Die intuitiven Urteile reichen oft weiter als die begrifflich gefundenen"   (Richard Koch [1083])

„Er (Heisenberg) suchte, von den Phänomenen ausgehend und durch Intuition geleitet, tastend seinen Weg zu einer neuen Physik"   (Rasche u. van der Waerden, [1561a])

5.4.1
Allgemeines

Mottos

„So problematisch induktives Schließen ist, die gesamte Naturforschung geht von der Gültigkeit solcher Schlüsse aus. So bemerkt man, daß tatsächlich die ärztlichen Entscheidungen nicht begrifflich gefällt werden, sondern intuitiv..."   (H. Schaefer [1697])

„Die auf dem klinischen Campus glauben, daß klinische Intuition, individuell, Fall für Fall angewendet, zur wirksamsten Entscheidung führt. Die, welche die statistische Annäherung bevorzugen, meinen, daß Fall-zu-Fall-Entscheidungen leicht Irrtümern ausgesetzt sind"   (Schwartz u. Griffin [1785])

Die Intuition gehört seit über 2000 Jahren zu den interessantesten Phänomenen des menschlichen Geistes. Schon Platon hat zwischen diskursiver und intuitiver Erkenntnis unterschieden und die Schau der Ideen als Form der Einsicht angesehen, die über das verstandesmäßige Erkennen hinausgeht (zit. nach von Kutschera [1143]).

„Ich vertraue auf Intuition", sagte Albert Einstein (zit. nach Pais [1443]). Im folgenden werden kurz einige wichtige *Deutungen* der Intuition aufgelistet:

- Erleuchtung durch göttliche Offenbarung u. a. (Scholastiker),
- innere geistige Schau ohne verstandesmäßige Einsicht (Philosophen des 16. bis 19. Jahrhunderts),
- unbewußte Übertragung kognitiver Prozesse (Bergson, C. G. Jung u. a.),
- mehrstufige Schlüsse über zum Teil unbewiesene Glieder hinweg (moderne Logiker).
- bessere Strukturierung vorhandener Information (moderne Psychologen).

Per definitionem versteht man unter Intuition die unmittelbare (vermeintliche oder echte) Erkenntnis ohne den üblichen analytischen oder logischen Apparat, also eine Art unbewußten Schließens. Nach Rorty [1617] können – stark vereinfacht – folgende Deutungen der Intuition unterschieden werden:

1. Wahres Wissen;
2. Ahnung von Tatsachen;
3. unmittelbare Bildung eines Konzeptes;
4. prälinguistische Kenntnis von Abläufen ohne Begründung;
5. linguistische Verknüpfungen aus sprachlichen Möglichkeiten;
6. berechtigter Glaube aus einer Naturtatsache heraus;
7. berechtigter Glaube aus sozialer Konzeption;
8. Wissen ohne die Vermittlung von Konzepten auf Grund von A-priori-Kenntnissen.

Bergson, C. G. Jung, Klages, Wild (Übersichten u. a. bei [80] und [1617]) dachten an eine unbewußte Übertragung kognitiver Prozesse. Medawar [1329] bezeichnete sie als „imaginative Präkonzeption". Nach Jaspers [959] ist die Intuition eine durch lange Beobachtungen ermöglichte Erwartung, die ihre Gründe nicht restlos gegenwärtig hält. Flöhl [569] spricht von einer offensichtlich unbewußten Fähigkeit, aus verschiedenen Möglichkeiten das herauszufinden, nach dem ein Naturvorgang abläuft. Der Mathematiker Boole [173] sprach einfach von einer „unbestimmbaren und unsichtbaren Quelle". Vollmer [2024] schrieb: „Manche Entscheidungen fallen aufgrund einer ausführlichen Analyse, andere eher spontan. Im Normalfall fällt die Entscheidung eher intuitiv…". Ein so strenger Logiker wie C. G. Hempel [858] meinte zum Wesen der Intuition: „Ähnlich kann ein Arzt eine bemerkenswerte Fähigkeit besitzen, Störursachen in besonderen Fällen zu erkennen, ohne immer in der Lage zu sein, allgemeine Gesetze anzuführen oder ohne sogar zu glauben, daß die Diagnose die Existenz solcher Gesetze voraussetzt". Dabei verstehen wir mit den Gebrüdern Dreyfus [398] unter Intuition heute keine übernatürlichen Inspirationen oder „wildes Denken" (s. Tabelle 5.2).

Daß in der Mathematik der *Intuitionismus* eines Brouwer, Weyl, Heyting ([873], dort Lit.) u. a. der streng axiomatischen Lehre eines Hilbert [874] entgegengesetzt wurde, braucht uns in diesem Zusammenhang nicht weiter zu beschäftigen (s. z. B. Dummet [412]). Man sieht aber, daß die Intuition selbst in der exaktesten aller Wissenschaften eine Rolle spielt. Für die Physik seien beispielhaft Hoffman u. Dukes [890] mit Ausführungen über den Maxwell-Feldbegriff zitiert: „Ebenso stark (wie Faradays Intuition, Verf.) war seine eigene Intuition, daß in seinem unglaubhaften pseudomechanischen Modell von Wirbeln und Kugellagern bereits alles Wesentliche für eine Theorie des Elektromagnetismus enthalten war …"

In einer weiteren – vielleicht zu weiten – Trennung des Begriffs Intuition trennte Medawar [1329] in:

1. deduktive Intuition, d. h. sofortiges Erfassen logischer Implikationen;
2. induktive Intuition, d. h. kreativer Wert einer Einzelbeobachtung;
3. Analogintuition, d. h. sofortiges Erkennen einer realen oder strukturellen Ähnlichkeit;
4. experimentelle Induktion, d. h. Bewertung einer Beobachtung oder Herbeiführung eines Experimentes oder Befundes.

Intuition ist somit eine *plötzliche innere Schau*, eine nicht stufenweise durch rationales oder diskursives Denken gewonnene Einsicht, eine plötzliche

Tabelle 5.2. Unterschiede zwischen Intuition und Logischer Analyse

Kriterien	Intuition	Logische Analyse
Prinzip	Mehr holistisch	Mehr reduktionistisch
Psychologie	Unbewußt	Bewußt
Unübliche Assoziation	Voraussetzung	Nicht möglich
Erkenntnisweg	1 Schritt	X Schritte
Verfügbarkeit	Schnell	Langsamer
Irrtümer	Häufig	Selten
Irrtumserkenntnis	Kaum möglich	Schrittweise
Darstellung	Schwer verbalisierbar	Leicht verbalisierbar

Erkenntnis von Zusammenhängen und Ursachen, kurz nach John Locke: ein „flash of illumination". Eine solche intuitive Zusammenschau spielt nicht nur beim Schaffen eines Künstlers und dem Handeln eines hervorragenden Arztes eine Rolle, sondern auch bei den Ideen bahnbrechender Naturforscher.

Damit kommen wir zu den *Grenzen und Gefahren der Intuition*, auch zu ihrem scheinbaren Gegensatz, dem analytisch-diskursiven Denken. Viele Naturwissenschaftler haben zur Intuition ein skeptisches Verhältnis oder lehnen sie ganz ab, vielleicht unter dem Einfluß eines fortbestehenden Positivismus. Bastik [80] fand bis 1982 unter 2,7 Mio. Reviews und Abstracts nur 27 über die Intuition! Dabei beruht der Erfolg des Experten nach Dreyfus und Dreyfus auf Ahnungen, Intuition, ja selbst auf systematischen Illusionen [398]. Intuition kann und soll analytisches Denken nicht ersetzen. Zwischen Intuition und logisch-analytischen Methoden (s. 5.7.1 – 5.7.8) bestehen aber Verbindungen: So meint Gierer [644a]: „Jedes formale Denken beruht letztlich auf intuitiven Voraussetzungen, denn das menschliche Denken kann sich nicht vollständig erfassen" – und Dürr [417]: „Problematisch ist das naturwissenschaftliche Denken aber dort, wo die Vernetzung stark und die Komplexität groß ist; damit wir in der Vielfalt nicht blind werden, sollten wir auf die uns wohl mögliche Betrachtungsweise der Welt nicht verzichten, durch die es leichter fällt, zu erkennen und Bewertungen vorzunehmen". Rosenblueth u. Wiener [1625] schrieben: „Ein intuitiver Flair, was die entscheidende allgemeine Frage sein wird, gibt die Basis ab für die Wahl einiger signifikanter Untersuchungen unter einer Unzahl von trivialen Experimenten auf dieser Ebene." In der Medizin gilt dies

besonders bei dringlichen Situationen [742, 1236, 1238). Allerdings entsteht die intuitive Diagnose nur auf dem Boden eines geordneten und kontrollierten Erfahrungsschatzes – oder nach Medawar (s. oben): „Die Imagination kann nicht aus dem Leeren heraus arbeiten. Sie bedarf eines Hintergrundes von Beobachtungen, des Experimentierens im Sinne Bacons". Wir möchten uns zwei Brücken zwischen intuitivem und logisch-analytischem Denken zu eigen machen: zunächst die Formulierung des Biologen M. Hartmann [822]: Nach M. Hartmann ist Intuition nichts anderes als eine generalisierende Induktion (s. 5.7.7). „Einzelne Tatsachen und verschiedene Gesetzlichkeiten werden durch eine „Schau" plötzlich synthetisch in Beziehung gebracht, ohne daß die Beziehung… durchgeführt werden kann. Das ist besonders dadurch bedingt, daß die deduktiven Gesichtspunkte und Methoden sich mangels analytischer Daten nicht voll auswirken können". Für Bastik [80] ist die Intuition „eine Mischung von Informationen, nie präzis richtig, kaum drastisch falsch, mit emotionellen Einflüssen. Demgegenüber baut die Logik Schritt für Schritt aus Einzelinformationen auf, ist gewöhnlich präzis, doch können Fehler gravierend sein" (s. dazu auch die Diskussion bei [1236]).

Gold (zit. nach Gleick [655]) unterschied bei Widersprüchen zwischen Intuition und logisch-mathematischer Bearbeitung:

- Im formalen mathematischen Modell ist ein Irrtum enthalten.
- Die Grundvoraussetzungen sind unzutreffend oder stellen eine zu große Vereinfachung dar.
- Die eigene Intuition ist hinsichtlich biologischer Prozesse unzureichend entwickelt.

- Ein grundlegend neues Prinzip wurde entdeckt.

Neuerdings gewinnt die Intuition wieder an wissenschaftlich-technischer Bedeutung, indem manche Anwender der Fuzzy Logics (s. 5.7.9) die Fuzzies intuitiv einführen.

Schließlich sei nochmals bemerkt, daß intueri = genau hinsehen, hier einen metaphorischen Wandel erfahren hat: genaues Beobachten mit den eingefahrenen Gedanken ist dem „flash of illumination" eher abträglich.

Merksatz

> Als Intuition gilt die plötzliche, nicht analytisch-logische Erkennung eines Zusammenhangs oder einer Ursache. Sie ist die Grundlage vieler Erkenntnisse außerhalb der eingefahrenen Denkbahnen. Sie spielt in der ärztlichen Praxis und im alltäglichen Denken eine große Rolle. Wegen der ebenso häufigen Möglichkeiten, zu irren, sollte man so gewonnene Induktionen oder Hypothesen, wenn irgend möglich, mit deduktiv-nomologischen Methoden überprüfen.

5.4.2
Laterales Denken

Damit kommen wir zur wichtigsten Form der Intuition, jedenfalls für die Medizin: zum „lateralen Denken" nach de Bono [170, 171]. Es ist u.E. weitgehend identisch mit der „Juxta-Position" von Bastik [80].

Wie wir in der nachfolgenden Auflistung zeigen, folgt unser Gehirn üblicherweise ständig der gewohnten Verbindung von Sinneseindrücken mit häufig benutzten Assoziationen.

Stufen der Intuition: Zwischen alltäglichen Gedanken und Assoziationen

(1) und dem Erfinden neuer Grundlagen (3) spielt im ärztlichen Beruf (2) die größte Rolle z. B. in der Differentialdiagnostik, bei unklaren Situationen etc. (nach Gross [714, 739]):

1) Gewohnte Verbindung von neuen Sinneseindrücken mit bereits bekannten.
2) Ungewohnte und unübliche Verbindung von Eindrücken und Gedanken („Laterales Denken" nach de Bono).
3) Einmalige Verbindung von Zusammenhängen zwischen früheren und neuen Apperzeptionen.

Die mit (1) in der Auflistung gezeichneten Verbindungen sind die „eingefahrenen Wege". Dieses Phänomen wurde auch neurophysiologisch als vermehrte Durchlässigkeit von Synapsen bei häufiger Benutzung nachgewiesen [635, 1552, 1553]. Das Genie (3) verknüpft auf ungewöhnliche Weise: es sieht, was schon viele gesehen haben, aber es denkt darüber, was noch keiner gedacht hat. So ist nach Einstein das Erfinden kein Produkt logischen Denkens. Es ist die Intuition, die zuerst das Neue erkennt (zit. nach [406]).

Ein Ziel, gerade in der Diagnostik, bleibt (2) der Auflistung, d. h. *die ungewohnte und unübliche Verbindung von Symptomen, Befunden und Daten zu ungewöhnlichen Diagnosen oder therapeutischen Entscheidungen.* Es handelt sich bei dieser Form von Intuition nicht oder nicht so sehr um einen Zugewinn an Informationen, als um deren Umstrukturierung im Gedächtnis. Dies verstehen wir unter lateralem Denken. De Bono [170] meint dazu, daß die Schnelligkeit des natürlichen Denkens die Berücksichtigung von Alternativen nicht zulasse: „Das natürliche Denken neigt dazu, sich von einem Klischee zum anderen zu bewegen. Diese Klischees sind vielgebrauchte

Muster, die sich als Einheiten etabliert haben... Sobald der Fluß des Denkens eine solche Einheit erreicht hat, wird er immer dem Klischeemuster folgen und Variationen, modifizierende Faktoren oder Seitenwege nicht weiter verfolgen...".

· Beim lateralen Denken kommt es durch irgendeinen Stimulus über eine qualitative Änderung der Assoziationen zum bestmöglichen oder jedenfalls einem vergleichsweise besseren Muster.

Dagegen führt *logisches Denken* (s. 5.7.1 – 5.7.8) nicht zu jener Abkehr von der Reihenfolge, die zu einer anderen Anordnung bestehender oder neu hinzugekommener Informationen führt. Logisches Denken garantiert richtiges Schließen, besser: es schaltet inkonsistente oder inkohärente Schlüsse aus. Es muss aber nicht zur richtigen Erkenntnis führen. Logik und Intuition können in diesem Sinn als einander ergänzend angesehen werden.

Der Diagnostik durch laterales Denken widerspricht scheinbar der Merksatz: Seltene Ereignisse sind selten, häufige Ereignisse häufig – oder: ein unbekannter Vogel ist in unseren Breiten wahrscheinlicher ein Spatz als ein Kolibri. Man wird sich daher immer bei Übereinstimmung der Erscheinungen zunächst für die statistisch häufigere und zugleich einfachere Erklärung eines Syndroms (1.5.3.1) entschließen.

Wenn diese aber nicht bestätigt wird, so treten Intuition und laterales Denken in ihre Rolle. *Laterales Denken läßt sich nicht erzwingen.* Im Gegenteil: angestrengtes Nachdenken führt früher oder später in die konventionellen Klischees und zu den gewohnten (inzwischen nicht bestätigten) Schlüssen. Es gibt aber einige „Tricks", mit denen man laterale Assoziationen erleichtern kann. Wir haben (Gr., [714, 739]) schon vor Jahren in Anlehnung an de Bono [171] solche Methoden besonders für die medizinische Diagnostik angegeben. Tabelle 5.3 zeigt aus diesen Publikationen *links* allgemeine Vor-

Merksatz

Die wichtigste Form der Intuition ist das „laterale Denken". Auf die Medizin übertragen: ein Abweichen von den gewöhnlichen und eingefahrenen Assoziationen hin zu einer ungewöhnlichen Diagnose oder therapeutischen Entscheidung.

Tabelle 5.3. Methoden des lateralen Denkens, *links* allgemein nach de Bono [170, 171], *rechts* abgewandelte von den Verf. für die Medizin

Methoden des „lateralen Denkens" (Problemlösung) nach de Bono	Methoden der Lösung diagnostisch-therapeutischer Probleme
Eingabe von Möglichkeiten, die eingefahrener Denkmuster „spalten".	Einbringung neuer Informationen (Wiederholung der Anamnese, neue Befunde, weitere Labordaten usw.).
Vorgabe einer Anzahl von Kriterien, die vor einer Entscheidung geprüft werden.	Prüfung eines breiten Sets von Differentialdiagnosen oder therapeutischen Möglichkeiten.
Unterteilung der Fragestellung (und der Aufmerksamkeit) auf Teilprobleme.	Unterteilung der Fragestellung (und der Aufmerksamkeit) auf Teilprobleme.
Umkehrung der Problematik.	Hypothetico-deduktive Prüfung von Hypothesen.

schläge von de Bono (s. oben), *rechts* Medizin-typische eigener Provenienz. Sie sollten in ihr Recht treten, wenn man diagnostisch (seltener: therapeutisch) nicht weiterkommt – selbstverständlich in Verbindung mit der Überprüfung solcher Intuitionen oder Hypothesen.

5.5 Psychologische Grundlagen

Mottos

„Die Psychologen sind im Kreise ihrer wunderbaren Fragebogen oft ebenso hilflos wie die Technologen mit ihren wunderbaren Maschinen"

(Glucksmann [656])

„Die Psychologie sagt, wie Leute sich aufgrund vorgegebener Informationen tatsächlich entscheiden, die Theorie der Wahrscheinlichkeit, wie sie sich entscheiden sollten" (Lindley [1216])

5.5.1 Reaktionen der Kranken

Auch die Diagnostik erfordert nach dem eingangs unter den „5 Ws" genannten „Bei Wem?" die Einsicht in die Persönlichkeit des Kranken oder Hilfesuchenden: Wie reagiert er auf die tatsächlichen oder vermeintlichen Störungen? Welchen Wert haben abnorme Erscheinungen einerseits für ihn, andererseits für unsere Diagnose? Unser Urteil in diagnostischer, prognostischer und therapeutischer Hinsicht wird weitgehend von den Kranken bestimmt – uns bewußt oder unbewußt. Generell geht es dem Arzt um die Klärung der Ursachen einer Störung, dem Kranken um ihre Bedeutung, künftige Entwicklung, mögliche Maßnahmen. Schon immer führten sie bei einer kleinen Zahl von Kranken zu irrationalen Entschlüssen [197a],

denen der Arzt mit Vernunft und Geduld begegnen muß.

Die moderne Psychologie hat seit Meehl [1330] und seinen Nachfolgern eine Fülle von Methoden und Erkenntnissen entwickelt, die leider (die Psychosomatik und Psychiatrie ausgenommen) zu wenig in den ärztlichen Alltag eingedrungen sind.

Sozialmedizinisch betrachtet, leiden nach Schipperges etwa 50 % aller Arbeitsunfähigen nicht an Organschäden, sondern weisen „funktionelle Störungen" auf (s. auch 1.6). Diese Meinung können wir für die Praxis aus 40jähriger Erfahrung uneingeschränkt bestätigen, nicht allerdings für die stationär Aufgenommenen, die schon irgendwelche „Filter" passiert haben. Wie werden die Kranken mit diesen ihren Störungen – „organisch oder funktionell" – fertig? Führen sie zur Arbeitsunfähigkeit und Krankheit im Sinne unserer Definitionen?

Der Teil der arbeitenden Bevölkerung, die einen Arzt aufsucht, wurde pro Jahr mit 7–8 % (Extremwerte 5–12 %) errechnet. Kämen alle mit vergleichbaren Beschwerden in ärztliche Behandlung, so käme man auf etwa 20 % und damit zum Zusammenbruch unseres Gesundheitswesens. Schipperges [1723, 1724) schätzt wirklich Behandlungsbedürftigen auf 1–2 %; eine Zahl, die sich mit der zunehmenden Überalterung erhöhen dürfte. In vielen freien Berufen liegt der Krankenstand um oder unter 2 %, ähnlich in Betrieben, die Schwerbehinderte beschäftigen. Nach Schipperges (s. oben) hat sich „ein sozialer Supermarkt aufgetan, in dem die meisten unserer Mitbürger sich benehmen wie in einem Selbstbedienungsladen, an dessen Ausgang keine Kassen stehen". Schipperges (s. oben).

5.5.2
Ärztliche-psychologische Grundlagen

Motto
*„Die Empfindlichkeit des Arztes,
wenn ihm nicht restlos geglaubt wird,
und die des Kranken, wenn der Arzt
nicht völlig sicher auftritt, bedingen
sich gegenseitig"*   (Jaspers [957])

Nach den grundlegenden Ausführungen von Hogarth [894] können wir – abgesehen von der in 5.4 besprochenen Intuition – etwa *3 Arten von gedanklichen Verknüpfungen annehmen:*

- die Ähnlichkeit,
- die statistische Verknüpfung und
- die kausale Verknüpfung.

Wir hatten bereits in 1.1 betont, daß die ärztliche Diagnose vor allem auf der vorurteilsfreien Erhebung von Symptomen und Befunden, Daten, andererseits auf ihrer logischen oder mathematischen Verarbeitung beruht. Dabei unterschieden Eccles und Robinson [428] *„kristallisierte Intelligenz",* d.h. die Lösung von Aufgaben aus der Erfahrung heraus, gegenüber *„flüssiger Intelligenz",* d.h. der Lösung völlig neuer Aufgaben. In den beiden letzten Jahrzehnten sind die psychologischen Voraussetzungen der Diagnostik stärker betont worden, vor allem durch das Buch von Kahneman et al. [995]. Am besten hat in unserer Sicht den Unterschied wohl der englische Mathematiker und Logiker B. Russell [1651] betont: „Schließen ist eine Methodik, durch die wir zu einer neuen Erkenntnis kommen. Nichtpsychologisch an ihr ist die Beziehung, die uns erlaubt, korrekt zu schließen. Aber der wirkliche Übergang von der Behauptung von p zur Behauptung von q ist ein psychologischer, und wir dürfen nicht versuchen, ihn rein logisch darstellen zu wollen."

5.6
Gewichtung und Ausschluß

5.6.1
Gewichtung im engeren Sinne

Motto
*In der Regel erinnert man sich an
häufige Ereignisse eher. Doch was geschieht, wenn außergewöhnliche
Fälle leichter erinnert und diese damit
überschätzt werden?*

Seltene Ereignisse werden meist überschätzt, von einigen unterschätzt. Auch gibt es Kollegen, die nach der bekannten Regel vom Spatz und vom Kolibri (in unseren Breiten) das Häufige annehmen (und damit seltener irren). Andere ziehen ausgefallene Diagnosen vor, die bei aller Eleganz oft nicht zutreffen. Die ambivalenten Äußerungen von St. Schwartz [1784] fassen wir so auf, daß man sich ungewöhnliche Werte oder Ereignisse leichter merkt (und damit eher auf sie zurückkommt) als alltägliche oder verbreitete. Auch werden Kombinationen von Ereignissen leichter reproduziert als einzelne. Eine dritte Gruppe ist wenig entscheidungsfreudig; sie gibt den Befunden (etwa auf der Skala 0–1) meist das Gewicht 0,5 (s. unten).

Beispiel: Ein erfahrener Endokrinologe und späterer Chefarzt hatte bei einem Kranken mit vegetativen Krisen verschiedener Art einen Hyperinsulinismus angenommen. Da bei uns alle entsprechenden Tests negativ verliefen, kam es (spät genug!) zu einer eingehenden biographischen Anamnese. Als das Vertrauen hergestellt war, erfuhren wir, daß der (inzwischen verstorbene) Patient Strafverfolgung fürchtete. Aussprachen (unter ärztlicher Schweigepflicht) ließen die Erscheinungen des „Hyperinsulinismus" in wenigen Wochen verschwinden.

In der Diagnostik sind alle Angaben (der Kranken) und alle Befunde zu *„gewichten",* d.h. auf ihre Bedeutung für die Diagnose zu prüfen (s. auch 1.1.5):

- Ergänzen sie oder bestätigen sie nur, was bereits aus anderen Untersuchungen bekannt war?
- Bringen sie neue Informationen? Dabei ist eine Information um so wertvoller, je weniger sie erwartet wurde, im positiven wie im negativen Sinn.
- Welche Bedeutung hat die einzelne Information in dem Gerüst von Symptomen, Befunden und Daten?

Gerade die dritte Frage zeigt besonders deutlich die psychologische Komponente. Die Zuordnung erfolgt aber überwiegend subjektiv durch den einzelnen Untersucher oder (besser) durch ein Gremium erfahrener Ärzte. Oft wird die Gewichtung auch unscharf erfolgen. Dann gelten die Grundsätze der Fuzzy Logics (s. 5.7.9 sowie 7.13).

Objektive Häufigkeiten (Statistiken, etwa aus der Literatur) als Grundlage sind zwar als Einflußgrößen relativ stabil und formal einwandfrei. Sie berücksichtigen aber nicht die eventuell völlig andere Grundwahrscheinlichkeit (Prävalenz) innerhalb des Einzugsgebietes einer Praxis oder eines Krankenhauses. Stark differierende Gewichtungen wird man möglichst glätten, um eine Verzerrung durch Extremwerte zu vermeiden, z. B. durch Mittelung oder durch Regression auf das Mittel (s. auch 5.8.2). Viele Ärzte neigen dazu, sich nicht allzuweit vom Durchschnitt zu entfernen.

Besondere Fälle von Gewichtungen bestehen mit Feinstein [516, 538] in den *„errors of omission"* (errors to include). Dabei wird die richtige Differentialdiagnose nicht einbezogen. Bei den diagnostischen *„errors of commission"* (errors to exclude) wird die richtige Differentialdiagnose ausgeschlossen. Die diagnostisch wichtige, aber eben meist

subjektive, allenfalls empirische Gewichtung der Erscheinungen gilt auch für die Lokalisation bei taxonomischen Verfahren (s. 7.5).

Merksatz

> Besonders in der Medizin sind Informationen meist partiell; sie werden gesammelt, ausgewählt, beurteilt, gewichtet.
>
> Eine sinnvolle Diagnostik erfordert (nach der Anamnese, spätestens aber nach den unmittelbaren Befunden) abgestufte Vorstellungen über das, was vorliegen könnte und dem man nachgehen muß. Dies schließt spätere Korrekturen nicht aus.

5.6.2
Leit- und Sperrsymptome

Wie Abb. 5.2 zeigt, ist die Gewichtung eng verwandt mit der Verwendung von Leit-und Sperrsymptomen.

Leitsymptome. Sie reichen von unspezifischen und vieldeutigen Erscheinungen und Beschwerden, die den mehr krankheitsspezifischen oft um Wochen oder Monate vorausgehen, bis zu den sog. pathognomonischen, die für sich allein die Anwesenheit der Krankheit beweisen. In der Praxis hat es sich als zweckmäßig erwiesen, statt einer Fülle von (z. T. inkommensurabler) Daten einem (als solches zu gewichtendem) oder wenigen Leitsymptomen zu folgen und die weiteren diagnostischen Maßnahmen sozusagen von dort her aufzurollen (Differentialdiagnosen nach Leitsymptomen, besonders betont z. B. bei Jipp [966] u. a.

Sperrsymptome. Eine geringere Rolle spielen in der Praxis die sog. Sperr-

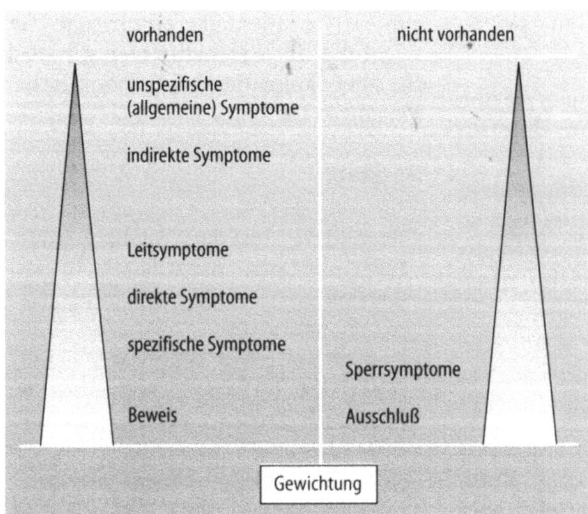

Abb. 5.2. Gewichtung von Symptomen, Befunden und Daten. Wenige beweisen für sich allein eine Krankheit („pathognomonisch") oder schließen sie aus. Allgemeinerscheinungen sind meist wenig krankheitsspezifisch, können aber organbezogenen (spezifischen) Erscheinungen um Monate vorausgehen

symptome. Meist handelt es sich um eine „conditio sine qua non…" der infrage stehenden Krankheit.

So schließt ein normaler Thorax-Film die Diagnose einer Pneumonie aus. Ein EKG kann umgekehrt bei einem frischen Herzinfarkt in den ersten 24 h (bei kleineren Infarkten darüber hinaus!) einen Infarkt nicht ausschließen. Wie wir schon früher zeigen konnten, schließen ein gleichzeitig normales weißes Blutbild und normale Erythrozytenzahlen die Diagnose „akute Leukämie" mit einer Wahrscheinlichkeit von etwa 98 % aus (s. auch Abb. 1.34 b).

Wir sollten uns deshalb bei der Akkumulation und Bewertung unserer Befunde immer wieder selbstkritisch fragen, was sich aus der Psychologie der Kranken und der Psychologie unserer Diagnostik ergeben hat, was aus den logischen Argumenten. Häufig wird eine exakte (numerische) Gewichtung nicht möglich sein. Es besteht z. B. nur ein verbaler, unscharfer Zusammenhang wie „häufig", „unwahrscheinlich" = „Fuzzy relation". In diesem Fall können die in 5.7.7 und 7.13 besprochenen Fuzzy-Verfahren zur Behandlung unscharfer Mengen angewandt werden.

5.6.3
Das Linsenmodell

Brunswik [206] hat bereits in den 30er Jahren in Anlehnung an seinen Lehrer Karl Bühler für eine funktionelle Psychologie das sog. „Linsenmodell" entwickelt, das später durch ihn und andere eine bedeutende Ausdehnung in die Psychologie hinein erfuhr (Lit. u. a. bei [792, 793]). Das Grundprinzip ist einfach: Eine Sammellinse konzentriert einen Zentralstrahl *(Hauptinformation)* und Randstrahlen (Erscheinungen aus dem äußeren und inneren Milieu, *Randbedingungen)* auf einen Abbildungspunkt (z. B. eine Diagnose). Symptome, die für diese Diagnose keine Bedeutung haben, werden von der Linse nicht fokusiert und gehen an ihren Rändern vorbei. Die vor allem von Hammond (s. oben) weiter entwickelten Aspekte eines funktionalistischen Modells in der Psychologie hier außer acht lassend, können wir das Prinzip der Linse auf die medizinische Diagnostik übertragen (s. Abb. 5.3):

Der Zentralstrahl kann einem *pathognomonischen* Befund entsprechen.

Randbedingungen sind dann kaum noch erforderlich.

Der Zentralstrahl ist ein *Haupt- oder Leitsymptom*, das man vorzugsweise verfolgen sollte. Dazu können äußere (z.B. Milieu, Arbeitsbedingungen, Exposition) und innere Bedingungen (z.B. Immunstatus, Alter) kommen, die mehr oder minder unspezifisch sind. Wenn solche Befunde mehr an der Peripherie liegen oder fehlen, bringt ihr Zusammenführen, ihre „Konzentration", die Diagnose. So gibt es bei einer Anzahl von (meist chronischen) Krankheiten, Diagnosen, bei denen nach dem Urteil von Consensus-Konferenzen ein oder einige Hauptbefunde sowie eine festgelegte Zahl von „Nebenbefunden" (jeweils aus Anamnese, unmittelbaren Erscheinungen, Labordaten) für eine gesicherte Diagnose verlangt werden, andererseits im positiven Fall als Beweis gelten.

Merksatz

Leitsymptome (1. Ordnung) sowie Randbedingungen (2. Ordnung) lassen sich in Anlehnung an Brunswiks Linsenmodell aus der Psychologie in der medizinischen Diagnostik auf die Diagnose hin konzentrieren.

Bei oligosymptomatischen Konstellationen bieten sich Kombinationen nach der Art der konzentrierenden Linsen geradezu an.

5.7 Logische Grundlagen

Mottos

„Logik ist eine Form von Wahrheit aufgrund der Form allein – unabhängig vom Inhalt"   (P. Lorenzen [1239])

„Früher dachte man, Logik lehre uns, wie man Schlüsse zieht; jetzt lehrt sie uns mehr, wie man sie nicht ziehen darf"   (B. Russell [1651])

„Wenn wir zu den Einzelheiten irgendeiner Untersuchung kommen, dann finden wir, daß der Erfolg auf der Auswahl der Probleme und der Formulierung der Hypothesen liegt, die auf Intuition und Einbildungskraft beruhen. Das differenzierte Prüfen auf innere Konsistenz und die Kalkulation der Voraussagen ist eine Sache der deduktiven Logik; aber das Testen der Hypothesen und die Einschätzung der Parameter bringt uns in eine induktive Logik; beide Formen logischer Aktivität sind gleichermaßen rational"   (Bailey, [62])

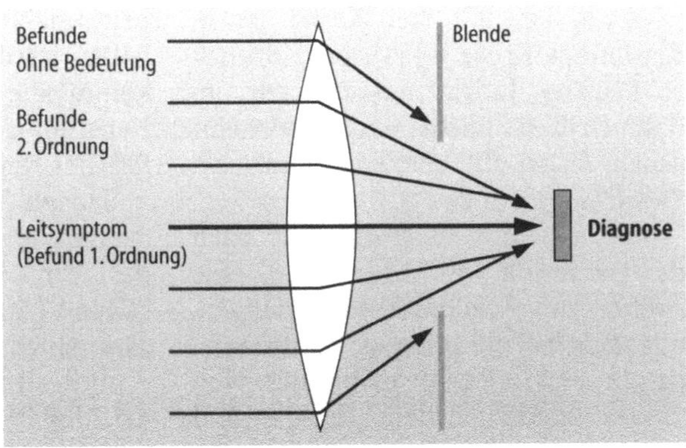

Abb. 5.3. „Linsenmodell" der Diagnostik. Stark modif. nach Bühler, K. und Brunswik E (1934) Wahrnehmung und Gegenstandswelt, Deutike, Leipzig]

5.7.1
Einführung

Logik und Mathematik sind – wenigstens hinsichtlich der Medizin – keine eigentlichen Wissenschaften, sondern Methoden: Methoden, aus vorgegebenen Informationen, Befunden, Daten, die richtigen Schlüsse zu ziehen. Deshalb gilt unverändert die Aussage Carnaps (255, 256), nach der die Logik ein *Methodengefüge, kein Inhalt ist.* Logik verbürgt das richtige („konsistente") Folgern, nicht aber das richtige Erkennen. Dabei ist für die Logik selbst unentschieden, ob ihre Axiome notwendig oder nur psychologisch bedingt sind oder auf Konventionen beruhen [2021]. Mit anderen Worten: einerseits müssen die eingegebenen Voraussetzungen (Prämissen) – im Falle der Medizin Symptome, Befunde, Daten – richtig sein, um zu richtigen Schlußfolgerungen (Konklusionen) zu kommen. Umgekehrt sind diese Informationen, abgesehen von der in 5.4 besprochenen Intuition, nur mit logischen (oder mathematischen) Methoden zu abschließenden Diagnosen, Prognosen, Behandlungen zu führen.

Neuerdings sind in der Diskussion fortgeschrittene Methoden wie die Dempster-Shafer-*Evidenztheorie* (Lit. bei Shafer [1811]) sowie bei Spiess [1862]), die neuronalen Netzwerke (s. 5.9.6, Lit. u.a. bei Kosko [1105], Klawonn u. Kruse [1408] sowie Brunak u. Lautrup [205]), auf die wir im Rahmen dieses Buches nur teilweise eingehen, ferner die „Fuzzy Logics" von Zadeh (s. 5.7.9 und 7.13).

Ein *logischer Spielraum* ist nach der Definition von Vetter [2010] eine „Masse von Zustandsbeschreibungen, mit denen eine Aussage verträglich ist". In diesem Raum spielen sich auch unsere medizinischen Urteile und Aktionen ab. Hier gilt, was wir über den Unterschied zwischen richtigen und wahren Aussagen formulieren werden (s. unten). Die Prämissen, auf denen die logischen Schlüsse aufgebaut werden, bestimmt der Untersucher. Wenn die eingegebenen Prämissen falsch oder das Urmaterial [Symptome, Befunde, Daten) unscharf oder verschwommen sind, kann eine korrekte Logik nicht zu sinnvollen Ergebnissen führen. *Antinomien* machen jede logische Aussage unmöglich. *Paradoxien* erscheinen dem Anfänger falsch, da sie ungewöhnlich sind. Eine Paradoxie ist psychologischer, nicht mathematischer Natur. Paradoxien verhindern unzulässige Verallgemeinerungen [1341a].

Logische Sätze gelten als *„konsistent".* Über diesen allgemein gebrauchten Ausdruck gibt es kaum eine Diskussion. Unterschiedlicher wird die Kohärenz gebraucht; für die meisten Autoren ist sie identisch mit Konsistenz. Susser [1929] verlangt von der *Kohärenz*: Übereinstimmung in der Theorie, in den (beobachteten) Fakten, in der biologischen Bedeutung, in der Statistik.

Logik und Mathematik bieten damit zwar *Sicherheit der Wahrheitsübertragung, aber keine Wahrheit;* die Wahrheitswissenschaften bieten dagegen vermutete Wahrheiten, aber keine Sicherheit [2024]. Auch ist Wahrheit unabhängig von „für wahr gehalten werden" [1143]. In unserer Zeit kommt die Lüge meist nicht mehr als Negation der Wahrheit, sondern als falsches Denkmodell [1899].

Sadegh-Zadeh [1666] trennte die *deontische Logik*, nach J. Bentham das „Sein – Sollende", in die Operatoren „kann", „muß" oder „sollte" sowie „kann nicht", „soll nicht".

In der Logik gilt ferner das *Prinzip der Einfachheit*: erklären mehrere Hypothesen eine Aussage oder Beobachtung, so soll die einfachste unter ihnen gewählt werden (Ockhams „Rasiermesser"). Auch dieser Satz gilt voll für die Medizin, d.h. Diagnose und Therapie. Er wird für die Diagnostik ergänzt durch das, was Curtius [320, 321] die diagnostische Einheitsregel nennt: man soll zunächst versuchen, alle wesentlichen Erscheinungen auf eine Grundkrankheit zurückzuführen. Dagegen steht allerdings die dokumentierte Erfahrung mit vielen Zweit- und Drittkrankheiten. Besonders das höhere Alter ist gekennzeichnet durch Multimorbidität. Allerdings brauchen sich verschiedene Erscheinungen nicht wechselseitig zu beeinflussen (s. den Abschnitt über Syntropie und Dystropie).

5.7.2
Wahrheit und Richtigkeit

Mottos:

„Wer das Absolute will, muß die Subjektivität, die Ichbezogenheit, in Kauf nehmen. Wen es zum Objektiven drängt, der kommt um das Relativitätsproblem nicht herum"
(Weyl [2100])

„Die Herauslösung des beobachtenden Ichs aus der Wirklichkeit ermöglicht erst die Fiktion der Objektivität"
(Dürr [417 a])

„Der Erfolg ist bekanntlich kein Kriterium für den Wahrheitsgehalt einer These" (Gerok [639])

Wir kommen hier nochmals – etwas ausführlicher – auf die schon in 1.1.4 kurz angesprochenen Begriffe von Wahrheit und Richtigkeit zurück. Für eine Beschreibung der Wahrheit, der Grundlage und zugleich dem Ziel unserer diagnostischen Aktionen, dürfen wir hier metaphysische und ontologische Aspekte außer Betracht

lassen, etwa die Frage, was außerhalb unserer subjektiven Wahrnehmung tatsächlich existiert oder den in 1.1.4 genannten Streit zwischen Nominalisten und Realisten. Wahr ist von Platon und Aristoteles bis Tarski eine Aussage genau dann, wenn der Sachverhalt besteht, den sie beschreibt. Ähnliches gilt sinngemäß für die Mathematik [1342].

Für Popper [1513, 1517] stehen sich *3 Wahrheitsdefinitionen* gegenüber:

- Übereinstimmung mit den Erscheinungen, die wir beobachten (*Korrespondenz-Theorie*).
- Übereinstimmung mit dem Rest unseres Wissens (*Kohärenz-Theorie*).
- Nützlichkeit oder Anwendbarkeit (*Usefulness*).

Menne [1340 a, b] arbeitete mit 5 Formen von Wahrheit:

- Bezüge auf den Gegenstand.
- Aussagen über Sachverhalte und Zusammenhänge.
- Allgemeingültige Gesetze und Regeln.
- Wahrheit von Theorien.
- Wahrheit von Modellen in den für sie typischen Teilaspekten.

Wie schon Aristoteles betonte, kann man aus wahren Prämissen nichts Falsches schließen, wohl aber aus falschen Prämissen Wahres (s. auch Tabellen 5.4 und 5.5).

Nehmen wir – jedenfalls für wissenschaftliche und medizinische Fakten – den umstrittenen Begriff der *Geltung* („Wahrheitsbewahrung") als weitgehend übereinstimmend mit Wahrheit, so dürfen wir mit Vollmer (s. oben) die folgenden Postulate einbringen:

Tabelle 5.4. Wahrheitstafeln nach Tarski (Lit. s. Text); Funktionen des zweiwertigen aussagenlogischen Kalküls. Es bedeutet $\wedge$ „UND", $\vee$ das (einschließende) „ODER"; W = Wahr, F = Falsch; $\rightarrow$ = führt zu …; $\leftrightarrow$ = ist identisch mit; $\neg$ = NICHT

Wahrheitswerte der Elementaraussagen		Wahrheitswerte der zusammengesetzten Aussagen				
A	B	Negation $\neg A$	UND $A \wedge B$	ODER $A \vee B$	Implikation $A \rightarrow B$	Äquivalenz $A \leftrightarrow B$
W	W	F	W	W	W	W
W	F	F	F	W	F	F
F	W	W	F	W	W	F
F	F	W	F	F	W	W

Tabelle 5.5. Übersicht der Verknüpfungen „NICHT", „UND" sowie des (einschließenden, nicht alternativen) „ODER" in Sprache, Venn-Diagrammen, algebraischer Form und logischer Form. (Nach [708])

Sprache	Venn-Diagramme	Algebraische Form	Logische Form
C ist A oder B (logische Summe, Adjunktion)		$C = A + B$	$C = (A \vee B)$
C ist A und B (logisches Produkt, Konjunktion)		$C = A \cdot B$	$C = (A \wedge B)$
B ist nicht A (einfache Negation, Komplementation)		$B = \bar{A}$	$B = \neg A$
C ist weder A noch B (doppelte Negation)		$C = \overline{A + B}$	$C = \neg (A \vee B)$
C ist nicht A und B zugleich (Exclusion)		$C = \overline{A \cdot B}$	$C = \neg (A \wedge B)$
A und B sind identisch (Äquivalenz, Bijunktion)		$A = B$	$A \leftrightarrow B$

- syntaktische Korrektheit,
- logische Konsistenz,
- einwandfreie Semantik,
- intersubjektive Verständlichkeit und Nachprüfbarkeit,
- Verträglichkeit mit anderen Fakten.

Eine einfache, auch für die Medizin brauchbare Unterscheidung hat Rottländer getroffen [1643]: danach ist z. B. ein Meßwert innerhalb eines durch Zufallsabweichungen gegebenen Bereiches richtig, aber nicht unbedingt der wahre Wert.

Wie wir schon bei 1.1.4 kurz ausführten, muß „wahr" immer auch richtig sein; richtig braucht nicht immer wahr zu sein (formale Richtigkeit versus inhaltliche Wahrheit, s. auch Heitler [851]). Im philosophischen Sinn soll eine Wahrheit (Tatsache) zu Zeit und Personen invariant sowie eindeutig bestimmbar sein. Mindestens die Invarianz zur Zeit, meist auch zu den Personen, gilt für medizinische Feststellungen nicht. Für Stachowiak [1873] ist eine unter allen Umständen wahre Aussage inhaltsleer. Eine Information ist um so wertvoller, je unerwarteter sie ist. *Logisch wahr* (L.-wahr) sind eine Aussage oder ein Urteil, wenn und weil sie den Regeln der Logik entsprechen. Wahrheiten können auch außerlogische Gründe haben.

Zur Prüfung der Wahrheit stehen Methoden der *Verifikation* und der *Falsifikation* zur Verfügung. Nach einigen Logikern (z.B. [982]) sind beide aus Symmetriegründen gleichberechtigt. Unter dem Einfluß von Popper und seiner Schule (s. z.B. Radnitzky [1550]) gilt die Falsifikation als verläßlicher. Wir müssen auf der Suche nach der Wahrheit ständig versuchen, unsere Hypothesen oder Urteile zu falsifizieren. Hält eine Hypothese, z.B. eine Diagnose, Falsifizierungsversuchen stand, gewinnt sie an Gewicht.

Eine völlige Bestätigung (confirmation) ist nach Oreskes et al. [1440] in offenen Systemen (wie in der Medizin, Verf.) nicht möglich. Gerade hier sind wahre, d.h. mit den ermittelbaren Tatsachen übereinstimmende Urteile in mehrfacher Hinsicht gefährdet:

Diagnostische Voreingenommenheit. Wie R. Koch schon im Jahre 1920 betonte [1079], projizieren viele Ärzte ihre eigenen Weltanschauungen oder ihre eigenen Meinungen in die Kranken, statt vorurteilsfrei Befunde zu erheben und logisch zu verarbeiten *(Dogmatismus).* So wurden Jahrhunderte lang Krankheiten als Folge von Sünden oder als Besessenheit durch böse Geister aufgefaßt; heute erscheinen sie im Gewand politischer oder sozialer Konflikte. Letzteres mag für einen Teil von ihnen tatsächlich zutreffen; doch sollten solche Urteile allenfalls am Schluß einer vorurteilsfreien Prüfung des Kranken und seines sozialen Umfeldes stehen, nicht am Anfang! Verständlicherweise sind die der Psyche zugewandten Teile der Medizin – auch die sog. „alternativen Behandlungen" – besonders anfällig, weil sich hier autistisch-undiszipliniertes Denken im Sinne von Bleuler [143] oft schwer widerlegen läßt. Zum Dogmatismus gehören aber auch die verbreitete positivistische, scientistische oder materialistische Überschätzung der Naturwissenschaften in der Medizin.

Pseudologische Systeme. Zu den pseudologischen Systemen gehören die zahlreichen Erklärungen und Begründungen, die wir alle so schnell bei der Hand haben. Sadegh-Zadeh [1664, 1666] teilte sie ein in:

- genetische (Bezugnahme auf vordergründige Situationen),
- dispositionelle (Bezugnahme auf eine „Disposition"),
- teleologische (Bezugnahme auf einen Zweck)
- rationale (dem Untersucher verständliche oder von ihm sogar erwartete Reaktionen). Besonders verbreitet ist das sog. *„exogene Bedürfnis"*: eine Krankheit oder ein Symptom wird nicht genetischen, konstitutionellen, infektiösen usw. Ursachen zugeordnet, sondern besonderen Ereignissen wie einer Erkältung durch etwaige Nässe oder durch leichte Kleider.
- Emotionale Voreingenommenheit. Sie ist eine Gefahr gerade für besonders engagierte Ärzte und das vor

allem gegenüber ihnen auch persönlich nahestehenden Kranken, schon fast eine „natürliche Schutzfunktion" bei eigenen Erkrankungen. Befunde werden ignoriert oder falsch gedeutet.

Merksatz

Nicht scharf genug kann zwischen der (möglichst) objektiven Feststellung der Tatsachen und dem besten, was man daraus für den Kranken macht, unterschieden werden. Nicht umsonst ist es eine alte ärztliche Tradition, sich nicht selbst zu behandeln und auch im Familienkreis möglichst einen unvoreingenommenen Kollegen zuzuziehen.

5.7.3
Boole-Algebra und zweiwertige Aussagenlogik

Logik ist ein vieldeutiger Begriff (s. auch die vorhergehenden und die folgenden Abschnitte). Als Wissenschaft umfaßt sie so verschiedenartige Gebiete wie die aristotelische Syllogistik, die scholastische Disputationskunst, die transzendentale Logik der Kantschen Vernunftkritik, die dialektische Logik Hegels und die formale bzw. mathematische Logik. Auf letztere wollen wir hier eingehen.

Unser besonderes Augenmerk liegt dabei auf der *klassischen zweiwertigen Aussagenlogik*. Sie geht in ihrer Grundlegung vor allem auf den englischen Mathematiker G. Boole zurück, der mit seinen Büchern (The mathematical analysis of logic, 1847 [172]; An investigation of the laws of thought, 1854 [173]) die Möglichkeit schuf, logische Schlußfolgerungen mittels eines mathematisches Kalküls formal zu beschreiben und damit überprüfbar zu machen. Dabei benutzte er eine besondere

Klasse von Rechenvorschriften, die ihm zu Ehren als Boole-Algebren bezeichnet werden. Des weiteren bestehen enge Beziehung zur Mengenlehre, deren Betrachtung für Boole sogar im Vordergrund stand. Eine spezielle Anwendung dieser mathematischen Struktur führte ihn dann zur ersten Formulierung einer zweiwertigen Aussagenlogik, deren heutige modifizierte Fassung wir kurz darstellen wollen (s. auch Frege [584a], Goodstein [679], Hailperin [778], Asser [55a], Tarski [1942]).

Zuvor sei aber erwähnt, daß sich die mathematische Logik seit Boole zu einem eigenständigen Wissenschaftszweig entwickelt hat, der viele Wissenschaften, aber auch Gebiete unseres täglichen Lebens berührt. So ist weder die digitale Informationsverarbeitung noch die Wahrscheinlichkeitsrechnung ohne die zweiwertige Aussagenlogik denkbar.

Die wesentliche Grundidee der Aussagenlogik ist die radikale Reduktion der Betrachtung auf den extensionalen Aspekt einer Aussage. Dies bedeutet, daß man sich nicht auf die Inhalte von Aussagen, sondern nur auf den Wahrheitswert von Aussagen bezieht, gleichgültig, wessen Inhalts sie sind. Grundsätzlich nimmt man an, daß jede Aussage entweder wahr oder falsch ist (*Prinzip vom ausgeschlossenen Dritten*) und daß keine Aussage sowohl wahr als auch falsch ist (*Prinzip vom ausgeschlossenen Widerspruch*). Damit zerfällt die Klasse aller Aussagen in 2 Teilmengen, nämlich die Menge der wahren und die Menge der falschen Aussagen, und jede Aussage gehört genau einer der beiden Mengen an. Wir wollen diese Mengen von Aussagen Wahrheitswerte nennen und mit W bzw. F bezeichnen. Eine Aussage A kann somit nur die Wahrheitswerte W oder F haben.

Man sollte sich vor Augen halten, daß nicht alle umgangsprachlichen

Aussagen in diesen Kontext passen. Wählen wir 2 Beispiele:

I. „Es ist wahr, daß der Patient Diabetes hat."
II. „Der Patient hat Diabetes."

Die zweite Aussage ist eindeutig entscheidbar und man kann der Aussage den Wahrheitswert *W* oder *F* zuordnen. Die erste Aussage ist im aussagenlogischen Kalkül unpassend, denn die inhaltliche Wahrheitsaussage hat mit der extensionalen Aussage bzw. dem Wahrheitsanspruch des ganzen Satzes nichts zu tun. Vielmehr führt sie in die Diskussion von Metaebenen wie zum Beispiel: Falschheit und Wahrheit etc. Wir halten also fest, daß sich Aussagenlogik nur auf solche Aussagen beziehen kann, deren Wahrheitswert sich extensional sinnvoll angeben läßt.

Uns interessiert besonders, welche Wahrheitswerte zusammengesetzten Aussagen zukommen, die aus einer Reihe von einfachen bzw. elementaren Aussagen bestehen. Dies ist die Frage nach der Schlußfolgerung aus elementaren Vorgaben. Die Aussagenlogik liefert eine zwingende und allgemeingültige Verfahrensweise, solche Fragen eindeutig zu beantworten. Voraussetzung dafür ist lediglich, daß das Zusammensetzen von Aussagen bestimmten Verknüpfungsregeln gehorchen muß. Auf diese Weise kann man aus vorhandenen Aussagen neue gewinnen. Man spricht auch von Aussagefunktionen, da einem Tupel von Wahrheitswerten der Elementaraussagen ein Wahrheitswert der zusammengesetzten Aussage zugeordnet wird. Die grundlegenden, klassisch zu nennenden, Aussagefunktionen sind die

- Negation,
- die UND-Verknüpfung,
- die ODER-Verknüpfung,
- die Implikation und
- die Äquivalenz.

Tabelle 5.4 zeigt für jede dieser Aussagefunktionen (auch *Funktoren* oder *Junktoren* genannt) die Wahrheitswerte für jede mögliche Kombination von Wahrheitswerten der Elemtaraussagen A und B. Man spricht mit Tarski auch von Wahrheitstafeln [1942]. Man erkennt, daß für diese Verknüpfungsfunktionen die Wahrheitswerte aller abgeleiteten Aussagen ermittelbar sind. Dies ist sogar rein formal möglich, ohne daß man die Inhalte der Aussagen weiter prüft (s. auch 5.7.1).

Die mathematische Grundlage für diesen Sachverhalt ist eine formale Algebra, welche sicherstellt, daß allen Aussagen, die nach diesem Konstruktionsprinzip aufgebaut sind, auch immer eindeutig ein Wahrheitswert zukommt. Für den Interessierten seien die wesentlichen Axiome der Boole-Algebra kurz notiert:

Es mögen A, B und C Elementaraussagen sein, deren Wahrheitswerte W oder F seien. Es mögen ferner die Elementaraussagen 0 bzw. 1 mit den Wahrheitswerten F und W existieren. Dann sollen mit Negation, UND bzw. ODER drei Funktionen existieren mit folgenden Eigenschaften:

1. Vertauschbarkeit der Reihenfolge (*Kommutativgesetz*):
$$A \wedge B = B \wedge A; \ A \vee B = B \vee A$$

2. Vertauschbarkeit der Klammerung bei gleicher Funktion (*Assoziativgesetz*):
$$A \wedge (B \wedge C) = (A \wedge B) \wedge C;$$
$$A \vee (B \vee C) = (A \vee B) \vee C;$$

3. Auflösen der Klammern (*Distributivgesetz*):
$$A \vee (B \wedge C) = (A \vee B) \wedge (A \vee C)$$
$$(A \wedge (B \vee C) = (A \wedge B) \vee (A \wedge C)$$

4. *Bedingungen der Zweiwertigkeit*
$$A \wedge 1 = A; \quad A \vee 0 = A$$
$$A \wedge \neg A = 0; \quad A \vee \neg A = 1$$
$$A \wedge A = A; \quad A \vee A = A$$

Für Boole war die Algebra der zweiwertigen Aussagenlogik ein Spezialfall einer größeren Klasse von Algebren, die er untersuchte. Dieser Spezialfall wird durch die 4. Forderung erzeugt. Insbesondere das Axiom $A \wedge A = A$ erhielt von Boole die Kennzeichnung als Grundgesetz der Logik. Es erzwingt die zweiwertige Logik.

Die klassischen Verknüpfungsfunktionen ODER und die Implikation bedürfen einer Erläuterung, da es oft zu Verständnisschwierigkeiten kommt. Die ODER-Verknüpfung beschreibt das einschließliche ODER (lateinisch vel) und ist nur dann falsch, wenn beide Elementaraussagen falsch sind.

Gegen die oben angegebene extensionale Festlegung der Implikation $A \rightarrow B$) sind schon früh Bedenken angemeldet worden. Sie entspricht zwar nicht unbedingt dem umgangssprachlichen Sprachgebrauch, wird jedoch in der Mathematik stets so benutzt. Es gibt verschiedene äquivalente Sprechweisen, um die Implikation $A \rightarrow B$ auszudrücken, z. B.: „aus A folgt B"; „wenn A, so B"; „A ist hinreichende Bedingung für B"; „B ist notwendige Folge von A"; „A ist Prämisse, B ist Konklusion". Wesentlich ist, daß die Implikation nur falsch ist, wenn aus einer wahren Prämisse A die falsche Konklusion B gezogen wird. In allen anderen Situationen hat die Implikation den Wahrheitswert W. Bemerkenswert ist ferner, daß man die Funktionen UND bzw. ODER mittels der Funktionen Implikation und Negation vollständig ersetzen kann (die Wahrheitstafeln der Implikation $(\neg A \rightarrow B)$ sind identisch mit denen der ODER-Verknüpfung $A \vee B$, bzw. die Implikation $(\neg A \rightarrow \neg B)$ (mit der UND-Verknüpfung $A \wedge B$).

Implikationen haben bemerkenswerte Eigenschaften. Betrachten wir die Implikation $(A \wedge B) \rightarrow C$. Man kann zeigen, daß diese Formulierung mit einer Prämissenkonjunktion äquivalent zu den Implikationsketten $A \rightarrow B \rightarrow C$ und $B \rightarrow A \rightarrow C$ ist, wie man durch Aufstellen der Wahrheitstafeln leicht einsieht. Umgekehrt kann man eine Konjunktion als Prämisse einer Implikation leicht in mehrere einfache Prämissen aufspalten, denn $(A \rightarrow C) \vee (B \rightarrow C)$ ist logisch äquivalent den vorangehenden Implikationen. Es wird damit sichtbar, daß die symbolische extensionale Aussagenlogik ein mächtiges formales Werkzeug logischen Schließens ist. Für jeden erlaubten Ausdruck, sei er auch beliebig kompliziert, ist der Prozeß entscheidbar und automatisierbar. Dies läßt sich entweder physikalisch durch entsprechende elektronische Bauteile (z. B. Gatter), oder aber durch geeignete Softwareprogramme realisieren. Dabei handelt es sich um ein rein deduktives Schließen (s. auch 5.7.7).

Ist eine zusammengesetzte Aussage unabhängig von den Wahrheitswerten der Elementaraussagen immer wahr, so spricht man von einer *Tautologie*. Ist sie immer falsch, so handelt es sich um eine *Kontradiktion*. Ist wenigstens einer der Wahrheitswerte wahr (W), so heißt die Aussage *erfüllbar*.

Die dargestellte propositionale Aussagenlogik bzw. Algebra ist eng verbunden mit der Boole-Mengenlehre (s. auch Tabelle 5.5). Genau genommen hat Boole seine mathematische Theorie als Mengenlehre aufgebaut. Die Korrespondenz entsteht, wenn wir die Aussagen A, B, C als Mengen von Elementen und die Funktoren UND bzw. ODER als Schnittmenge bzw. Vereinigungsmenge von Mengen interpretieren. Wenn wir weiter eine Nullmenge 0 und eine Universalmenge 1 einführen, lassen sich obige Algebren für Aussagen auch analog auf Mengen anwenden. Folglich läßt sich die aussagenlogische Konjunktion $A \wedge B$ auch auffassen als die Menge aller Aussagen, die sowohl wahre Aussagen aus der Menge A wie wahre Aussagen aus der Menge B enthält etc.

Es ist naheliegend, nach *Anwendungen des aussagenlogischen Kalküls in der Diagnostik* zu suchen. Dies wurde beispielsweise schon von Stibitz im Jahr 1966 [1911] versucht. Dabei betrachtet man die Wahrheitswerte von Aussagen über das Vorliegen von Symptomen (wie z. B. Symptom S_1 liegt vor, wahr/falsch bzw. Ja/Nein, S_2 liegt vor etc.). Eine Krankheit wird dann als ein bestimmter aussagenlogischer Ausdruck von Aussagen über Symptome aufgefaßt. Abbildung 5.4a,b gibt ein einfaches Beispiel. Wir nehmen an, daß man nach dem aussagenlogischen Kalkül $(S_1 \vee S_2) \wedge S_3$ auf das Vorliegen einer bestimmten Krankheit schließen kann.

Denken wir beispielsweise an die Symptome Fieber/Gewichtsverlust/Nachtschweiß (S_1), LDH-Anstieg (S_2) und Lymphknotenvergrößerung (S_3), dann könnte das hochmaligne Non-Hodgkin-Lymphom (in erster Näherung) durch diesen Kalkül beschrieben werden. Man erkennt, daß es ohne Lymphknotenvergrößerung keine positive Diagnose gibt. Desweiteren muß mindestens die B-Symptomatik oder der LDH-Anstieg hinzukommen, um die Diagnose zu sichern. Das technische Ersatzschaltbild macht den Zusammenhang nochmals bildlich klar.

Dieser Ansatz besticht zunächst durch seine Klarheit und Einfachheit. Unmittelbar wird klar, worin die wesentliche Aufgabe des Klinikers liegt. Zum einen muß er den zu einer Krankheit gehörenden aussagenlogischen Kalkül formulieren. Er muß gewissermaßen den *logischen Schaltplan und damit die Relation der Symptome zueinander* festlegen. Dabei muß diese Modellbildung aufgrund seiner allgemeinen Einsicht in die Pathophysiologie der Erkrankung erfolgen. Dies kann bei Krankheitsbildern mit mehreren relevanten Symptomen überaus komplex ausfallen. Schon bei 3 Symptomen gibt es 4 sinnvolle aussagenlogische Kombinationsoptionen (3 durch Permutation der obigen Konfiguration sowie die Option ($S_1 \wedge S_2 \wedge S_3$). Diese sind aber sicher nicht alle für die gleiche Krankheit zutreffend. Beispielsweise wäre der Kalkül $(S_2 \vee S_3) \wedge S_1$ für die Diagnose eines NHL nicht ausreichend, denn man würde in diesem Modell die Erkankung auch ohne Lymphknotenvergrößerung allein aufgrund einer LDH-Erhöhung und einer Fiebersymptomatik diagnostizieren. Dies ist angesichts anderer benigner Differentialdiagnosen sicher irrig. Neben der Festlegung des Kalküls hat der Arzt dann über das Vorliegen der Symptome zu entscheiden. Dabei muß er sich wegen der zweiwertigen Logik (Ja/Nein) eindeutig festlegen. Zwischenlösungen oder gar Unent-

Diagnostik mittels zweiwertiger Aussagenlogik

S_1	S_2	S_3	$(S_1 \vee S_2) \wedge S_3$
0	0	0	0
0	0	1	0
0	1	0	0
1	0	0	0
0	1	1	1
1	0	1	1
1	1	0	0
1	1	1	1

Abb. 5.4a, b. Beispiel der Anwendung eines aussagenlogischen Kalküls in der Diagnostik. **a** Aussagen über das Vorliegen von Symptomen (*links*) und Aussagen über das Vorliegen der Krankheit als logischer Ausdruck von Symptomen (*rechts*), **b** Technisches Ersatzschaltbild

schieden sind in diesem System nicht statthaft.

Der wesentliche *Vorteil* einer solchen Formalisierung liegt offenbar in dem heilsamen Zwang, die logische Verknüpfung von Symptomen vorzunehmen. Dies geht offenbar mit einer *Gewichtung* und *Hierarchiebildung* einher. Andererseits werden auch die Grenzen eines solchen Verfahrens deutlich. Es sind vor allem die rigiden Anforderungen, welche durch die zweiwertige Logik und den Zwang zu einer Entscheidung bei jeder Elementaraussage entstehen. Desweiteren besteht eine strukurelle Schwäche dieser Vorgehensweise darin, daß Symptome und Diagnosen als aussagenlogisch auf der gleichen Ebene stehend behandelt werden. Dies scheint uns nicht gerechtfertigt. Symptome entsprechen beobachtbaren Entitäten. Diagnosen ensprechen gedanklichen Entitäten. Es fällt deshalb schwer, sie per Deduktion aus Symptomen abzuleiten, handelt es sich doch eher um einen induktiven Akt (s. auch 5.7.7).

Ferner müssen alle denkbaren Symptomkonstellationen in eine aussagenlogische Verknüpfung gebracht werden. Dies erweist sich in vielen Fällen als schwierig, und Fehlklassifikationen sind strukturell kaum vermeidbar. So kann es durchaus auch Fälle von Lymphomen geben, die nur durch primären Organbefall ohne B-Symptomatik und LDH-Anstieg beschrieben werden können.

Umgekehrt muß das Vorliegen aller 3 Symptome nicht unbedingt ein Hodgkin-Lymphom implizieren, denn auch andere Lymphome und sogar benigne Erkrankungen können damit assoziiert sein.

An dieser Stelle wird sichbar, daß man verschiedenartige Wege einschlagen kann, dieses starre Konzept geschmeidiger zu machen. Eine Möglichkeit besteht darin, mehrwertige Logiken einzuführen, welche es gestatten, auch mehr oder weniger indifferente Zwischenstufen einzunehmen (s. 5.7.9). Alternativ hierzu wurde die Idee verfolgt, den Grad der Sicherheit von Aussagen mit Wahrscheinlichkeitsmaßen zu beschreiben. Dies bietet sich in der Tat an, denn mathematisch gesprochen wird jeder Aussage, genauer dem Wahrheitsgehalt jeder Aussage, eine reelle Zahl zwischen 0 und 1 zugeordnet. Diese Wahrscheinlichkeiten sind somit Funktionen einer Boole-Algebra und gehorchen einer bestimmten Axiomatik (s. 5.7.4 und 7.7). Weitere Verfahren unscharfen Schließens, die von der zweiwertigen Logik abgehen, werden an anderen Stellen dieses Buches gestreift.

Darüber hinaus gibt es Bestrebungen, das Wechselspiel von deduktivem und induktivem Schließen zu erfassen und zu beschreiben (s. 5.7.6 und 7.7.6).

Wir erkennen somit, daß die zweiwertige Logik und die Boole-Algebra zum wesentlichen Rüstzeug auch eines Klinikers gehören und Grundlage des Verständnisses vieler daraus entwickelter diagnostischer Verfahren ist.

Merksatz

Ohne Logik keine Diagnostik.

5.7.4
Wahrscheinlichkeit

Motto

„Die Wahrscheinlichkeitslehre hat einen sehr raffinierten modernen Reiz: sie setzt strengsten Determinismus voraus, ohne nach ihm zu fragen, und macht den isolierten Zufall verständlich, ohne ihn voraussagen zu wollen"

(A. Gehlen [626])

5.7.4.1 Einführung

Die oft schwierige, wenn nicht unmögliche Feststellung der objektiven Wahrheit, bzw. ihre subjektive Gefährdung hat in der Medizin zur breiten Anwendung der Wahrscheinlichkeit geführt. Nach Good [673, 676], der mindestens 7 Formen der Wahrscheinlichkeit nennt, nimmt sie eine Art von Mittelstellung zwischen Logik und Empirie ein.

Man kann die Wahrscheinlichkeit auch auffassen als eine *Wahrheit mit abgeschwächtem Bestätigungsanspruch*. Anstelle der qualitativen Absolutheit im Sinne des Abschnitts 5.7.3 tritt sie als eine zwischen unmöglich (= 0) und sicher (= 1), d.h. als eine quantitativ anzugebende Größe auf. So definierte Gebelein [624] Wahrscheinlichkeiten als „quantitative Prädikate der bei induktiven Schlüssen als möglich erkannten Ereignisse...". Umfassende (auch historische) Übersichten findet man u.a. bei Good [676], Menges [1339], Richter [1591]. Zur Geschichte siehe Tabelle 5.6; zu modernen Definitionen siehe folgende Auflistung über einige Formen der Wahrscheinlichkeit (nach Good [676]):

- Klassische: Aristoteles bis Bernoulli,
- Apriorische: Veränderung durch Vorkenntnisse oder Vorannahmen,
- Physikalische: Materielle oder experimentelle,
- Bedingtes: Bayes-Theorem, Laplace,
- Fisher: Likelihood
- Frequentistische: Lange Reihen nach v. Mises, Reichenbach u.a.,
- Subjektive: So viel Erfahrung wie möglich und eigenes Ermessen,
- Tautologische: Deduktive Schlüsse.

Logisch formuliert ist Wahrscheinlichkeit eine *partielle Implikation* (s. auch bei Induktion in 5.7.7 und 5.7.8). Wahrscheinlichkeit kann – streng genommen – nicht Ereignissen zukommen, sondern Aussagen über die Erwartungen von Ereignissen, Befunden, Verläufen. Die Konklusion wird durch die Prämissen nicht voll gedeckt. Während die objektive Wahrheit deterministischen, jede andere Möglichkeit ausschließenden Charakter hat, kommt die Wahrscheinlichkeit zu stochastischen, d.h. den Zufall, die Streuung um einen unbekannten wahren und absoluten Wert berücksichtigenden Aussagen. Ein Stochastiker war in Griechenland ein Mann, der die Zukunft möglichst nahe der Wahrheit voraussa-

Tabelle 5.6. Tabell. kurze Geschichte der Wahrscheinlichkeit (= W⁻). (Mod. nach King u. Read [1045a])

Jahrhundert	Autoren	Ergebnisse
15.–16.	Cardano, Galilei	Theorie der Würfel
16.–17.	Pascal, Fermat, Huÿgens	Mathematisierung
17.	Grount, deWitt, Halley	Lebenserwartung, Ökonomie
17.–18.	de Moivre (+ Gauss)	Normalverteilung
18.	Laplace	Theorie analytique, N/n
18.	Bayes	Bedingte Wahrscheinlichkeit
19.	Venn (+ Keynes)	Diagramm, Subjekt, W⁻
18.–19.	Quetelet, Bravais	Moderne Statistik, Korrelation
18.–19.	Poisson	Poisson-Verteilung
19.–20.	Markov	Markov-Ketten
20.	Lukasiewicz	Mehrdimensionale Wahrscheinlichkeit
19.–20.	Gosset, Pearson, Frege, Peano, Fisher	Moderne Formulierung
20.	Zadeh	„Fuzzy Sets"

gen sollte. Bernoulli hat u. W. als erster in seiner „ars conjectandi" 1719 den Ausdruck stochastisch gebraucht, doch ist er erst im 20. Jahrhundert zu großer Verbreitung gelangt. Der Begriff der Wahrscheinlichkeit setzt Erfahrung voraus, und Erfahrung kann nicht geschildert werden ohne den Unterschied von Vergangenheit und Zukunft zu benutzen (C. F. v. Weizsäcker bei [1126]). Je häufiger ein Ereignis A von B gefolgt wird, um so wahrscheinlicher ist A → B. Dies hat entscheidende Bedeutung in der medizinischen Prognostik (s. auch 2.2 über Kausalität und das Kap. 9 „Prognostik").

Nach Geschichte und Konvention werden Wahrscheinlichkeiten als Werte zwischen 0 = unmöglich und 1 = absolut sicher oder durch Multiplikation mit 100 in Prozent angegeben. Die deterministischen Aussagen „wahr" oder „sicher" = 1 und 0 = „falsch" oder „unmöglich" (im Sinne der bei 5.7.3 dargestellten zweiwertigen Logik) sind somit *Sonderfälle der Wahrscheinlichkeitstheorie.*

Sozusagen in der Mitte zwischen der (absoluten) Wahrheit und der (abgeschwächten) Wahrscheinlichkeit liegt das von manchen Wahrscheinlichkeitstheoretikern vertretene *Cournot-Prinzip* oder Cournot-Lemma (s. z.B. [1591]): Hat eine Folgesituation aus A eine von der objektiven Wahrheit 1 gering abweichende Realisierungsmöglichkeit, so nehmen wir bei klei-

nem ϵ den Eintritt des Ereignisses als „quasi sicher" an (Tabelle 5.7). Je kleiner ϵ ist, um so größer wird die Sicherheit und umgekehrt. Als untere Grenze können statt sicher = 1,0 etwa 0,95, oder in manchen Fällen auch 0,90 gelten. Bereits im täglichen Leben und etwa bei medizinischen Prognosen müssen wir in der Größe von ϵ Konzessionen machen. Sie überführen von einem bestimmten, je nach Situation und Fragestellung: willkürlich gewählten Grenzwert ab, das Cournot-Prinzip in die übliche Anwendung der Wahrscheinlichkeitstheorie. Mit anderen Worten: Die Wahl von ϵ ist immer ein Kompromiß zwischen größtmöglicher Sicherheit (streng genommen: nur in diesem Bereich erlaubt!) und den Verhältnissen in der Praxis. Rein psychologisch neigen allerdings viele dazu, hohe Wahrscheinlichkeiten zu überschätzen (*„overconfidence"*). Andererseits sind auch subjektive Wahrscheinlichkeiten legitim (s. unten) und können bei medizinischen Erscheinungen selten vollständig durch „objektive Wahrscheinlichkeiten", (wenn es solche überhaupt gibt! Verf.) ersetzt werden. Auch mathematische und apparative Methoden führen nach Feyerabend letztlich zu subjektiven Wahrscheinlichkeiten [546].

Über die kontroversen Deutungen der Wahrscheinlichkeit gibt es eine umfangreiche Literatur von Pascal und Bernoulli bis in die neueste Zeit (z. B.

Tabelle 5.7. Stufen der Sicherheit im Rahmen der Wahrscheinlichkeitstheorie

Wahrscheinlichkeitsaussage	Prozentangabe
„Absolute Sicherheit"	100
$1 - \epsilon$	über 95
Hohe Wahrscheinlichtkeit	um 80
Mäßige Wahrscheinlichkeit	um 60
Möglichkeit	um 50
Unwahrscheinlichkeit	unter 50
Unmöglichkeit	0

Haak [766]), so daß wir von einer ausführlichen Diskussion absehen. Wenn wir die Hauptgruppen (mit Einwänden) anführen, so soll dies mehr dem prinzipiellen Verständnis der Wahrscheinlichkeit als einer Diskussion ihres jeweiligen Wertes dienen. Neuerdings ist die klassische Wahrscheinlichkeitstheorie, wenn auch nicht abgelöst, mehr ergänzt durch die Evidenz-Theorie nach Dempster [346] und Shafer [1811–1813], die Evidenznetze von Pearl [1461a] und die aus der Theorie der unscharfen Mengen von Zadeh (s. 5.7.9, 9.7.13) entwickelte Möglichkeitstheorie.

5.7.4.2
Wichtigste Formen
der Wahrscheinlichkeitstheorien

Frequentistische Wahrscheinlichkeit. Als Pascal und Fermat, später die Bernoullis, Laplace u. a. die Wahrscheinlichkeitsrechnung einleiteten, definierten sie die Wahrscheinlichkeit eines Ereignisses als den Quotienten aus der Zahl der positiven (n; „günstigen" im Sinne der Auftraggeber = adeliger Glücksspieler) und der Zahl der möglichen Fälle (N), d. h. (pE = n/N). Von Mises [1366], Reichenbach [1573] u. a., die die Theorie zwischen 1930 und 1950 neu entwickelten, kamen zu folgenden Voraussetzungen:

1. Die Ereignisse müssen gleich möglich (bei von Mises auch „gleich wahrscheinlich") und von einander unabhängig sein (*Symmetrieprinzip*).
2. Die Ereignisse müssen innerhalb eines Kollektivs regellos auftreten (*Unmöglichkeit eines Spielsystems*).
3. Der theoretische Wert der Wahrscheinlichkeit kann nur in einer beliebig großen Zahl von Versuchen erreicht werden (*Grenzwertprinzip*);

unendlich scheidet für manchen angewandten Mathematiker in der Praxis aus.
4. Teilfolgen können durch Stellenauswahl herausgehoben werden, ohne daß sich der Gesamtwert ändert (*Unempfindlichkeitsprinzip*).

In jedem Fall handelt es sich, um von Mises selbst zu zitieren, um Häufigkeiten in langen Beobachtungen. Wir verweisen dazu auch auf 5.8.3.2. Abgesehen von der allgemeinen Kritik an der Theorie (Konvergenzbegriff, keine Nachprüfbarkeit in unendlich langen Reihen, abweichende Einzelfälle werden im Unendlichen auch unendlich groß) können wir hier feststellen, daß die Anwendungen frequentistischer Verfahren in der Medizin (s. unten sowie 7.7 und 5.8) für den Einzelfall beschränkt ist, wohl aber für Kollektive zutrifft, mit denen die meisten Statistiker arbeiten (s. z. B. 5.8.3.2).

Axiomatische Ableitung. Gegenüber den Häufigkeitstheoretikern (Frequentisten) leiten viele Mathematiker heute die Wahrscheinlichkeitsrechnung axiomatisch ab (besonders aus den *3 Axiomen von A. N. Kolmogoroff [1098]*). Sie lauten in der Formulierung von Menges [1339], weitere Einzelheiten siehe dort:

1. Jedem Ereignis $A \in Z(E)$ wird eine Zahl $P(A)$, die Wahrscheinlichkeit von (A), zugeordnet mit der Bedingung $0 \leqq P(A) \leqq 1$.
2. Die Wahrscheinlichkeit des sicheren Ereignisses ist 1: $P(E) = 1$.
3. Schließen sich die Ereignisse $A1$, $A2 \ldots An$ gegenseitig aus, dann ist

$$P(A_1 \vee A_2 \vee \ldots \vee A_n) = \sum_{i=1}^{n} (P(A_i)$$

Die Axiome von Kolmogoroff sind unverändert gültig, sie beziehen sich auf einen Ereignisraum. Die Berechnung der Wahrscheinlichkeiten von Ereignissen aus mehreren Ereignisräumen erfolgt durch die Multiplikationsregel. Im allgemeinen Fall greift man auf bedingte Wahrscheinlichkeit (s. 7.7.2) zurück. Falls die Ereignisräume unabhängig voneinander sind, berechnet man die Wahrscheinlichkeit des gleichzeitigen Eintretens als Produkt der Wahrscheinlichkeit der einzelnen Ereignisse (z.B. [657, 658]).

Schließlich ist die Wahrscheinlichkeit des Eintretens von wenigstens einem von mehreren Ereignissen nie größer als die Summe der Wahrscheinlichkeiten dieser Ereignisse. In klassischer *Definition* sind Axiome Gruppen von Sätzen, die in sich selbst evident (eines Beweises nicht bedürftig), widerspruchsfrei, voneinander unabhängig und in sich vollständig sind [874]. Nach einigen neueren Vorstellungen sind mit der weiteren Formalisierung diese Voraussetzungen zum Teil hinfällig geworden: Axiome sind danach nur noch Aussagen, die nicht in dem jeweiligen System abgeleitet und während der logischen oder mathematischen Operation nicht verändert werden.

Logische Theorien. K.R. Popper, ursprünglich der Häufigkeitstheorie von v. Mises (s. oben) anhängend, entwickelte daraus später die sog. Propensitätstheorie [1512, 1521]. Danach ist die Wahrscheinlichkeit nicht das Ergebnis beobachteter Häufigkeiten, sondern eine Eigenschaft der erzeugenden und unterhaltenden Bedingungen, mit denen sie sich ändert (propensity = Geneigtheit, Tendenz). Popper, der noch in einer Spätschrift von 1990 an dieser Propensität festhielt, sah diese für eine Art „gewichteter" Wahrscheinlichkeiten an, die sich im Laufe eines Prozesses ändern und das Ergebnis bestimmen – zugleich für eine Form „objektiver Wahrscheinlichkeit" [1521].

Diese Meinung ist zu vergleichen den in 1.1.5 angesprochenen Versuchen von Kahneman et al. [995], die häufiger eine kausal als eine rein statistisch abgeleitete Meinung fanden. „Es ist einfacher, eine neue Tatsache mit einem existierenden kausalen Modell zu verbinden als das Modell im Licht dieser Tatsachen zu revidieren" [995].

Schon vorher hatte Poppers großer Antipode, R. Carnap [253–258], anknüpfend an Keynes, über 2 Jahrzehnte hin eine *Wahrscheinlichkeit des induktiven Schließens* entwickelt. Zwischen den Extremen 1 und 0 gibt es nach Carnap einen Ereignisraum, ein „Kontinuum von Fällen", über die auf der Basis der Erfahrung (e) sowie der A-priori-Kenntnis der rein logisch möglichen Fälle Hypothesen (h) aufgestellt werden. Diese können einen numerischen Grad von Wahrscheinlichkeit (Bestätigungsgrad c) erhalten. Die allgemeine Formel lautet somit: $c(h, e) = r$, wobei r eine Zahl zwischen 0 und 1 ist. Auch die logische Wahrscheinlichkeit muß sich stützen auf bereits vorliegende Erfahrungen. Ein Zuwachs an Erfahrung wird durch die Differenz von alter oder neuer Wahrscheinlichkeit charakterisiert. Das subjektive Maß des Glaubens an die Gültigkeit einer Hypothese h unter der Voraussetzung e, z.B. das Eintreten eines Ereignisses, haben Carnap u.a. gekennzeichnet durch die *„faire Wette"* (fair bet). Das sind die Anteile einer nicht allzu hohen (und damit zu riskanten) Summe, die ein vernünftiger Spieler auf das Eintreten oder Nichteintreten eines Ereignisses zu setzen bereit ist. Nach Spiess [1862] betrifft die logische Wahrscheinlichkeit Fakten, die wahr sind oder nicht, unabhängig von häufiger oder seltener Beobachtung. Gerade das macht ihren Reiz für die Medizin aus. Die Kritiker Carnaps betonen, daß seine Theorie dort, wo sie über die mathematische oder über eine einfache Kunstsprache (über die Carnap nicht hinausgelangt ist) hinaus weiterführt, nichts verläßliches biete. Ramsey [1556] bemerkte, daß die Logiker überwiegend die frequentistische Theorie, die Statistiker die logische Theorie der Wahrscheinlichkeit bevorzugen, was u. W. für die meisten Statistiker nicht zutrifft.

Subjektive Wahrscheinlichkeit. Allen bisherigen Theorien gemeinsam ist ihre Schwäche gegenüber prospektiven Aussagen und gegenüber Gegenstandsbereichen, die nicht durch eine Zufallauswahl charakterisiert sind. Manche Autoren (z. B. [549, 1216, 1556]) ziehen daher eine subjektive Wahrscheinlichkeit vor. Von Kutschera [1141, 1143] schreibt dazu: „Für den Zusammenhang zwischen der Beobachtung relativer Häufigkeit und unserer Erwartung künftiger relativer Häufigkeiten leistet also die Annahme einer objektiven Wahrscheinlichkeit nichts; dieser Zusammenhang wird schon durch den subjektiven Begriff allein in befriedigender Weise erklärt".

Einen Haupteinwand gegen die subjektive Wahrscheinlichkeit hatte schon Savage [1678] formuliert: Man gibt dem was man wünscht, die höchste Wahrscheinlichkeit. Der Begriff der *Chance oder der Glaubwürdigkeit* enthält nach diesen Autoren objektive Elemente der Voraussetzungen und der bisherigen Beobachtungen sowie zusätzlich das subjektive Moment des Glaubens, der Erwartung: der Chancenbegriff wird mit der subjektiven Wahrscheinlichkeit identifiziert. In diesem Sinn kann man auch Strawson's [1918] Formulierung verstehen: „Den Grad der eigenen Überzeugung zur Stärke der Argumente in Beziehung setzen". Die subjektive Wahrscheinlichkeit gibt somit zahlenmäßig den Grad des Glaubens

an den Eintritt eines künftigen Ereignisses – auch quantitativ [549] – wieder und ist damit „quasi logisch" [795].

In den bisherigen Ausführungen war mehrfach das für die Medizin typische Problem aufgetaucht: Wie die an einem Kollektiv ermittelten Wahrscheinlichkeiten auf die Beurteilung des einzelnen Kranken übertragen werden können. Gerade in der angewandten Medizin, wo es sich nicht um Massenerscheinungen, sondern um individuelle Diagnosen und Prognosen handelt, hat diese Frage große Bedeutung. Nach D. Hume [925] gibt es für n = 1 – und um diesen Wert geht es bei den einzelnen Diagnosen – keine Wahrscheinlichkeitsregeln. Bei kleineren Zahlen und vielen individuellen Variablen gilt die makabre Anekdote, die der amerikanische Mathematiker Polya [1509] dazu anführte:

Ein Arzt sagt zu seinem Patienten: „Sie haben eine sehr schwere Krankheit. Nur ein einziger von 10 Kranken dieser Art kommt mit dem Leben davon. Aber Sie haben Glück, daß Sie gerade zu mir gekommen sind; denn ich habe 9 Patienten behandelt, die an dieser Krankheit litten und alle gestorben sind."

So wissen wir bei kleinen Folgen auch nicht, ob dieses Kollektiv gegen den v. Mises-Grenzwert konvergiert, oder ob eine andere Folge in der gleichen Zahl von Untersuchungen nicht entdeckt wurde.

Das *„Gesetz der Serie"* oder die *„Duplizität der Fälle"*, oder wie man solche atypischen Häufungen nennen mag, braucht nicht durch entgegengesetzte Ereignisse ausgeglichen werden, sondern kann langzeitlich durch die weitere Ereignisfolge allmählich überschwemmt werden (*„swamping"*). Diese Situation wird in der angloamerikanischen Literatur oft mit „Gamblers Fallacy" bezeichnet: ein Spieler, der z. B. bei Roulette 6 oder 8mal hintereinander „Rot" beobachtete, ist sich fast sicher, daß jetzt

„Schwarz" kommen *muß*. Dabei ist die Wahrscheinlichkeit im 9. Spiel wiederum 0,5: „Menschliches Wahrscheinlichkeitsurteil weicht nicht manchmal ein bißchen, sondern oft systematisch von den Gesetzen der Wahrscheinlichkeitstheorie ab" [1861].

Den medizinischen Bedürfnissen *am Einzelfall* wird somit eine Theorie subjektiver Wahrscheinlichkeit am ehesten gerecht. Sie besteht aus den folgenden 3 Schritten:

1. Die faktisch oder logisch unmöglichen oder unverträglichen Ereignisse werden ausgeschlossen.
2. Anhand der verfügbaren Erfahrungen und Informationen wird die (mathematische) Wahrscheinlichkeit für das Eintreten eines Ereignisses bestimmt (errechnet oder geschätzt).

Merksatz

Die Problematik des Einzelfalls sei noch mit einigen Merksätzen beleuchtet:

Man hat in der Diagnostik davon auszugehen, daß verbreitete Dinge am häufigsten vorkommen.

Umgekehrt: Ist es unter diesen Aspekten richtig, an die Diagnose einer seltenen Krankheit mehr Anforderungen zu stellen als an eine häufige?

Das Unwahrscheinliche kommt kaum je vor, aber jeden Tag passiert irgend etwas Unwahrscheinliches [1330].

Mit de Gowin [688] daraus von einer gänzlichen Irrelevanz der relativen Häufigkeit der Diagnose für den Einzelfall zu sprechen, bedeutet, auf ein wertvolles diagnostisches Hilfsmittel zu verzichten und widerspricht der allgemein anerkannten Prävalenz (s. 1.1.3, 5.8.3).

3. Uns bleibt die von keiner Theorie abzunehmende Entscheidung, für wie glaubwürdig wir den Eintritt eines Ereignisses (einer Krankheit, einer Entwicklung, einer Reaktion auf ein Medikament usw.) annehmen wollen; was für Konsequenzen wir daraus zu ziehen bereit sind. Die subjektive Wahrscheinlichkeit ist somit ein *Maß aus retrospektiv-objektiver Erfahrung und prospektiv-subjektiver Erwartung* (s. auch Kap. 9 „Prognosen").

Eine schwierige Frage ist die Überschätzung seltener oder häufiger Ereignisse. Nach Hofstätter [892] sowie nach Kahnemann et al. [995] gibt es charakteristische Abweichungen von den Ergebnissen wissenschaftlicher Statistiken in Richtung auf eine Vereinfachung der Wirklichkeit:

- Niedrige Wahrscheinlichkeiten werden falsch eingeschätzt.
- Geringe Zusammenhänge werden überschätzt.
- Die Dimensionalität wird vereinfacht, z.B. auf die Kategorien gutschlecht oder leicht-schwer, hin.
- Weinstein u. Fineberg raten [2065] den eigenen „Trend" nach der größeren Wahrscheinlichkeit hin zu korrigieren.

Merksatz

Zunächst wird die Diagnose mit der größten oder – nach eigenen Erfahrungen in der Computerdiagnostik von Blutkrankheiten [1855, 1856, 2116] – mit den 2 bis 3 höchsten Wahrscheinlichkeiten ins Auge gefaßt. Dabei werden logisch unmögliche oder unverträgliche Ereignisse ausgeschlossen.

Man prüft, ob die etwaige Diagnose *alle* Befunde zwanglos erklärt.

Ist das nicht der Fall, muß man an seltenere Ursachen oder an zusätzliche Erkrankungen denken.

Man führt dann einen (möglichst gezielten) breiteren Fächer diagnostischer Maßnahmen durch.

Führt auch dies nicht zu einem befriedigenden Ergebnis, so gibt man der Diagnose den Vorzug, bei der eine unterlassene Behandlung am meisten schaden würde (s. auch Kap. 8, besonders 8.9).

5.7.5
Prädikatenlogik erster Stufe

Motto
„Es gibt keine ausgezeichnete Struktur der Naturgesetze. Alle Naturgesetze lassen sich durch Variable der Prädikatenlogik mit Identität beschreiben. Aber zum Naturgesetz werden die Beschreibungen erst durch die Verwirklichung von spezifischen Variablen, die außerlogisch sind" (Wuchterl [2162])

In der Aussagenlogik hatten wir von der inneren Struktur der Grundaussagen abstrahiert. Wesentlich an einer Aussage war nur der Wahrheitswert. Damit sind bestimmte Sachverhalte aber nicht darstellbar. Betrachten wir dazu das klassische Beispiel des aristotelischen Syllogismus mit den folgenden gebräuchlichen Aussagen

    P: Alle Menschen sind sterblich
    Q: Sokrates ist ein Mensch
    R: Sokrates ist sterblich

Im Sinne der Aussagenlogik ist R keine logische Folgerung aus P und Q, weil sich über die Wahrheit der Formel $P \wedge Q \rightarrow R$ nichts aussagen läßt. Mit der Aussagenlogik lassen sich zwar konkrete Aussagen über die Welt formulieren, für die Beschreibung allgemeiner Ge-

setzmäßigkeiten (z. B. Allaussagen) und ihre konkreten Folgerungen reicht sie jedoch nicht aus. Des weiteren sind Fragen der Art „Bei welcher Diagnose tritt das Symptom Anämie obligatorisch auf?" aussagenlogisch nicht behandelbar, da die Antwort nicht „ja" oder „nein" lauten kann. Vielmehr benötigt man eine Syntax, welcher es gestattet, einen Platzhalter (eine Variable) einzuführen.

Die *Prädikatenlogik* gibt uns eine Möglichkeit, diese Schwächen der *Aussagenlogik* zu überwinden und dennoch eine formale Schlußweise zu bewahren. Hierzu unterscheiden wir zwischen Objekten (Gegenständen, Individuen) einerseits und Eigenschaften bzw. Beziehungen („Prädikaten") der Objekte andererseits.

Nun können wir das obige Beispiel folgendermaßen formalisieren.

Seien   P (x)   das Prädikat „x ist ein Mensch"
       Q (x)   das Prädikat „x ist sterblich"
       x   eine Variable für einen beliebigen Menschen
       s   eine Konstante, die für Sokrates stehen möge

Dann können wir die obige Feststellung so notieren

P : $\hat{x} \, P(x) \rightarrow Q(x)$
Q: $p(a)$
R: $Q(a)$

Wobei das $\hat{x}$, ein „Allquantor", die Bedeutung habe, „für alle x gilt".

Es ist dann möglich, durch Ersetzen der Konstante a für die Variable x den Schluß $P(a) \rightarrow Q(a)$ zu ziehen und festzustellen, daß Sokrates sterblich ist. Wir haben dabei bezüglich eines konkreten Individuums die in der Aussagenlogik bekannte Modus-ponens-

Regel bemüht. Wir erkennen somit, daß die Prädikatenlogik eine größere Aussagekraft enthält, indem sie über die Aussagenlogik hinausgehende allgemeinere Aussagen zu machen gestattet. In der Prädikatenlogik erster Ordnung werden Allaussagen und Existenzaussagen nur über Objekte (Individuen) getroffen (z. B.):

$$\bigwedge_x P(x)$$

Hierzu benutzt man Quantoren, welche den Gültigkeitsbereich der prädikatenlogischen Aussagen kennzeichnen. So benutzt man neben dem Allquantor („Für alle x gilt…"), den Partikularisator („Es gibt ein x, für das…"), den Minimator („Es gibt mindestens ein x…") und den Maximator („Es gibt höchstens…"). Mit Quantoren lassen sich nur variable Objekte quantifizieren. Eine Aussage wie „Für alle Prädikate mit 2 Argumenten gilt…" ist nicht möglich. Man nennt diese Prädikatenlogik deshalb auch einstufig. Die zweistufige Prädikatenlogik erlaubt nicht nur die Quantifizierung von Variablen, sondern auch jene von Prädikaten. Hinsichtlich Wahrheit und Quantenlogik lassen sich demnach unterscheiden:

- Allsätze. Sie sind nie verifizierbar, immer falsifizierbar.
- Existenzsätze. Sie sind meist verifizierbar, selten falsifizierbar.
- Singuläre empirische Sätze. Sie sind sowohl verifizierbar wie falsifizierbar.

Wir wollen hier nicht den formalen Apparat der Prädikatenlogik im Detail darlegen. Es sei nur soviel gesagt, daß man die Aussagenlogik als einen Spezialfall der *Prädikatenlogik* (mit nullstelligen Prädikaten) auffassen kann, und daß man eine analoge formale Axiomatik und damit ein automatisierbares Schlußverfahren aufbauen kann.

Jedoch ist die höhere Aussagekraft der Prädikatenlogik auch mit Einbußen verbunden. Während die Aussagenlogik den Vorzug hatte, daß man für jede beliebige Aussage entscheiden konnte, ob sie aus den Axiomen folgt oder nicht, gilt dies für die Prädikatenlogik nicht. Immerhin gilt jedoch für beide das Kriterium der Vollständigkeit, da alle Schlußfolgerungen, die semantisch gelten, auch syntaktisch herleitbar sind.

Während die Prädikatenlogik in der Mathematik und Informatik, insbesondere als Hilfsmittel zum automatischen Beweisen mathematischer Sätze, eine große Rolle spielt, hat sie in unserem Kontext nur beschränkten Einsatz gefunden, da hinsichtlich Mächtigkeit, Adäquatheit und Effizienz beträchtliche Nachteile bestehen, die in noch stärkerer Form für die Aussagenlogik gelten. In vielen Anwendungsbereichen, insbesondere in der Medizin, ist das Wissen bzw. sind die Daten unsicher, unvollständig oder gar zeitlich variabel. Solche Eigenschaften sind mit Mitteln der Prädikatenlogik erster Stufe schlecht oder nicht darstellbar. So sind beispielsweise Allaussagen leicht durch ein Gegenbeispiel zu falsifizieren. „Fast immer-Aussagen" sind jedoch nicht formalisierbar. Hingegen sind die „Es gibt-Aussagen" oft schwer zu beweisen oder zu widerlegen, wenn es sich um seltene Konstellationen handelt. Ferner benötigt man für große Wissensrepäsentationen im Prädikatenkalkül erster Ordnung nicht vorhandene Strukturen, wie Hierarchien oder Kontextbezug. Die Erörterung zeigt somit, daß die Darstellung des diagnostischen Prozesses oftmals andere Methoden benötigt, als sie durch Aussagenlogik und Prädikatenlogik allein möglich sind.

5.7.6
Mehrwertige Logiken

Seit der Syllogistik des Aristoteles war die Logik im wesentlichen *zweiwertig* (1/0 = wahr/falsch). „Tertium non datur" (ein Drittes gibt es nicht; s. dazu 5.7.3).

Unseres Wissens war Lukasiewicz 1920 der Erste, der eine *mehrwertige Logik* einführte. Sie kann statt „wahr" und „falsch" einen dritten Begriff, etwa „möglich" oder – mit Reichenbach [1573]: „unbestimmt", aber auch eine ganze Abstufung von Möglichkeiten benutzen. In mancher Hinsicht kämen solche Logiken den Bedürfnissen der Medizin entgegen. In der Praxis haben sich solche mehrwertigen Logiken (Lit. u. a. bei [1404, 1586]) u. W. bisher nur in Form der Zadeh'schen „Fuzzy Logics" durchgesetzt (s. dazu auch 5.7.9 sowie 7.13). Mit der weiteren Entwicklung der Computertechnik sind hier auch weitere Entwicklungen für die praktische Anwendung zu erwarten. Dies gilt vor allem auch für die *Speicherfähigkeit*, nicht zuletzt durch die Anwendung 2- und 3dimensionaler optischer Speicher (z. B. [1540]).

5.7.7
Deduktion, Induktion, Hypothese

Mottos

„Wir können Wahrnehmung, Gedächtnis, Induktion als die 3 wesentlichsten Wege ansehen, Kenntnis zu erwerben. Deduktion andererseits ist nur eine Methode, das Wissen zu ordnen, Inkonsistenzen oder Widersprüche auszuschalten" (Ramsey [1556])

„Bei genauer Betrachtung erweist sich, daß Hypothesen zwar total falsifiziert werden können (hierzu gehört im Grunde genommen ein einziges Datum, das mit der Hypothese unverträglich ist). Eine totale Verifizierung ist indessen nicht möglich; man kann lediglich die Zuverlässigkeit immer erhöhen" (Mohr [1376])

In den Abschnitten 1.1.4, 5.7.2 – 5.7.4 waren Wahrheit und Wahrscheinlichkeit kritisch behandelt worden. Die logischen Methoden, die zu ihnen führen, sind der deduktive bzw. der induktive Schluß. Als Methoden können sie verständlicherweise nicht mehr leisten als ihre Gegenstände an begrifflicher Schärfe herzugeben vermögen. Hier ist allerdings zwischen der Methodik als solcher, ausgedrückt in einer *Metasprache*, und dem jeweiligen Inhalt, ausgedrückt in einer *Objektsprache*, zu unterscheiden. Gerade in der Medizin besteht eine Art von Synergismus von Deduktion und Induktion [1376].

Deduktion

Deduktives Schließen geht u. W. letztlich auf die Stoiker (s. auch [1652]) zurück. Der Ausdruck kommt von deducere = herabführen und bedeutet im logischen Sinn eine Ableitung aus vorausgesetzten elementaren Sätzen oder Gesetzen zu spezielleren oder singulären Anwendungen. Als Methode ist der deduktive Schluß in seiner engeren Fassung (*deduktiv-nomologisch*) von Gesetzen, Axiomen auf andere Allgemeinaussagen (Theoreme, Regeln usw.) oder auf Einzelereignisse bei korrekter Durchführung seit über 2000 Jahren unbestritten. Im logischen Sinn handelt es sich um eine *totale Implikation* (s. zum Vergleich: partielle Implikation bei den induktiven Schlüssen, s. unten). Dieser Schluß ist qualitativ, d.h. bei positiver Aussage immer zutreffend. Nomologisch-deduktive Logik beweist etwas aus sich selbst, d.h. aus ihrem Formalismus heraus, nicht aus Fakten, Beobachtungen, Fiktionen.

Es handelt sich damit letztlich um eine *Tautologie*: die Schlußfolgerung ist irgendwie in den Prämissen schon vollständig erhalten. Allerdings kann auch die tautologische Umformung zu einer Art Erkenntnisgewinn, etwa im Sinne größerer Klarheit, führen. Umgekehrt gilt, daß die Konklusion evtl. weniger sagt als die Prämissen, niemals aber mehr [2020].

Praktisch wichtig sind mehrgliedrige Schlüsse (*Konklusionen = K*), die aus mehr allgemeinen Gesetzen bzw. Axiomen (G) sowie einer oder mehreren speziellen Bedingungen (Antecedentien = A) bestehen, etwa von der bereits genannten Art (s. dazu auch Abschnitt 5.7.5): „Alle Menschen sind sterblich" (G); Sokrates ist ein Mensch (A), damit: Sokrates ist sterblich (K). Wie das vielbenutzte Beispiel zugleich zeigt, kann die logische Gültigkeit durch die in 5.7.5 erwähnten Quantoren eingeschränkt werden. Das gilt besonders für sog. All-Aussagen, die viel größere Ansprüche stellen als: „Es gibt…" oder: „Wenigstens…". Die Aussage: „Alle Menschen sind sterblich" nehmen wir noch als biologisches Gesetz und durch eine nicht abzählbar große Menge von Erfahrung bestätigt hin. „Alle Raben sind schwarz" kann niemand beweisen (s. unten). Von einigen Logikern werden der Klasse der *deduktiv-nomologischen* noch *deduktiv-statistische* Schlüsse angefügt (Diskussion u. a. bei [858]). Damit verliert der deduktive Schluß seinen unbedingten Wahrheitswert aus sich selbst heraus. Er leitet sich nur noch aus statistischen Gesetzen ab, ist sehr wahrscheinlich, quasi sicher usw. Er unterscheidet sich damit nicht mehr qualitativ vom Cournot-Prinzip (s. 5.7.3). Deduktiv-statistische Schlüsse betreffen vor allem Naturereignisse, die mit großer Regelmäßigkeit eintreffen, also ein sehr kleines ϵ (im Sinne des Ab-

schnittes 5.7.4.1 haben. Der Tod als biologisches Gesetz, die Annahme, alle Raben seien schwarz, kennzeichnen die Grenzen solcher deduktiv-statistischer Schlüsse. Noch schwächer sind deduktive Schlüsse im weiteren Wortsinn, die einfach von allgemeinen Regeln auf das Besondere, d. h. auf Einzelereignisse gerichtet sind. Dies gilt etwa in der Medizin für die *Krankheitseinheiten als „abgeschwächte Naturgesetze" oder „Minitheorien"*, aus denen prognostische oder therapeutische Schlüsse für den Einzelfall abgeleitet werden. Freilich besteht kein grundsätzlicher Unterschied. Bei korrekter Ausführung ist der Schluß als solcher, das methodische Gefüge richtig. Dabei können die Prämissen, also der Inhalt, objektiv falsch oder schwach sein. Das überzeugende logische Gerüst täuscht dann – ähnlich wie bei der mathematischen Bearbeitung falsch erhobener medizinischer Befunde – Genauigkeit und Zuverlässigkeit vor, die nicht gegeben sind. Sie spielen in der Medizin eine bedeutende Rolle, wie sich an vielen Stellen von Lehrbüchern und Publikationen zeigen läßt.

Induktion

Bedeutet deduktiver Schluß die totale logische Implikation, so kann man den *induktiven Schluß* als *partielle Implikation* definieren: Prämisse(n) und Konklusionen decken sich nur teilweise. Ist im deduktiven Schluß der von den Prämissen gedeckte Ereignisraum gleich dem der Konklusion, so verhält es sich bei der Induktion umgekehrt. Werden bei der Deduktion logische Schlüsse demonstriert, so wird bei der Induktion die Ansammlung von ausreichender Evidenz gezeigt.

Induktion zielt nicht auf Sicherheit oder gar etablierte Wahrheit. In diesem Sinn entsprechen induktive Schlüsse bedingten Wahrscheinlichkeitsaussagen. Man unterscheidet die Prognosen auf die Zukunft und ein tieferes Verständnis des Bestehenden [1143, 1200]. Auch meinte Lehrer [1180], daß Induktion nicht wahrheitserhaltend, sondern kenntnisausdehnend sei.

Es mag in diesem Zusammenhang interessieren, daß die Epikureer nach Essler [494] die induktive Logik aus medizinischen Beobachtungen und Erwägungen, vor allem aus der Schule des Hippokrates, abgeleitet haben. Schon Bacon benutzte folgendes Vorgehen bei der Induktion:

1. systematische Zusammenstellung aller Erfahrungstatsachen;
2. Eliminierung aller Hypothesen bis auf eine [58].

So führt der induktive Schluß zu einer *abgeschwächten Form von Wahrheit*, etwa zu der in 5.7.4 besprochenen Wahrscheinlichkeit. Dem deduktiven Schluß kommen somit die Wahrheitswerte 1 bzw. 0 (Gewißheit bzw. Unmöglichkeit), dem induktiven Schluß die bereits erwähnte und der mathematischen Bearbeitung zugängliche Skala zwischen 1 und 0 zu. Der induktive Schluß gilt in den strengen Naturwissenschaften (ausgenommen die sog. generalisierende Induktion in der Mathematik!) nicht oder nur unter besonderen Bedingungen als zulässig. Schon Hume [924] meinte, daß der induktive Schluß zwar nicht zur Wahrheit oder auch nur Wahrscheinlichkeit führe, die induktiv gewonnene Konklusion aber das beste sei, was uns zur Verfügung stehe. Dies gilt besonders bei einer größeren Zahl ähnlicher Fälle – und damit auch in der Medizin. In diesem Sinn verwarf Hume nach Popper Induktion aus logischen Gründen, behielt sie aber aus psychologischen Gründen bei [1518]. Auch Goodman [678] betonte den subjektiven Charakter der Induktion. Dies gilt

in der Medizin für Prognosen und die Voraussagen therapeutischer Erfolge. Auch wird der induktive Schluß – nach M. Hartmann [823] – durch immer neue Elemente analytisch-synthetisch verfeinert und führt bei neu analysierten Fällen (z. B. Krankheiten, Verf.) nun deduktiv zur Subsumption. Darin liegt die erkenntnisstiftende Funktion der reinen generalisierenden Induktion. Sinngemäß ist mit Barker [68] ein Argument dann induktiv, wenn es von einer einzelnen Beobachtung zum Schluß auf eine Klasse führt. In der Medizin bedeutet das, z.B. aus der Beobachtung einer Krankheitserscheinung auf eine Klasse, d.h. auf eine Krankheit zu schließen (s. auch Abb. 1.36). In diesem Fall handelt es sich um die Induktion von Symptomen auf das Regelgeschehen (Gesetz) einer Krankheit.

Hypothesen

Beim *hypothetico-deduktiven Schluß* (Einzelheiten bei 7.6) bildet man eine Hypothese, die deduktiv für die sich ergebenden Schlußfolgerungen bestätigt oder ausgeschlossen werden muß.

Hempel u. Oppenheim [855–859] haben dazu Erklärungen (in der Literatur auch von Nichtkennern der Logik oft als „H-O-Schema" bezeichnet) gegeben. Wir formulieren in vereinfachter Form:

Wenn die Gesetze mit G_1, G_2… sowie die speziellen Bedingungen – Randbedingungen oder (besser) Ausgangsbedingungen oder individuelle Gegebenheiten, meist als Antezedentien bezeichnet – mit A_1, A_2…, das zu erklärende Ereignis mit E bezeichnet werden, so gilt:

- Für die *Deduktion* G_1…G_2. und A_1, und A_2… $\rightarrow$ E (Ereignis).
- Für die *Induktion* A_1, A_2… und E $\rightarrow$ G_1, G_2 (Gesetze).

Für die induktiven Schlüsse gibt es – ebenso wie für die Wahrscheinlichkeit, zu der sie führen – immer noch Meinungsverschiedenheiten in einer beträchtlichen Literatur (z. B. [257, 494, 766, 1154, 1892]). Wie schon betont, kann man, mindestens für die Medizin, die *Verifikation* (in ihren Grenzen) neben der stärkeren *Falsifikation* als berechtigt ansehen [981]. Induktive Schlüsse werden von Bekanntem auf Unbekanntes, vom Besonderen auf das Allgemeine und, vor allem von Erfahrung aus der Vergangenheit auf den Eintritt künftiger Ereignisse gezogen – durchweg Probleme gerade der Medizin. Freilich hat das Induktionsproblem neben der logischen Seite auch biologische, psychologische, methodologische Aspekte: Medawar [1329] hält sie für nichts anderes als eine Inversion deduktiver Schlüsse. Nach Kutschera [1143] sind induktive Schlüsse bedingte Wahrscheinlichkeitsaussagen. Voraussetzung dafür sind natürlich Homogenität und Vergleichbarkeit der untersuchten vergangenen und der erwarteten künftigen Ereignisse.

Auch muß das gesamte Erfahrungswissen in die Carnap-Formel (s. oben) als c (h e) = r, einbezogen werden (requirement of total evidence). Seif [1801] hat Induktion und Deduktion für die Medizin noch etwas präzisiert: Bei der induktiv-synthetischen Retrodiktion wird von den Befunden auf die Krankheit, bei der deduktiv-analytischen Prädiktion wird von der Krankheitstheorie auf die zu erwartende Entwicklung geschlossen. Eine Gefahr des induktiven Schließens liegt in der logisch korrekten, aber inhaltlich falschen Ableitung durch beschränkte Informationen. Je mehr Daten verfügbar sind, um so geringer ist die Irrtumswahrscheinlichkeit, um so kleiner wird ϵ (s. 5.7.4.1). Carnap hat von einem

Kant-Satz abgewandelt: „Induktive Logik ohne Beobachtung ist leer; Beobachtungen ohne induktive Logik sind blind". Schließlich gilt, daß das Eintreffen der Ereignisse um so wahrscheinlicher ist, je weiter die Hypothese gefaßt ist – und umgekehrt. Mit der Brauchbarkeit verhält es sich genau umgekehrt: Eine Hypothese ist um so brauchbarer, je weniger weit (allgemein) sie gefaßt ist.

Die Diagnose einer allgemeinen Blutungsbereitschaft ist leicht; die Zuschreibung einer Thrombozytopenie erfordert Labormethoden; die Diagnose einer chronisch rezidivierenden idiopathischen Thrombozytopenie (M. Werlhof) ist aufwendiger, aber für die therapeutischen Konsequenzen brauchbarer.

Wie schon in 5.7.3 über die Wahrscheinlichkeit betont wurde, können kein Kalkül und keine Berechnung über einen Wahrscheinlichkeitsraum die letztliche Entscheidung der Annahme oder Verwerfung einer Hypothese ersetzen. Deshalb seien in verkürzter Form nach Carnap und Stegmüller [253] noch einige *„Regeln der hohen Wahrscheinlichkeit"* aufgeführt:

1. Nimm an, daß die Ereignisse eintreten, die aufgrund des Erfahrungswissens *e* einen hohen Grad von Wahrscheinlichkeit haben und handle so, als wüßtest Du, daß diese Ereignisse gewiß seien (R_1).
2. Im Hinblick auf eine erschöpfende Menge sich ausschließender Ereignisse... erwarte das Ereignis, welches die höchste Wahrscheinlichkeit besitzt und handle so, als wüstest Du, daß dieses Ereignis gewiß sei (R_2).
3. Angenommen, daß Deine Entscheidung von einer bestimmten, von Dir unabhängigen Größe u abhängt, daß es Deine Entscheidung bestimmen würde, wenn Dir u bekannt wäre, berechne die Schätzung von u^1 im Hinblick auf das vorhandene Wissen e und handele so, als wüßtest Du,

daß der Wert von u und u^1 gleich oder annähernd gleich sei (R_3).

Damit kommen wir zur Optimierung als Grundlage einer medizinischen Entscheidungstheorie, auf die wir in Kap. 8 eingehen werden.

5.7.8
Anwendungen in der Medizin

Nach King hat es die Medizinische Logik zu tun mit der Unterscheidung des Gesicherten vom Ungesicherten, besonders mit kausalen Beziehungen [1049]. Für die Medizin hat auch ein so angesehener Logiker wie Hempel [859] betont, daß die meisten Gesetze nicht deduktiver, sondern empirischer Natur seien. Auch möchten wir mit Wason u. Johnson-Laird [2044] sowie Elstein et al. [465] unterstreichen, daß rationales Denken nicht identisch ist mit der Analyse formal-logischer Eigenschaften.

Bevor wir die dargestellten logischen Grundsätze und Probleme auf die 3 wichtigsten medizinischen Anwendungen – Diagnose, Prognose, Therapie – übertragen, seien sie nochmals kurz zusammengefaßt:

- *Deduktiver Schluß.* Er ist im positiven Fall sicher und qualitativ. Da es sich letztlich um eine Tautologie handelt, ist der Zugewinn an Information gering.
- *Induktiver Schluß.* Er führt über die Prämissen hinaus, ist aber deshalb mit einer Unsicherheit belastet und darin quantifizierbar. Dafür führt der induktive Schluß häufig zu einem Zugewinn an Information. Quasi-sichere induktive Schlüsse können wie deduktive behandelt werden.
- *Hypothesen.* Sie werden gewöhnlich aus Vorkenntnis und Vorstellungen im Analogieschluß erstellt und dann hypothetico-deduktiv verifi-

ziert (konfirmiert oder falsifiziert). Deshalb wird seit F. Bacon in der Literatur immer wieder betont, daß Induktion und Deduktion nur formale Gegensätze sind, sich praktisch aber ergänzen (z. B. [74, 1447]).

In der Medizin ist die Erhebung und Zusammenfassung von Symptomen, Befunden und Daten zu einer Diagnose mehr induktiv, die Bestätigung oder Verwerfung einer Diagnose mehr deduktiv. Zusammenfassend kann man für den Sicherheitsgrad mit Hempel [858, 859] die Reihe bilden:

- Deduktion,
- Induktion,
- Analogie;

sowie nach dem gleichen Autor:

- universale Gesetze,
- Gesetze durch Approximation,
- statistische Evidenz,
- Hypothese.

Krankheiten sind, wie besonders in 1.5.1 und 1.5.3 beschrieben, eine Gruppe von Erscheinungen einheitlicher Ursache. Es ist zweckmäßig, von den Krankheitseinheiten wie von Gesetzen (gesetzmäßige Kombination von pathologischen Erscheinungen und Abläufen) auszugehen. So meinte auch Hempel (s. oben), daß die meisten Krankheiten auf der „operationalen Einordnung von Krankheitserscheinungen in Kategorien" beruhen.

Diagnostik

In der Diagnostik schließt man daher aufgrund von vorgegebenem Wissen (Kenntnisse über die Symptome bei bestimmten Krankheiten und über die Grundwahrscheinlichkeit bestimmter Erkrankungen in einer vorgegebenen Population = Prävalenz) auf die Erkrankung des einzelnen Patienten. In weiteren Durchläufen (Rezirkulation,

s. auch 7.6) werden diese Hypothesen deduktiv gegen weitere Informationen (Labordaten usw.) geprüft und angenommen (Verifikation) oder verworfen (Falsifikation). Bei der Induktion lassen sich die Wahrscheinlichkeiten errechnen und in eine (letzlich subjektive) Entscheidung einbauen.

Prognostik

Für die Prognostik braucht man die Kenntnis des natürlichen Verlaufs („natural history") und des Verlaufs anhand der gewählten Therapie sowie die Kenntnisse der Randbedingungen. Im medizinischen Bereich stellen die gesetzmäßigen Verläufe die allgemeinen, die Randbedingungen die Besonderheiten des einzelnen Kranken (Alter, Konstitution, besondere Ausprägung, Interferenz mit anderen Erkrankungen, Arzneimittelverträglichkeit, Reaktion auf die eigene Krankheit usw.) dar.

Therapie

Für die Wahl der Therapie gelten die gleichen Gesichtspunkte. Eine anerkannte Therapie, z.B. in Übereinstimmung mit der Mehrheit der im Schrifttum niedergelegten Erfahrungen und besonders der Ergebnisse größerer, meist multizentrischer randomisierter Studien, gilt als Gesetzmäßigkeit nach dem derzeitigen Erkenntnisstand. Die Randbedingungen bilden wiederum die Besonderheiten des jeweiligen Kranken, dem die Behandlung individualisierend angepaßt werden muß. Gibt es keine Einzeldiagnose von hoher Wahrscheinlichkeit, so kommen für die Entscheidungen Optimierungsverfahren nach Kap. 8 in Betracht.

Merksatz

Eine voraussetzungslose Selbstgarantie menschlichen Denkens gibt es nicht. Man muß bereits an etwas glauben, um eine weitere Annahme rechtfertigen zu können [568, 1892].

Mit Szolovits [1983] sowie Puppe [1542] sollen unsere Schlüsse so kategorial wie möglich, so probabilistisch wie nötig sein.

Positive Befunde sind wichtiger als negative, ausgenommen solche, die mit einer Diagnose nicht vereinbar sind (Sperrsymptome).

Ziel bleibt statt einer kaum zu erreichenden absoluten Objektivität die von Ericson u. Simon sowie Newell [490, 1417, 1418, 1418 a] herausgestellte *„kontrollierte Subjektivität".*

5.7.9
Unscharfes Denken

Mottos

„Er (Zadeh) war bereits anfangs der 60er Jahre seiner Zeit mit der Erkenntnis voraus, daß unscharfe Logik der realen Welt mehr entspricht als eine (unterstellte) Präzision"

(Schulte, [1770])

„Fuzzy-Mathematik ist keine Entschuldigung für unscharfes Denken"
(Johnston, zit. nach Kruse u.a. [1127])

„Alles, was ihr macht (mit Fuzzy-Mengen), können wir mit der Wahrscheinlichkeitsrechnung besser"
(Lindley [1218])

Wie bereits in 5.7.3 dargelegt, dominiert seit Boole (Jahre 1847, 1854) – auch in der Medizin – die zweiwertige oder binäre oder „scharfe" Logik (im Englischen häufig als „crisp Logic" bezeichnet) mit den Werten 1 (richtig bzw.

„Ja") und 0 (falsch bzw. „Nein"). Diese lag auch den Ausführungen der meisten bisherigen Abschnitte zugrunde. Wir haben aber bereits betont, daß es seit Lukasiewicz (1920) auch mehrwertige Logiken gibt; sie führten allerdings bis in die 60er Jahre, das heißt bis zu den Arbeiten von L. A. Zadeh (ab 1965) ein Schattendasein. An Bedeutung haben seine Methoden der „Fuzzy sets" oder des „fuzzy thinking" (in deutsch am besten übersetzt mit „verschwommenem" oder „unscharfem" Denken) eine Art von Revolution mit zahlreichen Entwicklungen in der Mathematik, in ganz verschiedenen Herstellungs- und Kontrollbereichen sowie eine Fülle von Literatur herbeigeführt. Nach H.-J. Zimmermann (persönl. Mitteilung 1995) lagen bis dahin etwa 45000 Publikationen (darunter über 300 Bücher) vor, die an der RWTH Aachen als Teil des europäischen Projekts „Elite" zusammen gefaßt sind. Wir benutzen im folgenden – wie es auch in der neueren Literatur üblich ist – einfach die Ausdrücke „Fuzzy" mit „Fuzzy-Mengen", „fuzzifizieren" (d.h. Umwandlung einer gegebenen „scharfen" Größe in einen Zugehörigkeitsgrad zu einer unscharfen Menge), „defuzzifizieren" (d.h. Rückübersetzung in einen repräsentativen Zahlenwert). Für die Einzelheiten sei auf die umfangreiche Literatur, neben den Arbeiten von Zadeh selbst (z.B. [2185]), beispielhaft auf die neueren Monographien von Dubois und Prader [492], Graul [695], Kahlert u. Frank [990], Kruse et al. [1127], Kosko [1104, 1105], Schulte [1770], Till [1962] und Zimmermann [2194] verwiesen, letztere mit ausführlichem Literaturverzeichnis. Im folgenden werden die Merkmale der Fuzzy Logics in einer Modifikation nach Bellmann u. Zadeh [108] dargestellt:

- Mehr „common sense" statt traditioneller Logik,
- vielwertige Logik fürunscharfe Ausdrücke,
- Bildung und Verarbeitung von „fuzzy subsets",
- Approximation statt genauer Daten,
- Übergang zwischen Klassen fließend,
- oft zeitliche oder lokale Begrenzung,
- Schlüsse mehr semantisch als syntaktisch.

Mit Fuzzy Logics gelangten Zadeh und spätere Bearbeiter von einem mehr syntaktischen (grammatikalischen) zu einem mehr semantischen (inhaltlichen) Gebrauch. Logik braucht nicht Booles System zu folgen; sie kann auch „fuzzy" sein. Unscharfe Bezeichnungen (Terme) wie „ziemlich groß", „mäßig schmerzhaft" oder „sehr geschwollen" umfassen gewöhnlich 7 bis 13 Klassen, wobei die Randwerte „absolut sicher" oder „ausgeschlossen" in diesem Sinn die klassische zweidimensionale Logik als Sonderfall der Fuzzy Logics ausweisen. Im „scharfen Fall" müssen nach Spies [1862] Wahrheitswerte verrechnet, im Falle der Fuzzies Möglichkeitsgebirge aufgestellt und projiziert werden. Der Rechenaufwand wird damit u. U. beträchtlich erhöht. Speziell geeignete Entwicklungen von Hardware und Software sind im Gebrauch oder in der Entwicklung.

Zimmermann [2195], der die Fuzzy Logics als eine *verallgemeinerte Mengenlehre* (s. unten) betrachtet, gibt ihnen 4 wesentliche Funktionen (die auch in der Medizin bedeutsam sind):

1. Unsicherheitsmodellierung;
2. Reduktion von Komplexitäten;
3. Verbesserung von Modellen (s. auch 1.3.1);
4. Bedeutungserhaltendes Schließen.

Mit ihrer Anpassung an sprachliche Formulierungen und ihrer Toleranz gegenüber Unschärfen (stochastischen, sprachlichen, informellen), spielen Fuzzy-Sets in der Mathematik eine Rolle, in der Industrie und in der Kontrolltechnik bei Abweichung von Sollwerten, in der Medizin vor allem bei grenzwertigen Befunden oder geringeren Abweichungen sowie in Expertensystemen. Zur Zeit erleben wir eine Explosion (s. oben) der grundlagen- oder anwendungsorientierten „Fuzzies". Nach Schulte [1770] werden Fuzzies auch als modellfreie numerische Schätzer bezeichnet, da sie numerisch arbeiten, jedes Input-Output-Verhalten realisieren können und kein A-priori-Modell dafür benötigen. Fuzzy-Mengen werden in der Regel nach dem aus der klassischen Logik bekannten „Wenn-Dann-Prinzip" behandelt (Prämisse-Konklusion). Selbstverständlich gelten auch für Fuzzy-Systeme die 3 Funktionen der Logik (s. 5.7 und Tabelle 5.4)

- die Verknüpfung „UND" (d.h. das Produkt oder die Schnittmenge, Operator min.);
- die Verknüpfung des (einschließenden) „ODER", d.h. die Summe (Vereinigungsmenge, Operator max.);
- die Negation.

In der Regeltechnik werden Eingabedaten (Zahlen) fuzzifiziert (einer Klasse zugeordnet – die Schlüsse (evtl. nach Gewichtung s. 5.6.) gezogen (Inferenz) – in eine oder mehrere Daten zurückübersetzt (defuzzifiziert). Von zusätzlichen Operatoren (Modifikatoren) führt der „Konzentrationsoperator" zur Verschärfung der Fuzzymenge, der Dilatationsoperator umgekehrt zu größerer Unschärfe. Zu den Einzelheiten müssen wir auf die oben genannte Literatur verweisen. Die Theorie des approximativen Schließens, wie sie von Zadeh [2185] vorgeschlagen wurde, ist eine Methodologie zur Darstellung unvollständigen Wissens über eine Größe ω_0 durch *Possibilitätsverteilungen* und zur Auf-

findung möglichst genauer Beschreibungen der einzelnen Attributwerte ω_0^i (Kruse et al. [1127]). Eine Methode, die zur Beschreibung derartiger Phänomene vorgeschlagen wurde, arbeitet mit Unschärfemengen, bei denen nicht unterscheidbare Größen zu einer Menge zusammengefaßt werden.

Abbildung 5.5 zeigt eine Fuzzy-Menge, wie sie in der Medizin bei verschiedenen Krankheiten beobachtet wird: Subfebrile Temperaturen oder leichtes Fieber.

Im Hinblick auf den Abschn. 1.1.6 fragt man sich, warum die Fuzzy-Systeme (erfunden von einem Ingenieur!) im Unterschied zu Industrie, Technik und Kontrollsystemen bisher relativ wenig Eingang in die Medizin gefunden haben. Unter Hinweis auf das bei 1.1.6 angesprochene Problem „Zahlen" oder „Worte" bieten sich Fuzzybearbeitungen in der Medizin geradezu an. Bei der Niederschrift dieses Kapitels (1995) sind uns die in der Literatur genannten Diagnosehilfen als fast durchweg mit „klassischer Logik" arbeitend bekannt. Eine Ausnahme macht das am Grabert Institut in Wien von dem Zadeh-Schüler Adlassnig u.a. betriebene System CADIAG II (s. 7.13).

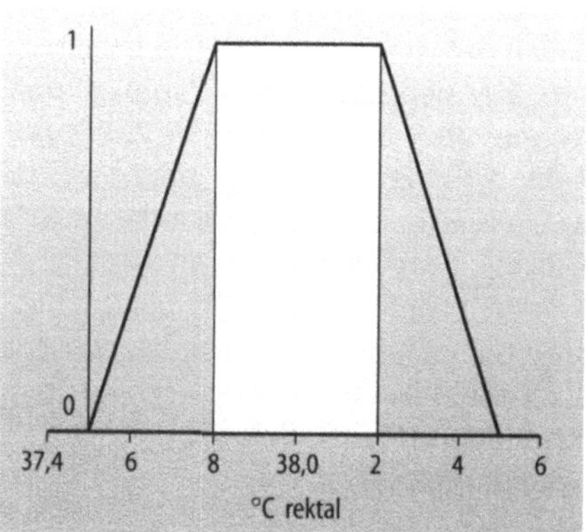

Abb. 5.5. Darstellung subfebriler Temperaturen bzw. leichten Fiebers als Fuzzy-Mengen

Die noch bestehende Dominanz zweiwertiger Logiken brauchen einen Arzt nicht daran zu hindern, für seine medizinischen Probleme mehrwertige Logiken zu benutzen und damit die Differenzierungsmöglichkeiten der Semantik auszuschöpfen (s. auch 1.1.6). Auch darin ist eben das menschliche Gehirn z. Z. (noch?) den Maschinen und ihren Programmen überlegen. Auch überwiegen im Leben und damit in der Medizin unscharfe Entscheidungen (Lossau [1243]). Schließlich ist zu erwarten, daß die Fuzzy-Set-Theorie in der künftigen *Diagnostik*, vor allem in Expertensystemen ebenso eine Rolle spielen wird wie in der *Regelungstechnik* („Fuzzy-Control"). Man kann der Anwendung der Fuzzy Logics in der Medizin, besonders in der Diagnostik, u. E. eine breitere Anwendung voraussagen.

5.8
Mathematische Grundlagen

Motto

„Insofern sich die Lehrsätze der Mathematik auf die Wirklichkeit beziehen, sind sie nicht sicher. Insofern sie sicher sind, beziehen sie sich nicht auf die Wirklichkeit"
(Einstein, zit. nach Dunker [414])

„Nicht alles, was wir zählen, zählt."

„Meines Erachtens übersteigt menschliches Verständnis jedes Rechenschema" (Penrose [1475a])

„Durch die Anwendung mathematischer Methoden wird die Unsicherheit statistischer Entscheidungen nicht aufgehoben; sie läßt sich aber durch die Anwendung der Wahrscheinlichkeitstheorie quantitativ fassen"
(H. Wittlich, zit. nach Tarassow [1941])

5.8.1
Vorbemerkungen

Motto

„Die Idee des Rechnens (wenn es etwas anderes sein soll als zufällige, willkürliche Operationen mit Symbolen) ergibt nur Sinn, wenn zwischen den Symbolen auch eine semantische Relation besteht" (Varela u. a. [2004])

Trotz der mehr einschränkenden als ablehnenden Mottos möchten wir mit dem Mathematiker Casti [260] die Mathematik für ein zuverlässiges Verfahren halten „um neue Wahrheiten aus alten abzuleiten – das sind die Regeln des logischen Schließens". Oder mit Trampisch: „Medizinisches Handeln beruht auf der Transformation von Information aus vergangenen Fällen auf gegenwärtige bzw. zukünfige Fälle" [1970].

Grundlage der angewandten Mathematik – auch in der Medizin – sind die *Algorithmen*, d. h. Regeln, die für verschiedene Fragestellungen sich eignen und in einer endlichen Zahl von Schritten zu einer Lösung führen. Auch Maschinen, z. B. Computer sind Rationalisierungen von Algorithmen. G. Vollmer hat darüber hinaus Algorithmen treffend mit „Denkzeugen" charakterisiert, wobei er das menschliche Gehirn, die bekannte Turingmaschine für spezielle Programme und allgemein programmierbare Computer meinte [2022].

Ziel der Statistik ist nach R. A. Fisher [560, 561] die Datenreduktion, nach Feinstein ([519] u. a.) eine operationale Balance zwischen der individuellen Diagnose, einem Chaos von Befunden und Diagnosen einerseits, steriler statistischer Generalisation andererseits.

5.8.2
Regression

Motto

„Jede Besonderheit eines Mannes wird von seinem Sohne geteilt, jedoch ist sie im Mittel weniger stark ausgeprägt"

(Galton [622])

Der Name Regression wurde von Galton (s. oben) in seinen Studien zur Vererbung geprägt. Als das „Gesetz der universalen Regression" formulierte er obiges Motto. Demnach wird jede vom Normalen abweichende Eigenschaft eines Menschen in die nachfolgende Generation übernommen, aber im Durchschnitt in einem geringerem Maße. Es tritt somit hinsichtlich dieser Eigenschaft ein „Rückschritt", eine *Regression zum Mittel* auf. So untersuchte K. Pearson [1462] die Größe von Vater und Sohn in 1078 Familien. Er fand, daß zwar große Väter dazu neigen, große Söhne zu haben, daß aber die durchschnittliche Größe von Söhnen großer Väter geringer ist. Desgleichen sind Söhne kleiner Väter im Mittel größer als ihre Väter, aber immer noch kleiner als der Durchschnitt aller Söhne. Der ermittelte Regressionskoeffizient von etwa 0,5 besagt, daß sich die Größe zweier Söhne im Durchschnitt nur um 5 cm unterscheidet, wenn ihre Väter sich um 10 cm im Mittel unterschieden.

Heutzutage versteht man unter *Regressionsanalyse* ein viel weiter gefaßtes Instrumentarium, um den Zusammenhang zweier quantitativer Merkmale X und Y zu messen und zu bewerten. Sie stellt eine der am häufigsten benutzen statistischen Techniken dar.

Man betrachtet im einfachsten Fall 2 Merkmale (z. B. 2 Labormethoden X und Y) und deren quantitative Merk-malsausprägungen. Diese seien mit den Variablennamen x und y benannt und in den jeweiligen Einheiten gemessen. Wichtigste Voraussetzung für eine Regressionsanalyse ist, daß man aufgrund von theoretischen Überlegungen oder empirischem Vorwissen eine bestimmte funktionalen Beziehung $[y = f(x)]$ zwischen den Variablen annehmen und begründen kann. Wenn man derart die Werte von y auf diejenigen von x zurückführen kann, spricht man von einer „Regression von Y auf X". Im einfachsten Fall ist diese Funktion eine Gerade ($y = a + bx$), und man spricht von *linearer Regression*. In komplizierteren Fällen kann sie *nichtlinear* sein (z. B. logarithmisch $y = a + b \ln(x)$, oder quadratisch $y = a + bx + cx^2$). Die Größen a, b und c werden die Regressionsparameter genannt und ihre Zahlenwerte legen die Regressionsfunktion in allen Details fest.

Bei einer Regressionsanalyse bemüht man sich, die Werte solcher Parameter aus empirischen Daten zu bestimmen und die Genauigkeit dieser Schätzungen anzugeben. Dies gestattet dann Vorhersagen für noch nicht durchgeführte Erhebungen. Üblicherweise wählt man bei der Durchführung der Untersuchungen eine Stichprobe von Untersuchungseinheiten (z. B. Patienten) mit bestimmten Werten des Merkmals X aus und mißt die Ausprägungen des Merkmals Y. Man findet in empirischen Untersuchungen praktisch nie, daß sich die an limitierten Stichproben erhobenen Daten genau an die vermuteten funktionalen Beziehungen halten. Vielmehr streuen die Werte in einer im einzelnen unvorhersehbaren Weise. Man spricht von einem „Fehler", um die Abweichung der tatsächlichen Messung von dem erwarteten wahren Wert zu beschreiben; man unterstellt, daß dieser Fehler in

Ausmaß und Richtung zufällig ist und jeden Meßwert gleichartig und unabhängig von den anderen beeinflussen kann.

Unter diesen Voraussetzungen läßt sich diejenige Funktion bestimmen, welche sich den beobachteten Daten am besten anpaßt. Die Grundidee ist, die Abstände der Datenpunkte von der angepaßten Funktion minimal zu halten. Eine Regressionsanalyse liefert nach der Auswahl der besten Regressionsfunktion Werte für die gesuchten *Regressionparameter*. Da die zugundeliegende Stichprobe repräsentativ für die im einzelen unbekannte Grundgesamtheit aller möglichen Beobachtungseinheiten (Patienten) ist, stellen die so erhaltenen Parameterwerte Schätzungen für den wahren, aber unbekannten Wert der Parameter dar. Bei kleinen Stichproben ist die Schätzung ungenau, bei großen Stichproben wird sie immer genauer. Tatsächlich kann man ein Konfidenzintervall für die Regressionsparameter angeben, in dem der wahre Wert mit einer hohen Wahrscheinlichkeit (z. B. 95 %) liegt.

Eine Regressionsanalyse liefert also eine kompakte Zusammenfassung aller Beobachtungen in Gestalt von Parametern und deren Konfidenzintervallen. Dies gestattet die Vorhersage von zukünftigen Experimenten im *Interpolationsbereich*. Hingegen sind *Extrapolationen* in den von der Stichprobe nicht abgedeckten Bereich problematisch und in der Regel mit Vorsicht zu behandeln. Große Vorsicht ist auch angebracht, wenn der Zusammenhang zwischen 2 Merkmalen kausal interpretiert wird. Es ist offensichtlich, daß ein funktionaler Zusammenhang zunächst nur formal mathematischer Natur ist, dem man eine substantielle (z. B. physikalische, chemische) Grundlage nicht ansehen kann. Kausale Interpretationen ergeben sich somit

keinesfalls aus der Berechnung einer Regression, sondern nur aus der Verbindung mit anderen Einsichten, die außerhalb der betrachteten Daten liegen. Ähnliches war ja bereits bei der Auswahl der funktionalen Grundstruktur zu bemerken.

Kommen wir zurück zur *Regression zum Mittel*. Formal läßt es sich als Spezialfall der obigen Ausführungen ansehen, wenn die Merkmale X und Y in gleichen Einheiten gemessen werden. Regression zum Mittel bedeutet nichts weiter, als daß die Steigung einer Regressionsgerade flacher ist als die Winkelhalbierende. Damit fällt die Zunahme bzw. Annahme von Y immer geringer aus als die Zunahme bzw. Abnahme von X. Dies entspricht der genannten Beobachtung der Körpergröße an Vätern und Söhnen (Abb. 5.6).

Regression zum Mittel ist praktisch bedeutsam und wird beispielsweise in der Diagnostik oft übersehen.

Beispiel: Wir wählen aus einer repräsentativen Stichprobe von Personen nur diejenigen mit diastolischen Blutdruckwerten von mehr als 100 mmHg aus, und bezeichnen sie als Hypertoniker. Im Durchschnitt weist die Gruppe folglich einen Wert von über 100 mmHg auf. Nach einem therapiefreien Monat führen wir die Untersuchung an dieser Teilgruppe wieder durch. Die Regression zum Mittel läßt uns nunmehr erwarten, daß zahlreiche „Hypertoniker" jetzt niedrigere Werte aufweisen, und daß der Durchschnittswert der ganzen Gruppe abgenommen hat. Dieses Phänomen erklärt sich damit, daß der Gruppendurchschnittswert abgenommen hat: Einige der Patienten gerieten nur aufgrund wenig wahrscheinlicher großer Zufallseffekte über den Schwellenwert, während bei der nächsten Bestimmung der Zufallseffekt geringer ausfällt. Es ist eben unwahrscheinlich, daß in 2 aufeinanderfolgenden Messungen zufällig gleich große Meßwerte auftreten. Die Regression zum Mittel ist somit als ein probabilistischer Effekt erklärbar. Sie ist im diagnostischen Bereich immer dann bedeutsam, wenn man aufgrund von einmaligen Messungen nach Schwellenwerten die Zugehörigkeit zu einem Krankheitszustand erklärt. Die Rückbildung einer so definierten Erkrankung wird also in manchen Fällen weder der Therapie noch der

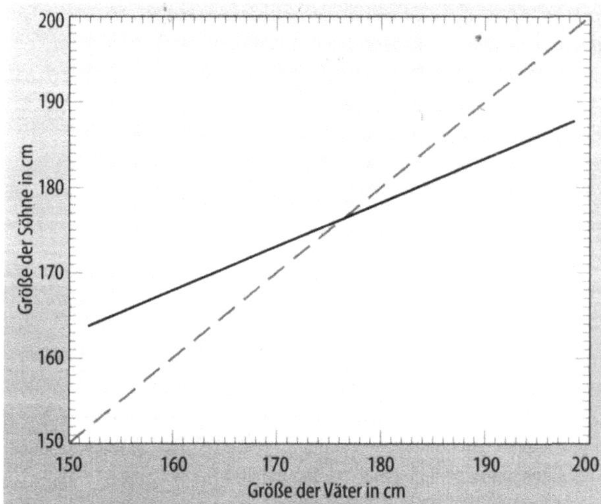

Abb. 5.6. Regression auf das Mittel der Körpergröße von Vätern und Söhnen (*durchgezogene Linie,* Steigung < 1)

Genesung zuzurechnen sein. Das Ausmaß der Regression zum Mittel jedoch hängt nicht nur von der Wahl der Schwelle und der Varianz des Zufallsprozesses ab, sondern wird durch die mit einer wirklichen Erkrankung einhergehenden systematischen Krankheitseffekte abgeschwächt.

5.8.3
Statistische Schlußweise

5.8.3.1
Vorbemerkungen und Grundbegriffe

Statistische Methoden sind in der Medizin zu einem unverzichtbaren Instrument der Erkenntnisschöpfung geworden. In diesem Abschnitt wollen wir einige grundlegende Konzepte statistischer Schlußweisen erörtern, ohne dabei in die mathematischen und technischen Details eindringen zu wollen. Der interessierte Leser sei auf die Vielzahl der Lehrbücher zur Wahrscheinlichkeitstheorie und zur angewandten Statistik verwiesen (z. B. Cox u. Hinkley [304], Gnedenko [658], Silvey [829], Hartung [826], Sachs [1656]. Wir werden erläutern, welche Modellvorstellungen die heutigen Paradigmen der

statistischen Schlußweise beherrschen. Wir werden ferner darauf eingehen, wo Stärken und Schwächen dieser Ansätze gesehen werden können.

Ein wesentliches Grundkonzept der Statistik ist die Vorstellung der *Variabilität von gleichartig erscheinenden Beobachtungseinheiten.* Es entspricht einer Grunderfahrung, daß sich an einem physikalischen, chemischen oder biologischen System auch dann noch Variabilität zeigt, wenn man glaubt, alle bekannten Einflußgrößen gemessen zu haben. Eindrucksvoll ist das Beispiel des Würfels oder der Münze. Obwohl es sich um vollkommen regelmäßige und damit vermeintlich berechenbare Systeme handelt, werden beide als Prototypen des Zufallsspiels akzeptiert. Es ist in diesem Buch mehrfach über das Wesen des Zufalls spekuliert worden. So hatte im 18. Jahrhundert Laplace die Auffassung, daß die Welt vollständig determiniert sei, wir aber nur unvollständige Kenntnis von ihr hätten und daher die Ergebnisse unvorhersehbar wären.

Ein solches mechanistisches Weltbild hat in diesem Jahrhundert durch die

Entdeckung der Quantenmechanik und durch die Unvorhersagbarkeit des deterministischen Chaos eine Relativierung erfahren (dazu 1.3, 1.4).

Ohne die philosophische Diskussion zu diesem Thema weiterzuführen, wird allerdings die Notwendigkeit deutlich, die Gesetzmäßigkeiten des Zufalls durch eine eigene Begrifflichkeit zu fassen. Dies führt zu der Auffassung, daß für jeden Zufallsprozeß eine geeignete Beschreibung in Form eines (probabilistischen) Modells zu suchen ist. Die Einführung des Modellgedankens macht deutlich, daß man nur die wesentlichen Charakteristika eines Zufallsprozesses qualitativ und quantitativ beschreiben und dabei von den Individualitäten eines einzelnen Ereignisses abstrahieren möchte. Zweifellos ist die Formulierung eines Modells ein intellektueller Akt, der von Einsichten in die Substanzwissenschaft und in die Kenntnisse des speziellen Phänomens geleitet werden muß (siehe Induktion in 5.7.7). Dies macht deutlich, daß die Wahl eines Zufallsmodells eine Ermessensfrage ist, und nicht kanonischen Regeln unterworfen sein kann. Um allerdings die Willkür zu begrenzen, legt man im Rahmen statistischer Schlußverfahren großen Wert darauf, eine Überprüfbarkeit der angenommenen Modelle zu gewährleisten. Dabei steht der Grundgedanke Pate, daß ein einmal ausgewähltes Modell Vorhersagen für ein noch durchzuführendes Zufallsexperiment machen soll. Auf diese Weise wird überprüft, ob ein Modell in der Lage ist, empirische Beobachtungen in angemessener Weise zu beschreiben. Wir erkennen somit, daß statistische Schlußweisen etwas mit dem Erkenntnisprozeß zu tun haben, indem die Vorstellung von den Dingen mit der Phänomenologie der Dinge zum Vergleich gebracht wird (s. a. 5.7.7).

Dabei besteht die Formulierung eines probabilistischen Modells darin, für einen Zufallsprozeß die geeignete statistische Verteilungsfunktion bzw. Dichtefunktion auszuwählen. Beispielsweise können für eine kontinuierlich verteilte Größe folgende Verteilungen geeignet sein, z. B.:

- eine *Normalverteilung*,
- eine *logarithmische Normalverteilung* oder
- eine *Exponentialverteilung*.

Für einen dichotomen Prozeß kann z. B.:

- eine *Binomialverteilung*

zutreffend sein.

Welche Verteilungen einem biologischen Problem adäquat sind, läßt sich oft nur aufgrund detaillierter Einsichten in einen speziellen Problemkreis beantworten. Alle diese genannten Verteilungsfunktionen bzw. Dichtefunktionen haben ein gemeinsames Charakteristikum: Sie zählen zu den sog. parametrischen Verteilungen, auf die wir uns im folgenden beschränken wollen.

Parametrische Verteilungen: Sie haben die Eigenschaft, daß die gesamten funktionalen Beziehungen für alle denkbaren Zufallswerte durch wenige Parameter festgelegt werden. Beispielsweise ist eine Normalverteilung durch 2 Parameter eindeutig festgelegt. Dieses sind der Mittelwert und die Varianz. Eine Exponentialverteilung ist allein durch die Halbwertsbreite, eine Binomialverteilung durch die Erfolgswahrscheinlichkeit festgelegt.

Grob vereinfacht, geht man bei statistischen Schlußverfahren wie folgt vor: Zunächst legt man aufgrund spezieller Problemkenntnis ein Modell fest. Dies entspricht der Wahl eines Typus von Verteilungsfunktionen. Nun ist allerdings über die Parameter in der Regel nichts oder wenig bekannt. Das Ziel eines Zufallsexperiments besteht darin, mittels experimenteller Beobachtungen zu Aussagen über die speziellen Parameter zu kommen. Dabei kann man 2 Problembereiche unterscheiden. Zum einen kann man daran interessiert sein, aufgrund einer vorliegenden Stichprobe die angemessenen Parameter eines Modelles zu schätzen. Dies wird uns später zum Thema der Punkt- und Intervallschätzung führen. Zum anderen besteht die Möglichkeit, vor Durchführung eines Zufallsexperiments nicht nur die Modellart zu wählen, sondern auch über die Parameter eine bestimmte Festlegung zu treffen und ihre Übereinstimmung mit den Daten zu prüfen. Dies impliziert eine vollkommene Festlegung der Verteilungsfunktion und nicht nur von deren Typus. Eine derartige Festlegung von Modell und Parameter nennt man im Rahmen der frequentistischen Statistik (s. unten) eine *statistische Hypothese*. Die Durchführung eines Zufallsexperimentes hat zum Ziel, aufgrund einer Stichprobe zu überprüfen, ob die Daten und Beobachtungen mit dieser Hypothese verträglich sind.

5.8.3.2
Frequentistische Statistik

Gesetz der großen Zahl

Das derzeit am weitesten verbreitete Paradigma *statistischer Inferenz* beruht (trotz der in 5.7.4.2 dargestellten Einwände) auf dem frequentistischen Standpunkt. Ihm liegt eine besondere Auffassung über den Wahrscheinlichkeitsbegriff zugrunde. Ein Grundproblem besteht häufig gerade darin, daß man die einem Prozeß zugrunde liegenden Wahrscheinlichkeiten nicht kennt und erst ermitteln muß. Im Gegensatz zu einem regulären Würfel,

bei dem durch einfache physikalische Überlegungen klar ist, daß die Wahrscheinlichkeit für jede Fläche $1/6$ beträgt, sind solche Aussagen, zum Beispiel für den Erfolg einer neuen Medikation, nicht möglich. Wie kann man in solcher Situation zu einer quantitativen Wahrscheinlichkeitsbeschreibung kommen? Sowohl theoretisch wie auch empirisch wurde nachgewiesen, daß sich Wahrscheinlichkeiten in einem bestimmten Sinne als *Grenzwert von Häufigkeiten* darstellen lassen. Diesem Sachverhalt liegen die Gesetze der großen Zahl zugrunde.

Das schwache Gesetz der großen Zahl wurde bereits von dem Mathematiker Bernoulli um 1700 herum angegeben. Wenn man n Wiederholungen eines Zufallsexperiments anstellt, die jedes Mal mit der Wahrscheinlichkeit p für Erfolg durchgeführt werden, dann nähert sich die relative Häufigkeit von Erfolgen der vorgegebenen Wahscheinlichkeit p immer mehr an, je größer die Zahl der Versuchswiederholungen ausfällt. Dabei ist diese Annäherung nur im Mittel gültig, kann aber für einzelne Versuchsreihen auch große Abweichungen aufweisen (s. 5.7.4.2). Der amerikanische Statistiker K. Pearson hat beispielsweise einmal in einem Zufallsexperiment 12 000fach eine Münze geworfen und dabei 6019mal Kopf geworfen; in einem zweiten Experiment warf er 24 000mal eine Münze und erzielte 12 012mal Kopf als Ergebnis. Es wird deutlich, daß die Annäherung an die exakte Wahrscheinlichkeit 0,5 fast, aber nicht genau eintrat.

Erst in diesem Jahrhundert gelang der Nachweis des *starken Gesetzes der großen Zahl*, das sicherstellte, daß bei zunehmender Fallzahl n die Annäherung von relativen Häufigkeiten an die Wahrscheinlichkeiten eines Ereignisses tatsächlich auch immer mit Sicherheit garantiert werden kann. Dabei ist die Aussage allerdings nur so gestaltet, daß diese Annäherung in beliebiger Präzision *irgendwann* erreicht wird. Es ist aber keine Aussage darüber möglich, wie schnell diese Annäherung vonstatten geht. Eine eingehendere Diskussion der Gesetze der großen Zahl findet man u. a. bei Gnedenko [657, 658] (s. auch 5.7.4.2).

Auf diesem mathematischen Fundament bauen die sog. Frequentisten auf. Sie gehen von dem Grundgedanken aus, daß man Wahrscheinlichkeiten nur durch relative Häufigkeiten ermitteln kann, die man in langen Versuchsreihen feststellt. Sie sprechen vom Prinzip der Ermittlung von Wahrscheinlichkeiten aus relativen *Häufigkeiten „in the long run"*. Da die Gesetze der großen Zahl selbst aber nur Gesetze mit dem Charakter von Wahrscheinlichkeitsaussagen sind, gelten sie streng genommen nicht für eine Versuchsreihe allein, sondern nur für wiederholte gleichartige Versuchsreihen. Daher sprechen Frequentisten auch vom Prinzip der Versuchswiederholung (*„Repeated-sample-Prinzip"*). Diese Prinzipien haben weitreichende Konsequenzen im frequentistischen Kontext. Zumindest gedanklich stellt man sich vor, daß man ein Zufallsexperiment beliebig häufig in der gleichen Weise wiederholen kann. Neben dem Gesetz der großen Zahl und dem daraus abgeleiteten Prinzip der Versuchswiederholung, wird von den Frequentisten der Standpunkt vertreten, daß die Modellparameter unverrückbar festliegende Systemgrößen sind, die ihnen vor Beginn eines Versuches unbekannt sind. Die empirischen Daten einer Versuchsreihe werden dann genutzt, um Aussagen über diese Parameter zu gewinnen. Das „Repeated-sample-Prinzip" trägt dafür Sorge, daß man die wünschenwerten und wahren Eigenschaften dieser Parameter in hypothetischen Versuchswiederholungen ausfindig machen kann. Eine weitere Einschränkung wird häufig damit vorgenommen, daß man auf vielerlei Detailaspekte einer Stichprobe verzichtet. Beispielsweise spielt die Reihenfolge von Beobachtungen oft keine Rolle. Häufig versucht man die Information einer gesamten Beobachtungsserie in eine oder sehr wenige Zahlen (z. B. Mittelwerte, Anzahl von Erfolgen) zusammenzufassen. Man kann dies als *Prinzip der suffizienten Datenreduktion bezeichnen.*

Im wesentlichen stellen sich im Rahmen statistischer Schlußverfahren folgende 2 Fragen:

1. Sind die beobachteten Daten konsistent mit dem angenommen Modell?
2. Wenn die Daten mit dem angenommenen Modell übereinstimmen, was kann man dann von den Daten über die unbekannten Parameter schließen, oder über Daten weiterer Beobachtungen vorhersagen?

Dies sind zentrale Fragen der schließenden Statistik.

Nach Cox u. Hinkley [304] gibt es keine verbindlichen Regeln bei der Modellauswahl. Jedoch sollten folgende Überlegungen Berücksichtigung finden:

- Es sollte eine enge Beziehung zwischen der Theorie und dem experimentellen Wissen über ein System geben.
- Jeder Parameter sollte eine klare und anschauliche Interpretation haben.
- Modelle sollten so sparsam wie möglich formuliert werden, um die Übersichtlichkeit und Interpretierbarkeit zu wahren.

Neben dem starken Gesetz der großen Zahl und dem Prinzip der suffizienten

Datenreduktion, ist noch ein weiteres Prinzip in der frequentistischen Statistik von Bedeutung. Es wird das starke *Likelihood Prinizip* genannt. Darin wird festgelegt, unter welchen Bedingungen die Schlußfolgerungen aus 2 verschiedenen statistischen Modellen zum gleichen Ergebnis führen. Unter einer Likelihood wird eine mathematische Funktion verstanden, die sich aus der Wahrscheinlichkeitsdichtefunktion ableiten läßt. Eine Dichtefunktion gibt vereinfacht an, wie sich die Wahrscheinlichkeiten für verschiedene Stichproben bei gegebenen Modellparametern ändern. Häufig ist man jedoch an der umgekehrten Fragestellung interessiert und möchte wissen, wie sich die Wahrscheinlichkeit für eine bestimmte Stichprobe ändert, wenn man die Modellparameter variiert. Insbesondere würde man gerne erfahren, welche Parameterwahl mit einer bestimmten Stichprobe am besten vereinbar ist, bzw. welche zur besten Modellanpassung führt. Sofern man die Wahrscheinlichkeitsdichtefunktion nicht nur als Funktion der Stichprobenrealisierung, sondern auch als Funktion der Modellparameter auffaßt, bezeichnet man sie als *Likelihoodfunktion*. Soweit wir sehen, geht dieser Begriff auf den britischen Statistiker R. A. Fisher zurück [561, 562]. Er ging von der Vorstellung aus, daß man innerhalb eines Modells diejenigen Parameter wählt, die zu einer bekannten Stichprobe am besten passen. Das starke Likelihood-Prinzip sagt nun, daß 2 Zufallssysteme mit verschiedenen Stichproben dann zu den gleichen Schlußfolgerungen führen müssen, wenn die Likelihoodfunktionen (bis auf einen Porportionalitätsfaktor) identisch sind. Während das Prinzip der suffizienten Stastistik bedeutet, daß alle relevante Information einer Stichprobe in einer Maßzahl

verdichtet werden kann, besagt das Likelihood Prinzip, daß gleichartige Parameterabhängigkeit der Modelle zu gleichen Schlußfolgerungen führen müssen. Die Likelihoodfunktionen stellen somit eine wesentliche Begrifflichkeit der statistischen Inferenz dar. Sie gestatten es, die Eignung von Modellen bezüglich vorgegebener Stichproben zu bewerten.

Schätzen von Parametern

Punktschätzung. Eine wesentliche Zielstellung statistischer Schlußfolgerungen im frequentistischen Sinne ist, den unbekannten Wert eines Parameters bei vorgegebener Modellwahl aufgrund empirischer Beobachtungen zu schätzen. Unter einer Punktschätzung versteht man die Ermittlung eines bestmöglichen Parameterschätzwertes aus gegebenen Daten. Punktschätzung erfordert somit die Anwendung eines Optimalitätskriteriums. Im frequentistischen Ansatz sind die Optimalitätskriterien so gewählt, daß die Optimalität dann garantiert wäre, wenn das Zufallsexperiment unendlich oft wiederholt würde, und wenn man eine Mittelung aller möglichen Datensätze vornähme. Das Konzept der Punktschätzung basiert somit auf der Grundidee, über mögliche Datensätze zu mitteln.

Das *frequentistische Konstruktionsverfahren* verlangt eine Festlegung der Verfahrensweise vor der Durchführung des Versuchs und kann somit als präexperimenteller Ansatz eingeschätzt werden. Unzulässig sind Verfahrensweisen, bei denen je nach Zwischenergebnis bestimmter Untersuchungsreihen mehr oder weniger viele weitere Untersuchungen unternommen werden. Die mathematische Theorie von optimalen Punktschätzern ist sehr ausgedehnt; man hat eine Reihe von wünschenswerten Eigenschaften für solche Größen gefordert und erfüllt. Eine der wichtigsten ist die Eigenschaft der *Verzerrungsfreiheit*. Sie bedeutet, daß das Konstruktionsverfahren von Punktschätzern so ausgelegt sein sollte, daß die unbekannten wahren Parameterwerte durch die Punktschätzung nicht systematisch immer überschritten bzw. unterschritten werden. Diese Eigenschaft ist jedoch keineswegs immer erfüllbar und kann oftmals nur approximativ erreicht werden.

Methode der kleinsten Quadrate. Ein Großteil der statistischen Verfahren (z. B. Korrelationsanalyse, Regressionsanalyse, Varianzanalyse) benutzt als Optimalitätskriterium die Minimierung des Abstandes aller Datenpunkte von der geschätzten Modellfunktion mittels der Methode der kleinsten Quadrate.

Maximum-likelihood-Methode. Ein anderes Verfahren ist die sog. Maximum-Likelihood-Methode. Bei ihr bestimmt man den Parameterschätzwert so, daß diejenige Likelihoodfunktion gewählt wird, bei der die Wahrscheinlichkeit für eine bestimmte Beobachtung maximiert wird. Man macht dabei die grundlegende Annahme, daß eine Beobachtung unter bestimmten Mitgliedern einer Familie von Dichtefunktionen eher wahrscheinlich ist, als unter anderen und daß man von all denjenigen in Frage kommenden Dichtefunktionen bzw. (Likelihoodfunktionen) diejenige auswählt, unter der eine bestimmte Beobachtung am wahrscheinlichsten ist. Diese Maximum-likelihood-Schätzmethode ist eine außerordentlich verbreitete Verfahrensweise für viele statistische Untersuchungen geworden und hat sich insbesondere bei großen Stichprobenumfängen bewährt. Dabei braucht das

Verfahren technisch aufwendige Berechnungen, die aber mit heutigen Computern zu lösen sind. Das wesentliche Problem der Maximum-likelihood-Methode besteht konzeptionell darin, daß die beste Anpassung an die gegebenen Daten nicht unbedingt impliziert, daß der wahre, aber unbekannte Parameter mit der Schätzung übereinstimmt.

Schätzung von Konfidenzintervallen. Während die Punktschätzung eines Parameters zum Ziele hat, den bestmöglichen Parameterwert aus einem Datensatz nach einem bestimmten Optimalitätskriterium abzuleiten, geben Punktschätzer keine Information darüber, wie gut sich dieser Wert an den wahren unbekannten Wert annähert. Dies führt zu dem Wunsch, ein Intervall von Parameterwerten anzugeben, die mit einer vorgegebenen Zuverlässigkeit mit den Daten konsistent sind. Die Suche nach Bereichen von plausiblen Parametern führte auf das Konzept der Konfidenzintervalle. Es gibt verschiedenartige Methoden, Konfidenzintervalle zu konstruieren. Dies hängt wiederum davon ab, welche Gütekriterien zugrunde gelegt werden. Häufig benutzt man aus praktischen Erwägungen, als obere bzw. untere Intervallgrenzen die Grenzen der Annahmebereiche von (einseitigen) Signifikanztests mit vorgegebenen Irrtumsniveau (s. unten: Hypothesentestung). Obwohl diese Art von Konfidenzintervallen nicht die einzige und nicht unbedingt die beste Konstruktion darstellt, bietet sie den Vorteil, daß die Interpretation der Hypothesentestung damit zugleich ermöglicht wird. Es bürgert sich derzeit im internationalen Schrifttum immer mehr ein, zu wichtigen Punktschätzern zugehörige Konfidenzintervalle mit anzugeben, da so die Güte der Punktschätzung besser zu beurteilen ist.

Testen von Hypothesen

Obwohl das Testen statistischer Hypothesen bereits im vergangenem Jahrhundert wissenschaftliche Praxis war, wurde diese Theorie erst in diesem Jahrhundert voll entwickelt. Ein Meilenstein hierbei, war die Entdeckung des *t-Test* von „Student" (1908). Wesentliche Beiträge zur Entwicklung dieses Konzeptes lieferte der englische Statistiker R. A. Fisher (1890–1962), sowie die amerikanischen Statistiker J. Neyman (1894–1981) und K. Pearson (1895–1980). Nachfolgend möchten wir kurz die berühmte Fisher-Neyman Kontroverse skizzieren, da sie in einigen Punkten verdeutlicht, wie sich das heutige Paradigma der testenden Statistik entwickelt hat und wo dessen Grenzen liegen.

Es sei vorweggeschickt, daß das Testen von Hypothesen in der heutigen Fassung einer empiristischen Vorgehensweise entspricht, in der ein Versuchsplan, eine Forschungshypothese und eine Auswertungstrategie a priori vor dem Versuch festgelegt werden müssen. Durch diese Forderung steht die Überprüfbarkeit der Hypothese, insbesondere der sog. *Nullhypothese*, im Zentrum des Interesses. Nullhypothesen können aus verschiedener Motivationslage herrühren. Sie können Vorhersagen einer wissenschaftlichen Theorie darstellen, die man mittels experimenteller Beobachtungen im Sinne Poppers [1518] falsifizieren möchte. Nach dieser Vorstellung resultiert Erkenntnisgewinn nur dadurch, daß man die Hypothese aufgrund empirischer Beobachtungen verwerfen muß. Hingegen ist die Übereinstimmung eines Datums mit einer Hypothese nur von bedingtem Wert, da im statistischen Sinne nicht entscheidbar ist, ob ein systematischer Effekt vorliegt, der durch Zufallsvariationen verdeckt ist, oder ob es sich um eine

Zufallsvariation handelt, ohne daß ein systematischer Effekt zugrunde liegt. Eine andere Motivation einer Nullhypothese könnte darin bestehen, Abwesenheit einer bestimmten Struktur anzunehmen. Beispielsweise wird bei der Zusammenhangsanalyse (z. B. Korrelation) oftmals der Nullhypothese unterstellt, daß kein Zusammenhang zwischen mehreren gleichzeitig beobachten Merkmalen existiert. Der statistische Test prüft dann, ob die vorliegenden Daten entgegen der Nullhypothese doch für einen statistischen Zusammenhang sprechen. In einem dritten Sinne können Nullhypothesen die einfachste oder vorteilhafteste Annahme eines Sachverhaltes beinhalten (z. B. Steigung einer Regression = 0), und man prüft, ob komplexere Zusammenhänge vorliegen.

Wie man sieht, ist die Wahl der Nullhypothese ein intellektueller Akt, in den Wahlmöglichkeiten eingehen.

Konzeption von Fisher. Er sah die Statistik vor allem als Wissenschaft der unsicheren Inferenz durch Induktion (s. 5.7.7) an: Die Likelihoodfunktion wurde von ihm eingeführt und als Maß für eine rationale Einschätzung („belief") gesehen, wenn man von der Stichprobe auf die gesamte Population schlußfolgert. Hier wird deutlich, daß er keine streng frequentistische Sicht der Wahrscheinlichkeit verfolgt hat. Ergeben sich konkrete Daten, so läßt sich unter der vorgegebenen Nullhypothese berechnen, mit welcher Wahrscheinlichkeit eine weitere Stichprobe einen noch extremeren Wert annehmen würde. Diese Wahrscheinlichkeit läßt sich als empirisches Signifikanzniveau bezeichnen und wird heute mit dem viel zitierten *„p-Wert"* gekennzeichnet. Das empirische Signifikanzniveau stellt somit eine Aussage darüber dar, wie wahrscheinlich unter einer angenommenen Nullhypothese noch extremere Resultate entstehen können, die allein durch eine Zufallsvariation erklärbar sind. Fisher selbst hat später vorgeschlagen, für praktische Entscheidungsfragen ein „erlaubtes" Signifikanzniveau festzulegen und hat die Werte von 1% und 5% in den meisten Fällen für geeignet gehalten; andere Autoren kamen später auf 2%.

Konzept von Neyman und Pearson. Neyman und Pearson wollten im Gegensatz zur Fisher-Induktionsmethode grundsätzlich bei einer deduktiven Verfahrensweise bleiben. Sie unterstellten, daß es, wenn auch unbekannte, Wahrscheinlichkeiten in den realen Prozessen gibt, und daß aus diesen die beobachteten Daten folgen. Insbesondere Neyman beabsichtigte, eine mathematische Theorie der Statistik ausschließlich auf dem frequentistischen Konzept von Wahrscheinlichkeiten aufzubauen und entwickelte dabei ein Konzept der Kontrolle von Fehlurteilen und Fehlentscheidungen. Das Konzept des entscheidungsbasierten und damit verhaltensbasierten induktiven Verfahrens drückte er wie folgt aus: „Ohne Hoffnung, zu wissen, ob jede Hypothese für sich falsch oder richtig ist, sollten wir unser Augenmerk auf Regeln richten, die sichern, daß wir in langfristiger Erfahrung nicht zu oft falsch liegen" (Übersetzt von den Verf.).

Wir erkennen zunächst, daß diese Konzeption ganz wesentlich auf der frequentistischen Weltsicht aufbaut. Des weiteren soll die Häufigkeit von Fehlentscheidungen minimiert werden. Von diesen sind 2 zu nennen: Ein Fehler 1. Art liegt vor, wenn eine Nullhypothese fälschlicherweise verworfen wird. Dies *impliziert, daß ein tatsächlich zufällig entstandenes extremes Ergebnis für systematisch gehalten wird. Die Wahrscheinlichkeit eines Fehlers 1. Art* wird auch Irrtumswahrscheinlichkeit α genannt, bzw. α-Niveau.

Neyman und Pearson gingen einen Schritt weiter und verlangten für ihre Entscheidungstheorie auch die Formulierung einer Alternativhypothese. Zu jeder *Nullhypothese* ist demnach eine *Alternativhypothese* zu formulieren. Im einfachsten Falle besteht eine Nullhypothese darin, daß für sie ein bestimmter Parameterwert angenommen wird, hingegen ein anderer Parameterwert für die Alternativhypothese. Durch beide Hypothesen sind dann eindeutig 2 voneinander verschiedene Dichtefunktionen festgelegt. So, wie eine Fehlentscheidung unter der Nullhypothese auftreten kann, ist nun auch eine Fehlentscheidung unter der Alternativhypothese möglich. Ein Fehler 2. Art beschreibt solche Ergebnisse, in denen die Nullhypothese aufgrund von Daten beibehalten wird, obwohl in Wirklichkeit die Alternativhypothese zutrifft. Die *Wahrscheinlichkeit für den Fehler 2. Art* wird üblicherweise mit β gekennzeichnet. Die Wahrscheinlichkeit für eine richtige Entscheidung zugunsten der Alternativhypothese $(1-\beta)$ wird auch die *Mächtigkeit* (engl.: power) eines statistischen Tests genannt. Wie man unmittelbar sieht, sind Nullhypothese und Alternativhypothese nicht wesensgleich. Es herrscht ein deutliches Ungleichgewicht, da die Nullhypothese als die zu verwerfende Hypothese immer besonders ausgezeichnet ist. Es besteht ja die Absicht gerade darin, die Nullhypothese zu falsifizieren. Das Neyman-Pearson-Verfahren sucht nun aus all denjenigen statistischen Tests solche heraus, die bei vorgegebener Wahrscheinlichkeit für den Fehler 1. Art (Irrtumswahrscheinlichkeit) die Power des Tests, das heißt die Wahrscheinlichkeit für die richtige Entscheidung zugunsten der Alternativhypothese, maximieren. Diese Konzeption führt offenbar unweigerlich auf eine präexperimentelle Testtheorie über die möglichen Datensätze, so daß die Versuchsplanung und die damit verbundene Fallzahlkalkulation vor Beginn durchzuführen sind.

Des weiteren verlangt die Neyman-Pearson Theorie eine klare Entscheidung (d.h. H_0 akzeptieren oder verwerfen). Die Vorstellung eines empirischen Signifikanzniveaus (p-Wert nach Fisher) hat in dieser Theorie keinen Platz, denn die Theorie von Fisher ist nicht auf Entscheidungen in diesem Entweder-oder-Sinne ausgerichtet.

Die Testtheorie nach Neyman-Pearson verlangt somit zumindest konzeptionell die Festlegung von klaren Alternativen. Dies ist oft unbefriedigend, da sie künstlich oder unbegründbar sein können. Des weiteren führt das Konzept durch seine rigide Forderung nach präexperimenteller Versuchsplanung zu der Konsequenz, daß Zwischenanalysen während der Versuchsführung problematisch sind. Zudem hat die Neyman-Pearson-Konzeption gezeigt, daß nur wenige statistische Tests die mathematische Eigenschaft des maximalen Powergewinns wirklich aufweisen. Dennoch ist die Neyman-Pearson-Konzeption zum vorherrschenden Paradigma der Statistik geworden. Dies ist vermutlich darauf zurückzuführen, daß die Verfahrensweise in einem gewissen Sinne standardisiert, kommunikabel und objektiv ist.

In der Praxis vermischen sich häufig die verschiedenen Konzepte. So findet man in der medizinischen Literatur oft Angaben zu Null- und Alternativhypothesen mit Tests zum Niveau α neben Angaben zu p-Werten. Aber auch Signifikanzaussagen sind gelegentlich problematisch, denn Signifikanzwerte geben keine quantitative Information über die Größe eines Effektes. Außerdem sind sie stark von der Fallzahl abhängig. So kann man bei zu kleinen Fallzahlen selbst große Effekte übersehen und bei großen Fallzahlen kann man irrelevant kleine Effekte mit großer Signifikanz nachweisen. Die Einschätzung der Größenordnung von Effekten sollte somit durch Angabe von Punktschätzern und Angabe von Konfidenzintervallen erfolgen. Signifikanzaussagen müssen in aller Regel als unzureichend angesehen werden.

Auf ein gerade in der Medizin immer *wieder auftretendes Problem des Mißbrauchs von Hypothesentests* sei hier kurz eingegangen. Es ist das Problem des explorativen multiplen Einsatzes von Tests an multivariatem Datenmaterial. Stellen wir uns vor, daß wir einen Datensatz mit 50 Meßgrößen an 2 identisch ausgewählten Probandengruppen erhoben haben. Die Nullhypothesen lauten in allen 50 Fällen auf „kein Unterschied". Die Irrtumswahrscheinlichkeit möge in jedem Fall $\alpha = 0{,}05$ betragen.

Wie groß ist dann die Wahrscheinlichkeit, daß mindestens ein Test für eine Meßgröße einen fälschlich signifikanten Unterschied (d.h. einen Fehler 1. Art) ausweist? Mathematisch läßt sich diese Wahrscheinlichkeit leicht berechnen als $1 - (1 - \alpha)^n$, wobei n die Zahl der durchgeführten Tests ist. Die Abb. 1.35 zeigt eindrucksvoll die Gefahr!

Man erkennt, daß das Testen der Hypothesen für alle 50 Meßgrößen fast mit Sicherheit signifikante Unterschiede zwischen den beiden Gruppen in irgendeinem Merkmal produziert, obwohl diese allein auf den Zufall zurückzuführen sind. Leider wird diese Gefahr von unerfahrenen Anwendern verkannt, und sie erklären solche

Unterschiede für klinisch relevant mit entsprechenden Konsequenzen. Dies ist vor allem darauf zurückzuführen, daß der *präexperimentelle Charakter der Testtheorie* nicht beachtet wird. Der Gefahr des multiplen Testens kann man nur durch Festlegungen der Auswertungsstrategie in der Versuchplanung vorbeugen, und gegebenenfalls durch eine Adjustierung der Irrtumswahrscheinlichkeiten. Eine Empfehlung lautet beispielsweise, daß bei der geplanten Durchführung von k statistischen Tests jeder einzelne nur mit dem Irrtumsniveau α/k unternommen wird. Diese Verfahrensweise erlaubt es, falsch positive Schlußfolgerungen zu kontrollieren.

Ein weiterer Fehler, der häufig gemacht wird, bedarf einer Erwähnung: Häufig findet man Formulierungen wie „Die Wahrscheinlichkeit dieser Hypothese ist…". Solche Aussagen sind natürlich im frequentistischen Kontext unsinnig und haltlos, denn die Wahrheit einer Hypothese ist kein Ereignis in einem wiederholbaren Experiment. Hypothesen selbst sind keine Daten und damit nicht durch Wahrscheinlichkeitsaussagen zu belegen. Richtig wäre zum Beispiel

„Die Nullhypothese ist falsch und kann zugunsten der Alternativhypothese verworfen werden. Diese Aussage ist jedoch mit Wahrscheinlichkeit α in dem Sinne irrig, daß dasselbe Resultat bei beliebig häufiger gleichartiger Versuchswiederholung in $100 \cdot \alpha\%$ der Experimente auch unter Gültigkeit der Nullhypothese eintrifft."

Damit wird deutlich, daß die Neyman-Pearson-Theorie sich nicht mit der Inferenz bezüglich der Hypothesen beschäftigt, sondern lediglich eine Lösung für ein Entscheidungsproblem mit einer Optimalitätseigenschaft sucht. Von vielen Statistikern wird deshalb die Einengung in eine Ja-Nein-Entscheidung als unbefriedigend empfunden. Vielen nichtstatistischen Laien ist diese Konstruktion ohnehin nur schwer zu vermitteln. Es scheint daher sinnvoll, den Blick noch auf ein anderes Vorgehen bei statistischer Schlußweisen zu werfen, das wir im nachfolgenden Abschnitt kurz ansprechen.

5.8.3.3
Bayesianische Statistik

In der Bayesianischen Statistik wird eine gegenüber der frequentistischen Statistik gänzlich andere Sichtweise verfolgt. Hierbei ist der Parameter einer Dichtefunktion nicht mehr als fix und unbekannt unterstellt. Vielmehr wird er als der realisierte Wert einer Zufallsvariablen gesehen, die bereits (a priori) vor der Durchführung des Experiments eine bestimmte Verteilung aufweist. Folglich wird in dieser Theorie eine viel höhere Kenntnis über die Parameter schon am Anfang nötig, denn sie erfordert die Spezifikation der Verteilung von Parametern schon vor Versuchsbeginn, was in der frequentistischen Konzeption nicht möglich ist. Dagegen bietet das Bayes-Theorem die Möglichkeit, durch Daten die Verteilung der Modellparameter verändern zu lassen. Jedes hinzukommende Datum hat einen Einfluß. Dies impliziert offensichtlich eine Art Lernprozeß über die Lage der Modellparameter. Ein solches Konzept hat für die Medizin einen großen Reiz, zumal konstante Versuchsbedingungen, wie sie in physikalischen Experimenten vorliegen, in der Regel nicht herstellbar sind. Ohnehin erscheint es Biologen leicht, die Verteilung von Parametern als eine biologische Eigenschaft grundsätzlich zu akzeptieren. Die Bayesianische Statistik bietet durch ihre Konzeption ein postexperimentelles Vorgehen an. Daten sind nicht eigens zu planen, sondern sie können als gegeben benutzt werden. Die Aktualisierung der Modellanpassung kann ständig erfolgen; es wird lediglich die Interpretation verlangt. Damit werden weniger strenge Anforderungen an die Versuchplanung gestellt als im frequentistischen Paradigma. Die Bayes-Statistik hat zweifellos eine große intuitive und logische Klarheit und entspricht dem Grundgesetz des Lernens aus Erfahrung.

Die *Problematik des Bayesianischen Verfahrens* liegt auf mehreren Ebenen. Einerseits gibt es häufig die Schwierigkeit, die Priorverteilung geeignet zu wählen. Grundsätzlich kann dies in einigen Fällen durch detaillierte experimentelle Vorkenntnis quantitativ legitimiert werden. Man spricht dann von einer *empirischen Bayes-Situation*. Es ist aber ebenso möglich, für die Priorverteilung statt Daten nur eine Meinungseinschätzung heranzuziehen, und damit einen *„belief"* zu formulieren. So wird bei diesen beiden Problemen sichtbar, daß die Wahl des Bayes-Ansatzes gewisse Objektivitätsprobleme impliziert, da sie in größerem Maße von Einschätzungen abhängen. Der Bayes-Ansatz verlangt zudem detaillierte substanzwissenschaftliche Vorkenntnisse. Das Verfahren bietet ferner keine Möglichkeit, die Adäquatheit der Modellwahl zu überprüfen. Diese muß schon im Vorfeld als akzeptabel erscheinen. Sofern diese Bedingungen erfüllt sind, können die Vorteile dieses Ansatzes erheblich sein. Im Rahmen der Bayesianischen Statistik sind Analoga zu frequentistischen Punktschätzern und Intervallschätzern angebbar. Die Bayesianischen Konfidenzintervalle haben sogar eine intuitiv einsichtigere Interpretation als die frequentistischen Konfidenzintervalle. Auf weitere Details werden wir später eingehen (s. 7.7). Abschließend sei noch erwähnt, daß Bayesianische Schlüsse mit frequentistischen Schlüssen nur schwer vergleichbar sind. Während

letztere in einem bestimmten Sinne die Übereinstimmung eines Modells bzw. einer Hypothese mit einer (quasiplatonischen) Wahrheit prüfen, kann die Bayesianische Statistik keine Wahrheitsaussagen machen. Vielmehr begrenzt sie sich auf Aussagen zur Selbstkonsistenz von Modell mit Daten.

Dies ist u. E. der zentrale Grund, warum Cox u. Hinkley [304] dafür argumentieren, daß frequentistische Paradigma weiterhin beizubehalten, da es eine Trennung zwischen den Daten und den Modellen herstellt und konstruktive Gewähr dafür liefert, daß eine Problemkonsistenz geprüft wird. Dennoch sind die Vorteile der Bayesianischen Statistik nicht in Abrede zu stellen. Man kann davon ausgehen, daß sich diese Technik in der nächsten Zukunft, insbesondere in der Medizin, weiter verbreitet und größere Anwendung findet (s. dazu weiter 7.7).

5.9
Maschinelle Hilfen und künstliche Intelligenz

Motto
„Nachdem er mehrere Dekaden gehört hat, daß die Computer ihm bald bei schwierigen Diagnosen helfen würden, fragt sich der praktizierende Arzt, warum diese Revolution noch nicht stattgefunden hat"

(Schwartz et al. [1789])

5.9.1
Wege zum Computer

Wie aus den übrigen Kapiteln, besonders aus 1, 5 und 6 hervorgeht, wird die Inanspruchnahme maschineller Hilfen einerseits und die der zugrundeliegenden Logik und Mathematik andererseits einen immer größeren Raum ärztlicher Entscheidungsprozesse einnehmen. Die Gründe dafür sind u. a.

- Speicherfähigkeit,
- Zugriff auf Wissen,
- Computerdenken,
- Simulation,
- neue Ansätze,
- „Know how" und „Know what".

Speicherfähigkeit. Der Anfall von Daten ist zu einer Fülle angewachsen und dürfte weiter anwachsen, so daß Entscheidungen auch für das menschliche Gehirn zunehmend schwieriger werden. Nach neueren Schätzungen verfügt das Gehirn über etwa 10^{11} bis 10^{12} Neuronen (s. oben) mit jeweils bis zu 10^4 Synapsen, hat also eine Gesamtkapazität der Verbindungen von über 10^{15} bits.

Beispiel: Neueste Schachcomputer (z. B. Deep Blue von IBM) sollen es auf bis 2 Mio. Züge und Folgezüge bringen, in absehbarer Zeit auf mehrere Millionen; ein sog. Großmeister überlegt nach eigenem Urteil von Euwe, Karpow u. a. etwa 10 – 50 Züge und Folgezüge, die durchweg aktuell sind.

Wie die Abb. 1.10 und 1.11 nach Rahmann u. Rahmann [1552] zeigen, werden von den rd. 10^9–10^{11} Eingängen im Gehirn nur 100 – 400 bits mit bisher gespeichertem Wissen gemischt und über das *Kurzzeitgedächtnis* (für 6 – 25 s) bewahrt. Ein *mittelfristiges Gedächtnis* enthält 10^3–10^4 bits über Minuten bis Stunden; von diesen wird nur ein Teil in das *Langzeitgedächtnis* mit 10^{10}–10^{14} bits überführt. Nach Thompson [1957a] ist die Anzahl der (theoretisch) möglichen Kombinationen in einem einzelnen menschlichen Gehirn größer als die Zahl der Atome im bekannten Universum!

Die *Verbindungen* untereinander sind nicht übersehbar und (vor allem) nicht korrelierbar. Jedenfalls ist nach Gehrke [635] das Gehirn das zur Zeit am besten „verdrahtete" System.

Auch die *Speicherfähigkeit* moderner Computer hat sich beträchtlich

erhöht – nicht zuletzt durch 2- oder 3-dimensionale optische Speicher (s. z. B. Psallis u. Mok [1540]).

Zugriff auf Wissen. Der Zugriff zum verfügbaren Wissen, dessen Verdopplung zur Zeit auf etwa 5 – 6 Jahre angesetzt wird, macht immer mehr den Einsatz elektronischer Rechner (anstelle oder mit Lehr- oder Handbüchern) erforderlich.

Computerdenken. „Computerdenken", d. h. die Ausarbeitung von Expertensystemen (s. unten), hat in den letzten Jahren mehr Fortschritte, auch im differentialdiagnostischen und differentialtherapeutischen Kalkül, gebracht als über Jahrzehnte eingefahrene Bahnen.

Simulation. In der *Diagnostik* können Zusammenhänge, in der *Therapieplanung* Verläufe simuliert und so sicherer gemacht werden.

Neue Ansätze. Die Planung und Entwicklung von Software (s. unten) und ihrer Anwendung auch für die Differentialdiagnostik und Differentialtherapie haben ganz *neue Ansätze* gebracht und verdanken den sog. kognitiven Wissenschaften mehr Fortschritte als den früheren mathematischen und physikalischen Ansätzen allein.

„Know how" und „know what". Es hat sich bewährt, zwischen der Speicherung von Wissen (*„know what"*) auf Chips, Platten, Disketten usw. und der wechselseitigen Verbindung (*„know how"*) zu unterscheiden.

Wegen der fortschrittlichen Systeme sind Schätzungen über Computeranwendung unsicher und rasch wechselnd. Doch dürften derzeit etwa 40 % aller amerikanischen Ärzte sich für ihre Differentialdiagnosen (vermutlich nur in sog. Problemfällen!) eines „personal computer" oder einer Satellitenverbindung zu Informationsquellen der Literatur einerseits, Expertenurteilen andererseits bedienen. Dabei ist die elektronische Datenverarbeitung nicht mitgerechnet, die in anspruchsvolleren Geräten, z. B. in der Lungenfunktionsdiagnostik, beim CT, beim MRT usw. ad hoc von vornherein eingebaut ist.

Das im letzten Jahrzehnt aktuell gewordene Zusammenspiel zwischen konventionellen Computern, Neuronalen Netzen (s. 5.9.6) sowie Fuzzy Logics (s. 5.7.9) zeigt Abb. 5.8 (S. 211).

5.9.2
Computer

Mottos
„Der Computer ist die logische Fortentwicklung des Menschen: Intelligenz ohne Moral"　　　(Osborne [1441])

„Computer verarbeiten Informationen, aber sie entscheiden nicht, ebenso wenig wie sie selbst denken"
　　　(Mittelstrass [1368])

5.9.2.1
Kurze Geschichte

Versuche, sich beim Rechnen mechanischer Hilfen zu bedienen, gehen schon auf das Altertum zurück und waren als Abacus (lat. = dünne Platte) in Griechenland, Rom, Rußland, im nahen und fernen Osten, besonders aber bei den Arabern, bekannt.

Die *Erfindung einer echten Rechenmaschine* (mit Walzen, Zahnrädern usw.) wird in der internationalen Literatur (z. B.) gewöhnlich dem großen französischen Mathematiker Blaise Pascal (in seinem 20. Lebensjahr, d.h. um 1674!) zugeschrieben [676, 1344]. Die erste, auf ähnlichen Prinzipien beruhende Rechenmaschine hat

aber der Tübinger Professor Wilhelm Schickard, auch Schickhardt geschrieben (z. B. Briefwechsel mit Kepler) bereits um 1623 konstruiert [670, 691, 1344]. Im Unterschied zu Pascal blieb es aber bei einem Modell; auch ist ein Teil seiner Aufzeichnungen durch Brand zerstört worden. Vor, während und vor allem nach dem 2. Weltkrieg kam es zu einer stürmischen Entwicklung immer größerer und schnellerer Rechner, gebunden vor allem an die Namen von A. Turing (ab 1936), Aitken u. Stiebitz (ab 1940), J. v. Neumann (ab 1945) [1414]. Zwei wesentliche Entwicklungen aus dem 19. Jahrhundert lagen diesen Fortschritten zugrunde:

1. Die Erfindung von Babbage (1791–1871) über die Anwendung maschineller Verfahren für die Auswertung mathematischer Tafeln. Babbage erfüllte mit der späteren „difference engine" erstmals moderne Anforderungen an eine Rechenmaschine. Seine nicht mehr gebaute „Analytical engine" trennte erstmals eine programmgesteuerte *Arbeitseinheit* („mill") von einem *Speicher* („store") [1344].
2. Die Einführung einer zweistelligen Algebra mit den Zeichen ± bzw. 1/0 durch Boole (1815–1864, s. auch 5.7.3). Zur neueren Geschichte u.a. bei Goldstine (s. oben), Metropolis u.a. (s. oben), Weizenbaum [2069], Kember u. Grabe [1033], Koller u. Wagner [1095], Peled [1472], mehr medizinische Perspektiven bei Jaquez [954], Ledley [1177], Lusted [1251], Reggia u. Thurim [1570], Stacy u. Wachsmann [1881], Szolovits [1938] und vielen anderen mehr; mehr philosophische Perspektiven u.a. bei Anderson [29, 30].

5.9.2.2
Leistungsfähigkeit der Computer

Digitale, d.h. mit 0/1-Alternativen arbeitende *Rechner* zeichnen sich durch hohe Rechengeschwindigkeit und Miniaturisierung aus. Nur noch in Spezialaufgaben sind *Analogrechner* leistungsfähiger. Zwischen beiden gibt es wechselseitige *Konverter.* So werden bei den digitalen Röntgenverfahren (s. unten), ja selbst auf personalen Computern die Impulse erst in Zahlen umgesetzt, diese verarbeitet und am Schluß das gewünschte Bild geliefert.

Wir überspringen die stürmische Entwicklung der letzten 50 Jahre unter Hinweis auf die genannte weiterführende Literatur. Computer sind Maschinen. Sie verarbeiten nicht Energie, sondern Informationen.

Bei den Rechenmaschinen und ihrem Zubehör werden einerseits die *Hardware* (die Maschinen), andererseits die damit anwendbaren Programme (*Software*) unterschieden; das schwierigere und zugleich anwenderbezogene Problem liegt z.Z. in der Entwicklung und Anwendung der Software. Unter Verwendung der binären Codierung ist die Grundeinheit ein *bit,* d.h. eine 0 oder 1 bzw. ein nein oder ja. Eine 8-bit-Zahl kann z.B. Dezimalzahlen bis 255 ausdrücken. Im Elektrogatter eines Chips fanden (bis vor kurzem) etwa $4 \cdot 10^9$ bits Aufnahme. *Byte* ist die Zusammenfassung einer Gruppe von bits (gewöhnlich 8). Das Byte ist auch ein Maß für die Speicherkapazität einer Rechenanlage. Die Kapazität mißt man nach der Anzahl der K-Byte (= *KB*), Mbyte = Mega-Byte (= *MB*) oder G-Byte = Giga-Byte (*GB*). K bzw. M, bzw. G entsprechen somit $2^{10} = 1024$ bzw. $2^{20} = 1048576$ bzw. $2^{30} = 1073741824$ Informationen. Die *Fortschritte* bewegen sich in

- kürzeren Rechenzeiten;
- größerer Speicherkapazität.

Als 1 *MIP* werden 1 Mio. Instruktionen/sec. bezeichnet.

Zur Zeit pflegt man 5–6 Computergenerationen zu zählen, die sich u.a. in folgendem unterscheiden:

- Die erste Generation hatte noch die (empfindlichen) Vakuumröhren.
- In der 2. Generation wurden diese durch die robusteren Transistoren ersetzt.
- Die 3. Generation ist durch die Anwendung integrierter Schaltkreise gekennzeichnet.
- Die 4. Generation brachte deren enorme Ausweitung durch die Anwendung von immer kleineren und leistungsfähigern Mikro-Chips aus Silicium oder Gallium-Cyanid-Verbindungen, neuerdings aus Silicium-Germanium [1350].

Die bei der Niederschrift dieses Buches verfügbaren Spitzencomputer wie z.B. der Cray X-MP erreichen Geschwindigkeiten von 880 Mega-Flop, d.h. $\approx 800\,000$ Mio. arithmetische Berechnungen/s.

Die jetzt (1995) verfügbare 5. Generation (Japan) oder 6. Generation (USA) brachte größere und modernere Hardware sowie anwendungsfreundlichere, vorzugsweise kompatible Systeme von Software. Auch wurden mehrere Zentraleinheiten zusammengeschlossen und durch eine neuartige Kommunikationsgeometrie in steter Bewegung gehalten (mehr Rechensysteme, „verteilte Intelligenz", „Tanzschulen-Maschinen") [403].

Computer der 1. bis 3. Generation arbeiten gewöhnlich *sequentiell* (Aufgabe A, nach deren Ergebnis B usw.), spätere immer mehr, dem menschlichen Gehirn entsprechender, auch parallel. Das menschliche Gehirn ist nach Gehrke [635] genau entgegengesetzt dem von Neumann-Computer, d. h. mit stark parallelisierten Verknüpfungs- und Speicherfunktionen ausgestattet. Nach Pelled [1472] wird es in Zukunft, je nach Aufgabe, auch mehr parallele und „Uniprozessoren" geben, auch Kombinationen.

Die Dichte der gespeicherten Information und Befehle erreicht auf Mikrochips von z. B. 24 · 36 mm Fläche bei den lithographischen Verfahren derzeit 1 my; sie wird durch optische Verfahren auf rd. 0,4, durch Röntgenlithographie auf rd. 0,1 my gesenkt werden können. Immerhin beträgt die Informationsdichte auf einem derartigen Chips z. Z. bereits rd. 20 Mio. bits/25 mm³. Im letzten Jahrzehnt hat sich die Rechenleistung der Computer etwa alle 2 Jahre verdoppelt – ein bemerkenswerter Gegensatz zur Entwicklung der menschlichen Intelligenz. Bei der Speicherkapazität stehen sich magnetische und magneto-optische Verfahren gegenüber. Die Grenzen lagen 1994 bei 1 bit/Quadratmikrometer. Bis zu 15 bit erscheinen als realistisch [1592]. Gleichzeitig dürfte das *Eingabe-Ausgabe-Intervall* (gate delay) in den 90er Jahren etwa 200 pico-sec. oder weniger erreichen. Die Grenzen der fortschreitenden Verkleinerungen und Zunahme der Speicherfähigkeit sind vor allem durch 2 Bedingungen gegeben:

* weitgehende Keimfreiheit der Fabrikationsräume;
* beim Gebrauch entstehende Temperaturen und/oder magnetische Felder.

Immerhin können heute Mikroprozessoren der genannten Größenordnung 30 – 60 Mio. Instruktionen/sec. = Mips verarbeiten.

Während die Herstellung immer kleinerer Mikrochips an die Grenzen der Kosten stößt, bieten Proteine als Schaltelemente in der Parallelarchitek-

tur weitere, bis heute mehr experimentelle Möglich keiten (Birge [138]). In absehbarer Zukunft sind Hybridsysteme aus Halbleitern und Proteinen zu erwarten.

Zur Computeranwendung in der Medizin s. u. a. die Fortsetzungsbände von Reggia u. Thurim [1570] sowie die Zeitschriften „Medical Decision Making" sowie „Methods of Information in Medicine" und viele andere.

5.9.3
Artefizielle Intelligenz (AI)

Mottos
„Man hätte erwarten können, daß nach 4 Dekaden kontinuierlichen Erprobens und Entwickelns schließlich ein gewisser Konsens erreichbar würde… Aber dies war nicht der Fall"
(B. Puppe et al. [1542 a])

„Was die Meister wirklich wissen, steht in den Lehrbüchern der Meister meistens nicht drin"
(mod. nach Dreyfus [397])

Die computergestützte Erkenntnis aus den kognitiven Wissenschaften hat seit über 4 Jahrzehnten, von den USA ausgehend, die Bezeichnung „Künstliche Intelligenz (Arteficial intelligence = AI, in der Medizin AIM)" erhalten.

Als „Geburtsstunde der künstlichen Intelligenz", wenn man bei der kontinuierlichen Entwicklung von einer „Geburtsstunde" sprechen kann, ist wohl die Dartmouth-Konferenz vom Juni 1956 anzusehen, auf der Simon, Newell u. Shaw [1831 a] ihren „Logic Theorist" vorstellten. Minski sprach über „Heuristische Aspekte der Künstlichen Intelligenz".

Computer werden wahrscheinlich nie alle Fähigkeiten des natürlichen Gehirns erlangen. Über diesen, vielleicht etwas präsumptiven Ausdruck, wird auch in den Geburtsstätten der AI, wie dem Massachusetts Institute of Technology (MIT), in Berkeley oder in Pittsburgh diskutiert. Die *Schlüssel-*

fragen lauten (in absteigendem Anspruch):

1. Kann ein Computer über sich selbst und seine Tätigkeit reflektieren wie ein Mensch?
2. Kann er über (irgendwie) vorgegebene Programme hinaus bisher unbekanntes Neues erfinden?
3. Kann er Zusammenhänge konstruieren, mit denen er noch nie zu tun hatte? Nach dem Linguisten Chomsky [272, 273] vermag der Mensch in seiner Muttersprache (und nur in dieser!) Konstrukte zu schaffen, denen er bisher nie begegnet ist.
4. Kann ein Computer Fehler erkennen und selbständig korrigieren?

Da wir 1 – 3 derzeit (noch?) für nicht gegeben erachten, da vor allem der Computer eine für das menschliche Gehirn typische Eigenschaft nicht besitzt, nämlich die bewegliche Zuwendung anhand weniger Merkmale, halten wir den Ausdruck „Künstliche Intelligenz" derzeit für unzutreffend oder mindestens für verfrüht. Statt des häufig wechselnden und irreführenden Gebrauches von AI spricht man derzeit besser von *„Expertensystemen"* oder von *„Wissen-basierten Systemen"*. Dabei sind *strukturierte Probleme* (z.B. Labordaten) wesentlich leichter in eine computerfreundliche „software" zu überführen als unstrukturierte, z.B.

subjektive Beschwerden. In *unstrukturierten Bereichen* ist es unklar, welches Ziel man erreichen will, welche Informationen relevant sind, welche Auswirkungen etwaige Entdeckungen haben [1542]. Modifiziert nach Puppe [1542] können folgende Voraussetzungen der künstlichen Intelligenz genannt werden (s. auch Tabelle 5.8):

* Eine Datenbank für einschlägiges Wissen;
* einen Übersetzungsmechanismus von der Sprache des Fragers in den Fundus des Wissen;
* eine innere Such- oder Rechenarithmetik, die aus Daten Informationen herstellt;
* einen Mitteilungsmechanismus zur Übermittlung der angeforderten Information an den Frager.

Nach einer Definition von Feigenbaum u. McCorduck [512] ist ein Expertensystem ein mit so viel Wissen befrachtetes Computersystem, daß es nur auf der Stufe eines Experten tätig werden kann. Dazu meinte Schank [1703] „Aber wie viele KI-Ausdrücke ist das Wort Expertensystem mit viel mehr implizierter Intelligenz befrachtet, als der tatsächliche Stand an Vervollkommnung rechtfertigt". Nach Krämer [1112] sind die praktischen Auswirkungen der „Künstlichen Intelligenz" z.Z. minimal. Sie wirken weniger als Technik, denn als Idee.

Tabelle 5.8. Vor- und Nachteile von Expertensystemen. (Nach F. Puppe [1542], mit freundlicher Genehmigung)

Vorteil	Nachteil
Unabhängig von menschlichen Emotionen, Unkenntnis, Vergessen	Begrenzte oder definierte Fragestellungen
Schnelligkeit ohne Verlust an Zuverlässigkeit	Abhängigkeit von Zeit, Varianten, Oligosymptomatik
Große Datenbasen, numerisch statt verbal	Schwierigkeit bei Krankheiten > 1
Kommunizierbar und einsichtig	Fehlen von „common sense"
	Keine „bewegliche Zuwendung

Die Kritiker der Künstlichen Intelligenz – an ihrer Spitze die Gebrüder Dreyfus [396–399] – betonen vor allem den Mangel an 3 Grundlagen menschlichen Vorgehens:

- Randbewußtsein;
- Unterscheidung von Wesentlichem und Zufälligem;
- Ambiguitätstoleranz (Akzeptierung unentscheidbarer Fragen).

Riecker [1603] sieht u.a. noch folgende derzeitige Schwierigkeiten für eine breitere Anwendung der künstlichen Intelligenz in der Medizin:

1. Vermittlung von Expertenwissen an Nichtexperten;
2. Mangelnder Ersatz der Intuition und der Kreativität des Arztes;
3. Unfähigkeit des Rechners zu holistischer Informationsverarbeitung;
4. Schwierigkeiten bei Multimorbidität oder individuellem Kausalgefüge;
5. Mangelnder Konsens der Experten und unzureichender Dialog zwischen Klinikern und Informatikern.

Experten können sich aufgrund umfangreicher Erfahrungen in ihrem Bereich eines sehr viel effizienteren ganzheitlichen intuitiven Verfahrens bedienen. Gerade das aber macht explizite Regeln schwierig oder unmöglich [684]. Im Standardfall denken Experten nicht über ein Problem nach, sie handeln einfach richtig [398]. Auch haben viele Untersuchungen gezeigt, daß die Übereinstimmung (hinsichtlich einer Krankheit, eines Blutbildes u.a.) zwischen Experten und bei Wiederholungen durch den gleichen Untersucher nur begrenzt zutrifft (Lit. u.a. bei [633, 708]).

Curtius [322] hatte schon 1969 betont, daß die Zukunft der Individualdiagnose und damit der persönlichen Zuwendung gehört. Demgegenüber führt die Anwendung von Maschinen unvermeidlich in die Zuordnung von Kategorien oder Modellen. Vielleicht liegt die Zukunft in einer sinnvollen Kombination – gerade bei schwierigen Differentialdiagnosen. Keinesfalls kann ein Computer die persönliche Zuwendung ersetzen. Er wird in der Medizin immer „Arzthelfer" sein.

5.9.4 Fortgeschrittene Expertensysteme

Was ist ein Experte? Nach den Brüdern Dreyfus [399] sowie Feigenbaum u. McCorduck [512] sind Experten Fachkenner, die über ein Repertoir von Daumenregeln („Rules of thumb") oder über eine Heuristik verfügen, kombiniert mit Bücherwissen. Nach Gehrke [635] kann ein computergestütztes Expertensystem auch neues Wissen im Rahmen einer begrenzten Prädikatenlogik generieren. Seine wesentliche Einschränkung ist nicht logischer oder statistischer Art, sondern liegt in der komplexen Fragestellung und in der Beschränktheit der Modelle.

Fortgeschrittene Expertensysteme werden inzwischen in größerer Zahl (Beispiele s. unten) im klinischen Alltag erprobt. Muster war das mehr der Chemie zuzuordnende und recht variable Programm „dendral" von 1980. Manche sind nur auf bestimmte Krankheitsgruppen zugeschnitten, wie z.B. das (inzwischen verlassene) System „Mycine" auf Infektionskrankheiten. Das u.W. derzeit breiteste System für klinische Anwendungen ist Internist I (auch Quick Medical Reference). Es wird bei der Niederschrift in Pittsburgh mit rd. 600 Krankheiten und 3000 bis 4000 Symptomen, Befunden und Labordaten erprobt [1510, 1360, 1362]. Es soll rd. 80 % der im internistischen Bereich anfallenden Differentialdiagnosen abdecken. Wie Kassirer u. Pauker [1007, 1008] meinten, betreffen Regeln nur die Oberfläche des Könnens von Experten; nicht: warum sie diese, und gerade im vorliegenden Fall, anwenden. Auf diesem Gebiet sind mit Hilfe der Informatik noch beträchtliche Fortschritte zu erwarten und werden in der angewandten Medizin derzeit bei weitem nicht ausgeschöpft. Vor allem durch die Symbiose von neuronaler und konventioneller Computertechnologie sind informationsverarbeitende Systeme von hoher Rechnerleistung und zusätzlicher Lernfähigkeit zu erwarten.

Inzwischen sind seit den frühen 90er Jahren Diagnosesysteme im Handel, die Teilgebiete verlassen haben und z. B. für die gesamte innere Medizin und Neurologie Befundkonstellationen und Diagnosen in absteigender Wahrscheinlichkeit aufzählen (wir selbst hatten bereits 1978 für die Hämatologie über ein solches statistisch-logistisches System mit 3 Diagnosen in absteigender Wahrscheinlichkeit berichtet [1856, 2116]. Mitte 1994 haben Berner u. a. [119] aus 9 amerikanischen Kliniken einen Vergleich von 4 im Handel verfügbaren Diagnose – Systemen [Dx plain, Iliad, Meditel, QMR = Quick Medical Reference, s. oben)] veröffentlicht, die in „mäßig langen Listen" die in Betracht kommenden Diagnosen aufzählen.

Diese waren nach realen Fällen von 10 namhaften Allgemeininternisten und 8 Subspezialisten ausgewählt worden. Von 150 ursprünglichen Fällen kamen 105 in den vergleichenden Test, wobei 63 Diagnosen in allen geprüften Systemen enthalten waren, und nur in einem Fall die korrekte Diagnose in keinem Programm vorkam. Ohne auf die Unterschiede zwischen den einzelnen Systemen einzugehen, seien für alle 4 Systeme genannt:

- Richtige Diagnose an erster Stelle: 10 bis über 20 %,
- richtige Diagnose innerhalb von 5 Nennungen: 23 – 33 %,
- innerhalb von 10 Nennungen: 33 – 40 %,
- innerhalb von 30: 45 – 60 %.

Berner et al. (s. oben) sehen den Wert vor allem bei seltenen Erscheinungen, seltenen Erkrankungen, Zweitkrankheiten – sodaß ein Subspezialist auf Krankheiten oder Untersuchungen hingewiesen wird, die nicht zu seinem unmittelbaren Gebiet gehören. Deshalb scheinen die Systemproduzenten zur Zeit mehr daran interessiert zu sein, daß die entsprechende Diagnose in ihrem Menu erscheint, als daß sie dort unter der höchsten Wahrscheinlichkeit rangiert. Berner et al. [119] fanden Sensitivität und Spezifität in allen 4 getesteten Systemen nicht sehr eindrucksvoll. Nach ihrer Meinung sollten die Systeme von Ärzten benutzt werden, die relevante Informationen als solche erkennen und verwerten können, irrelevante aber zu ignorieren wissen. Hier gilt für fortgeschrittene Expertensysteme, was wir beim Vergleich von Anamnese und Befund betonen werden: Computerdiagnosen sind beim derzeitigen Stand der Entwicklung Hilfen für den Erfahrenen, kein „Tischlein-deck-dich" für den Anfänger. Trotz dieses Vorteils der „Experten" werden wissensbasierte Systeme u. W. zunehmend für Tutoren-Einsatz konzipiert. Nach Mainzer [1276] überrascht es nicht, daß alle Schlußfolgerungen aus Expertensystemen auf wohlbekannten philosophischen Methoden beruhen – auch, daß Expertenwissen immer gefährdet ist durch den „Eindruck der Subjektivität".

Einen Vergleich zwischen den Ansätzen: Bayes fallbasierter Klassifikation und heuristischer Klassifikation mit 4 Computerprogrammen) haben Puppe, Ohmann u. a. 1995 erstellt [1542a]. Sie kamen u. a. zu dem Ergebnis, daß häufige Diagnosen über-, seltene Diagnosen unterschätzt wurden. Ferner, daß besonders bei dringlichen Fällen die Entscheidung des Experten („subjektives Wissen") vorzuziehen sei. Insgesamt waren die Ergebnisse bei n = 1254 mit

41,5 – 46,5 % „richtigen Diagnosen" ebenfalls nicht besonders eindrucksvoll.

Merksatz

Expertensysteme sind derzeit (noch) Systeme von Experten für Experten.

5.9.5
Einige Vergleiche Gehirn-Computer

Mottos

„Der Lernvorgang der höheren Gehirnleistungen ist der bis heute unerfüllte Traum der Informationswissenschaften, welche nur sehr bescheidene Leistungen nach völlig fehlerfreier und zeitaufwendiger Programmierung durch Experten erbringen können"

(K. Schulten [1772])

„Es ist also geistige Kreativität, was den Menschen auszeichnet; der wichtigste Teil dieser Kreativität ist das planende problemlösende Denken"

(Kornhuber [1102])

Hier seien stichwortartig nochmals die *Vorteile des Computers* aufgezählt:

- die Speicherung und Verarbeitung eines sonst kaum übersehbaren Satzes medizinischer Daten,
- seine Einsatzfähigkeit rund um die Uhr,
- seine Unfähigkeit, zu vergessen oder zu ermüden,
- seine außerordentliche Geschwindigkeit,
- sein Zugriff zu Datenbanken und die Berücksichtigung von Diagnosen, an die der Durchschnittsarzt nicht denken würde, oder von denen er noch keine Kenntnis genommen hat,
- die Möglichkeit, mit Korrelationen zu arbeiten, die unser Vorstellungsvermögen überschreiten.

Technisch arbeiten die Computer verlustarm durch Drähte aus gut leitendem Material, das Gehirn mit hoher Dämpfung, die allerdings zum Teil ausgeglichen wird durch elektroosmotische Vorgänge an den pro Neuron 1000 – 10 000 Synapsen. Die Differenzen in den Leitungsgeschwindigkeiten – Transmittersubstanzen und Neuroregulatoren – bewirken vor allem einen variablen oder modulierten Typ der neuronalen Schalter, während die Schaltvorgänge in Computern demgegenüber bisher weitgehend starre Ein-Ausschalter sind. Während die Signale in den technischen Rechnern einfach elektrische Impulse sind, stellen Signale in den Nervenzellen komplizierte physikalisch-chemische Vorgänge dar. Roth [1632] u. a. unterscheiden afferente, efferente und Inter-Neuronen.

Die *Vorteile des Gehirns*, das langsamer arbeitet als moderne Computer, liegen demgegenüber in eng verwandten Eigenschaften:

- In der *Möglichkeit beweglicher Zuwendung* zu einem gezielten Problem, (z. B. einer Krankheitsgruppe!) oder Menschen (z. B. Kranke!) ohne das Durchspielen zahlreicher, im speziellen Fall redundanter Möglichkeiten.
- Anders als der Computer ist das Gehirn sich der Probleme, die es beschäftigen, bewußt. Alle Zellen – auch in „Ruhe", sind nicht abgeschaltet, sondern mehr oder minder aktiv.
- Man lernt ständig durch *„trial and error"*. Deren Berücksichtigung erfordert in der Regel (mit Ausnahme der neuronalen Netze) Umprogrammierung, z. B. durch die Veränderung der Prävalenz (s. 1.1.3), etwa bei einer (Grippe-) Epidemie. Kleinere Fehler oder Unvollständigkeiten werden vom menschlichen Gehirn „automatisch" korrigiert; Bruchstücke können assoziiert wer-

den. Das menschliche Gehirn kann einen weit *umfassenderen Kontext* berücksichtigen als die bisher bekannten Computer.

- Das Gehirn arbeitet weitgehend nicht seriell asynchron, nichtlinear, sondern über selbstorganisierte Netze und parallel sowie nach den Prinzipien: zu behandelnde Kategorien und wesentliche Inhaltsstrukturen. Dazu gehört umgekehrt das, was Koestler [1086] als „Cocktail-Party-Phänomen" bezeichnet hat: man hört aus einem Stimmengewirr eine interessierende Stimme heraus.
- Der menschliche Geist scheint die bemerkenswerte Fähigkeit zu besitzen, *ganze Szenen* (z. B. die Melodie einer Mitralstenose!) zu erkennen, ohne daß sie in die einzelnen Merkmale zerlegt werden müssen – eine Fähigkeit, die die derzeit verfügbaren holographischen Techniken weit überschreitet. Deshalb sind Computer auch wenig leistungsfähig in der Mustererkennung. Auch nach Dreyfus u. Dreyfus arbeitet das Gehirn als holistisches System [399].
- Koller [1097] hat dazu ein besonderes Merkmal des menschlichen Gehirns hervorgehoben: die gleichzeitige Aufnahme und Verarbeitung von mit allen Sinnesorganen aufgenommenen Reizen (Informationen). Nach Frey [590] müßte eine Maschine mit vergleichbarer Schaltkapazität 10^8- bis 10^9 mal größer sein als das menschliche Gehirn. Sinngemäß spricht Kosko [1105] von einem „Rückkopplungssystem von kosmologischen Ausmaßen".
- Gerade im ärztlichen Beruf, und in den Wissenschaften überhaupt, kommt der neuen und unüblichen oder anderen Verbindung von Fakten und Ideen, der *Intuition* (s. auch 5.4) eine entscheidende Bedeutung zu. Gerade das macht das mensch-

liche Reflektieren über Kranke und ihre jeweiligen Krankheiten auch in Zukunft unentbehrlich. Das Können des Experten ist so sehr Teil seiner Selbst geworden, daß er sich des Vollzugs kaum *mehr* bewußt ist als etwa seines Körpers. „Wenn keine außergewöhnlichen Schwierigkeiten auftauchen, lösen Experten weder Probleme, noch treffen sie Entscheidungen; sie machen einfach das, was normalerweise funktioniert" [398]. Vor allem ist die menschliche Intuition überall dort überlegen, wo bereits umfangreiche eigene Erfahrungen vorliegen oder der „gesunde Menschenverstand" (common sense) eine wesentliche Rolle spielt.

Schwartz, Patil und Szolovits [789] fanden beim Vergleich von Hypothesen mit gespeichertem Wissen vor allem folgende Probleme:

1. Wie sollen die Erscheinungen gewichtet werden?
2. Probleme ergeben sich aus Zweitkrankheiten und Interferenzen (s. auch 1.5.3.5);
3. Klinische Erscheinungen sind oft verschieden vom Prototyp einer Krankheit;
4. Einfache Probleme sind oft unmittelbar besser zu lösen als mit großem Rechenaufwand;
5. Die Programme sind umgekehrt für die Praxis manchmal nicht mächtig genug;
6. Neue Informationen kommen manchmal unerwartet.

Nach Puschkin [1543] arbeiten im menschlichen Gehirn 2 Systeme zusammen: das eine baut logische Ketten – das andere bringt plötzlich Sprünge zustande; das eine arbeitet deduktiv – das andere induktiv… ein Apparat, der sich auf die Intuition stützt (s. auch 5.4 und 5.7). Ärzte scheinen einen schlecht definierten Mechanismus zu benutzen, ohne genaue Kenntnis der wechselseitigen Relationen, zu richtigen Entscheidungen zu kommen [1819]. Experten arbeiten in der Praxis intuitiv, durch Vergleich mit Kranken oder Situationen, denen sie schon früher begegnet sind [399].

Ein besseres Verständnis der Beziehungen zwischen Geist und Gehirn haben neuere Methoden gebracht, unter denen genannt seien (s. Kap. 6): Positronen-Emissions-Tomographie (PET), Mehrkanalmagnetenzephalographie (MEC), Kernspintomographie (MRT), Einzelphotonen-Emissions-Tomographie (SPECT). Die größte Überraschung war vielleicht, daß beanspruchte Hirnareale (Moduln nach Eccles [427]) trotz genügenden Sauerstoffangebots z. T. auf einen anaeroben Stoffwechsel umschalten.

Uns erinnert das an die Publikationen des früheren Marburger, späteren Münchner Biochemikers Bücher, der an der Wanderheuschrecke Locusta migratoria nachwies, daß sie die Energie für die Dauerleistung „Flug" aerob, für den kurzzeitigen, aber aufwendigen „Sprung" anaerob bereitstellt.

5.9.6
Neuronale Netze

Motto

„Im allgemeinen funktionieren Fuzzy-Systeme recht gut, wenn wir mittels Erfahrung oder Introspektion Fuzzy-„Wenn-dann"-Regeln anwenden können. Wenn das nicht möglich ist, können wir neuronale Netzwerktechniken benutzen, um Regeln zu erzeugen. Damit entstehen adaptive Fuzzy-Systeme"

(L. A. Zadeh, zit. nach [1105])

Wie die Bezeichnung sagt, stammt eine der aktuellsten Entwicklungen in der Technik, die der „neuronalen Netze" (Synonyma: neuronale Netzwerke, konnektionistische Modelle) aus dem Vergleich mit Funktionserkenntnissen über das Nervensystem. In diesem Abschnitt folgen wir vor allem den grundsätzlichen Ausführungen von Kosko [1105] sowie von Nauck, Klawonn u. Kruse [1408]. Eine neueste, ausgezeichnete Übersicht gibt auch Grauel [696].

5.9.6.1
Eigenschaften und Vorteile neuronaler Netze

Fuzzy-Systeme und neuronale Netze bedürfen für ihre Anwendung keiner strengen mathematischen Modelle.

Merksätze

Künftig werden Expertensysteme und maschinelle Datenverarbeitung eine zunehmende Rolle spielen. „Künstliche Intelligenz" (KI) hat weder jetzt noch in absehbarer Zukunft in der Medizin eine Chance, die Fähigkeit der Menschen zu ersetzen oder zu verdrängen. Umso mehr werden – mit ausgedehnterer und verbesserter Hardware und Software der Mensch-Maschinen-Dialog an Bedeutung gewinnen. Kennern der Probleme erscheinen derzeit formalistische Methoden in der Praxis nur dort erforderlich, wo eine hohe Komplexizität das erfordert. Umgekehrt hält Buscher [232] u.a. Expertensysteme in folgenden Situationen für indiziert:

* Zielstrebigkeit zur Hauptdiagnose;
* Erinnerung an Zweit- oder Nebendiagnosen;
* Schwierige Differentialdiagnosen;
* Seltene Diagnosen.

Diese Probleme machen selbst in spezialisierten Praxen bis 25 % aller Fälle aus [399].

Sie sind „modellfreie Schätzer" [1104]. Dazu ähneln die modernen neuronalen Netze dem Gehirn auch in einer Art Lernprozeß.

Als erstes „neuronales Netz" kann das berühmt gewordene, aber später stark kritisierte, „Perceptron" von Rosenblatt (zit. nach [1105]) gelten. Für lineare Aufgaben werden die Delta = Midrow-Hoff-Regel oder die Hebb-Regel benutzt (Einzelheiten bei [1408]).

Heute können neuronale Netze unterschiedliche Aufgaben bewältigen wie:

- *Mustererkennung* (s. auch 7.12),
- *Mustervervollständigung*,
- *Bestimmung der Ähnlichkeiten* zwischen Mustern und Daten und
- *automatische Klassifikation* [1408].

Dies läßt schon ihre derzeitige, vielleicht mehr ihre künftige Bedeutung für die Medizin erkennen.

Ähnlich dem Gehirn arbeiten derartige Systeme nach dem MISO-Prinzip, d.h. multiple input – single output. Zwischen diesen äußeren Kontakten sind eine oder mehrere assoziative, nicht ohne weiteres erkennbare neuronale Ebenen geschaltet (s. Abb. 5.7). Der Lernvorgang – gewöhnlich nicht in Online-Zeit möglich – wird in einer Art Training mit mehreren vollständigen Durchläufen erprobt und gesichert. Dazu ist es nötig, daß das betrachtete System bereits mit anderen Methoden bearbeitet oder geregelt wurde, ferner daß Meß- und Stellgrößen erfaßbar sind. Beim Lernvorgang finden analog zur Ausprägung synaptischer Kontakte

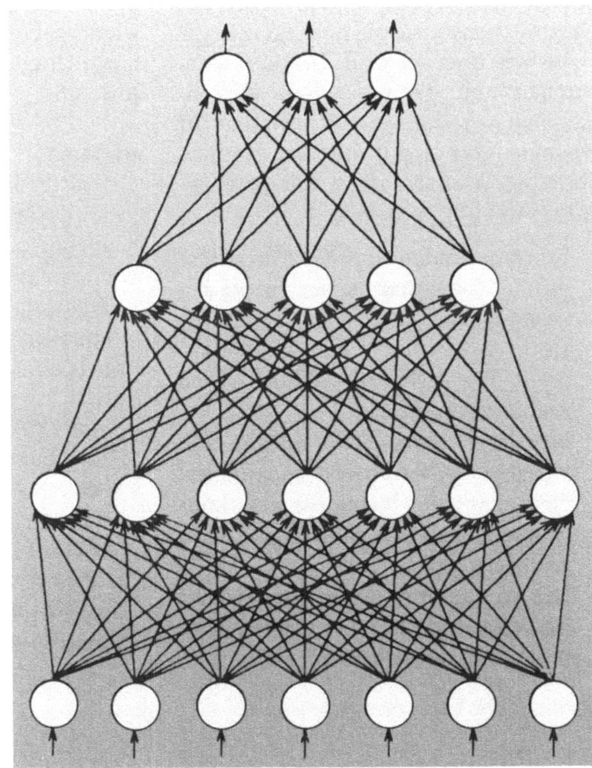

Abb. 5.7. Grundmuster neuronaler Vernetzung: zwischen der Eingabe-Ebene (unten) und der Ausgabe-Ebene (oben) können eine oder mehrere (nicht erkennbare) „Verarbeitungs-ebenen" geschaltet sein. (Aus Nauck et al. [1408]; mit frdl. Genehmigung)

im Nervensystem Gewichtungen zwischen den Verschaltungen der „Neuronen" statt. Dies geschieht in einer Weise, die kein Modell des Lerninhaltes voraussetzt. Der *Einsatz eines neuronalen Netzes* ist immer dann angezeigt, wenn kein mathematisches Prozeßmodell bekannt ist oder dessen Umsetzung in einem konventionellen Regler auf Grund hoher Kosten vermieden werden soll (s. oben). Für weitere Einzelheiten zum Vorwärts- und Rückwärtsbetrieb – etwa in Hopfield-Netzen – verweisen wir auf die genannte Spezialliteratur. Eine interessante Eigenschaft neuronaler Netze ist ihre Toleranz gegen Schädigungen und Ausfall von „Neuronen" ohne wesentlichen Informationsverlust.

5.9.6.2
Probleme

Soweit wir sehen, haben neuronale Netze – ebenso wie die unscharfe Logik – bisher überwiegend in den technischen und ökonomischen Wissenschaften Anwendung gefunden. Für die Biologie und damit für die Medizin sind die Grenzen nach Nauck et al. [1408] wie folgt gegeben:

- Neuronen haben komplexe physiologische Eigenschaften, die für die Berechnungsvorgänge von Bedeutung sind; insbesondere die zeitabhängigen Eigenschaften fehlen in den meisten Modellen.
- Neuronen haben komplexe und variable Verbindungen zu anderen Neuronen, die bisher in den konnektionistischen Modellen nicht realisiert sind.
- Die Architektur konnektionistischer Modelle und ihre Lernregeln sind biologisch unrealistisch.

- Das in diesem Bereich schon mehrfach angesprochene Allgemeinwissen (common sense) ist nicht gegeben, weshalb die Leistungsfähigkeit an den Randgebieten – etwa eines Kernbereichs von Expertenwissen – stark abfällt.

5.9.6.3
Kombinationen unscharfer Logik und neuronaler Netze

Wie schon aus dem Motto nach L. A. Zadeh hervorgeht, bietet sich – abgesehen von den im letzten Abschnitt genannten, noch weithin ungelösten Problemen – eine wechselseitige Ergänzung von „Fuzzy Logics" und neuronalen Netzen geradezu an. Nauck et al. [1408] haben die Vor- und Nachteile beider Verfahren tabellarisch zusammengestellt, die wir (mit freundlicher Genehmigung) in Tabelle 5.9 wiedergeben. Siehe dazu auch die einfache Übersicht nach Lossau [1243] in Abb. 5.8.

Merksatz

Unscharfe Logik (Fuzzy Logics) und neuronale Netze, an denen zur Zeit intensiv geforscht wird, sind neuere Verfahren, die keiner strengen mathematischen Modelle bedürfen. Auch lassen sich, wie im ärztlichen Beruf, vage Aussagen und exakte Daten kombinieren. Für den Kliniker haben besonders neuronale Netze z. Z. eine beschränkte Bedeutung; doch sind hier weitere Entwicklungen, zunächst in Spezialgebieten, dann für die allgemeine Diagnostik und als Entscheidungshilfen, vorauszusagen.

Tabelle 5.9. Vor- und Nachteile von Neuronalen und Fuzzy-Systemen. (Aus Nauck et al. [1408], mit frdl. Genehmigung)

	Neuroronale Regelung	Fuzzy-Regelung
Vorteile:	Kein mathematisches Prozeßmodell notwendig	Kein mathematisches Prozeßmodell notwendig
	Kein Regelwissen notwendig	A-priori (Regel-) Wissen nutzbar
	Verschiedene Lernalgorithmen	Einfache Interpretation und Implementation
Nachteile:	Black-box-Verhalten	Regelwissen muß verfügbar sein
	Kein Regelwissen extrahierbar	Nicht lernfähig
	Heuristische Wahl der Netzparameter	Keine formalen Methoden für „Tuning"
	Anpassung an veränderte Parameter ist evtl. schwierig und kann Wiederholung des Lernvorgangs erfordern	Semantische Probleme bei der Interpretation „getunter" Regler
	Kein a-priori Wissen verwendbar („learning from scratch")	Anpassung an veränderte Parameter evtl. schwierig
	Der Lernvorgang konvergiert nicht garantiert	Ein „Tuning-Versuch" kann erfolglos bleiben

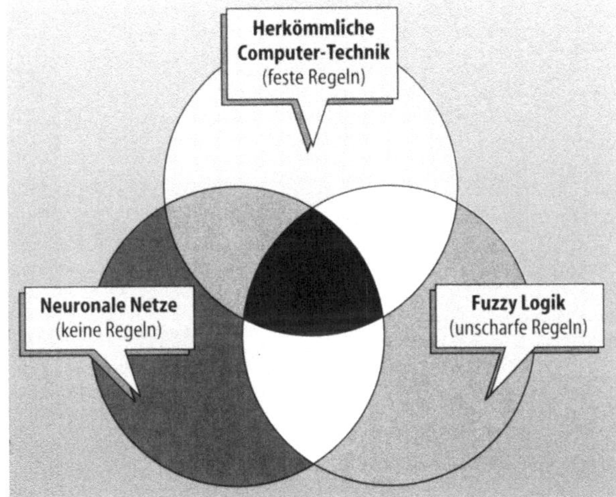

Abb. 5.8. Konventionelle Computer, neuronale Netze und Fuzzy Logics. (Aus Lossau [1243], mit frdl. Genehmigung)

KAPITEL 6

Spezielle Diagnostik

6.1
Anamnese

Mottos

„Die meiste Zeit geht dadurch verloren, daß wir mit unseren Patienten nicht zu Ende sprechen" (Geisler [630])

„Aus der Anamnese gestaltet sich der Arzt Welt, Umwelt, Traumwelt des Kranken" (Bürger [225])

Von allen diagnostischen Verfahren ist und bleibt die *Anamnese,* die Erhebung der Vorgeschichte, die *wichtigste Methodik*: Während alle aktuellen (oder auch mehrfach) erhobenen Befunde sozusagen Momentaufnahmen, Ausschnitte aus einem kontinuierlich ablaufenden Film sind und den Status präsens wiedergeben, ist die gut erhobene Anamnese eine Art von Längsschnitt vom Beginn der Erkrankung bis zum Zeitpunkt der Untersuchung, eine Art von *Retrognose,* und damit schon ein wesentlicher Teil von *Diagnose* und *Prognose.*

Grundlagen. Folgende Funktionen der Anamnese können angeführt werden (nach Gross [708]):

1. Aufdeckung der Krankheitserscheinungen und ihrer Bedeutung,
2. Kennzeichnung des Kranken und seiner Reaktionen,
3. Schaffen einer Vertrauensbasis,
4. Ermöglichung des Sich-Aussprechens,
5. Vermeidung gefährlicher oder bereits nutzloser Therapien,
6. Dokumentation als Basis für Rechtsansprüche oder deren Abwehr.

In neuerer Formulierung braucht der Arzt zur Anamnese *„Empathie"* und *kognitive Fähigkeiten.* In einer guten Anamnese verbinden sich nicht nur die *Aufdeckung der Krankheitserscheinungen* und die *Kennzeichnung des Kranken* (mit seinen Reaktionen auf die tatsächlichen oder vermeintlichen Störungen, seinen Sorgen und Ängsten), sondern auch die *Anknüpfung einer Vertrauensbasis,* ja schon *kathartisch-therapeutische Funktionen im Sinne des sich Aussprechen-Könnens.* In den USA soll es Personen geben, die für das reine Zuhören bezahlt werden. Auch die (recht verstandene) Beichte hatte einmal und hat noch solche kathartischen Funktionen. Allein schon die Bezeichnung „Sprechstunde" und „Sprechzimmer" weisen auf diese heute immer mehr durch die moderne Technologie verkümmernden Funktionen hin. Hier liegt auch eine der Ursachen, weshalb der rein naturwissenschaftlich orientierten Medizin so viele Kranke weglaufen [1641], weshalb diese Massenflucht ausgerechnet um die Jahrhundertwende einsetzte, als die naturwissenschaftlich orientierte

Medizin ihre ersten Triumphe feierte. Häufig – nicht immer – sind eben die Vertreter von „Außenseiter"-Methoden die besseren Psychologen; häufig – nicht immer – haben sie mehr Zeit und Geduld im Zuhören. Hier seien nur einige Hinweise zur Anamnese aufgeführt. Sie mögen z. T. selbstverständlich klingen, werden aber nicht so selbstverständlich praktiziert.

Die Anamnese, durch einen Computer mit „Ja"-„Nein"-Antworten, der engsten Form der geschlossenen Frage, oder durch einen Fragebogen, verfehlt ihr Ziel ebenso wie die Befragung durch eine Sekretärin. Wenn der Computer für den Arzt Zeit gewinnen soll, sich dem Kranken zu widmen, dann fragen wir: für was eigentlich? Nirgends läßt sich die Vertrauensbasis besser herstellen, der etwaige psychosomatische oder psychosoziale Hintergrund der Beschwerden besser ausleuchten als im persönlichen Gespräch. Nie kann dem Hilfesuchenden die menschliche Anteilnahme und Wärme besser vermittelt werden als bei der ersten Begegnung. Er soll zuerst einem einfühlenden Menschen begegnen, nicht einer Maschine oder einem maschinenlesbaren Fragebogen. Dies gilt trotz diagnostischer positiver Erfahrungen mit Fragebogen (z. B. [147, 603 a]).

Häufig wird man junge Kollegen aus Gründen ihrer Ausbildung und des eigenen Zeitmangels die Vorgeschichte aufnehmen lassen. Dieses Verfahren, mit allen seinen Vorteilen und Mängeln, entbindet aber den verantwortlichen Arzt nicht von einem persönlichen Gespräch! Vor allem sollte der Kranke bei der zunehmenden Weiterreichung an (einen oder viele) Spezialisten, nach der Art der Mayo-Clinic einen Arzt haben, der am Schluß alles zusammenfaßt, ihm erklärt – schlicht: ihn persönlich betreut und alle Spezialistendaten in einem Urteil und Be-

handlungsvorschlägen zusammenfaßt. Dies muß in großen Institutionen mit erfahrenen Abteilungsleitern, Oberärzten usw. nicht der ärztliche Direktor selbst sein; aber der maßgebliche Arzt muß Erfahrung und Takt besitzen. Wenn ein psychosozialer Hintergrund erleuchtet werden soll, geht die Anamnese in eine *ausführlichere, biographische Form* über, zu der z. B. Dahmer [327], F. Hartmann [818], Osten [1442], Reimer [1576] eingehende Hinweise gegeben haben.

Darstellungen des Kranken. Dies alles ist verständlicherweise auch eine *Zeitfrage.* Inwieweit man dem Patienten Freiraum für seine Darstellung überläßt oder das Gespräch strukturiert, hängt allein von seiner ersten Darstellung und deren Ergiebigkeit ab. Bei manchen *eloquenten Kranken* wird man den Faden in der Hand behalten müssen, um sich nicht mit ihnen im Kreise zu drehen. Große Probleme pflegen die Kranken zu machen, die statt subjektiver Beschwerden nur mit mehr oder minder fertigen *Deutungen anderer Kollegen* kommen. Einer unserer großen Kliniker, Max Bürger, soll in solchen Fällen drastisch geäußert haben: „Die Diagnosen sind nur für die Ärzte da; ich will wissen, wo es Ihnen weh tut..." (225). Andere kommen mit Notizen oder kleinen Büchlein, um nur ja nichts zu vergessen. Abgesehen von Kollegen oder verständigen Kranken, die manchmal zur Erleichterung des Untersuchers vorzüglich geschriebene Anamnesen mitbringen, ist die *„maladie des petits papiers"* (die Krankheit auf den kleinen Papieren) verdächtig auf eine psychosomatische Störung. Dem Arzt, der seine Kranken oder dessen Umfeld schon lange kennt, gelingen oft erstaunlich kurze, aber schlüssige Anamnesen.

Nach unserer Erfahrung helfen bei den Vielrednern oder Deutungssüchtigen am besten (anteilnehmende, aber weiterleitende) Zwischenfragen. Sie helfen auch bei den Wortkargen und Verschlossenen. Für den vielbeschäftigten Arzt hat R. N. Braun [185] für den Kurzbesuch 4 Vorschläge für die Befragung gemacht:

- „Weshalb kommen Sie?"
- „Was ist nach Ihrer Meinung die Ursache?"
- „Was vermuten Sie?"
- „Was befürchten Sie?"

Die von Wilcke [2120] empfohlene Frage: „Gegen Wen sind Sie krank geworden?" ist schon sehr psychoanalytisch orientiert und dem durchschnittlichen Kranken wohl nicht angemessen.

Deutungen der Kranken (exogenes Bedürfnis, s. oben!) können allerdings auch zu Fehldeutungen führen. In einer Analyse von Braun selbst mit 7 praktischen Ärzten [1539] bei 1125 unausgelesenen Kranken half die Mutmaßung der Kranken über die Ursache bei 60 % weiter, bei 38 % war sie wertlos, bei 2 % irreführend.

Dialogische Gesprächsführung. Die französische Medizin unterscheidet treffend zwischen dem *Monolog* (des Kranken!), am besten eingeleitet durch die vertrauenserweckenden Fragen: „Was führt Sie zu mir?" – „Womit kann ich Ihnen helfen?" und dem *Dialog* durch die ergänzenden Fragen. Auch wenn viele unserer Krankenblätter aus Gründen der Systematik mit der Familienanamnese beginnen, wäre es ein schwerer Fehler, nicht mit den aktuellen Beschwerden oder Gründen zu beginnen, die den Kranken – hic et nunc – zum Arzt geführt haben.

Oft machen die Kranken falsche *Zeitangaben* oder können sich nicht mehr erinnern. Der Arzt muß sich bewußt sein, daß kürzliche Ereignisse

noch besser präsent sind, daß die Erinnerung mit dem Abstand etwa linear abnimmt, daß mit zunehmendem Abstand auch Erinnerungen an Ereignisse auftauchen, die überhaupt nicht stattgefunden haben. Hier hilft die Frage: „Bis wann waren Sie ganz gesund?" oft weiter. Vor allem in Verbindung mit markanten Zeitpunkten wie Weihnachten, Ostern, Pfingsten, Familienfesten, Urlaub, Reisen usw. frischt sie das Gedächtnis auf. Charakteristisch ist, daß nach dem Insistieren auf der Frage: „Haben Sie sich bis dahin wirklich ganz wohl gefühlt?" doch *Relativierungen* kommen. Unspezifische Allgemeinerscheinungen, Verstimmungszustände, Arbeitsunlust usw. gehen den spezifischen Krankheitserscheinungen eben oft um Monate oder Jahre voraus. Ducuing [407] unterschied in diesem Sinn:

- Prämonitorische Symptome,
- überraschende oder initiale Zeichen,
- Symptome des Krankheitsverlaufes,
- Spätsymptome,
- Restsymptome.

Ergänzende Fragen. Die *ergänzenden Fragen* führen erste differentialdiagnostische Vermutungen weiter, vertiefen sie oder schließen sie zunächst aus. Die Eigenanamnese schließt sich am besten in biographisch-chronologischer Reihenfolge an: frühere Erkrankungen, Tauglichkeits- oder Einstellungsuntersuchungen, Kriegs- oder Verkehrsverletzungen, Operationen usw. Bei Infektionskrankheiten wird das Spektrum der Ursachen wesentlich eingeengt, wenn Auslandsreisen oder Umgang mit Tieren (Anthropozoonosen!) verneint werden.

Familienanamnese. Mindestens ebenso wichtig ist die *Familienanamnese.* Wir können davon ausgehen, daß auch bei nicht hereditären Erkrankungen im engeren Sinn, für die der Kranke am besten mit Hilfe der Familie selbst einen Stammbaum aufstellt, genetische Faktoren zu 60–70 % die Lebens- und Gesundheitserwartung beeinflussen. Die „Wahl der Eltern" ist in hohem Maße ausschlaggebend für das weitere Schicksal! Es ist deshalb von nicht zu unterschätzender Bedeutung, Lebensdauer bzw. Lebensalter sowie besondere Krankheiten in der Aszendenz und Deszendenz zu erfahren. Die Familienanamnese darf sich im Rahmen einer sorgfältig erhobenen Vorgeschichte nicht auf die stereotypen Fragen und Antworten beschränken: „Sind Ihnen besondere Erkrankungen in der Familie bekannt?" – „Nein!". Oft sind es gerade die *„formes frustes"* bei anderen Familienmitgliedern, die gezielt erfragt werden müssen und den genetischen Hintergrund sozusagen blitzartig erhellen.Umgekehrt brauchen Krankheiten, besonders natürlich Infektionskrankheiten, nicht genetisch (mit-)bedingt sein, sondern können auch aus der Wohngemeinschaft, ähnlichen Ernährungs- oder Lebensbedingungen heraus erkärt werden.

Spätestens bei der Eröffnung des Dialogs entscheidet sich, ob man eine *einfache* oder eine *umfassend-biographische Anamnese* anzustreben hat.

Standardfragen. Keinesfalls dürfen die *Standardfragen* wie: Appetit, Verträglichkeit von Speisen, Durst, Stuhlgewohnheiten und deren Veränderungen, Gewichtsbewegungen, Miktion, Nykturie, Schlaf, Kopfschmerzen, Kurzluftigkeit, Ödeme, Husten, Fieber, Nachtschweiße u. a. m. fehlen.

Dazu kommen bei Frauen der *Zyklus*, gynäkologische Untersuchungen, Zahl und Art der Geburten, Verhütungsmittel. *Fragen nach den sexuellen Gewohnheiten* können auf manche

Kranken abstoßend wirken, in anderen Fällen die Vertrauensbasis beträchtlich erweitern. Auch können Hintergründe und Zusammenhänge, die oft nicht spontan angesprochen werden, erst damit enthüllt werden. Wenn man wegen ihrer Bedeutung als Schlüsselsymptom – etwa Impotenz bei Verdacht auf Hämochromatose – gezielt fragen muß, sollte man dies dem Kranken mit der Häufigkeit solcher Erscheinungen bei den in Frage stehenden Krankheiten erläutern. Die Art, ob und wie ein Arzt solche Fragen stellt, unterscheiden den psychologisch Erfahrenen vom medizinischen Tölpel.

Medikamenteneinnahme. Eine eingehende Befragung nach der *Einnahme von Medikamenten* und etwaigen Nebenwirkungen ist in unserem „Medikamenten-Zeitalter" und bei der Häufigkeit ganz verschiedener unerwünschter Wirkungen unerläßlich. Oft muß man insistieren und die Fragen wiederholen oder den Kranken auffordern, bei der nächsten Gelegenheit eine Liste aller Medikamente oder diese selbst mitzubringen. Dies gilt besonders – aber nicht nur – bei Verdacht auf eine Störung in der Blutbildung oder bei Hautveränderungen. Manche Kranke neigen dazu, Medikamente, die sie aus ganz anderem Anlaß (etwa bei Zahnschmerzen, Kreuzschmerzen oder anläßlich der Menstruation) eingenommen haben, zu „vergessen". Heute trifft der Kranke oft die erste Differentialdiagnose durch die Wahl der Spezialisten. Diese verordnen – ohne Berücksichtigung der Ganzheit des Kranken – in ihrem Fachgebiet und haben durch eigene Unachtsamkeit manchmal keine Kenntnis, wie ihre eigenen und fremde Medikamente interferieren. Die sorgfältig erhobene Medikamentenanamnese schützt nicht nur (weitgehend, aber nicht vollständig!) vor Fehldiagnosen (dabei bedeutet ein Zusammentreffen noch keine Ursache!), vor schwerwiegenden Nebenwirkungen bei bereits bestehender Sensibilisierung oder pharmakogenetischen Defekten, schließlich auch vor der Erfahrung, daß der Kranke auf das neue Rezept einen Blick wirft und geringschätzig versichert, dieses Medikament habe er schon wochenlang ohne Erfolg eingenommen. Es gibt Situationen, in denen man dem Kranken erklären muß, weshalb man trotzdem an diesem Medikament – evtl. in anderer Dosierung oder Applikationsform – festhält.

Abbildung 6.1 zeigt 5000 unerwünschte Wirkungen, die der deutschen Arzneimittelkommission bis 1992 bekannt wurden.

Bezeichnungen für Beschwerden. Nach Immich [941] gibt es in der deutschen Sprache etwa 700 *Bezeichnungen für körperliche Beschwerden aller Art.* Der Arzt kann davon ausgehen, daß – bei starken individuellen Unterschieden – die Kranken höchstens über die Hälfte dieser Bezeichnungen verfügen. Er muß relativ schnell eine Gesprächsebene finden, die der Bildung und Ausdrucksform seines Gegenübers entspricht. Die Erhebung der Anamnese beschränkt sich aber keineswegs auf den Inhalt des Gesagten: mindestens ebenso wichtig ist das „Wie" des Vortragens. Es reicht von Selbstsicherheit über geschäftliche Nüchternheit bis zu ängstlicher Unsicherheit und Tränen. Schon wenn der Kranke das Sprechzimmer betritt, kommt es auf die ersten blitzschnellen Assoziationen an: über seinen Gang,

Abb. 6.1. Der deutschen Arzneimittelkommission bis 1992 gemeldete unerwünschte Wirkungen (UEW) von Medikamenten. (Frdl. zur Verfügung gestellt von Dr. Munter und Dr. Matthias [49])

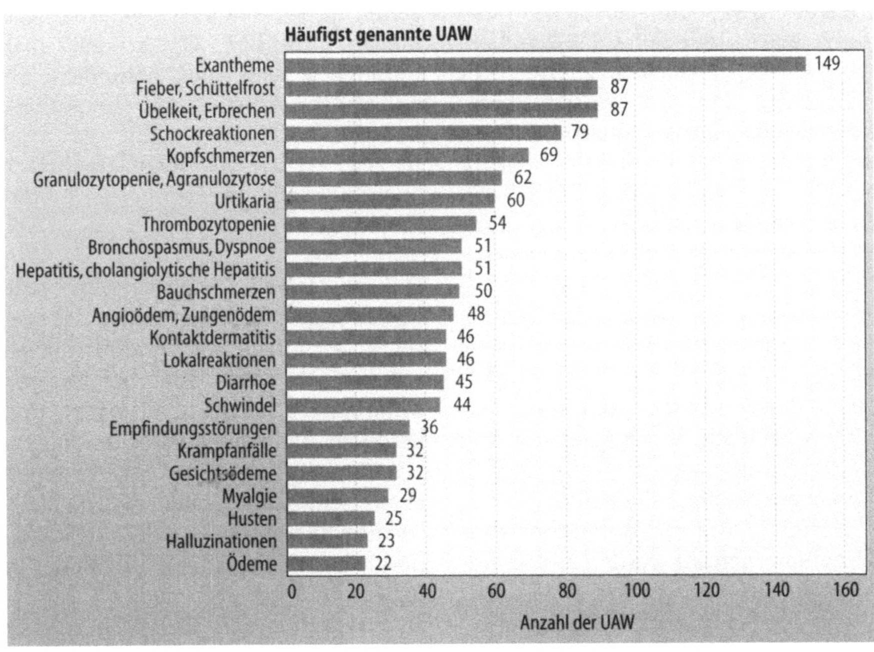

sein Auftreten, seine Haltung usw., die ggf. später korrigiert werden müssen.

Fremdanamnesen. *Fremdanamnesen* sind ergänzend oder ersetzend wertvoll, in erster Linie bei bewußtseinsgetrübten oder erinnerungsgeschwächten Kranken. Ansonsten sind sie mit großer Vorsicht zu handhaben. Gehen doch in sie emotionelle Momente ein, besonders Sorgen, das oft gar nicht schnell zu übersehende wechselseitige Verhältnis, bewußte und unbewußte Wünsche über den Kranken. Max Bürger [225] sagte (sinngemäß): „Wenn eine redselige Frau die Krankengeschichte ihrer Tochter vorträgt, wird man die Wahrheit selten erfahren".

Motive. Eine wesentliche Rolle in der monologischen oder dialogischen Führung des Gesprächs spielen die *Motive*, weshalb der Arzt aufgesucht wird. Es kann sich um akute oder schon lange bestehende Krankheitserscheinungen, um den Mißerfolg der Bemühungen anderer Ärzte, um plötzliche (etwa durch einen Todesfall im Bekanntenkreis) oder persönliche bzw. öffentliche Warnungen, um eine Vorsichtsuntersuchung (aus eigener Initiative, auf Veranlassung der Familie oder des Arbeitgebers), eine Rente (aktuell oder zur Sicherstellung künftiger Ansprüche), eine Eheberatung, eine Lebensversicherungsuntersuchung, eine Tauglichkeitsuntersuchung (mit ganz unterschiedlichen Wünschen zum Ergebnis) handeln. All das beeinflußt die *Zuverlässigkeit und Art der Angaben* verständlicherweise wesentlich. Je schneller der Arzt die Motive erkennt, um so einfacher ist die weitere Gesprächsführung.

Haisch et al. [779] unterscheiden 4 Symptomtypen. Sie werden bestimmt:

1. von der Sichtbarkeit (Umgebung),
2. vom Schweregrad,

3. von der Behinderung im persönlichen und gesellschaftlichen Leben,
4. von der Persistenz oder Häufigkeit der Wiederkehr.

Verfrühte Deutung. Die größte Gefahr für die Ärzte und die Kranken liegt in der *Versuchung, statt des Inhalts des Gesprächs Deutungen aufzunehmen:* Deutungen gehören nicht in diese Phase des Akkumulierens! In unserer Erfahrung wurde besonders bei Gutachten schon mancher retrospektiv wichtige Bezug auf spätere Erkrankungen unwiederbringlich verfehlt, weil der frühere Gutachter, Truppenarzt usw. statt der Beschwerden eine naheliegende Diagnose dokumentiert hat. In einzelnen Fällen kann es sogar erforderlich sein, besonders charakteristische Äußerungen des Kranken im Wortlaut (Sätze oder Satzteile) festzuhalten. Arztseitig kann eine Anamnese bis zur Unbrauchbarkeit belastet werden durch vorgefaßte Meinungen oder gar Ideologien: sie projizieren in den Kranken eigene Vorstellungen. Absolute Objektivität mag unmöglich sein und behindert die erkennbare Anteilnahme (Empathie). Die Zauberformel – eine Art von Balance – ist die schon mehrfach angesprochene *„kontrollierte Subjektivität".*

Dokumentation. Die *Niederschrift* soll, in den Angaben der Kranken, das Wesentliche enthalten. Keinesfalls dürfen wir bei uns selbst oder bei unseren Mitarbeitern jenen inhaltsarmen und lieblosen Krankenhausjargon dulden, wie ihn so viele Krankengeschichten ausweisen: „Der Kranke wurde konservativ therapiert" – oder: „Nikotin- und Alkoholabusus" – „Difficultates in matrimonio" – „EZ und AZ altersentsprechend" sind Beispiele solcher nichtssagender Redensarten.

Wir haben unseren Studenten oft gesagt, daß mangelhafte Untersuchungstechnik durch eine sorgfältige Anamnese mehr als ausgeglichen werden kann. Leider drehen wir uns dabei im Kreise: Nur Könner und Erfahrene, die dann gewöhnlich auch die Untersuchungstechnik beherrschen, vermögen gute Anamnesen zu erheben. Wir halten sie für die größte und zugleich für die ärztlichste Kunst, in der man nie ausgelernt hat.

Was leistet die solchermaßen erhobene Anamnese? (Abb. 6.2.)
Nach erfahrenen Klinikern wie Lauda [1169] führt die Anamnese allein in etwa 70 % zur richtigen Diagnose; nach Bauer [83] lauten die entsprechenden Zahlen: 55 % durch Anamnese und Aspekt, 20 % durch die unmittelbare Untersuchung, 20 % durch Labordiagnostik. Nach unseren eigenen retrospektiven Erhebungen an, alle Spezialitäten der inneren Medizin umfassendenen, 5000 Kranken der Medizinischen Universitätsklinik Köln [421, 2173] wurde eine

Anamnese bei 99,1 % der Kranken erhoben:

- In 46,9 % führte sie für sich allein bereits zur *richtigen Hauptdiagnose*;
- in weiteren 46,6 % eröffnete sie *Hinweise* auf die spätere (weitere oder engere) Hauptdiagnose (zusammen über 90 %!),
- in 2,7 % erbrachte sie nur unspezifische Symptome,
- in weiteren 2 % eine Nebendiagnose,
- in 1,8 % lenkte sie von der Hauptdiagnose ab.

Die *unmittelbare Untersuchung* (s. unten; 97,6 %) – selbstverständlich bei einem Großteil der Kranken mit der Anamnese sich überschneidend – erbrachte:

- bei 5,1 % keinen krankhaften Befund,
- bei 19,3 % war sie mehr oder minder pathognonomisch,
- bei 60,2 % eröffnete sie eine Differentialdiagnose,
- bei 10,6 % eine Nebendiagnose.

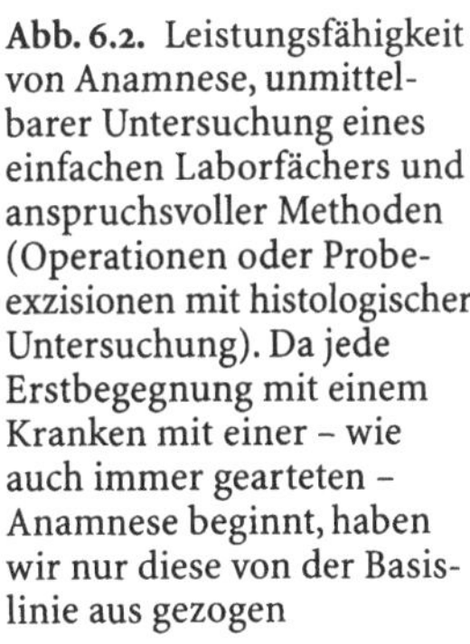

Abb. 6.2. Leistungsfähigkeit von Anamnese, unmittelbarer Untersuchung eines einfachen Laborfächers und anspruchsvoller Methoden (Operationen oder Probeexzisionen mit histologischer Untersuchung). Da jede Erstbegegnung mit einem Kranken mit einer – wie auch immer gearteten – Anamnese beginnt, haben wir nur diese von der Basislinie aus gezogen

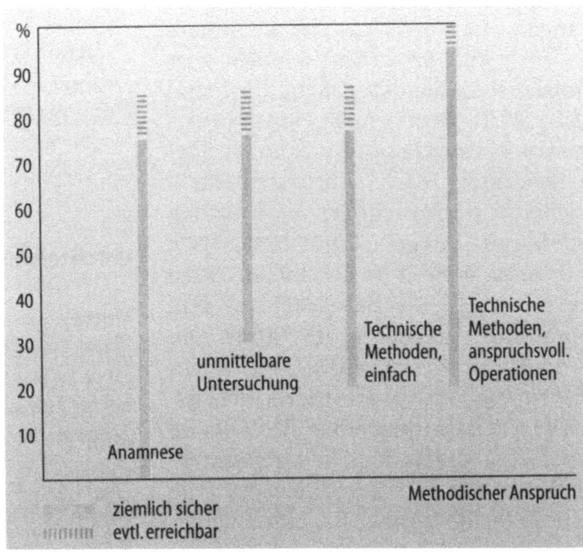

- 4,4 % der Befunde waren unspezifisch,
- in 0,4 % lenkten sie von der Hauptdiagnose ab.

Ein einfacher Fächer von *Laboruntersuchungen* erbrachte:

- bei 21,4 % keinen abnormen Befund,
- 18,7 % waren wesentlich für die Hauptdiagnose,
- 31,4 % eröffneten eine Differentialdiagnose,
- 14,4 % waren unspezifisch, 14 % wiesen auf eine Nebendiagnose hin,
- 0,1 % lenkten von der Hauptdiagnose ab.

Die 94 % richtiger Hinweise aus der Anamnese und die 80 % aus der unmittelbaren Erstuntersuchung haben u. E. unverändert Gültigkeit. Die rd. 50 % richtigen Hinweise bei Laboruntersuchungen dürften bei Zahl, Ausdehnung, Sensitivität und Spezifität der Laboruntersuchungen zwischenzeitlich angestiegen sein. Kruse-Jarres [1129] kam 1994 auf 64 % positiver Hinweise aus Laboruntersuchungen und bestätigte im übrigen unsere Feststellungen mit > 90 % aus der Anamnese (s. auch Abb. 6.2). Diese aus den 70er Jahren stammenden Erhebungen sind u. E. auch heute noch unverändert gültig, in einer Periode z. T. hoher Spezialisierung und Apparatemedizin vielleicht noch wichtiger. Sie bedürfen allerdings einiger *Einschränkungen*: Zunächst kommt es darauf an, wem sie was sagen. Aus der Anamnese sind vorläufige Diagnosen im Sinne von Arbeitshypothesen abzuleiten. Diese *Arbeitshypothesen* erfordern die gezielte Untersuchungen zur Bestätigung oder Verwerfung. Eine gute Anamnese liefert in den meisten Fällen wertvolle Hinweise. Sie ist aber für einen naturwissenschaftlich orientierten Arzt oft nicht beweiskräftig. Parallel zu den enormen technologischen Fortschritten hat die Rückbesinnung auf eine anthropologische, ganzheitliche Betrachtungsweise eingesetzt, ja: das Pendel schlägt zur Zeit (jedenfalls in der öffentlichen Meinung) wieder auf die holistischen Konzepte zurück (s. auch Kap. 3). Zu warnen ist, beim Fehlen technologisch nachweisbarer Befunde – sozusagen per exclusionem – auf eine psychische oder psychosomatische Störung zu schließen. Auch diese muß mit den adäquaten Methoden positiv erwiesen werden (s. 1.6). Dafür bringt allerdings die unter den geschilderten Voraussetzungen erhobene Anamnese Hinweise, wenn nicht sogar den Schlüssel. Umfassende Übersichten zur Anamnese haben u. a. Habeck [767] und Dahmer [327, 328] gegeben.

Merksatz

> Der Mensch verfügt durch die Wortsprache über eine umfassende Möglichkeit der Mitteilung körperlicher, seelischer und sozialer Vorgänge. Sie in der Anamnese voll zu nutzen, ist ein Fundament ärztlicher Kunst und zugleich der Schlüssel zu den meisten Diagnosen.

6.2
Unmittelbare Untersuchung

Mottos
*„Den Sinnen hast Du dann zu trauen,
Kein Falsches lassen sie Dich schauen.
Wenn Dein Verstand Dich wach
erhält"* (Goethe, Vermächtnis)

*„Auf dem Feld der Beobachtung
begünstigt das Glück nur die vorbereiteten Geister"* (L. Pasteur)

*„Es ist besser, das zu glauben,
was man sieht, als das zu sehen, was
man glaubt“*   (Überla [1987])

Mit Griesser [703] – modifiziert – unterscheiden wir, je nach Anlaß der Sprechstundenkonsultation oder Krankenhausaufnahme:

1. Neuzugänge durch Einweisung, Überweisung, Verlegung oder aus eigener Initiative;
2. neuerliche Besuche oder Wiederaufnahmen (mit möglichst raschem Zugriff zu früheren Informationen);
3. Notfälle erstmalig oder als Wiederaufnahmen;
4. Aufnahmen zu einer stationären Durchuntersuchung auf eigenen Wunsch („Check up“);
5. Aufnahmen im Rahmen von Gutachten u. ä.

Die unmittelbare Untersuchung[1] besteht bekanntlich aus:

- der *Inspektion* (einschließlich der Anwendung von Geruch und Gehör),
- der *Palpation*,
- der *Perkussion* und
- der *Auskultation*.

Einfache, nicht an aufwendige Apparate gebundene technische Untersuchungen wie die (unblutige) *Messung des Blutdrucks* (Auftreten und – im Unter-

schied zu früheren Bewertungen – Verschwinden der Korotkoff-Geräusche; elektronische mit Audiometrie oder optischer Anzeige) gehören mit zu den unmittelbaren Verfahren (s. Abb. 6.3). Die heute fast obligate *Sonographie*, manchmal fälschlich als das „moderne Stethoskop des Internisten“ bezeichnet, gehört in den Grenzbereich und wird in 6.6.2 behandelt. Eine *einfache Lungenfunktionsprüfung* etwa des maximalen Atemvolumens und der Geschwindigkeit der Exspiration (z. B. als Tiffeneau-Test = 1 sec.-Kapazität) gehört in diesen Grenzbereich, desgleichen (wenn nicht in einem Standardprogramm enthalten) die semiquantitativen Prüfungen des Urins und z. T. des Blutes, für die es heute in allen wichtigen Fragen käufliche Teststreifen gibt („Trockenchemie“, z. T. etwas kostspieliger, aber für orientierende Bestimmungen ausreichend und sofort verfügbar).

Während die Anamnese mit den aktuellen Beschwerden und ihrer Lokalisation beginnt, sollte die Untersuchung einer strengen Systematik folgen. Bei empfindlichen Kranken, z. B. Kindern, kann es die Ergebnisse sehr beeinträchtigen, wenn man an den empfindlichen Stellen beginnt und dadurch (z. B. im Bereich des Leibes) eine Abwehrspannung hervorruft. Man beginnt vielmehr an der entgegengesetzten, nicht als betroffen erwarteten Ecke. Immer sollte man bei etwaigen Schmerzen vom (ausgekleideten und liegenden) Kranken die Stelle des stärksten Spontanschmerzes sich zeigen lassen. An diese wird man sich nicht nur vorsichtig „herantasten“, sondern auch aus einer etwaigen Differenz zwischen Spontanschmerz und höchster Druckempfindlichkeit auf Fortleitung schließen können. Die von Hansen u. Staa [799] so eingehend bearbeiteten Head-Zonen, d.h. die Projektion von vis-

---

[1] Den häufig benutzten Ausdruck „physikalische Untersuchung“ sollte man vermeiden, da die ergänzenden Untersuchungen wie z. B. Röntgendiagnostik u. a. mindestens ebenso physikalisch sind. Im angelsächsischen Schrifttum bedeuten Ausdrücke wie *„Bedside Medicine“,„Bedside Examination“* keineswegs stationäre Untersuchung, sondern auch die Kombination von Anamnese und unmittelbarer Untersuchung. Die überwiegend in der Praxis durchgeführten Untersuchungen werden zur Vermeidung von Mißverständnissen mit *„Office Diagnostics“* bezeichnet.

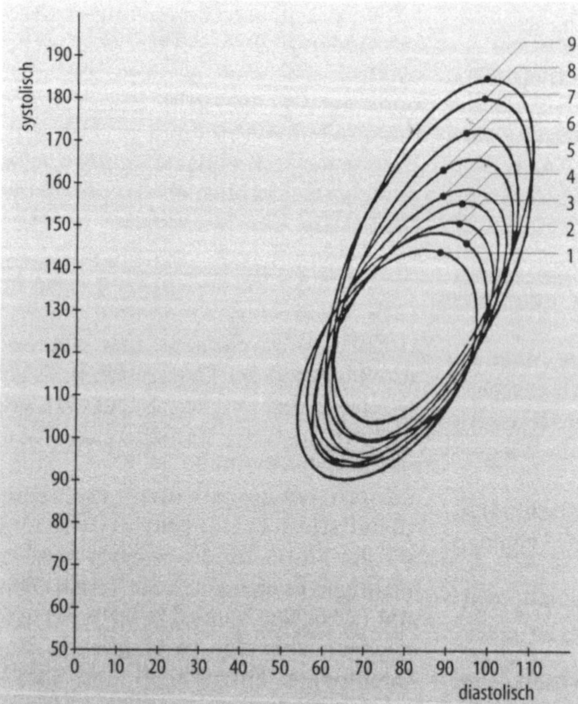

Abb. 6.3. Blutdruckellipsen einer unausgelesenen Bevölkerung in Abhängigkeit vom Alter. Jede *Ellipse* bedeutet ein Jahrfünft ab dem 15. Lebensjahr. (Aus van Eimeren [453]; mit frdl. Genehmigung)

ceralen Nerven auf Hautnerven des gleichen Segments, bringen nach eigenen langjährigen Erfahrungen nur in Einzelfällen zusätzliche Informationen. Inspektion (Gang, Haltung, Gesichtsausdruck usw.) sowie Palpation sind in der Praxis wichtiger als Perkussion und Auskultation, obwohl diese im Unterricht aus didaktischen Gründen bevorzugt werden. Über die Untersuchungstechnik gibt es so viele ausgezeichnete Lehrbücher und „Fibeln" (z.B.: Anschütz [37], Bates et al. [81], Hirsch-Rust [880], de Gowin [688], Müller-Seifert [1392], Zöllner-Hadorn [2197] u.a.), daß wir sie im Detail hier nicht zu behandeln brauchen.

Voraussetzungen. Die Untersuchung erfolgt gewöhnlich im *Liegen*, gelegentlich zusätzlich im Stehen oder Gehen (besonders in der Neurologie, Ortho-

pädie). Daß Patienten beiden Geschlechts dazu (bis auf eine kurze Hose) völlig entkleidet sein müssen, ist selbstverständlich. Ebenso muß der Raum genügend warm und gut beleuchtet sein (möglichst Tageslicht oder Tageslichtlampen), dabei von außen her uneinsehbar. Die Hände des Arztes sollen warm und trocken, am besten im Beisein des Patienten noch einmal gewaschen sein. Mundhöhle, Achselhöhle, Mastdarm, Scheide, offene Wunden oder Geschwüre untersucht man grundsätzlich mit dünnen Handschuhen bzw. Fingerlingen. Bei Verdacht auf Infektionskrankheiten wie Aids oder Hepatitis empfiehlt sich, die Untersuchungen und vor allem auch die Blutentnahme grundsätzlich mit Handschuhen durchzuführen. Das dem Probanden plausibel zu machen, erfordert Takt und Erfahrung.

Als wir in unserer medizinischen Diagnostik 1969 [708] empfahlen, daß ein Mann aus Gründen der Schicklichkeit und zur Sicherung gegen die (gewiß sehr seltenen) späteren Vorwürfe Frauen nur im Beisein einer weiblichen Hilfsperson, die auch beim Auskleiden behilflich sein kann, untersuchen sollte, wurden wir deshalb von einigen Rezensenten kritisiert. Wir möchten unverändert an dieser Empfehlung festhalten und haben damit in 40 Berufsjahren (Gr.) nie Schwierigkeiten gehabt. Selbstverständlich trägt der Arzt zur Untersuchung – außer in Notfällen – auch Berufskleidung. Es gibt die Geschichte eines bekannten Gynäkologen, der unmittelbar vor der Jagd noch rasch die Zugänge ansah und zu der berühmten Aussage einer Dame führte, sie sei „von einem Förster" untersucht worden.

Systematik. Wie schon betont, muß der Untersuchungsgang einer strengen *Systematik* folgen. Im Unterschied zur Anamnese kann man sich dann am Schluß eingehender und in beweglicher Form den aktuellen Beschwerden zuwenden, ohne anderes und evtl. wichtiges auszulassen. Manchmal ist es aus psychologischen Gründen zweckmäßig, dem Kranken diese Art von Systematik während der Untersuchung in zwanglosem Gespräch anzudeuten. Der Untersuchungsgang und seine Niederschrift können nach der Topographie („vom Scheitel bis zur Sohle") nach Organsystemen oder nach einer Mischung aus beiden erfolgen. Man sollte jedenfalls grundsätzlich immer nach „seinem" Schema untersuchen und dokumentieren. Die Untersuchung gibt auch Gelegenheit, vom Patienten vergessene anamnestische Angaben (z. B.: „Was ist das für eine Narbe?" – „Haben Sie den Fleck in der Haut schon länger und unverändert?") zu erhalten.

Dokumentation. Unmittelbar nach der Untersuchung (nur so wird ein späteres Auslassen verhindert) erfolgt eine Niederschrift. Sie reicht bei stationären Patienten über 1–4 Blätter (I), bei ambulanten Patienten über eine (Doppel-) Karte (II), bei Konsultation auswärts in Form von Notizen, die man später ergänzt (III). Die *Anordnung der Formulare* hängt von der Art des Krankengutes in der betreffenden Praxis oder Klinik ab. Sie beginnt mit dem Normalbefund und einigen häufigen (typischen) Veränderungen, die man ankreuzt. Für ungewöhnliche oder zu ergänzende Befunde ist ein besonderer Raum vorgesehen. Ein „normaler Befund" muß bezeichnet sein; sonst ist in dieser Richtung nicht geprüft worden: „Quod non in tabula, non factum" (Was nicht aufgezeichnet ist, wurde nicht untersucht).

Diese Art der Aufzeichnung ermöglicht bei einiger Übung in der Sprechstunde eine vollständige *Dokumentation*, bis der Kranke sich angezogen hat. Eine wichtige „Fährtensuche" ermöglicht die *Haut*, gerade auch für innere Erkrankungen und besonders für para-neoplastische Syndrome. Leyh [1207, 1208] hat in Anlehnung an Darier [334] je 5 Typen von Primäreffloreszenzen und daraus hervorgehenden Sekundäreffloreszenzen unterschieden.

Interpretation. Etwa 90 % der dokumentierten Befunde sind normal. Die restlichen 10 % sind von verschiedener *Dignität*, oft Nebenbefunde, Hinweise auf Zweitkrankheiten, Zufallsbefunde (die von der Belanglosigkeit bis zur Frühdiagnose einer fortschreitenden Erkrankung reichen können). Wie wir an anderer Stelle ausgeführt haben, kann man trennen in „unspezifische" (Vieldeutigkeit), halbspezifische (Verdacht) und weitgehend spezifische (Leitsymptome oder pathognonomische Erscheinungen).

Jede Beobachtung hat nur eine *endliche Präzision*. Wir erfassen, wie schon betont, Ausschnitte aus einem kontinuierlich ablaufenden Film – dem Krankheitsprozeß.

Zweifelhafte Befunde können (mod. nach Weinstein u. Fineberg [2065]) entstehen:

- durch die Art des Befundes selbst;
- durch die Bedingungen, unter denen sie erhoben wurden;
- durch den körperlichen und seelischen Zustand des Untersuchten;
- durch die Erwartungen des untersuchenden Arztes;
- durch den Einfluß von Experten, die eine gleiche oder ähnliche Beobachtung gemacht haben.

Die reine Akkumulation von Befunden als eine letztlich analytische Tätigkeit, erfordert aber immer wieder auch (synthetische) Urteile: Was ist noch normal, was schon krankhaft? (s. 1.5.1– 1.5.3). Unter Hinweis auf diese Ausführungen möchten wir hier nochmals betonen, daß die *Variationsbreite der Norm* (mit ihren Extremformen) gewöhnlich unterschätzt wird. Der Übergang von „gesund" zu „krank" ist fließend oder wie C. F. von Weizsäcker es formulierte [2073]: „Trennen ist eine dem menschlichen Geist notwendige Operation; aber alle bloße Trennung ist künstlich. Das Diskrete ist nur gedacht. Kontinuität ist ein Merkmal der Wirklichkeit."

Abgesehen von der fortschreitenden Technologie (z. B. digitale Bildgebung, Molekularbiologie), mit ihrer Fülle für die jeweilige Methode charakteristischer Befunde, gibt es etwa 20 000 Symptome und Erscheinungen, eine Zahl, die sich inzwischen allenfalls für neuere Methoden geändert haben dürfte.

Merksätze

Krankhafte Befunde müssen bei der Untersuchung sozusagen „ins Auge springen" oder sie sind nicht krankhaft.

Viele Organe und Funktionen sind beim Menschen bilateral symmetrisch angelegt. Seitengleiche Befunde sollte man bis zum Beweis des Gegenteils als normal, seitendifferente Befunde bis zum Beweis des Gegenteils als pathologisch betrachten. Leider gilt diese Regel nicht für die großen Körperhöhlen und ihre Organe.

Zweifelhafte Befunde bedürfen der Kontrolle, nach der von uns schon vor Jahren gegenüber der üblichen Zweiteilung (gesund/krank) eingeführten Trias: sicher normal – fraglich oder grenzwertig – sicher pathologisch (s. 1.5.2.3).

Befundmitteilung. Verständlicherweise erwartet der Proband, daß man ihn auch über Verdachtsmomente oder über als harmlos beurteilte Befunde unterrichtet. Dies gilt natürlich auch für *gravierende Befunde*, die ein Kranker – zu Recht oder zu Unrecht – als „Todesurteil auf Zeit" auffaßt. Seit Krecke's [1116] berühmtem Buch „Vom Arzt und seinen Kranken" [1116], in dem alles Wesentliche zu diesem Thema schon gesagt wurde, haben gerade die älteren Ärzte mit solchen Eröffnungen überwiegend negative Erfahrungen (hinsichtlich des wahren Interesses der Kranken, besonders ihres Grundrechtes auf Hoffnung) gemacht. Hier sei nicht verschwiegen, daß erfahrene Kliniker (wie z. B. Heimpel/Ulm, persönl. Mitteilung) mit der vollen und klaren Mitteilung der Diagnose bessere Erfahrungen gemacht haben – nicht zuletzt hinsichtlich der weiteren Kooperation. Die Entscheidung wird man von der Art der Erkrankung und der Persönlichkeit des Kranken abhängig machen.

Der Bundesgerichtshof ist in seinen Urteilen (zeitweilig) immer weiter – und vielleicht manchmal zu weit – gegangen. Unbestritten beruht der *„informed consent"*, d.h. die letztliche Entscheidung des Kranken über etwaige diagnostische und therapeutische Eingriffe auf der Basis einer umfassenden, seinem Allgemeinzustand, seinem Verständnis usw. angepaßten Unterrichtung, Vorschlägen über das weitere gemeinsame Vorgehen und dessen Begründung. In manchen Fällen – nicht in allen – ist es u. E. psychologisch besser, eine stufenweise Eröffnung oder eine partielle Aussage zu machen:

Beispiel: Sie haben eine Wucherung, aus der ein Tumor werden könnte, und die dringend der Entfernung bedarf – statt des ominösen Wortes „Krebs".

Hier sprechen wir den prognostisch günstigeren *Befund ohne Krankheitswert* an: In diesem Sinn sollte man sich – entsprechend der überwiegenden Wahrscheinlichkeit – für normal oder fraglich pathologisch entscheiden und ggf. alle weiteren Untersuchungen, die die moderne Technologie heute in Fülle anbietet, bis zur Klärung heranziehen oder den Patienten zu einer Kontrolle innerhalb einer vernünftigen, d.h. nichts versäumenden Zeit bitten. Man darf mit zweifelhaften Befunden ohne Relevanz den Kranken nicht beunruhigen. Zur Begründung weiterer Untersuchungen, zum Selbstschutz vor ähnlichen Befunden, aber anderer Beurteilung durch frühere oder künftige Untersucher, sollte man den Befund und die eigene Deutung mitteilen.

Beispiel: Sie haben über dem Herzen ein Geräusch, das als Herzfehler gedeutet werden könnte und vielleicht schon gedeutet wurde. Ich habe in dieser Richtung die folgenden Untersuchungen durchgeführt… Danach bin ich davon überzeugt, daß es sich um eine harmlose Wirbelbildung des Blutstroms ohne Herzfehler, um ein sog. akzidentelles Geräusch handelt. Das schränkt Ihre Lebenserwartung und Ihre Leistungsfähigkeit nicht ein…".

Daß solche beruhigenden Versicherungen keinesfalls leichtfertig, sondern nur nach Durchführung aller für ein sicheres Urteil unerläßlichen Untersuchungen gegeben werden können, versteht sich. Wie so oft in der Medizin, liegen hier Wohltat und Mißbrauch nahe zusammen.

Mißverhältnis zwischen Klagen und Befunden. Oft wird die Untersuchung ein *Mißverhältnis zwischen den Klagen* des Kranken *und den Befunden* erkennen lassen – seltener als relativ geringfügige Beschwerden bei gravierenden oder ausgedehnten Befunden, häufiger als lebhafte Klagen ohne entsprechendes Substrat. Zur ersten Gruppe gehören vor allem die Tumorkranken, zur zweiten die vielen Patienten mit psychosomatischem oder psychosozialem Hintergrund. Nicht jeder Leidende ist krank – und nicht jeder Kranke leidet. Jores [976, 979] formulierte dazu – wie in 1.6 schon betont – in bewußter Überspitzung: „Je organischer ein Krankheitsprozeß ist, desto geringer ist die Zahl der subjektiven Beschwerden, die er verursacht." Viele Internisten machen aber den Fehler, Beschwerden, für die sie kein organisches Substrat finden, gewissermaßen „per exclusionem", als psychogen oder psychosomatisch abzutun. Davor muß gewarnt werden. Auch für psychosomatische und rein psychogene Störungen ist, wie bei 1.6 ähnlich beschrieben, der zusätzliche positive Nachweis zu verlangen, ggf. unter Zuziehung eines entsprechend versierten Kollegen.

Die mehr oder minder zufällige *Entdeckung unheilbarer Erkrankungen* ohne Störungen des subjektiven Befindens lassen den Arzt die Unvoreingenommenheit gegenüber dem Kranken verlieren und belasten ihn, müssen aber um der heilbaren Fälle willen in Kauf genommen werden. „Sie sind der hohe Preis, den wir für die Früherkennung der Krankheiten bezahlen müssen" [1771]. Eine objektiv leichtere – dafür aber den „Patienten" belastende – Folge sind *Zufallsbefunde oder Nebenbefunde ohne Krankheitswert*. Koller vermutet, daß jede Art von Präventivmedizin zu einer wachsenden Zahl von letztlich gesunden Personen mit mehr oder minder starkem Krankheitsbewußtsein führen wird [1094, 1096]. Nicht zu Unrecht sagte der bereits zitierte Regau [1569]: „Die häufigste Krankheit ist… die Diagnose."

Arbeitshypothese. Ob Stationsbetrieb oder Sprechstunde, ob Chefarzt oder Assistent: Die Anamnese und die sich unmittelbar anschließende Untersuchung sollte mit einer *vorläufigen Diagnose* (Arbeitshypothese) abgeschlossen und möglichst fixiert werden.

Sie zwingt zu einer ersten Sichtung und Gewichtung der vorliegenden Befunde, also zu einem vorläufigen Urteil; sie bestimmt das weitere, gezielte Programm statt kostenträchtiger, ungezielter technischer Untersuchungen. Vor allem erleichtert sie eine spätere Selbstkontrolle und das Lernen aus den eigenen Irrtümern: Mit der Erinnerung allein wächst die Gefahr der Illusion, daß man „schon damals an die richtige Diagnose gedacht" habe. Die niedergelegte Stellungnahme ist sicherer und glaubwürdiger. Daneben sind solche vorläufigen Diagnosen

gerade bei dem heute so häufigen Personalwechsel für Notfallsituationen, Nachtdienste, auch für retrospektive Feststellungen bei überraschenden Todesfällen, eine unerläßliche Hilfe.

Merksätze

> Wenige Schlüsselsymptome führen weiter als eine Fülle von Erscheinungen.
>
> Keine Feststellung ist gegen eine Revision immun.

6.3
Konsultationen

Mottos

„Die seltenen Dinge sind in der Medizin nicht selten, nur die Beobachter sind seltener…" (Clouston [286])

„Dem Patienten geht es nach der Konsultation besser, dem Arzt schlechter" (Bak, zit. nach [1191])

Mit der zunehmenden Auftrennung der Medizin in Spezialgebiete wird sich immer häufiger die Notwendigkeit ergeben, die besonderen Kenntnisse eines Kollegen in Anspruch zu nehmen. Die zunehmende Spezialisierung macht Konsultationen immer häufiger und kann zu einem *interdisziplinären Gespräch* führen. Die Synchronisierung wird zu einer zunehmenden Aufgabe. Diese Art der Zuziehung eines (anderen) Facharztes wirft relativ wenig Probleme auf, wenn das wechselseitige Vertrauen gegeben ist. Man sollte allerdings von dem fremden Fachvertreter nur das verlangen, was er geben kann:

1. Eine Stellungnahme, ob die Symptome und Befunde in das von ihm übersehene Gebiet hineinreichen und in welcher Form.

2. Erkennung oder Ausschluß einer Ursache aus seinem Bereich.
3. Vorschläge zur Behandlung zusätzlich aufgetretener Erkrankungen oder Beiträge zur Behandlung eines vielfältig manifestierten Grundleidens.

Die *eigentliche Diagnose* ist (über das Spezialgebiet hinaus) *nicht Sache des Konsiliarius.* Die Synthese oder Koordination der verschiedenen einlaufenden Befunde ist vielmehr Aufgabe des erstuntersuchenden Arztes oder (häufig) des Internisten. Es geht nicht an, daß ein Kranker 3 oder 4 Spezialisten aufsucht, und daß jeder, unabhängig vom anderen, ihm eröffnet: „Von meinem Fachgebiet her sind die Beschwerden nicht zu erklären." Der verstorbene Bennholdt-Thomsen (persönl. Mitteilung) formulierte für die Pädiatrie: „Wer trägt die dauernde, nicht abzunehmende, letzte Verantwortung…? Wer ist der erste, wer der letzte in der Reihe der konsultierten Kliniker? Einer muß sich für den Kranken verantwortlich fühlen und – ähnlich wie in Gutachten mit verschiedenen Nebengutachten – die Gesamtheit der Befunde zu einem Urteil zusammenfassen."

Wenn der anfordernde Kollege keinen schriftlichen Bericht erhält, so hat sich – besonders im Stationsbetrieb der Krankenhäuser – ein *Konsultationsbogen* bewährt, wie wir ihn Mitte der 60er Jahre für die Medizinische Univ.-Klinik Köln einführten und wie er später von anderen Kliniken übernommen wurde.

Bei unserem Verfahren erhält der Konsiliarius – evtl. zugleich als Anforderung – ein Formular mit den Personalien des Kranken und den Fragen des veranlassenden Arztes auf Durchschriftbogen. Er vermerkt unmittelbar nach der Untersuchung auf dem Bogen seinen Befund, seine Deutung und seine Vorschläge. Das Original kommt ins Krankenblatt, die Durchschrift behält der Konsultant als Beleg und ggf. für seine Abrechnung.

So selbstverständlich es klingen mag, so selten wird in praxi danach verfahren: Man bekommt vom Konsiliarius um so mehr und um so bessere Antworten, je mehr und je besser man ihn fragt. Statt recht allgemein gehaltener Anforderungsgründe oder der einfachen „Bestellung" durch eine Schwester muß man es verstehen, den Kollegen für die besondere Situation zu interessieren. Eine schwierige Frage ist, was man ihm vor seinem ersten persönlichen Eindruck oder Urteil an bereits vorliegenden Befunden zur Verfügung stellen sollte; heute überwiegt die Praxis, daß die bereits vorliegenden Befunde ihm im wesentlichen zur Verfügung stehen sollten. Aus entscheidungstheoretischen Gründen (s. 7.7 und Kap. 8) ergeben sich dagegen Einwände. So kann die Anamnese gleich mehrfach in den Entscheidungsprozeß eingehen. Die Gefahr liegt im Auftreten unkontrollierter Verzerrungen, Vermengungen, Scheinkorrelationen. Zu den Geboten der Höflichkeit und der Kollegialität gehört es, daß man zugezogene Fachvertreter über wesentliche Ereignisse des weiteren Verlaufes unterrichtet, die sie interessieren könnten, etwa eine über raschende Bestätigung oder Widerlegung ihrer Deutungen. Das gleiche gilt für spätere Berichte an Dritte oder für wissenschaftliche Publikationen, in denen man sich nicht mit fremden Federn schmücken sollte. Unhöflich und unergiebig ist es gewöhnlich auch, technische Einrichtungen aus fremden Bereichen (wie etwa EEG oder EKG) in Anspruch zu nehmen, auf das Urteil des entsprechenden Fachvertreters aber zu verzichten. Eine Ausnahme bilden feste oder einmalige Vereinbarungen aus besonderen Gründen.

Eine anspruchvollere Stufe der Konsultation ist das *Zusammentreffen von 2 oder mehr gleichberechtigten Fachver-*

tretern am Krankenbett, um gemeinsam über eine Differentialdiagnose aus dem Grenzbereich oder über die einzuschlagende Therapie (am häufigsten: Operation, Strahlenbehandlung oder Medikamente?) zu beraten. Gewöhnlich wird man zur Übereinstimmung kommen. Diese werden – besonders in der Onkologie oder Kardiologie – oft in besonderen Gesprächsrunden, mit Vorstellung der Kranken oder ihrer Daten – durchgeführt. Es ist dann von großer psychologischer Wichtigkeit, dem Kranken oder seinen Angehörigen das Ergebnis einer solchen Beratung (in angemessener Form) auch als gemeinsame Überzeugung zu verkünden.

Die schwierigsten Konsultationen sind jene, bei denen – aus eigener Initiative des Arztes oder auf Drängen der Angehörigen – eine *„Autorität für bestimmte Erkrankungen"* zugezogen wird. Im Grunde sind alle diagnostischen Einweisungen in ein Krankenhaus sowie Überweisungen vom Allgemeinmediziner zum Spezialisten, von kleineren in größere Kliniken solche Konsultationen – zu gleich ihre natürlichste und ergiebigste Form. Nach wochenlangen eigenen stationären Beobachtungen den Kranken einem anerkannten Fachvertreter in die Sprechstunde zu überweisen, heißt gewöhnlich: diesen überfordern. Wie soll er in 20–40 Minuten Ambulanz das klären, was ein anderer in wochenlanger Beobachtung vergeblich versucht hat? Hier können in der Regel nur klar ersichtliche Fehldiagnosen berichtigt oder das Schließen von Untersuchungslücken empfohlen werden, wie etwa bei der Stellungnahme zur Frage einer nicht gesicherten Myokarditis, beim Nachweis oder Ausschluß einer hämorrhagischen Diathese. Eine Ausnahme machen gezielte Fragen – vor allem aus dem Bereich der Thera-

pie – die auch mit Sprechstundenmethoden beantwortet werden können. Wenn man den Kranken zur Beobachtung verlegen will, ist es nicht zweckmäßig, ihm den Entschluß dadurch zu erleichtern, daß man ein *zeitliches Limit* setzt (z. B.: „In 2 oder 3 Tagen ist alles erledigt"). Bei der Zeit, die ein erweitertes diagnostisches Programm oder die Kontrolle überraschender Befunde gewöhnlich erfordern, ist das eine ungebührliche Einengung, die keinem der Beteiligten einen Vorteil bringt. Auf der anderen Seite sündigen die Kliniken nicht selten gegen die Vereinbarungen, indem sie den Kranken behalten, bis auch der letzte Befund eines auswärtigen Instituts eingegangen ist, oder gar, indem sie ohne Aufforderung die Therapie übernehmen. Das ist überwiegend kein böser Wille, sondern das Ergebnis schlechter Abstimmung: Durch die Arbeits- und Dienstteilung hat der eine die Zusicherung gegeben, der andere den Kranken übernommen. Hier kann ein kurzes Telefongespräch viel wechselseitigen Ärger ersparen. Selbstverständlich sollte man auch alle bisherigen Unterlagen, möglichst als Fotokopie des Originals, zur Verfügung stellen. Originale bzw. Abschriften sind besonders wichtig bei bioptisch-histologischen Untersuchungen, bei denen das etwa brieflich mitgeteilte Endurteil die eingehende Beschreibung selten ersetzen kann. Daß die Unterlagen nicht nach dem Kranken eintreffen sollten („Das Krankenblatt mußte noch abgeschlossen werden" u. ä.), daß sie später wieder zurückgegeben werden sollten, ist wiederum leider nur in der Theorie selbstverständlich. Im Zweifelsfall genügt ein kurzer Zwischenbericht.

Den jüngeren Ärzten kann man nur immer wieder ans Herz legen, im Gespräch mit dem Kranken oder seinen Angehörigen sich jeder Äußerung zu enthalten, die das *Ansehen des überweisenden Kollegen* herabsetzen könnten (z. B.: „Sie sind gerade noch rechtzeitig gekommen" oder Schlimmeres) und in ihren Berichten auf dessen Fragen einzugehen, auch wenn sich die Diagnose inzwischen in eine ganz andere Richtung entwickelt hat. Der einweisende Kollege muß umgekehrt der übernehmenden Klinik zubilligen, daß sie auch bereits vorliegende Befunde (selbst Röntgenuntersuchungen, bei denen die technische Seite nicht ausreicht oder bei denen es maßgeblich auf eine Durchleuchtung und auf Zielaufnahmen ankommt) nochmals erhebt. Das hat mit Mißtrauen nichts zu tun: Verlangt wird letztlich ein neues diagnostisches Gebäude. Ebensowenig wie von einem Baumeister wird man von einem Kliniker verlangen, daß er auf fremden Fundamenten baut. Natürlich legitimiert das nicht unnötige und kostspielige Mehrfachuntersuchungen.

In manchen Fällen kann oder will der Kranke nicht verlegt werden. Dann reist der *Konsiliarius zum Kranken,* gewöhnlich in eine Klinik – gegen den Preis, den er für eine zeitlich und körperlich so aufwendige Inanspruchnahme verlangen darf. Solche Beratungen können für den Kranken, die Angehörigen, die behandelnden Ärzte und den Konsultanten sehr fruchtbar sein, wenn sie rechtzeitig erbeten werden, solange an den „Weichen für die Therapie" noch etwas zu stellen ist.

Fast immer unfruchtbar sind aber *Konsultationen bei Kranken, die in das Endstadium einer unheilbaren Krankheit* eingetreten sind, ja sogar schon im Sterben liegen. Nicht selten entspringen die Anforderungen dann Kurzschlußhandlungen der verzweifelten Angehörigen oder dem Bedürfnis des behandelnden Arztes nach psychologischer bzw. medizinischer Rückendeckung – schlechten Motiven für eine

erfolgreiche Konsultation. Die große Schwierigkeit für den Konsiliarius liegt ganz besonders auswärts in der schon erwähnten Situation, daß er sein Urteil mit auf Laboratoriumsergebnissen aufbauen muß, von denen er keine Gütekontrollen, oft nicht einmal die Methodik oder den Normalbereich kennt. Am schlimmsten steht es mit den Untersuchungen, die in den betreffenden Laboratorien nicht zum Standardprogramm gehören, sondern selten, vielleicht sogar erstmalig, für den erbetenen Besuch, durchgeführt werden.

6.4
Technische Methoden

Mottos

„Die Technik begleitet ihn (den Menschen, Verf.) von seinem ersten Auftreten an; sie dient ihm, dem Mangelwesen, als Organersatz"
(Gehlen [627])

„Der Arzt läßt alle diese diagnostischen Methoden in ihren Grenzen zur Geltung kommen, aber er verliert sein Urteil nicht an sie…"
(Jaspers [959])

„Die moderne Apparatemedizin" *wird teils verteufelt, teils masslos überschätzt. Nur selten wird versucht, Nutzen und Nachteile der immer aufwendiger werdenden technischen Untersuchungen objektiv zu ermitteln"*
(Stein [1897a])

6.4.1
Grundlagen

Motto

„Der moderne Arzt wird überschüttet mit Daten… nicht nur mit bestellten, sondern auch unerwarteten aus Screening-Methoden und bildgebenden Verfahren…"
(Pauker u. Kassirer [1456])

Nach Jonas [972] erreichte man in den klassischen Kulturen einen technologischen Sättigungspunkt, ein Optimum zwischen Mitteln und Fertigkeiten, und anerkannten Bedürfnissen und Zielen. Heute geht es „in alle Richtungen weiter…" Auch werden *Mechanismus* (als Forschung) und *Materialismus* (als Weltanschauung) oft verwechselt.

Die Technologie begleitet den Arzt bei allen seinen Handlungen: als diagnostische, als therapeutische, als präventive, als prognostische, als Qualitätskontrolle. War die *Technik* ursprünglich ein Kind der *Naturwissenschaften* so ist sie über diese längst hinausgewachsen, ja hat diese zum Teil von sich abhängig gemacht. Das gilt auch im Bereich der Medizin. Eine grobe Übersicht derzeit aktueller technischer Methoden in der klinischen Medizin gibt folgende Auflistung:

- Klinisch-chemische, hämatologische, immunologische, radioimmunologische Daten;
- mechanische Messung von Drucken, Funktionen, Perfusionsgrößen;
- Ableitung elektrischer Aktionspotentiale (z. B. EKG, EEG, EMG);
- Röntgen- und Isotopendarstellung (Organe, Hohlräume, Gefäße);
- Computer-Tomographie, -Sonographie, -Szintigraphie;
- Magnetresonanztomographie (MRT);
- Positronenemissionstomographie (PET);
- Inspektion und Photographie von Hohlräumen;
- Zytologische, histologische, zytochemische, UV- oder Fluoreszenzuntersuchung von Organproben, Sekreten, Abschilferungen;
- messende Belastung mit Medikamenten, Farbstoffen, isotopenmarkierten Metaboliten;

- molekularbiologische Untersuchungen;
- weitere Untersuchungen.

Dieses Buch kann und will keine Empfehlungen oder gar kritische Wertung der vielen und stets zunehmenden technischen Methoden („*Technologie*") sein, die heute dem Arzt – z. T. begrenzt – zur Verfügung stehen. Uns kommt es vielmehr auf einige allgemeine Gesichtspunkte an, die – auch bei wechselnden speziellen Voraussetzungen – allgemeine Gültigkeit haben.

Anamnese und unmittelbarer Befund führen – wie ausgeführt – zu vorläufigen Diagnosen und diagnostischen *Hypothesen* von mehr oder minder großer Sicherheit, die meist mit naturwissenschaftlichen Methoden und/oder dem Verlauf, Operationen (im schlimmsten Fall: der Autopsie!) bewiesen oder widerlegt (falsifiziert im Sinne von Popper [1518]) werden müssen. Sie wechseln naturgemäß von Fach zu Fach, etwa zwischen Dermatologie und Innerer Medizin.

Bei der Erstuntersuchung werden die Befunde mit den Normalwerten anderer Probanden verglichen. Wegen der großen Streubreite der Gesunden sind diese „*transversalen Befunde*" weniger verläßlich als die bei Verlauf und Therapiekontrolle, auch im Vergleich mit früheren Befunden des Patienten selbst, d.h. an einem Individuum erhobenen (= „*longitudinale Befunde*").

Die technologischen Methoden haben 3 unverkennbare *allgemeine Grenzen*:

1. Zur Vermeidung etwaiger Versäumnisse wird mehr angefordert und damit die Zahl der indiskrimierten Untersuchungen und ihrer geringen Ausbeute (um 2 – 3 %, Pietsch [1498]) erhöht.

2. Einmal in Gang gesetzt, werden technische Untersuchungen mit ihren Ergebnissen nicht oder nicht ausreichend bewertet. Basaglia [79] kam sogar zu der Aussage, daß in einigen amerikanischen Kliniken bis zu 50 % der Ergebnisse nicht einmal gelesen würden.
3. Eine Hauptschwierigkeit liegt in der Mischung von dimensionalen Ergebnissen und verbalen Urteilen [523].

Alle Befunde werden bestimmt durch die *Ansprüche*, die wir *an ihre Trennschärfe* stellen (s. auch 5.2). Eng gefaßte Diagnosen sind für die Wahl der optimalen Behandlung sehr brauchbar, weitgefaßte meist richtig, aber therapeutisch wenig brauchbar.

Der Bereich der Gesunden und der Kranken (besser: der „Test-Pathologischen") sind im Idealfall scharf getrennt. Eine starke Überschneidung mindert den Wert eines Testes bis zur Unbrauchbarkeit. Abbildung 1.33a zeigte die ideale Trennung (*oben*), die meist vorliegende partielle Überschneidung (*Mitte*) und die weitgehende oder vollständige Überschneidung bis zur Unbrauchbarkeit (*unterer Kurvenzug*).

Häufig nehmen wir als Grenzwert das Lot aus dem Schnittpunkt der Überschneidungskurven Gesunder zu den Überschneidungskurven Kranker (Abb. 1.33a, *Mitte*). Es ist leicht ersichtlich, daß wir bei Verschiebung dieses Lots zu den Gesunden hin die Sensitivität erhöhen und die Spezifität vermindern (s. auch 1.5.2.1 und 7.7.3). So ist es ein Unterschied, ob man z.B. bei der SGPT als Leberfunktionsprüfung 10 oder 22 i.E. als Grenze der Norm ansieht. Sackett [1659] fand z.B. bei 624 Patienten, davon $1/6$ mit angiographisch nachgewiesenen Koronarstenosen, für das Belastungs-EKG eine Sensitivität

von 53 %, eine Spezifität von 92 %. In die Wahl des Grenzwertes gehen zahlreiche medizinischen (diagnostische, prognostische, therapeutische und ethische) Gesichtspunkte ein.

Erhöhte *Sensitivität* ist erwünscht, wenn eine Krankheit oder Störung in einer gegebenen Population selten sind; bei häufigem Vorkommen und in der Differentialdiagnostik ist eine höhere *Spezifität* vorzuziehen (zu den Definitionen s. auch 1.1.3 und 7.7.3 – 7.7.5). Auf dieser Basis haben z.B. Morgan et al. mit dem Alter wechselnde Normgrenzen für das Prostata-spezifische Antigen (s. auch 6.5.3) bei 95 %iger Sensitivität und annehmbarer Spezifität ermittelt [1383].

Vor jeder Veranlassung technischer Maßnahmen sollte man sich die folgenden aufgeführten Fragen selbstkritisch vorlegen (nach Bürger [225]):

- Was ist diagnostisch sinnvoll?
- Was ist diagnostisch zumutbar?
- Welche Konsequenzen können sich aus der Diagnostik ergeben?
- In welche Richtung müßten Differentialdiagnosen mit technologischen Methoden erweitert, gesichert oder ausgeschlossen werden?
- Welche therapeutische Maßnahmen sind auf der Basis der bestehenden Informationen erlaubt und angezeigt?
- Was ist therapeutisch zunächst zu meiden, um die Klärung nicht zu verschieben oder unmöglich zu machen?

6.4.2
Lage- und Streuungsmaße

Motto

„In der Physik sind die Mittelwerte, auch wenn die individuellen Ereignisse statistisch verteilt sind, notwendigerweise auch deterministisch"

(Elsasser, zit. nach Küppers [1134])

Die Verteilung von kontinuierlichen Werten wird durch Lagemaße und Streuungsmaße charakterisiert. So praktisch Mittelwerte für das Verständnis von Gruppen oder Kollektiven sein können, so gilt doch auch der Satz z. B. von Eigen u. Winkler [450] „Mittelwertbildung ist gleichbedeutend mit *Informationsverlust*".

Das arithmetische Mittel

$$MA = \frac{x_1 + x_2 \dots x_n}{n}.$$

Das arithmetische Mittel ist leicht zu errechnen und gut vorstellbar. Es berücksichtigt alle Werte gleichermaßen, wird aber durch Extremwerte ungebührlich stark beeinflußt.

Das geometrische Mittel

$$MG = \sqrt[n]{x_1 \cdot x_2 \dots x_n}.$$

Es erfordert größeren Rechenaufwand und wird, soweit wir sehen, wenig benutzt. Eine Transformation der Meßwerte in dekadische Logarithmen zeigt die Verwandtschaft zum arithmetischen Mittel. Dann gilt

$$\log/MG = \frac{\sum\limits^{n} \log x_i}{n}.$$

Es ist geeignet, wenn – wie nicht selten in der Medizin – eine sog. logarithmische Verteilung („log-normal") vorliegt. Es kann nicht verwendet werden, wenn ein Meßwert = 0 ist, da es für 0 weder ein Quadrat noch eine Wurzel gibt.

Das harmonische Mittel

$$MH = \frac{1}{\dfrac{1}{x_1} + \dfrac{1}{x_2} + \dots \dfrac{1}{x_n}}.$$

Das harmonische Mittel erscheint in den Lehrbüchern der Statistik über-

raschend selten. Neben dem Nachteil des größeren Rechenaufwandes wird es ebenfalls gering von Extremwerten beeinflußt. Vor allem ist es für die Praxis deshalb geeignet, weil durch die Transformation $1/\infty = 0$ auch ausgebliebene Meßwerte („missing values") einbezogen werden können, d. h. Ereignisse, die (wie so oft) innerhalb eines vernünftigen Zeitraumes nicht eintreten (z. B. Retraktion eines Blutgerinnsels, Kontraktion eines Muskelpräparates usw.). $1/\infty = 0$ gilt zwar schon seit Gauss als mathematisch nicht ganz korrekt, kann aber für technologische Untersuchungen in der Medizin u. E. mit ausreichender Sicherheit verwendet werde. Zur Quantifizierung von Überlebenszeiten s. 1.4.1.

Der Median

Der Median (Zentralwert) hat zunehmenden Eingang in die Medizin gefunden, weil er von den Extremwerten überhaupt nicht beeinflußt wird und für therapeutische Ergebnisse wohl den repräsentativsten Wert darstellt. Er ist sozusagen der mittelste Wert einer nach der Größe der Meßwerte geordneten Reihe. Bei ungeraden Zahlen der Meßwerte (= 2 m + 1) ist der Median der (m + 1)te Wert, bei gerader Zahl (= 2m) ist er das arithmetische Mittel aus dem m-ten und (m+1)-ten Wert.

Der Modalwert

Der Modalwert stellt den am häufigsten besetzten (wahrscheinlichsten) Wert einer Reihe von Einzelbeobachtungen dar.

Nach dem Fechner-Lagegesetz (s. Abb. 1.31, S. 70) fallen bei einer Normalverteilung nach Gauss das arithmetische Mittel, der Median und der Modus zusammen, nicht aber bei den in der Praxis meist vorliegenden asymmetrischen Verteilungen. Strittig ist, ob es eine *J-förmige Verteilung* gibt; damit stünde einem niedrigen Wert und ansteigend von der Norm sich entfernenden Werten ein kleiner Bereich (ansteigender kurzer Schenkel des J) von „suboptimalen" Werten gegenüber.

Modell einer J-Verteilung ist z.B. der Blutdruck. Einer großen Zahl Normotoner steht die kleine Zahl (10–20 %) von Hypertonikern gegenüber und die noch geringere Zahl von Menschen mit erniedrigtem Blutdruck, die darunter leiden (Hypotone Kreislaufregulationsstörungen). Ähnliches gilt für den Zuckerhaushalt.

6.4.3
Verteilungen

Wie schon die Abb. 1.32 erkennen ließ, liegen in der Praxis neben log-normalen Verteilungen besonders häufig *linkssteile Verteilungen* vor, entweder, wenn sich der Meßbereich 0 nähert oder, weil der Normalbereich eine größere Verteilungsdichte aufweist als der der Kranken. Durch je ein Häufigkeitsmaximum bei den Gesunden und bei den Kranken kann es zu einer *bimodalen Verteilung* kommen.

Die Standardabweichung dient der Charakterisierung von Meßwert-Streuungen. Sie wird berechnet als

$$s = \sqrt{\frac{\sum\limits_{i}^{n} (x_i - MA)^2}{n-1}}.$$

Sie spielt eine große Rolle bei der Angabe von Normgrenzen im Rahmen der Gauss-Verteilung MA ± 2s (s. Abb. 1.30). Dieses Intervall umfaßt unter den genannten Bedingungen 95 % aller Meßwerte von Gesunden; genauer reicht es von 2,27–97,73 % der Gesunden. Damit beträgt die Chance, normal zu sein, bei M ± 1 s 1:2,1 bei den (üblichen) M ± 2 s 1:21, bei (dem selten benutzten) Referenzbereich M ± 3 s 1:370. Derartige Festlegungen nach der Gauss-Verteilung

haben Feinstein [520, 538] und viele andere, u. E. – zu Recht, als „irrig und archaisch" bezeichnet. In einer Analyse von 7 gängigen Laborparametern fanden Elveback et al. [467] nur einen der Gauss-Verteilung gehorchenden.

Vorzuziehen sind – wie schon in 1.5.2.1 ausgeführt- die *Normgrenzen auf der Basis unabhängiger Percentile*. Man gewinnt das Percentil durch Bildung einer Rangliste aller Meßwerte und gleichmäßige Unterteilung. Der Median ist das Percentil 50. Percentile lassen sich unabhängig von den Verteilungsformen ermitteln und bieten sich deshalb für die Festlegung unterer und oberer Normgrenzen an. Abbildung 1.32 (S. 70) zeigte etwa die gleichen Vertrauensgrenzen, d.h. für rd. 2,5 % nach jeder Seite, die entsprechenden Percentile.

Aus den bisherigen Ausführungen ergibt sich – wie schon in 1.5.2.3 ausgeführt – daß die z. T. noch gebräuchliche Zweiteilung normal/pathologisch wenig nützlich ist (s. auch 5.4.1). Auch für die Medizin gilt das bereits zitierte Wort C. F. von Weizsäckers [2073]: „Das Diskrete (d.h. durch Intervalle ausgezeichnete, Verf.) ist nur gedacht; Kontinuität ist ein Merkmal der Wirklichkeit." Schon 1969 haben wir mit anderen für den praktischen Gebrauch eine strenge Dreiteilung postuliert:

- sicher normal,
- grenzwertig oder fraglich pathologisch (und damit kontrollbedürftig),
- sicher pathologisch.

Die meisten Laborergebnisse sind *unimodal-asymmetrisch* verteilt mit einer größeren Dichte gegen 0 oder gegen den Normalbereich zu. *Bimodalität* oder *Trimodalität* sprechen für das Vorliegen pathologischer Gruppen. Bimodalität kann aber auch vorgetäuscht werden (mod. nach Murphy [1400]):

- Durch 2 verschiedene Untersucher, Apparate usw.;

- durch zu kleine und nicht repräsentative Stichproben;
- durch ein natürliches Übergewicht der Extremwerte.

Nach diesem Autor gibt es auch Trimodalität zwischen Gesunden, Kranken und Heterozygoten.

Ein Musterbeispiel sind ein Teil der genotypisch betroffenen, phänotypisch gesunden Frauen bei Hämophilie A mit Faktor VIII-Werten um 50 %. Auf Seite 72 ff wurden einige Faktoren, die den Normalbereich beeinflussen, aufgeführt.

6.4.4
Bewertungen

Die letzten noch aufzuzählenden Merkmale sind in der Praxis vielleicht am wichtigsten:

Ruhebedingungen vs. Belastungsproben. Zunächst muß man sich bewußt machen, daß der menschliche Organismus unter *Ruhe- oder Grundumsatzbedingungen* (je nach Funktion) nur etwa 20–40 % des Stoffwechsels oder der Leistungen benötigt wie bei stärkster Beanspruchung, d. h. unter sog. *Vita-maxima-Bedingungen* – für einzelne Parameter bis < 10 %. Gerade dies hat zu den zahlreichen *Belastungsproben* (z. B. Belastungs-EKG, Zucker-Belastung, Cortisol-Test usw.) geführt, mit denen eine verminderte Reserve oder Anpassungsfähigkeit erfaßt werden soll (siehe auch Tab. 1.1).

Krankheitsursache vs. Restfunktion. Wie in 1.5.3.6 betont, sollte man nach Art der dortigen Darstellung begrifflich und differentialdiagnostisch möglichst scharf trennen zwischen der *Krankheitsursache und der (Rest-) Funktion eines Organs.* Letztere bestimmt die aktuelle Situation, einen Teil der Prognose und ggf. symptomatische Maßnahmen. Für die Ursachen, etwa die Frage, welcher Genese ein

Leberschaden, eine Herzinsuffizienz, eine Niereninsuffizienz usw. sind, damit für eine kausale Behandlung, leisten die Funktionsprüfungen aus den geschilderten Gründen heraus wenig. Beide müssen deshalb nebeneinander herlaufen und sich ergänzen. Natürlich gilt diese Trennung nicht immer und überall, indem z. B. der Nachweis hormonaler Wirkungen eines Peptids oder die Vermehrung eines Hormons bei allgemeiner oder bei gezielter Entnahme aus abführenden Venen entscheidend werden kann für die Diagnose eines Adenoms, einer ektopischen Hormonbildung, eines paraneoplastischen Syndroms.

Einverständnis des Kranken. Wie man „die Rechnung nicht ohne den Wirt machen kann", eingreifende Untersuchungen nicht ohne das Einverständnis des Kranken („informed consent", s. 6.2), so sollte man für jedes diagnostische und therapeutische Vorgehen ein eigenes Konzept haben und dieses, so weit nötig und seinem Verständnis entsprechend, mit dem Kranken vorher besprochen. Auf Seite 231 werden einige Fragen aufgeführt, die man sich selbst dabei stets vorlegen muß.

Diskriminierte vs. undiskriminierte Untersuchungen. Bald nach der Einführung technologischer Verfahren kam die Frage nach gezielten (auf Grund vorbestehender Verdachtsmomente) = *diskriminierten und undiskriminierten* (= schrotschußartigen) *Untersuchungen* auf.

Eine ausgewogene Darstellung findet man bei Haeckel [774], eine eher kritische bei Windeler [2139]. Nach Weber [2051] ist es effektiver, wenige Untersuchungen bei vielen als viele bei wenigen durchzuführen.

Dazu hat u. a. unsere Doktorandin, Frau Pietsch [1498] an 700 stationären und ambulanten Patienten der Chirurgischen, Medizinischen und Urologischen Universitätsklinik Köln mit 19203 technologischen Untersuchungen epikritisch durchgeführt. Ein erster Fächer von Basisuntersuchungen bestand aus Routineuntersuchungen, die bei jedem Patienten durchgeführt werden, wie BKS, Thoraxfilm in 2 Ebenen, EKG, Blutbild, Untersuchung des Urins. Diese erbrachten zu 23% pathologische Befunde (einschließlich der Kontrollen unerwarteter Resultate). Wenn aufgrund vorbestehender Informationen oder Hypothesen gezielt weitere Untersuchungen angeordnet wurden (sukzedan statt simultan), so erbrachten diese bei 29% pathologische Befunde; breite indiskriminierte Fächer zu Beginn führten nur bei 2,1% der Untersuchungen zu pathologischen Befunden.

Mit anderen Worten: Breite indiskriminierte Untersuchungen führten nur bei 3% – mit einem erheblichen Kostenaufwand – zu unerwarteten Befunden. Indiskriminierte Untersuchungen bei der Aufnahme waren in den medizinischen Kliniken und Ambulanzen häufiger als in den operativen Fächern.

Durch die moderne Labor-Automation sowie neue Geräte (z.B. Sonographie, besonders des Abdomens) wurden die Basisuntersuchungen immer mehr ausgedehnt, mit größerer Sicherheit und verhältnismäßig gering ansteigenden Kosten mehr richtige vorläufige Diagnosen gestellt. Gleichzeitig stiegen die „normalen Ergebnisse" auf 90–95%. Die *„Basisfächer" indiskriminierter Untersuchungen* haben somit schon eine Ausdehnung erfahren und lassen das weiterhin erwarten. Die „Simultanstrategie" bringt unbestreitbar Entlastungen der Kranken, des Personals, schnellere Diagnosen, evtl. auch kürzere Liegezeiten. Sie muß aber zur Ökonomie der Kosten in die jeweils richtige Relation gebracht werden (s. auch Kap. 10, S. 365).

Dies ändert aber nichts am Prinzip, daß man vor allem aufwendige oder kostspielige oder gar für den Patienten gefährliche oder belastende Untersuchungen nur „gezielt" (differenziert oder diskriminiert) einsetzen sollte. Die Gründe für die Ausdehnung technischer Untersuchungen, die einen wesentlichen Anteil an der Kostenexplosion im Gesundheitswesen haben, sind leicht ersichtlich:

1. *gesteigertes Sicherheitsbedürfnis* der Untersucher bei einer zunehmenden Welle von Regreßansprüchen;
2. eng damit verbunden eine *Erwartungshaltung der Kranken*;
3. *Unausgewogenheit des Honorarsystems*, das die (zugegebenermaßen schwer quantifizierbare) persönliche Zuwendung in Anamnese und unmittelbarer Untersuchung gegenüber den technischen Leistungen benachteiligt;
4. die Situation wird durch die Feststellung charakterisiert, daß die für eine Diagnose angeforderten Befunde umgekehrt proportional sind der *Erfahrung des Untersuchers*.

6.4.5
Bewertung technischer Daten

Am Krankenbett führt das heute anfallende Zuviel an technischen Befunden häufig zur Selektion oder schlicht zur Ignorierung von Daten. Hier helfen nur:

1. *Vergleich aller* eingehenden Befunde mit der Hypothese über die Krankheit(en).
2. *Gewichtung* der Befunde nach ihrer differentialdiagnostischen Bedeutung. Sie bedeutet bereits eine Wertung, ein Urteil, ja eine Entscheidung und erfordert eine bedeutende klinisch-praktische Erfahrung. Ein einzelner Laborbefund besagt nichts; es kommt auf die Gesamtheit der Befunde und Eindrücke an. Wenn irgendwo, so gilt hier das *Prinzip der Ganzheit*, der zusammenfassenden Bewertung. Im folgen-

den werden *Indikationen der Wiederholung* von Untersuchungen genannt:

1. Verlauf- und Therapiekontrolle;
2. Sicherung eines Ereignisses
   - bei zunächst negativem Befund (z. B. EKG bei Herzinfarkt),
   - bei grenzwertigem Befund (z. B. Anstieg von Antikörper-Titern),
   - „Mitteilung" bei variablen Ergebnissen,
   - Kontrolle bei überraschenden pathologischen Befunden,
   - mangelnde Präzision.

Als Faktoren, die den Normalbereich beeinflussen, gelten:

- Alter,
- Geschlecht, bei weiblichen Patienten Menses, Schwangerschaft,
- Subpopulationen wie Rasse, Konstitution,
- Tagesrhythmik, andere biologische Rhythmen,
- Lebensgewohnheiten,
- Umwelteinflüsse, Milieu,
- Medikamente, Ernährung.

6.5
Labormethoden

6.5.1
Vorbemerkungen

Mottos

*„Parameternormalisierung ist ...
weder eine Therapie noch ist
Parameterhäufung eine Diagnose"*
(O. Meyer zu Schwabedissen,
pers. Mitt. 1979)

*„Ein Test sollte dazu dienen,
die Unsicherheit hinsichtlich einer
bestimmten Frage zu reduzieren"*
(Clepper [285])

*„Die Anwendung der Theorie auf das
Meßgerät macht klar, warum gerade
diese Meßanordnung einen (in Grenzen) verläßlichen Indikator ... liefert"*
(Parrier und Mittelstrass [258b])

Labormethoden haben verschiedene *Aufgaben:*

- Naturwissenschaftliche Beweise,
- Kontrolle der Behandlung,
- Qualitätskontrolle,
- Prophylaxe.

Naturwissenschaftliche Beweise. Am Kranken sollen sie naturwissenschaftliche Beweise für die vorläufigen Diagnosen aus Anamnese und unmittelbarer Untersuchung erbringen, d. h. die Arbeitshypothese des in 7.6 erläuterten hypothetico-deduktiven Vorgehens verifizieren oder falsifizieren.

Kontrolle der Behandlung. Sie kontrollieren Verlauf und Therapieeinflüsse (bis hin zur Einstellung auf gewisse Blutspiegel, etwa von Cumarinen, Digoxin, Ciclosporin usw.). In der internistischen Praxis decken nach unserer Schätzung derzeit etwa 50 Untersuchungen 90 % des Bedarfs.

Qualitätskontrolle. Sie dienen der Qualitätskontrolle als Nachuntersuchung von Extremwerten, als Tag-zu-Tag-Mittelwerte, durch Vergleich mit als gleichsinnig verändert erwarteten andersartigen Proben, durch Vergleich mit übersandten Standard-Proben u. a. m.

Prophylaxe. In der Prophylaxe führt man Screenings und Profiluntersuchungen durch und ermöglicht dadurch vorbeugende Maßnahmen noch vor dem Auftreten subjektiver Störungen. Dabei hat man mit Haeckel et al. [774] zwischen *„indiskriminierten Massenscreening"* und den *ausgedehnten Untersuchungen an Gefährdungsgruppen* (z. B. Verwandten von Kranken) – also grob gesagt: wenigen Untersuchungen an Vielen oder vielen Untersuchungen an Wenigen, zu unterscheiden (s. oben). Die bisher nicht sehr ermutigenden

Resultate des Massen-Screenings haben verschiedene Autoren (Lit. u.a. bei Pietsch [1498]) gegeneinander abgewogen. So wurde z.B. beim „Wärmland-Projekt" durch Isgner u.a. 90 000 Probanden einem umfassenden „Vorsorge-Screening" unterworfen (indiskriminiert). Bei 3,4 % aller Untersuchten wurden unerwartete Diagnosen gestellt. (5) Eine treffende Übersicht der labordiagnostischen Schritte und ihrer Anwendung gab Büttner (s. Abb. 6.4, auch [242]).

6.5.2
Allgemeine Methodik

Die Laboratoriumsmedizin wird z.Z. nach den örtlichen Gegebenheiten ganz verschieden in Zentrallaboratorien oder Abteilungen für klinische Chemie,

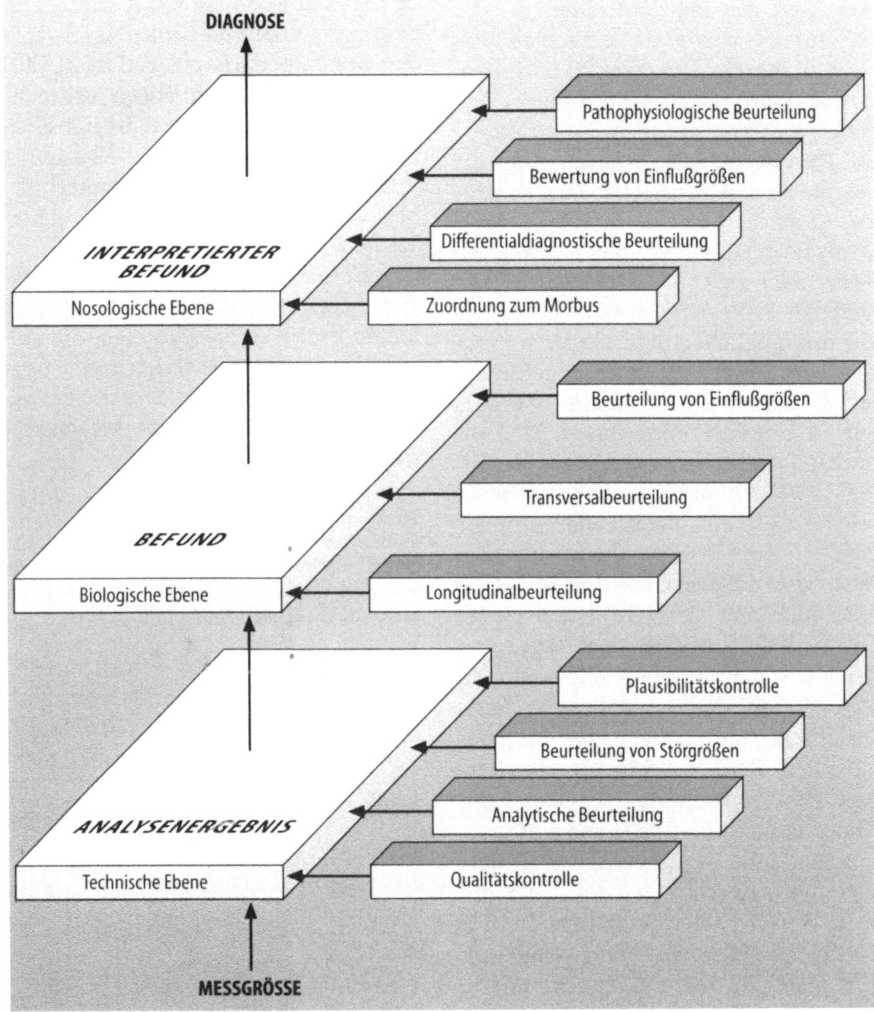

Abb. 6.4. Entstehung und Bewertung von Laborbefunden auf „verschiedenen Ebenen". (Nach Büttner [242]; mit frdl. Erlaubnis)

in den Laboratorien großer Kliniken, bei niedergelassenen Fachärzten für Labormedizin, in Laborgemeinschaften niedergelassener Ärzte betrieben. Immer mehr Untersuchungen werden nicht mehr von dem gemacht oder beaufsichtigt, der auch den Kranken gesehen hat. Vielmehr wird das Untersuchungsmaterial eingesandt und zentral ausgewertet. Das hat zweifellos Vorteile, vor allem von der *Kostenseite*: die Geräte werden besser ausgenutzt. Qualitätskontrollen durch Versendung von Proben an viele Untersucher, durch von Tag zu Tag-Kontrollen in der Gesamtheit sowie an einzelnen Patienten, durch Extremwertkontrollen, durch Konstellationskontrollen (Vergleich mehrerer gleichsinnig veränderter Parameter) gewährleisten (besser: versprechen) eine höhere Zuverlässigkeit (s. auch 1.5.8). Die Untersuchungen erfolgen unabhängig davon, welches Fach- oder welches Teilgebiet der betreffende Kollege betreibt. Er bekommt alle nur möglichen Befunde, auch wenn es an der Bewertung selten angeforderter Untersuchungen häufig mangelt. Die so eingeschränkte innere Medizin und andere Fächer, wie z.B. die Neurologie, werden aber in den nächsten Jahrzehnten ein mehr oder minder großes Kuchenstück behalten: Bei ihnen sind die Spezialisten tätig, die die Methoden erst entwickeln und einige Zeit betreiben, bis sie eines Tages von den Zentrallaboratorien übernommen werden und damit nicht mehr fachspezifisch sind. Gerade *im hämatologischen Bereich* fehlt oft die Verbindung von Blutausstrichen mit Knochenmarkbefunden, von zytochemischen und zytogenetischen Untersuchungen zu schweigen. Bis heute gibt es u.W. automatische Zählgeräte für Blutbilder, nicht jedoch für pathologische Elemente oder das Knochenmark. Eine Art halber Automation sortiert

derzeit sicher normale Zellen (z.B. bei gynäkologischen Abstrichen) aus, so daß der Zytologe seine Aufmerksamkeit auf pathologische oder zweifelhafte Zellen richten kann. Hinsichtlich der *Durchfluß-Zytometrie* verweisen wir u.a. auf das neuere Werk von Schmitz u. Rothe [1739].

Parallele Analysengänge. Moderne Geräte erlauben die *parallele Durchführung von über 30 Analysegängen*, die selektiv wählbar sind. Die Stundenleistung der effektivsten Großgeräte beträgt z.Z. 8 000 – 12 000 Analysen/Tag aus 200 – 300 Blutproben. Etwa 30 – 50 % des Gesamtbedarfs einer Universitätsklinik werden automatisch erbracht. Dagegen liegt die Tagesleistung einer medizinisch-technischen Assistentin (ohne technische oder Computerhilfe) bei 10 – 80 Analysen/Tag. An *neuen Methoden* fallen im Schnitt z.Z. rd. 10/Jahr an. Häufig als „echte" Neueinführungen angepriesen, sind es oft methodische Verbesserungen, die aufwendige Bestimmungen sicherer oder einfacher, damit allgemeiner zugänglich und (nicht immer!) kostengünstiger machen.

Beispiele: Die Bestimmung des Blutzuckers ist bis zu kleinen, vom Patienten selbst zu betreibenden Geräten fortgeschritten. Die (immunologische) Bestimmung des Insulins oder des für Langzeitkontrollen wichtigen (glycolisierten) HbA_{1c} sind Neueinführungen.

Klinische Chemie. Die klinische Chemie und die Auswertung von Blutbildern betreffen nach vorsichtigen Schätzungen z.Z. rd. 60 % aller technologischen Untersuchungen und dürften eine Zuwachsrate von jährlich 10 – 20 % haben. Es gibt Laboratorien, die z.Z. 500 bis über 1000 verschiedene Bestimmungen anbieten. Die *Grundlagen dieser Großbetriebe* sind:

- Automation,
- Mikromethoden,

- Instrumentierung und Mechanisierung der Arbeitsgänge,
- Autoanalyzer,
- Computerisierung (mit ggf. Korrektur der angefallenen Ergebnisse),
- elektronische oder mechanische Datenübertragung an den Anforderer.

Fortschritte sind in absehbarer Zeit durch Verkleinerung der Proben, empfindlichere Sensoren, neue Algorithmen und Computer zu erwarten, vor allem auch durch sinnvollere Kombinationen.

Die *klinisch-chemische Untersuchung* besteht aus:

1. Vorbereitung der Analyse;
2. Durchführung der Analyse;
3. analytischer Beurteilung;
4. medizinischer Beurteilung.

Davon sind die beiden mittleren Funktionen ausgesprochene Sache des klinischen Chemikers. Zur ersten Funktion, d.h. geeignete Blutentnahmen, Mischung mit Konservierungsflüssigkeiten, Kennzeichnung, Transport wird er immer wieder (und trotzdem: nicht oft genug!) Hinweise geben, auf das Pflegepersonal einwirken, das für die Materialgewinnung zuständig ist; doch ist er nicht dafür verantwortlich. Er kann allenfalls biologisch unmögliche Ergebnisse mit dem Hinweis auf die Fragwürdigkeit des Untersuchungsgutes kennzeichnen. Ob er Ergebnisse medizinisch interpretieren kann, ist bei seinem allgemeinen Kenntnisstand (etwa in der inneren Medizin) und den wechselnden Fragestellungen höchst zweifelhaft. Dies ist Sache des behandelnden, d.h. mit dem Kranken und der Fragestellung vertrauten Arztes. Rücksprachen werden im Zweifelsfall für beide Seiten hilfreich sein. Ob der klinische Chemiker angeforderte Untersuchungen auf Zweckmäßigkeit und Wirtschaftlichkeit prüfen kann, möch-

ten wir nach 20jähriger Erfahrung an einem Großklinikum bezweifeln. Auch hier hat die vorherige Rücksprache ihren Sinn.

Probleme. Die Probleme sind verschiedener Art: Da ist zunächst der sog. *Normalbereich*. Selbst wenn er nicht auf dem genannten problematischen (s. 6.4.3) Normalbereich (MA ± 2 s) beruht, werden die „Normalbereiche" oder „Referenzbereiche" in den meisten Laboratorien relativ weit gehalten, um methodische Fehler, Rückfragen usw. zu minimieren. So gehen sog. *grenzwertige Befunde*, die in der Frühdiagnose besonders interessieren würden, manchmal im „Normalbereich" unter. Der Arzt in Klinik und Praxis tut gut daran, dem eingegangenen Befund seine empirischen Maßstäbe anzulegen. Die *Fehler* reichen von der Probenverwechslung (denen in den meisten Zentrallaboratorien mit Recht die besondere Aufmerksamkeit der Verantwortlichen gilt) über die bedeutungslosen und jeder Methodik innewohnenden Zufallsfehler bis zu systematischen Fehlern. Über die Ausdrücke „*Genauigkeit*" (Accuracy), „*Präzision*" (Precision) und „*Zuverlässigkeit*" (Reliability) besteht keineswegs Übereinstimmung. Auch namhafte Lehrbücher der klinischen Chemie übergehen eine Definition. Nach Sackett et al. [1659, 1661] ist Genauigkeit der „Goldstandard" (aber welcher?) der klinischen Chemie. Als Präzision nennen diese Autoren die Wahrscheinlichkeit, daß die gleiche Untersuchung am gleichen Probanden zur gleichen Zeit über einstimmende Resultate erbringt.

Feinstein u. Kramer [525] haben aus Gründen, die bei ihnen nachzulesen sind, alle 3 Begriffe kritisiert. Nach ihnen entspricht die Genauigkeit eines Befundes der Conformity, seine Zuverlässigkeit der Consistency. Diese Ausdrücke haben sich, mindestens hierzulande, nicht durchgesetzt. Dazu kommen verschiedene Bezeichnungen in verschiedenen Disziplinen vor. So wird bei balistischen Raketen die von den Antriebsaggregaten bestimmte Richtung als Präzision, die Sicherheit, das Ziel schließlich zu erreichen – also die komplexere Leistung im Ganzen – mit „Accuracy" bezeichnet. In der Medizin wird mit *Genauigkeit* (Accuracy) meist die Ähnlichkeit oder Identität der Ergebnisse am gleichen Objekt, zur gleichen Zeit, durch den gleichen Untersucher, am gleichen Gerät, mit *Zuverlässigkeit* (Reliability) die Ergebnisse verschiedener Untersucher am gleichen Objekt bei nicht stark differierenden Zeitpunkten angenommen. Nach O'Brien u. Shampoo [1431] ist Zuverlässigkeit weitgehend identisch mit Präzision und bedeutet gleiche Ergebnisse bei mehreren Untersuchungen oder Untersuchern. Als Zuverlässigkeit definiert auch Davidoff [335] die Übereinstimmung zwischen mehreren Untersuchern oder demselben Untersucher zu vergleichbaren verschiedenen Zeitpunkten, als Genauigkeit („Accuracy") die Bestimmungen gegenüber einem „absoluten und unabhängigen Standard" (welchem?). Ähnlich äußerte sich Koran [1100].

Für *Abweichungen* nehmen wir mit Rick [1597] 3 Stufen an:

1. *Schwankungen der Genauigkeit* sind durch die unvermeidliche zufällige Streuung intakter Meßgeräte oder persönlicher Bedingungen des Untersuchers bedingt. Sie weichen stochastisch und symmetrisch vom (unbekannten) wahren Wert ab. Sie lassen sich durch das Mittel aus Mehrfachbestimmungen einengen (s. dazu auch Regression zum Mittel, 5.8.2).

2. *Systematische Bestimmungsfehler* sind vermeidbar. Sie ergeben sich in einer oder 2 Richtungen, z. B. durch Schwankungen in den Ansätzen, Fehler in den Meßgeräten, nachgedunkelte Küvetten, Reste aus vorherigen Proben, Einfluß von Medikamenten (Anamnese!) u. a. m.

3. *Grobe Fehler* entstehen durch die gefürchtete Probenverwechslung, ungeeignetes Material, nicht zuletzt bei der (gefährlichen) telephonischen Durchgabe von Ergebnissen (z. B. der Blutgruppe). Hier sind bei wesentlichen Ergebnissen schriftliche Übermittlung – ggf. auch durch Boten oder zusätzlich – vorzuziehen; sie machen, wie wir als Prozeßsachverständige mehrfach erfahren mußten, zugleich die später evtl. strittige Zuteilung einer etwaigen Schuld möglich.

Merksatz

Das Ergebnis einer Probe kann nicht zuverlässiger sein als es die Methode erlaubt; die zahlreichen Fehlerquellen werden meist unterschätzt. Der Kliniker sündigt durch Nichtbeachtung von Befunden, vor allem, wenn sie nicht in sein Konzept passen.

Ein Hauptproblem ist der *Zeitfaktor*: Manche Einrichtungen, z. B. Intensivstationen, brauchen manche Werte, z. B. die Elektrolyte oder die Kreatinphosphokinase im Serum sofort (einschließlich: CK-MB), andere nach einigen Stunden, während die meisten Bestimmungen schon aus Gründen des Transports oder der Kenntnisnahme 24 Stunden Zeit haben. Nach unseren Erfahrung aus der Klinik (Gr.) erhalten zu viele Anforderungen den Dringlichkeitsvermerk. Das stört den Betrieb, mindert die Zuverlässigkeit und ist oft nutzlos – verglichen mit der Zeit, in der das Ergebnis auf seine praktische Ausnutzung wartet. Die höchste Dringlichkeitsstufe (auch mit telefonischer zusätzlicher Durchgabe) benötigen nach jahrzehntelangen Erfahrungen 15 bis höchsten 20 % der Bestimmungen; von diesen entfallen 10 % auf die Intensiv- und Wachstationen sowie auf laufende Operationen.

In modernen Praxen hat sich neuerdings die sog. *Trockenchemie* durchgesetzt. Teststreifen oder Test-Sets ermöglichen mit ausreichender Genauigkeit die sofortige Bestimmung fast aller wichtigen Parameter bei guter Einrichtung und Erfahrung, sind aber kostspieliger.

Außer *Elektrolyten, Proteinen, Metaboliten* bestimmt der klinische Chemiker vor allem *Enzyme,* basierend auf der genialen Entdeckung von Wróblewski, daß in der Membran oder im Stoffwechsel geschädigte Zellen ihren reichlichen Bestand an Enzymen an das Blut verlieren, wo ihr Anstieg die Schädigung eines Organs anzeigt. Dieser Anstieg kann wenig organspezifisch sein oder erfordert im Zweifelsfall die chromatographische Trennung auf der Basis verschiedener Apoproteine (z. B. Lactat-Dehydrogenasen) oder zusätzliche Bestimmung mit Subtraktionsverfahren (z. B. Phosphokreatinkinase des Herzmuskels). Dazu kommen organspezifische Antigene, wie das prostataspezifische Antigen (PSA). Gerade bei der Lactat-Dehydrogenase wird der Unterschied zwischen dem Blutwert und einem entzündlichen oder karzinomatösen Erguß der Korperhöhlen (Anstieg auf das 2- bis 8fache des Blutwertes!) bei weitem nicht genügend diagnostisch verwertet.

Wenn man von den leberabhängigen *Enzymen* (das Organ selbst verfügt über mehr als 800 Enzyme) die

Bestimmung ganzer Batterien anordnet, so dienen diese häufig nur der Bestätigung und widersprechen damit dem Grundsatz der Suche nach voneinander unabhängigen Parametern (s. 5.7.4, 7.7 und 8.7). In den USA haben u. W. die beiden großen Organisationen Blue Cross und Blue Shield die Bezahlung automatisch durchgeführter Testbatterien bei Krankenhausaufnahmen eingestellt. Sie sollen ärztlich angeordnet sein, was letztlich auf diskriminierte Untersuchungen hinausläuft (s. oben). Es gibt aber auch Stimmen gegen zu strenge Regulative, die letztlich in die ärztliche Verantwortung eingreifen. Viele begnügen sich daher, z. B. bei der Leber mit den Enzymen Glutamat-Pyruvat-Transaminase (GPT), γ-Glutamatdehydrogenase (γ-GT), Cholinesterase (CHE), alkalische Phosphatase (aP), einem ausreichenden Set für Funktionsstörungen.

Ein Versuch, die Validität der Aussagen zu erhöhen, sind *korrelierte Werte* oder (einfacher) die Bildung von Quotienten. Der bekannteste ist der Quotient von de Ritis = GOT/GPT, der (auch bei normalen Einzelwerten) die Zahl 1,3 nicht unterschreiten sollte, oder die Relation GOT+GPT/alkalische Phosphatase in der Differentialdiagnose von Parenchymschäden gegenüber Verschlußikterus (wobei es durchaus cholangiolitische Verlaufsformen von Virus-Hepatitis gibt!).

Die *Schwankungsbreite der Norm* wird, wie schon mehrfach betont, gewöhnlich unterschätzt. Damit gewinnen die in 1.5.2.3 hervorgehobenen *grenzwertigen Befunde* ihr Gewicht. Sie müssen zu weiteren Untersuchungen, Kontrollen usw. führen oder zumindest an eine Störung denken lassen. Fehler durch Überbewertung oder falsche Deutung („errors of commission") sind früher oder später leichter zu korrigieren; Fehler durch Nicht-daran-denken sind viel später oder zu spät zu finden („errors of omission").

Im Grenzbereich der Norm sollte man – außer den bereits genannten Kontrollen – zweifelhafte oder kontrollbedürftige Befunde im Rahmen des Gesamtbildes bewerten. Wenn mehrere falsche Ergebnisse zusammenkommen, führen sie über die einfache Addition hinaus in einen Bereich langfristiger Fehlurteile.

Diese Sätze gelten, wie bereits betont, für die *Diagnostik*. In der *Therapie* sind oft die „errors of commission" schwerwiegender als die „errors of omission". Mit anderen Worten: Beobachtendes Abwarten ist oft besser als vorschnelle Aktionen (s. a. Abb. 1.3).

Darüber hinaus sind nicht nur die Hormonbestimmungen *alters- und geschlechtsabhängig*. Während die Normalwertangaben der meisten Laboratorien etwaige Geschlechtsunterschiede herausheben, ist das beim Alter selten (eine rühmliche Ausnahme machen z. T. die sog. Geigy-Tabellen!).

Beispiele: Wir haben mit einer so verbreiteten Suchmethodik wie der Blutkörperchensenkung bei 600 scheinbar Gesunden über 60 Jahren, laufend ärztlich Überwachten, die BSG nach Westergren untersuchen lassen (Klaschick [1055]) und dabei z. T. viel höhere Werte gefunden als Klima oder Westergren seinerzeit angaben (und wir für 20- bis 30jährige bestätigen konnten). Selbst unter der Annahme einiger nicht entdeckter Tumoren oder Entzündungen kann die Normgrenze einer so universell an-

gewandten Methodik wie der BSG jenseits des 50. Lebensjahrs einfach nicht den Lehrbüchern entsprechen. Ähnliches gilt für die Blutdruckellipsen, wie van Eimeren festgestellt hat ([453], s. Abb. 6.3, S. 222).

Ein *komplettes Blutbild* ist bei Massenuntersuchungen (Screenings) wenig sinnvoll, allenfalls bei Kindern im ersten Lebensjahr, Unterernährten, Tropenheimkehrern; um so wichtiger ist es bei allen Arten von Erkrankungen, besonders bei Verdacht auf Entzündungen und Tumoren, die allerdings mittels des Blutbildes nicht sicher getrennt werden können, und vor größeren chirurgischen Eingriffen. Für den Geübten läßt das Knochenmark (Stanze mit der Jamshidi-Nadel mit Histologie und Zytologie) oft noch unspezifische Veränderungen erkennen, die im Blutausstrich nicht oder noch nicht zum Ausdruck kamen. Tabelle 6.1 – freundlicherweise zur Verfügung gestellt von Prof. Thomas/Frankfurt – zeigt ältere und neuere Verfahren zur Erkennung entzündlicher Prozesse.

6.5.3
Immunologie

Entscheidende Fortschritte in der Aufklärung und der Behandlung von Krankheiten exogenen oder endogenen Ursprungs (s. 1.5.3) haben immuno-

Tabelle 6.1. Laborbefunde bei akuten Entzündungen. (Nach Thomas [1956]; mit frdl. Genehmigung)

Klassische Untersuchungen	Neue Untersuchungen
– Blutkörperchensenkungsgeschwindigkeit (BSG)	– α_1-saures Glykoprotein (AGP)-Mikroheterogenität
– Leukozytenzahl und Differentialblutbild	– Phospholipasen A_2 (PLA$_2$)
– C-reaktives Protein (CRP)	inflammatorische Zytokine
– polymorphkernige neutrophile Granulozyten-Elastasen (PMN-Elastase)	– Tumornekrosefaktor α (TNF-α)
	– Interleukin 1 (IL-1)
	– Interleukin 6 (IL-6)
	– löslicher IL-2-Rezeptor (sIL-2R)

Tabelle 6.2. Einige Anwendungen monoklonaler Antikörper. (Aus Gross [1989])

Methoden	Beispiele
Technisch:	– Reinigung und Darstellung seltener Proteine, Hormone u. a. Wirkstoffe – Charakterisierung von Zellen in vivo, in der Kultur, im Schnitt (mit Nachfärbung)
Diagnostisch:	Differenzierung von Immunopathien und anderen Krankheiten mit der (vermehrten) Bildung pathologischer Proteine
Therapeutisch:	Spezifische Therapie von Tumoren und anderen proliferativen Erkrankungen – direkt – gezielt als Träger von zytotoxischen Substanzen – gezielt als Träger von Zytostatika

logische Methoden gebracht. Dies gilt vor allem, seit durch die elegante *Hybridomtechnik* (z. B. [728]) von Köhler und Milstein derzeit (weltweit) über Tausende für einen einzelnes Antigen (Protein) spezifische (= monoklonale) Antikörper verfügbar sind (Lit u. a. bei [730a, 1036a]) und in den genannten immunologischen Werken (einige Anwendungen s. Tabelle 6.2).

Immunologie kann man seit Macfarlane-Burnet [1315] als die Wissenschaft der Unterscheidung von „Selbst" und „Nicht Selbst" sowie die Ausschaltung von „Nicht Selbst"(-Antigenen) definieren, obwohl diese Meinung neuerdings kritisiert wurde. Nach Nossal [1428] kann man das Immunsystem mit 6 Merkworten beschreiben:

- Begegnung,
- Erkennung,
- Aktivierung,
- Entfaltung,
- Unterscheidung,
- Regulation.

Während Immunreaktionen bei *Heteroantigenen* (andere Spezies) und *Alloantigenen* (andere Individuen der gleichen Spezies) keine besonderen Probleme aufwerfen, ist die Ursache der so gen. *Autoantikörper* (gegen körpereigene Zellen als Antigene) schwer

verständlich und von Fall zu Fall verschieden (z. B. [1479, 1848]). Vorausgegangene Infektionen mit Parasiten, Bakterien, Viren oder Zuführung chemischer Substanzen (Halbantigene), Änderung der Gewebe, genetische, endokrine und zentralnervöse Einflüsse spielen ganz unterschiedliche Rollen. Mit Roitt [1615] kann man unterscheiden zwischen:

- Autoantikörpern, die sowohl in der klinischen Manifestation wie im Nachweis streng organspezifisch sind,
- Autoantikörpern, die nicht organspezifisch, aber nur an einem Organ pathogen sind,
- Autoantikörpern, die weder in der Pathogenität noch im Nachweis Organspezifität erkennen lassen.

Schon dies zeigt die *Komplexität der Autoimmunerkrankungen*, die für einen Teil der Krankheitserscheinungen an den Gefäßen, Bindegewebe, endokrinen Organen, Gelenken, Nervensystemen teils gesichert sind, teils postuliert werden (s. auch die Krankheitsdefinition in 1.5.3).

Hier sollen aus einem rasch expandierenden Gebiet nur die in Klinik und Praxis üblichen Methoden besprochen werden. Oft genug wird der Kliniker gerade hier die Hilfe von Immunologen oder spezialisierten immunologischen Instituten bzw. Labors, ja sogar von den Herstellern bezogener Antikörper in Anspruch nehmen müssen.

In praxi kommen folgende Methoden in Betracht:

Erkennung von Infektionskrankheiten (s. oben). Der Nachweis entsprechender spezifischer Antikörper (AK) beweist, daß sich der Wirt irgendwann mit dem Antigen (AG) z. B. Viren, Bakterien, Parasiten auseinandergesetzt haben muß (Fehlerquellen: frühere Schutzimpfungen, Kreuzreaktionen!). Mehrfacher Kontakt kann zur sog. *„Boosterung"* führen, im erwünschten Sinn zur Wiederauffrischung der Immunität (Wiederholung von Schutzimpfungen in unterschiedlicher Abhängigkeit von der Zeit und in Abhängigkeit von der Gefährdung, auch als einer Hyperimmunisierung) – im unerwünschten Sinn zu starken AG-AK-Reaktionen mit klinischen Erscheinungen, vor allem am Gefäßsystem und an der Haut. Meist müssen *Antikörper-Tests* die aufwendige Züchtung der (wenn überhaupt noch vorhandenen) Erreger oder die ebenso aufwendige PCR (s. unten) ersetzen. Die Methoden des Antikörpernachweises sind verschiedener Art und werden im Regelfall (auch histologisch oder zytologisch in Form der Immunhistologie) mit Hilfe von Isotopen (RIA = *„Radioimmunassay"* oder ELISA = *„Enzyme linked Immuno Sorbent Assay"*), *Ig-M-Antikörpern* (vor allem in der Frühdiagnostik!) oder *Fluoreszenz* (vor allem in der Immunhistologie) geführt. Die sog. *Polymerase-Chain-Reaction* (*PCR*) gestattet heute (aufwendig und empfindlich) auch den frühen Nachweis kleiner Mengen von Viren oder viraler bzw. von Tumorzellen stammender DNS-

Bruchstücke, bevor der einfachere Antikörper-Nachweis geführt werden kann. *Genetische Sonden* erlauben die Charakterisierung von DNS-Bruchstellen (auch viraler Herkunft) und ihren neuerdings so aktuell gewordenen methylierten Formen.

Tumormarker. Derzeit erscheinen immer neue sog. Tumormarker im Handel. Die ältesten und insgesamt bewährtesten sind das carcinoembryonale Antigen (CEA) sowie das alpha-Fötoprotein. Schon diese Nennung läßt erkennen, daß die Tumorzellen Proteine bilden können, die z. T. im Embryonalzustand physiologisch waren und nach der Geburt vom Gesunden kaum noch produziert werden. Wie für die obengenannten antiinfektiösen AK bestehen auch bei den tumorassoziierten Antigenen oder Tumormarkern unterschiedliche Spezifitäten. So ist das CEA z. B. ein Marker für Dickdarmkarzinome, wird aber auch bei anderen Tumoren positiv, ja bei nicht tumorbefallenen Kranken oder Gesunden, z. B. bei starken Rauchern.

Beispiel: Ein sehr spezifisches Antigen ist das Prostataspezifische Antigen (PSA), das bei 30 – 85 % bisher unbekannter Prostatakarzinome (über 4 ng/ml), aber auch bei Adenomen, erhöht ist (s. auch bei 6.4.1).

Insgesamt leisten die *Tumormarker in der Frühdiagnostik*, etwa eines beginnenden Kolonkarzinoms, bisher (außer dem genannten PSA) relativ wenig (zu wenig pathologische Proteine bei zu wenig Tumorzellen, Verdünnung im Blut bis an die Grenze des (heutigen) Meßbereichs!). Ihre Leistungsfähigkeit liegt vor allem in 2 Situationen:

1. *Frühdiagnose von Rezidiven* durch Wiederanstieg vorher operativ normalisierter Werte (evtl. mit der Konsequenz eines chirurgischen sog. „second look").

2. *Sehr hohe Werte* sind bei einem Tumorleiden prognostisch ungünstig, was umgekehrt nicht so sicher erwiesen wurde.

In jedem Fall empfiehlt es sich, wenn überhaupt, eine Palette von handelsüblichen Tumormarkern einzusetzen, die mehr oder minder organspezifisch sind. Durch die Kombination lassen sich Spezifität und Aussagekraft steigern. Ein Beispiel für einen solchen *„Marker-Set"* ist die Suche nach einem Pankreas-Karzinom.

Verschiebungen der Plasmaproteine. Abgesehen von *spezifischen tumorbedingten klonalen Vermehrungen*, wie etwa beim multiplen Myelom oder beim M. Waldenström, zeigen *Verschiebungen der einzelnen physiologischen Plasmaproteine zueinander* (immer in Verbindung mit dem Gesamtprotein zu beurteilen!), daß „etwas nicht in Ordnung ist"; sie ergänzen und erweitern also die ebenso empfindliche wie unspezifische Blutkörperchensenkung (Korrelationskoeffizient nach Westergren um 0,49). Die in den B-Lymphozyten bzw. Plasmazellen gebildeten Immunglobuline IgA, IgG, IgM, IgD, IgE können einerseits ein (relatives oder absolutes) Antikörpermangelsyndrom, andererseits Entzündungen oder neoplastische Prozesse anzeigen. Auch hat sich die scharfe Trennung klonal = maligne und nichtklonal = endzündlich-reaktiv bei den Lymphomen z. T. verwischt (R. Fischer, persönl. Mitteilung 1992). Die frühere scharfe Trennung zwischen klonaler Paraproteinämie und Dysproteinämie (nicht klonal) ist weitgehend verlassen worden. Inzwischen ist auch bekannt, daß „Altern" wesentlich durch einen Funktionsverlust des Immunsystems mitbedingt ist (s. auch 1.2.5 und 1.4.5).

IgE-Vermehrung ist ein Hinweis auf vorbestehende Bereitschaft zu oder auf bereits eingetretene Überempfindlichkeitsreaktionen. Die Beziehungen seines Fc-Fragments zu den Histaminen der Gewebsmastzellen und der Blutbasophilen können hier nicht im einzelnen besprochen werden (s. z. B. bei Lorenz [1235, 1238 a]).

Komplement. Ein in der Klinik häufig nicht genügend berücksichtigtes System ist das sog. Komplement (Lit. u. a. bei Rother und Till [1633, 1634]), das eng mit den Abwehrmechanismen des Körpers verbunden ist und auf einem Hauptweg („classic pathway") sowie auf einem Nebenweg („alternative pathway") aktiviert werden kann. Die meisten Stufen von $C_1 - C_9$ werden durch Endo-Peptidasen herbeigeführt; die Aktivierung erfolgt durch die Abspaltung von Fragmenten aus inaktiven Vorstufen. Ein sorgfältig abgestimmtes System von Rückkopplung und Inhibitoren verhindert eine überschießende generelle Aktivierung. In der Praxis beschränkt man sich nach unserer Kenntnis derzeit überwiegend auf die Faktoren C_3b und C_4b. Ihre Verminderung zeigt eine (evtl. partielle) Aktivierung des Komplements im Rahmen entzündlicher Prozesse an.

Zu den *unspezifischen Reaktionen* dieser Art gehören u. a. auch Veränderungen des sog. akute-Phasen-Proteins, des Haptoglobins, des Eisen-Kupfer-Quotienten. Noch schneller reagiert das Interleukin 6 (s. auch Abb. 6.1).

Makrophagen. Aufs engste verknüpft mit den Immunglobulinen und mit den Antigene „präparierenden und darreichenden" Monozyten bzw. *Makrophagen* (z. B. [970, 1401, 1441]) ist das zelluläre Immunsystem der spezifischen T-Lymphozyten sowie der ihnen in Struktur und Funktion ähnlichen – aber mehr unspezifischen – *natürlichen*

Abwehrzellen („natural killer cells") (Lit. u.a. bei [863, 997a]). Die frühere übliche Unterteilung in humorale oder sofortige sowie zelluläre oder Reaktion vom verzögerten Typ (Beispiel: Tuberkulin!) ist durch die neuen Erkenntnisse der vielfältigen T-B-Kooperation zum Teil überholt (z.B. [221, 334a, 671, 997a, 1479]).

Von den zahlreichen *T-Lymphozyten* und ihren Vorstufen wird im klinischen Gebrauch in der Regel nur die T4/T8-Relation, d.h. das Verhältnis der sog. *Helferzellen* (insgesamt mit mehreren Untergruppen) gegenüber den zytotoxischen Lymphozyten und zugleich das Überschießen einiger Abwehrreaktionen drosselnder T8-Lymphozyten („*Suppressorzellen*"), mit entsprechenden Markern bestimmt. In neuerer Nomenklatur spricht man auch von CD4/CD8-Relation usw.). CD mit Zahl ist die numerische Zusammenstellung WHO-standardisierter „*Clusters of Differentiation*". Das Verhältnis beträgt für CD4:CD8 normal 2:1. Bei manchen Infektionskrankheiten, wie etwa bei Aids, kann der Quotient bis auf unter 1,0 absinken.

Leukozyten. Die meisten Reaktionen der genannten Art benötigen zusätzlich die genetisch gesteuerte Mitwirkung von Substanzen aus dem sog. „*Major Histokompatibilitäts-Komplex (MHC)*" mit seinen zahlreichen Untergruppen, beim Menschen meist mit *HLA = Human Leucocyte Antigen* angesprochen.

Die neutrophilen, eosinophilen und basophilen *Leukozyten* (normales Verhältnis unter Einbeziehung der Lymphozyten etwa 65:30:4:1) geben zusammen mit der Gesamtzahl der Leukozyten oft wichtige Hinweise auf die Art und Aktivität eines Krankheitsprozesses (z.B. Leukozytopenie bei Typhus, meist Leukozytose bei Paratyphus, Normalwerte bei rein intestinalen Salmonellosen).

Bei *Virusinfekten* kann die Leukozytose fehlen; dann achte man besonders auf die auch bei bakteriellen Infekten meist parallel eintretende sog. „*Linksverschiebung*" (zu den unreifen Elementen hin) und die sog. „*toxische Granulation*" der Neutrophilen (gröbere inhomogene braune bis violette Granula bei Pappenheim-Färbung im leicht sauren pH-Bereich, definitionsgemäß bei pH = 5,4, doch reicht in der Praxis das pH normal destillierten Wassers um 6,0 aus!).

Für die Verschiebung innerhalb der Granulozyten sind aber auch der Zeitfaktor und das Stadium der Erkrankung bedeutsam. Immer noch gelten die klassischen Stufen Schillings von der „*neutrophilen Kampfphase*", der monozytären „*Abwehr- oder Überwindungsphase*", der „*eosinophil-lymphozytären Heilphase*". Der akute *Krankheitsprozeß* kann in jeder Stufe dieser Trias stehen bleiben oder uns von vorneherein bei *subakuten* oder *chronischen Erkrankungen* mit den entsprechenden Erscheinungen begegnen.

Proteine. Eine große und zunehmende Rolle spielen die (mehr und mehr gentechnisch) hergestellten (Glyco-)Proteine wie die *CFS'S* (Colony stimulating factor) mit *GCFS* (für die Granulozyten oder GMCSF (für die Granulozyten und Monozyten) sowie verschiedene Interferone. Nach Metcalf [1343] gab es 1994 etwa 20 Produkte dieser Art, von denen Erythropoietin und die genannten CFSs sich schon lange im klinischen Einsatz befinden, während Thrombopoietin zwar schon seit Dekaden postuliert, aber erst 1994 isoliert und charakterisiert wurde (als Ligand des Gens c-Mpl.).

Ihre Anwendung ersteckt sich auf 2 Hauptgebiete:

1. Soweit sie die Proliferation hemmen, können sie die Chemotherapie

ergänzen, verstärken, ersetzen (z. B. Haarzellleukämie, Autoimmunerkrankungen).

2. Wichtiger ist derzeit eine raschere Regeneration des geschädigten Knochenmarks (und damit Verkürzung der Infektions- und Blutungsgefahr nach hochdosierter Chemotherapie und/oder Strahlentherapie oder nach Knochenmark-Transplantationen).

Immunsystem Haut. Neben den im Plasma und in den Blutzellen festzustellenden Veränderungen steht ergänzend das *Immunsystem Haut*. Die je nach Art und Fragestellung unter leichter Skarifizierung (zur Entfernung des Stratum corneum) zu prüfenden Antigene werden aufgetragen, eingerieben oder auch intrakutan bzw. subkutan appliziert. Der Vergleich (nach 24–72 h) findet stets zur korrespondierenden Stelle der anderen Seite ohne Testsubstanz, unter sonst streng gleichen Bedingungen, statt.

Hauttests haben 2 Funktionen:

- Es gibt eine Anzahl von käuflichen Reagentien (z. T. sog. Mitogenen, d. h. die Lymphozyten zur Proliferation anregende synthetische Substanzen oder Pflanzenextrakte wie z. B. DCNB, Ragweed-Antigen u. a.), mit denen die Reaktionsfähigkeit des Immunsystems geprüft wird.
- Bei Allergikern oder Atopikern können mit größeren käuflichen Sets der gängigsten Allergene (wie z. B. Katzenhaare, Mehl, Hausstaub, besonders Milben, usw.) Teste auf Überempfindlichkeit durchgeführt werden.

Die schwierigsten kausalanalytischen Probleme bringen gewöhnlich *Nahrungsmittelallergosen*, bei denen die genannten Tests ganz oder teilweise versagen. Hier ist es besser, mit *einem* Nahrungsmittel, z. B. mit Reis, zu beginnen und später die benötigten oder gewünschten Nahrungsmittel einzeln zuzulegen, ggf. unter Röntgenkontrolle des Dünndarms. Bei der *Glutenüberempfindlichkeit* (alle oder einige Cerealien) kann eine probatorische glutenfreie Kost die Ursache oft monatelang vergeblich behandelter chronischer Durchfälle schlagartig klären.

Merksätze

Es gibt keine entzündliche Veränderung, die nicht auch durch ein Tumorleiden verursacht werden kann. Neuerdings werden eher entzündliche Prozesse als Tumoren nicht erkannt.

Ein Einzelbefund ist eine Aufnahme aus einem permanent ablaufenden Film. Erst die messende Verfolgung etwaiger pathologischer Befunde erlaubt Urteile über Verlauf und Prognose.

6.6
Bildgebende Verfahren

Mottos

„Der Physikalismus ist die derzeit fruchtbarste Arbeitswelt in der Biologie einschließlich der Medizin und wird es auf lange Zeit bleiben"

(C. F. von Weizsäcker [2073])

„Zeichen eines gebildeten Geistes ist es, keine größere Genauigkeit des Wissens zu verlangen als der Gegenstand zuläßt"

(Aristoteles, Nikomachische Ethik)

6.6.1
Allgemeines

Von der Molekularbiologie vielleicht abgesehen, hat die Medizin kaum auf einem Gebiet so große und zugleich so unmittelbar auf Diagnostik und Therapie anwendbare Fortschritte gemacht wie bei den bildgebenden Verfahren. So gilt das von uns schon 1969 benutzte Zitat von Weizsäckers unverändert, sogar mehr denn je. Auch ist die Entwicklung bei den bildgebenden Verfahren keineswegs abgeschlossen, ja stürmisch fortschreitend. Dazu kommt der Übergang von *rein anatomischen Strukturen* zu funktionellen Darstellungen bis hin zu einer *„Biochemie am Lebenden"* oder an einzelnen Organen (s. Abb. 6.5). Schon konkurrieren die in den nächsten Abschnitten genannten Methoden um die Wahl, die im wesentlichen bestimmt wird von einer Abwägung der Kriterien:

- Erreichbarer Signalkontrast zwischen einer pathologischen Läsion und dem umgebenden gesunden Gewebe.
- Auflösungsvermögen, d.h. Darstellung möglichst kleiner Details („Pixel" = Bildpunkte) aus einem gewünschten oder repräsentativen Gewebebezirk („Voxel" = Volumenelement).
- Möglichst geringe Strahlenbelastung des Kranken und Wiederholbarkeit;
- Möglichst geringe subjektive Belastung durch die Untersuchung;
- Schnelligkeit der Erfassung, da durch Bewegungen des Probanden oder seiner Organe (Atmung, Herz, Darm usw.) die Präzision vermindert wird, da ferner – z.B. am Herzen – möglichst viele Phasen eines Bewegungsablaufes erfaßt werden sollen.
- Objektive und nachvollziehbare Befunddokumentation. (Siehe auch Abb. 6.5, 6.6 und 6.7).

Die Fortschritte beziehen sich im Rahmen der genannten Kriterien auf die *Aufnahmetechnik* als solche, auf *kontrastgebende Substanzen*, auf die *rechnergestützte Bildauswertung*. Die letztere erfolgt bei den modernen digitalen Methoden wie der Computertomographie (CT), den nuklearmedizinischen Verfahren wie SPECT und PET (s. unten), der Magnet-Resonanz-Tomographie (MRT, früher Kernspinresonanztomographie = NMR, im Englischen oft MRI= Magnetic Resonance Imaging), zum Teil der Sonographie, durch im Gerät integrierte Rechner (s. Abb. 6.6).

Die bildgebenden Signale werden in einem ADC (= Analog-*D*igital-*C*onverter) digitalisiert, im Rechner verarbeitet und anschließend durch *D*igital-*A*nalog-*C*onversion (DAC) zu für das menschliche Auge und Gehirn lesbaren Bildern (bis zu 100 Graustufen oder farbcodiert) auf einen Monitor oder auf Filme übertragen. Auch für die konventionelle Aufnahmetechnik existiert in-

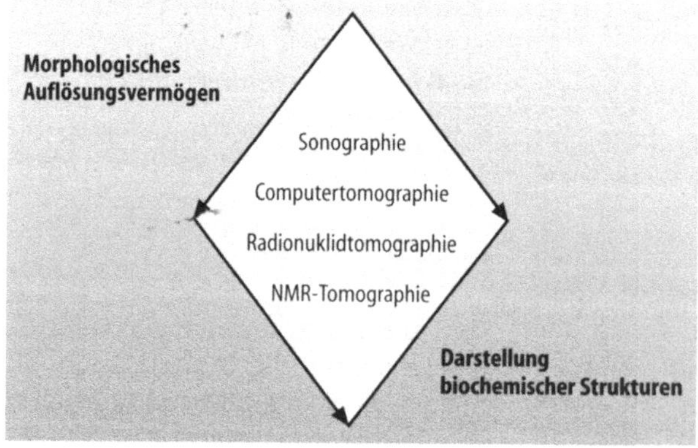

Abb. 6.5. Morphologische und biochemische Leistungsfähigkeit: Übergang von anatomischen zu biochemischen Befunden in vivo

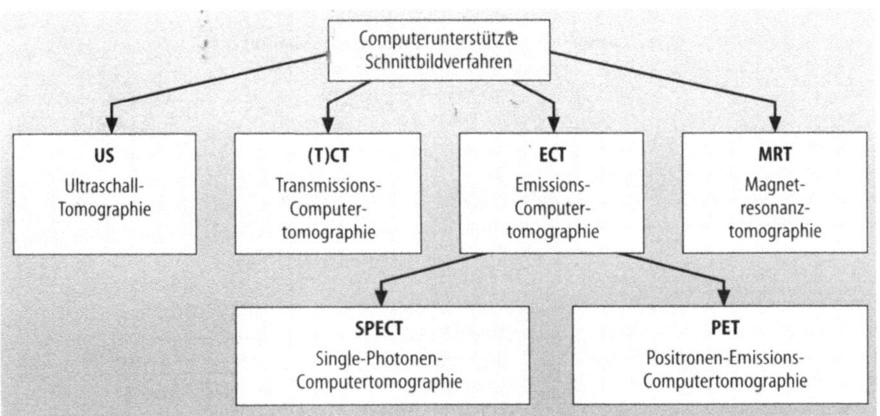

Abb. 6.6. Derzeit wichtigste Computerunterstützte Schnittbildverfahren. (Aus Claussen u. Hucho [283]; mit frdl. Genehmigung)

zwischen ein digitalisiertes Verfahren mit neuen Möglichkeiten einer Bildverarbeitung oder Speicherung.

Zur Zeit überwiegt noch die *konventionelle Strahlendiagnostik* aus Gründen der Schnelligkeit, Verfügbarkeit, Einfachheit, Kapazität und Kosten. Am Kölner Institut für Strahlendiagnostik entfielen 1993 etwa 30–40 % auf digitale Verfahren (Lackner, persönl. Mitteilung 1994); von anderen Instituten wurden 20 % oder weniger berichtet. Die konventionellen und ein Großteil der modernen Verfahren gehören – schon aus Gründen der Erfahrung und der Auslastung der teuren Geräte – zur Röntgendiagnostik und werden von Röntgenologen verschiedener Institutionalisierung betrieben.

Bezeichnenderweise hat sich die Strahlenheilkunde überwiegend aufgeteilt in die *Radiologische Diagnostik,* die *Nuklearmedizin* und die *Strahlentherapie,* da die jeweils anspruchsvollen Apparaturen und die rasch wechselnden Methoden kaum noch zusammen von einzelnen beherrscht werden können. In den sog. kleineren

Fächern wie Ophthalmologie, Otologie, Urologie, Orthopädie, Zahnheilkunde ist die Auswertung, wenn nicht gemeinsam mit den Radiologen, derzeit noch weitgehend in der Hand der entsprechenden Spezialisten geblieben: Technisch-physikalische Minderkenntnisse werden ausgeglichen durch anatomisch-operative Spezialkenntnisse, gezielte Fragestellungen u. a.

Selbstverständlich können wir im Rahmen dieses Buches auf diagnostische oder gar technische Einzelheiten nur beschränkt eingehen. Dazu gibt es ein umfangreiches Angebot von Lehr- und Handbüchern sowie zahlreiche in- und ausländische Fachzeitschriften.

Dagegen sei ein kurzer Hinweis auf die *Strahlenbelastung* erlaubt: Obwohl die modernen Geräte (s. unten) die durchschnittliche diagnostische Strahlenexposition stark reduziert haben, gilt für *ionisierende Strahlen* nach wie vor das Prinzip ALARA („as low as reasonably achievable"). Gifford [645] hielt etwa $1/_5$ aller Röntgenaufnahmen für nicht indiziert. Nach den Berichten des englischen National Radiation Protection Board (Lit. bei [645]) betrug die jährliche Strahlenbelastung jedes Engländers durch Diagnostik im Mittel 300 mikro-Sievert (µSV) und damit 8mal so viel wie die durch Tschernobyl

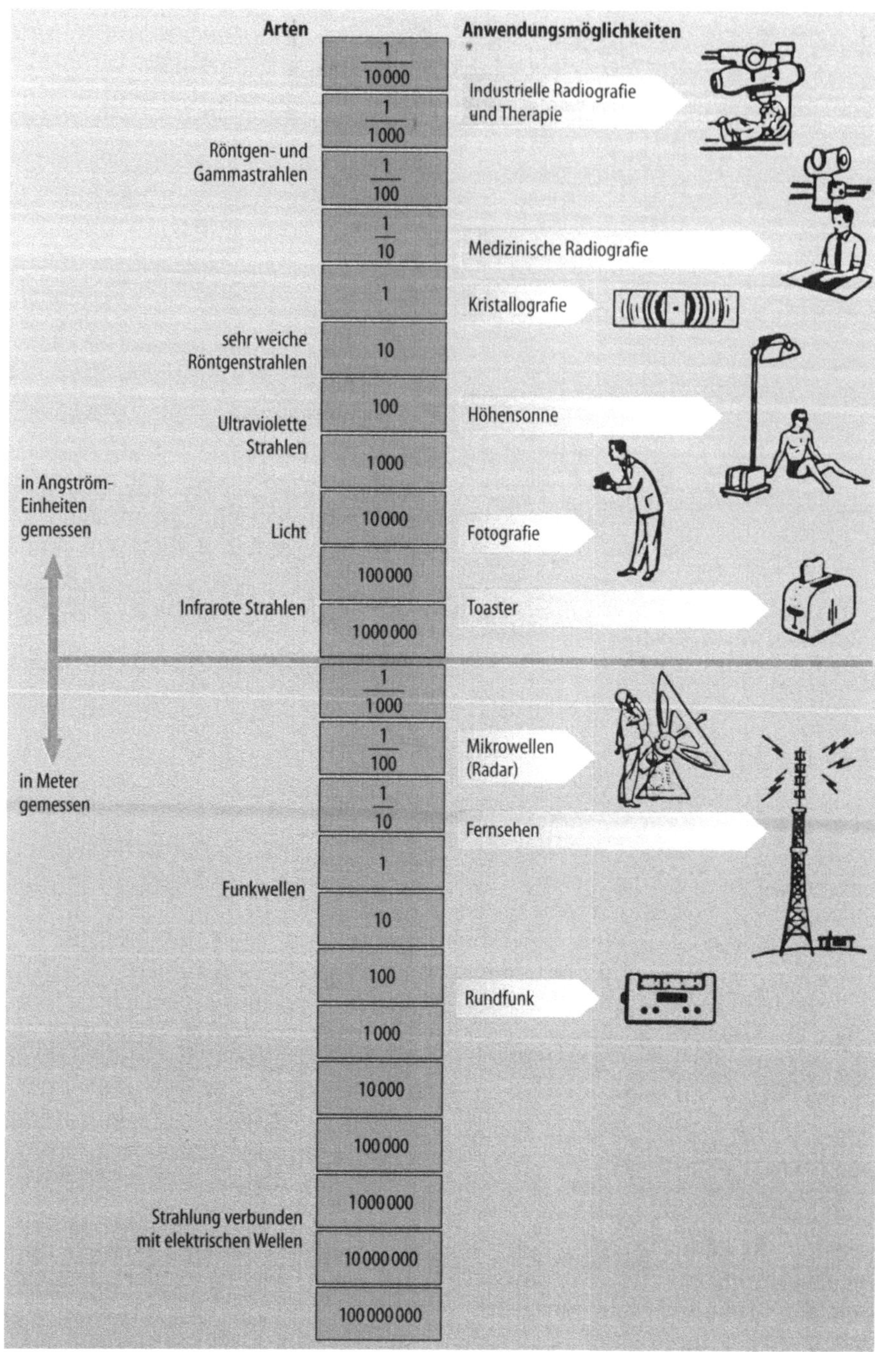

Abb. 6.7. Spektrum und Anwendung elektromagnetischer Strahlen. (Mit frdl. Genehmigung der Deutschen Kodak AG)

im 1. Jahr nach der Katastrophe. In einer Pilotstudie der Wiener Radiologischen Abteilung der Poliklinik (Schierz et al.) wurden von unausgelesenen Zugängen 62 % zum Ausschluß einer Erkrankung überwiesen, 38 % wegen Krankheitszeichen. Radiologisch fand man bei rd. 12 % der Überweisungen „Krankheitsbilder", bei rd. 27 % eine oder mehrere Anomalien, bei rd. 61 % „keinerlei Auffälligkeiten" [1715].

6.6.2
Sonographie und Doppler-Methoden

6.6.2.1
Grundlagen

Ob die verbreitete Methodik der Sonographie – von einigen, u. E. nicht ganz zutreffend, als das „Neue Stethoskop des Internisten" bezeichnet – in deren Hand (wie derzeit meist) oder in die Hände der Radiologen gehört, ist eine hierzulande von den Berufsverbänden viel diskutierte Streitfrage. In unserer Sicht sollte – abhängig von der Fragestellung – derjenige die Untersuchung durchführen, der über die größeren persönlichen Erfahrungen mit den besseren Geräten verfügt oder das Sonogramm im Rahmen einer integrierten Diagnostik einsetzt. Der orientierende Ultraschall im Bereich des Abdomens und die Echokardiographie mögen darin eine Ausnahme bilden. Ersterer gehört heute zu jeder systematischen Untersuchung. J. Schölmerich et al. [1751] fanden bei rd. 1500 abdominalen Sonographien 19 % „echte" d.h. nicht von der Anamnese oder der Fragestellung her gegebene Zufallsbefunde (meist gutartige!), am häufigsten im Bereich der Leber und der Gallenwege, dann der Nieren, auch zunehmend mit dem Lebensalter. Insofern gehört eine Ultraschalluntersuchung mindestens im Bereich des Abdomens zu den einfachen und ergie-

bigen Routinemethoden. Die damit verbundenen Kosten sollten bei der Indikationsstellung allerdings auch beachtet werden.

Die piezo-elektrisch durch Schwingquartze (heute meist durch besondere Kristalle) erzeugten Ultraschallwellen unterscheiden sich vom hörbaren Schall (16 Hz bis 20 kHz…[2]) durch die höheren Frequenz von 2–10 MHz (s. Fußnote). In beiden Fällen handelt es sich um mechanische Schwingungen in den Gasen oder Geweben. Lufthaltige Organe schwächen den Ultraschall ab. An den Grenzflächen entstehen partielle oder totale Reflexionen (s. Abb. 6.8). Im Unterschied zu Röntgenstrahlen oder Radiowellen durchdringen die Schallwellen luftgefüllte Räume geringfügig; harte Grenzflächen begrenzen je nach Art und Dicke des Materials partiell; (s. Tabelle 6.3). Die heute üblichen Schallintensitäten gelten für die übliche Häufigkeit allgemein als unschädlich, auch in der Schwangerschaft bei der üblichen Häufigkeit. Wie der hörbare Schall pflanzt sich der Ultraschall in Form von Longitudinalwellen in den Geweben fort, wo er je nach Dichte absorbiert, gebeugt, gebrochen, gestreut oder reflektiert wird. Dies gilt besonders für Grenzflächen.

Innerhalb solider Organe entsteht ein Echomuster aus diffus eingestreuten feinen Binnenreflexen. Solide Veränderungen wie Tumoren oder Metastasen stellen sich als glatt oder unscharf begrenzte, echoärmere oder echodichtere Bezirke dar. Fest-flüssige Veränderungen wie Hämatome oder Abszesse können als Mischung echoarmer und echodichterer Bezirke zur Darstellung kommen.

---

[2] 10^3 Hz = 1 kHz (Kilo-Hertz),
10^6 Hz = 1 MHz (Mega-Hertz),
10^9 Hz = 1 GHz (Giga-Hertz)
1 Hz = 1 Schwingung/s

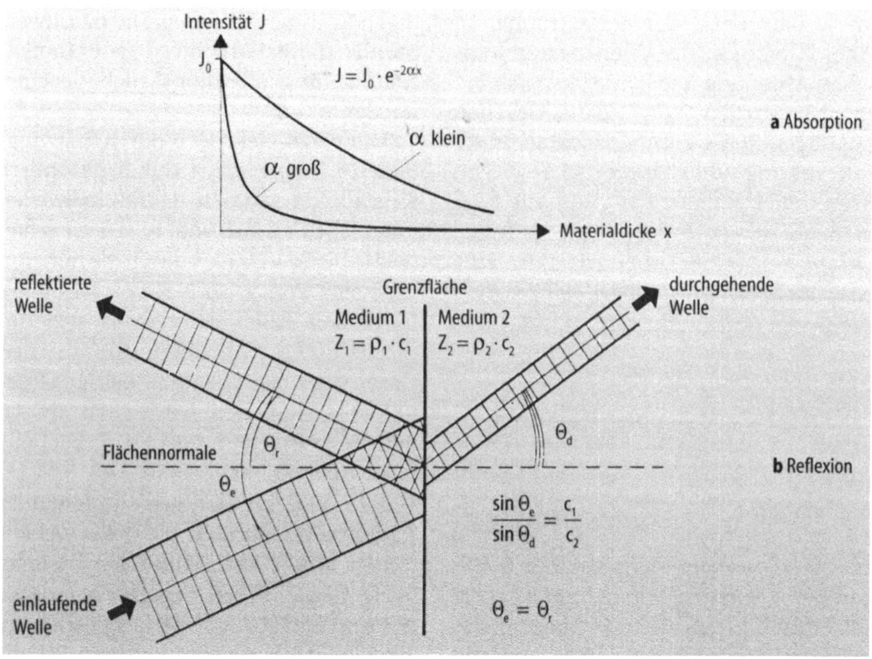

Abb. 6.8. Grundlagen der Sonographie. Beugung und totale/partielle Reflektion von Ultraschallwellen an Grenzflächen. (Aus Habermehl u. Hackeloer [769]; mit frdl. Genehmigung)

Physikalisch sind die Schallwellen und ihr Echo charakterisiert durch die Schallgeschwindigkeit, den Schalldruck, die Fortpflanzungsgeschwindigkeit, die Schallfrequenz, die Wellenlänge, den Schallwiderstand oder die Schallimpedanz, die Schallintensität und durch die (in Dezibel angegebene) Absorption. Knochen weisen z.B. eine sehr hohe, Wasser eine sehr kleine Absorption, Fett eine ebenfalls geringe Absorption auf. Die menschlichen Gewebe liegen im Mittel etwa unterhalb der Hälfte der beiden genannten Extreme. (Ausführliche Darstellung der Grundlagen, Formeln und Tabellen s. u. a. bei Braun, Günther und Schwenk [183], Habermehl u. Hackeloer [769], Pirschel [1499], Rott [1642a]. Danach sind die Impedanz-

sprünge bei einer Schallgeschwindigkeit von 1400–1700 cm/s nicht sehr hoch, was umgekehrt zu einer Transmission auch in tiefere Gewebsabschnitte und ihre Grenzflächen führt (vgl. Tabelle 6.3).

Die für die Sonographie wichtigste Eigenschaft des Ultraschalls ist die *Reflexion*. Sie ist um so größer, je stärker an Grenzflächen der Wellenwiderstand ist und schwankt zwischen 0 (gleicher Wellenwiderstand) und Totalreflexion. Die Reflexion ist umgekehrt proportional zur Transmission (s. Abb. 6.8). Die in parenchymatösen Organen häufig gering verschiedene Reflexion erfordert empfindliche Detektoren und hohe Verstärkung. Für tiefergelegene Körperbezirke werden *Tiefenausgleicher* (TGC = Time Gain Compensation) verwendet, so daß die Reflexion im ganzen Untersuchungsbereich gleichmäßig beurteilt werden kann. Hochfrequente Schallköpfe bedeuten hohes Auflösungsvermögen (= punktuelle Unterscheidung

Tabelle 6.3. Vergleiche zwischen dem Schallwellenwiderstand verschiedener Gewebe und Substanzen. (Aus Habermehl u. Hackeloer [769], mit frdl. Genehmigung)

	Schallgeschwindigkeit c [m/s]	Dichte ρ [g/cm^3]	Schallwellenwiderstand Z [g/cm$^2 \cdot$ s]
Luft	330	0,0013	$0,0043 \cdot 10^5$
Lunge	650–1160	0,4	$0,26–0,46 \cdot 10^5$
Fett	1476	0,928	$1,37 \cdot 10^5$
Wasser	1492	0,9982	$1,49 \cdot 10^5$
Gehirn	1530	1,02	$1,56 \cdot 10^5$
Leber	1570	1,040	$1,63 \cdot 10^5$
Muskel	1545–1630	1,06	$1,64–1,72 \cdot 10^5$
Knochenmark	1700	0,97	$1,65 \cdot 10^5$
Plexiglas	2680	1,18	$3,16 \cdot 10^5$
Knochen	2700–4100	1,4–1,8	$3,78–7,38 \cdot 10^5$
Aluminium	6400	2,70	$17,3 \cdot 10^5$

von Grautönen), aber geringe Eindringtiefe, niedrigerfrequente schlechte Auflösung, aber größere Eindringtiefe. Damit stellen die Geräte bzw. wechselbaren Einstellungen Kompromisse zwischen Bildschärfe und Eindringtiefe dar.

In neuester Zeit ist es gelungen, die Reflexion mit Phasenverschiebungen zweidimensional zu kombinieren (N. Wright, s. auch [1295a, 2161a]), was die bisherige Diskriminierung von 1–2 mm auf unter 0,5 erhöht hat (Sequoia-System).

6.6.2.2
Methoden

Aus der Fülle der *apparativen Entwicklungen* seien hier nur einige wichtige charakterisiert: die meisten Geräte arbeiten mit einem Schallkopf (= Transducer), der mit hochfrequenten Wechselströmen angeregt wird und Impulse aussendet (= umgekehrter piezo-elektrischer Effekt) sowie empfängt (Echos = piezo-elektrischer Effekt) und die Zeitintervalle bis zum Echo ermittelt. Dabei ist die Laufzeit von der Emission bis zur Rückkehr des Echos proportional der Entfernung des Gewebebezirkes bzw. der Grenzfläche und kann auf mo-

dernen Geräten direkt in *cm* abgelesen werden. In einer Nahzone (Fresnel-Zone) ist der Schallimpuls in etwa zylindrisch, während er im anschließenden Fernfeld (Frauenhoferzone) bei monotoner Abnahme mit einem Öffnungswinkel breiter wird [769].

A-Scan. Beim sog. *A-Scan* (*A-mode*, von *Amplituden-Modulation*) wechselt der Schwingquarz kurzfristig zwischen Senden und Empfangen (*sequentielle Sonographie*). Vorteile des A-Scans sind die hohen Impuls-Echo-Frequenzen, gesteuert von einem Taktgeber, der die Impulse und die Zeitablenkung („Sägezahngenerator") bestimmt (s. Abb. 6.9). Ein Impuls dauert im allgemeinen 1 Mikrosekunde, die Zeit bis zur Echoaufnahme bis zu 0,25 Millisekunden oder weniger. So können in der Sekunde bis zu über 1000 Echos registriert werden. Auch hier ist die Zahl der Impulse/Echos umgekehrt proportional der Eindringtiefe. Der A-Scan und seine Folgeentwicklungen spielen deshalb, außer in der Neurologie und Ophthalmologie, eine besondere Rolle in der Echokardiographie (s. unten), da sie schnelle Bewegungs abläufe besser erfaßen als ein B-Scan (s. unten). Dafür werden die anatomischen Einzelheiten nicht so gut dargestellt. Auch bestanden bis vor kurzem Schwierigkeiten bei der dreidimensionalen Darstellung, die sich auch nach neuesten Publikationen noch nicht recht in der Praxis durchgesetzt hat (z. B. [1642 a]).

M-Mode. Beim *M-Mode* (Time Motion) entstehen Zeit-Bewegungsdiagramme, die auf dem Monitor gesehen oder auf dem Papierschreiber gespeichert werden. Das Verfahren ist vor allem in der Echokardiographie (s. unten) im Gebrauch. Im Unterschied zum älteren A-Scan kann der *B-Mode* (von *Brightness* = Helligkeit modulierend) als echtes bildgebendes Verfahren (Abb. 6.10) bezeichnet werden, da die Echosignale nicht zur Ablenkung eines Kathodenstrahls, sondern zur Steuerung der Helligkeit auf einem Monitor benutzt werden. Modifikationen des B-Scans sind heute die meist benutzte Technik sowohl für Anatomie wie für Motilität. Bei statistischen Verfahren (z. B. *Compound-Scan*), wird ein Schaltkopf me-

chanisch über die zu untersuchende Körperregion bewegt. Dies kann durch Überstreichen mit einer „Impuls-Keule", oder über viele Schallelemente (Linear- oder Parallel-Scanner) (s. Abb. 6.11) oder von einem Zentrum aus über einen Kreissektor erfolgen (Sektor- oder Divergent-Scanner).

Real-Time-Scanner. Für *Real-Time-Scannern* gibt es ebenfalls mechanisch und elektronisch geschaltete (Array-) Scanner. Dabei werden linear angeordnete Impulsgeber (= Phased Arrays) einzeln oder in Gruppen aktiviert. Beim Bildaufbau können die schnelleren elektronischen Real-Time-Scanner heute etwa maximal 40–60 Einzelbilder/s produzieren und Organbewegungen in Echtzeit (Real-Time) sichtbar machen. Sie werden bei gewünschten noch schnelleren Echos von A-Scannern (s. oben) übertroffen und haben wegen der kleineren Sendeelemente eine z. Z. geringere Sendeleistung und damit Eindringtiefe. Vorteile sind ihre Handlichkeit und geringere Störanfälligkeit. Einer der Hauptvorteile der B-Verfahren sowie des M-Mode-Verfahrens liegt vor allem in der *Bildgebung* und in der *Vergleichbarkeit*.

Abb. 6.9. Grundprinzip und Technik beim A-Bild-Verfahren. Einzelheiten s. Text. (Aus Habermehl u. Hackeloer [769], mit frdl. Genehmigung)

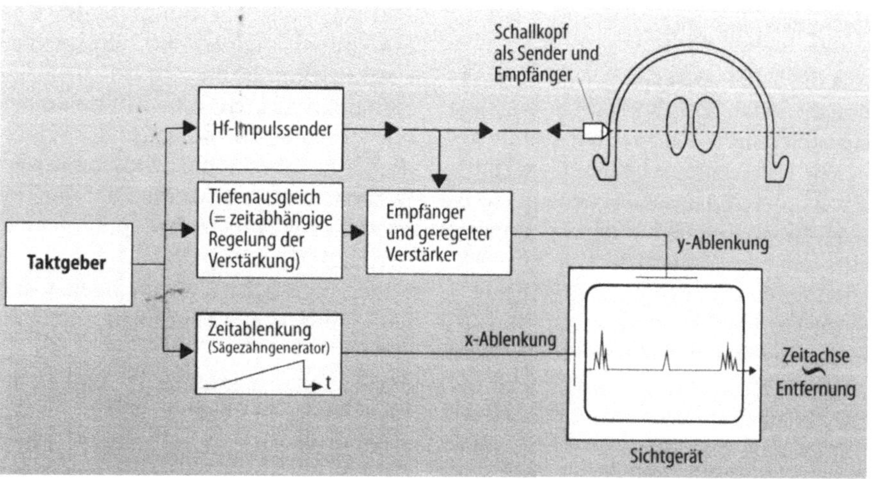

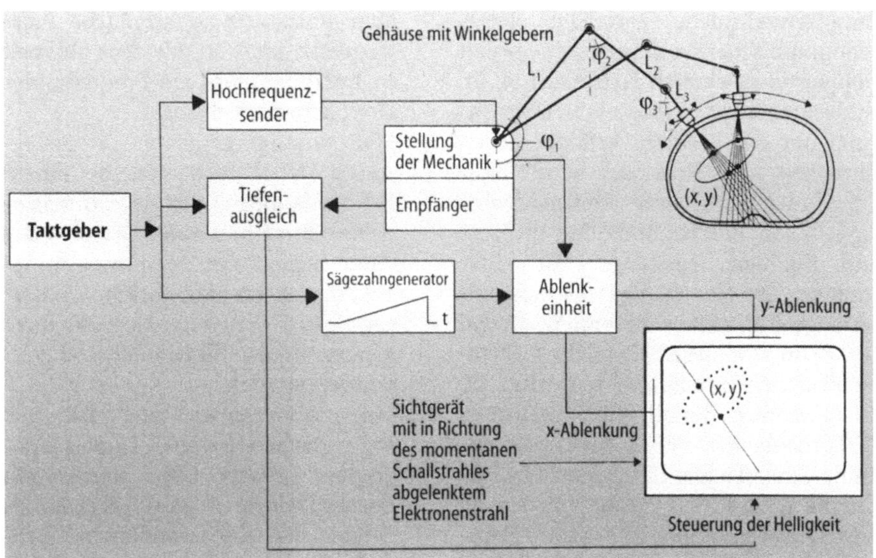

Abb. 6.10. Grundprinzip und Technik beim B-Bild-Verfahren, hier dargestellt als Compound Scanner. (Aus Habermehl u. Hackeloer, s. o.)

B-Scans und M-Scans werden bevorzugt in 2 aufeinander senkrecht stehenden Ebenen benutzt, z. B. in der Echokardiographie („2 D-Verfahren").

Neueste Verfahren, die sich wegen ihrer Bindung an leistungsstarke Rechner bisher nur an größeren Institutionen durchgesetzt haben, führen zu dreidimensionalen Bildern (z. B. *3 D-Ultraschall* [1642, 1728]). Ein Problem ist, durch Filterung informationstragende Daten vom „Rauschen" zu trennen.

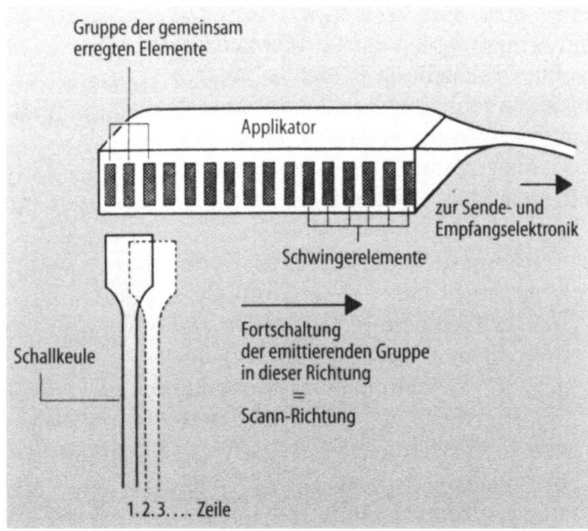

Abb. 6.11. Linear- oder Parallel-Scanner. (Aus Habermehl u. Hackeloer, s. o.)

Dopplermethoden. Grundlage dieses sonographischen Verfahrens ist der von Doppler in der ersten Hälfte des 19. Jh. entdeckte Effekt. Seine erste Übertragung auf die Medizin erfolgte durch Satomura 1956. Praktisch wird damit die Flußrichtung und Fließgeschwindigkeit von Blutbestandteilen in Herz und Gefäßen registriert: Vor einer Stenose ist die Fließgeschwindigkeit verlangsamt, hinter ihr treten Wirbel auf. Beim Dopplereffekt bleiben Ultraschallsender, Empfänger stationär; die in Bewegung befindlichen zellulären Bestandteile des Blutes bzw. reflektierende Grenzflächen des Herzens bewirken die geschilderte Frequenzänderung (*„Doppler-Verschiebung"*) (zur Echokardiographie s. u. a. [1731a]). In der Diagnostik von Gefäß- und Klappenstenosen lassen sich sowohl die intrastenotische erhöhte Strömungsgeschwindigkeit als auch poststenotische Turbulenzen mittels Doppler – sonographischen Verfahren registrieren. Die Verschiebung hängt vor allem von 2 Größen ab: der Schnelligkeit von Grenzflächenänderungen am Herzen oder der Erythrozyten in einem Gefäß sowie dem Winkel zwischen Emissionsquelle und Gefäß. Ein Winkel von 90 Grad läßt keine Dopplersignale erkennen; die größte Verschiebung erfolgt bei tangentialer Sondenhaltung; in der Praxis werden 30 – 60 Grad empfohlen [860, 1413].

Hennerici und Neuerburg (s. oben) unterscheiden 3 Systeme:

1. Kontinuierlich emittierende Dopplersysteme, bei der 2 Piezo-elektrische Elemente je als Sender und Empfänger dienen. Damit ist keine genaue Tiefeninformation verfügbar, allerdings eine Auswahl besonders interessierender Abschnitte.
2. Einkanalig gepulste Dopplersysteme, die eine Lokalisation auf eine bestimmte Gewebstiefe erlauben,

aber pulsabhängig sind (die Pulsfrequenz muß mindestens doppelt so hoch sein wie die Frequenz der Dopplerverschiebung!).
3. Mehrkanalig gepulste Dopplersysteme. Dabei kann – wie bei einem B-Scan (s. oben) ein zweidimensionales Schnittbild eines Organs oder einer Region mit der hörbaren, im kHz liegenden akustischen Wiedergabe der Dopplersignale oder ihrer gleichzeitigen Bildwiedergabe verbunden werden.
4. Eine Weiterentwicklung hat zur sog. farbcodierten Duplexsonographie geführt. Dazu werden ein hochaufgelöstes, grau abgestuftes B-Bild mit der simultanen, farbcodierten Darstellung der Strömung kombiniert. Dabei dient die Amplitude bei linearer Abfolge der Impulse („linear array") der Echosignale dem Aufbau des B-Bildes, die Frequenz der simultanen farbcodierten Darstellung der Strömungsgeschwindigkeit (183, 1499). Allerdings sind die Eindringtiefe und Bildschärfe des B-Mode größer als die der Dopplersignale. Dafür wurden multivariate Darstellungen entwickelt (z. B. [1297a]).

6.6.2.3
Einige klinische Anwendungen

Außer den in 6.6.2.1 besprochenen Anwendungen der Sonographie hat diese Grundmethode eine Fülle von Sonderentwicklungen gebracht, von denen nur einige beispielhaft genannt seien (s. auch Tabelle 6.4).

1. Durch größere Nähe von Impulsgeber und Echoaufnehmer und geeignete Frequenzzahl können höheres Auflösungsvermögen und geringerer Einfluß anderer Gewebe oder Grenzflächen erzielt werden. Dies gilt z. B.

Tabelle 6.4. Indikationen der verschiedenen Sonographieverfahren nach Pirschel [1499]. (Aus Claussen u. Hucho [283])

Verfahren	Anwendungsbereich
A-mode-Verfahren	Gewebsanalyse (Echoenzephalographie) Augenheilkunde HNO-Heilkunde
M-Verfahren	Echokardiographie: Herzdiagnostik, Vitien
Doppler-Methode	Gefäßdiagnostik: Stenosen, Verschlüsse Kardiotokographie Herzdiagnostik, Vitien
B-mode-Verfahren	Auge, Schilddrüse, Parotis Herzdiagnostik, Gefäße Leber Gallenblase, Gallenwege Pankreas Milz Nieren, Nebennieren Lymphknoten, Retroperitoneum Harnblase Prostata, Uterus, Ovar Schwangerschaftsdiagnostik Weichteildiagnostik: Skrotum, Mamma, Muskulatur

für die Sonographie der Prostata, bei der Suche nach kleinsten Tumoren, Metastasen, Abszessen oder Nekrosen im Rahmen von Laparatomien, etwa im Bereich der Bauchspeicheldrüse. Neuerdings sind *Sonographie-Systeme in Endoskope* eingebaut und ermöglichen so die sonographische Untersuchung „vor Ort". Als ein letzter Fortschritt darf wohl die *intrakoronare Betrachtung* von Gefäßwänden, Thromben usw. mittels feinster, auf der Spitze eines Herzkatheters sitzender Kunststoffkristalle angesehen werden.

2. *Punktionen von Organen* können mit hoher Treffsicherheit ultraschallgesteuert, neuerdings mit im Schallkopf eingelagerten Nadeln durchgeführt werden.

3. Eine wesentliche Anwendung der transluminalen Sonographie ist die biplane oder multiplane *transösophageale Echokardiographie*. Die dreidimensionale Rekonstruktion kardialer Strukturen ist möglich geworden [1731a]. Sie kann mit der Doppler-Technik (s. oben) kombiniert und farbcodiert werden. Nach den Tabellen von Fehske [511] ist die Belastungsechokardiographie dem üblichen Belastungs-EKG hinsichtlich der Sensitivität deutlich, hinsichtlich der Spezifität leicht überlegen. Die Mechanismen der Klappenbewegungen, die Durchflußzeiten, die Klappenflächen, etwaige Akinesien, Hypokinesien, Dyskinesien der Herzwandabschnitte oder des Septums sind darzustellen.

4. Im Rahmen von Herzkatheteruntersuchungen (s. oben) oder peripherer Gefäßdarstellungen (z. B. nach Angioplastie) gelingt es heute, mit Mikrosonden und kleinen Quartzen oder Kunststoffelementen (bis zu etwa 1 mm Außendurchmesser) Veränderung der Gefäße mittels Ultraschall, (B-Scan) darzustellen (s. oben). Diese weit fortgeschrittene Technik wird auch als *Endosonogra-*

phie bezeichnet (Ivus = intravasale Ultraschalldarstellung). Sie findet auch intraoperativ ihre Anwendung [1499]. Eine Übersicht der wichtigsten Anwendungen der Sonographie und speziell dafür geeigneter Systeme gibt Tabelle 6.4.

Allen Methoden gemeinsam ist das mögliche Auftreten von Artefakten oder Mißdeutungen, die in 3 Hauptgruppen eingeteilt werden können [1413].

- Annahme von Strukturen, die tatsächlich nicht vorhanden sind.
- Artefakte, die echte Echos nicht klar erkennen lassen.
- Artefakte, die die Größe, Form oder Helligkeit eines Bildes verändern.

Merksätze

Der unschädliche, wiederholbare und überall anwendbare Ultraschall und die damit verbundene verfeinerte Dopplertechnik – beide in ihrer technischen Entwicklung für die Medizin noch nicht abgeschlossen – ermöglichen heute ebenso orientierende Untersuchungen, etwa im Bereich des Abdomens, wie qualitativ-quantitative Untersuchungen, z. B. im Bereich der Gefäße oder als biplane oder multiplane Echokardiographie. Die hohe Anpassung an die gewünschte Darstellung bedeutet zugleich verschiedene Gerätetypen und erhöhte Kosten. Im breiten Rahmen sind elektronische Real-Time-B-Scanner bei der Niederschrift dieses Abschnittes die Standardmethode. Bei der Dopplersonographie dürfte die farbcodierte Duplexsonographie den neuesten Fortschritt darstellen. Breite Vergleiche mit der Magnet-Resonanz-Tomographie stehen bis dato u. W. noch aus.

6.6.3
Konventionelle Röntgendiagnostik

Röntgenstrahlen. Röntgenstrahlen (englisch: x-rays) entstehen, wenn Elektronen auf ein Hindernis prallen oder durch andere Einflüsse gebremst werden. Es handelt sich um elektromagnetische Schwingungen, die sich von Lichtstrahlen, Wärmestrahlen oder Radiowellen durch ihre kürzere Wellenlänge (s. Abb. 6.7) unterscheiden. Sie wurden durch W.C. Röntgen erstmals am 8.11.1895 beobachtet und 1895–1897 als X-Strahlen beschrieben – eine der grundlegenden naturwissenschaftlichen Entdeckungen mit weitreichender Wirkung auf die Medizin.

Dosisbegriffe. Auch wenn der Nichtspezialist die Anwendung ionisierender Strahlen wegen ihrer umfassenden Möglichkeiten (z.B. in der Diagnostik und Therapie) und ihrer Gefahren (z.B. Kanzerogenese, Mutationen) dem Fachmann überläßt, sollte er doch mit den wichtigsten Grundbegriffen vertraut sein:

Zur Zeit gilt in Deutschland die *2. Strahlenschutzverordnung* in der Erweiterung vom 30.6.1989. Wurden anfangs schwer standardisierbare *Dosisbegriffe* benutzt, wie z.B. die Haut-Erythem-Dosis, so gibt es heute genaue physikalische und biologische Parameter, die rechtsverbindlich oder durch internationale Übereinkünfte festgelegt sind. Sie haben sich in den beiden letzten Dekaden – entsprechend einem internationalen Standard – von Röntgen (*R*) in *Coulomb/kg*, von rad (*rd*) in Gray (*Gy*) und von Rem in Sievert (*Sv*) (z.B. [133, 144, 1168]) geändert. Dabei entspricht (zit. nach [133]):

- Für die *Ionendosis* 1 R (Röntgen) = 2,58 · 10⁻⁴ C/kg (Coulomb/kg);
- für die *Energiedosis* 1 rd = 0,01 Gy = 0,01 J/kg;
- für die *Äquivalenzdosis* 1 rem = 0,01 Sv = 0,01 J/kg.

Ausführliche Umrechnungstabellen findet man u. a. bei Laubenberg [1168], auf den wir verweisen.

Die natürliche Strahlenbelastung liegt in Deutschland z. Z. bei 1 – 2 mSv/Jahr, die halbletale Dosis bei 3 – 6 Sv.

Ionendosis und *Energiedosis* sind mehr physikalische Größen, die *Äquivalenzdosis* entspricht der biologischen Situation und berücksichtigt die unterschiedliche Empfindlichkeit verschiedener Gewebe, z. B. sich teilender Zellen, Föten. Sie besteht aus dem Produkt eines (dimensionslosen) Bewertungsfaktors q und der Energiedosis (rd · q) und entspricht internationalen Vereinbarungen. Die Äquivalenzdosis – die eigentliche Strahlenbelastung – beträgt z. B. für Thoraxaufnahmen 0,2 mSv, für die Mammographie (bei Film-Folien-Aufnahmen, mit oder ohne Raster) 2 – 4 mSv. Eine ausführliche Tabelle für die einzelnen Organe (Haut)-Dosen bringen Thurn u. Bücheler [1961]. Kritische Organe sind das Knochenmark, die Gonaden, die weibliche Brust, die Schilddrüse, je nach Strahlengang (einschl. sog. Streustrahlen), Technik und Dosis.

Kontrastmittel. Als *Kontrastmittel* für die Darstellung von Hohlorganen dienen dem Röntgenologen außer der Kombination mit Luft Verbindungen von Barium und Jod – bei intravenösen Gaben fast ausschließlich von Jod.

Trotz aller Spezialmethoden dürfte weiterhin über die Hälfte aller radiologisch-diagnostischen Maßnahmen auf die üblichen Durchleuchtungen und Aufnahmen entfallen. In den rd. 100 Jahren, seit Wilhelm Konrad Röntgen in der Medizinischen Gesellschaft in Würzburg seine Strahlen an der Hand des Anatomen Kölliker demonstrierte (23.01.1896), hat sich aber auch hier ein exponentieller Wandel vollzogen.

Bildverstärker. Die Bildverstärker - Fernsehketten erlauben eine Belastung mit Röntgenstrahlen von einem Bruchteil gegenüber früheren Zeiten und gleichwohl so deutliche Kontraste, daß der Röntgenologe nicht mehr auf die Arbeit im Dunkeln angewiesen ist, sondern bei Tageslicht arbeiten kann. Zusätzlich werden die Vorteile einer Belichtungsautomatik, automatischer Entwicklung und Fixierung der Aufnahmen genutzt. Moderne Folien brachten höhere Empfindlichkeit und Trennschärfe.

Weitere Fortschritte sind bei den Generatoren, bei den messenden Belichtungsautomaten, der automatischen Entwicklung und Fixierung der Aufnahmen mit der Einstellbarkeit des gewünschten Kontrastes, erzielt worden.

Merksätze

Die Durchleuchtung, die bei der Lunge weitgehend verlassen wurde, im Magen-Darm-Kanal nach wie vor im Vordergrund steht, sollte gegenüber der Aufnahme so kurz wie möglich und in kleinem Format gehalten werden.

Die Strahlenbelastung und auch die Streustrahlung sind um so geringer, je kleiner die Blende ist, mit der man – vielleicht nach einer kurzen Übersicht – arbeitet.

Die Antwort des Röntgenologen – gute Untersuchungstechnik und pathophysiologische Kenntnisse vorausgesetzt – wird um so besser sein, je präziser man seine Fragestellung formuliert, je mehr man sein Interesse an diesem besonderen Fall zu wecken versteht.

Hohlorgane. Bei Hohlorganen wie dem Magen-Darm-Kanal und den Harnwegen ist in unserer Sicht die Darstellung mit den heute überwiegend gut vertragenen Kontrastmittel in eine gewisse Konkurrenz zu den endoskopischen Methoden (Ösophagus, Magen, Duodenum, Colon) getreten. Beide haben ihre Vorteile und Nachteile (s. unten): *Endoskopische Untersuchungen* sind in der Regel zwar meist nicht gefährlich, aber unangenehmer. Sie erlauben eine genauere Beobachtung der Oberfläche, Entnahme von Sekreten, Probeexisionen, sogar therapeutische Eingriffe bis hin zur Entfernung kleiner Karzinome (z. B. im Analbereich, in Operationsbereitschaft!).

Röntgenuntersuchungen zeigen besser den Ablauf der Motilität des Gesamtorgans und liefern, z. B. am Colon mit der sog. Colon-Doppel-Kontrastmethodik (Kontrastmittel + Luft), erstaunlich aussagekräftige Bilder sowie Hinweise auf submuköse Veränderungen, etwa in Form einer Wandstarre beim szirrhösen Magenkarzinom. Auch sind Untersuchungen unter dem Einfluß von Pharmaka möglich.

Wenn klinisch ein Verdacht besteht, oder eines der beiden Verfahren Fragen offen läßt, sollte man (z. B. beim Ösophagus) ergänzend die andere Methodik heranziehen. Bei den *Gefäßen* besteht die Alternative – je nach Lokalisation und Fragestellung – in der schonenden, aber kostspieligen – noch in Entwicklung befindlichen – Kernspinresonanz-Tomographie (MRT, s. unten).

Tomographie. Rückläufig ist die Tomographie, etwa der Lunge, oder des Skeletts bei denen durch gegenläufige Bewegungen von Röhren und Film nur der Drehpunkt in beliebiger Tiefe als relativ kleiner Bezirk scharf abgebildet wird. Neben der Tuberkulosediagnostik (Darstellung kleiner Kavernen usw.) haben wir früher bei jedem starken Raucher einige Tomogramme des Bronchialbaums erbeten, um ohne die belastendere Bronchoskopie (die im Verdachtsfall selbstverständlich ist) frühe intramurale Bronchialkarzinome nicht hinter dem Herzschatten zu übersehen. Allerdings ist dafür die Computertomographie (CT, s. unten) sensitiver.

Eine alte Streitfrage ist, inwieweit der Röntgenologe oder andere Erbringer technischer Leistungen Anamnesen erheben sollten. In früheren Ausführungen [708] hatten wir das aus entscheidungstheoretischen Gründen kritisiert: So kann die Anamnese u. U. mehrfach in den diagnostischen Entscheidungsprozeß eingehen. Diese Meinung möchten wir ändern. Abgesehen von der gesetzlichen Pflicht kommt es der Untersuchung und ihrem Ergebnis zugute, wenn der besondere Untersucher – hier etwa der Röntgenologe – gezielte, ihm wesentlich erscheinende Fragen stellt. Er sollte aber sein Urteil bevorzugt auf seine Methoden stützen, d. h. Durchleuchtung und Bilder. Zu einer Ausführlichkeit bei der Anamnese fehlt ihm ohnehin die Zeit.

6.6.4
Digitale Röntgenverfahren

Als solche bezeichnet man alle Methoden, bei denen die unterschiedliche Absorption von Röntgenstrahlen durch Gewebe oder Herde verschiedener Dichte in der Signalverarbeitung analog-digital gewandelt, in Computern verarbeitet wird und digital-analog in einem Monitorbild erscheint (s. 6.6.1). Bei der Abfassung dieses Buches spielen 3 in ihren physikalischen Grundlagen ganz verschiedene Methoden eine wesentliche Rolle:

- die digitale Subtraktionsangiographie (*DSA*),
- die Computer-Tomographie (*CT*) und
- die Magnetresonanztomographie (*MR*).

Auch für diese Verfahren muß hinsichtlich technischer und klinischer Einzelheiten auf die Spezialliteratur verwiesen werden.

Digitale Subtraktionsangiographie. Bei der digitalen Subtraktionsangiographie *(DSA)* können auch feinere Kontrastunterschiede einzelner Bildpunkte (Pixel = picture elements, s. oben) zwischen einem Leerbild („Maskenbild") und dem Füllungsbild usw. herausgestellt, zeitlich subtrahiert und optimiert werden. Bei hoher Bildfrequenz bis 50/s lassen sich die arteriellen Gefäße nach intravenöser Injektion des Kontrastmittels, die wichtige Ejektionsfraktion des Herzens (normal 50–80%) darstellen. Die DSA ermöglicht somit die Gewinnung wichtiger Herz- und Gefäßparameter, die bisher nur auf invasivem Weg ermittelt werden konnten. Ihre Vorteile in der Gefäßdiagnostik liegen u. a. in der Tatsache, daß

1. auch große Gefäße nach Kontrastmittelgabe der Diagnostik zugänglich sind.
2. durch Subtraktion und Kontrastverstärkung Kontrastmittel gespart, sowie Strukturüberlagerungen die Gefäßdarstellung nicht mehr beeinträchtigen.

Ein weiterer Vorteil der DSA liegt nach Starck u. a. [1883] darin, daß auch die kleinen Gefäße gut dargestellt werden, was bei der konventionellen Angiographie nicht immer der Fall war.

Computertomographie. Die derzeit größte Verbreitung innerhalb der digitalen Röntgentechniken hat die Computertomographie (*CT*) gefunden. Sie tastet die verschiedenen Körperquerschnitte in Abständen von 2–10 mm ab. Die abgeschwächten Röntgenstrahlen werden wiederum von einem Detektor erfaßt, computertomographisch quantitative Absorptionswerte errechnet und schließlich über einen Digital-Analog-Converter (s. 6.6.1) als Monitor- oder Filmbild wiedergegeben.

Bezeichnenderweise haben Erfinder des Verfahrens, wie der spätere Nobelpreisträger Hounsfield, ihre Methodik lange Zeit führenden Röntgenfirmen der Welt vergeblich angeboten, bis Hounsfield schließlich von einer britischen Schallplattenfirma ein Modell gebaut erhielt und mit dessen überzeugenden Leistungen den Durchbruch schaffte. Die erste klinische Anwendung erfolgte in England.

Das CT hat – neuerdings ergänzt durch MRT (s. unten) – viele ältere Röntgenverfahren weitgehend ersetzt wie:

- die Pneumoencephalographie,
- die konventionellen Schicht-Aufnahmen in vielen Bereichen (s. oben),
- die diagnostische Angiographie (s. oben),
- die Lymphographie,
- die Schichtaufnahmen des Bronchialbaumes (s. oben).

Dichteunterschiede und ihre Deutung können durch eine Injektion(-Infusion) oder (besser) durch die rasche Injektion eines Kontrastmittels (Bolus) verbessert werden. Bei hoher Scan-Frequenz sowie Bolusinjektion kann auch die Kontrastmitteldurchströmung beurteilt oder mittels besonderer Rechner als Dichte-Zeit-Diagramm dargestellt werden (Serien-Angio-CT). Eine neue Entwicklung, das *Spiral-CT* soll – gebunden an leistungsstarke Rechner – die Strahlenbelastung und Kontrastmittelmenge mindern und evtl. dreidimensionale Rekonstruktionen ermöglichen.

Für die großen Körperhöhlen, das Becken, die Wirbelsäule liefert das CT zu den unerläßlichen konventionellen Aufnahmen im sagitalen (anterio-posterioren) oder lateralen Strahlengang gewissermaßen die dritte Dimension (cranio-kaudal). Auch Punktionen von Organen oder Neubildungen werden heute – aussichtsreicher und ungefährlicher – unter Kontrolle durch die Sonographie (s. oben) oder (vielleicht noch besser) unter CT-Kontrolle durchgeführt. Dies gilt sogar für kleinere Eingriffe im Thorax-Bereich.

Magnetresonanztomographie. Die Magnetresonanztomographie (*MRT* oder *MR*, für: Kernspinresonanztomographie, im engl. meist *MRI* = Magnetic Resonance Imaging) setzt leistungsfähige Rechner voraus. Sie wird von Radiologen betrieben, hat aber mit ionisierenden Strahlen nichts zu tun (umfaßende Darstellung u. a. bei Lissner u. Seiderer [1223a]). Grundlage ist die Ablenkung und Ausrichtung von Wasserstoffkernen, die normalerweise in verschiedenen Ebenen geringe Schwingungen um ihre magnetische Achse („Spins") aufweisen und parallel oder antiparallel zu einem äußeren Hauptfeld ausgerichtet sind. Durch einen äußeren Radiowellenimpuls entsprechender Frequenz (Resonanz- oder Larmor-Frequenz) werden diese Kerne aus ihrer Ruheposition ausgelenkt. Sie nehmen dabei Energie auf (s. [1223a] sowie Abb. 6.12 nach Semmler [1809]). Die heute üblichen Stärken des Hauptfeldes liegen bei 2,0 Tesla. 1,5 Tesla entsprechen grob dem 25000fachen des Magnetfeldes der

Erde. 4 Tesla führen nach allen bisherigen Untersuchungen – auch an Versuchspersonen – nicht zu irreversiblen Schäden. Nach der Anregung kehren die Protonen in Millisekunden bis Sekunden in ihre durch das Hauptfeld beeinflußte Position zurück (*Relaxation*). Dabei wird Energie abgegeben, von Antennen aufgenommen und in Computern zu einem Bild verarbeitet. Die magnetische Relaxation 1 (T_1 = Spin-Gitter-Relaxationszeit) bedeutet die Rückkehr zur ursprünglichen Achse („Regrowth" = longitudinale Relaxationsachse), die Relaxation 2 (T_2 = transversale Relaxationszeit = T_2-Gewichtung oder Spin-Spin-Relaxationszeit) kommt zustande durch den Zerfall der transversalen Magnetisierung des Feldes und das Auftreten eines Spin-Spin-Einflußes. Für weitere technische Einzelheiten sei auf die Literatur (z. B. [1223a, 908, 1809]) sowie Abb. 6.12 und 6.13 verwiesen.

Die Bilder werden außer von dem magnetischen Impulsen wesentlich bestimmt von Struktur und Dichte (besonders dem Wassergehalt!) der induzierten Gewebe. T_1-gewichtete Bilder zeigen besser anatomische Details, T_2-gewichtete Bilder besitzen im allgemeinen hohe Sensitivität und geringere Spezifität in der Darstellung pathologischer Veränderungen. Die MRT eignet sich besonders zur Untersuchung wasserreicher Gewebe und zur feineren Differenzierung von Weichteilen (im Unterschied zum CT, s. oben, mit dem sie kombiniert werden kann).

Neben einer noch nicht abgeschlossenen technischen Entwicklung gibt es auch schon „Kontrastmittel" zur Verstärkung der Signale und damit der Bilder, z. B. durch Gadolinium (im periodischen System: seltene Erde) – DTPA. Auch zur Therapiekontrolle, z. B. in der Chemo- oder Strahlentherapie von Tumoren, kann das MRT verwen-

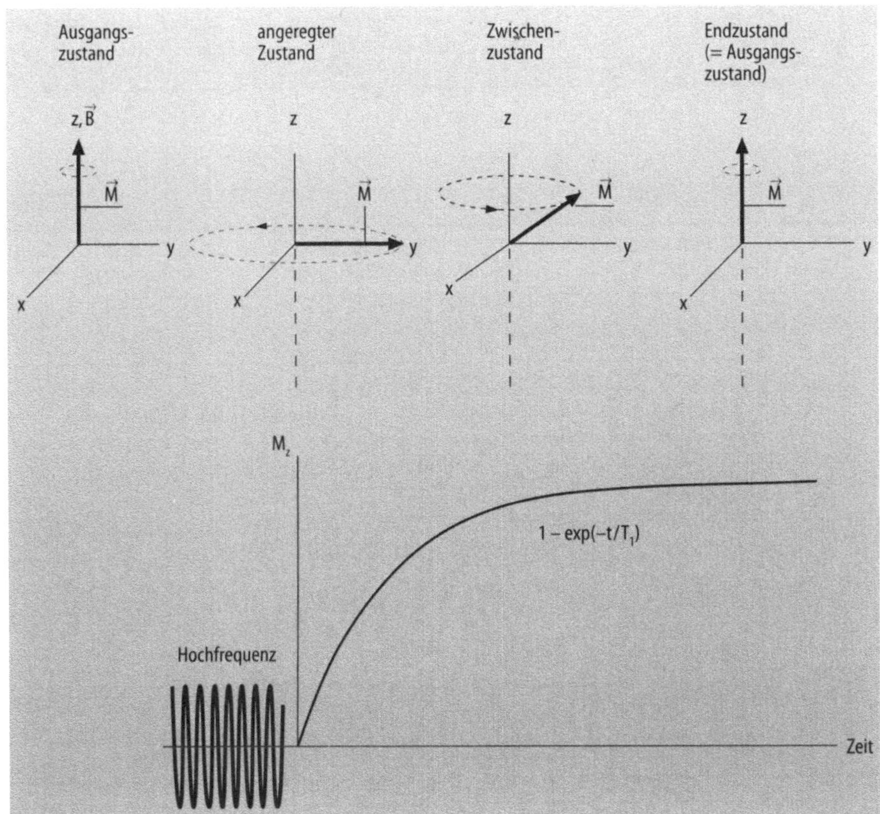

Abb. 6.12. Aufbau eines Magnetfeldes (Magnetisierungsvektor M) durch einen eingestrahlten Radioimpuls, nach dessen Ende asymptotische Rückkehr in die Ruhelage. (Nach Semmler [1809], mit frdl. Genehmigung)

det werden [597]. Nach Semmler, sowie Friedmann [597] u. a. liegen die *Vorteile* der MRT in der Bildgebung jeder beliebigen Schnittrichtung, im hohen Weichteilkontrast, in der angiologischen Diagnostik. Derzeitige *Nachteile* sind längere Untersuchungszeiten, der schlechte Zugang zu dem – in einer Magnetspule liegenden – Patienten (in der Chirurgie z. T. durch neuere Entwicklungen beseitigt), die hohen Anschaffungskosten, die aufwendigen Abschirmungsmaßnahmen. Gefahr kann für

Träger von ferromagnetischem Material (z. B. Schrittmacher, Metallklammern oder Metallfremdkörper nach Operationen u. ä.) entstehen.

Obwohl heute die Anwendung tomographischer Magnetresonanz (MRT) überwiegt, werden für die Analyse von Geweben (z. B. Tumoren) durchaus noch die Verfahren eingesetzt, von denen die MRT ihren Ausgang nahm: die *Magnetresonanz-Spektroskopie (MRS)*. Dabei kommt neben Wasserstoff vor allem ^{31}P zur Anwendung, zumal die Lage der Phosphoratome in den verschiedenen energiereichen Phosphaten im Molekül unterschiedlich ist und mit Hilfe der (hier nicht zu besprechenden) Fourier-Transformation eine Auftrennung gestattet (Einzelheiten und Lit. u. a. bei

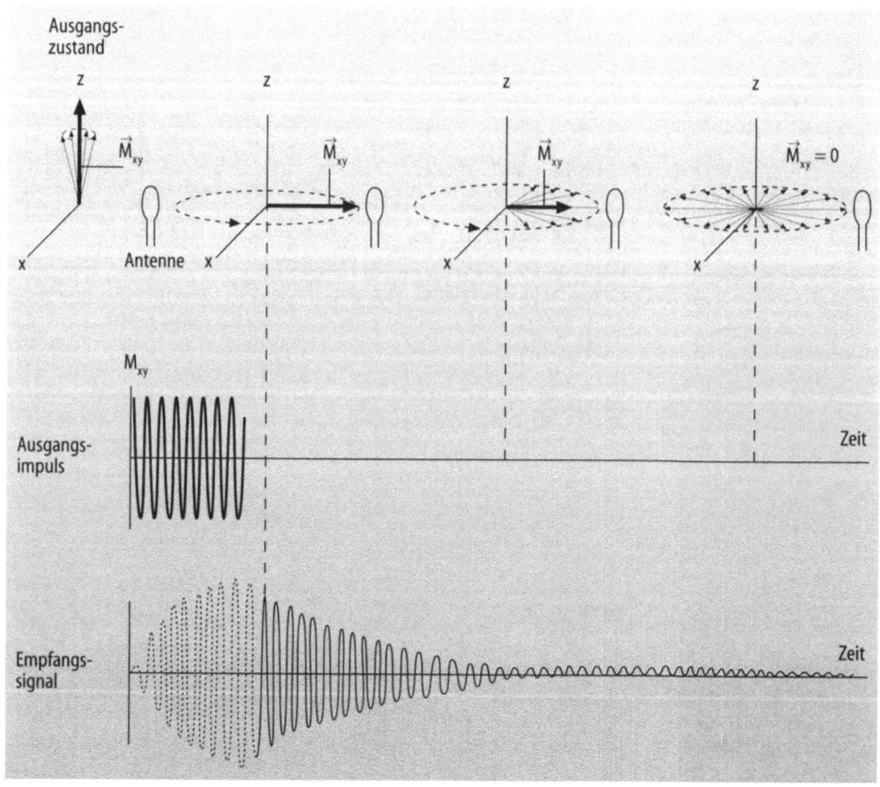

Abb. 6.13. Magnetisierung und Relaxation mit Empfangssignalen. (Nach Semmler [1809], mit frdl. Genehmigung)

[1809]). Die MRT mit ^{31}P dürfte in Zukunft in der Trennung nekrotischer (toter), geschädigter und überlebender Gewebe, z. B. beim Herzinfarkt, evtl. eine Rolle spielen. Englische Autoren sollen mit solchen Untersuchungen schon weit fortgeschritten sein.

6.6.5
Nuklearmedizinische Methoden

6.6.5.1
Allgemeine Methodik

Alle bisher skizzierten Methoden beruhten auf der Immission von Schallwellen, Röntgenstrahlen, Induktion durch Magnetfelder; für die Emission müssen radioaktive Substanzen inkorporiert werden, deren Strahlen (meist Gammastrahlen) in entsprechenden Detektoren aufgenommen und in Rechnern verarbeitet werden. Dies ist die Domäne der sich rasch ausdehnenden Nuklearmedizin. Wir beschränken uns hier auf eine kursorische Darstellung und verweisen u. a. auf das Kompaktlehrbuch von Schicha et al. [1714]. Nuklearmedizinische Methoden liefern neben anatomischen Einsichten vor allem Kenntnisse über den Stoffwechsel und die Funktion von Organen oder Organteilen. Der Schwerpunkt liegt auf dem Stoffwechsel. Insofern gehören sie zu der bereits genannten *„Biochemie am Lebenden"*. Die in Deutschland am meisten untersuchten

Organe in der Nuklearmedizin sind Schilddrüse, Myocard und Skelett. Am Gehirn spielen sowohl SPECT sowie PET (s. unten) eine besondere Rolle.

Als praktisch wichtigstes Verfahren können die *Emissionstomographie mit Einzelphotonen (SPECT)* und für die Zukunft die *Emissionstomographie mit Positronenstrahlern (PET)* genannt werden. Wir werden auf diese beiden Methoden in 6.6.5.2 und 6.6.5.3 etwas näher eingehen, uns im übrigen auf eine allgemeine *Übersicht der wichtigsten Untersuchungen* an verschiedenen Organen beschränken.

Die eingebrachten Isotope, meist Gammastrahler, sollen 2 – oft schwer zu vereinbarende – Voraussetzungen erfüllen:

1. Innerhalb der vertretbaren Strahlenexposition möglichst hohe Anreicherung – und damit bessere Aussagen zur Funktion des untersuchten Organs.
2. Möglichst geringe Strahlenexposition für den Gesamtorganismus. Sie wird angegeben als Dosis für die besonders empfindlichen Organe Knochenmark und Gonaden sowie als effektive Äquivalenzdosis (s. 6.6.1 und 6.6.3). Ob es eine Dosis gibt, innerhalb der bei niemandem Schaden angerichtet werden kann, ist u. W. immer noch fraglich. Besonders empfindlich sind Föten. Strahleninduzierte *Spätmalignome* werden für 10 mSv auf 5 – 6/10000 geschätzt. Die Folgen werden als Leukämien, Lymphome oder Malignome der Schilddrüse oder des Knochens nach 3 – 4 Jahren, evtl. erst nach 10 – 20 Jahren als solide Malignome erkennbar. *Genetische Schäden* (Mutationen) werden bei einer Exposition von 10 mSv mit 1 – 2/100 000 angenommen. Sie können erst in der 2. oder 3. Generation

manifest, aber auch durch Repair-Mechanismen ausgeglichen werden.

Die *Radiotoxizität* ist mit der *Halbwertzeit* des entsprechenden Isotops verknüpft. Bevorzugt wird das leicht verfügbare und in viele Testsubstanzen inkorporierbare Technetium. Beispiele für die Kardiologie ^{99}m Tc Methoxyisobutylisonitril und Methylisobutyrat = „MIBI", für das Gehirn ^{99}m Tc-HAMPAO = Hexamethylpropylenaminoxim.

Eine niedrige Radiotoxizität haben auch das besonders in der Diagnostik bevorzugte Indium ^{111}In, sowie das für *Durchblutungsmessungen* nach dem Fick-Prinzip sowie für *Ventilationsszintigraphie* verwendete Radioxenon (^{133}Xe). Eine besondere Rolle spielen die Radionuklide in der Myokardperfusionsszintigraphie mit ^{201}Thallium oder neuerdings mit dem genannten ^{99}m Tc-MIBI. Auch lassen sich regionale und globale Funktionsparameter der Herzkammern bestimmen. Häufiger wird die Szintigraphie des Myocards durchgeführt, die in der Primärdiagnostik dem Belastungs-EKG überlegen ist. Eine kritische Abwägung konventioneller Szintigraphie, Positronenemissionstomographie und Magnetresonanztomographie in der Herzdiagnostik findet man u. a. bei Sechtem u. Schicha [1796].

Zum Abschluß dieser Beispiele sei noch die ebenfalls mit ^{99}mTc durchzuführende *Ganzkörperszintigraphie* des Skeletts erwähnt. Sie zeigt eine erhöhte Aktivität im Knochen bei pathologischen Prozessen. Doch läßt sich nur mit der Anamnese, dem klinischen Befund und gezielten konventionellen Röntgenaufnahmen entscheiden, ob die vermehrte Belegung mit dem Isotop einer Metastase, einer Entzündung oder (besonders im Bereich der Wirbelsäule!) einem degenerativen Prozeß entspricht.

6.6.5.2
SPECT

Die *„Single Photon"-Emissions-Computer-Tomographie* ist zu einer Standardmethodik der Nuklearmedizin geworden. Bei dieser Untersuchung rotieren eine oder mehrere Gamma-Kameras = Szintillationszähler um den zu untersuchenden Körperbereich und nehmen zahlreiche Szintigramme in verschiedenen Ebenen auf. In einem Rechner werden die Szintigramme gespeichert und zu einem Tomogramm rekonstruiert [1714]. Neuere, um den Patienten ringförmig angeordnete Detektoren (z. B. NaJ-TI-Kristalle) werden künftig den Nachteil ausgleichen, daß die SPECT-Szintigramme eine gleichbleibende Verteilung der Radioaktivität voraussetzen, und damit auch dynamische Vorgänge zu erfassen gestatten.

SPECT hat sich in Verbindung mit ^{14}C-markierten Aminosäuren – mit Rezeptorsubstanzen, als besonders wertvolle Radionuklid-Untersuchung erwiesen, vor allem am Gehirn und am Herzen.

Aus technischen Gründen ist die Empfindlichkeit von PET (s. unten) etwa 100mal größer als die von SPECT, doch ist die Versorgung einer PET-Anlage an die z. T. sehr kurzlebigen Positronen gebunden und damit mindestens an ein „Baby-Zyklotron".

6.6.5.3
Positronen-Emissions-Tomographie (PET)

Die Positronen-Emissions-Tomographie (PET) ist in der Anschaffung und in der Herstellung sowie der Beschaffung von Isotopen das anspruchvollste aller bisher bekannten nuklearmedizinischen Verfahren. Während für das Gehirn ausgedehnte Untersuchungen vorliegen (Wienhard, Heiss et al.,

s. unten), hat das Ganzkörper-PET aus Anschaffungs- und Durchführungskosten noch nicht seine mögliche breite Anwendung gefunden. Dies gilt für einige (noch mehr) experimentelle als vor allem für klinische Fragestellungen.

Prinzip ist nach Heiss et al. [848a, b; 2132], daß instabile neutronenarme Atomkerne durch radioaktiven beta-Zerfall unter Erniedrigung der Ordnungszahl in einen stabileren Zustand übergehen. Dabei werden ein Positron (beta +) und ein – für die weitere Betrachtung unwesentliches – elektrisch neutrales Neutrino frei. Die Positronen sind Antiteilchen der elektrisch negativ geladenen Elektronen (gleiche Energie = $1{,}602 \cdot 10^{-19}$ coulomb), mit denen sie unter Abgabe elektromagnetischer Strahlung (= 2 Photonen in entgegengesetzter Richtung) emittiert werden. Diese „Vernichtungsstrahlung" von 511 keV/cm kann mit Detektoren direkt erfaßt werden (elektronische Kollimation). Die Erfassung der Vernichtungsstrahlung resultiert, wie in 6.6.5.2 beschrieben, in einer höheren Orts- und Kontrastauflösung im Vergleich zu SPECT. Die Messung erfolgt durch 4 – 8 Ringe mit je 512 Detektoren im Sekunden-Abstand. Theoretisch erreicht die Positronen-Emissions-Tomographie in beliebigen Geweben ein Auflösungsvermögen von ≈ 2 mm; in der Praxis wird diese Zahl durch verschiedene systemgebundene Fehlerquellen erhöht. Die Bremsung oder Vernichtung der emittierten Positronen hängt von deren Energie (bekannt) und dem untersuchten Gewebe ab.

6.7
Endoskopien und Biopsien

Heute sind fast alle Organe der direkten Inspektion und/oder Entnahme von Gewebeproben zugänglich. Obwohl moderne Sedierungen („Halb-Narkosen") oder (in Ausnahmefällen) Narkosen sowie die modernen Fiberglasinstrumente den Eingriff für den Kranken erträglich, die Möglichkeit auch längerer und umfassender Inspektion möglich gemacht haben, handelt es sich im Sinne unserer Definition immer um invasive Eingriffe (die wie Heileingriffe des „informed consent" bedürfen).

Solide Organe. Solide Organe können punktiert werden. Dabei erreicht die CT-gesteuerte Kontrolle der Punktion oder die Verbindung von Punktions-Schaltköpfen mit Sonographie eine Treffsicherheit von nahezu 100%.

Hohlorgane. Hohlorgane und benachbarte Gewebe werden besichtigt, dabei Gewebeproben durch Absaugung, Bürstenabstriche, Nadelbiopsien oder Zangenbiopsien gewonnen. Neuerdings haben es technische Fortschritte ermöglicht, besonders im Magen-Darm-Kanal von Endoskopen aus sonographische (s. auch 6.6.2.3) Untersuchungen von großer Genauigkeit (bei kleiner Distanz) durchzuführen.

Probeentnahmen. Zweckmäßig ist bei *Probeentnahmen* die Absprache mit dem Pathologen hinsichtlich der Menge und Aufbereitung des Materials, der Einbettung, des Versandes, da moderne Techniken verschiedene Fixationen erfordern.

Zunächst ist zu prüfen, welches Risiko und welche Belästigung die Punktion oder Probeentnahme (bei erstaunlichen individuellen Unter-

schieden!) für den Kranken in der Hand von Geübten mit sich bringt.

- Zu den *einfachen und risikoarmen Eingriffen* können gerechnet werden: Haut, Muskulatur, Mamma, Nerven, Magen-Darm-Kanal, Knochenmark, subcutane Lymphknoten.
- Ein *mittleres Risiko* bringen Untersuchungen vom Bronchoskop aus oder die Punktion der Schilddrüse, ferner die Punktion der Leber, von der Laparoskopie aus gezielt oder mit der Menghini-Nadel.
- Ein *höheres Risiko oder größeren Aufwand* bedeuten Nierenbiopsien, Milzbiopsien, Herzmuskelbiopsien, Hirnbiopsien.

In diesen Bereich sind auch Schnellschnitte während der Operationen zu rechnen: die Aussagefähigkeit des Gefrierschnitts reicht gegenüber den mehr Zeit beanspruchenden, besseren Paraffinschnitten (evtl. mit Spezialfärbungen oder mit monoklonalen Antikörpern!) meist aus, um dem Operateur mit einer Fehlerquote von unter 2% die Entscheidung über die Auswahl des Eingriffs zu ermöglichen.

Vom Pathologen sollte man verlangen, daß er eindeutige Diagnosen wie „sicher", „wahrscheinlich", „unwahrscheinlich", „nicht verwertbar" statt einer ambivalenten Stufenleiter von Möglichkeiten angibt. Dieses Urteil kann, ja muß eine persönliche Interpretation sein (z.B. [536, 538]). In manchen Fällen, z.B. bei der Lunge, bei Lymphknoten, beim Knochenmark kommen erfahrene Cytologen ausreichend wahrscheinlich, aber eben nicht absolut sicher zu Diagnosen. Im Knochenmark (Jamshidi-Nadel oder Burckhardt-Technik) läßt der Ausstrich die meisten Blutkrankheiten erkennen, aber evtl. nicht die Zusammenhänge zwischen Knochen und Knochenmark, Granulome, Lymphome, Metastasen, Gefäßveränderungen; für diese ist die histologische Untersuchung des Gewebszylinders erforderlich.

Bei endoskopischen Entnahmen, die gewöhnlich in Serie (im Magen z. B. 6 – 10) erfolgen sollten, besteht vor allem im Bereich der Luftwege die Gefahr, daß der Untersucher Proben aus der entzündlich geschwollenen Schleimhaut der Umgebung entnimmt und den mehr distal gelegenen Tumor übersieht.

Material aus Feinnadelpunktionen ist, wie schon betont, nicht so zuverlässig wie die histologische Aufarbeitung eines Gewebszylinders mit ergänzenden Untersuchungen. Generell sollte man stets vom Unterschied zwischen Funktion und Struktur ausgehen (s. 1.5.3.6).

Therapie. Immer mehr dehnen sich endoskopische Eingriffe auf die *Therapie* aus, d. h. auf Entfernungen, Anastomosen, Untersuchungen usw., die früher Operationen vorbehalten waren, besonders an Ösophagus, Gallenblase, Dickdarm (Polypen!), Anus usw. Gerade bei den neuesten Entwicklungen werden diese (meist schonenden) Verfahren in Operationsbereitschaft durchgeführt, gehören also bei Niederschrift dieses Textes (vielleicht mit Ausnahme der Gallenblase und der Tuben-Ligatur), in die Hand des Chirurgen (*„Ambulante Chirurgie"*).

Merksätze

> Die Endoskopie und die Probeentnahmen sind soweit fortgeschritten, daß sie (statt indirekter Schlüsse) eine kausale, durch feingewebliche Untersuchungen abgesicherte Diagnose ermöglichen. An einzelnen Organen können endoskopische therapeutische Eingriffe durchgeführt werden.

6.8
Verläufe

Motto

„Für den Patienten kann die Diagnose eine wichtige Rolle spielen, wenn sie das Unbekannte entmystifiziert oder eine gutartige Prognose begründet"
(Skrabaneck u. Mc Cormick [1837])

Es kann nicht oft genug betont werden, daß Medizin etwas *Dynamisches, nicht etwas Statisches ist.* Die aktuelle Situation ist eine Einzelaufnahme aus einem ständig ablaufenden Film. Deshalb kann alles nur gesehen werden in der *Dimension Zeit* (s. auch 1.2): Zeit vom ersten Eindruck bis zur Veranlassung weiterer Untersuchungen, von der recht unterschiedlich langen Dauer bis zum Eingang der Resultate, Zeit für weitere Erwägungen und Untersuchungen, Zeit für den spontanen Ablauf („natural history") und für die Auswirkungen der Behandlung (Schemata von Krankheitsverläufen zeigen die Abb. 6.14 und 6.15).

Ein *häufiger Fehler* ist es, an der ursprünglichen Diagnose festzuhalten und darüber neu eintretende Komplikationen oder Krankheiten zu übersehen. Man sollte daher in Abständen, die von der jeweiligen Krankheit her bestimmt sind, nicht nur die Befunde kontrollieren (am Krankenbett und im Laboratorium), sondern alle bis dahin vorliegenden Informationen kritisch überdenken. In den Kliniken hat sich dazu eine sog. *„Kurvenvisite"* bewährt, d. h. eine Besprechung aller vorliegenden Befunde zwischen den beteiligten Ärzten, nicht am Krankenbett, sondern in einem Konferenzraum. Diese Besprechung deckt gleichzeitig Mängel der Verlaufsschilderung auf und führt ggf. zu weiteren Veranlassungen diagnostischer und therapeutischer Art. Die *Aufzeichnung des Verlaufes* ist ein

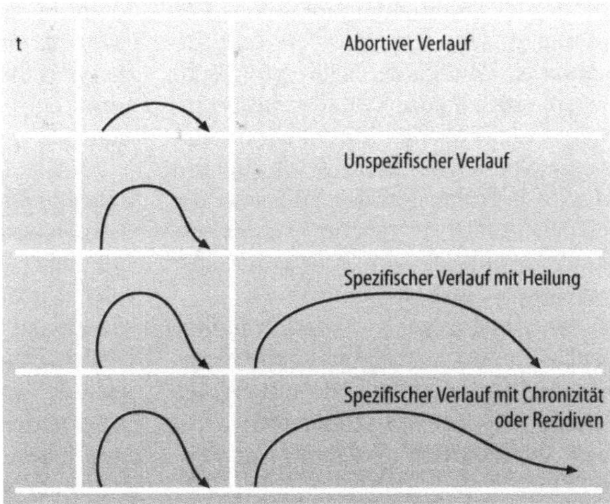

Abb. 6.14. Mehr oder minder unspezifische Prodromi, aus denen sich eine Krankheit erschöpfen oder verschiedene Verläufe nehmen kann

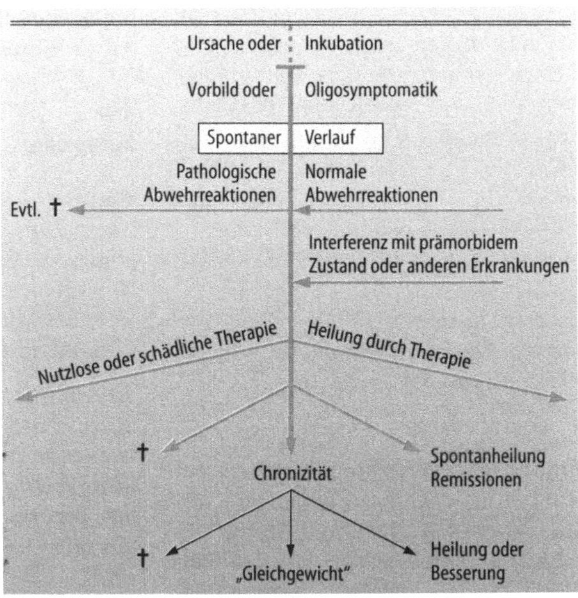

Abb. 6.15. Spontane Verläufe und Therapieeinflüsse (schematisch)

wichtiges Mittel auch der Diagnostik. Klinische Forschung benötigt mehr als alles andere Papier und Federhalter. Es ist freilich unsinnig, wie es so oft in den Kliniken geschieht, in den Verläufen nochmals die Labordaten aufzuzählen, die ohnehin auf der Kurve stehen. Ursache ist meist ein lustloses „Nachtragen" nach Wochen, wenn die wichtigen unmittelbaren Beobachtungen am Krankenbett ganz oder teilweise vergessen sind. In den Verlauf gehören die Dinge, die nicht in anderer Form schon in die Unterlagen gelangt sind: Äußerungen des Kranken über sein Befinden, unmittelbar erhobene Befunde, differentialdiagnostische und therapeutische Erwägungen und Ergebnisse, Heilpläne. Die praktische Erfahrung hat gezeigt, daß es besser ist, während der Visite – dafür aber frisch – kurze Notizen auf den Kurven [bei uns (Gr.) z. B. früher auf der Rückseite der Fieberkurven] zu machen als längere im Krankenblatt – dafür verspätet oder teilweise vergessen.

Unvollständige Aufzeichnungen machen eine nachträgliche *epikritische Auswertung* gewöhnlich unmöglich. Davon wissen alle Nachuntersucher mit statistischen Arbeiten zu berichten.

Merksatz

Bis die für eine Diagnose wichtigen Befunde eingetroffen sind, wird man sich mit diagnostischen Aussagen zurückhalten und möglichst Behandlungen unterlassen, die eine noch zu erwartende Diagnostik unmöglich machen (abwartende Beobachtung; s. 1.1.1.1). Man sollte aber in beiden Fällen für die Zwischenzeit schon alles an Behandlung einleiten, was die Diagnostik nicht in Frage stellt, dem Kranken Zeit und Geld spart.

Krankheitsverläufe sind in der Literatur häufig mit *Theatervorstellungen* verglichen worden. Der Arzt kommt gewöhnlich erst im 2. oder 3. Akt; er wird über das schon Abgelaufene mehr oder minder fragmentarisch unterrichtet (Anamnese!). Ein weiser Theaterkritiker würde sich in solchen Fällen jeder Stellungnahme enthalten. Anders der Arzt: Ungeachtet seiner begrenzten Übersicht kann er nicht nach Belieben mit seiner Meinung zurückhalten. Er kann aber nur ohne Risiko seine Meinung sagen, wenn er und die, die seinen Rat suchen, sich bewußt sind, daß

Meinungen auf der Basis begrenzter Informationen vorläufige sind. Sie werden erst dann endgültig und schlüssig, wenn alle erforderlichen Informationen vorliegen.

Es ist ein typisches und verständliches psychologisches Phänomen, daß Kranke und vor allem Angehörige möglichst bald eine Diagnose und/ oder eine Prognose hören wollen. Manchmal kommen sie auf solche „ersten Urteile" zurück. Der kluge Arzt wird sich daher gerade vor Eingang der entscheidenden Befunde und Daten zurückhalten, seine Aussagen nur mit dem gebotenen Vorbehalt machen. Er braucht keine Differentialdiagnosen vorzeitig anzudeuten, die schlimmes befürchten lassen oder zu unnötiger Angst führen.

6.9
Autopsien

Mottos

Nach Rothschuh (1640) ist Pathologie eine reine Naturwissenschaft. Umgekehrt ist Medizin keine Naturwissenschaft, aber sie wendet Naturwissenschaften an.

„Die Pathologie ist nicht in der Krise, aber sie ist in Not: Weil sie mit dem Autoanalyzer verwechselt wird, weil ihre Vorzüge nicht ausgenutzt werden, die einem weitgehend biochemisch orientierten Arzt vielleicht nicht klar sind"　　　(Becker [98])

„Klinische Therapiestudien sind ..., falls Todesfälle vorkommen, ohne klinische Obduktionen, unvollständig"　　　(Becker [101a])

Rückgang der Sektionen. Das *„morphologische Bedürfnis"* (Ernst, 1926 [491]) entspringt der Erfahrung, daß keine Untersuchung so zuverlässig ist wie die Autopsie (s. auch Kap. 10 „Fehldiagnosen"). Freilich hat auch die Autopsie ihre Grenzen: in 3–5% kann auch der Pathologe bei pathophysiologischen oder pathobiochemischen Befunden, vor allem bei akuten Ereignissen wie Kammerflimmern, keine oder nur eine approximative Diagnose stellen. Schlimmer für die Mortalitätsstatistik und für die Ausbildung künftiger Ärzte ist, daß die *Zahl der Sektionen* in allen Ländern drastisch zurückgegangen ist. An der Spitze der Autopsien steht u. W. immer noch Schweden, einerseits durch gesetzliche Regelungen, andererseits durch das Verständnis der Bevölkerung. Aber auch dort, wo die Genehmigung der Leichenöffnung schon gesetzlich geregelt oder in die Aufnahmebedingungen eingeschlossen ist, ging die Zahl der Autopsien zurück. Als Gründe für den Ausfall von Autopsien können genannt werden:

- Bedenken der Angehörigen religiöser, ethischer, ästhetischer Art,
- „Der Tote soll seine Ruhe haben; es ist ja doch alles klar",
- allzu rasche Aktivitäten von Beerdigungsinstituten,
- Rechtsunsicherheit,
- Mangel an technischen Möglichkeiten oder an Personal,
- abnehmendes Interesse an Autopsien durch die moderne Technologie,
- Sorge der Ärzte vor berechtigten oder unberechtigten Vorwürfen.

Wie Modelmoog et al. [1370, 1375] mitteilten, bestanden in Görlitz bei der üblichen Autopsiehäufigkeit von rd. 22% gegenüber der Studie von 1988/89 mit rd. 96,5% aller verstorbenen Görlitzer Bürger durch verschiedene Selektionsverfahren Differenzen bis zu 12%. Die diagnostische usw. Sicherheit zeigt approximativ Abb. 6.16.

Im westlichen Teil der Bundesrepublik kann man an den Universitätskliniken mit 20–30% Sektionen rechnen, in

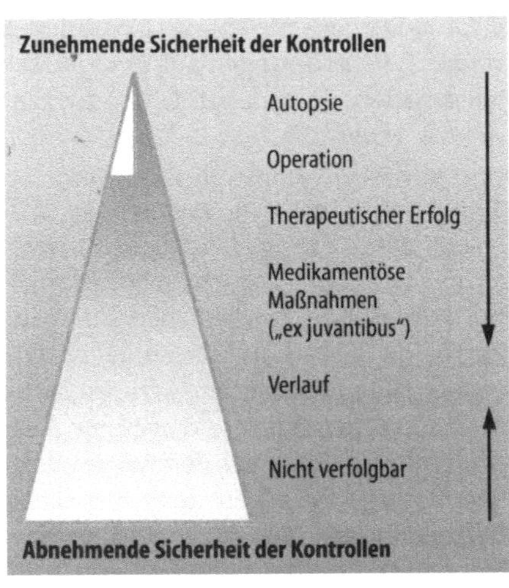

Abb. 6.16. Sicherheit der Kontrollen diagnostischer, therapeutischer, medikamentöser und operativer Maßnahmen

der Gesamtbevölkerung mit <5%. Damit bleiben – je nach Anspruch – viele der Todesfälle unklar – auch solche mit Fremdverschulden (Remberger [1582], Trube-Becker [1977], Wagner [2034]). Dazu kommen der „stille Tod" durch (beabsichtigte oder unbeabsichtigte) Überdosierung von Medikamenten sowie die Zunahme der Feuerbestattungen (1950–1992: von 5,3 auf 27,6%). Die Zahl der unzutreffenden Diagnosen wurde in den USA, Schweden und England auf 30–40% geschätzt (Remberger [1582]). Mit anderen Worten: über 90% der hier verstorbenen Menschen werden aufgrund einer wahrscheinlichen oder vermuteten Todesursache beerdigt oder feuerbestattet. An den Kölner Univ.-Kliniken betrug die Zahl der Autopsien Verstorbener 1990: rd. 32%, 1993: rd. 28% (R. Fischer, persönl. Mitteilung [555]). Daß diese Zahlen für eine zuverlässige Mortalitäts- oder Letalitätsstatistik nicht ausreichen, ist evident.

Ursachen des Rückgangs. Dazu *fehlt* u. W. in der Bundesrepublik eine *einheit-*

liche gesetzliche Regelung: Grundlagen sind z. T. Verordnungen aus dem letzten Jahrhundert, nach denen fehlender Einspruch innerhalb von 6 Tagesstunden eine stillschweigende Zustimmung bedeutete. Sie wurden neuerdings z. T. ersetzt durch die ausdrückliche Zustimmung (z. B. in Nordrhein-Westfalen). Ein labiles und fortbestehendes *Tabu*, für beide Seiten unbefriedigend! Die meisten Krankenhausärzte fragen heute deshalb ausdrücklich, um späteren Auseinandersetzungen aus dem Wege zu gehen. Andere Ursachen des drastischen Rückgangs der Autopsien sind den behandelnden *Ärzten* anzulasten:

- mangelndes eigenes Interesse, besonders durch den Schichtdienst,
- kein persönliches Verhältnis,
- mangelnde Anteilnahme oder Ungeschicklichkeit mit den Hinterbliebenen,
- Sorge, daß die Leichenöffnung Mängel in der Diagnostik oder Behandlung (s. 10.3) aufdecken würde.

Auch ist es für einige Autoren offen, ob Leichenöffnungen systematisch oder

Merksatz

Der Umgang mit den Angehörigen Verstorbener erfordert eine vorher bestehende Vertrauensbasis zum Kranken sowie spätere Anteilnahme, Geduld und Überzeugungskraft. Unter diesen Voraussetzungen werden (partielle) Sektionen selten verweigert. Mangelndes persönliches Engagement oder Takt, fehlende Vertrauensbeziehungen sind neben (pseudo-religiösen oder humanitären Gründen („Der Verstorbene soll seine Ruhe haben") die häufigsten Ursachen von Verweigerungen. *Isomorphie* ist nicht identisch mit *Isogenese*.

nur in „Problemfällen" vorgenommen werden sollten. Daß damit Statistik und Qualitätskontrolle verzerrt werden, ist für uns selbstverständlich.

6.10
Der Arztbrief

Mottos

„Begriffe ohne Anschauungen sind leer; Anschauungen ohne Begriffe sind blind"   (Kant)

„Zwar bildet die Diagnose die Grundlage einer angemessenen Behandlung; manchmal wird aber nur aus reinem Selbstzweck diagnostiziert"
    (Strabaneck u. Mc Cormick [1837])

Auch die stationäre Aufnahme ist, wenn sie nicht einer kurativen oder palliativen Behandlung dient, eine Art von Konsultation, zugleich ihre ergiebigste. Insofern gelten alle Ausführungen des Abschnittes. 6.3 (*Konsultationen*) sinngemäß.

Der Arztbrief ist etwas verschieden, je nachdem

- ob er nach einer oder mehreren *ambulanten* Untersuchungen verfaßt wird;
- ob er bei *stationären Beobachtungen und Behandlungen* (wie heute in den Kliniken aus Zeitgründen häufig!) *zugleich* eine Epikrise darstellt;
- ob er nur für den einweisenden Arzt und/oder weiterbehandelnde oder zwischenzeitlich zugezogene Ärzte bestimmt ist, *unabhängig von der klinikeigenen Epikrise.*

So oder so schließt er die Beobachtung oder Behandlung (vorläufig) ab.

Er muß in jedem Fall enthalten:

- Diagnose,
- Prognose,
- Behandlung,
- Anamnese,
- Kurzbericht,

- Patientenaufklärung,
- Rücküberweisung.

Diagnose. Hier sollten ggf. auch offengebliebene Probleme im Sinne von Weed (s. 7.14) dokumentiert werden.

Prognose. Mit Prognosen wird man vorsichtig sein, nicht nur wegen der in diesem Buch immer wieder betonten objektiven Unsicherheit aller Voraussagen auf die Zukunft, sondern auch unter dem Aspekt, daß der Kranke sich über ungünstige Voraussagen früher oder später Kenntnis verschafft.

Behandlung. Am wichtigsten sind klare therapeutische Konzepte und Empfehlungen, die vom Vorschlag einer Zusammenarbeit mit dem eigenen oder einem auswärtigen Zentrum bis zur detaillierten Angabe von Medikamenten- oder Dosierungsvorschlägen reichen können.

Anamnese. Anfänger pflegen im Arztbrief zu viel Zeit und Raum auf die Anamnese zu verschwenden, die dem überweisenden Arzt bekannt sein dürfte und nur in 2 Fällen ausführlicher dargestellt werden braucht:

- wenn die Anamnese ganz neue oder die Diagnose (z. B. für den Spezialisten) tragende, bisher wenig beachtete Elemente enthält;
- wenn der Arztbrief zugleich als Epikrise dienen soll.

Wichtig ist die *Begründung*, weshalb (Anamnese, unmittelbare Befunde, Technologie) man zu der Diagnose oder den Diagnosen (auch zweitrangigen, nicht interferierenden, im Sinne des Abschnitts 1.5.3.5 u. a.) kam. Alle erhobenen technischen Befunde sollten kurz aufgezählt werden. Da der Adressat die Bestimmungsmethodik, den laboreigenen „Normalbereich" bzw.

Referenz bereich nicht kennt, bei selteneren und neueren Methoden auch sie nicht kennen kann, da ferner einzelne Parameter geschlechtsspezifisch oder tageszeitabhängig sind, ist es bei Laborbefunden am besten, die *Beurteilung zu liefern und die Zahl zusätzlich* anzugeben, also etwa: „Kreatinin leicht erhöht (1,6 mg%), oder Leukozyten grenzwertig niedrig ($3000 \cdot 10^9$/L). Wenn der Adressat die immer noch überwiegend gebräuchlichen konventionellen Größen in SI-Einheiten (Système informat. d'Unités) umrechnen will oder umgekehrt, so kann er das leicht selbst mit den Tabellen jedes besseren Lehrbuches der klinischen Chemie oder der inneren Medizin tun. Das gilt ebenso für die zahlreichen Kenngrößen der Lungenfunktion, von denen nur ein Teil tatsächlich gemessen wird, die meisten elektronisch aus einigen Basiswerten ausgeworfen werden. Ähnliches gilt für das EKG, in dem Normabweichungen in der Zusammenfassung geschildert und ggf. aus einzelnen Ableitungen oder Langzeitschreibungen heraus begründet werden sollten.

Kurzbericht. Viele niedergelassene Kollegen ärgern sich mit Recht, wenn „ihr" Patient einige Tage nach der Entlassung bei ihnen erscheint, sie selbst aber überhaupt nicht wissen, was sich zwischenzeitlich im Krankenhaus ergab und wie behandelt wurde. Da Telefongespräche zeitlich und finanziell aufwendig sind, auch zu Mißverständnissen (z. B. bei Dosierungen!) führen können, also Einzelfällen vorbehalten bleiben müssen, und da der zusammenfassende Brief aus inneren und äußeren betrieblichen Gründen nach Tagen oder Wochen eintrifft, haben wir (Gr.) in den 6oer Jahren (mindestens in Köln erstmalig) einen *Formular-Kurzbericht* eingeführt, der inzwischen wohl überall benutzt wird. Er soll enthalten: die Diagnose, besondere Befunde, Vorschläge für die weitere Behandlung. Er wird oft handschriftlich ausgefüllt und dem Kranken bei der Entlassung verschlossen mitgegeben. Da sich Briefe leicht öffnen lassen, empfehlen wir, Diagnosen oder Befunde, die dem Kranken nicht in dieser Form eröffnet wurden, nicht oder in einer nur den Ärzten verständlichen Form in den Kurzbericht zu schreiben. Meist folgt einer solchen Kenntnis seitens des Patienten ein Blick ins Konversationslexikon, das – vereinfachend und veraltet – überwiegend zu einer schlechteren Prognose als der tatsächlichen führt (z. B. beim M. Hodgkin).

Patientenaufklärung. Inwieweit und in welcher Form man ungünstige Diagnosen und Prognosen dem Kranken mitteilt, wird kontrovers diskutiert. Der erfahrene Onkologe Heimpel klärte alle Kranken (primär, d.h. vor den Angehörigen) „wahrheitsgemäß, vollständig und verständlich" auf (persönl. Mitteilung, 1992). Vielleicht hat sich auch mit der Zeit und den ganz anderen Behandlungsmöglichkeiten einiges geändert, wenn wir z.B. bei Krecke [1116] lesen, daß dieser in seiner von vielen Ärzten aufgesuchten Privatklinik es immer wieder bereute, dem Drängen nach vollständiger Eröffnung nachgegeben zu haben. Dieses schwierige Gebiet der Medizinethik gehört nicht zu unserem Thema. Um unsere Meinung kurz zu fassen: Man wird immer von Kranken zu Kranken entscheiden müssen (und jeder Fall liegt bis zum: „es gar nicht wissen wollen", anders!). Es gibt viele Formen, auch abgestufte Formen der Wahrheit und ihrer Eröffnung. Von den seltenen Fällen einer bewußten Gestaltung der noch zu erwartenden Lebensspanne abgesehen, darf man ein Grundrecht des Menschen, das der *Hoffnung*, nicht verletzen.

Rücküberweisung. Ein weiterer – mit zunehmender Aufsplitterung der Spezialisten zunehmender – Ärger entsteht, wenn dem niedergelassenen Arzt, etwa für Allgemeinmedizin, empfohlen wird, dies oder jenes noch abklären zu lassen. Dieser fragt sich zu Recht, warum ihm zugemutet wird, was in einem Krankenhaus oder in einer Gemeinschaftspraxis schneller und leichter zu erledigen gewesen wäre. Mit anderen Worten: Bei der Entlassung oder Rücküberweisung sollten alle noch fälligen Untersuchungen durchgeführt sein oder mindestens angeboten werden (die Ergebnisse dauern manchmal etwas länger und können formlos nachgereicht werden, sollten aber den Bericht über das Wesentliche nicht ungebührlich verzögern).

Wenn der einweisende Kollege vielleicht ganz andere oder *nicht zu bestätigende Vermutungen* anstellte, sollte man, wenigstens kurz, auch auf diese Vermutungen eingehen und sagen, weshalb man zu einem anderen Urteil gelangte.

Gelegentlich kommt es vor, daß der Kranke anläßlich des Klinikaufenthaltes den *Hausarzt wechseln* möchte. Dies erfordert viel Takt: Kliniker sollten sich der besonderen Empfehlung einzelner Ärzte enthalten, allenfalls bejahen oder sich auf mangelnde Kenntnis berufen, wenn vom Kranken und seinen Angehörigen Namen genannt werden. Anders ist die Situation, wenn nach einem dem Wohnsitz nahen Kollegen gefragt wird.

Für einen von uns (Gr.) waren die Arztbriefe des verstorbenen Tübinger Poliklinikers Heni ein Vorbild: Statt seitenlanger technischer Befunde und ihrer Diskussion hat er meisterlich das Wesentliche genannt und begründet.

Zu vermeiden sind schließlich aufgeblasene oder selbstgefällige Sätze sowie ein typischer *Klinikjargon.* Pickering (s. a. [1495]) bringt in seinen „Disorders of the contemporary Society" ein eindrucksvolles Beispiel: „Es wurde eine doppelseitige Nephrektomie durchgeführt", statt „beide Nieren wurden entfernt". Zu vermeiden sind schließlich *Abkürzungen,* mit denen der Spezialist täglich um sich wirft, die aber dem einweisenden Kollegen vielleicht weniger selbstverständlich sind.

Merksätze

Arztbriefe sollten der Stolz des Klinikers oder konsiliarisch bemühten Spezialisten sein: kurz, prägnant, alle wesentlichen Informationen enthaltend, (Weiter-)Behandlungsvorschläge präzisierend. Das leidige Intervall zwischen Entlassung und Ankunft des Berichtes kann durch einen formalisierten Kurzbericht überbrückt werden. Soweit möglich, muß die Diagnose – auch unter Zuziehung von Spezialisten anderer Fächer – abgeschlossen sein oder als fortbestehendes Problem (zur weiteren Beobachtung, nicht zu aktuellen Untersuchungen) gekennzeichnet werden (s. auch 7.14).

KAPITEL 7

Anwendungen in der Diagnostik

Im folgenden Kapitel geben wir einen Überblick über verschiedene Ansätze, mit denen *Strategien des diagnostischen Schließens* beschrieben werden. Dabei kommen unterschiedliche Denkansätze zur Sprache, die auf verschiedenen kognitiven Konzepten und Vorstellungen über die Struktur und Erfaßbarkeit medizinischen Wissens basieren. Manche Ansätze sind mehr beschreibender Art, manche versuchen die Kausalitätsbeziehungen zwischen Symptom und Diagnose zu modellieren, andere wieder ziehen mehr handlungsorientierte Vorgehensweisen in Betracht. Jeder dieser Ansätze hat Vorzüge und Schwächen; keiner kann Anspruch auf Alleingültigkeit haben, und für jeden wird man Fälle anführen können, in denen er für ein konkretes praktisches Problem adäquat ist.

Wegen ihrer Bedeutung gehen wir auf einige Ansätze genauer ein. Insbesondere diskutieren wir ausführlich die Schlußweisen, die auf wahrscheinlichkeitstheoretischen Konzepten aufbauen. Wir erörtern ihre Grundlagen und ihre empirische Problematik.

7.1
Schlüsse aus Befunden und Daten

Mottos

„Die Geheimnisse der Wissenschaft bestehen in der Untersuchung von Einzelfällen und Instabilitäten statt der Kontinuität und Stabilität"
(Maxwell, nach Schuster [1777])

Der Patient klammert sich immer an die für ihn angenehmste Diagnose
(Gross [708])

Um Krankheitserscheinungen (Symptome, Befunde, Daten) in eine Diagnose zu übersetzen, bedarf es folgender Voraussetzungen:

1. Die Feststellung muß vorurteilsfrei in Form der bereits besprochenen *„Kontrollierten Subjektivität"* erfolgen.
2. Die Diagnose soll *alle* beobachteten oder mitgeteilten *Erscheinungen* zwanglos erklären. Wo dies nicht zutrifft, ist die Diagnose nicht richtig oder (mindestens) nicht befriedigend. Es kann sich dabei ebenso um eine Fehldiagnose (s. Kap. 10), um interferierende Zweitkrankheiten, um die Nebenwirkungen von Medikamenten oder um andere Einflüsse handeln.
3. Kranke reagieren *individuell unterschiedlich* trotz der auf Sydenham zurückgehenden Feststellung (s. 1.5.3), daß die gleichen Krankhei-

ten bei verschiedenen Personen mit gleichen oder ähnlichen Erscheinungen auftreten.

4. *Logische Inkonsistenzen*, d. h. falsche Schlußfolgerungen, sind auszuschließen.

Umkehrproblematik. In die Schlußfolgerung der Ärzte gehen subjektive, empirische, logische und kognitive Elemente ein. Dabei stehen jene vor dem Grundproblem, daß sie aus der Ausbildung, aufgrund eigener Erfahrung und der Literatur usw. über eine Einschätzung verfügen, welche Symptome wie häufig bei bestimmten Diagnosen auftreten. Bei einem konkreten Patienten jedoch ist die Fragestellung umzudrehen d. h. aus einer Symptomenkonstellation ist auf die Diagnose zu schließen. Es ist diese Umkehrproblematik, die von einem diagnostischen Schlußverfahren geleistet werden muß. Dabei ist die Intention des Diagnostikers zu beachten, der andere Anforderungen stellt, wenn es sich um eine *Ausschlußdiagnose,* eine *Bestätigungsdiagnose* oder um eine *Aufdeckungsdiagnose* handelt. Im folgenden wird eine Übersicht komplexer Verfahren ärztlich-diagnostischer Entscheidungen gegeben.

7.2
Analogieschlüsse

Nach unserer Einschätzung stellen die meisten Ärzte die Mehrzahl ihrer Diagnosen aus eigener Erfahrung und daraus abgeleiteten Analogieschlüssen. Wie wir an anderer Stelle betont haben, bedeutet allerdings die Beschränkung allein auf die persönliche Erfahrung (ohne die in der Literatur niedergelegten Erfahrungen anderer) einen Rückschritt, eine nicht vertretbare Einengung des Entscheidungsspielraums (s. 5.3). Analogia bedeutet im Griechischen das richtige Verhältnis, die Entsprechung – in der Alltagssprache die *Erkenntnis durch Ähnlichkeit oder Vergleich.* Analogie ist ein Terminus vieler Natur- und Geisteswissenschaften bis hin zur Metaphysik, dessen jeweils spezifische Tönung hier nicht besprochen werden kann. Wichtiger sind für die Medizin die Beziehungen zur *Isomorphie,* einem Begriff aus der Modelltheorie (s. 1.3), und die *Reduktion auf sinnvoll begrenzte Teilprobleme* (s. auch Kap. 2). Der Übergang zu der in 5.4 besprochenen Intuition ist fließend. Teilweise arbeitet die Analogie intuitiv. Für die Medizin führt der Analogieschluß zu Hypothesen, zu mehr oder minder sicheren Diagnosen, die, wie andere auch, in der Regel der Bestätigung mit naturwissenschaftlicher Methodik bedürfen. Gegenüber den noch zu besprechenden – bewußt oder unbewußt vollzogenen – logischen Verknüpfungen ist die Analogie die unverbindlichste und damit die schwächste Form der Verbindung krankhafter Erscheinungen mit einer Diagnose.

7.3
Ausschlußverfahren

Unter Benutzung der Boole-Algebra (s. 5.7.3) haben Ledley sowie Lusted

Tabelle 7.1. Ausschluß diagnostischer Möglichkeiten nach Ledley [1177] sowie Lusted [1253], modif. nach Gross [708]. Die *schraffierten* Felder geben die in der Differentialdiagnostik wichtigen Symptomkombinationen an

		Reihennummer																Symptomkomplexe
		1	2	3	4	5	6	7	8	9	10	11	12	13	14	15	16	
Vorgeschichte	S_1	1	1	1	1	1	1	1	1	1	1	1	1	1	1	1	1	
	S_2	1	1	1	1	1	1	1	1	1	1	1	1	1	0	0	0	
	S_3	1	1	1	1	1	1	1	1	1	1	1	0	0	1	1	0	
Unmittelbare Befunde	S_4	1	1	1	1	1	1	1	1	1	0	0	0	1	1	0	0	
	S_5	1	1	0	0	0	0	0	0	0	1	1	1	0	0	0	0	
	S_6	1	1	0	0	0	0	0	0	0	0	0	0	1	1	1	1	
Blut-Untersuchungen	S_7	1	1	1	1	1	1	0	1	0	1	1	1	1	1	1	0	
	S_8	1	1	1	1	1	1	1	0	1	1	1	0	0	0	0	1	
	S_9	1	1	1	1	1	0	1	0	0	1	0	1	1	0	0	1	
	S_{10}	1	1	1	1	0	1	0	0	0	0	0	0	0	1	0	0	
	S_{11}	1	1	1	0	0	0	0	0	1	0	0	0	1	0	0	0	
	S_{12}	1	1	1	0	1	1	0	0	1	1	0	0	0	0	0	1	
Knochenmark	S_{13}	1	0	1	1	0	0	0	0	1	1	1	1	0	0	0	0	
	S_{14}	1	1	0	0	1	1	1	0	0	0	0	0	1	1	1	1	
		K_1	K_2	K_3		K_4	K_5			K_6			K_7		K_8			

Krankheiten

[1176, 1178, 1251, 1252] u. a. schon in den 60er Jahren ein Schlußverfahren entwickelt, das auf eine Reihe von Phänomenen (Anamnese, Befunde, Daten) so lange angewendet wird, bis am Ende – nach Ausschluß fehlender Symptom-Krankheits-Relationen – eine Diagnose übrig bleibt (s. Tabelle 7.1) Das Verfahren ist relativ einfach und anwendungsfreundlich.

7.4 Flußdiagramme

Schon früh wurden Flußdiagramme in die Diagnostik eingeführt. Sie beruhen letztlich auf dem „Ja"-„Nein"-Prinzip und folgen damit einem binären System (s. auch 5.7.3). Man stellt Sequenzen alternativer Fragen bezüglich der Anamnese und Befunde. Werden sie verneint, ist dieser diagnostische Arm „erschöpft". Werden sie bejaht, so folgt die nächste alternative Frage anhand der vorliegenden oder zu veranlassenden Untersuchungen – mit dem Ende in der richtigen Diagnose.

Lusted [1251, 1252] hat die Prinzipien und viele Beispiele bereits 1968 eingehend dargestellt. Im deutschen Schrifttum haben W. Kaufmann et al. [1022] eine vorzugsweise auf Flußdiagrammen aufgebaute Differentialdiagnostik veröffentlicht, allerdings mit meist mehreren Verzweigungsmöglichkeiten.

Flußdiagramme haben den *Vorteil* großer Übersichtlichkeit. Sie erleichtern damit gegenüber reinen Texten die Differentialdiagnostik. Ihr *Nachteil* liegt in der ja/nein-Alternative. Sie verzichten damit auf die etwa in Entscheidungsbäumen und Entscheidungsmatrizes möglichen Gewichtungen. Des weiteren erfordern sie ein Vorgehen nach einer bestimmten festgelegten Sequenz, die man oft als Einschränkung empfindet. Daß sie relativ häufig benutzt werden, zeigt ihre Bewährung in der Praxis. Die Abb. 7.1

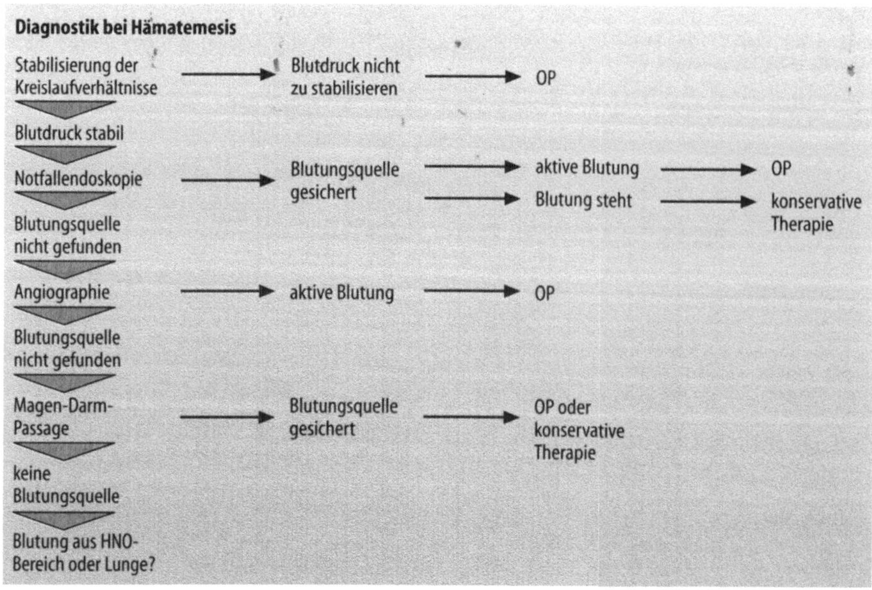

Abb. 7.1. Differentialdiagnostik und -therapie der Hämatemesis anhand eines Flußdiagramms. (Aus Rösch [1619]; mit frdl. Genehmigung)

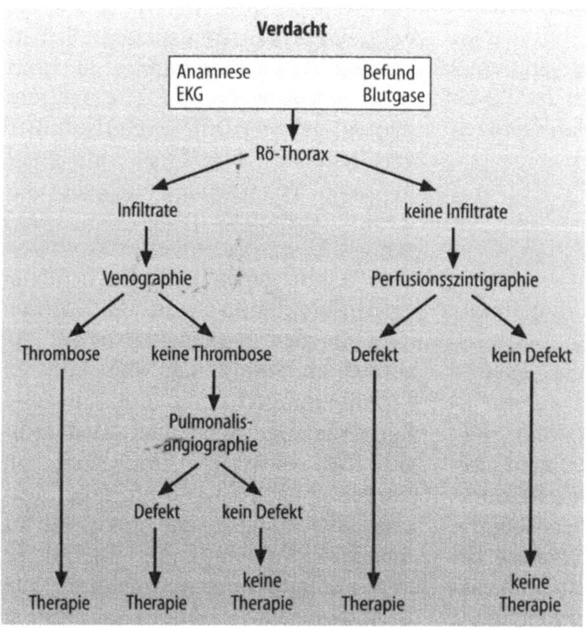

Abb. 7.2. Flußdiagramm bei Verdacht auf Lungenembolie. (Aus Arzneimittelbrief 1991, 1, 25; mit frdl. Genehmigung)

und 7.2 zeigen einfache und kompliziertere Flußdiagramme.

7.5
Taxonomische Verfahren

Die Taxonomie geht letztlich auf die Arbeiten des Botanikers K. Linné (um 1735) zurück. Auch die Übertragung auf die Medizin ist nicht ganz neu: davon inspiriert, versuchte Boissier de Sauvages schon 1768 eine Klassifikation der Krankheiten mit 10 Hauptklassen, 40 Ordnungen usw., insgesamt 2400 Unterteilungen [708].

Taxonomien, oder ihre Grundlage, die *Taxone* oder *Phaenone* (vom griechischen tattein, älter: tassein = ordnen, aufstellen bzw. phainein = erscheinen), sind meist gebunden an eine zuverlässige und umfassende Symptom-Krankheits-Matrix.

Numerische Taxonomie. Die meisten medizinischen Lehrbücher reichen mit ihren unbestimmten Angaben wie „häufig", „selten", „gelegentlich" für eine statistische Bearbeitung nicht aus. Auch müssen ethnische, geographische, soziologische, epidemiologische Besonderheiten berücksichtigt werden, so daß im Grunde jedes Zentrum seine eigene Zahlenbasis benötigt. Hier bietet sich für die Interkorrelation von Krankheit zu Krankheit, von Symptom zu Symptom die sog. *numerische Taxonomie* an (z.B. [606]). Sie bedeutet zunächst die Einführung mathematischer Symbole oder geometrischer Darstellungen in eine mehr oder minder empirische oder intuitive Klassifikation.

Empirische Taxonomie. Bei der *empirischen Taxonomie* werden (im Unterschied zu aprioristischen, z.B. phylogenetischen) die Merkmale alle unvoreingenommen betrachtet und folglich ohne Gewichtung behandelt. Eine Taxonomie würde aufgrund von

Erscheinungen dementsprechend kausale oder pathologisch-anatomische Beziehungen nicht berücksichtigen, sondern allein von den Merkmalen ausgehen, wie sie sich am Krankenbett bieten. Für diese werden zunächst die jeweiligen Einheiten („OTUs = operational taxonomic units" [71]) paarweise geordnet und ihre wechselseitigen Zusammenhänge durch Ähnlichkeitskoeffizienten, Korrelationskoeffizienten, Distanzbestimmungen u.ä. festgelegt. Symptome, deren Korrelationskoeffizienten zu einer vermuteten Krankheit nicht wesentlich besser passen als zu anderen Krankheiten, sind nicht geeignet, zwischen diesen zu unterscheiden. Nach der Ähnlichkeit entstehen Gruppen (Clusters = Haufen), die in absteigender Reihenfolge des Zusammenhangs geordnet und dargestellt werden können (s. auch 7.9.2).

Die Taxonomie ermöglicht nicht nur eine bessere Klassifizierung von Krankheiten und Syndromen, sondern auch die Erkennung mehrerer Krankheiten (mit Syntropie und Dystropie), ja neuer Krankheitseinheiten; sie schließen umgekehrt als Krankheitseinheiten angenommene Symptome, Befunde und Daten aus (s. Abb. 7.3; E. bzw. F nach einer modifizierten taxonomischen Klassifizierung von Baron u. Fraser [71]). Die wechselseitigen Beziehungen können auch in Venn-Diagrammen (s. Tabelle 5.5) zusammengefaßt werden.

Trotz ihrer Tradition und ihrer Bedeutung für die Aufdeckung von Krankheitszusammenhängen sowie für die Interferenz von verschiedenen Syndromen haben zwar in der klinischen Forschung, aber kaum in der Praxis des Durchschnittsarztes Bedeutung.

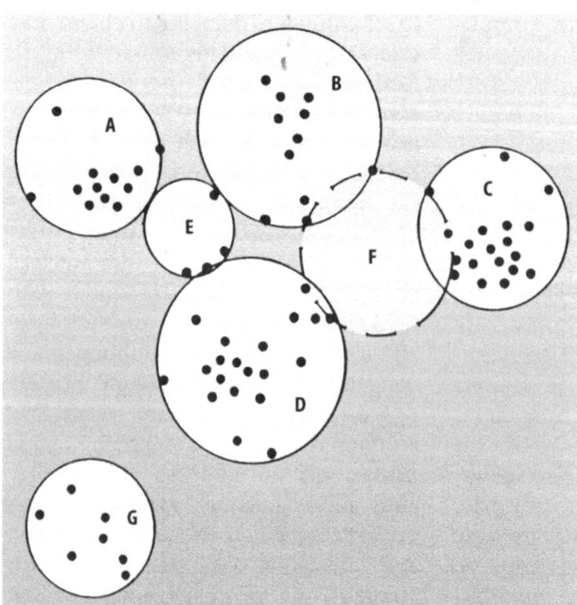

Abb. 7.3. Taxonomische Zuordnung mittels Distanzberücksichtigung. (Nach Baron u. Frazer [71], mit frdl. Genehmigung, mod. nach Gross [708])

7.6
Hypothetico-deduktive Verfahren

In Anlehnung an ein Prinzip von Francis Bacon [58] haben wir [710, 716] für die medizinische Diagnostik ein *„hypothetico-deduktives"* Verfahren entwickelt, das nach unserer Sicht und Erfahrung den praktischen diagnostischen Prozeß besser repräsentiert (s. Abb. 7.4). Es besteht aus 2 Armen: Es beginnt mit einem *induktiven* (*linke Seite der Abb.*) und endet rekursiv mit einem *deduktiven Arm.* Man erhebt eine sorgfältige Anamnese, untersucht den Kranken, zieht eine kleine Zahl von Standarduntersuchungen heran, wie z. B. Blutkörperchensenkung, Blutbild, Thoraxfilm, EKG und vergleicht die Gesamtheit der Symptome, Befunde, Daten mit den persönlichen Erfahrungen oder mit den in der Literatur niedergelegten Erfahrungen anderer. So kommt man zu einer *vorläufigen Diagnose* oder Hypothese. Diese sollte in jedem Falle schriftlich niedergelegt

werden. Es kann sich auch um mehrere Diagnosen oder Alternativen handeln. In den (sinngemäß) sehr seltenen Fällen ohne ein Ergebnis sollte man auch festlegen, daß man zu keiner Annahme kam. Dagegen ist die vorläufige Diagnose in Form eines einzelnen (Leit-)Symptoms meist wenig ergiebig.

Die vorläufige Diagnose dient der späteren Selbstkontrolle und ggf. dem notfall- oder diensthabenden Arzt zur Orientierung. Meist sind diese vorläufigen Diagnosen Hypothesen. Sie müssen mit gezielten naturwissenschaftlichen Methoden bewiesen oder widerlegt werden. Der rechte (*gestrichelte*) Arm der Abb. 7.4 beschreibt den deduktiven Teil. Damit wird zugleich der an anderer Stelle kritisierte breite Fächer ungezielter technologischer Untersuchungen vermieden. Tabelle 7.2 zeigt aus 5000 unausgelesenen Fällen der Med. Univ.-Klinik Köln die Konkordanz bzw. Diskordanz vorläufiger Diagnosen mit den endgültigen.

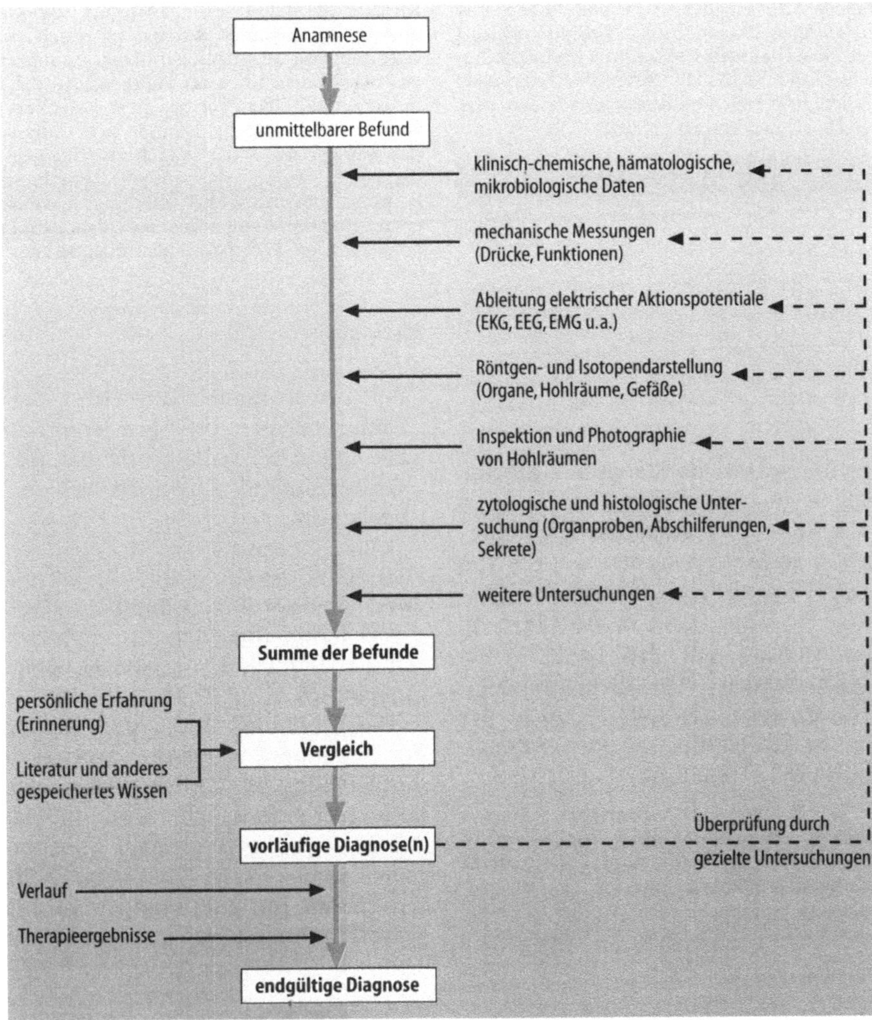

Abb. 7.4. Hypothetico-deduktives Verfahren in der Diagnostik. (Nach Gross [710])

Merksatz

Eine Besonderheit bieten Kranke mit Allgemeinsymptomen wie Fieber, Nachtschweiß, Gewichtsabnahme, Leistungsminderung u.ä., ohne irgendwelche auf ein bestimmtes Organ verweisende Beschwerden. Bei diesen sollten die einzelnen Organe in absteigender Wahrscheinlichkeit (d.h. nach der allgemeinen Prävalenz, s.1.1.3) abgesucht werden.

Wenn die Hypothese (linker Arm der Abb. 7.4) nicht bestätigt oder durch sog. Sperrsymptome falsifiziert wird, beginnt der Prozeß von neuem, aber jedesmal mit eingeschränkteren Möglichkeiten (*Rezirkulation* oder *diagnostische Spirale*; s. Abb. 7.5) bis schließlich die richtige Diagnose erwiesen wird. Damit wird – wenigstens

Tabelle 7.2. Verhältnis von vorläufigen und endgültigen Diagnosen an 5000 unausgelesenen Fällen der Med. Univ.-Klinik Köln; 239 Gutachten und „nicht mehr feststellbar" sind nicht in den 5000 Fällen enthalten. (Nach den Diss. Ebel [421] und Wymer [2173])

Diagnosen	Prozent %
Übereinstimmung	ca. 63
Gruppen- oder Differentialdiagnosen	ca. 19
Symptomangaben	ca. 4
Keine vorläufigen Diagnosen	ca. 7
Keine Übereinstimmung	ca. 8

für die praktische Medizin – gezeigt, daß – im Unterschied zu anderen Fächern – die Verifikation einen ähnlichen Stellenwert besitzt wie die von Popper u.a. allein anerkannte Falsifikation, d.h. symmetrisch ist [982]. In der Medizin gilt der beide Seiten gleichermaßen ermöglichende logische Quantor: „Es gibt…", nicht der nur die Falsifikation zulassende Quantor: „Alle…" (s. 5.7.4).

Im Rahmen der deutschen Morbus Hodgkin-Lymphom-Studiengruppe kam es zu einer erneuten histopathologischen Beurteilung aller Präparate, die von den Studienpatienten verfügbar waren. An diesen Präparaten hatten die Pathologen der behandelnden Kliniken die Diagnose eines Morbus Hodgkin gestellt. Bei erneuter Beurteilung durch ein Gremium von unabhängigen Experten mußte das Urteil hinsichtlich der Subtypisierung der histopathologischen Formen in 50 % revidiert werden. Andererseits stellte sich heraus, daß weniger als 1 % der Diagnosen echte Fehldiagnosen waren, die andere Lymphome betrafen. Unbekannt blieb allerdings, wieviele echte Hodgkin-Lymphome von den primär beurteilenden Pathologen gar nicht erkannt wurden (Lö).

Merksatz

Bei grober Einteilung werden die Fehler seltener, aber gravierender, bei feiner Einteilung werden die Fehler häufiger, aber meist weniger bedeutsam.

Sehr selten ist die Situation, daß ein oder allenfalls zwei Symptome allein genügen, um eine Diagnose zu beweisen. Man bezeichnet sie dann als *pathognomonisch*.

Das Gegenteil, d.h. die Ersetzung der Symptome von hoher Wertigkeit durch eine große Zahl von Merkmalen geringerer Wertigkeit, trifft in der Praxis – trotz evtl. gleicher Endsummen – nicht zu, oder kann sogar in die Irre führen. Das gilt besonders für die mehrfach angesprochenen vieldeuti-

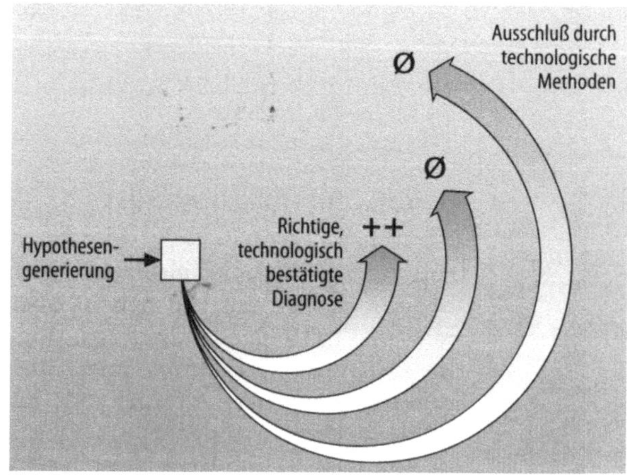

Abb. 7.5. Differentialdiagnostische Rezirkulation oder Spirale, wenn eine Hypothese nicht bestätigt werden konnte. (Nach Gross, [710])

gen unspezifischen Erscheinungen, wie Fieber, Nachtschweiß, Gewichtsabnahme, Appetitlosigkeit, Widerwillen gegen Fleisch, Müdigkeit, Arbeitsunlust, Depression, Veränderung im Wesen, die der Umgebung auffallen usw. Sie können organischen oder Systemerkrankungen um Monate vorausgehen. Die Kunst des Arztes besteht darin, frühzeitig „hinter den aufgescheuchten Vögeln das gesuchte Wild zu finden".

7.7
Wahrscheinlichkeitsschlüsse

7.7.1
Vorbemerkungen

Symptom- oder Diagnoseprävalenz.
Ein wichtiges Konzept diagnostischen Urteilens und Folgerns rekurriert auf den Begriff der *Wahrscheinlichkeit* (s. 5.7.4). Dies ist naheliegend, da sich in der Medizin probabilistische Betrachtungen oft anstellen lassen. Im einfachsten Fall läßt sich in der Bevölkerung die Häufigkeit bestimmter Diagnosen und bestimmter Symptome auszählen. Diese Häufigkeiten lassen sich als Schätzungen für Wahrscheinlichkeiten des Auftretens eines Symptoms bzw. einer Diagnose bei einer zufällig aus einer Population herausgegriffenen Person auffassen. Man spricht von *Symptom- oder Diagnoseprävalenz* (s. auch 1.1.3). Im folgenden mögen $p(S)$ bzw. $p(D)$ die Wahrscheinlichkeit für das Auftreten eines Symptoms S bzw. einer Diagnose D notieren. Natürlich spielt es eine wichtige Rolle, auf welche Population man sich bezieht. So ist die Wahrscheinlichkeit für das Symptom „Zahnschmerz" in der allgemeinen Bevölkerung weit geringer als in der Klientel eines Zahnarztes. Beide Werte lassen sich aber prinzipiell bestimmen, sei es durch Basisdoku-

mentationen in der Praxis oder, bevölkerungsbezogen, durch epidemiologische Untersuchungen mittels repräsentativer Stichproben.

In derartigen Untersuchungen läßt sich auch feststellen, wie häufig bestimmte Kombinationen von Symptomen auftreten. Seien S_1 und S_2 zwei Symptome, dann bezeichne $p(S_1 \wedge S_2)$ die Wahrscheinlichkeit für das gemeinsame Auftreten beider Symptome beim selben Patienten. Sinngemäß bezeichne $p(D_1 \wedge D_2)$ die Wahrscheinlichkeit für das gemeinsame Auftreten zweier Diagnosen beim gleichen Patienten.

Zwei Symptome bzw. 2 Diagnosen sind voneinander (stochastisch) unabhängig, wenn sich die Wahrscheinlichkeit für das gemeinsame Auftreten als Produkt der Wahrscheinlichkeiten für das jeweilige Auftreten darstellen läßt, d.h. falls $p(S_1 \wedge S_2) = p(S_1) \cdot p(S_2)$ gilt. Anschaulich bedeutet dies, daß die Symptome nicht assoziiert sind (z.B. Zahnschmerz und Alopezie). Treten die Symptome aber gehäuft gemeinsam auf, da sie durch einen gemeinsamen Krankheitsmechanismus ausgelöst werden, dann gilt die *stochastische Unabhängigkeit* nicht mehr (z.B. Hemiparese und Sprachstörung bei Apoplexie).

Das diagnostische Schlußverfahren auf der Basis von Wahrscheinlichkeiten hat einige konzeptionelle Vorteile. So ist es insbesondere möglich, die zentralen diagnostischen Probleme der *Schlußumkehr* und der *Evidenzkombination* zu formalisieren. So lassen sich etwa Angaben dazu machen, wie sich die Wahrscheinlichkeit einer Diagnose ändert, wenn man eine neue diagnostische Erkenntnis erhält (z.B. durch Messung eines neuen Parameters). Wir erläutern nachfolgend die Grundlagen dieser Verfahrensweise.

7.7.2
Bedingte Wahrscheinlichkeit

Die *bedingte Wahrscheinlichkeit* ist das klassische Werkzeug, mit dem in der medizinischen Diagnostik die Beziehung zwischen Symptom und Diagnose ausgedrückt werden. Abstrakt formuliert, möchte man die Wahrscheinlichkeit für das Vorliegen der Diagnose D darstellen, wenn man bereits Kenntnis über das Symptom S hat. Formal mathematisch ist die Wahrscheinlichkeit für D unter der Bedingung von S wie folgt definiert:

$$p(D|S) = \frac{p(D \wedge S)}{p(S)}.$$

Im Zähler steht die Wahrscheinlichkeit, daß beide Ereignisse gemeinsam vorliegen, in den Nenner geht die Wahrscheinlichkeit für das Vorliegen von S ein. Falls die Kenntnis von S informativ bezüglich der Diagnose D ist, wird sich die Wahrscheinlichkeit $P(D|S)$ von der Wahrscheinlichkeit $P(D)$ ohne Kenntnis von S unterscheiden. Nehmen wir an, das Symptom S sei mit der Diagnose korreliert. Statt der Bedingung der stochastischen Unabhängigkeit gilt dann $p(D \wedge S) > p(D) \cdot p(S)$. Folglich ist, wie man durch Einsetzen in obige Beziehung sieht $p(D|S) > p(D)$, d.h. die Wahrscheinlichkeit für Vorliegen der Diagnose D unter Kenntnis von S ist größer, als wenn diese Information nicht eingeht.

7.7.3
Sensitivität und Spezifität

Zwei wichtige Begriffe der medizinischen Diagnostik lassen sich als bedingte Wahrscheinlichkeiten definieren. Diese sind die Sensitivität und die Spezifität eines diagnostischen Meß-

verfahrens, wie sie bereits in 1.1.3 kurz angesprochen wurden.

$$\text{Sensitivität}\,(S, D) = p\,(S_{\text{positiv}} | D_{\text{positiv}}) =$$
$$= \frac{\text{Zahl der an D Erkrankten mit positivem Test S}}{\text{Zahl der an D Erkrankten}}.$$

Die *Sensitivität* eines Tests gibt an, wie empfindlich eine Diagnose durch ein Testergebnis (Symptom) nachgewiesen werden kann. Formal ist sie definiert als die Wahrscheinlichkeit für ein positives Testergebnis (Symptom S), wenn die Diagnose D tatsächlich vorliegt:

Spezifität. Demgegenüber gibt die *Spezifität* an, wie charakteristisch ein Testergebnis (Symptom) für eine Diagnose ist. Ein Symptom ist dann besonders charakteristisch, wenn es nur mit, aber nicht ohne Vorliegen der betreffenden Diagnose auftritt. Formal definiert man die Spezifität als die bedingte Wahrscheinlichkeit für das Auftreten eines negativen Tests bei nicht Erkrankten:

$$\text{Spezifität}\,(S, D) = p\,(S_{\text{negativ}} | D_{\text{negativ}}) =$$
$$= \frac{\text{Zahl der nicht an D Erkrankten mit negativem Test S}}{\text{Zahl der nicht an D Erkrankten}}.$$

Die Beziehung zwischen Sensitivität und Spezifität läßt sich auch in einer 4-Felder-Tafel darstellen (s. auch Tabelle 7.3). Seien dabei die Größen $p(S+)$, $p(S-)$, $p(D+)$, $p(D-)$ Wahrscheinlichkeiten für das Vorliegen eines positiven bzw negativen Tests bzw. Diagnose. Man erkennt, daß Sensitivität und Spezifität zwei voneinander unabhängige Angaben sind.

In Anlehnung an Spies [1862] zeigen wir in Abb. 7.6a–d daß 4 mögliche Fälle eintreten können:

Geringe Sensitivität und hohe Spezifität
Beispiel: Symptom Zahnschmerz für die Diagnose „Karies";

Tabelle 7.3. Sensitvität und Spezifität. Mögliche Ausgänge von Testergebnissen in Bezug zur wahren Diagnose dargestellt in einer 4-Felder-Tafel. Man betrachtet die Definition von Sensitivität als bedingte Wahrscheinlichkeit für ein posities Testergebnis bei vorliegender Diagnose (richtig erkannte Kranke) bzw. die Spezifität als bedingte Wahrscheinlichkeit für ein negatives Testergebnis bei nicht vorliegender Diagnose (richtig erkannte Gesunde). Man beachte die Notation für die Prävalenzen von Diagnosen und Testergebnissen

	Diagnose positiv (D+)	Diagnose negativ (D−)	Symptompraevalenz
Test positiv (S+)	Sensitivität richtig positiv $p(S+|D+)$	Falsch positiv $p(S+|D-)$	$p(S+)$
Test negativ (S−)	Falsch negativ $p(S-|D+)$	Spezifität richtig negativ $p(S-|D-)$	$p(S-)$
Praevalenz der Diagnose	$p(D+)$	$p(D-)$	

Karies kann lange symptomfrei bleiben, aber Zahnschmerz ist meist ein Zeichen für Karies.

Hohe Sensitivität und geringe Spezifität

Beispiel: Symptom Fieber für die Diagnose „Pneumonie".

Eine Pneumonie geht fast regelmäßig mit Fieber einher, jedoch kommt Fieber auch bei vielen anderen Erkrankungen vor.

Geringe Sensitivität und geringe Spezifität

Beispiel: Symptom Fieber für die Diagnose „Gastritis".

Weder ist das Symptom Fieber bei Gastritis wahrscheinlich, noch tritt Fieber nur bei Gastritis auf.

Hohe Sensitivität und hohe Spezifität

Beispiel: Symptom Brillenhämatom und Diagnose „Schädelbasisfraktur".

Bei Schädelbasisfraktur ist die Enstehung eines Brillenhämatoms wahrscheinlich, andererseits ist das Brillenhämatom ohne diese Fraktur unwahrscheinlich.

Es bleibt zu erwähnen, daß man die Sensitivität und Spezifität bei bestimmten *Testverfahren je nach Zielsetzung* einstellen wird. Beispielsweise wird man bei einem Screeningtest für eine hochgefährliche und hochinfektiöse Erkrankung zunächst die Wahrscheinlichkeit für falsch negative Test-

ergebnisse minimieren und die Sensitivität steigern, (Linksverschiebung der Trenngeraden nach Abb. 1.33a, b), um die Ausbreitung der Infektion bevölkerungsbezogen wirkungsvoll bekämpfen zu können. Dabei wird man bewußt vermehrt falsch positive Beobachtungen in Kauf nehmen. In diesem Fall müssen alle positiv getesteten Patienten einem zweiten Bestätigungstestverfahren unterzogen werden, das jetzt mit hoher Spezifität ausgelegt sein muß. Wichtig bei einer derartigen *Strategie von Aufdeckungsdiagnose und Bestätigungsdiagnose* ist allerdings, daß man den Patienten mit positiver Aufdeckungsdiagnose nicht voreilig beunruhigt. Der Arzt muß daher um die Bewertung der diagnostischen Verfahren Bescheid wissen.

7.7.4
Bayes-Theorem

Mit dem Bayes-Theorem wird die klassische Grundlage für die diagnostische Schlußweise auf der Basis des Wahrscheinlichkeitskonzepts gegeben. Es erlaubt, einen Schluß vom Symptom auf die Diagnose herzustellen. In einer Klinik oder Praxis lassen sich für

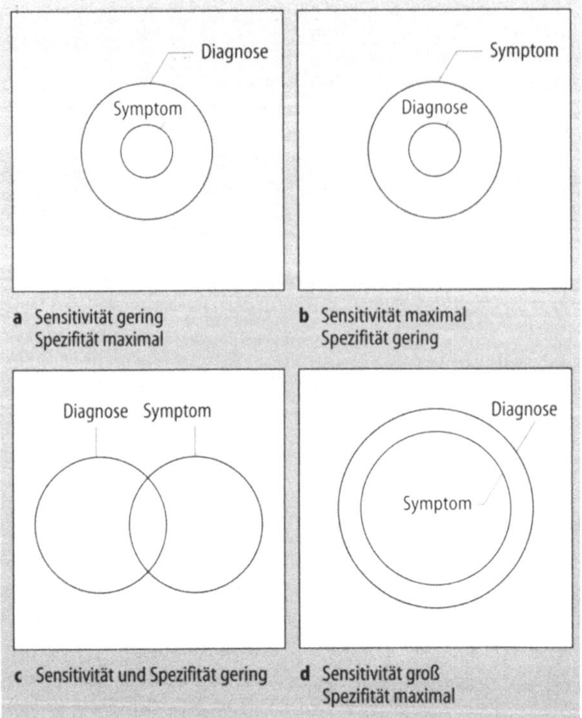

Abb. 7.6 a–d. Sensitivität und Spezifität. Schematische Darstellung des Verhältnisses von Sensitivität und Spezifität bei diagnostischen Tests. Das *Rechteck* stelle die Menge aller möglichen Symptome dar. Der mit *Diagnose bezeichnete Kreis* beschreibe einen diagnostischen Goldstandard, der alle zu einer Erkrankung zugehörigen Symptome umschließt. Der mit *Symptom bezeichnete Kreis* umfaßt die Symptome, die ein zweiter diagnostischer Test erfaßt. In **a** schließt ein positiver Test zuverlässig auf Erkrankung (Spezifität hoch), aber es gibt viele falsch negative Tests bei Erkrankten (Sensitivität gering). In **b** liegen die Verhältnisse umgekehrt. Ein positiver Test bedeutet nicht unbedingt Erkrankung, hingegen schließt ein negativer Test eine Erkrankung aus (Sensitivität maximal). In **c** liegt ein ungünstiger Test vor, der nur wenige der Erkankten einschließt und viele Gesunde fälschlich für positiv erklärt. Der Idealfall liegt im Fall **d** vor. Bei ihm sind Goldstandard und diagnostischer Test fast deckungsgleich. Folglich sind Sensitivität und Spezifität hoch

deren Kranken Statistiken aufstellen, aus denen sich die Wahrscheinlichkeiten für das Auftreten von Diagnosen [d.h. p (D)], von Symptomen unter den Diagnosen [d.h. p (S|D)] und von Symptomen [d.h. p (S)] überhaupt bestimmen lassen.

Der umgekehrte *Schluß vom Symptom auf die Diagnose* ist aber der für den Arzt wichtigere und schwierigere Schritt. Symptome lenken den Verdacht auf mögliche Diagnosen. Weitere Tests sollen die Diagnosen weiter einengen. Demnach kann man die Symptome und Diagnosen in einer „kausalen" Ursache-Wirkungs-Beziehung sehen. Diagnosen sind die für den Beobachter zunächst verborgenen, d.h. latenten Ursachen für ein biologisches Geschehen, das sich in Form von beobachtbaren Syptomen auswirkt. Spies [1862] bezeichnet daher die bedingte Wahrscheinlichkeit für das Auftreten eines Symptoms bei bekannter Diagnose

$[p(S|D)]$ als die *kausale Wahrscheinlichkeit*. Hingegen nennt er die Wahrscheinlichkeit für die Diagnose bei bekanntem Symptom eine *diagnostische Wahrscheinlichkeit*. Damit kann man die Grundfrage nach dem Bayes-Theorem so stellen: Wie ist der Schluß von der kausalen auf die diagnostische Wahrscheinlichkeit möglich?

Wohl einer Anregung von F. Bacon (1561–1626) über die Anwendung der induktiven Methodik wissenschaftlicher Schlüsse folgend, hat der englische Geistliche T. Bayes eine mathematische Theorie der bedingten Wahrscheinlichkeit („An Essay towards Solving a Problem in the Doctrine of Chances", 1763 [90]) entwickelt, die als Bayes-Ansatz oder *Bayes-Theorem* die bisher breiteste Anwendung in der medizinischen Diagnostik gefunden hat. Formal mathematisch ausgedrückt lautet das Bayes-Theorem:

$$p(D|S) = \frac{p(S|D)\,p(D)}{p(S)}.$$

Es folgt unmittelbar aus der Definition für bedingte Wahrscheinlichkeiten, wie man durch Einsetzen der betreffenden Beziehung sehen kann. Verbal kann man den Zusammenhang auch so formulieren:

Diagnostische Wahrscheinlichkeit =

$$= \frac{\text{Kausale Wahrscheinlichkeit} \cdot \text{Diagnosenprävalenz}}{\text{Symptomprävalenz}}.$$

Im Vorgriff sei auch gleich vermerkt, daß der Quotient aus kausaler Wahrscheinlichkeit und Symptomprävalenz $[p(S|D)/p(S)]$ als *Likelihood* L(S, D) bezeichnet wird.

Wie bereits erwähnt, kann die empirische Bestimmung der Größen auf der rechten Seite der Gleichung Schwierigkeiten bereiten. Zunächst ist die Grundgesamtheit zu berücksichtigen, auf die man sich bezieht (z. B. Klientel, Klinik oder Bevölkerung). Dies kann die Diagnosenprävalenz und die Symptomprävalenz erheblich beeinflussen. Ferner ist die Wahrscheinlichkeit für das Symptom S über alle Diagnosen $D_1, \ldots, D_n$ zu ermitteln, die in Betracht kommen. Dies kann sehr aufwendig sein, da man auch Diagnosen hinsichtlich des Auftretens von Symptomen untersuchen muß, bei denen diese selten sind. Oft muß man sich mit Schätzungen behelfen.

7.7.5 Vorhersagewerte

Zur Beschreibung des Informationsgewinns durch die Ergebnisse diagnostischer Tests werden die positiven und negativen Vorhersagewerte benutzt.

Positiver Vorhersagewerte
Bei dem positiven Vorhersagewert handelt es sich um die bedingten Wahrscheinlichkeiten für das Vorliegen einer Diagnose bei positivem Testergebnis; d. h. laut Definition:

$$P(D{+}|T{+}) =$$
$$= \frac{\text{Wahrscheinlichkeit für Erkrankung mit positivem Test}}{\text{Wahrscheinlichkeit für positiven Test}}.$$

Nach dem Bayes-Theorem läßt sich der Zusammenhang mit den oben erläuterten Begriffen der Sensitivität und Spezifität eines Tests ableiten, wobei das Testergebnis als Symptom aufgefaßt wird:

$$P(D{+}|T{+}) = \frac{P(T{+}|D{+})\,P(D{+})}{P(T{+})}.$$

Nach Umformung folgt: $P(D{+}|T{+}) =$

$$\frac{\text{Sensitivität} \cdot \text{Diagnoseprävalenz}}{\text{Sensitivität} \cdot \text{Diagnosenprävalenz} + (\text{1-Spezifität}) \cdot (\text{1-Diagnosenprävalenz})}.$$

Diese Formel zeigt, daß der Vorhersagewert die Auswirkung unterschiedlicher *Prävalenzen* berücksichtigt. Dies sei an einem Beispiel illustriert.

Nehmen wir an, es möge ein Test vorliegen, dessen Spezifität 0,99 und dessen Sensitivität 0,98 beträgt. Wie groß ist die Wahrscheinlichkeit für das Vorliegen einer Erkrankung bei einem testpositiven Patienten, wenn die Prävalenz in der Population 1:1000, 1:100 oder 1:10 beträgt? Man erhält im ersten Fall einen positiven Vorhersagewert von 0,089, im zweiten Fall von 0,497 und im dritten Fall von 0,92, d. h. von 100 testpositiven Personen sind im ersten Fall 9, im zweiten 50, im dritten 92 Personen erkrankt. Dies macht neuerlich deutlich, wie stark die Vorselektion des Krankengutes bei der Zuweisung zum Krankenhaus und zur Praxis die diagnostische Schlußfolgerung beeinflußt, ohne daß dies vom Testverfahren abhängt.

Negativer Vorhersagewert

Dem positiven Vorhersagewert korrespondiert der negative Vorhersagewert $p(D-|T-)$:

$$p(D-|T-) =$$

$$= \frac{\text{Wahrscheinlichkeit, die Erkrankung nicht zu haben, bei negativem Test}}{\text{Wahrscheinlichkeit für negativen Test}}$$

$$= \frac{p(T-|D-)\,p(D-)}{p(T-)},$$

$$= \frac{\text{Spezifität} \cdot (\text{1-Diagnosen-prävalenz})}{\text{Spezifität} \cdot (\text{1-Diagnosen-prävalenz}) + (\text{1-Sensitivität}) \cdot \text{Diagnosenprävalenz}}.$$

Die Abb. 7.7 macht die quantitativen Zusammenhänge zwischen Prävalenz und positiven bzw. negativen prädiktiven Werten für vorgegebene Werte der Sensitivität und Spezifität nochmals in anderer Weise deutlich. Es ist dies der durch das Bayes-Theorem vermittelte

Zusammenhang zwischen *A-priori-Wahrscheinlichkeit* und *A-posteriori-Wahrscheinlichkeit* unter der Kenntnis eines Testergebnisses. Sensitivität und Spezifität sind als gleich angenommen (s. auch Legende).

Man erkennt, daß ein positives Testresultat einen großen Effekt hat, wenn die Prävalenz der Erkrankung gering ist. Hingegen ist bei einer hohen Prävalenz der Gewinn durch die Kenntnis eines positiven Testes gering. Hier hat eher ein negatives Testresultat einen erheblichen Einfluß, da es die A-posteriori-Wahrscheinlichkeit erheblich absenkt. Lediglich bei mittleren Prävalenzen haben positive wie negative Testergebnisse einen gleichermaßen starken Einfluß.

Es ist zudem sichtbar, welche Auswirkung der Wert der Sensitivität und Spezifität hat. Hohe Werte drängen die Kurven in die Ecken und bewirken, daß die prädiktiven Werte bei mittleren Prävalenzen immer extremer werden.

Es bleibt hervorzuheben, daß *Vorhersagewerte* (predictive values) ein Maß für den Informationsgewinn darstellen, der aus einem Testresultat erhältlich ist. Über die Prävalenzabhängigkeit entsteht ein Kontextbezug. Hingegen sind gerade wegen dieser Eigenschaft die Vorhersagewerte nicht als Qualitätskriterien für die Leistungsfähigkeit diagnostischer Tests geeignet. Wir verweisen hierzu auf die später folgenden Abschnitte über ROC-Kurven (7.8).

Schließlich sei angemerkt, daß die Sensitivität und Spezitität eines diagnostischen Tests oftmals eingestellt werden kann (s. ebenfalls die Abschnitte über ROC-Kurven). In die Wahl gehen sozioökonomische Aspekte (Kosten falscher Schlußfolgerungen), ethische Aspekte (Belastung durch falsch positive Resultate, Akzep-

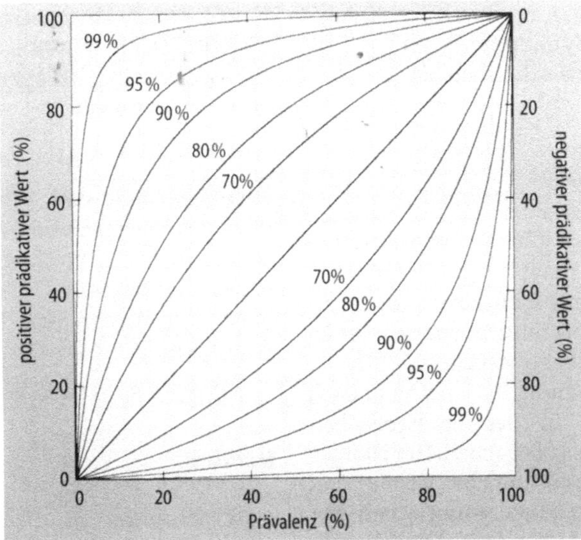

Abb. 7.7. Prävalenz und Vorhersagewert. Zusammenhang zwischen Prävalenz, Sensitivität, Spezifität und Vorhersagewerten. Es ist hier vereinfachend angenommen, daß Sensitivität und Spezifität eines Tests gleich groß sind. Um den positiven Vorhersagewert eines positiven Testergebnisses grafisch zu ermitteln, genügt die Kenntnis der A-priori-Prävalenz der Diagnose in der Population sowie der Sensitivität bzw. Spezifität. Beispielsweise ist die Wahrscheinlichkeit für Erkrankung 80%, wenn ein Test der Sensitivität von 95% bei einer Prävalenz von 20% positiv ausfällt. Analog läßt sich an der anderen Achse der negativ prädiktive Wert ablesen. (Modif. nach L. Richter [1593, 1594])

tabilität falsch negativer Testergebnisse) und medizinische Gesichtspunkte ein. Beispielsweise ist das Übersehen einer malignen Erkrankung weniger gravierend, wenn eine erfolgreiche Therapie ohnehin kaum gegeben ist, z. B. bei metastasiertem Bronchial-Karzinom). Andererseits darf eine HIV-Infektion bei Screeninguntersuchungen nicht übersehen werden. Im ersten Fall würde man geringere Anforderungen an die Sensitivität stellen als im zweiten Fall.

Merksatz

Ohne Kenntnis der Diagnosenprävalenz in der Bezugspopulation ist ein Testergebnis kaum diagnostisch interpretierbar.

7.7.6
Evidenz bei konditioneller Unabhängigkeit

Die in 7.7.4 dargestellte Bayes-Regel stellt lediglich den Bezug zwischen einer Diagnose und einem Symptom her. Dies ist jedoch in der Praxis wenig hilfreich, da Krankheiten meist durch eine Reihe von Symptomen angezeigt werden. Die entscheidende Frage ist daher, wie man die Information verschiedener Symptome hinsichtlich des Vorliegens einer Diagnose verwerten kann. Es geht um die Kernfrage, wie der Schluß von mehreren kausalen Wahrscheinlichkeiten auf die Wahrscheinlichkeit einer Diagnose vorgenommen werden kann.

Eine Grundlage bildet das sog. *erweiterte Bayes-Theorem*. Wir betrachten nur die Fassung für eine Diagnose D und zwei Symptome S_1 und S_2. Sie läßt sich formal schreiben als:

$$p(D|S_1 \wedge S_2) = \frac{p(S_1|D \wedge S_2) \cdot p(D|S_2)}{p(S_1|S_2)}.$$

Die Beziehung gibt an, wie sich die Wahrscheinlichkeit für die Diagnose D verändert, wenn man zuvor das Symptom S_2 kannte und außerdem noch das Symptom S_1 verwerten möchte.

Diese Beziehung ist mathematisch korrekt, aber in der medizinischen Praxis kaum zu gebrauchen. Der Nenner stellt eine eigentümliche Größe dar, die sich kaum einer empirischen Erhebung entnehmen läßt. Glücklicherweise geht die Diagnose nicht in den Nenner ein, sodaß er als reiner Proportionalitätsfaktor betrachtet werden kann, der weiter keinen Einfluß auf die diagnostische Schlußfolgerung hat. Problematischer ist der Ausdruck $p(S_1|D \wedge S_2)$ d. h. die Wahrscheinlichkeit für Symptom S_1 gegeben die Diagnose D und Symptom S_2. Diese Größe ist empirisch kaum bestimmbar. Wir müssen somit nach einer Erleichterung suchen. In einem bestimmten Sonderfall ist diese verfügbar. Dies ist der Fall bei der *konditionellen Unabhängigkeit* der Symptome, gegeben die Diagnose D. Der Begriff der bedingten konditionellen Unabhängigkeit ist zentral für eine Vielzahl von Anwendungen des Bayes'schen Theorems in der medizinischen Diagnostik, ja er macht die Anwendung überhaupt erst möglich. Dazu sei zunächst nochmals an den Begriff der stochastischen Unabhängigkeit erinnert:

Stochastische Unabhängigkeit. Zwei Symptome sind *stochastisch* unabhängig, wenn gilt

$$p(S_1 \wedge S_2) = p(S_1) \cdot p(S_2).$$

Konditionelle stochastische Unabhängigkeit. Zwei Symptome sind konditionell unabhängig, bezogen auf eine Diagnose D, wenn gilt

$$p(S_1 \wedge S_2|D) = p(S_1|D) \cdot p(S_2|D).$$

Dies bedeutet, daß die Information über das Vorliegen von S_2 keinen Aufschluß über das Vorliegen von S_1 gibt, sofern die Diagnose D bekannt ist. Man kann zeigen, daß dies mathematisch äquivalent ist zu der Beziehung

$$p(S_1|D \wedge S_2) = p(S_1|D).$$

Merksatz

> Die *konditionelle Unabhängigkeit* zweier Symptome bezüglich *einer* Diagnose D bedeutet nicht, daß sie stochastisch unabhängig, bezogen auf *alle* Diagnosen sind.

Wahrscheinlichkeit von Diagnosen unter 2 Symptomen

Unter der Annahme einer konditionellen Unabhängigkeit zweier Symptome, bezogen auf eine bestimmte Diagnose, vereinfacht sich das erweiterte Bayes-Theorem erheblich und man erhält (unter Vernachlässigung des konstanten Nenners, der als Proportionalitätsfaktor gesehen werden kann) die Form:

$$p(D|S_1 \wedge S_2) \sim p(S_1|D) \cdot p(D|S_2).$$

Somit ist es möglich, die Wahrscheinlichkeit von Diagnosen unter zwei Symptomen zu ermitteln, sofern die einschränkende (starke) Annahme der konditionellen Unabhängigkeit zutrifft. Es sei nochmals betont, daß Ereignisse konditionell unabhängig heißen, wenn sie in einem bestimmten Kontext (Diagnose bekannt) nicht wechselseitig informativ sind. Die Kenntnis des einen verändert nicht die Wahrscheinlichkeiten des anderen. Hier aber kann man in der klinischen Praxis oftmals Zweifel anmelden. Wegen der kausalen Ursache-Wirkungsbeziehung ist zu vermuten, daß mehrere Symptome durch eine Krankheit verursacht sind. Dies aber ist mit der Unabhängigkeitsver mutung selten verträglich. Phänomenologisch mag dies dennoch von untergeordneter Bedeutung sein, wenn die Symptome nur genügend verschieden sind.

An dieser Stelle wird ersichtlich, daß man eine diagnostische Urteilsfindung nicht durch ähnliche Symptome (Tests) leistungsfähiger machen kann. Da die konditionelle Unabhängigkeit nicht gegeben ist, ist der Zugewinn an Information schwer erfaßbar und wird meist stark überschätzt. Einer der wichtigsten *Fehler in der Differentialdiagnostik* liegt deshalb darin, daß man, von einem Leitsymptom ausgehend, auf der Grundlage geläufiger Assoziationen nach gleichsinnigen Zeichen sucht. Dadurch wird die Differentialdiagnose in eine bestimmte, unberechtigte Richtung gedrängt (*Präponderanz*).

Es ist leicht ersichtlich, daß in der praktischen Diagnostik mittels des Bayes-Ansatzes schon eine relativ geringe Zahl von Symptomen zu einem beträchtlichen Rechenaufwand führt. Er läßt sich durch Zusammenfassung einzelner Symptome zu Symptomgruppen oder durch eine Auswahl von Symptomen reduzieren. Andere Vereinfachungen ergeben sich durch vorausgehende Einengungen und Ausschlüsse. Umfangreicher wird andererseits die Rechenarbeit, wenn statt binär-alternativer auch quantitative Merkmale eingeführt werden, was grundsätzlich möglich ist.

7.7.7
Odds-Ratio und Likelihood-Ratio

Motto
„Für die zusammenfassende Darstellung in Vierfeldertafeln gibt es mathematisch nichts unübertroffeneres als die Odds ratio" (A. R. Feinstein [538])

Mit der *Odds-Ratio* und der *Likelihood-Ratio* sind in neuerer Zeit 2 Größen in Gebrauch gekommen, die es gestatten, das Verhalten von diagnostischen Verfahren quantitativ zu erfassen und die Evidenz von mehreren Symptomen im diagnostischen Urteilsprozeß zu kombinieren. Sie bieten gegenüber den positiven und negativen Vorhersagewerten Vorteile, da sie unabhängig von der Prävalenz in der zu untersuchenden Population sind, die ja oftmals wegen fehlender oder unklarer Selektionsverfahren nicht bekannt ist. Andererseits sind sie nicht als Wahrscheinlichkeiten, sondern nur als *„Wettquotienten„* bzw. *„Wettchancen"* zu verstehen, womit ein gewisser Informationsverlust verbunden ist.

Stellen wir uns vor, daß ein neues Untersuchungsverfahren entwickelt wurde, das möglicherweise die für eine Erkrankung beweisende, aber aufwendige oder riskante Untersuchung ersetzen kann (z. B. ein Marker im Serum statt invasiver Diagnostik). Wie kann man seine Leistungsfähigkeit beweisen? Es liegt nahe, eine Studie zu verlangen, in der man prüft, bei wievielen Gesunden bzw. Erkrankten der Test positiv oder negativ ausfällt. Dies führt wieder auf 4-Felder-Tafeln wie in der Tabelle 7.4 a – c gezeigt. Wie soll man die Untersuchungskandidaten auswählen?

Bevölkerungsbezogene Querschnittsstudie. Natürlich würde eine bevölkerungsbezogene Querschnittsstudie

Tabelle 7.4 a – c. Relatives Risiko und Odds-Ratio (OR). Die *obere* Tabelle (a) zeigt den Zusammenhang zwischen Testergebnis und Erkrankung in Form einer 4-Felder-Tafel. Mit ihrer Hilfe lassen sich die Maßzahlen der Odds-Ratio, der Likelihood-Ratio und des relativen Risikos definieren. Die *mittlere* Tabelle (b) zeigt die Berechnung von Odds-Ratio und relativem Risiko an einer hypothetischen Querschnittsstudie. Die Werte liegen hier nahe beisammen, was den Gebrauch der Odds-Ratio als Risikomaß unterstützt. Die *untere* Tabelle (c) zeigt die Berechnung einer Odds-Ratio für eine hypothetische Fall-Kontroll-Studie. Hier kann ein relatives Risiko nicht berechnet werden

a Testergebnis	Erkrankte	Gesunde	Summe
positiv	a	b	a + b
negativ	c	d	c + d
Summe	a + c	b + d	N

Odds Ratio:

$$OR = \frac{(a:c)}{(b:d)} = \frac{(ad)}{(bc)}$$

Likelihood-Ratio für ein positives Testergebnis:

$$LR+ = \frac{[a:(a+c)]}{[b:(b+d)]} = \frac{[a(b+d)]}{[b(a+c)]}$$

b Testergebnis	Erkrankte	Gesunde	Summe
positiv	60	900	960
negativ	40	8100	8140
Summe	100	9000	9100

OR = 13,5 mit 95 % Konfidenzintervall = (11,0; 16,6).
Relatives Risiko (s. Text) = 12,7.

c Testergebnis	Erkrankte (Fälle)	Gesunde (Kontrollen)	Summe
positiv	30	5	35
negativ	20	45	55
Summe	50	50	100

OR = 13,5; 95 % KI = (7,5; 46).

die beste Information liefern. Dabei werden unselektioniert Untersuchungspersonen mit dem beweisenden und dem neuen Testverfahren untersucht. Da die Häufigkeit von Erkrankten in der Regel gering ist, müssen bei solchen Screening-Untersuchungen oftmals große Personengruppen untersucht werden. Die Tabelle 7.4 b gibt ein hypothetisches Beispiel. In der bisher eingeführten Terminologie liegt eine Sensitivität von 0,6 und eine Spezifität von 0,9 vor. Ferner ergibt sich bei der vorgegebene Prävalenz ein Vorhersagewert für ein positives Testergebnis von 0,625 und von 0,995 für ein negatives Ergebnis. Derartige Querschnittsstudien sind aber in der Regel extrem aufwendig und teuer; sie werden daher selten durchgeführt.

Fall-Kontroll-Studie. Nimmt man einen gewissen Informationsverlust in Kauf, so kann man auch mit einer sehr viel bescheideneren Fall-Kontroll-Studie wichtige Aussagen über die neue Untersuchung gewinnen. Bei dieser Studie geht man so vor, daß man eine bestimmte Zahl von definitiv Erkrankten identifiziert (Fälle) und untersucht. Dies ist meist im eigenen Krankengut schon möglich. Zusätzlich muß man eine Gruppe von gesunden Kontrollfällen untersuchen. Es kann Schwierigkeiten bereiten, entsprechend geeignete Kontrollpersonen zu identifizieren, die sich hinsichtlich der nicht krankheitsbedingten Größen (z. B. Alter, Geschlecht, Vorerkrankungen, Zuweisungsverfahren) nicht unterscheiden dürfen. In Tabelle 7.4c unterstellen wir, daß dies in idealer Weise gelang. So wurden aus der Gesamtpopulation der Gesunden und Erkrankten jeweils 50 Fälle ausgewählt und deren positive und negative Testergebnisse entsprechen jeweils den aus Tabelle 7.4b angegebenen Relationen.

Odds-Ratio. Die Odds-Ratio bietet eine einfache Zusammenfassung der Ergebnisse solcher Tabellen. Sie sind mit dem englischen Begriff „odds" verküpft. Er findet bei Wetten Gebrauch und bringt die Relation von Auszahlung zu gesetztem Betrag zum Ausdruck (z. B. werden bei einer 7:3 Wette für 3 eingesetzte Pfund im Gewinnfall 7 Pfund ausgezahlt). Allgemeiner formuliert, ist dies die Rate von Erfolgen zu Mißerfolgen. Es handelt sich also um einen Quotienten von Gewinnchancen zu Verlustchancen. Man beachte, daß *Odds keine Wahrscheinlichkeit* ist, wie man schon daran erkennt, daß sie beliebige Werte zwischen Null und Unendlich annehmen kann. In der Tabelle 7.4 gibt es 2 verschiedene Odds für ein positives Testergebnis:

1. Die Odds für ein positives Testergebnis stehen bei Erkrankten wie $a:c = 3:2$;
2. Die Odds für ein positives Testergebnis stehen bei Gesunden wie $b:d = 1:9$

Die Odds-Ratio (OR) ist nun einfach der Quotient dieser 2 Odds, d. h.:

$$OR = \frac{(a:c)}{(b:d)} = \frac{a \cdot d}{b \cdot c}.$$

In unserem Beispiel beträgt die OR folglich 13,5, was deutlich über dem

Wert 1 eines nicht diskriminierenden Tests liegt. Tatsächlich liefert die Fall-Kontroll-Studie den gleichen Wert der Odds-Ratio wie die Querschnittsstudie, während sich natürlich die Konfidenzintervalle aufgrund der sehr unterschiedlichen Fallzahlen markant unterscheiden. Dies legt bereits nahe, daß man die OR nutzen kann, um von einfachen Fall-Kontroll-Studien auf Populationsergebnisse zu schließen. Die besondere Stellung der Odds-Ratio wird noch zusätzlich durch die Eigenschaft untermauert, daß sie bei Erkrankungen mit geringer Prävalenz dem sog. *„relativen Risiko"* numerisch sehr nahe kommt. Das relative Risiko (RR) läßt sich nur aus Daten von Querschnittsstudien bestimmen und ist der Quotient

$$RR = \frac{[a:(a+b)]}{[c:(c+d)]}.$$

Diese Größe gibt die klinisch wichtige Einschätzung wieder, um wieviel höher das Risiko einer Erkrankung in den testpositiven Fällen ist als in den testnegativen Fällen. In unserem Beispiel beträgt RR 12,7. Dieses liegt nahe an der OR von 13,5.

Likelihood-Ratio. Die Likelihood-Ratios (LR) stellen eine weitere diagnostisch wichtige Indexgröße dar. Sie treten in 2 Varianten auf. Mit

$$1.\ LR\,(S+) = \frac{p\,(S+|D+)}{p\,(S+|D-)} = \frac{[a:(a+c)]}{[b:(b+d)]},$$

$$2.\ LR\,(S-) = \frac{p\,(S-|D+)}{p\,(S-|D-)} = \frac{[c:(a+c)]}{[d:(b+d)]}$$

definiert man die *Likelihood-Ratios für einen positiven bzw. negativen Test*. Sie betragen in unseren Beispielen 6 bzw. 1/2,25 für beide Studientypen. Somit ist die Wahrscheinlichkeit eines positiven Tests bei Erkrankten 6fach höher als bei Gesunden (0,6 statt 0,1), die eines negativen Tests bei Erkrankten 2,25fach geringer als bei Gesunden (0,4 statt 0,9). Die besondere Stellung der LR wird deutlich, wenn man die *Beziehung zu Sensitivität und Spezifität* herstellt:

$$LR(S+) = \frac{\text{Sensitivität}}{(1 - \text{Spezifität})} \quad \text{und:}$$

$$LR(S-) = \frac{(1 - \text{Sensitivität})}{\text{Spezifität}}.$$

Noch bedeutsamer ist der *Bezug zum Bayes-Theorem*. Man kann die Definition der LR auch so umschreiben, daß sie wie ein Quotient zweier besonderer Odds aussieht, z. B.:

$$LR(S+) = \frac{(a:b)}{(a + c):(b + d)}, \quad \text{d.h.:}$$

$$= \frac{\text{Odds für Erkrankt zu Gesund nach Test}}{\text{Odds für Erkrankt zu Gesund vor Test}} =$$

$$= \frac{p(D+|S+)/p(D-|S+)}{p(D+)/p(D-)}.$$

Dies kann in die aus 7.7.4 bekannte Form des Bayes-Theorems umgeschieben werden als (*Posterior Odds = Likelihood-Ratio · Prior Odds*):

$$\frac{p(D+|S+)}{p(D-|S+)} = LR(S+) \cdot \frac{p(D+)}{p(D-)}.$$

So wird deutlich, daß die Likelihood-Ratios im klinisch-diagnostischen Einsatz nützlich sein können. Sie geben an, wie sich die Odds für eine Diagnose unter Kenntnis eines Testergebnisses verändern. Dies ist nützlich, wenn man die Evidenz von mehreren Testergebnissen akkumulieren möchte. Nehmen wir etwa an, daß 2 Symptome S_1 und S_2 vorliegen. Unter den Voraussetzungen konditioneller Unabhängigkeit, gege-

ben die Diagnose, sowie gegeben die Negation der Diagnose, erhält man, wie in 7.7.6 gezeigt:

$$\frac{p(D+|S_1+ \wedge S_2+)}{p(D-|S_1+ \wedge S_2+)} =$$

$$= \frac{p(S_1+|D+)\,p(D+|S_2+)}{p(S_1+|D-)\,p(D-|S_2+)};$$

und vermöge des Theorems von Bayes folgt:

$$= \frac{p(S_1+|D+)}{p(S_1+|D-)} \cdot \frac{p(S_2+|D+)}{p(S_2+|D-)} \cdot \frac{p(D+)}{p(D-)}.$$

Somit gilt allgemein:

ODDS-Ratio für die Diagnose D unter den bedingt unabhängigen Symptomen S_1 und S_2 =

Produkt der Likelihood-Ratios der beobachteten Symptome ×

ODDS-Ratio für die Diagnose a priori (ohne Kenntnis von S_1 und S_2).

Der Nutzen dieser wichtigen Beziehung für das diagnostische Schließen sei an einem Beispiel (von Pauker u. Kopelman [1458]) illustriert.

Bespiel: Der Arzt eines 59jährigen Mannes mit labiler Hypertension fand einen stark erhöhten Wert von Vanillinmandelsäure im Urin und vermutete ein Phäochromozytom. Der Mann zeigte sonst keine Krankheitszeichen, gab aber Hinweise auf eine Familienanamnese. Ein CT des Abdomens war negativ. Eine Untersuchung der Ausscheidung von Katecholaminen und Metanephrin ergab Normalbefunde.

Tabelle 7.5 a, b gibt die Daten über die Likelihood-Ratios für positive und negative Testresultate für die 4 verschiedenen diagnostischen Maßnahmen. Die Daten sind – wie bei Pauker u. Kopelman – der Literatur entnommen. So hat der Nachweis von Vanillinmandelsäure (VMS) eine hohe LR+ von 27 und eine HLR– bei fehlender Erhöhung von 0,20. Man beachte, daß die Messung eines positiven Ergebnisses durch ein einziges negatives Wiederholungsresultat nicht kompensiert wird, denn 27 · 0,20 ist 5,4 und nicht 1,0. Dies ist eine bemerkenswerte Eigenschaft vieler Tests, die von Klinikern oft übersehen wird.

Tabelle 7.5 a, b. Nachweis eine Phäochromozytoms mittels des Bayes-Absatzes. Die Darstellung zeigt an einem Beispiel, wie mittels des Bayes-Ansatzes eine diagnostische Entscheidung berechnet werden kann. Dies führt auf die Rechnung mit Likelihood-Ratios, welche die Kenntnis von Sensitiviät und Spezifität der einzelnen Tests voraussetzt (s. Texte). (Modif. nach Pauker u. Kopelman [1458])

a	Test	Sensitivität	Spezifität	LR (S+)	LR (S−)
	VMS-Exkretion	0,81	0,97	27,0	0,20
	Katecholamin-Exkretion	0,82	0,95	16,4	0,19
	Metanephrin-Exkretion	0,83	0,95	16,6	0,18
	CT-Abdomen	0,92	0,80	4,6	0,10

b	Diagnosen	Prior-Odds	Likelihood-Ratio	Posterior-Odds
	Population:			
	Phäochromozytom Ja:Nein	14:9986	27	0,0378
	Patient:			
	Phäochromozytom Ja:Nein (maximal)	1:99	0,092	0,00093

Die Likelihood-Ratios für eine Testkombination multipiziert man.

Bei dem betrachteten Patienten ergab sich die gesamte Likelihood Ratio aller 4 Untersuchungen (VMS positiv, CT negativ, Katecholamine negativ, Metanephrin negativ) = 27 · 0,19 · 0,18 · 0,1 = 0,092. In einer Population unselektierter Patienten mit Hypertension beträgt die Prävalenz von Phäochromozytom 14 auf 10 000, was als Prior Odds aufgefaßt werden könnte. Der Patient hat aber sicher verschiedene Selektionen durchlaufen, so daß man speziell seine Prior Odds abgeschätzen muß. Wir nehmen einen ungünstigen Fall an und unterstellen, daß dieser aufgrund der Anamnese bei 1:99, d.h. wesentlich höher liegt als in unselektierten Personen. Dennoch ergibt sich ein Posterior Odds von 0,00093. Man konnte also aufgrund der *Evidenzkombination mittels Likelihood-Ratios* insgesamt die Verdachtsdiagnose Phäochromozytom verwerfen.

Merksatz

Positive und negative Ergebnisse des gleichen Tests neutralisieren sich im allgemeinen nicht.

Problematik. Die Problematik der Kombination von klinischer Evidenz mittels Odds-Ratios und Likehood-Ratios liegt vor allem darin: Die bedingte Unabhängigkeit der Symptome in doppelter Hinsicht, bezogen auf die Diagnose und auf die Negation der Diagnose, wird oftmals schwer zu beweisen oder zu begründen sein, da sie, streng genommen, für alle Alternativdiagnosen zu führen wäre. Einen Ausweg aus diesem Problem bieten die vernetzten Strukturmodelle (s. 7.7.8).

Ein *Nachteil* der dargestellten Verfahrensweise liegt darin, daß durch die Dichotomisierung der Meßergebnisse (pathologisch ja/nein) Information verschenkt wird. So sollten extreme Abweichungen eines Meßwertes zu einer höheren Likelihood-Ratio führen als ein weniger extremer, aber immer noch pathologischer Wert. Entsprechende Erweiterungen der Verfahrensweise auf kontinuierliche Meßgrößen sind jedoch technisch möglich. Die Problematik liegt darin, empirische Daten für die entsprechende Risikoerhöhung zu erhalten.

7.7.8
Kausal probabilistische Netzwerkmodelle

In den vorangehenden Abschnitten haben wir dargelegt, wie innerhalb eines wahrscheinlichkeitstheoretischen Ansatzes das Bayes-Theorem genutzt werden kann, um diagnostisches und kausales Schließen darzustellen und miteinander zu verknüpfen. Bislang behandelten wir nur einfache Fälle, in denen nur eine Diagnose und wenige Symptome betrachtet wurden. In diesem Abschnitt wird gezeigt, wie und unter welchen Umständen eine Verallgemeinerung möglich ist.

Diagnostisches Schließen. Unter *„diagnostischem Schließen"* wurde die Aktualisierung der Wahrscheinlichkeit einer Diagnose aufgrund der Kenntnis des Vorliegens bestimmter Symptome verstanden. Dabei spielte die Quantifizierung vorliegender empirischer Beobachtungen in Form von Likelihoods (s. oben) eine Rolle. Unter Bedingungen der konditionellen Unabhängigkeit haben Likelihood-Ratios verschiedener Symptome die angenehme Eigenschaft, sich multiplikativ zu verhalten, so daß man die gesamte bekannte Evidenz einfach als Produkt aller Likelihood-Ratios erhält.

Kausales Schließen. Unter *„kausalem Schließen"* wurde die Ableitung der Wahrscheinlichkeit von Symptomen aus der Kenntnis des Vorliegens von Diagnosen verstanden. Dabei hat hier „kausal" die Bedeutung von kognitiv korrekt und nicht unbedingt die von physiologischer Kausalität (s. auch 1.1.5, 2.3 und 5.2.5).

Bayes-Theorem. Wesentlich für die Verwendung des Bayes-Theorems in der Medizin ist die Tatsache, daß eine mathematisch stringente Verknüpfung zwischen Symptom und Diagnose, somit zwischen Beobachtung und gedanklichem Konstrukt, bzw. zwischen Faktum und Hypothese hergestellt wird. Diese theoretisch ansprechende Eigenschaft hat bereits frühzeitig Bemühungen nahegelegt, komplexere medizinische Schlußweisen, wie etwa: differentialdiagnostische Überlegungen mittels des *Bayes-Theorems* zu beschreiben. Solche Bemühungen scheiterten aber bisher an einer kaum überwindbar scheinenden konzeptuellen und technischen Schwierigkeit. Vor einigen Jahren wurden jedoch unter dem Begriff der *kausal probabilistischen Netzwerkmodelle* neue leistungsfähige mathematische und numerische Verfahren entwickelt, von denen man sich einen Durchbruch auf dem Wege zu diffentialdiagnostischen Expertensystemen versprechen kann. Im Folgenden seien die grundlegenden Ideen dieser Konzepte erläutert.

Differentialdiagnostische Schwierigkeiten. Die Schwierigkeit eines differentialdiagnostischen Problems besteht aus mathematisch-statistischer Sicht darin, für *alle* Kombinationen von Diagnosen und Symptomen geeignete Wahrscheinlichkeiten anzugeben. Schon bei 2 Diagnosen und 3 Symptomen sind Wahrscheinlichkeiten für $2^5 = 32$ Kombinationen zu bestimmen [z.B. die Wahrscheinlichkeit p (Diagnose 1 = ja, Diagnose 2 = nein, Symptom 1 = ja, Symptom 2 = ja, Symptom 3 = nein) für das Vorliegen von Diagnose 1 bei Vorliegen der Symptome 1 und 2 und Ausschluß von Symptom 3]. Bei 10 Diagnosen und 10 Symptomen sind dies aber schon über

1 Mio. Kombinationen. Man spricht von einer *kombinatorischen Explosion*. Es ist offensichtlich, daß man weder empirische Möglichkeiten hat, Daten über alle derartige Kombinationen zu sammeln noch geeignete statistische Verfahren, sie auszuwerten.

Andererseits ist im praktischen Alltag die Kenntnis aller Kombinationen gar nicht erforderlich. Oftmals genügt das Vorliegen einer *Konstellation weniger Symptome*, um eine Diagnose sehr viel wahrscheinlicher zu machen als alle anderen. Zudem kommen in einer konkreten differentialdiagnostischen Situation oftmals nur wenige Diagnosen in Betracht. Für die betreffende eingeengte Fragestellung können alle anderen Symptome und Diagnosen ohne größeren Informationsverlust vernachlässigt werden.

Formalisierte Lösungsstrategie. Die Grundidee einer formalisierten Lösungsstrategie besteht darin, differentialdiagnostische Probleme durch eine radikale Strategie der Komplexitätsreduktion zu bewältigen und eine nur approximative, aber dafür überschaubare Lösungsstrategie zu entwickeln. Mathematisch ausgedrückt verlangen wir eine Verfahrensweise, welche die Tabelle der gemeinsamen Wahrscheinlichkeiten aller Diagnose-Symptom-Kombinationen vereinfacht und neu gliedert.

Als fundamentale Idee kommt wiederum das *Konzept der bedingten Unabhängigkeit* ins Spiel. Man versucht mittels biologisch oder medizinisch plausibler Annahmen, die gemeinsamen Wahrscheinlichkeiten aller Diagnosen und Symptome als Produkte bedingter Wahrscheinlichkeiten von nur wenigen Diagnosen und Symptomen darzustellen [z.B. $p(D|S_1, S_2) = p(D) \cdot p(S_1|D) \cdot p(S_2|D)$]. Diese Vereinfachung kann nur durch medizinische Sachkenntnis und Intuition erfolgen, nicht durch einen mathematischen Formalismus. Es handelt sich um einen intellektuellen Akt der *intensionalen Modellierung medizinischen Wissens*, in dem man die relevanten Zusammenhänge heraushebt und die Verknüpfungen festlegt. Dies führt auf eine Zerlegung der großen Tabelle aller Kombinationen in eine Vielzahl kleiner Tabellen, die untereinander in einer relevanten Relation stehen.

Konstruktion quantitativer Modelle. Die Konstruktion von quantitativen Modellen medizinischen Schließens mittels probabilistischer Verfahren läuft in mehreren Schritten ab.

1. Strukturbildung. Der erste und wichtigste Schritt ist die Darstellung der Struktur des medizinischen Wissens. Es hat sich bewährt, diesen Prozeß der qualitativen Modellierung unsicheren medizinischen Wissens mit „kausal" plausiblen Verknüpfungen in einem graphischen Netzwerk darzustellen. Abbildung 7.8 a, b und Tabelle 7.6 geben ein Beispiel für ein solches kausales Netzwerk.

Beispiel: Wir betrachten mit Fieber und Lymphknotenschwellung 2 Symptome, die beide durch 2 verschiedene Erkrankungen (Pfeiffer-Mononukleose, malignes Lymphom) verursacht werden können. Diagnosen und Symptome werden gleichermaßen als Zufallsvariable aufgefaßt und als Knoten eines Netzwerkes dargestellt. Kanten zwischen den Knoten werden vergeben, wenn man eine „kausale" Verknüpfung berücksichtigen möchte.

In dem Beispiel sind dies wegen des differentialdiagnostischen Interesses die Verbindungen zwischen Diagnosen und Symptomen und weniger die Verbindungen zwischen Diagnosen oder zwischen Symptomen. Die Kausalitätsrichtung kommt durch die Pfeilspitzen

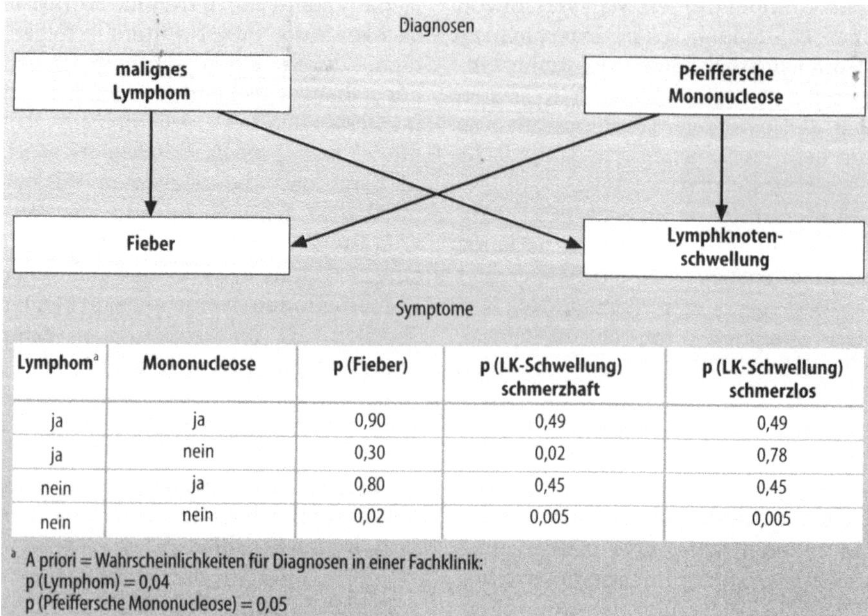

Lymphom[a]	Mononucleose	p (Fieber)	p (LK-Schwellung) schmerzhaft	p (LK-Schwellung) schmerzlos
ja	ja	0,90	0,49	0,49
ja	nein	0,30	0,02	0,78
nein	ja	0,80	0,45	0,45
nein	nein	0,02	0,005	0,005

[a] A priori = Wahrscheinlichkeiten für Diagnosen in einer Fachklinik:
p (Lymphom) = 0,04
p (Pfeiffersche Mononucleose) = 0,05

Abb. 7.8 a, b. Kausal probabilistisches Netzwerk. An einem einfachen Beispiel wird die Funktionsweise diagnostischen Schließens unter Unsicherheit mittels eines kausal probabilistischen Netzwerkes dargestellt (a). Hier werden nur 2 Differentialdiagnosen und 2 Symptome betrachtet. Die Symptome kommen bei den verschiedenen Konstellationen von Diagnosen mit unterschiedlichen Wahrscheinlichkeiten vor. Die Prävalenzen der Erkrankungen seien bekannt. Der kausale Netzwerkgraph und der sogenannte Vereinigungsbaum lassen sich daraus ableiten, b konditionelle Wahrscheinlichkeiten für Symptome bei verschiedenen gegebenen Konstellationen von Diagnosen

zum Ausdruck. Entsprechend der kognitiven Kausalität wird die Richtung von den Diagnosen zu den Symptomen ausgezeichnet. Diese entspricht der Richtung des *kausalen Schließens*, während die retrograde Richtung dem *diagnostischen Schließen* entspricht.

Es gibt 2 *wesentliche Aspekte*, die man bei einer qualitativen Netzwerk-modellierung beachten sollte. Zum einen sollten möglichst wenige, aber biologisch gut begründete und medizinisch relevante Verknüpfungen ausgewählt werden. Hier sind eine große Sachkenntnis und ein geschultes Urteilsvermögen erforderlich. Zum zweiten muß es immer eine gerichtete azyklische Kausalität geben. Man prüft dies indem man alle durch die Pfeilspitzen festgelegten Wege verfolgt und zyklische Verfahren sucht, die wieder zum Ausgangsort zurückkehren. Solche zirkuläre Schlußweisen können zu unsinnigen Ergebnissen führen und müssen daher in Netzwerkmodellen vermieden werden. In unserem Beispiel kommen solche Zirkel nicht vor.

2. Herleitung konditioneller Wahrscheinlichkeiten. Bisher bestand die Modellierung in einer Strukturbildung. Der zweite Schritt der Modellierung bringt darüber hinaus den quantitativen wahr-

Tabelle 7.6. Netzwerkpropagation. Das zuvor definierte kausal probabilistische Netzwerk wird genutzt, um aus dem Vorliegen von Symptomen auf die Wahrscheinlichkeit von Diagnosen zu schließen

Fieber	LK-Schwellung schmerzhaft	LK-Schwellung schmerzlos	p (m. Lymphom)	p (Mononukleose)
1. Unbekannt (0,070)[a]	Unbekannt (0,038)[a]	Unbekannt (0,057)[a]	0,040	0,050
2. Ja	Unbekannt (0,265)[a]	Unbekannt (0,389)[a]	0,189	0,576
3. Nein	Unbekannt (0,010)[a]	Unbekannt (0,032)[a]	0,029	0,011
4. Unbekannt (0,662)[a]	Ja	Nein	0,062	0,809
5. Unbekannt (0,478)[a]	Nein	Ja	0,539	0,389
6. Unbekannt (0,026)[a]	Nein	Nein	0,008	0,005
7. Ja	Ja	Nein	0,060	0,983
8. Ja	Nein	Ja	0,360	0,609
9. Ja	Nein	Nein	0,096	0,160
10. Nein	Ja	Nein	0,067	0,469
11. Nein	Nein	Ja	0,703	0,149
12. Nein	Nein	Nein	0,006	0,001

[a] Angabe der Wahrscheinlichkeit für Symptome nach Aktualisierung.

scheinlichkeitstheoretischen Aspekt ins Spiel. Jeder Netzwerkknoten wird als Zufallsvariable angesehen. Die Wahrscheinlichkeiten richten sich allein nach den Kombinationen der Zustände der im Kausalitätssinne unmittelbar vorangehenden (verursachenden) Knoten. Andere Informationen in anderen Teilen des Netzes werden aufgrund der Modellstruktur nicht mehr berücksichtigt. Folglich ergeben sich relativ übersichtliche Tabellen für die konditionellen Wahrscheinlichkeiten. Im Beispiel sind dies jeweils eine Tabelle für die Wahrscheinlichkeit von Fieber bzw. für die Wahrscheinlichkeit von schmerzhaften und schmerzlosen Lymphknotenschwellungen unter den 4 möglichen Kombinationen von Diagnosen. Da die Diagnosen „Pfeiffer-Mononukleose" und „malignes Lymphom" im Beispiel selbst an der Spitze des Netzwerkes stehen, reduzieren sich die Tabellen der konditionellen Wahrscheinlichkeiten auf einfache A-priori-Wahrscheinlichkeiten (s. Abb. 7.8 a, b).

Eine offensichtliche Aufgabe der Wissensmodellierung besteht somit darin, *plausible Werte für die Tabellen der konditionellen Wahrscheinlichkeiten* zu wählen. Hierfür können mitunter statistische Erhebungen eingesetzt werden. Oftmals wird aber auch auf Abschätzungen von Experten zurückgegriffen. *Neuere Ansätze* gehen in die Richtung, lernende System zu entwickeln, bei denen die Wahrscheinlichkeiten nicht für alle Zeiten fixiert werden, sondern sich im Rahmen eines Lernverfahrens verändern (s. auch 5.9.6). Voraussetzungen sind dabei allerdings, daß die Struktur des Netzes unverändert bleibt, und daß ein Vergleichsverfahren zwischen Modellfall und realem Beobachtungsfall eingeführt wird. Die Möglichkeit der Gewinnung geeigneter Werte für die Wahrscheinlichkeiten stellt bei der oben erörterten Auswahl der Netzstruktur einen zusätzlichen Entscheidungsaspekt dar.

3. Anwendung beim Patienten. Der dritte Schritt der Modellbildung betrifft das Verfahren, das Netz auf individuelle Patienten anzuwenden und bei Kenntnis über bestimmte Symptome an einem Patienten Schlußfolgerungen über die Wahrscheinlichkeit der Diagnosen zu ziehen.

Liegt bei einem Patienten keine Kenntnis von Symptomen vor, so lassen sich die Wahrscheinlichkeiten aus den A-priori-Wahrscheinlichkeiten für die Diagnosen (d.h. aus den Prävalenzen) und den konditionellen Wahrscheinlichkeiten berechnen. Liegt hingegen bei einem Patienten die Kenntnis über das definitive Vorliegen eines Symptoms (z.B. Fieber) vor, so lassen sich neue Wahrscheinlichkeiten für die Diagnosen, aber auch für alle anderen von ihnen abhängigen Knoten im Netz berechnen. Das Berechnungsverfahren für komplexe Netzwerke ist mathematisch kompliziert und stellte bisher ein kaum lösbares Problem dar. Aufgrund der wegweisenden Arbeiten von Lauritzen u. Spiegelhalter [1171] existiert jetzt ein formalisiertes Verfahren, *aus komplexen gerichteten azyklischen Graphen mit bekannten konditionellen Wahrscheinlichkeitstafeln funktionsfähige Inferenzalgorithmen* zu erstellen. Der wesentliche Gewinn des Verfahrens liegt darin, daß auch Netzwerke mit Verzweigungen und ungewichteten Zyklen behandelt werden können. Dabei können von einem Knoten mehrere Kanten ausgehen oder an ihm mehrere Kanten eingehen (s. Beispiel). Solche Verzweigungen führen dazu, daß die erwünschte konditionelle Unabhängigkeit im ursprünglichen Modellgraphen nicht erhalten bleibt. Dies wird am Beispiel einsichtig. Wenn ein Patient das Symptom „Fieber" hat, sind die Diagnosen „infek-

tiöse Mononukleose" und „Lymphom" nicht mehr voneinander unabhängig. Deshalb kann man alle weiteren Schlußfolgerungen nicht mehr über die marginalen Wahrscheinlichkeiten hinaus berechnen. Der Ausweg aus diesem Problem ist ein Verfahren, aus dem vorgegebenen Strukturgraphen mit der kognitiv einsichtigen Kausalitätsstruktur andere Meta-Strukturgraphen zu erzeugen. Solche *Metagraphen* werden so erzeugt, daß nur noch eine einfache baumartige Struktur mit Verzweigungen in eine Richtung auftritt. Solche Graphen sind numerisch einfach zu handhaben, da die Kausalität immer ohne Konflikt darzustellen ist. Tatsächlich kann man aus gerichteten azyklischen Graphen immer durch geeignete Transformationsprozesse solche Vereinigungsbäume erzeugen und damit auch komplexere Netze berechenbar machen (s. auch [33, 1171]).

Stellen wir uns vor, daß bei einem Patienten ein Symptom festgestellt wird. Wie ändert sich unter dieser Information die Wahrscheinlichkeit für die Diagnosen und für die damit zusammenhängenden anderen Symptome? Technisch handelt es sich um die Frage, wie die neue Information durch das Netzwerk hindurchgereicht und genutzt wird, die Wahrscheinlichkeiten zu modifizieren. Man spricht im Fachjargon von *Evidenzpropagation durch das Netzwerk.* Das Ziel ist, einen neuen Zustand des Netzwerkes zu berechnen, so daß alle Wahrscheinlichkeitsbedingungen simultan erfüllt sind. Technisch erfordert dies einen Algorithmus mit wiederholter iterativer Anwendung des Bayes-Theorems. Dies führt zu Aktualisierungen der Wahrscheinlichkeiten in jedem Knoten, die an nachrangige Knoten weitergegeben werden, wo sich wieder eine Aktualisierung anschließt. Umgekehrt werden die Likelihoods aktualisiert und an die nächsthöheren Knoten weitergegeben, wo sie in die Bayes-Formel für die Aktualisierung der Wahrscheinlichkeiten eingehen. Dieser komplizierte Vorgang der Propagation von diagnostischer und kausaler Evidenz durch das Netzwerk ist vollständig automatisierbar. Es stehen hierfür neuerdings Programmierwerkzeuge zur Verfügung, die diese Aufgabe eigenständig absolvieren. So braucht das Programmsystem HUGIN (Handling Uncertainty by General Influence Networks) nur einen kausalen Graphen und die Tabellen der konditionellen Wahrscheinlichkeit, um die genannten Schritte auszuführen (s. Andreassen et al. 1991, [33]).

Tabelle 7.6 zeigt das Ergebnis für unser einfaches Beispiel. Wenn keine Kenntnis über die Symptome vorliegt, stellen sich die A-priori-Wahrscheinlichkeiten von 0,04 und 0,05 für Lymphom und Mononukleose ein, wie sie für eine internistisch-onkologische Ambulanz zutreffen könnten. Zugleich ergeben sich aufgrund der spezifizierten konditionellen Wahrscheinlichkeiten für Symptome die Symptomprävalenzen. Insgesamt sind nun 12 Konstellationen hinsichtlich der Symptome möglich. Die höchste Wahrscheinlichkeit für Mononukleose ergibt sich, wenn man Kenntnis über das Vorliegen von Fieber und schmerzhaften Lymphknotenschwellungen hat. Sie beträgt 0,983 gegenüber einer Wahrscheinlichkeit von 0,060 für ein Lymphom (ODDS-Ratio von 16 für Mononukleose). Ein Lymphom ist hingegen bei Vorliegen von schmerzlosen Lymphknotenschwellungen ohne Fieber am wahrscheinlichsten (0,703, ODDS-Ratio für Lymphom 5,0). Zusätzliches Fieber würde jedoch wieder eher eine Mononukleose wahrscheinlich machen. Der Ausschluß von Fieber und Lymphknotenschwellungen erniedrigt die Wahrscheinlichkeiten für beide Erkrankungen um mehr als eine Größenordnung (Zeile 12).

Zweifellos ist das Beispiel in mancher Hinsicht stark vereinfacht. So wären weitere Eigenschaften der Patienten (z. B. Alter), der Art der Lymphknotenschwellungen (z. B. Polyadenopathie) und andere Laborparameter (z. B. LDH) mit in das Modell zu integrieren. Desweiteren müßten die konditionellen Wahrscheinlichkeiten (s. Abb. 7.8 a, b) genauer bestimmt werden. Dennoch macht das Beispiel deutlich, daß schon stark vereinfachte Situationen zu unerwarteten Einsichten führen können (Vergleiche z. B. die Zeilen 2, 5, 8, 11) und damit die Abwägung der Relevanz von Symptomen im diagnostischen Prozeß rationaler einzuschätzen gestattet, als die übliche Heuristik es erlauben würden.

Anwendungsgebiet. Der *Ansatz der kausal probabilistischen Netzwerkmodellierungen* stellt derzeit einen der erfolgversprechendsten Vorschläge zur Modellierung des diagnostischen Schließens dar. Er verbindet in hohem Maße klinische Plausibilität und mathematische Geschlossenheit. Ihr Einsatz wird derzeit bei verschiedenartigen differentialdiagnostischen Problemen erprobt. Beispielsweise ist ein System zur *Differentialdiagnose* neuromuskulärer Erkrankungen in Entwicklung, das als Symptome klinische und histologische Beobachtungen ebenso wie neurophysiologische und elektromyographische Messungen inkorporiert. Andere Arbeiten richten sich auf Anwendungen für *therapeutische Entscheidungsoptimierung* wie etwa bei Diabetesbehandlung (s. Lauritzen u. Spiegelhalter [1171]; Andreassen et al. [33]). Derartige Modelle weisen durchaus einige hundert Knoten auf und erreichen damit eine erhebliche Komplexität.

Fehlerhafte Modellierung. Da es sich aber um Modelle der Zusammenhänge von Diagnosen und Symptomen handelt, besteht grundsätzlich die Möglichkeit, fehlerhafte Modellierungen vorzunehmen. Dabei lassen sich 2 Fehler unterscheiden.

- Einer betrifft die *quantitativ falsche Angabe von Wahrscheinlichkeiten* in den Knoten bzw. Kliquen. Dieser Fehler ist im Prinzip durch eine bessere Datenlage behebbar, und man bemüht sich derzeit, lernende Modelle aufzubauen, die auf der Basis akkurat dokumentierter Fallbeobachtungen die Modellparameter anpassen.
- Der zweite Fehlertyp betrifft strukturelle Modelldefekte durch *Fehlspezifikationen der Modelle*. Diese sind in der Regel eine Konsequenz des Modellierungsvorganges selbst, in dem eine Vielzahl möglicher Assoziationen zwischen Knoten eliminiert wird. Dabei kann es durch Fehleinschätzung der Modellbauer zu unzulässigen Vereinfachungen kommen. *Modellvalidierung* und *Modellerprobung* werden deshalb wesentliche Aspekte bei der Einführung wissensbasierter Entscheidungsunterstützungsysteme in die klinische Praxis darstellen. Dies gilt aber für andersartige Verfahren ähnlicher Zielsetzung gleichermaßen.

Schließlich sei angemerkt, daß man sich erhofft, in dieses Rahmenkonzept der probabilistischen Kausalitätsmodelle auch *Entscheidungsunterstützungen* hinsichtlich Therapieplanung und Planung weiterer diagnostischer Tests einzubetten.

7.7.9
Brauchbarkeit und Kritik

Für die Anwendung des Bayes-Theorems sind, wie wir sahen, Kenntnisse über die Häufigkeit der gesuchten Krankheiten zu den übrigen Krankheiten in einer definierten Bevölkerungsgruppe und über das Häufigkeitsverhältnis des Symptoms (oder der Symptomkombination) bei dieser Krankheit gegenüber dem Vorkommen bei allen anderen Erkrankungen und bei Gesunden erforderlich. Diese Informationen sind oft nur schwer erhältlich.

Wie schon erörtert, sind in der praktischen Medizin nur selten die Voraussetzungen für die wechselseitige *konditionelle Unabhängigkeit der Symptome* und den *wechselseitigen Ausschluß der geprüften Krankheiten* gegeben. Die praktische Erfahrung scheint allerdings zu zeigen, daß die bedingte Unabhängigkeit nicht so streng vorausgesetzt werden muß, wie man theoretich erwarten sollte. Ein Zusammenhang durch *inhomogene Verteilung* scheint die Zuverlässigkeit der Ergebnisse weniger zu belasten als ein kausaler Zusammenhang. Offen ist, ob der Bayes-Ansatz zu einer Überbewertung der Diagnosen mit häufigem Vorkommen und zahlreichen Symptomen führt.

Das Verfahren ist des weiteren in verschiedener Hinsicht limitiert. *Multimorbidität* läßt sich in diesem Ansatz schwer berücksichtigen: je größer die Zahl der zu berücksichtigenden Krankheiten ist, desto schwieriger ist das Verfahren zu handhaben.

Trotz aller dieser Einwände hat sich die Diagnostik mit dem Bayes-Theorem in der Hand zahlreicher Untersucher praktisch bewährt, vor allem für die relativ homogenen Krankheitsverteilungen bestimmter Spezialkliniken.

Mit diesen Grenzen hat sich die praktische Anwendung des Bayes-Theorems vor allem in Bereichen durchgesetzt, in denen die Differentialdiagnose aus einer kleinen Anzahl (unter 20) verwandter Erkrankungen zu stellen ist, und in denen eine gute Dokumentation früherer Daten gegeben ist. Es ist selbstverständlich, daß solche automatisierten Verfahren den erfahrenen Arzt nicht ersetzen können, sondern lediglich dazu geeignet sind, die Bewertung von bereits vorgegebenen Befunden zu komprimieren und dadurch das weitere diagnostische Vorgehen zu unterstützen.

7.8
ROC-Kurven

7.8.1
Zielsetzung

Diagnostische Schlüsse basieren neben der Verfahrensweise des Schließens wesentlich auf den ihnen zugrundeliegenden diagnostischen Testverfahren. Es ist wünschenswert, daß der Einsatz von quantitativen Labortechniken und von beurteilenden Verfahren bei Bild- und Signalanalyse eine zuverläßige Unterscheidung von gesunden und erkrankten Personen ermöglicht. Die immer schneller verfügbar werdenden Techniken, etwa in der Bildverarbeitung (Computertomographie, Magnet-Resonanz-Tomographie, Positronen-Emissions-Tomographie, Sonographie, s. 6.6.) machen Verfahrensweisen erforderlich, mit denen man die *diagnostische Leistungsfähigkeit* dieser Verfahren unmittelbar vergleichen kann.

Des weiteren spielt in der Medizin neben dem Aspekt der *Kostenkontrolle* (effektiverer Einsatz der Methoden) in zunehmendem Maße die *Qualitätssicherung* (s. auch 10.5) eine Rolle. Insbesondere bei qualitativen beurteilenden Verfahren tritt die Frage auf, wie man die diagnostische Kompetenz verschiedener Beurteiler miteinander vergleichen kann.

Für die Beantwortung dieser Fragen kann man auf eine einfache und überaus nützliche Verfahrensweise zurückgreifen, die sich aus der Signalerkennungstheorie der Ingenieurwissenschaften, besonders der Radarauswertung, entwickelt und unter dem Begriff der *„receiver operating characteristic“* (ROC) eingebürgert hat. Die Verfahrensweise hat in der bildgebenden Diagnostik bereits wichtige Beiträge geleistet; in den vergangenen Jahren wurde auch das statistisch-theoretische Fundament immer solider.

Die Charakterisierung von diagnostischen Tests und Beurteilungen mittels ROC-Kurven stellt eine Verallgemeinerung der Begriffe der Sensitivität und Spezifität dar, wie wir sie in 1.1.3 und 7.7.3 eingeführt haben. Es handelt sich um eine Verfahrensweise, die unabhängig ist von der Prävalenz der Erkrankung in der Population und von der speziellen Festlegung einer diagnostischen Schwelle bei quantitativen Merkmalen. Damit wird erreicht, daß man eine ganze diagnostische Verfahrensweise mit einem Gütemaß charakterisiert, das mit dem Gütemaß eines gänzlich anderen Tests zur gleichen Erkrankung direkt vergleichbar ist.

7.8.2
Geschichte

Die ROC-Methode wurde entwickelt, um diagnostische Systeme zu evaluieren und in ihrer Leistungsfähigkeit zu bewerten. Basis ist die statistische Entscheidungstheorie (z. B. Wald, 1950 [2037]). Die ersten Anwendungen standen im Zusammenhang mit der Identifizierung elektronischer Signale (Peterson et al. 1954 [1481]). Das Verfahren fand breitere Verwendung im Bereich der menschlichen Sinneswahrnehmung (Green u. Swets, 1966 [702]) und diagnostischer Systeme (Swets u.

Pickett, 1982 [1934, 1935]). Weitere Anwendungsbereiche sind die industrielle Qualitätskontrolle, das militärische Monitoring, die Wiederauffindung von Informationen, die Kriminalistik und die Wettervorhersage. Zur Vertiefung des folgenden verweisen wir insbesondere auf die Übersichtsarbeiten von Hanley u. McNeil [796], Metz [1345] und auf die verschiedenen Publikationen von Swets [1933 – 1935].

7.8.3
Konstruktion der ROC-Kurven

Nachfolgend wollen wir die Leistungsfähigkeit eines quantitativen Labortests und eines qualitativen Diagnoseverfahrens miteinander vergleichen. Hierzu werden wir für ein fiktives Beispiel geeignete ROC-Kurven konstruieren.

Wir stellen uns vor, daß ein Labormediziner und ein Diagnostiker behaupten würden, sie verfügten über eine geeignete Verfahrensweise, bezüglich einer Erkankung Gesunde von erkrankten Personen zu unterscheiden. Um zu ermitteln, wer über das bessere Verfahren verfügt, verabreden wir, beiden jeweils das Untersuchungsgut einer Stichprobe von Probanden zur Verfügung zu stellen. In dieser Stichprobe mischen wir Untersuchungsgut von nachgewiesenermaßen Gesunden und nachgewiesenermaßen erkrankten Personen, ohne die Identifizierung dieser Proben den Untersuchern aufzudecken.

Voraussetzung für diese Verfahrensweise ist natürlich, daß es eine tatsächlich beweisende diagnostische Verfahrensweise gibt, welche die Zuordnung der Personen zum Status „an dieser Krankheit erkrankt" bzw. „an dieser Krankheit nicht erkrankt" zweifelsfrei klären kann. Solche Verfahren werden auch als *„Goldstandard"*

(s. auch 6.5) bezeichnet, ein oft gebrauchter, aber selten präzisierter Ausdruck. Es kann sich dabei um invasive Verfahren (z.B. Koronarangiographie, Laparotomie, Gewebsbiopsie etc.) handeln, um histologische Befunde, oder um Verlaufsbeobachtungen, die nach der Probenentnahme im Verlauf die Entscheidung treffen ließen. Wir setzen zunächst vereinfachend voraus, daß eine solche Goldstandarddiagnose vorliege. Ähnliches galt im übrigen für die Begriffe der Sensitivität und Spezifität in 7.7.3.

Eine weitere Voraussetzung für die Anwendung der ROC-Kurven ist, daß die Untersuchungsergebnisse auf nur einer *Merkmalskala mit einer monotonen Ordnung* vorliegen. Der Laborarzt tut sich damit in der Regel nicht schwer. Sein quantitatives Meßverfahren liefert für jede Probe einen Meßwert. Je höher dieser ausfällt (seltener – je nach Methodik – niedriger, z.B. Hämoglobin), desto eher ist er geneigt, das Ergebnis als pathologisch zu werten und auf seiner Grundlage die Klassifikation als „nicht erkrankt" oder „erkrankt" vorzunehmen. Die Monotonieeigenschaft ist hier enthalten. Der beurteilende Diagnostiker untersucht sein Material (z.B. ein radiologisches Bild) üblicherweise nach verschiedenartigen Merkmalen. Er wird nun aber aufgefordert aus allen ihm zur Verfügung stehenden Einzelaspekten eine zusammenfassende Einschätzung auf einer einachsigen geordneten Skala vorzunehmen. Beispielsweise könnte man ihm vorgeben, jedes Präparat auf einer sechsstufigen Skala einzugliedern, z.B.:

- Grad I: Im Sinne der fraglichen Erkrankung sicher nicht pathologisch;
- Grad II: wahrscheinlich nicht pathologisch,
- Grad III: eher nicht pathologisch;
- Grad IV: eher pathologisch;

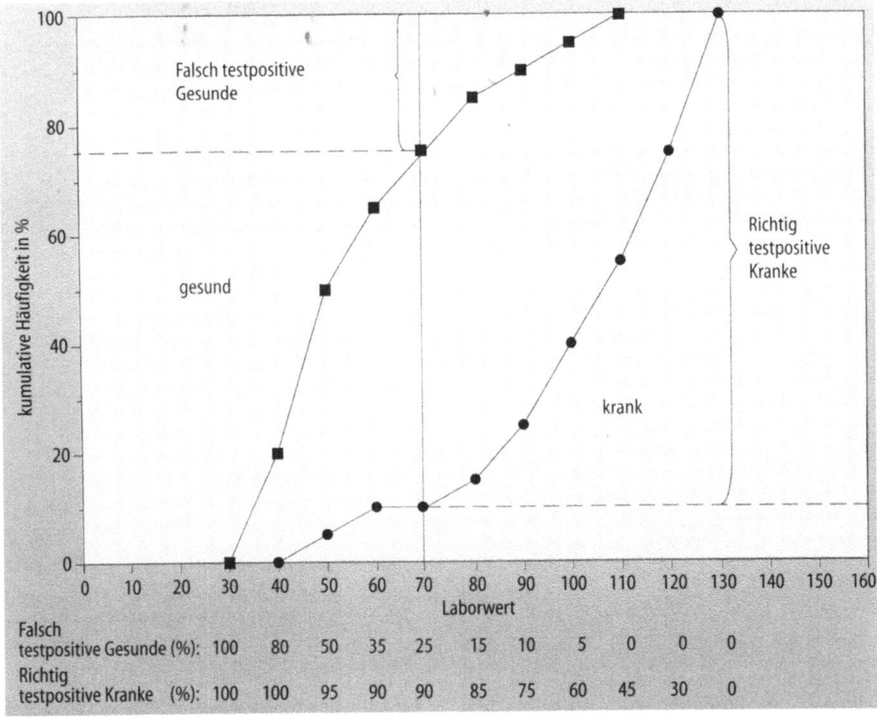

Falsch testpositive Gesunde (%):	100	80	50	35	25	15	10	5	0	0	0
Richtig testpositive Kranke (%):	100	100	95	90	90	85	75	60	45	30	0

Abb. 7.9. Trennung von Erkrankten und Nichterkrankten mittels eines quantitativen Labortests. Es wird angenommen, daß man Erkankte und Nichterkrankte mittels eines diagnostisch sicheren Verfahrens zuverlässig unterscheiden kann. Hinsichtlich eines weiteren quantitativen diagnostischen Verfahrens sollen die Personen untersucht werden. Für beide Gruppe läßt sich je eine empirische kumulative Häufigkeitsfunktion angeben, wie in unserem Beispiel gezeigt

Grad V: wahrscheinlich pathologisch;
Grad VI: sicher pathologisch.

Eine derartige Ordinalskala ist aufgrund ihrer Konstruktion monoton gegliedert.

Mit diesen Vorgaben führen der Labormedizinier Messungen und der Diagnostiker Beurteilungen an allen Präparaten der Stichprobe durch und teilen sie dem Untersuchungsleiter mit. Dieser entschlüsselt die wahre Diagnose und trennt die Ergebnisse in die Gruppen der Erkrankten und der Nichterkrankten auf. Die Abb. 7.9 und 7.10 zeigen die Ergebnisse unseres fiktiven Beispiels.

ROC-Kurven für quantitative Tests

Die Abb. 7.9 beschreibt die empirischen kumulativen Häufigkeiten für die Labormessungen getrennt für Erkrankte und für Nichterkrankte (der Einfachheit halber als Gesunde apostrophiert). Auf der Abzisse sind die möglichen Laborwerte aufgetragen. Man legt nun willkürlich einen Schwellenwert fest, unterhalb dessen man eine Beobachtung als nicht pathologisch (und oberhalb dessen als pathologisch) erklärt. In Abb. 7.9 deutet der *senkrechte* Strich einen Schwellenwert von 70 an. Dies impliziert, daß 25% der Gesunden falsch testpositiv, und 90% der Kranken richtig testpositiv ausgewiesen werden. Läge die

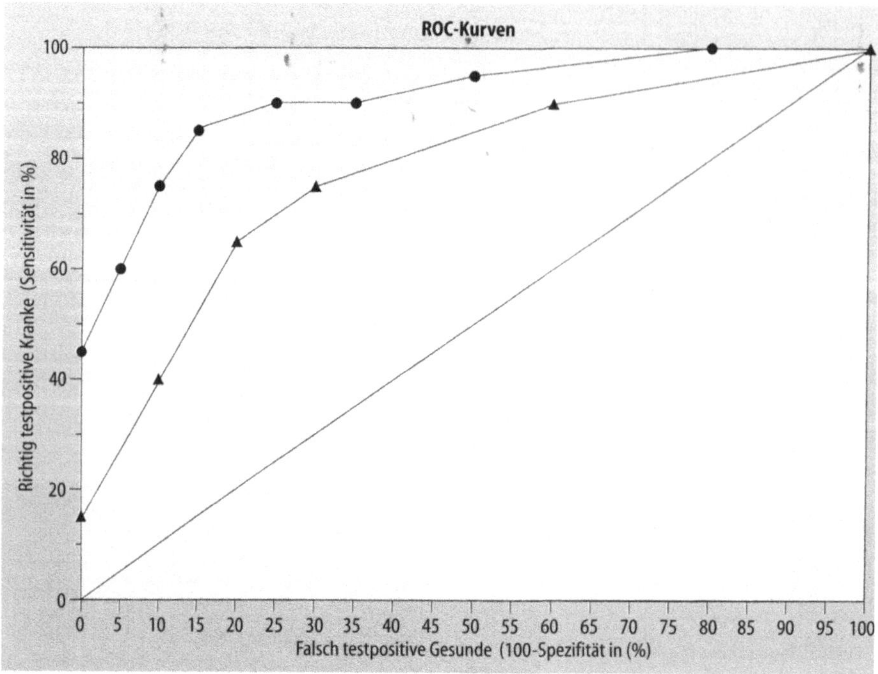

Abb. 7.10. Receiver-Operation-Charakteristik (ROC-Kurven). Aus den empirischen kumulativen Häufigkeitsfunktionen des quantitativen Labortests von Abb. 7.9 läßt sich eine ROC-Kurve ableiten (*Punkte*). Jeder Punkt in dem ROC-Diagramm kommt dadurch zustande, daß für jeden Laborwert festgestellt wird, welcher Anteil an falsch testpositiven Nichterkrankten bzw. richtig testpositiven Kranken resultiert. Diese Wertepaare werden in das ROC-Diagramm eingetragen und miteinander verbunden. Analog läßt sich für qualitativ ordinale Merkmale vorgehen. Auf diese Weise läßt sich die diagnostische Güte quantitativer und qualitativer Verfahren direkt miteinander vergleichen. Ein guter diagnostischer Test weist eine ROC-Kurve auf, die sich möglichst weit in die *linke obere Ecke* schmiegt. Offenbar ist der quantitative Test in unserem fiktiven Beispiel überlegen. Die Diagonale würde diagnostische Tests beschreiben, welche die Qualität eines zufälligen Münzwurfes hätten. Sie sind offenbar nicht interessant

Schwelle bei einem Wert von 90, so würde der Anteil der falsch klassifizierten Gesunden nur noch 10 % betragen. Für jede mögliche Lage der Schwelle erhält man folglich einen anderen Anteil von Gesunden links bzw. rechts der Schwelle. Entsprechend umgekehrt verändert sich der Anteil der richtig testpositiven Kranken.

Zu jeder Einstellung einer Entscheidungschwelle erhält man folglich je ein Wertepaar bestehend aus dem Anteil der falsch positiven Gesunden und dem Anteil der richtig positiven Kranken (s. die Zahlen in den beiden letzten Zeilen der Grafik). Es handelt sich folglich im Sinne der Definitionen von Abschnitt 7.7.3 für jede Schwelle um die zugehörige Sensitivität des Tests bzw. um 100-Spezifität des Testes (jeweils in Prozent). Die 11 Wertepaare unseres Beispiels für alle möglichen Schwellenwerteinstellungen lassen sich nun in ein ROC-Diagramm einzeichnen. Ab-

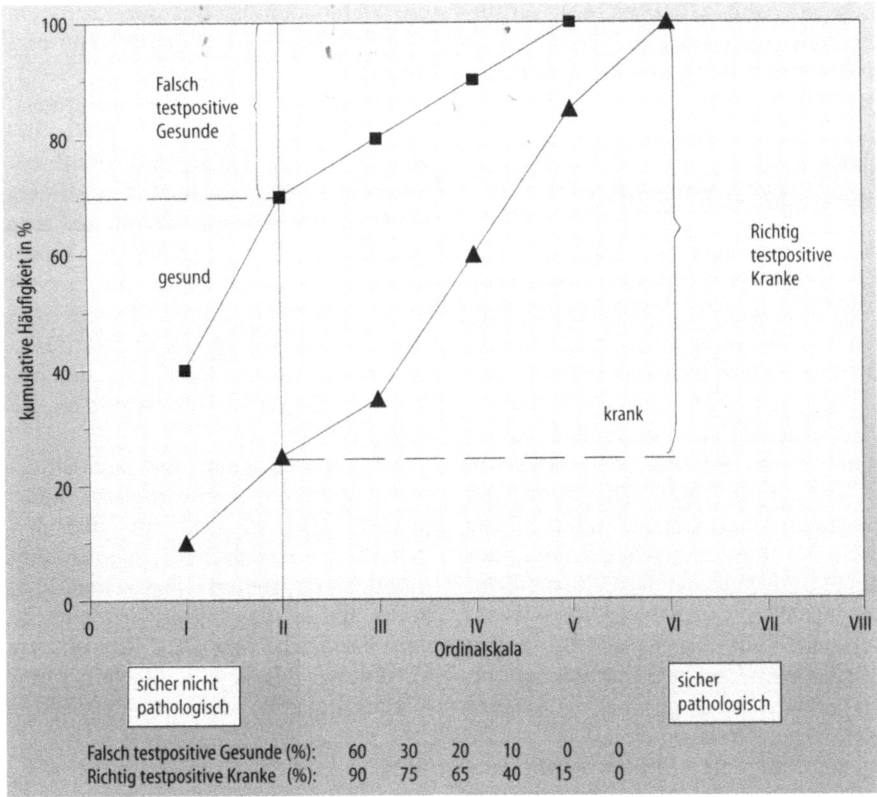

	I	II	III	IV	V	VI
Falsch testpositive Gesunde (%):	60	30	20	10	0	0
Richtig testpositive Kranke (%):	90	75	65	40	15	0

Abb. 7.11. Trennung von Erkrankten und Nichterkrankten mittels eines qualitativen Tests. Es wird angenommen, daß man Erkankte und Nichterkrankte mittels eines diagnostisch sicheren Verfahrens zuverlässig unterscheiden kann. Hinsichtlich eines weiteren qualitativen diagnostischen Verfahrens mit ordinaler Skala seien Personen untersucht worden. Für beide Gruppe läßt sich je eine empirische kumulative Häufigkeitsfunktion angeben, wie in unserem Beispiel gezeigt

bildung 7.10 zeigt dies anhand der Kreise. Verbindet man die Symbole mit geraden Linien, erhält man die empirische ROC-Kurve des diagnostischen Labortests.

ROC-Kurven für qualitative Tests
Die Abb. 7.11 stellt die Ergebnisse der qualitativen Beurteilung getrennt für

die Gruppe der Gesunden und der Erkrankten dar. Wieder handelt es sich um kumulative Häufigkeiten. So fallen 75 % der Beurteilungen der Gesunden in die Kategorie I oder II d h. sicher oder wahrscheinlich nicht pathologisch. Bei den Erkrankten wären dies nur 25 %. Ganz analog zu obigem Beispiel kann man nun gedanklich eine Schwellenkategorie auswählen oberhalb derer man den Befund als pathologisch wertet. Es ergeben sich dann wiederum Wertepaare für den Anteil an falsch positiven Klassifikationen von Gesunden bzw richtig positiven Klassifikationen von Erkrankten. Die Zahl der Kategorien ergibt die Zahl der möglichen Schwellen (abzüglich 1). Diese Wertepaare kann man nun wiederum in das ROC-Diagramm eintragen (s. Abb. 7.11, *Dreiecke*). Verbindet man wiederum die Punkte durch Linien erhält man die ROC-Kurve des qualitativen Tests.

7.8.4
Auswertung von ROC-Kurven

Damit ergibt sich die Frage, wie man die beiden ROC-Kurven vergleichen kann und welches Verfahren hinsichtlich der Trennung von Gesunden und Erkrankten leistungsfähiger ist.

Die Interpretation der ROC-Kurven wird anschaulich und einfach, wenn man einem Hinweis von Hanley u. McNeil [796] folgt. Demnach soll man den Anteil der gesamten Fläche des ROC-Diagramms bestimmen, der rechts unterhalb der ROC-Kurve liegt. Man erhält eine Zahl zwischen 0 und 1. Betrachten wir nun ein zufällig aus der Stichprobe herausgegriffenes Paar von Präparaten je eines gesunden und eines erkrankten Probanden. Dann ist die Flächenzahl als Wahrscheinlichkeit aufzufassen, die Klassifikation der beiden Präparate des Paares korrekt vorzunehmen.

Betrachten wir den hypothetischen Fall, daß das Testverfahren Gesunde und Erkrankte überhaupt nicht unterscheiden kann. Dann fallen die Kurven der kumulativen Häufigkeiten zusammen. Es resultiert eine ROC-Kurve, die als Winkelhalbierende im ROC-Diagramm imponiert. Diese teilt das ROC-Diagramm in 2 gleich große Flächen. Folglich ist die Wahrscheinlichkeit für eine korrekte Klassifikation eines Präparatepaares 0,5. Dies entspricht dem Wurf einer Münze, so daß in der Tat keine zuverlässige Diskrimination vorliegt.

Offenbar sind solche Diagnoseverfahren optimal, deren ROC-Kurve sich dem linken oberen Eckpunkt des ROC-Diagramms nähern. Dann liegen nahezu 100 % der Fläche unter ihr, und

die Wahrscheinlichkeit der korrekten Klassifikation eines Paares approximiert 1.

Es hat sich in der Tat eingebürgert, die Leistungsfähigkeit von ROC-Kurven in diesem Flächenindexmaß zusammenfassend zu bewerten. Dieses Maß ist unabhängig davon, ob eine quantitative oder qualitative Verfahrensweise benutzt wurde und macht diese direkt vergleichbar. In unserem fiktiven Beispiel ist somit die quantitative Labormethode der qualitativen überlegen ist (Flächenindex 0,91 versus 0,78).

Wie immer, wenn man zur Untersuchung eines Sachverhaltes Stichproben zieht, so sind auch bei den ROC-Kurven zufällige Schwankung möglich. Es stehen inzwischen eine Reihe statistische Signifikanztests für den Vergleich von ROC-Kurven zur Verfügung (Hanley u. McNeil [796]; Köbberling u. Windeler [1076]).

7.8.5
Anwendungen

Die Anwendungen von ROC-Kurven sind vielfältig. Sie gestatten beispielsweise folgende Vergleiche:

- quantitative Laborverfahren gegeneinander (z. B. 2 Tumormarker);
- qualitative Beurteilungsverfahren gegeneinander (z. B. 2 bildgebende Verfahren, CT vs MR; Vergleich verschiedener Beurteilungsstandards);
- quantitative vs. qualitative Verfahren (z. B. eine computergestütze Bildanalyse versus eine beurteilende bei Blutbildausstrichen);
- Leistungsfähigkeit verschiedener Beurteiler qualitativer Verfahren (z. B. verschiedene Radiologen bei Mammographien).

Für alle diese Aspekte gibt es in der Literatur zahlreiche Beispiele. Wir meinen, daß der Vergleich von diagnostischen Verfahren und der daraus ableitbare rationale Einsatz geeigneter Verfahren dennoch viel zu wenig Berücksichtung in der Praxis findet. Besonders hervorzuheben wäre der letztgenannte Aspekt der *Qualitätskontrolle von Beurteilern.* Es wäre durchaus denkbar, daß sich größere Einrichtungen, z. B. der diagnostischen Radiologie oder Nuklearmedizin, für relevante Diagnosen eine Trainingsstichprobe mit Präparaten von Erkrankten und nicht Erkrankten aufbauen und diese wiederholt den Ärzten zur blinden Beurteilung vorlegen. Ein anderes Beispiel wurde von Swets [1935] gegeben, in dem er darlegte, wie die Leistungsfähigkeit von Mammographiebeurteilungen anstieg, wenn die Untersucher vorgegebene Beurteilungsschemata anwandten.

7.8.6
Probleme

Fehlen eines Goldstandards. Problematisch wird die Technik der ROC-Kurven insbesondere dann, wenn man nicht über einen diagnostischen „Goldstandard" (s. oben) verfügt. In einigen Fällen kann man dann aber dennoch *plausible Surrogatverfahren* aufbauen, wobei mehrere diagnostische Testverfahren kombiniert werden unter der Vorstellung, daß sie eine Assoziation mit einer existierenden, aber unbekannten wahre Diagnose aufweisen. Dies führt auf statistische Modelle sog. *verborgener Variablen* (s. Deutschmann [356]).

Verifikations-Bias. Eine weitere Problematik liegt darin, daß die Erhebung von ROC-Kurven auf praktische Probleme stoßen kann, wenn aufgrund des diagnostischen Verfahrens eine Überprüfung des diagnostischen „Goldstan-

dards" nicht mehr für verantwortbar gehalten wird. Dies liegt beispielsweise vor, wenn bei einem negativen Testbefund eine invasive Diagnostik (z. B. Laparotomie) zum Nachweis des Krankheitsausschlusses erforderlich wäre. Aufgrund der Testergebnisse entsteht so eine Selektion der Stichprobe, die man als Verfikations-Bias bezeichnet. ROC-Kurven sind aber auch in diesen Fällen noch manchmal konstruierbar, sofern die Kenntnis des Testergebnisses die einzige Einflußgröße auf den Selektionsprozess war (s. Deutschmann u. Guggenmoos-Holzmann [356]; Begg [105]; Gray u. Begg, [701]).

Wahl der Kontrollgruppe. Schließlich sei angemerkt, daß die Wahl der Kontrollgruppe oft eine wesentliche Frage darstellt. Der Vergleich zwischen einer Gruppe von Erkrankten und gesunden Personen ist in vielen Situation nicht klinisch relevant. Bedeutsamer ist vielmehr ein Vergleich zwischen Erkrankten und anderen Personen, die an anderen Erkrankungen des gleichen Organs leiden. Derartige Fragestellungen werden differentialdiagnostischen Problemen dann eher gerecht.

Uns scheint es angesichts der Vielzahl der differentialdiagnostischen Fragestellungen einerseits und der Zahl der diagnostischen Möglichkeiten andererseits wichtig, daß sich die Kenntnis von der Leistungsfähigkeit bestimmter Verfahren schnell und zuverlässig verbreitet. Hierzu wird es nötig sein, Standards der diagnostisch klinischen Forschung zu entwicklen und zu verbreiten, wie sie beispielsweise für Therapiestudien in vielen Bereichen inzwischen üblich geworden sind. Vorschläge wie die von Köbberling u. Windeler [1076] zielen in diese Richtung.

7.9
Klassifikations- und Gruppierungsverfahren

In der Diagnostik tritt oftmals die Frage der optimalen Zusammenfassung von Individuen zu Gruppen mit ähnlichen Eigenschaften (z. B. einer Diagnose) oder Fragen der korrekten Zuordnung von Individuen aufgrund unvollständiger Information zu einer Gruppe (Diagnose) auf. Für die Behandlung solcher Fragen stehen eine Reihe von statistischen Methoden zur Verfügung, auf die wir hier kurz eingehen wollen. Diese sind besonders dann hilfreich, wenn im Rahmen einer diagnostischen Untersuchungsstrategie bei jedem Patienten eine Vielzahl von Befunden erhoben wurde und der Datensatz somit multivariat ist.

An dieser Stelle wollen wir uns darauf begrenzen, die Indikation für bestimmte Methoden und ihre grundlegende Idee zu erläutern. Der interessierte Leser sei für weitere Ausführungen auf die Fachliteratur zum Themenkreis der multivariaten Statistik verwiesen (z. B. Krzanowski [1130]).

7.9.1
Hervorhebung von Heterogenität (Gruppenunterschieden)

Nehmen wir zunächst an, daß keinerlei Vorkenntnisse über die Existenz zweier oder mehrerer Gruppen in dem Datenmaterial vorliegen. Man befindet sich somit in der Situation nach Gruppierungen explorativ zu suchen. Diese Frage tritt häufig bei der Einführung neuer Labortechniken auf, wenn man die Relevanz der neuen Meßgröße noch nicht einschätzen kann.

Eine naheliegende Frage besteht darin, in einen multivariaten Datensatz (d. h. vieldimensionalen Datenraum) ein neues Koordinatensystem so hin-

einzulegen, daß die Heterogenität der Datenwolke entlang der neuen Achsen maximal wird. In der Regel erweisen sich einige wenige dieser neuen Koordinatenachsen als besonders geeignet, die Heterogenität besonders sichtbar zu machen. Oft entdeckt man so das Vorliegen von Gruppen. Ein derartiges Verfahren ist die *Analyse der kanonischen Variablen*. Der Begriff legt schon sprachlich nahe, daß man die hinsichtlich der Varianzaufspaltung geeigneten kanonischen Variablen (d. h. Achsen) sucht. Genau genommen hilft das Verfahren nicht direkt, zusammengehörige Gruppen zu identifizieren, aber es führt praktisch zwangsläufig auf die Koordinatenachsen, entlang derer man überhaupt nur einen Unterschied erwarten kann, der sich für die Separierung von Gruppierungen ausnutzen läßt.

7.9.2
Suche nach Gruppen

Eine explorative Technik, Gruppen in einem Datensatz zu suchen und auch zu identifizieren, ist die *Clusteranalyse*. Genau genommen handelt es sich um eine ganze Familie verwandter Techniken. Dabei geht man davon aus, daß man im multivariaten Datensatz eine Art von mathematischem Abstandsmaß (bzw Ähnlichkeitsmaß) zwischen 2 beliebigen Inidividuen bzw. Gruppen definieren kann. Eine Clusteranalyse verläuft dann im Prinzip so, daß man zunächst alle Individuen als getrennt annimmt und dann die nach dem Ähnlichkeitskriterium ähnlichsten Individuen zu einem Cluster (Gruppe) zusammenfaßt. Sodann werden die Abstände zwischen den Clustern (z. B. Clustermittelpunkte) neu berechnet und wiederum diejenigen Cluster verschmolzen, die sich benachbart sind. Dies Verfahren wird solange iterativ durchgeführt, bis man schließlich alle Individuen im Gesamtcluster erfaßt. Den Prozeß der Zusammenfassung von Schritt zu Schritt wird üblicherweise grafisch in Form von Dendrogrammen veranschaulicht. Man erhält damit eine Information, wie sich der gesamte Datenkörper in Gruppen und Untergruppen etc. hierarchisch gliedern läßt.

Diese Techniken haben aber den gewichtigen Nachteil, daß sie empfindlich von der Wahl des Ähnlichkeitsmaßes abhängen und zudem gegenüber Hinzufügung bzw. Entfernen einzelner Individuen sehr anfällig sein können. Eine kürzlich entwickelte robustere Methode ist die *Klassifikations- und Regressionsbaumanalyse*, die Verwandtschaft zur Clusteranalyse hat.

Ein unbedachter Einsatz dieser Techniken kann in die Irre führen, denn sie liefern keine Aussage darüber, ob die rechnerisch optimale Gruppierung auch klinisch und biologisch interpretierbar und sinnvoll ist. Es bedarf somit eines sorgfältigen Umgangs mit diesen Instrumenten, da sie zu Fehlinterpretationen verlocken können.

7.9.3
Zuordnung eines Individuums zu einer Gruppe unter Gewichtung von Fehlklassifikationen

Wir wollen annehmen, daß es uns gelungen ist – über welchen Weg auch immer – Kenntnis über die Existenz zweier oder mehrerer Gruppen in unserem Patientengut zu haben. Es sei uns sogar gelungen, für eine relevante Anzahl von Patienten 2 quantitative Laborbefunde und die Diagnose (Gruppenzugehörigkeit) mittels aufwendiger (z.B. invasiver) Verfahren zweifelsfrei zu klären. Diese Beobachtungen mögen uns in einem Datensatz zur Verfügung stehen. Wir stellen uns nun vor,

daß wir die Wertepaare der Laborgrößen für jeden Patienten in einem zweidimensionalen Diagramm mit einem Punkt eintragen können. Wir erhalten so für jede Diagnose eine Punktwolke der zugehörigen Patienten. Der Einfachheit halber stellen wir uns vor, daß es nur um 2 Diagnosen geht. Dann wird man beobachten, daß sich die beiden Punktwolken teilweise überlagern oder zumindest berühren. Man würde sich wünschen, zwischen den beiden Diagnosegruppen ein Trennlinie so zu ziehen, daß die Gruppen in optimaler Weise getrennt werden. Wenn dies gelänge, wäre für einen neuen Patienten lediglich zu prüfen, auf welcher Seite der Trennlinie er liegt, um mit einer gewissen Wahrscheinlichkeit auf die Vorliegende, aber nicht gesicherte Diagnose zu schließen. Natürlich können dabei Fehlklassifikationen auftreten.

Nun sind in klinischen Entscheidungssituationen Fehlklassifikationen mitunter sehr unterschiedlich bedeutsam. So sind manche so gravierend, daß man sie keinesfalls in Kauf nehmen will; andere sind eher weniger bedeutsam. Man kann sich somit vorstellen, daß man die Fehlklassifikationen mit unterschiedlichen Gewichten (Strafkosten) wertet. Die Berechnung solcher Trennlinien, welche die Gewichtung von Fehlklassifikationen miteinbezieht, wird mittels der *klassifikatorischen Diskriminanzanalyse* vorgenommen. Sie kann dann nützlich sein, wenn man als Kliniker genau weiß, daß nur eine bestimmte Differentialdiagnose in Betracht kommt, und die Diagnosegruppen sich nur mittels der gleichzeitigen Bestimmung mehrerer Meßgrößen separieren lassen. Offenbar wäre es wenig nützlich, diese Technik anzuwenden, wenn die Diagnosenzuordnung schon auf der Basis eines einzigen Parameters getroffen werden kann. Die Diskriminanzanalyse ist aber nützlich, wenn man mittels eines multivariaten Trennkriteriums arbeiten und zudem die Gewichte der Kosten von Fehlklassifikationen sinnvoll angeben kann.

Ein *Nachteil der Diskriminanzanalyse* ist jedoch, daß sie nur für stetige Meßwerte einsetzbar ist, und andersartige Merkmalstypen (z.B. dichtotome) nur schwer einbeziehbar sind. Zudem sind einige statistische Voraussetzungen zu erfüllen, die nicht allzuoft erfüllbar sind.

Des weiteren sind *Gütekriterien* für die Verbesserung einer Diskriminierungsfunktion mitunter schwer angebbar. In den letzten Jahren kamen daher vermehrt andere Verfahren zum Einsatz, auf die wir nachfolgend eingehen wollen.

7.9.4
Zuordnung eines Individuums zu einer Gruppe unter Berücksichtigung von Befunden

Wiederum wollen wir annehmen, daß es uns gelungen ist, Kenntnis über die Existenz zweier oder mehrerer Gruppen in unserem Patientengut zu haben. Nun präsentiert sich ein neuer Patient, und wir stehen vor der Frage, ob wir ihn aufgrund der vorliegenden Beobachtungen (z.B. Laborwerte, Alter, Symptomatik) bereits der richtigen Diagnose zuordnen können. Es handelt sich somit wiederum um ein Zuordnungs- bzw. Klassifikationsproblem; jedoch gehen wir davon aus, daß nun die Liste an Merkmalen lang und von verschiedener Art ist. Eine wichtige Frage ist, welche dieser Merkmale denn dann für die diagnostische Zuordnung relevante Information enthalten. Hierfür wäre ein Qualitätskriterium hilfreich.

In den vergangenen Jahren wurden mächtige statistische Instrumente zur Behandlung solcher Fragen verfügbar. Ausgehend von der Grundidee der Regression (s. 5.8.2) beabsichtigt man, mittels einer Liste bestimmbarer Variablen eine Zielvariable vorherzusagen. Man spricht auch von *explanatorischen Größen* und *Zielgrößen*. Im Abschnitt über *lineare Regression* haben wir diese für stetige Merkmale bei Zielgrößen und explanatorischen Größen beschrieben.

In unserem jetzigen Fall sind wir aber im einfachsten Fall daran interessiert, eine Entweder-Oder-Entscheidung zu treffen und damit die Zugehörigkeit zu einer von 2 Diagnosen (Fall 1: Krank oder Gesund, Fall 2: Differentialdiagnose A oder B) vorherzusagen. Solche dichotomen Entscheidungssituationen lassen sich mittels der sog. *logistischen Regression* behandeln. Dabei wird die Vorhersage mittels Wahrscheinlichkeiten quantifiziert. Genau genommen werden nicht die Wahrscheinlichkeiten, sondern die logarithmierten Odds der Wahrscheinlichkeiten benutzt [$\log(p/(1-p))$]. Dies Log-Odds haben die angenehme mathematische Eigenschaft, beliebige reelle Werte annehmen zu können und direkt von der Kombination der Einflußfaktoren abhängig zu sein, wie bei einer einfachen multiplen linearen Regression.

So läßt sich berechnen, wie das Vorliegen einzelner Befunde die Wahrscheinlichkeit beeinflußt, zu einer bestimmten Gruppe zu gehören. Man kann dabei die Wirkungen verschiedener Befundmerkmale unabhängig voneinander berücksichtigen, indem man sie mit geeigneten Gewichtsfaktoren multipliziert und aufaddiert. Typischerweise werden diese Regressionskoeffizienten mittels der vollständig beobachteten Gruppe berechnet, in der auch die Kenntnis über die Diagnose (d.h. Gruppenzugehörigkeit) vorliegt (d.h. geschätzt wird). Legt man diese

Koeffizienten als bekannt zugrunde, kann man für einen neuen Patienten mit seiner Befundkonstellation die wahrscheinliche Gruppenzugehörigkeit berechnen. Ein großer Vorteil des Verfahrens ist, daß man streng formalisierte Signifikanztests durchführen kann, die es gestatten, für jedes Merkmal zu entscheiden, ob es zur Diagnosefindung einen relevanten Informationsbeitrag liefert oder nicht. Das Verfahren kommt daher häufig zum Einsatz. Mit einigen Erweiterungen kann man sie sogar wie eine Diskriminanzanalyse einsetzen.

Ähnliche Methoden existieren, wenn nicht nur 2, sondern mehrere Diagnosen (Gruppen) zu unterscheiden sind. Diese gehören zur Familie der generalisierten linearen Modelle. Dabei sind die Kombinationen der Einflußfaktoren auf die Zielgröße additiv wie in üblichen Regressionsverfahren. Die Techniken gehören zu den konfirmatorisch testenden statistischen Methoden und erlauben daher bei sachgemäßer Handhabung und Interpretation relativ stringente Schlußfolgerungen. Sie sind aus dem Gebiet der medizinischen Diagnostik nicht mehr wegzudenken.

7.10 Mustererkennung

Die bisher geschilderten diagnostischen Verfahren gehen von der Gesamtheit der erhobenen oder zu erhebenden Erscheinungen aus. Die Wahrheit oder Wahrscheinlichkeit, d.h. die vollständige oder partielle Übereinstimmung mit der Wirklichkeit, wird mit verschiedenen Methoden geprüft.

Fast von der entgegengesetzten Seite kommt die Mustererkennung: Symptome, Befunde, technische Daten werden nach der Art von Mosaiksteinen so lange zusammengesetzt, bis sich das gesuchte Bild (hier: die Diagnose)

erkennen läßt. Dies mag zunächst andeutungsweise der Fall sein und weitere Untersuchungen erfordern. Mustererkennung spielt auch in anderen Wissenschaften, z.B. in der Physik, eine bedeutende Rolle. Über ihre Beziehungen zur sog. *Texturanalyse* (Lit. z.B. bei [606, 1459]) ist sie auch mit der Gruppentheorie, mit der höheren Statistik, mit der Diskriminanzanalyse, mit syntaktischen Problemen, mit Entscheidungstheorien u.a. verbunden. Für die Medizin hält Pellegrino [1473, 1474] die Mustererkennung für eines der am wenigsten gegen „Prälogik" oder „Subjektivität" anfälligen Verfahren.

Deutlich sind die Beziehungen zu der in 3.3 angesprochenen, auf M. Wertheimer, W. Köhler und K. Koffka (Lit. s. dort) zurückgehenden *Gestalttheorie*. Wie schon betont, hat sich dieser deutsche Ausdruck auch in der angelsächsischen Literatur gehalten, sogar z.B. bei T.S. Kuhn, etwa als „Gestaltwandel" [1132].

Verständlich und praxisnah ist die *geometrische Darstellung*. Das Problem der Gestalt- bzw. Mustererkennung läßt sich einfach in Abb. 7.12a–f mit dem berühmten „Steinbuch-Elefanten" deutlich machen, dessen Reproduktion wir der Freundlichkeit von Prof. Steinbuch und einem Hinweis von Prof. B. Leiber/Frankfurt verdanken. Die Abb. 7.12e, f lassen auch den zoologischen Experten das Tier wohl kaum erkennen. Weitere Mosaiksteine führen je nach Übung und Phantasie früher oder später zur richtigen Diagnose. Genau dies spielt sich in der Medizin ab, wenn wir zunächst unvollständige, vielleicht noch nichtssagende Bausteine zu einem diagnostischem Mosaik zusammensetzen.

Die technischen Verfahren zur automatischen Mustererkennung befinden sich in einer stürmischen Entwicklung,

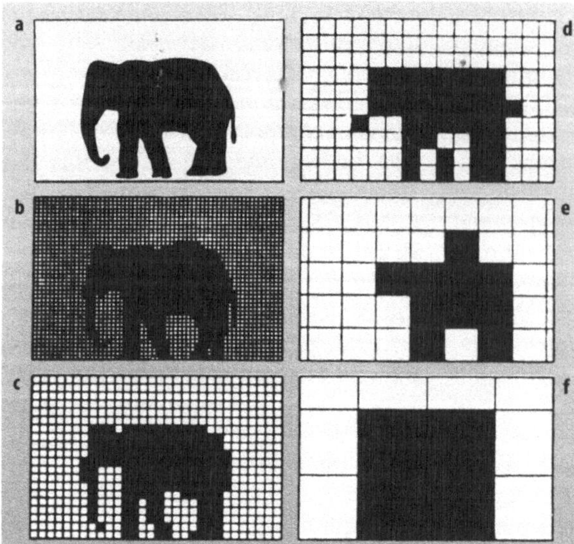

Abb. 7.12. Mustererkennung am Beispiel eines Elefanten nach Steinbuch [1188 u. 1869] (von **f** nach **a** zu lesen)

auf die wir hier nicht im Einzelnen eingehen wollen.

Es ist leicht erkennbar, daß die Mustererkennung in der medizinischen Diagnostik, vor allem an deren Beginn – bewußt oder unbewußt – eine bedeutende Rolle spielt. Zweifelos enthält sie auch ein Stück Intuition. Selbstverständlich kann das „vorläufige Bild" für Falsifikation und Verifikation mit einem der in den Kapiteln 5 und 6 beschriebenen Verfahren verbunden werden. Auch das erfolgt häufig unbewußt, im Rahmen des differentialdiagnostischen „Automatismus". Das Gehirn hat von früheren Mustern her eine Erinnerung, so daß leichte Fehler oder Unvollständigkeiten korrigiert werden.

7.11
Kombinierte Anwendungen

Kombinationen werden vor allem angewandt, um Irrtümer in der Methodik auszuschließen oder um den Rechenaufwand herabzusetzen. Dem letzteren dient eine Vorgruppierung der in Betracht kommenden Diagnosen, wie sie bereits bei der Gewichtung von Symptomen (s. auch 5.6, [1105]) angegeben wurde. Wichtig sind dabei einengende Symptome und das (allerdings seltene) Fehlen von Symptomen, die für Diagnosen oder Diagnosengruppen unerläßlich sind (conditio sine qua non) d.h. notwendige oder obligate Symptome). Campbell [246] u. a. schlug z. B. folgende Reihenfolge vor:

1. Auslese der Hauptkrankheitsgruppen unter Verwendung einer Gewichtungsmethodik;
2. Erstellung der Differentialdiagnosen nach weiteren gezielten Untersuchungen mit Hilfe der Boole-Algebra;
3. wenn sich keine eindeutige Diagnose ergibt, Errechnung der Wahrscheinlichkeiten der in Betracht kommenden Diagnosen mit dem Bayes-Theorem.

Eine weitgehende *Vereinfachung* ergibt sich, wenn der Untersucher – in einer Art von „halbautomatischer Diagnostik" – nicht die wahrscheinlichste(n)

Diagnose(n) sucht, sondern nur ein Verzeichnis von 2–5 in Betracht kommenden Differentialdiagnosen (s. z.B. [119]).

7.12
Praktische Anwendung der „Fuzzy Logics" in der Medizin

Wie wir in 5.7.7 betonten, haben sich Fuzzy-Methoden in der Medizin bisher in unserer Kenntnis, trotz der gerade für die Medizin typischen Unschärfe vieler Erscheinungen und der Relativität vieler Entscheidungen, wenig durchgesetzt.

Auf Vorarbeiten von Sanchez [1671] u.a. aufbauend, betreibt Adlassnig [12–15] in Wien das Fuzzy-gesteuerte Programm CADIAG II mit bisher über 15jähriger Erfahrung, das auch von Zimmermann 1991 [2195] als Beispiel einer Anwendung in der Medizin besprochen wird, und das wir nachfolgend in seinen Grundzügen kurz darstellen: Adlassnig et al. benutzen 3 Subsets von Fuzzies:

- die Erscheinungen,
- die Diagnosen,
- die Kranken.

Zum Zusammenhang zwischen Erscheinungen und Diagnosen wird zwischen den Subsets von *Vorkommen* und *Beweiswert* eines Befundes getrennt: so kann ein Symptom (wie wir schon in früheren Abschnitten betonten) bei

Abb. 7.13. Diagnoseschema mit Hilfe von „Fuzzy Logics" nach Adlassnig (z.B. bei [921], mit frdl. Genehmigung)

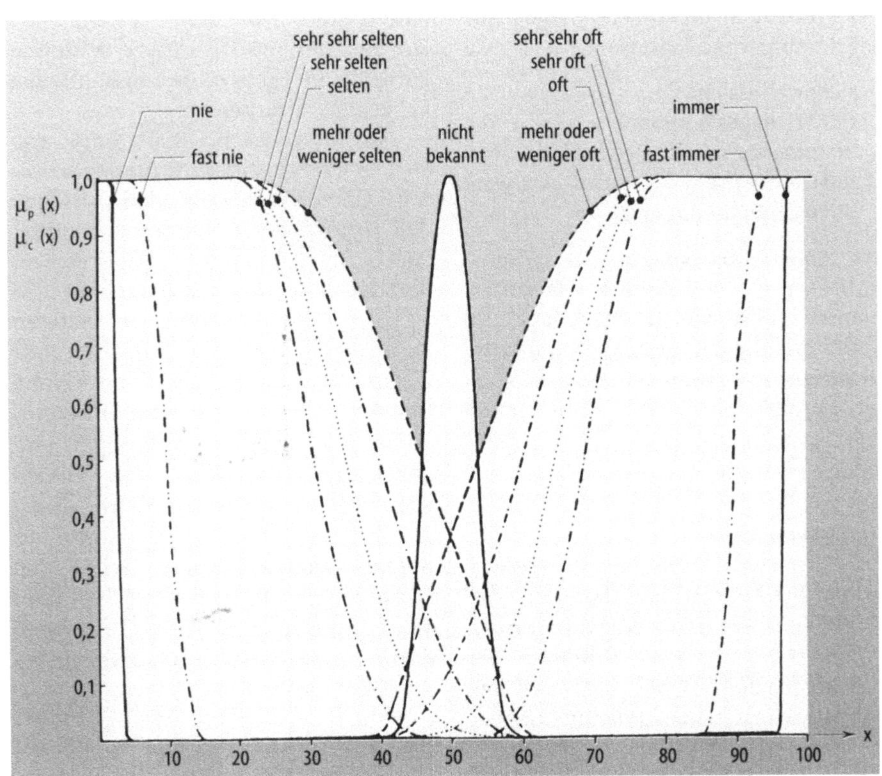

einer Krankheit K oft vorkommen, aber wenig Beweiskraft haben, und umgekehrt selten vorkommen, dann aber hohe Beweiskraft haben. Adlassnig trennt in *13 Kategorien*: Niemals – fast niemals – sehr, sehr selten – sehr selten – selten – mehr oder minder selten – unbekannt – mehr oder weniger häufig – häufig – sehr häufig – sehr, sehr häufig – fast immer – immer (s. auch Abb. 7.13).

Man erkennt, daß diese Differenzierung aller klinisch in Betracht kommenden Merkmale, sowohl hinsichtlich des Auftretens als auch der Beweiskraft, erfaßt – wenn auch die Bereiche an den Rändern relativ schmal, im Bereich „unbekannt" (mit 40–60) oder z.B. im mittleren Bereich relativ breit sind. Trotz dieser bewußten Unschärfe (der Natur der Fuzzies entsprechend) hat sich das System an einer großen Zahl von Probanden bewährt. Es liefert mit Begründung die Diagnosen:

- sicher erwiesen,
- sicher ausgeschlossen,
- diagnostische Hinweise (Hypothesen) mit Anregungen etwaiger weiterer Untersuchungen.

Im großen Krankengut des Wiener Instituts wurden häufige Diagnosen ebenso erfaßt wie seltene. Über die Differentialdiagnose des akuten Bauchschmerzes mit Hilfe von Fuzzy-Methoden sei auf eine neuere Arbeit [508a] verwiesen.

7.13
Stufendiagnostik

Jedem Erfahrenen ist klar, daß die *Kosten für nicht notwendige technische Untersuchungen* viele Millionen im Jahr ausmachen. Dabei muß man unterscheiden zwischen Untersuchungen, die ungezielt nach der „Schrotschußmethodik" eingesetzt werden und gezielten, d.h. diskriminierten Untersuchungen.

Breite Laborfächer sind mit Haeckel [774] zu trennen in *Massenscreening* bei Gesamtpopulationen mit dem Ziel, von der Norm abweichende Personen herauszufinden; dazu gehörte z.B. das obengenannte Wärmland-Projekt. Dabei ist zu berücksichtigen, daß nur ein Teil der gefundenen Diagnosen auch Konsequenzen einer etwaigen Behandlung hat, ja sogar die Zahl jener vermehren kann, die nur an einer Diagnose leiden (s. 1.1.1).

Gegenüber diesem „Massenscreening" bezeichnet Haeckel die Anwendung eines Sets von Methoden in Klinik oder Praxis als *„selektives Screening".* Hier stellt sich die Frage, ob gezieltes, *sequentielles Vorgehen* oder von vorneherein ein breiter Fächer (*simultanes Vorgehen*) vorteilhafter sind. Aus den vorgegebenen Darlegungen dürfte unsere Meinung eindeutig zu Gunsten des sequentiellen Vorgehens sprechen.

Tabelle 7.3 nach Ebel [421] und Wymer [2173] zeigte für die Medizinische Univ.-Klinik Köln, daß zwischen den *vorläufigen* (Anamnese, unmittelbarer Befund, kleiner Laborfächer) und den *endgültigen Diagnosen* in 63% völlige Übereinstimmung, in weiterer 19% die richtige und weiterführende differentialdiagnostische Gruppierung bestand. 8% zeigten keine Übereinstimmung zwischen vorläufiger und endgültiger Diagnose. Von diesen wäre u.E. allenfalls die Hälfte durch ein breites Screening-Programm zu Beginn erkannt worden. Neben den Hauptdiagnosen fand Ebel bei über 5000 Kranken 43% Nebendiagnosen, davon in 27% eine, in 11% zwei, in 5% drei oder mehr.

Neben dem unaufhaltsamen Fortschreiten technologischer Methoden stehen weitere, nur teilweise an die

Klinik oder Praxis gebundene Ursachen.

1. Eine ständig fortschreitende Expansion, vor allem der Mechanisierung, Computerisierung und der Datenübertragung begünstigt solche Entwicklungen. So wirft ein Multi-Kanal-Schreiber mit immer kleineren Proben auch Daten aus, die eigentlich nicht benötigt werden. Die zusätzlichen Kosten sind relativ gering – von der Investition der einmaligen Einrichtung abgesehen.
2. Die Überfülle technischer Daten wird zum Teil durch die immer stärkere Involvierung der Justiz in das Gesundheitswesen bewirkt. Sie führt zu einer zunehmend *„defensiven Medizin"* und zur Selbstsicherung der Ärzte gegen unberechtigte Vorwürfe wegen Unterlassung von Untersuchungen oder falscher Diagnosen. Man kann den Ärzten diese Art von kostenträchtiger „Selbstsicherung" nicht übel nehmen.
3. Weniger positiv ist der Trend zu beurteilen, neueste und gewöhnlich teuere Geräte anzuschaffen sowie diese durch entsprechende (auch nicht indizierte) Nutzung zur raschen Amortisation zu bringen.

Wenn wir die bisher genannten Gesichtspunkte zusammenfassen, so liegt hier eine der Hauptursachen der zunehmend in das Bruttosozialprodukt eingreifenden Kostensteigerungen, die uns letztlich alle betreffen (s. auch 10.5).

Von radikalen Maßnahmen, die hier nicht diskutiert werden sollen, abgesehen, haben wir deshalb – ebenso wie ein Arbeitskreis der Ärztekammer Westfalen-Lippe [2093] schon 1980 und 1985 eine Art von *Stufendiagnostik* vorgeschlagen [37, 722]. Dazu gibt es auch neuere Literatur bei van de Loo [1232] u. a. Dabei sollen bei jedem Probanden oder Kranken zunächst die Untersuchungen durchgeführt werden, die:

1. feststellen, ob überhaupt eine organische Erkrankung vorliegt;
2. im positiven Falle mit dem kleinstmöglichen Aufwand zur gesuchten Diagnose führen.

Die Stufendiagnostik hat sich in unserer Kenntnis bisher zu wenig durchgesetzt. Sie wird sich aber durchsetzen (müssen), weil sie das – neben einer Minderung der Arzneimittelkosten, der „Kuren" usw. – für alle erträglichste und wirksamste Mittel zur Minderung der Kostensteigerung im Gesundheitswesen darstellt. Dazu ist allerdings Verständnis seitens der Gerichte und Schiedsstellen (Unterscheidung von leichtfertig Unterlassenem und bewusstem Verzicht nach sorgfältiger Überlegung und ggf. entsprechender Dokumentation) unerläßlich.

Merksatz

Mit Recht wird heute zwischen invasiver und nichtinvasiver Diagnostik unterschieden – die erstere (vielleicht abgesehen von präoperativen Situationen) immer mehr durch nichtinvasive Methoden ersetzt. Bevor man eine Diagnostik einleitet, die den Kranken belästigt oder gar gefährdet, sollte man sich seines Einverständnisses versichern, daß er im Falle eines krankhaften Befundes auch zu den therapeutischen Konsequenzen bereit ist. Das sog. „heuristische Bedürfnis" des Kranken oder des Arztes sind bei eingreifenden Untersuchungen keine ausreichende Motivation.

Kein Architekt wird ein Haus auf einem Grund bauen, über den er nichts weiß.

Das Gleiche gilt für die ärztliche Differentialdiagnostik. Auf der anderen Seite werden durch unnötige Wiederholung von Untersuchungen viele Millionen verschwendet. Das führt zu der schwierigen Frage, inwieweit ein Arzt Befunde (z. B. eine Röntgenuntersuchung des Colons, eine Spiegelung des Magens) vor allem in anspruchsvolle Diagnosen einbauen darf, wenn er kaum den Untersucher, seine Technik, seine Erfahrungen kennt. Hier sind ein gewisser Vertrauensvorschuß, ggf. eine kollegiale Rücksprache anzuraten; umgekehrt trägt selbstverständlich der Untersucher die volle ärztliche und rechtliche Verantwortung für den Teil, zu dem er maßgeblich beigetragen hat.

Häufig erhält man als Kliniker Kranke überwiesen, bei denen Teiluntersuchungen durchgeführt oder (An-) Behandlungen vorgenommen wurden, ohne daß der gewünschte Erfolg eingetreten ist. Die partiellen Maßnahmen können die endgültige Klärung (z. B. durch eine Eisen + B_{12}-Behandlung bei Anämien) langfristig erschweren.

Merksatz

Wenn man in der Praxis mit der Notwendigkeit stationärer Klärung oder Behandlung rechnen muß, sollte man auf partielle Diagnostik und auf eine meist frustrane Anbehandlung verzichten und den Kranken gleich dem dafür kompetenten Kollegen überweisen.

Abschnitt 6.4.1 zeigte zusammenfassend die Fragen, die sich jeder Praktiker und Kliniker vor den entsprechenden Untersuchungen immer wieder selbstkritisch stellen sollte. Eine abgestufte Diagnostik, d. h. die bewußte Beschränkung auf ein kleineres Programm (am besten mit kurzen Notizen oder Aussprache mit Zeugen über die Gründe) muß naturgemäß die Zahl der sog. Fehldiagnosen (leicht) ansteigen lassen. So lange nicht auch von den Gerichten anerkannt wird, daß man sich auf Grund sorgfältiger Erwägungen (nicht durch Oberflächlichkeit, Mangel an Zeit oder Leichtsinn) auf ein kleineres technologisches Programm beschränkt hat, wird, abgesehen von allen anderen Ursachen, u. E. die Kostenexplosion im Gesundheitswesen unaufhaltsam fortschreiten.

7.14
Problemorientierung nach Weed

Mottos

„Es ist die Vielzahl der Probleme, mit denen der Arzt konfrontiert ist, die den Unterschied zwischen seinen Aktivitäten und denen anderer Wissenschaftler ausmachen"

(Weed [2655])

„Es ist wahr, daß die Prognose auf der Diagnose beruht, aber das Festlegen auf eine Diagnose führt zu einem Grad von Kategorisierung, der nie ganz gerechtfertigt ist. Die Ärzte müssen sich selbst ein gewisses Maß an geplanter Zweideutigkeit anerziehen und dies auch für ihre Patienten einsehbar machen…" (Weed [2058])

7.14.1
Grundlagen

Am Ende dieses diagnostischen Kapitels ist ein Verfahren zu besprechen, das scheinbar auf eine (Haupt-)Diagnose im herkömmlichen Sinn verzichtet: die *Problemorientierung*, die nach über 10jähriger Vorarbeit 1968/69 von L. Weed [2055] herausgebracht wurde. Sie hat besonders in den 70er Jahren zu einer lebhaften Diskussion im internationalen Schrifttum geführt – unter Abkürzungen wie PROMIS (*Problemoriented Medical Information-System*), POMR (*Problem-oriented medical Records*), dazu SOAP (= *subjektive Befunde, objektive Befunde, Zusammenfassung = Assesement, Plan*). Dabei erstreckt sich die Planung des weiteren Vorgehens:

1. auf die Diagnose;
2. evtl. computergerechte Angaben;
3. Behandlungspläne;
4. Patientenanleitung und -Erziehung.

Aus der umfangreichen Literatur seien beispielhaft erwähnt [2056], deutsche Übersetzung des Originalbuches von Weed bei [2057], Literatur u. a. bei [120, 927, 1483, 2058]. Soweit wir sehen, hat sich das Weed-System oder Modifikationen bei einem Großteil der angloamerikanischen Kliniker und Praktiker durchgesetzt. Berni u. Ready [120] zählten 1972 bei amerikanischen Ärzten und Kliniken 39 %, einen Anteil, der inzwischen angewachsen sein dürfte. In Zentraleuropa ist in unserer Kenntnis eine Umstellung über einige Pilotstudien und Berichte aus amerikanischen Institutionen nicht erfolgt. In den USA hat Weeds Systems vor allem Eingang in die Allgemeinmedizin, die innere Medizin und die Psychiatrie gefunden. Auch Pathologen dokumentieren zum Teil nach Weeds Systems: „The Problem-oriented Autopsy Audit" (z. B. [276, 621 a]).

Eine genauere Betrachtung der Arbeiten von Weed, seinen Schülern und anderen Systematikern läßt erkennen, daß sie keineswegs auf Diagnosen verzichten, vor allem nicht auf abschließende oder kausale. Das Verfahren bedeutet vielmehr in unserer Sicht eine Verfeinerung, eine gezielte diagnostisch-therapeutische Taktik im Sinne von 1.1. Die folgende Auflistung mod. nach Weed [2057] zeigt das Weed-

Verfahren, in dem nominell das Wort „Diagnose" nicht erscheint:

1. *Erfassung der Datenbasis:* Vorgeschichte, unmittelbare Untersuchungen, technologisches Routineprogramm;
2. *Formulierung aller Probleme:* Problemliste;
3. *Geplante Maßnahmen für jedes Problem:* Zusammentragen weiterer Daten, Auffassung über die einzelnen Probleme, Behandlung, Aufklärung des Patienten;
4. *Verarbeitung der einzelnen Probleme:* Verlaufsnotizen, numeriert und mit Titeln;
5. *Problemorientierter Abschlußbericht:* (evtl. Zwischenepikrise).

Verpönt sind auch

- „vorläufige Diagnosen",
- „fragliche Diagnosen" oder
- „Verdacht auf".

Vielmehr soll jedes aufgelistete und mit einer Kennummer versehene Problem weiter verfolgt werden, bis es abgeschlossen ist oder bei künftigen Untersuchungen bzw. zwischenzeitlichen Befunden („notes") weiter erscheint.

Fortbestehende Zustände, z. B. die Folge einer Beinamputation wegen eines Unfalls, werden als *„inaktive Probleme"* eingestuft. Weed selbst (s. oben) meinte dazu: „Die Ärzte unterhalten nur unvollständige Datensammlungen und protokollieren die Ergebnisse willkürlich, ohne jede Information zu einem klar umschriebenen Problem in Beziehung zu setzen".

7.14.2
Vorteile

Nach Weed sollen zunächst möglichst viele Daten zusammengetragen werden. Als deren Grenzen werden angesehen: Belästigung des Kranken, zu hohes Risiko, zu hohe Kosten. Ist der Umfang einer erwünschten Datenbasis einmal erreicht, sollen individuelle Änderungen nicht mehr erlaubt sein. Dabei sind 2 Kategorien zu trennen:

1. Solche, bei denen das Problem diagnostisch nicht abgeklärt ist und bei denen es durch die Beschwerden oder einen pathologischen Befund gekennzeichnet wird.

2. Solche, die Rezidive oder Fortentwicklungen bereits bekannter chronischer Krankheiten darstellen.

- Das *Endziel* ist hier wie dort die Diagnose. Aber im Gegensatz zu den üblichen Verfahren, bei denen Zweifel an der Richtigkeit der Diagnose eher unterdrückt werden, hebt das Weed-Verfahren die erforderlichen Untersuchungen heraus.
- *Spekulationen* werden reduziert. Ohne eine ausreichende Datenbasis zu einer Diagnose vorzustoßen, ist verpönt.
- Während die klassische Diagnose, auch wenn sie mangelhaft ist, schon Lösungen vortäuscht, gibt das problemorientierte System *Anreize zur weiteren klinischen Forschung.*
- *Daten und deren Interpretation* werden schärfer unterschieden.
- *Andere Mitglieder des Gesundheitsteams*, wie Schwestern, Sozialarbeiter usw. werden ermutigt, an der Lösung des Problems mitzuarbeiten.
- Bessere *Dokumentation* vermeidet Streitfälle und unterschiedliche Auslegungen.
- Eine Durchsicht problemorientierter Krankenblätter erlaubt eine zuverlässigere *Qualitätskontrolle* medizinischer Leistungen.
- Das Verfahren ermöglicht eine bessere *Entscheidungshilfe* für schwierigere Fälle, die von einem größeren Team betreut werden.

- *Wesentliche Informationen* stehen rasch zur Verfügung.
- *Ärztliche Anfänger* erfahren eine bessere Lernhilfe, die Kranken eine nachsorgende Betreuung.
- Durch die *Vermeidung von Wiederholungen* wird eine größere Wirtschaftlichkeit erzielt.

Im Hinblick auf frühere Ausführungen sei besonders betont, daß im Weed-System nur diskriminierte Untersuchungen angestrebt werden.

7.14.3
Praxis der Weed-Problemorientierung

Technisch spielt sich das System auf 4 Ebenen ab:

1. Ein Patientenprofil besteht in der üblichen Form aus Vorgeschichte, unmittelbaren Befunden, Daten.
2. Daraus ergibt sich eine mehrere Glieder umfassende Problemliste.
3. Für alle Probleme wird ein initiales weiteres Vorgehen festgelegt.
4. Der weitere Verlauf führt zu zusätzlichen Entscheidungen, z. B. zu einem Flußdiagramm (s. 7.4) und der Festschreibung des Standes des jeweiligen Problems bei der Entlassung.

Letztlich wird eine (gezielte) Datenbasis den Problemen der Kranken hinsichtlich *Kurzzeit* und *Langzeit* gegenübergestellt. Vor allem im Hinblick auf die mehrfach betonte *Multimorbidität* bietet das Weed-Verfahren mit seinen Modifikationen viele Vorteile. Statt einer evtl. vorschnellen inhaltlichen Diagnose wird jedes gesundheitliche Problem getrennt differentialdiagnostisch und therapeutisch weiterverfolgt; der Stand der Dinge ist für jedes Problem bei der Entlassung genau festgelegt und kann bei neuen Konsultationen oder Wiederaufnahmen kontrolliert und ggf. weiter verfolgt werden.

7.14.4
Kritik

Bald nach Weeds ersten Publikationen erschienen auch Kritiken von Anwendern und Nichtanwendern (s. z.B. [518]). Sie lassen sich in die folgenden Hauptpunkte zusammenfassen:

- Der Zeitaufwand ist gegenüber den konventionellen Verfahren erhöht. Vor allem die Aufnahme aller Daten und Probleme – auch 2. Ranges – führt über ein Mehr an Katalogisierung, Kategorisierung zu einem Verlust an Zuwendung zum Kranken und an kreativem Denken.
- Die so bedeutende Gewichtung (s. 5.6.1) spielt im Weed-Verfahren eine untergeordnete Rolle.
- Es gibt bisher keine standardisierten Problemformulierungen.
- Die Fixierung auf Problemlisten ist relativ starr und entspricht u. E. nicht der in anderen Stellen dieses Buches betonten laufenden Anpassung an diagnostische und therapeutische Ergebnisse und Erwägungen.
- Welchen Problemen soll man die wichtigen Allgemeinerscheinungen wie Leistungsminderung oder beschleunigte BKS zuordnen?
- Nach Bernie u. Ready [120] handelt es sich bei manchen „Problemen" um nichts anderes als um klassische Symptome und Befunde, also im Sinne der Ausführungen bei 1.5.3.1 um Pseudosyndrome.
- Weed hat schon früh einer Automatisierung der Anamnese das Wort geredet, wie wir sie aus den in 6.1 genannten Gründen ablehnen.

Die ersten *Vergleiche* zwischen dem „problemorientierten" System und den gängigen Verfahren erbrachten hinsichtlich Informationsgeschwindigkeit und Informationsqualität – soweit wir sehen – keinen wesentlichen Unterschied.

7.14.5
Kombinationen

Niemand ist gehindert, die im Grunde richtigen Überlegungen und Erfahrungen von Weed in sein Vorgehen einzubeziehen, ohne den etwas starren und zeitraubenden Automatismus voll zu übernehmen. So bietet sich z.B. ein problemorientierter Arztbrief (mit den Komponenten: Problemliste – stichwortartige Bemerkungen zu einzelnen Problemen – Therapievorschläge) an.

Merksatz

Das von L.L. Weed eingeführte und von seinen Schülern fortgeführte problemorientierte Krankenblatt, das sich besonders in vielen amerikanischen Kliniken durchgesetzt hat, ist von unserer „diagnostisch-therapeutischen-Taktik" nicht allzuweit entfernt. Sein Hauptvorteil sind die kontinuierliche Verfolgung aller aus Anamnese, Befund, technischen Daten sich ergebenden Probleme, sein Hauptnachteil der größere Zeitaufwand und die eingeschränkte Zuwendung zu dem (den) aktuellen Problem(en) durch Fortführung von Befunden 2. Rangordnung, ferner die zweifelhafte Zuordnung von unspezifischen Erscheinungen zu einem Problem.

KAPITEL 8

Diagnostisch-therapeutische Entscheidungen

Mottos

*„Man muß wissen, wofür man sich ent-
scheidet; hat man sich entschieden,
dann muß man sich auch für die Mittel
entscheiden, die dieses Etwas für seine
Verwirklichung fordert; dann muß
man sich auch für die Hinnahme der
Konsequenzen entscheiden, die in
dieser Entscheidung stecken"*
(Macchiavelli, zit. nach [1732])

*„Wenn keine außergewöhnlichen
Schwierigkeiten auftreten, lösen
Experten weder Probleme noch treffen
sie Entscheidungen. Sie machen
einfach das, was funktioniert"*
(Dreyfus u. Dreyfus [399])

*„Manche Entscheidungen fallen auf-
grund einer ausführlichen Analyse,
andere eher spontan. Im Normalfall
fällt die Entscheidung intuitiv"*
(Vollmer [2025a])

8.1
Einführung

Motto
*Nach Murphy [1400] ist es notwendig,
in praktischen Künsten wie Medizin,
Gesetzgebung, Politik definitive
Entscheidungen zu treffen, selbst
wenn wir glauben, daß die Probleme,
in denen wir solches tun, nicht
ausreichend definiert sind.*

Wir verstehen unter Entscheidungen
mit Maturana [1281] die Wahl zwischen
mehreren alternativen Handlungen, die
durch ihre Relation determiniert wird.
Die Entscheidungstheorie ist als solche
eine Theorie, und zugleich besonders in
der Medizin eine Methode.

Es wäre irrig anzunehmen, daß
eine diagnostische oder therapeutische
Entscheidung den Abschluß medizinischer Handlungen bildet. Das tut sie
zwar auch – und Diagnostik sollte nach
Feinstein [514] so lange und so weit getrieben werden, bis sie die Grundlagen
einer rationellen Behandlung abgibt.
Vorher laufen aber schon viele Entscheidungen ab: Die Bedeutung (Gewichtung), die man einzelnen normalen oder krankhaften Befunden
beimißt oder die Wahl der weiteren
Maßnahmen. Entscheidungen beziehen sich einerseits auf die Wahl der
oben besprochenen Methoden, andererseits innerhalb der angewandten

Verfahren auf die Auswahl von Ergebnissen. Mit Sadegh-Zadeh halten wir für den erfahrenen Arzt eine strenge Trennung von Diagnostik und Therapie für überholt [1666]. Aus Gründen der Systematik, für den Unterricht und zur Vermeidung der „Behandlung von Symptomen" sollte sie aber beibehalten werden.

Nach Menges [1339] ist die Wahrscheinlichkeit eines Zufallsereignises nicht an ein Individuum gebunden; der Nutzen dagegen ist individuell, auf persönlichen Erfahrungen beruhend.

Wir hatten bei den logischen Grundlagen (s. 5.7 und 5.8.3) schon kennengelernt, daß die frequentistische Theorie (die Wahrscheinlichkeit im Sinne von von Mises [1366]) ebenso wie die logische im Sinne von Carnap [256] zum Teil ersetzt wurden durch die subjektive Wahrscheinlichkeit, d.h. den in Zahlen ausgedrückten Grad des „für wahr Haltens".

Während aber die *Diagnostik* nur von der *Theorie der Wahrscheinlichkeit* (eines Ereignisses, Prozesses usw.) bestimmt wird, gehen in die *medizinischen Entscheidungen auch der erwartete Nutzen bzw. Schaden* ein (s. Abb. 8.1). Nutzen und Schaden der eingesetzten therapeutischen Maßnahmen spielen eine größere Rolle als vorausgehende Diagnostik. Entscheidungen können

selbstverständlich auch diagnostischer Natur sein vom „abwartenden Beobachten" (s. oben) bis zur invasiven Diagnostik. Nach v. Neumann u. Morgenstern [1415] können folgende Situationen bei Entscheidungen unterschieden werden:

1. Entscheidungen unter Sicherheit;
2. Entscheidungen unter Risiko;
3. Entscheidungen unter Unsicherheit;
4. Entscheidungen unter Spielbedingungen.

Stegmüller [1892] trennte die Theorie rationaler Entscheidungen als „Entscheidungslogik" in die Bestandteile der „metrisierten subjektiven Wahrscheinlichkeit und der metrisierten subjektiven Erwartung des Nutzens". Eine Entscheidungstheorie kann *deskriptiv* sein, also die bisher gemachten Erfahrungen zusammenfassen, oder *normativ*, d.h. Regeln aufstellen, gegen die ein Entscheidender nicht verstoßen sollte.

In den Versuchen von Tversky u. Kahnemann (1984, 1994, 1995, s.a. 1340) verlief die *Wertefunktion* nicht linear, sondern S-förmig: Konkav für Gewinne, Konvex für Verluste. In klinischen Situationen können auch andere Gewinn- und Verlust-Funktionen auftreten. Das Risiko (im Sinne der Theorie des Nutzens) wird nicht ausgeschlossen, sondern reduziert. Man entscheidet sich nach der von uns mehrfach angesprochenen „kontrollierten Subjektivität" oder nach Simon's und Newell's [1417] *gebundener Rationalität* (bounded rationality). Dabei steht oft die Erwartung eines Nutzens oder Schadens einer Aktion über der Wahrscheinlichkeit eines Ereignisses. Wir hatten das 1969 an der Differentialdiagnose Lungenkarzinom-Lungenembolie bei einem unklaren Rundschatten ausführlich dargestellt [708].

Barnoon u. Wolfe [70] haben sich mit den wichtigsten Problemen klini-

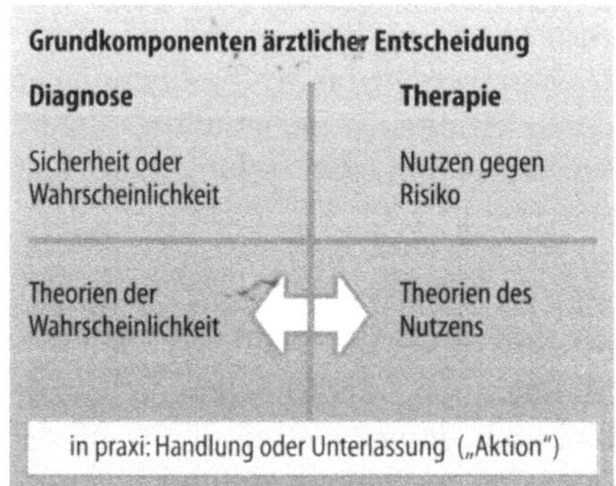

Abb. 8.1. Grundlagen ärztlicher Entscheidungen

scher Entscheidungen auseinandergesetzt. Der Nobelpreisträger Chargaff [266] unterschied:

1. Beobachtung und Beschreibung;
2. Analyse;
3. Synthese;
4. Nachdenken;
5. Evtl. Bildung einer Theorie.

Voraussetzung. Voraussetzung ist die bereits in 2.4 angesprochene Datenreduktion, wobei folgende Probleme entstehen können:

- inwieweit man der Statistik folgen soll;
- inwieweit man statistische Wahrscheinlichkeiten nach den Besonderheiten des Einzelfalles korrigieren soll;
- inwieweit man ohne Rücksicht auf die Statistik (z. B. Prävalenz) nur dem Einzelfall nachgehen soll.

Zur Zeit verfahren die meisten Ärzte nach dem dritten Aspekt; das Ideal dürfte eher bei dem zweiten Punkt liegen.

Unsicherheiten. Der Entscheidungsprozeß kann beeinflußt werden:

- durch Unkenntnis aller gegenwärtigen Möglichkeiten;
- durch Unkenntnis der künftigen Entwicklungen;

Methodik. Die Methodik sollte u. E. berücksichtigen:

- Ausschaltung von faktischen oder logischen Unmöglichkeiten;
- Anwendung der bedingten Wahrscheinlichkeit;
- Auswahl von Präferenzen des Nutzens;
- Eine starke Präferenz ist besser als viele schwache.

Präferenzen sind gewöhnlich transitiv, dominant, invariant.

Formen. Die nachfolgende Übersicht zeigt verschiedene Formen ärztlicher Entscheidungen (von unten nach oben zu lesen). Sie zeigt die Ansprüche zu ärztlichen Entscheidungen; der Anspruch nimmt in aufsteigender Reihenfolge zu:

- Volle Computerisierung („Diagnose-Maschine", Simulation),
- Computer für Teilaufgaben in Diagnostik und Therapie,
- Entscheidungen mittels mathematischer Logik,
- Entscheidungen mittels verbaler Logik,
- Bewußte logische Verarbeitung von Fakten,
- Unbewußte logische Verarbeitung von Fakten,
- Empirie, Analogie, Intuition.

8.2 Kurze Geschichte der Entscheidungstheorie

Motto

Die einfachste Art, ein Fach zu erlernen, ist das Studium seiner Geschichte: Man vollzieht dabei – unter Auslassung von Ausführlichkeiten und Nebenwegen – leicht das nach, was Generationen langsam und mühevoll entwickelt haben.

Nach der relativ primitiven, aber für die damalige Zeit unerhörten, in ihren Grundzügen heute noch aktuellen (z. B. [1861]) Syllogistik des Aristoteles wurde die neuere Entscheidungstheorie im 17. Jh. mit dem Auftrag adliger Glücksspieler an Mathematiker wie Fermat, Pascal sowie Angehörige der berühmten Baseler Gelehrtenfamilie Bernoulli begründet, ihnen Regeln für ihre Glücksspiele auszuarbeiten. Schon damals wurde unterschieden zwischen

- der Maximierung des Gewinnes (Erfolges);
- der Minimierung des Verlustes (Schadens).

Es dürfte einleuchten, daß in der Medizin die Minimierung des Schadens (langwierige Behandlungen, Invalidität, Tod) entscheidungstheoretisch eine größere Bedeutung haben als die Maximierung des Erfolges (z. B. schnelle Heilung).

Nach bedeutenden Mathematikern wie Laplace, Gauss, Fourier, Markov brachten die wesentlichen Entwicklungen in der 2. Hälfte des 19. Jahrhunderts Cantor, Frege mit seinen verschiedenen Schriften (s. auch [584, 584a]), Whitehead u. Russel [1910] mit den „Principia mathematica" und logischen Schriften, Peano, in neuester Zeit Kolmorgoroff, Tarski (logische Syntax!), Hilbert u. Ackermann. (Übersichten findet man u. a. bei [154, 1068]).

Ab 1921 erschienen immer wieder *mehrwertige Logiken*, zunächst durch Lukasiewicz (zit. z. B. bei [154, 1585]). Der dritte, von Lukasiewiez eingeführte Begriff „möglich" wurde inzwischen bis zur Fuzzy Logic (Zadeh 1956, s. 5.7.9) mit ihren vielen Abstufungen erweitert.

8.3
Entscheidungsbäume

Soweit wir sehen (aus der fast uferlosen Literatur seien beispielhaft zitiert [21, 36, 39, 70, 132, 181, 192, 279, 296, 354, 432, 463, 483, 488, 538, 713, 794, 895, 1002, 1060, 1095, 1147, 1216, 1252, 1253, 1400, 1473, 1555, 1568a, 1585, 1661, 1740, 1831, 1878, 1892, 1970], wird der sog. Entscheidungsbaum heute mehr angewandt als die u. E. übersichtlichere Entscheidungsmatrix (Abschnitt 8.4). Allerdings läßt der Entscheidungsbaum differentialdiagnostisch retrospektive numerische Schlüsse auf übergeordnete Entscheidungen zu (s. auch Abb. 8.2a, b).

Beispiel (nach Crevel et al. [309]): Abbildung 8.2a zeigt einen Entscheidungsbaum für eine 40jährige Frau, bei der aufgrund wiederhol-

ter reversibler Halbseitensymptomatik eine Angiographie vorgenommen und ein 7 mm großes linksseitig mittiges zerebrales Aneurysma gefunden wurde. Es ist angesichts der Risiken bezüglich Spontanverlauf und Operation eine Entscheidung für oder gegen eine Operation zu treffen (Knoten mit Entscheidung „E"). Die Operationsrisiken umfassen Letalität und irreversible neurologische Schäden (Halbseitensymptomatik, Sprachstörungen), die mit bestimmten Wahrscheinlichkeiten eintreten können.

Falls keine Operation unternommen wird, besteht ein jährliches Risiko von ca. 0,01 eine Spontanruptur zu erleiden. Bei einer verbleibenden Lebenserwartung von 40 Jahren beläuft sich das Gesamtrisiko auf 0,33 $[= 1 - (1 - 0{,}01)^{40}]$. Eine Ruptur kann folgenlos abheilen, bleibende Schäden verursachen oder mit großer Wahrscheinlichkeit zum Tode führen. Insgesamt sind somit 7 verschiedene Ergebnisse (Outcomes) möglich. Die Wahrscheinlichkeiten für die zufälligen Ereignisse (Knoten „Z") sind der Literatur entnommen.

Um nun zu einer Entscheidung für oder gegen eine Operation zu kommen, muß jeder Outcome mit einem erwarteten Nutzen bewertet werden. Die Ausarbeitung einer solchen Nutzenbewertung stellt den wichtigsten, aber auch schwierigsten Problemkreis bei einer Entscheidungsanalyse dar. Dies kann für einen bestimmten Patienten nur angemessen gelingen, wenn man seine individuellen Gewichtungen, insbesondere hinsichtlich eines Lebens mit Behinderung, ermittelt.

In einer üblichen Verfahrensweise legt man dem Patienten alternative hypothetische Szenarien vor und fragt nach der Abwägung, ob er einem Leben mit mentaler Behinderung den Vorzug vor einer Operation mit x % Erfolgsaussicht ohne Folgeschäden, aber 100 – x % Letalität geben würde. Dabei wird der Wert von x % so lange variiert, bis der Punkt der Unentschiedenheit (Indifferenzpunkt) ermittelt ist. Dieser Wert erlaubt die Quantifizierung des subjektiven Nutzens eines Lebens unter Behinderung. In unserem Beispiel wird eine erfolgreiche Operation mit dem Nutzen $U_7 = 100$, sofortiger Tod mit $U_5 = 0$ und operationsbedingte Behinderung mit $U_6 = 75$ bewertet. Die Bewertungen von Tod und Behinderung in der konservativen Entscheidungsstrategie fallen höher aus, da die Ereignisse nicht unmittelbar, sondern erst nach einer Latenz auftreten, so daß der Verlust weniger gravierend ins Gewicht fällt.

Die Analyse eines Entscheidungsbaumes erfolgt nun mittels Berechnung des mittleren erwarteten Nutzens jeder Strategie. Man spricht auch von Zurückfaltung des Entschei-

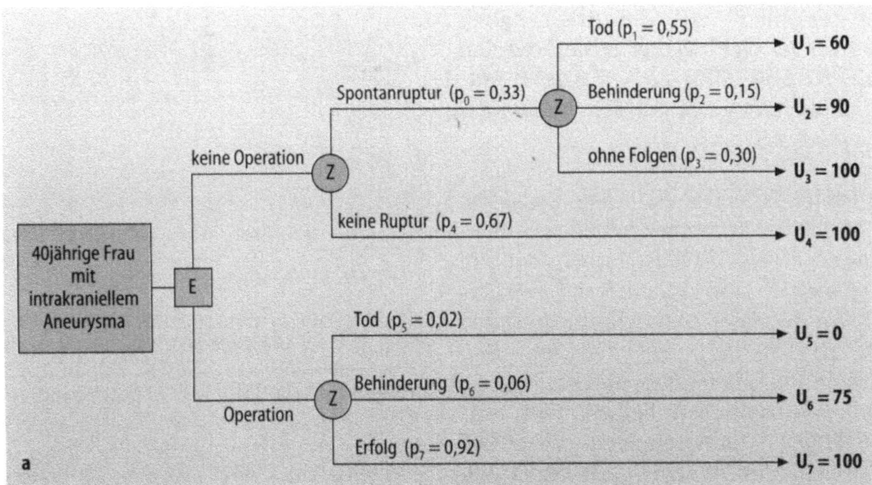

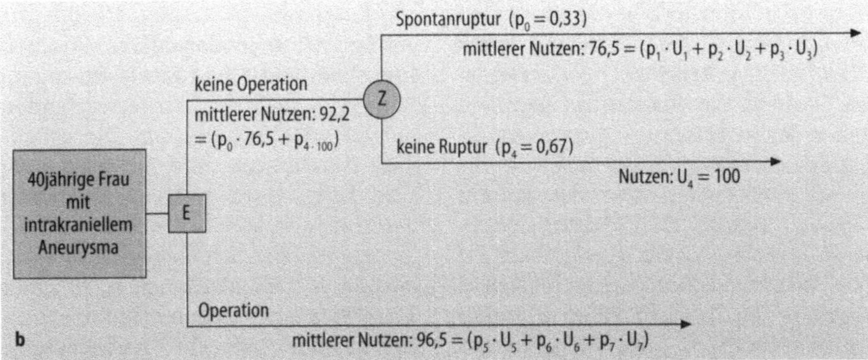

Abb. 8.2 a, b. Entscheidungsbaum für intrakranielle Aneurysmen. (Modif. nach van Crevel et al. [309 a], Lö.)

dungsbaumes. Dieses schrittweise Verfahren ist in Abb. 8.2 b gezeigt. Der mittlere Nutzen am Zufallsknoten Spontanruptur läßt sich berechnen als Erwartungswert der Nutzen unter den Outcome-Wahrscheinlichkeiten p_1, p_2 und p_2 [das heißt: $p_1U_1 + p_2U_2 + p_3U_3 = 0{,}55 \cdot 60 + 0{,}15 \cdot 90 + 0{,}30 \cdot 100 = 76{,}5$] . Dieser Wert ist wieder mit dem Nutzen unter ausbleibender Ruptur zu verrechnen, so daß die gesamte Rückfaltung den mittleren Nutzen 92.2 für die konservative Strategie ergibt. Dieser ist geringer als der mittlere erwartete Nutzen für die operative Strategie, der 96,5 beträgt. Folglich kommt die operative Strategie dem maximalen Nutzen von 100 am nächsten und ist deshalb vorzuziehen.

Entscheidungsbäume dieser Art gestatten, in einfacher Weise die Abhängigkeit der Entscheidung von den subjektiven Risikobewertungen und den objektiven Parametern im Sinne einer Sensitivitätsanalyse zu untersuchen. Dies läßt sich durch entsprechende Computerprogramme leicht unterstützen. Die Autoren obiger Analyse zeigten, daß die Entscheidung zugunsten der Operation bestehen blieb, wenn folgende Bedingungen galten:

- Risiko für Spontanruptur: 0,055 – 0,02/Jahr;
- Sterblichkeit an Ruptur: 0,5 bis 0,6;
- Behinderung nach Ruptur: 0,1 bis 0,2;
- Operationsletalität: 0,01 bis 0,04;
- operationsbedingte Behinderung: 0,04 bis 0,10;
- Keine Änderung der vorbestehenden Behinderung: 62 bis 87.

Ein wichtiges Merkmal eines Entscheidungsbaumes ist, daß man im Falle eines eindeutig besseren Endpunktes

„zurückfaltet" auf die ursprünglich getroffene Wahl. Dabei zählen bei den nicht beeinflußbaren (s. oben) Entwicklungen alle denkbaren zusammen ([538] u. a.).

4-Felder-Tafel. Die einfachste Form des Entscheidungsbaumes haben wir in 1.1 aus der 4-Felder-Tafel heraus entwickelt. Die meisten sind komplizierter, entsprechend mehrerer Aufzweigungen. Dabei ist zu beachten, daß zwischen den echten Entscheidungen und spontanen, d.h. stochastischen Folgen oder Entwicklungen unterschieden wird. Die Entscheidungen werden seit Raiffa u. a. [1555] gewöhnlich durch kleinere Quadrate („Decision fork"), die spontanen Entwicklungen („Chance fork") durch kleine Kreise gekennzeichnet. Mit anderen Worten: die Entscheidungsgabeln stehen den Zufallsgabeln gegenüber. An den Entscheidungsgabeln muß man die quantitative Nutzenerwartung präsent haben (s. unten). Die Wahrscheinlichkeiten beruhen somit gewöhnlich auf den bisher beobachteten Verläufen. Je größer die Zahl der Fälle, je größer die Unterschiede, um so sicherer sind die Entscheidungsbäume. Abbildung 8.2 a, b zeigt ein Beispiel eines solchen Entscheidungsbaumes.

Flußdiagrame. Strukturell sind auch Flußdiagramme (s. 7.4) Entscheidungsbäume: der wesentliche *Unterschied* liegt aber darin, daß bei Flußdiagrammen deterministisch lediglich die Alternativen oder Optionen angegeben werden, in Entscheidungsbäume zusätzlich Wahrscheinlichkeiten oder Risiken, Gewinn- und Verlusterwartung eingehen.

8.4
Entscheidungsmatrizes

Abbildung 8.3 (gering modifiziert nach Schneeweiss [1740]) zeigt eine Entschei-

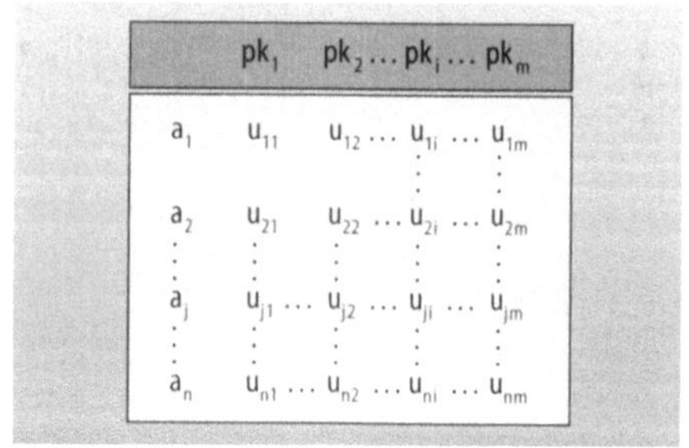

Abb. 8.3. Entscheidungsmatrix; a = Entscheidung, k = zu erwartende Krankheit, u = zu erwartender Nutzen (Schaden). (Modif. nach Schneeweiss [1740], mit frdl. Genehmigung)

dungsmatrix. Dabei gibt pK die Wahrscheinlichkeit einer bestimmten Erkrankung pk_1, $pk_2 \ldots pk_m$ an, die zur Verfügung stehenden diagnostischen oder therapeutischen Alternativen, u_{12} bzw. $u_{21} \ldots u_{nm}$ den zu erwartenden Nutzen oder Schaden an. Die möglichen Handlungen sind mit a_1, $a_2 \ldots a_n$ bezeichnet. Nach unserer Erfahrung lassen sich praktisch alle diagnostisch-therapeutischen Erfahrungen in einer solchen Matrix formulieren. In einer Entscheidungsmatrix werden die Summen aus den Querzeilen und die Summen aus den (senkrechten) Reihen verglichen.

Die Summe aus den (Quer-)Zeilen einer beliebigen Aktion a_j gibt den Nutzen oder Schaden bei allen therapeutischen oder diagnostischen Situationen, d.h. für jede in Betracht kommende Krankheit an. Die Summe der (senkrechten) Reihen (unter pK_i) zeigt umgekehrt die Prognose einer bestimmten Krankheit – unabhängig von der Art der durchgeführten Maßnahmen. Die u_{nm} Nützlichkeiten sind zwar endlich, aber für die Praxis zu groß. Von endlich zahlreichen Aktionen A ($a_1 \ldots a_n$) kommt in praxi ein großer Teil nicht in Betracht, so daß sich A auf A_o einengen läßt. Je mehr Entscheidungskriterien zu beachten sind, um so kleiner wird der Bereich sinnvoller und vertretbarer Aktionen, bis der Grenzfall *eines* sinnvollen und vertretbaren Bereiches übrig bleibt.

Durch Reduktion auf Alternativen werden Präferenzen ermittelt. Sie geben an, welcher von 2 Aktionen man den Vorzug geben soll ($a_i > a_j$) oder ob man zwischen beiden indifferent ($a_i \approx a_j$) bleiben soll.

8.5
Entscheidungsformen

Motto
Die meisten Entscheidungen sind im Sinne von Kofler u. Menges [1088] Entscheidungen bei unvollständigen Informationen.

Im internationalen Gebrauch der Entscheidungstheorie unterscheidet man zwischen:

* Entscheidung unter Sicherheit,
* Entscheidung unter völliger Unsicherheit,
* Entscheidung unter Risiko.

Entscheidung unter Sicherheit. Dabei besteht völlige Klarheit über den Entscheidungsraum. Das Problem vereinfacht sich zu einer Schätzung des Nutzens jeder Handlung, d.h. in der Therapie der verschiedenen Verhältnisse von Nutzen und Risiko.

Die Entscheidung unter völliger Unsicherheit. Dabei gibt es keine vernünftigen Erwartungen über die künftige Entwicklung.

Beide Situationen sind in der Medizin verhältnismäßig selten. Doch verbirgt sich hinter der sog. Unsicherheit oft eine Entscheidung unter Risiko (s. unten). Mit anderen Worten: selbst wenn objektive Wahrscheinlichkeiten fehlen, werden sie durch die Einfüh-

rung der subjektiven Wahrscheinlichkeit überdeckt.[1]

Entscheidung unter Risiko. Sie ist die in der Medizin bei weitem wichtigste: dabei werden verschiedenen Ereignissen unterschiedliche Erwartungen (Wahrscheinlichkeiten) zugeteilt (s. auch 5.6 und 5.7). Im mathematischen Sinn handelt es sich um die Abbildung eines Stichprobenraumes in die Menge der möglichen Aktionen (Lit. bei [1336, 1339, 1415, 1559]). Schneeweis [1740] charakterisierte die Risikosituation als Situation, die den Entscheidenden zur Wahl zwischen verschiedenen Wahrscheinlichkeitsverteilungen zwingt. Der Entscheidende handelt nach verschiedenen Wahrscheinlichkeitstheoretikern so, daß er seine Handlung auch von gewissen, ihm zunächst z. T. unbewußten, weil subjektiven, Nutzenvorstellungen abhängig macht.

Die Entscheidung unter Risiko verlangt die *explizite Artikulation der zur Entscheidung führenden Denkprozesse.*

Sonderfall des n-Personen-Spiels. Er ist ein zentrales Problem der Wirtschaftswissenschaften, aber nicht der Medizin. Dabei können die Interessen von 2 Kontrahenten (oder mehreren) diametral entgegengesetzt sein, z.B. im Schachspiel, oder aus kompetitiven und kooperativen Elementen, wie meist in der Wirtschaft, bestehen [1415]. Dies trifft für die „uninteressier-

---

[1] Der bei den *Wahrscheinlichkeitstheoretikern* gebräuchliche und oben logisch definierte Ausdruck „*Risiko*" darf nicht verwechselt werden mit dem *medizinischen Risiko*. Letzteres beinhaltet die oft aussichtsreicheren, zugleich aber gefährlicheren oder größeren diagnostischen oder therapeutischen Aktionen (z.B. „riskante" Operationen oder Chemotherapien).

te" Natur und damit für die Medizin im allgemeinen nicht zu.

8.6
Entscheidungskriterien

Mottos

„Tradionell trifft der Arzt Entscheidungen auf der Grundlage angesammelten Wissens und Urteilens mit einem ‚Schuß Intuition‘"   (Roffens zit. nach Weinstein u. Fineberg [2065])

„In der Diagnostik wird eine Summe von Einzelinformationen nach der Art eines Mosaiks in einem Bild zusammengesetzt, in der Therapie eine Kombination kausaler und symptomatische Maßnahmen zu einer Strategie"   (Popper [1515, 1518])

Wir folgen in der Darstellung im Wesentlichen den Prinzipien und Formeln von Schneeweiss [1740].

Dominanzprinzip. Das *Dominanzprinzip* gilt dann, wenn eine Aktion a (etwa in der Entscheidungsmatrix), für kein Ereignis k zu einem schlechteren Ergebnis führen würde als irgendeine andere Aktion:

$$a_i \succeq a_j, \text{ wenn } u_{ik} \geq u_{jk} \text{ für alle } k.$$

Das Dominanzprinzip verlangt in der klinischen Medizin die (nicht gerade häufige) Situation, daß eine Behandlung für jede der in Betracht kommende Krankheiten nicht schlechter ist als irgend eine andere.

Probabilistischer Ansatz. Der probabilistische Ansatz in Anlehnung an das Bayes-Theorem (s. 7.7.4) erfordert Kenntnisse über die Wahrscheinlichkeit der Ereignisse (p_k) ist aber von den Aktionen selbst unabhängig. Er führt zur Auswahl derjenigen Aktion(en), die das mittlere Risiko minimieren.

$$a_i \succeq a_j, \text{ wenn } \sum_k u_{ik} P_k \geq \sum_k u_{jk} P_k.$$

Nachteil ist die Bedingung von a-priori-Kenntnissen (Prävalenz) oder deren Vorgabe durch bestimmte Kunstgriffe, der Vorteil die überlegene Transparenz und Rationalität. In der klinischen Praxis sind die Voraussetzungen für den Bayes-Ansatz häufig gegeben, z.B. in Form von Statistiken therapeutischer Ergebnisse oder Langzeitprognosen.

Minimax-Kriterium von Wald. Das Minimax-Kriterium von Wald [2037] minimiert den maximal möglichen Schaden (*„Minimax"*) oder maximiert – durch entsprechende Änderung aller Vorzeichen – den minimalen Nutzen aus allen in Betracht kommenden Ereignissen und Handlungen (*„Maximin"*). In der folgenden Formel (nach [1740]) wird jeweils die Handlung mit dem größeren minimalen Nutzen vorgezogen:

$$a_i \succeq a_j, \text{ wenn } \min_k u_{ik} \geq \min_k u_{jk}.$$

Der an sich überlegene probabilistische Ansatz (s. oben) scheitert häufig – gerade in der Medizin – an unzureichenden Kenntnissen über die Prävalenz –. In diesem Fall sollte man sich für das Minimax-Prinzip (s. oben) entscheiden, das lediglich die Ordnungsrelation benötigt und nicht deren genaue Werte.

Das Minimaxprinzip gibt eine große Sicherheit, gilt aber bei den Wirtschaftsstatistikern als zu starr und zu pessimistisch, da – außer bei Entscheidungen unter Ungewißheit oder bei einem Gegenspieler (s. oben) – nicht gerade die ungünstigste Entwicklung einzutreten braucht, da ferner, etwa bei Wetten, das Bieten auf das geringste Risiko wenig vorteilhaft ist. Deshalb sind verschiedene *Modifikationen* eingeführt worden, wie etwa der Optimismusparameter von Hurwicz, der Vertrauensparameter von Hodges und Lehmann oder eine Kombination von Bayes-Ansatz und Wald-Ansatz nach Menges [1339] sowie Schneeweiss [1740]. Für die Medizin behält das Minimax-Prinzip insofern seine besondere Berechtigung, als – etwa im Unterschied zu den Wirtschaftswissenschaften – der maximale Schaden (Tod, Invalidität usw.) ganz anders (und dazu schwer quantifizierbar) ins Gewicht fällt als der maximale Nutzen.

Merksatz

> Ähnlich wie bei den Wahrscheinlichkeiten wird auch die Schätzung des Nutzens von der Wahl des Kriteriums maßgeblich mitbestimmt. Auch darin kommt wieder der letztlich subjektive Charakter dieser Methoden zum Ausdruck. Die Mathematisierung mag dem Unerfahrenen echte Objektivität vortäuschen. Meist handelt es sich aber um eine Mischung von subjektiven und objektiven Elementen, die durch Formalisierung vernünftig, vergleichbar, anwendbar gemacht werden.

8.7 Besonderheiten in der Medizin

Motto

„Einem Menschen die Frage;
‚Woher kommt's?' zu beantworten,
ohne gleichzeitig über das
‚Was nun tun?' zu reflektieren,
erscheint wenig verantwortungsvoll"
(Tack, zit. nach [1460])

Wie in der gesamten Theorie, müssen die den Entscheidungen zugrunde liegenden Konsequenzen (Nutzen, Schaden) genau spezifiziert werden. Nutzen für wen? Den Kranken, die öffentliche Gesundheit, den Arzt, das Versiche-

rungssystem, die Wissenschaft? Schaden in Form von Tod, Invalidität, Krankheitsdauer, subjektiven Mißempfindungen, Kosten u.ä.? Für die *Wirtschafts-* und *Sozialwissenschaften* gilt für den erwarteten Nutzen insgesamt die Formel:

$$M = p\,u + (1 - p)\,s$$

wobei p die Wahrscheinlichkeit für den Eintritt, $1 - p$ die Wahrscheinlichkeit für den Nichteintritt eines Ereignisses, u den jeweiligen Nutzen, s den jeweiligen Schaden darstellen.

In der Klinik bedarf es, wie schon im ersten Teil ausgeführt, einer Differenzierung, da mit den größeren Erfolgschancen, z.B. durch eingreifende Diagnostik oder durch höhere Dosierung von Medikamenten, meist auch das medizinische Risiko zunimmt. In den (positiven oder negativen) Nutzen U einer Therapie gehen somit mindestens 4 Parameter ein [713]:

- Nutzen der durchgeführten Therapie (u_1),
- Nutzen der unterlassenen Therapie (u_0);
- Schaden der durchgeführten Therapie (s_1);
- Schaden der unterlassenen Therapie (s_0),

wobei

$$U = \frac{u_1 \cdot s_0}{u_0 \cdot s_1} > 1 \text{ ist.}$$

Damit wirken der Nutzen einer durchgeführten Maßnahme a sowie Schaden durch Unterlassung im Zähler, der Schaden einer durchgeführten Maßnahme a und Nutzen durch Unterlassung im Nenner jeweils gleichsinnig.

Schon diese einfache Betrachtung läßt erkennen, daß zwar das Prinzip einer Entscheidung nach Nutzenfunktionen überaus vielversprechend ist, daß andererseits aber – mehr noch als bei der probabilistischen Ermittlung von Diagnosen – die Einflußgrößen umfangreich und komplex sind, der Aufwand beträchtlich ist. So betonten Hershey und Baron [865] mit Recht: „Die Forscher, die bisher theoretische Entscheidungsmodelle im Gesundheitswesen entwickelt haben, befürworten keine blinde Anwendung ihrer Lösungen. Statt dessen werden diese Modelle als wertvolle Mittel angesehen, um Ärzte und Verantwortliche im Gesundheitswesen zu einer mehr logischen Betrachtungsweise der Entscheidungsprozesse zu bringen, die Vorsorgeuntersuchungen, Diagnostik und Therapie zugrunde liegen. Darüber hinaus geben sie bei Entscheidungen Gelegenheit, eine intuitive Auswahl der verschiedenen Möglichkeiten des Vorgehens am Modell auf ihre Richtigkeit zu prüfen…“

8.8
Entscheidungshilfen

Motto
Vor einem Ereignis gibt es Erwartungen, nach diesen evtl. Überraschungen.

Wie schon betont, sind weder die Diagnose noch die Therapie „eine“ Entscheidung, sondern der *Endpunkt ganzer Serien von Entscheidungen.* Sie beginnen mit der Entscheidung über die diagnostische Valenz von anamnestischen Angaben, unmittelbaren Befunden, Labordaten; dann folgen die Systematisierung, Interpretation und Einengung der Befunde, die Auswahl und Rangfolge der möglichen Diagnosen, die Veranlassung weiterer Untersuchungen zur Verifizierung oder Falsifizierung der vorläufigen Diagnosen. Den Abschluß bilden die symptomatischen therapeutischen Maßnahmen, der Heilplan sowie die Beobachtung des Verlaufes. Deshalb werden auch sequentielle diagnostische Modelle den Realitäten besser gerecht als auf einzeitige Formeln gebrachte Computerprogramme. Doch können auch für Computerhilfen sequentielle Verfahren angewandt werden.

Wie wir schon ausführten (5.1), wird bei differentialdiagnostischen Entscheidungen häufig zwischen 2 verschiedenartigen Aufgaben nicht genügend scharf getrennt:

1. Aus einer Gruppe von Erscheinungen (Symptomen-Komplex) die wahrscheinlichste oder eine wahrscheinliche Diagnose zu ermitteln (*phänomenologische Differentialdiagnose*).
2. Eine hypothetisch angenommene Erkrankung gegen andere mit teilweise ähnlichen oder identischen Erscheinungen abzugrenzen (*nosologische Differentialdiagnose*).

Methodisch gibt es u. a. 2 grundsätzlich verschiedene Wege auf die richtige Diagnose zu, die wir im Kap. 7 mit Literatur ausführlich dargestellt haben:

1. das Ausschlußverfahren;
2. die Mustererkennung.

Ausschlußverfahren. Beim *Ausschlußverfahren* werden unter ständiger Einengung und Verfeinerung immer weitere Differentialdiagnosen eliminiert, bis am Ende die richtige übrig bleibt. Medizinisch haben die Erscheinungen und Labordaten mit ausschließender Kraft (Sperrsymtome) die größere Bedeutung. Sie sind gewöhnlich technologischer Natur, da Allgemeinerscheinungen wenig Ausschlußkraft besitzen. In gewissem Sinn handelt es sich um die bereits erwähnten hypothetico-deduktiven Schlüsse (s. 7.6): die noch bestehenden Hypothesen werden auf ihre Richtigkeit gegen neue Informationen geprüft. Dazu eignen sich z. B.

* die Boole-Algebra,
* Entscheidungsbäume,
* eine rekursive Logik oder syntaxorientierte Analysen.

Das Konzept der Ausschlußverfahren ist überwiegend analytisch und deterministisch.

Beispiel: Beispiele eines erfolgreichen Ausschlußprinzips sind etwa die Differentialdiagnosen einer Hämolyse oder die einer Hypertonie. Prüfung auf Enzymdefekte, Hämoglobinanomalien, Wärme-, Kälte- oder bivalente Antikörper u. a. dienen dem Ausschluß verschiedener Ursachen, bis zuletzt die tatsächliche Störung übrigbleibt. Bei einer Hypertonie werden für die Diagnose der „essentiellen" Form die nephrologischen, endokrinen, angiologischen Ursachen ausgeschlossen.
Ein Beispiel unzureichender Ausschluß-Taktik ist die Diagnose eines psychosomatischen Syndroms allein durch den (vermeintlichen) Ausschluß aller körperlichen Ursachen.

Mustererkennung. Bei der Mustererkennung („Pattern recognition", s. 7.10) erfolgt die Annäherung an die richtige Diagnose sozusagen von der entgegengesetzten Seite: Die Befunde, Daten usw. werden gesammelt und nach der Art von Mosaiksteinen zusammengesetzt, bis sich ein Bild erkennen läßt. Das gleiche ist wohl – wenn auch unausgesprochen – gemeint mit der Aggregation bedeutsamer Symptome, bis eine Diagnose möglich ist. Das „Pattern recognition" ist zugleich ein Modell induktiven Schließens. Hier stehen die positiven Leitsymptome von möglichst hoher Spezifität im Vordergrund. Im Idealfall gibt es wenige pathognomonische oder quasi pathognomonische Erscheinungen. Dabei können selbstverständlich die Symptome und Krankheiten in Form einer zweidimensionalen Symptom-Krankheits-Matrix aufgereiht werden.

Der Trend geht aber heute eher in Richtung auf wenige und spezifische Erscheinungen als auf die Akkumulation einer großen Zahl nicht charakteristischer, mehr oder minder ubiquitärer Erscheinungen.

Beispiel: Beispiele erfolgreicher „Pattern recognition" sind etwa die Diagnose eines Herzinfarktes durch die Kombination präkordialer Schmerzen, Enzymanstieg, EKG; oder die Diagnose eines Typhus aus Fieber, Verwirrung, Roseolen, Leukozytopenie (negative Blutkulturen und Seroreaktionen werden demgegenüber zu Sperrsymptomen im Rahmen eines Ausschlußprozesses, letztere allerdings erst mit genügendem Abstand von etwa 1 Woche). Ein Beispiel unzureichender Mustererkennung ist etwa die verfehlte Diagnose einer Malaria tropica bei Rückkehr aus den Tropen mit unregelmäßigem Fieber, Ikterus, abdominaler Symptomatik.

Wie die Worte „überwiegend" und besonders die Beispiele zeigen, muß man häufig Elemente aus beiden Konzepten mischen.

Datenreduktion. Die erste Aufgabe ist in jedem Fall die Datenreduktion, d. h. die Beschränkung auf die praktisch möglichen und bedeutsamen Diagnosen sowie auf deren relevante Symptome. Dazu werden die (selteneren) logisch unmöglichen (inkonsistenten) und die häufigeren medizinisch unmöglichen Erkrankungen ausgeschlossen. Mit der Hinwendung auf ein Organ oder Organsystem hat diese Datenreduktion schon unbewußt begonnen.

Analogieschluß. Auf einer höheren Stufe werden durch einfachen Analogieschluß aus den vorliegenden Informationen und aus ihrem Vergleich mit der Erfahrung sowie Literaturkenntnis Krankheitshypothesen eingebracht, die in einer Art diagnostischer Spirale (Abb. 7.5) immer wieder gegen die Ergebnisse weiterer indiskriminierter oder diskriminierter Untersuchungen auf ihre Richtigkeit geprüft, bestätigt oder verworfen werden.

Kombiniertes Vorgehen in der Diagnostik. Das häufige kombinierte Vorgehen in der Diagnostik läßt sich danach unterteilen in:

- *Pathognomonische oder sehr spezifische Erscheinungen* ermöglichen eine unmittelbare Verknüpfung mit einer einzelnen Krankheit. Dieser Ansatz ist eine rudimentäre Form von Mustererkennung.
- Durch Elimination mit Hilfe von *Sperr- oder Ausschlußsymptomen* bleibt aus einer Gruppe (bereits eingeengter) möglicher Differentialdiagnosen zuletzt die richtige übrig. Dieser Ansatz entspricht dem Ausschlußkonzept.
- Aus einer großen Zahl von Erscheinungen (Symptomen, Befunden, Labordaten) können eine oder mehrere Diagnosen abgeleitet werden. Dieser Ansatz entspricht mehr dem Konzept der *Mustererkennung.* Er kommt besonders auch dann in Betracht, wenn die bisher genannten Verfahren nicht zu einer eindeutigen Diagnose führen.

In der Praxis nimmt die Häufigkeit in der geschilderten Reihenfolge zu, die Sicherheit gleichzeitig ab.

Gerade für *therapeutische Entscheidungen* sind – von Sonderfällen abgesehen – immer kausale und damit Krankheits-Diagnosen anzustreben. Auch erfordern die prognostischen und therapeutischen Konsequenzen nicht nur die Kenntnis einer oder mehrerer Diagnose(n), sondern auch Kenntnisse über den Grad ihrer Wahrscheinlichkeit (s. 7.4 und 7.7).

Seltene Erkrankungen, atypische Verläufe, interferierende Zweitkrankheiten, auch der *Einfluß bereits durchgeführter Behandlungen* („Panoramawandel"

unter dem Einfluß der Therapie!) können die Diagnose mit mehr oder minder formalisierten Systemen schwierig, ja unmöglich machen. Dies gilt für das Ausschlußkonzept ebenso wie für das Mustererkennungskonzept. Hier helfen oft nur die Neuerhebung der Anamnese und der Befunde sowie die Einbeziehung auch zunächst vernachlässigter Informationen weiter, eventuell erst die *Beobachtung des Verlaufs* oder das *Ergebnis einer probatorischen Behandlung.* Das langfristige Fehlen einer Diagnose ist in der klinischen Medizin verhältnismäßig selten, das kurzfristige relativ häufig (besonders in der Intensivmedizin).

In der Medizin wird man sich im Zweifelsfall – d. h. nach Ausschöpfung aller verfügbaren Untersuchungsmöglichkeiten – für die *positive Diagnose,* d. h. die Annahme einer Krankheit oder Störung, entscheiden. Für eine fälschlich angenommene Krankheit zahlt der Kranke mit seelischer Belastung, mit Zeit, mit Geld, vielleicht sogar mit dem Risiko eines nicht indizierten Eingriffs – für fälschlich angenommene Gesundheit evtl. mit dem Tod oder lebenslanger Invalidität. Bei der persönlichen und intuitiven Entscheidung gilt für die Medizin (in Abwandlung des strafrechtlichen Prinzips „in dubio pro reo"): in dubio pro morbo.

Das wachsende Angebot an erreichbaren Informationen und die Kostenexplosion zwingen mehr als früher dazu, auf einer von Krankheit zu Krankheit, von Patient zu Patient wechselnden Stufe weiteren diagnostischen Aufwand zu unterlassen („*Wahl des Diagnose-Endpunktes*"). Diese Stufe ist erreicht, wenn die Krankheitserscheinungen befriedigend erklärt sind und ein Heilplan daraus abgeleitet werden kann [514]. Verständlicherweise bleibt hier dem subjektiven Ermessen viel Spielraum.

8.9 Entscheidungen aus therapeutischer Sicht

Diagnose als Mittel zum Zweck. Abgesehen von den in 1.7 besprochenen Begutachtungen und den Routineuntersuchungen im Rahmen eines „check up's" (die Übergänge sind fließend, da auch bei Gesundheitskontrollen oder Nachuntersuchungen Ratschläge erwartet werden bzw. angezeigt sind), suchen etwa 95 % der Patienten eine Behandlung oder Empfehlungen zu ihren Problemen. Für sie wie für den behandelnden Arzt ist die *Diagnose* damit nur *Mittel zum Zweck*, wenn auch bei vielen Kranken und Krankheiten ihr schwierigster Teil. *Ausschließliches Interesse an der Diagnose* kann beim Probanden sehr verschiedene Motive haben, die wir im Kap. 1 besprochen haben. Von ärztlicher Seite ist auch bei hohem differentialdiagnostischem Interesse das „l'art pour l'art" der Diagnostik ethisch nicht vertretbar.

Behandlung ohne Diagnose. Es gibt relativ häufig Behandlungen ohne daß – oder besser – bevor eine Diagnose gestellt werden konnte. Dazu gehören die mehrfach erwähnten *„abwendbar gefährlichen Verläufe"* nach R. N. Braun, wie sie zu den täglichen Situationen der Intensivstationen gehören (s. Abb. 1.3).

So erfordert etwa eine obere Magen-Darm-Blutung mit Hämatemesis und/oder Mälena die gezielte Blutstillung, ggf. den Blutersatz, bevor die Ursache geklärt ist; 3 häufige Ursachen sind Ösophagusvarizen, Ulkus, Karzinom; dazu kommen 20–30 weniger häufige. Gerade dieses Beispiel zeigt, wie in Form der „Notendoskopie" Therapie und Diagnostik ineinander greifen.

Indikation eines Eingriffs. In den operativen Fächern verschiebt sich die Frage zur Indikation eines Eingriffs. Er ist um so aussichtsreicher, je besser der Kranke voruntersucht und vorbereitet worden ist, je weiter die ursächliche und topographische Diagnostik getrieben werden konnte – doch darf das dringliche Maßnahmen nicht verspäten.

Beispiele: Bei akuten Schmerzen im rechten Unterbauch und anderen Hinweisen auf eine Appendizitis ist die Indikation einer Laparotomie gegeben, auch wenn sich später die in ihren Erscheinungen ähnliche Lymphadenitis mesaraica (etwa durch eine Infektion mit Yersinien) herausstellten sollte.

Ähnliches gilt, wenn bei einer lymphozytären Meningitis keine Keime gefunden werden. Da es für die meisten Viren noch keine sichere und komplikationsarme kausale Behandlung gibt, eine nichtspezifisch behandelte Tuberkulose aber deletär wäre, wird man eine tuberkolostatische Behandlung erwägen. In diese Gruppe gehören auch die „Stand-by-Behandlungen", z. B. mit Mefloquin (Lariam©) oder anderen modernen Präparaten, bei unklarem Fieber auf Reisen in Malaria-verseuchten Gebieten.

Rhythmusstörungen des Herzens im mittleren oder höheren Alter haben zwar häufig ihre Ursache in einer Koronarsklerose, doch ist eine rheumatische Genese durch die höhere Prävalenz der ersteren nicht ausgeschlossen. Gillmann [752, 5. Aufl.] empfahl daher auch bei Verdacht auf, ja bei vorbestehender Arteriosklerose sorgfältig nach Streptokokkeninfektionen zu fahnden.

Ein noch drastischeres Beispiel der Nutzen-Risiko-Abwägung ist ein Zeckenbiss, etwa durch Ixodes ricinus mit dem Risiko einer Borreliose (Lyme-Krankheit). Magid et al. (s. unten) beobachteten bei 1/29 einer unbehandelten Kontrollgruppe eine Borreliose, bei 1/27 der behandelten Patienten einen Ausschlag durch Penicillin. Sie empfahlen bei der Wahrscheinlichkeit einer Infektion (je nach Endemiegebiet) in unter 1 % Abwarten, in über 3,5 % oder bei ängstlichen Patienten Doxocyclin oder Ampicillin – nach Kassirer [1011] ein Musterbeispiel einer Entscheidungssituation.

All dies gehört in den Rahmen des in diesem Kapitel erörterten „Minimax-Prinzips" oder der *Entscheidung im Hinblick auf den erwarteten Gewinn oder Verlust*, die Dudley als *„Pay-off-Taktik"* [401] an die Spitze entscheidungstheoretischer Überlegungen gestellt hat. Schon 1969 hatten wir [708] im Beginn unseres Diagnostik-Buches ausgeführt, daß die einzuschlagende Maßnahme nicht nur von der höchsten diagnostischen Wahrscheinlichkeit bestimmt wird, sondern auch vom (medizinischen) Risiko, das einer unterlassenen Behandlung bei einer vielleicht nicht im ersten Rang stehenden Diagnose anhaftet. Hier liegt auch der weite Ermessensspielraum (und die Verantwortung) in dem Grenzbereich der Abb. 1.3 zwischen abwendbar gefährlichen Verläufen und beobachtendem Abwarten.

Außer den genannten Fällen von Dringlichkeit (akut bedrohliche Situationen, Wiederherstellung der Homoiostase, dringliche Operationen) gibt es eine Anzahl weniger bedeutsamer Entscheidungen unter therapeutischen Aspekten:

1. Dazu gehören symptomatische *Hilfen in Bagatellfällen* („Natura sanat, medicus adjuvat").

2. *Langfristig unklare Diagnosen*: Hier ist von immer wieder prolongierter Verlängerung der (symptomatischen) Behandlung vordergründiger oder allgemeiner Symptome dringend zu warnen. Man sollte sich selbst vorher ein Limit (z.B. 2 oder 3 Wochen) setzen und dieses bei Mißerfolg nicht neuerlich verlängern. Mit den modernen, breit deckenden Medikamenten wie Kortikosteroiden, Antibiotika, Rezeptorenblockern, Psychopharmaka hat die Gefahr zugenommen, daß die Zeit für eine kausale bzw. kurative Behandlung ungenutzt verstreicht (z.B. bei Husten, Kopfschmerzen, Leibschmerzen, Blut im Stuhl usw.). Zahlreichen schweren Krankheiten gehen die bereits genannten Allgemeinerscheinungen um Monate voraus. Hier ist abwartendes Beobachten, in nicht zu langen Abständen, angezeigt.

3. Eine Diagnosis ex juvantibus gibt es auch heute noch – und nicht nur in der sog. Alternativmedizin. Sie hat aber durch die moderne Diagnostik an Bedeutung verloren (s. auch [208]). Die folgende Auflistung zeigt Indikationen einer „Therapie ohne Diagnose":

- Akut bedrohliche Situationen,
- Wiederherstellung der Homoiostase,
- Indikation dringlicher Operationen,
- Diagnose ex juvantibus,
- Langfristig unklare Diagnosen,
- Bagatelfälle für symptomatische Hilfen.

Beispiele: Verschwinden einer Belastungsdyspnoe, von Ödemen oder Extrasystolen durch die probatorische Gabe von Herzglykosiden; Erleichterung nächtlicher Atemnot oder Schlafapnoen durch Theophyllin.

4. Wenn eine Entscheidung „sensitiv" ist, d.h., wenn Wahrscheinlichkeiten oder Nützlichkeiten noch wechseln können, sollte man zusätzliche Daten heranziehen.

Für therapeutische Entscheidungen sollte man mit Eddy [432] – modifiziert – u.a. folgende Überlegungen anstellen:

- Was für eine Behandlung ist verfügbar und aktuell?
- Welche Sicherheit ist für ihre Wirksamkeit gegeben?
- Wie häufig ist die Krankheit?
- Wie ernst ist die etwaige Krankheit ohne Behandlung?
- Besteht die Notwendigkeit, etwas zu tun?

Eine wesentliche Rolle spielt naturgemäß das *Alter*, vor allem bei risikoreichen oder kostspieligen Maßnahmen. Hier hat sich immer mehr die Beurteilung des biologischen Alters statt des chronologischen durchgesetzt.

In 5000 unausgelesenen Fällen [421, 2123] der Med. Univ.-Klinik Köln wurden 10,5 % durch Operation oder Biopsie geklärt, 10,3 % durch Autopsie, der Rest durch den Verlauf. 17 % der Kranken waren zur Beobachtung auf eine Erkrankung aufgenommen worden, 41 % wegen einer akuten Erkrankung oder der akuten Exazerbation einer chronischen Krankheit, 40 % wegen einer chronischen Krankheit, 1–2 % zur Kontrolle nach einer Erkrankung oder zur Kontrolle der Therapie.

In der angloamerikanischen Literatur werden bei Kosten/Nutzen-Relationen z. T. unter Kosten alle negativen Auswirkungen verstanden, nicht nur die finanzieller Natur. Eine Übersicht der wichtigsten kostenintensiven Situationen aus unserer Sicht wird in 10.5 gegeben. Damit kommt man, wie von selbst, mit der in 8.7 angegebenen Formel auf die Ermittlung des Gesamtnutzens (U). Wie bei allen echten Entscheidungen, die im Kap. 8 ausführlich besprochen wurden, liegen Gewichte in beiden Waagschalen: das führt zur Entscheidung unter der bereits mehrfach besprochenen verantworteten und kontrollierten Subjektivität. Dem Juristen ist es allerdings u. U. nur schwer verständlich zu machen, daß es medizinische Fehldiagnosen gibt, die nicht auf Unwissen oder Oberflächlichkeit beruhen, daß z. B. eine histologische Beurteilung nicht vergleichbar ist mit der Unterscheidung von schwarz und weiß, bzw. daß es sich um einen unter Umständen schwierigen Interpretations und Entscheidungsprozeß handelt.

KAPITEL 9

Progonose

Motto

„Die Vergangenheit und Gegenwart sind unsere Mittel. Die Zukunft allein ist unser Zweck" (Pascal)

„Ursprünglich war die Induktion nichts anderes, als daß man erwartete, daß Ereignisse, welche nach unserem Verständnis ähnlich sind, Folgen haben, die einander wiederum ähnlich sind" (van Ormand Quine [1548])

„Die Wahrscheinlichkeit ist die Vorhersage einer relativen Häufigkeit" (C. F. v. Weizsäcker [2076 a])

„Tatsächlich hat die Bedeutung, die einer erfolgreichen Prognose beigelegt wird, eher mit der menschlichen Psychologie als mit der wissenschaftlichen Methodik zu tun" (Ne'eman u. Kirsch [1409 a])

„Um Prognosen über einen Einzelfall abgeben zu können muß man eine Theorie erweitern oder „anreichern" d. h. die verdichtete Allgemeinaussage … muß um detaillierte Informationen über den konkreten Fall erweitert werden" (Gell-Mann [632])

9.1 Allgemeines

Rein systematisch kann man gliedern in

* *Retrognose*, d. h. die Erkenntnis dessen, was bisher abgelaufen ist,
* *Diagnose*, d. h. den zu erfassenden aktuellen Zustand zum Zeitpunkt der Untersuchung und
* die künftige Entwicklung oder *Prognose*.

Eine Übersicht der Zusammenhänge gibt Abb. 9.1.

Es ist bezeichnend, daß von Hippokrates und Galen (Corpus Hippocraticum, Prognosticon) bis ins 19. Jahrhundert hinein die Prognose eine größere Rolle spielte als die Diagnose (s. z. B. die Lehrbücher der Geschichte der Medizin sowie [476]). Dies hat sich mit dem Aufkommen einer naturwissenschaftlichen Medizin im 19. und 20. Jahrhundert und dem sie begleitenden Positivismus grundlegend geändert. Man braucht dazu nur die Flut von Lehrbüchern und Übersichten zur speziellen Diagnostik vergleichen mit den

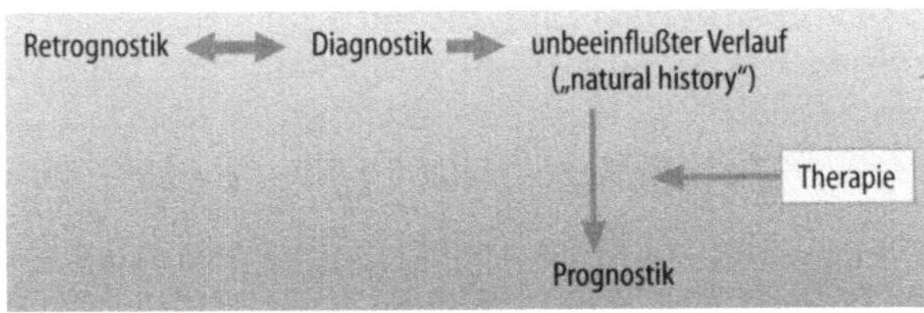

Abb. 9.1. Verhältnis von Retrognose, Diagnose, Prognose und Therapie

überaus spärlichen Ausführungen zur speziellen Prognostik (z. B. Curschmann [317], Buchborn [210], Vetter et al. [2012], Waller u. Bross-Bach [2038], Wassen et al. [2044]).

Für die Medizin formulierten Bochnik et al. [155] sinngemäß: Die Prognose, die aus der Erfahrung durch die Anwendung statistischer Regeln in Erwartungen transformiert wird, die mit einer gewissen Wahrscheinlichkeit eintreten, hat die Medizin seit dem Altertum erst möglich gemacht. In diesem Sinn unterschied P. Martini [1294] zwischen *individueller Voraussagbarkeit*, die nur bei monokausalen Abfolgen (s. 2.2) möglich ist, und *statistischen Voraussagen*, bei denen das Ereignis mit einer gewissen Wahrscheinlichkeit eintritt.

Auch in den Naturwissenschaften wird gerne differenziert zwischen „Erklärung" und „Voraussagen" (z. B. [818a, 1513, 2161]), auch: „Postdictability" und „Predictability". Nach Seiffert [1802, 1803] kann ein zukünftiger Sachverhalt niemals Gegenstand der Wissenschaft sein, da niemand sagen kann, ob er überhaupt eintreten wird oder nicht. Für Hessen [155] ist ein Ereignis dann voraussagbar, wenn es kausal ist. Gleichsinnig ist nach Max Planck ein Ereignis kausal, wenn es vorausgesagt werden kann (beide zit. nach [1246]). Trotz der seit Hume [924, 925] bekannten *Fragwürdigkeit der Vor-Aussagen*, spielt die Prognostik in der Medizin eine entscheidende Rolle, vom Kranken her gesehen vielleicht eine wichtigere als die derzeit im Vordergrund stehende Diagnostik (wenn sie auch aus dieser hervorgeht!). Für die Medizin gibt es mit Kyburg [1147] 3 Quellen von Voraussagen: logische – psychologische – empirische. Selbst der genannte kritische Hume schrieb: „So wird bei Aussagen über künftige Ereignisse eine vorgezogen wegen ihrer Übereinstim-

mung mit dem Üblichen und somit in der Vergangenheit regelmäßig Beobachteten".

Der jeweilige Kranke will von uns wissen, wie es mit ihm weitergeht, und was wir vorschlagen, um einen ungünstigen Verlauf durch Behandlung abzuwenden (s. auch 9.2). In diesem Sinne unterschied Popper [1514] „*Prophezeiungen*", die uns von einem zu erwartenden Ereignis ausweichen oder ihm vorbereitet (auch dem Tod! Verf.) entgegentreten lassen und „*technologischen Prognosen*", die uns konstruktiv die Maßnahmen angeben, um bestimmte Resultate (wie etwa die Heilung) zu erzielen. Es ist leicht zu erkennen, daß beide Arten von Voraussagen in der Medizin eine überragende Rolle spielen: Die Art der Erkrankung, der Allgemeinzustand (etwa in Form eines Scores, s. 1.5.7), vorbestehende Komplikationen oder Zweitkrankheiten, Alter, soziale Einbindung sind einige der Einflußgrößen, die zur Vorstellung des Arztes über die bestmögliche Behandlung führen (s. 8.7). Ist durch eine kausale eine Heilung zu erwarten? Eine völlige Wiederherstellung des früheren Zustandes gibt es, wenn überhaupt, bei ernsteren Erkrankungen selten, z. B. unter immunologischen Aspekten. Sind die dafür nötigen – oft eingreifenden – Maßnahmen zumutbar? Oder sollte man sich auf symptomatische Hilfen beschränken? Oft sind *Lebensquantität und Lebensqualität* gegeneinander abzuwägen, besonders in der Onkologie oder im hohen Alter. Neben der medizinischen und der anzuschließenden ethischen Entscheidung des Arztes ist auch die ganz verschiedene Einstellung der Kranken zu ermitteln; ihm sollen möglichst Alternativen aufgezeigt werden. Solche Gespräche gehören zum Tiefsten und Eigentlichsten ärztlicher Tätigkeit. Sie erfordern eine Verbindung medizinischer Kenntnisse, ethischer Verantwortung, Erfahrung und Einfühlungsvermögen. Ein guter Kompaß ist das, was man – bei gleicher Situation – für sich selbst oder seine Angehörigen wählen würde. Eine schlechte Devise ist der sog. „technische Imperativ": neue Apparate und Techniken können um des allgemeinen Fortschritts willen eingesetzt werden, aber nach besonders sorgfältigem Abwägen und ggf. nach Rücksprache mit dem Kranken und Aufzeigen der Alternativen. Möglichst schnell möglichst viele eigene Erfahrung mit einer neuen Entwicklung sammeln zu wollen, ist ein schlechter Ratgeber oder unethisch. Gewöhnlich gibt es heute für die meisten Krankheiten eine erprobte *Standardtherapie*.

Neue Entwicklungen beinhalten in der Regel: schnellere, evtl. schonendere oder weiterreichende günstige Wirkungen um den Preis eines gewissen Risikos bei beschränkter Erfahrung mit den neuen Methoden. Auch das sollten einsichtige Kranke wissen. Für unmündige Kinder bestimmen die Eltern. Uns hat es sich, besonders auf der Intensivstation und bei Kranken, deren Einsicht und Entschlußfähigkeit oft schwer zu beurteilen sind, bewährt, auch ein Gespräch mit den nächsten Angehörigen zu führen. Dabei ist allerdings Vorsicht geboten: Einerseits kennen sie aus jahre- oder jahrzehntelangen Gesprächen den aktuell vielleicht nicht leicht erkennbaren Willen „aus guten Tagen", andererseits können sie Motive haben, die schwerlich im wohlverstandenen Interesse des Kranken liegen, oder – wie so oft – in einer Kurzschlußreaktion die Lebensverlängerung um jeden Preis verlangen.

Früher wurden Prognosen in *kategorialer* oder *nominaler*, d.h. den Eintritt eines Ereignisses beschreibend, oder *numerisch*, die Wahrscheinlichkeit eines Ereignisses also als Maßzahl angebend, meist aber intuitiv gestellt. Heute gewinnt die mathematische Bearbeitung (s. auch 9.3) an Bedeutung. Sie erfordert eine klare Definition des erwarteten Ausgangs und der prognostischen Parameter. Ob bei den letzteren diagnostische und prognostische zu trennen sind (z. B. [2044]), erscheint uns zweifelhaft. Gerade für die *mathematische Behandlung von Prognosen* gibt es verschiedene Vorschläge, von denen einige in 9.3 besprochen werden. Insgesamt wird in Zukunft das „Durchspielen" aller möglichen Entwicklungen und Komplikationen zunehmende Bedeutung erlangen. Doch hängt das Ergebnis wesentlich von der subjektiven Gewichtung der einzelnen Risiken und Komplikationen ab. Allgemein kann man die Kriterien von Feinstein [524, 529] zugrundelegen:

Merksatz

Die Prognose – über viele Jahrhunderte mehr beachtet als die Diagnose – ist für den „Homo patiens" mindestens ebenso wichtig wie die Diagnose. Das gilt für sein körperlich-seelisches Befinden ebenso wie für soziale, gesellschaftliche und ökonomische Folgen. Wegen des individuell ganz verschiedenen und von vielen Einflußgrößen abhängigen Verlaufs sind Prognosen wesentlich unsicherer als Urteile über den Status präsens, d.h. Diagnosen. Bei chronischen oder chronisch rezidivierenden Krankheiten können Langzeitbeobachtungen hilfreich sein.

1. Welche Kombination von Erscheinungen bietet der Kranke?
2. Wie ausgeprägt sind Symptome, Befunde und Daten?
3. Wie lange bestehen die Veränderungen?
4. Ist ein Urteil (durch Anamnese und Beobachtung) über die Schnelligkeit des Fortschreitens möglich?
5. Ist das Versagen eines Organs zu erwarten?

Mit der vorletzten Frage kommen wir zum natürlichen, unbeeinflußten Verlauf. Unsere Aufgabe ist es, durch Eingriff in den *unbeeinflußten Verlauf* (*„natural history"*) die Prognose zum Guten zu wenden.

Merksatz

Gespräche über Prognosen, die zwischen den Extremen (vermeintlich) kurzer Lebenserwartung und (scheinbarer) Restitutio ad integrum angesiedelt sind, erfordern Kenntnisse, Erfahrung, Eingehen auf den Kranken, Überzeugungsvermögen, kurz: Zuwendung, Zeit und den ganzen Arzt, dem sich der Kranke anvertraut hat.

9.2
Spontaner Verlauf und Therapieeinflüsse

Die Prognose führt zur Auswahl der Behandlung(en), die den natürlichen Verlauf einer Krankheit in der für den Kranken günstigsten Form verändern soll. Dabei ist zu berücksichtigen, was auf den spontanen Verlauf (die „natural history", s. oben) Einfluß nimmt. Einige dieser Einflüsse sind in Tabelle 1.11 zusammengefaßt.

Wichtiger ist in unserer Zeit der *therapeutischen Überaktivität oder Polypragmasie* die Gewohnheit vieler Kranker, den Spezialisten aufzusuchen, den sie für ihre Störung als kompetent erachten. Dabei verschweigen oder vergessen sie die Aufzählung anderer gleichzeitiger Behandlungen bzw. werden gar nicht danach gefragt. Dies führt zu Interferenzen im Sinne der Aufhebung oder der Überaddition, wenn nicht gar zur Unverträglichkeit von Medikamenten.

Insgesamt hat die moderne Medizin mit breit deckenden Antibiotika, Hormonen, Zytokinen, Rezeptorblockern, Psychopharmaka usw. einen *Panoramawandel* gebracht. Oft werden autoptisch die ursprünglich „typischen" Krankheitsveränderungen gar nicht mehr entdeckt, statt dessen Komplikationen durch sekundäre Schäden an z. B. Herz, Leber, Nieren, Knochenmark oder durch opportunistische virale, bakterielle, mykotische, parasitäre Infektionen als Folge einer Immunsuppression.

Schon früher war uns und anderen (z. B. Musshoff u. Boutis [1402]) aufgefallen, daß die Kranken mit M Hodgkin, die relativ spät zur Diagnose und Behandlung kamen, eine bessere Überlebenszeit hatten – ein scheinbar paradoxes Phänomen. Hier zeigt sich sehr deutlich die die Therapie überwiegende Eigengesetzlichkeit des Verlaufes: Späte Erscheinungen und langsames Fortschreiten zeigen bei vielen Kranken therapieunabhängig bessere Prognosen an.

Dabei muß man den leider auch im Arzneimittelgesetz AMG mißverständlich gebrauchten Ausdruck der *Nebenwirkungen* präzisieren.

Beispiel: Von den 4 Hauptwirkungen der *Herzglycoside* (positive Inotropie, positive Bathmotropie, negative Dromotropie, negative Chronotropie) ist die Steigerung der Herzkraft (Inotropie) praktisch immer erwünscht. Die Wirkungen auf die Überleitung (Dromotropie) und auf den N. vagus (Chronotropie) können zum Abbruch der Behandlung oder zur Dosisminderung führen; in anderen Fällen (etwa bei Vorhofflimmern mit gehäufter Überleitung und konsekutiven Extrasystolen) kann die „Nebenwirkung" der völligen Blockierung des

AV-Knotens das Behandlungsziel sein. Ähnliches gilt für die *Zytostatika*: Es gibt Autoimmunerkrankungen, die sich derzeit nur zytostatisch behandeln lassen, trotz der Risiken einer Immunsuppression und des – je nach Substanz und Behandlungsdauer – langfristig auf 10–20 % geschätzten Risikos von Leukämien, Lymphomen oder Karzinomen.

Mit anderen Worten: man sollte die Hauptwirkungen und die Nebenwirkungen, erwünschte und unerwünschte trennen. Sie bedeuten nicht immer dasselbe.

Damit ergibt sich von selbst aus der Prognose und dem unvermeidlichen Eingriff jeder Behandlung in die Integrität eines Organismus die Abwägung von erstrebtem Nutzen und möglichen oder unvermeidlichen Schäden, die mit dem Kranken – nach seinem Verständnis und ohne ihn zu ängstigen – zur Herbeiführung des „informed consent" – besprochen werden sollten, evtl. auch stufenweise. Nach Espinoza et al. [493] wollen amerikanische Patienten häufiger die volle Eröffnung der Wahrheit mit Prognose-Statistiken hören, europäische seltener.

Merksatz

Die Prognose hängt sowohl in der Vorbeugung und Lebenserwartung wie im Krankheitsfall vom spontanen Verlauf („natural history") und von der Behandlung ab. Bei ersterer ermöglichen die individuell ganz verschiedenen Verläufe, der nicht voll übersehbare psychosoziale Hintergrund, positive und negative Ereignisse und Einflüsse aus der Umgebung der Kranken nur eine grobe statistische Voraussage. Behandlungen erfordern in der derzeitigen Phase der Polypragmasie und häufig mehrerer konsultierter Ärzte mehr denn je die verständnisvolle Führung des Kranken, sein Vertrauen und seine Kooperation.

9.3 Analyse prognostischer Faktoren

In der Regel lassen sich mehrere Faktoren ausmachen, die einen Zusammenhang mit der Prognose aufweisen. Zunächst sind patientenbezogene Größen wie Alter, Geschlecht, genetische Prädispositionen (bei Erbeinflüssen) und Exposition (bei exogenen Noxen) zu nennen. Ferner gibt es Faktoren, welche die Art, Schwere und Ausbreitung der Erkrankung charakterisieren. Häufig kommen Stadieneinteilungen und histopathologische Graduierungen zum Tragen. Schließlich ist eine wirksame Therapie selbst ein prognostischer Faktor. Angesichts dieser Vielzahl von möglichen „prognostischen" Faktoren ergibt sich die Frage, ob man den Beitrag der einzelnen Faktoren ausmachen und gar quantifizieren kann? Tatsächlich wurde in den vergangenen Jahren ein Repertoir von biometrischen Verfahren entwickelt, welches zu einer Klärung dieser Fragen beitragen kann.

Betrachten wir eine Kohorte von Patienten mit einer bestimmten Erkrankung und bekannten Diagnosezeitpunkten. Wir stellen die Frage nach der zu erwartenden Überlebenszeit bis zum Eintritt eines bestimmten Ereignisses (z. B. Wiederherstellung, Rückfall, Tod). Man geht von der Vorstellung aus, daß die Entwicklung der Erkrankung in dieser Kohorte grundsätzlich als Zufallsprozeß auffaßbar ist, auf den gewisse Einflußgrößen direkt oder indirekt einwirken. Diese Einflußgrößen bewirken eine Modulation des Zufallsprozesses in der Weise, daß sich die Wahrscheinlichkeit für das Eintreten des Ereignisses in einem Zeitintervall ändert. Die Suche nach solchen Einflußfaktoren bedeutet, daß man einen Teil der beobachteten Zufälligkeit auf Beiträge von objektivierbaren

Einflußfaktoren zurückführen möchte, deren Kausalität einer medizinisch-biologischen Diskussion vorbehalten bleibt.

Aus dieser Grundüberlegung folgt: *Zunächst ist das Zeitintervall von Diagnosestellung bis zum Ereignis als Zufallsvariable* anzunehmen. Dabei ist die Möglichkeit zensierter Beobachtungen zu beachten.

Hazardfunktionen

Der Umgang mit zensierten Überlebenszeiten und der Begriff der Hazardfunktion wurde in 1.4.1. bereits behandelt. Betrachten wir als Ereignis den Todesfall, so quantifiziert die Hazardfunktion das Sterberisiko zu jedem gewählten Zeitpunkt. Hazardfunktionen können sehr verschiedenartig aussehen. Es gibt solche, die initial hohe Werte erreichen und später abfallen (z.B. high grade Non-Hodgkin-

Lymphome), die initial niedrige Werte aufweisen und erst nach vielen Jahren ansteigen (z.B. niedrig maligne Non-Hodgkin-Lymphome; Lebenserwartung der Normalpopulation). Selbst verschiedene Untergruppen einer Erkrankung können Hazardfunktionen aufweisen, die sich in Form und Höhe gravierend unterscheiden (z.B. unterschiedliche Formen der myelodysplastischen Syndrome, der Non-Hodgkin-Lymphome).

Propotionale Hazardmodelle

Wenn also die *stochastischen Eigenschaften* von Überlebenszeiten in Hazardfunktionen gut erfaßt werden, erhebt sich die Frage, wie *prognostische Faktoren* die Hazardfunktion verändern. Betrachten wir zunächst nur einen solchen Faktor (z.B. das Krankheitsstadium, das in 2 Ausprägungen vorliegen möge: begrenztes und fortgeschrittenes Stadium). Dann ist die einfachste Vorstellung, daß sich die beiden Hazardfunktionen nicht in ihrer Form, sondern in ihrer Lage unterscheiden, so daß die Kurven parallel zueinander verschoben sind. Eine solche Parallelverschiebung wird in Abb. 9.2 gegeben.

Abb. 9.2. Prognostisches Hazardmodell. Proportionale Verschiebung der Zeitverläufe der Ereignisintensitäten (Hazard-Funktionen) um die Faktoren 2 bzw. ¹/₂ in 2 Populationsstrata (Stratum A: hohes Spätrisiko, Stratum B: hohes initiales Risiko)

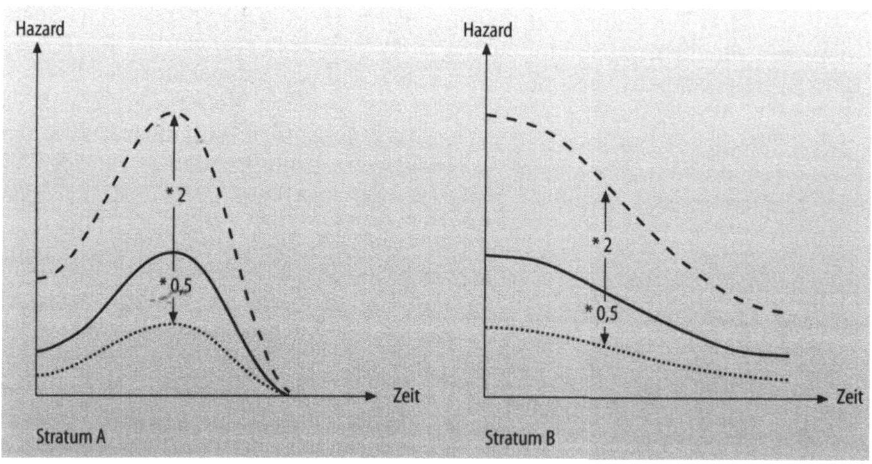

Die Grundidee von parallelverschobenen Hazardfunktionen ist die Grundlage der Analyse prognostischer Faktoren mittels der sog. *proportionalen Hazardmodelle*. Ziel ist bei mehreren gleichzeitig betrachteten Einflußfaktoren $x_1, x_2, \ldots, x_n$ (z. B. Stadium, Alter, Therapie) die Parallelverschiebung zu quantifizieren, zu der jeder einzelne Faktor unabhängig beiträgt. Man unterstellt somit, daß sich die Effekte der Einzelfaktoren nur additiv überlagern, d.h. je nach Vorzeichen addiert oder subtrahiert werden können, wobei jeder mit dem ihm eigenen Gewicht (α_i) eingeht. Unterstellt man nun, daß eine Kombination von Einflußfaktoren als Referenzkombination ausgezeichnet wird (Basishazardfunktion h_0), dann kann für jede Kombination von Einflußfaktoren die Hazardfunktion (und damit die Prognose) aus der Basishazardfunktion in folgender Weise berechnet werden:

$$\ln h(x_1, x_2, \ldots, x_n(t)) = \ln h_0(t) + \alpha_1 x_1 + \ldots + \alpha_n x_n.$$

Dabei wird aus Konventionsgründen diese Gleichung für den Logarithmus der Hazardfunktion angesetzt. Folglich kann man auch schreiben:

$$h(x_1, x_2, \ldots, x_n t) = h_0(t) \cdot \exp(\alpha_1 x_1 + \ldots + \alpha_n x_n).$$

Die statistische Aufgabe besteht nun darin, anhand von Überlebenszeitbeobachtungen einer realen Kohorte (Stichprobe) die Werte der Gewichtsfaktoren α_i für jeden Einflußfaktor x_i zu schätzen und herauszufinden, ob der Faktor einen eigenständigen Beitrag zur Prognose liefert. Wie man aber sieht, ist die Analyse von prognostischen Faktoren auf ein Regressionsproblem für Hazardfunktionen zurückzuführen. Konzeptionell ist dies analog zu einer multiplen linearen Regression, die wir bereits in 5.7.3. erläutert haben, wenngleich sich die technische Durchführung unterscheidet. Unter verschiedenen technischen Verfahren ist die Cox-Regression (Cox [304, 305]) hervorzuheben, da sie keine Parametrisierung der Hazardfunktion verlangt und wegen dieser Voraussetzungsfreiheit gerne eingesetzt wird. Andere Verfahren sind bei parametrisierten Hazardfunktionen möglich und können unter Umständen präzisere Aussagen liefern (s. Cox u. Oaks [302], Kalbfleisch u. Prentice [997].

Tabelle 9.1 gibt ein Beispiel für eine Analyse prognostischer Faktoren beim Hodgkin-Lymphom des Erwachsenen. Es wurden 14000 Patientenverläufe aus Europa und Amerika zusammengetragen und ausgewertet. Man fand, daß neben dem Stadium nach der Ann-Arbor Klassifikation weitere Faktoren prognostisch relevant sind. Diese unterscheiden sich je nach Stadium und betrachtetem Zeitereignis (Rezidiv, Überleben (Loeffler et al [1227]).

Auch die Therapie selbst kann formal als prognostischer Faktor angesehen werden. Dies ist vor allem in Therapiestudien relevant, in denen verschiedene Therapien miteinander verglichen werden. Man kann die Therapie im Rahmen von Regressionsverfahren als zusätzliche Faktoren einbringen. Dies ist in der Regel einem einfachen Test auf Unterschied der Gruppen (z. B. Logrank-Test) vorzuziehen, da der Therapieeffekt dann hinsichtlich eventueller Imbalancen anderer prognostischer Faktoren rechnerisch adjustiert werden kann.

9.4
Markov-Verfahren

Die im vorangehenden Abschnitt sowie in 1.4.2 erörterten Verfahren zur Analyse von Überlebenszeiten und beeinflussenden Faktoren haben einen

Tabelle 9.1. Prognostische Faktoren beim Hodgkin-Lymphom: Sie unterscheiden sich nach Art und Zahl, je nach Stadium und nach Zielereignis. In der Regel sind hinsichtlich des Überlebens weniger Faktoren unterscheidbar als hinsichtlich der Tumorkontrolle. Dies ist verständlich, wenn man an die Möglichkeit der Rezidivtherapie denkt, die beim Hodgkin-Lymphon eine relativ große Erfolgsrate mit sich bringt

Stadium				
Zielereignis	**I**	**II**	**III**	**IV**
Rezidiv	Alter	Alter	Alter	Alter
	Geschlecht	Geschlecht	Geschlecht	–
	Histologie	Histologie	Histologie	Histologie
	B-Symptome	B-Symptome	B-Symptome	–
	BKS, Hb	Anzahl der Lymphknotenareale	Anzahl der Lymphknotenareale	–
	–	BKS, Hb, Albumin	–	–
	Infradiaphragmal		Mediastinaltumor	–
Tod	Alter	Alter	Alter	Alter
	–	Geschlecht	–	Geschlecht
	Histologie	Histologie	Histologie	Histologie
	–	Anzahl der Lymphknotenareale	Anzahl der Lymphknotenareale	

gravierenden Nachteil. Sie beschreiben lediglich die Überlebenszeit von einem Ausgangszeitpunkt (z. B. Beginn der Ersttherapie) bis zum Auftreten eines definierten Zielereignisses (z. B. Rezidiv). Damit wird nur ein zeitlicher Abschnitt in einem Krankheitsverlauf beschrieben. Die Komplexität vieler Krankheitsverläufe wird so aber oft nicht ausreichend erfaßt; denken wir nur an chronische oder wiederholt rezidivierende Erkrankungen. Darüber hinaus gibt es häufig die Situation, daß therapeutische Entscheidungen (z. B. zugunsten konventioneller oder interventioneller Therapien) weitreichende Konsequenzen haben können, und der Verlauf der Erkrankung und spätere Therapieoptionen von vorangehenden Entscheidungen stark beeinflußt werden. Um die Konsequenzen von Therapieentscheidungen hinsichtlich der Prognose besser übersehen zu können, würde man sich als Kliniker

ein quantitatives Modell der Krankheitsentwicklung wünschen, das die Sequenz und Häufigkeit der möglichen Entwicklungszustände unter verschiedenen therapeutischen Szenarien beschreibt. Ein solches Modell sollte den Kliniker dann in die Lage versetzen, seine Entscheidungen unter dem Aspekt der vorhersehbaren Prognose zu optimieren und zu objektivieren.

Für derartige Fragestellungen haben sich die Markov-Verfahren als hilfreich erwiesen (z. B. [303]). H. A. Markov [1856–1922] war ein russischer Mathematiker, der sich mit der Wahrscheinlichkeitstheorie von zeitlich veränderlichen Zuständen beschäftigt hat. Betrachten wir zunächst nur eine Zufallsgröße $X(t)$ zu einem Zeitpunkt t, deren Wert zeitlich veränderlich sein soll. Nehmen wir ferner der Einfachheit halber an, daß die zeitliche Entwicklung diskretisiert beschrieben werden kann (d.h. Zeitschritte $t = i, i + 1$

etc). Dann soll der Wert der Zufallsvariable von Zeitpunkt zu Zeitpunkt zufällig veränderlich sein. Man spricht bei Veränderungen der Werte einer Zufallsvariable auch von *Zustandsänderungen*, da die Zufallsvariablen bestimmte Eigenschaften (klinischer) Zustände charakterisieren (s. unten). Grundsätzlich ist natürlich denkbar, daß eine Zustandsänderung davon abhängt, in welchen Zuständen sich das System zu vorangehenden Zeitpunkten befunden hat. In einem solchen Fall spricht man von einem *System mit Gedächtnis*. Die wesentliche Eigenschaft von Markov-Prozessen ist jedoch, daß die Entwicklung einer Zufallsgröße ausschließlich vom aktuellen Zustand zum Zeitpunkt i abhängt und daß alle zuvor eingenommenen Zustände irrelevant sind. Die *Markov-Eigenschaft* bedeutet somit das vollständige Fehlen eines Gedächtnisses. Dies würde im klinischen Kontext bedeuten, daß alle Patienten, die sich in einem bestimmten Zustand ihrer Erkrankung befinden (z.B. Rezidiv), hinsichtlich des nächsten Entwicklungsschrittes die gleiche Prognose haben, unabhängig davon, wie sie in diesen Zustand gelangt sind. Es gibt nur wenige Systeme, für die diese Markov-Annahme vollständig zutrifft. Andererseits läßt sich aber grundsätzlich durch geeignete Modellwahl (d.h.

Wahl geeigneter Zustände und Übergänge) diese Annahme approximieren, so daß die Einfachheit der Anschaulichkeit der Markov-Modelle genutzt werden kann.

9.4.1
Markov-Modelle in der Medizin

In Abb. 9.3 ist ein einfaches Markov-Modell angegeben. In diesem Beispiel kann ein Patient einem der 3 Zustände „Gesundheit", „Krankheit", „Tod" zugeordnet werden. Zu jeder Zeit i befindet er sich in genau einem dieser Zustände. Die Möglichkeit, den Zustand in einem Zeitschritt zu verändern, ist in der Abb. 9.3 als *Pfeil* dargestellt.

Die Aktualisierung der Zustände erfolgt in diskreten Zeitschriften.

Neben der Auswahl der Zustände, wird ein Markov-Modell durch die Auswahl der überhaupt nur erlaubten Zustandsübergänge charakterisiert. Wie Abb. 9.3 zeigt, ist es möglich, in den Zustand „Tod" von jedem der anderen Zustände überzugehen; selbstverständlich gibt es keine Möglichkeit, diesen Zustand wieder zu verlassen ($Ptt = 1$). Auf der anderen Seite ist es möglich, die Zustände „Gesundheit" oder „Krankheit" durch einen Übergang zu wechseln. In der Sprache der mathematischen Modellbildung werden „Gesundheit" und „Krankheit" als transiente

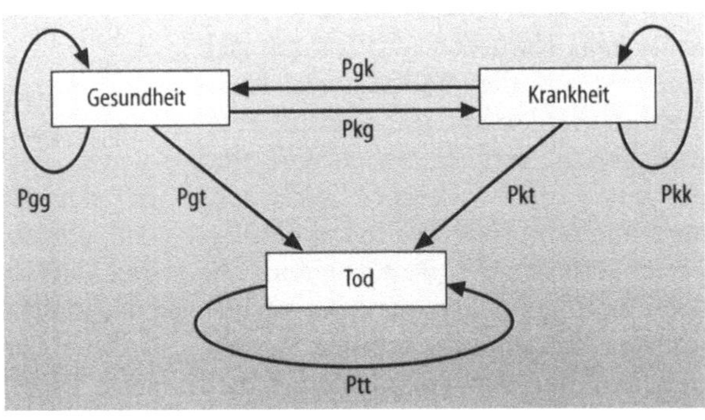

Abb. 9.3. Markov-Modell mit 3 Zuständen

Zustände und „Tod" als ein absorbierender Zustand bezeichnet. Die Abbildung illustriert eine weitere Eigenschaft eines Markov-Prognosemodells. Jeder Wechsel eines Zustandes ist durch eine einzige Übergangswahrscheinlichkeit von diesem Zustand in einen anderen gekennzeichnet. Dies beschreibt die Markov-Eigenschaft, daß der Prozeß kein Gedächtnis für frühere Zustände hat. Das Wissen, daß der augenblickliche Zustand „Gesundheit" ist, reicht aus, um mit Wahrscheinlichkeit vorherzusagen, was der nächste Zustand sein wird. So ist z.B. die Wahrscheinlichkeit des Übergangs von „Krankheit" nach „Tod" als P_{kt} gekennzeichnet. Dabei ist es unerheblich, ob der Patient schon lange im Zustand „krank" war, oder ob er erst 2 Zeitschritte vorher vom Zustand „gesund" nach „krank" gewechselt hat.

9.4.2
Grundlagen der Markov-Verfahren

Der erste Schritt bei der Konstruktion eines Markov-Modells einer Krankheitsentwicklung ist die *Festlegung der zu unterscheidenden Gesundheitszustände*. Diese müssen klar definiert sein. Im nächsten Schritt werden die erlaubten *Zustandübergänge* festzulegen. Danach müssen Wahrscheinlichkeiten mit den Zustandsübergängen verknüpft werden.

Hierzu gibt es verschiedene Möglichkeiten. Natürlich wird man sich zunächst auf die medizinische Fachliteratur stützen und quantitative Festlegungen zu treffen suchen. Oft sind die Daten aber widersprüchlich oder lückenhaft. In diesen Fälle können Expertenbefragungen weiterhelfen. Die Bestimmung solcher quantitativer Parameter stellt eine der größten Schwierigkeiten bei der Formulierung von Markov-Modellen dar, da die Daten oft nicht in ausreichender Präzision oder Konsistenz erhoben wurden. Dies ist ein Grund, weshalb derartige Modelle noch keinen breiten Einzug gehalten haben. Andererseits werden im Rahmen von klinischen Studien und Krankheitsbzw. Therapieregistern viele Einzelverlaufsdaten von Patienten mit immer besserer Nachbeobachtung durch alle Krankheitszustände verfügbar. Mit Hilfe solcher Individualdaten aus vielen Arbeitsgruppen lassen sich durch geeignete mathematisch-statistische Modellanpassungen die gesuchten Parameter in Zukunft besser ermitteln.

Es sollte erwähnt werden, daß man 2 Arten von Markov-Modellen unterscheiden kann

- Markov-Ketten,
- allg. Markov-Prozesse.

Bei *Markov-Ketten* werden die Übergangswahrscheinlichkeiten zwischen Zuständen als zeitlich konstant angenommen. Bei den *allgemeineren Markov-Prozessen* läßt man auch zeitabhängige Wahrscheinlichkeiten zu, die in funktionaler Abhängigkeit von anderen Zustandsgrößen eines Modells stehen.

Verfahren zur Berechnung von Markov-Modellen. Es gibt 3 wichtige Verfahren zur Berechnung von Markov-Modellen:

- die individuelle Monte-Carlo-Simulation,
- das Verfahren der Markov-Kohorte und
- die Matrixformulierung von Markov-Ketten.

Bei der *Monte-Carlo-Simulation* werden einzelne Patienten simuliert, die den Markov-Prozeß durchlaufen, wobei ein Zufallszahlengenerator entscheidet, was bei jedem Zustandswechsel passiert. Dieser Ansatz ist sehr allgemein anwendbar und erlaubt zudem nicht nur die Angabe von Erwartungswerten, sondern auch die Schätzung von Varianzen. Bei der *Markov-Kohorte* wird eine große Zahl von Patienten wie eine Kohorte beobachtet. Diese beginnt in einer Anfangsverteilung von Zuständen und bei jedem Schritt des Prozesses wird die Kohorte den neuen Zuständen entsprechend den Übergangswahrscheinlichkeiten zugeordnet. Sie erlaubt allerdings keine Aussage über die Varianz des Erwartungswertes. Bei konstanten Übergangswahrscheinlichkeit zwischen den Zuständen kann man mit Verfahren der Matrixalgebra aus den Übergangswahrscheinlichkeiten die Modellgleichungen lösen.

9.4.3
Beispiel eines Markov-Modells in der Medizin

Das folgende Beispiel (modif. nach Beck u. Pauker [93]) soll eine Anwendungsmöglichkeit von Markov-Modellen im Kontext prognoseabhängiger Therapieentscheidungen erläutern.

Beispiel: Fragestellung: Soll die Antikoagulantien-Therapie bei Patienten mit künstlichen Herzklappen nach einem hämorrhagischen zerebralen Insult fortgesetzt werden?
Klinischer Beispielfall: Eine 59jährige Frau mit chronischer rheumatischer Herzerkrankung und Vorhofflimmern erhielt vor 7 Jahren eine künstliche Mitralklappe. Seitdem wurde sie gerinnungshemmend behandelt. Das Vorhofflimmern blieb bestehen. Ihr Krankheitsbild wurde kompliziert durch eine schwere Insuffizienz der Trikuspidalklappe und chronische Herzinsuffizienz. Sie hatte eine gute Funktion des linken Ventrikels, aber einen stark vergrößerten linken Vorhof. Nun war sie akut wegen eines ausgedehnten hämorrhagischen Infarktes in der rechten Gehirnhälfte eingeliefert worden. Die Antikoagulantien-Therapie wurde zunächst abgesetzt und es ging darum, Vor- und Nachteile ihrer Fortsetzung abzuwägen. Die zentrale Frage war, ob die Antikoagulation trotz einer abgelaufenen Gehirnblutung beibehalten werden sollte, wobei unklar war, ob die Blutung primär oder als eine Sekundärblutung in einen embolischen Infarkt hinein aufgefaßt werden mußte.

Die Patientin war somit durch 2 lebensbedrohliche Ereignisse gefährdet, nämlich durch eine zerebrale Blutung oder durch eine zerebrale Embolie. Die Entscheidung war dadurch kompliziert, daß die Ursache des hämorrhagischen Ereignisses unklar war. Die Computertomographie des Kopfes wurde interpretiert als 90%ige Wahrscheinlichkeit einer primären Hirnblutung, aber die klinischen Befunde deuteten eher auf ein embolisches Ereignis und damit auf eine sekundäre Blutung hin.

Die *Fragestellung* läßt sich nun so eingrenzen, daß man nach derjenigen Therapiemaßnahme sucht, die unter Kenntnis aller aus ihr resultierenden möglichen Komplikationen mit der besseren Prognose (z.B. der längeren erwarteten Überlebenszeit) einhergeht. Hierfür läßt sich ein Markov-Modell für die Situation aufstellen, daß man die Antikoagulation beibehält oder beendet. Das Modell enthält 3 wesentliche Gesundheitszustände nämlich „Gesundheit", „Behinderung" oder „Tod". Zusätzlich gibt es einen temporären Zustand „leichter Schlaganfall", der eine medizinische Versorgung erforderlich macht, nicht aber zu einer dauerhaften Behinderung führt (Abb. 9.4).

In der Modellformulierung werden einige vereinfachende Annahmen gemacht. Zunächst wird angenommen, daß die Embolie oder Blutung zufällig in der Zeit und mit einer festen Wahrscheinlichkeit pro Zeit erfolgen. Ferner wird angenommen, daß Blutungen entweder von geringem Einfluß sind oder tödlich verlaufen. Andererseits sind Embolien entweder geringfügig, führen zur dauerhaften Behinderung oder sind tödlich. Eine Behinderung vermindert die Lebensqualität des Patienten, beeinflußt aber nicht die Wahrscheinlichkeit für andere zukünftige Ereignisse. Ferner wird angenommen, daß ohne Antikoagulation kein erhöhtes Risiko für Blutungen besteht. Die Letalitätsrate der zugrundeliegenden Herzerkrankung wird als konstant

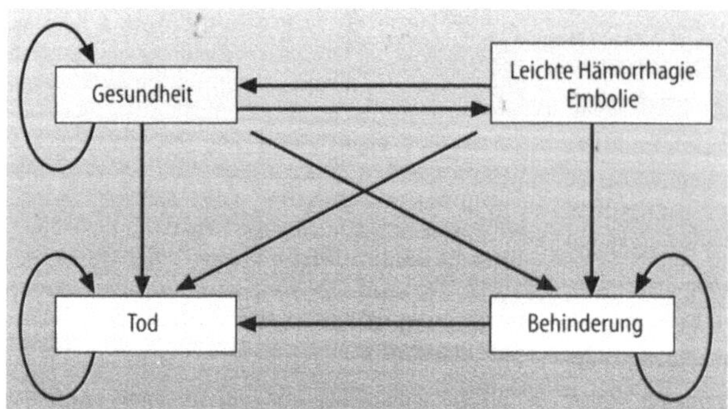

Abb. 9.4. Markov-Modell zur Frage der Antikoagulantientherapie des Fallbeispiels. (Modif. nach J. R. Beck u. S. G. Pauker [93])

angesehen. Die Übergangswahrscheinlichkeiten lassen sich anhand von Daten aus der Literatur schätzen [93]. So gibt es Daten über die Rate von Gehirnembolien bei Patienten mit Mitralklappen und Vorhofflimmern aus der Framingham-Studie. Hierbei wird eine Addition der Risiken durch die künstliche Klappe und durch Vorhofflimmern unterstellt. Ferner wird angenommen, daß $^2/_3$ der klinisch entdeckten systemischen Embolien im Gehirn lokalisiert sind; auch werden 10 % der systemischen Embolien als tödlich und 20 % als dauerhaft behindernd angenommen. Durch Gerinnungshemmung wird die Rate systemischer Embolien um $^2/_3$ reduziert. Die Rate von zerebralen Blutungen hängt davon ab, ob sie primär oder sekundär sind. Für beide Fälle wird die Rate zerebraler Blutungen sowie die Wahrscheinlichkeit für einen tödlichen Ausgang aus der Literatur entnommen.

Die Berechnung konnte entweder auf der Grundlage von Monte-Carlo-Simulation, einer Markov-Kohorte oder des Matrix-Ansatzes erfolgen. Die Ergebnisse sind in Tabelle 9.2 wiedergegeben. Bei allen 3 Simulationsmodellen erweist sich das Beibehalten der Antikoagulantien-Therapie als vorteilhaft. Im Mittel ist eine um 11–14 Monate längere Lebenserwartung im Vergleich zum Absetzen der Antikoagulantien-Behandlung zu erwarten. Dabei wurde eine Adjustierung hinsichtlich der Lebensqualität durch Multiplikation mit einem zustandsspezifischen Qualitätsfaktor vorgenommen.

9.4.4
Diskussion

Die Markov-Modelle gehören somit zur *Klasse der stochastischen Modelle von zeitlichen Entwicklungen.* Sie lassen sich auf klinische Situationen nur

Tabelle 9.2. Ergebnis verschiedener Methoden zur Analyse der Markov-Modelle aus Abb. 9.4 (methodischer Vergleich)

Entscheidung	Erwartete Überlebenszeit (Monate)		
	Monte Carlo	Markov-Kohorte	Markov-Kette
Antikoagulationstherapie beibehalten	75	75	65
Antikoagulationstherapie absetzen	61	62	54
Unterschied	14 (19 %)	13 (18 %)	11 (17 %)

dann sinnvoll anwenden, wenn man eine kleine, aber relevante Anzahl von unterschiedlichen klinischen Zuständen identifizieren kann, für welche die Markov-Eigenschaft jeweils approximativ gültig ist. Des weiteren sind gute quantitative Kenntnisse der Übergangsraten und ihrer therapeutischen Beeinflußbarkeit erforderlich, ohne die man die nötigen Modellparameter nicht festlegen kann. Es ist aus diesen Gründen verständlich, daß der Aufbau von Markov-Modellen relativ aufwendig ist und zunächst vor allem für Betrachtungen des Verhaltens ganzer *Patientengruppen* herangezogen wurde. Hier allerdings gewinnt das Verfahren zunehmenden Einfluß; denn es erlaubt, in der Diskussion von neuartigen Therapiekonzepten und deren Risiken verschiedenartige Indikationsmöglichkeiten zu prüfen. So spielten beispielsweise in der Planung der

3. Studiengeneration der Deutschen Hodgkin-Lymphom-Studien für Erwachsene (Beginn 1993) derartige Modellierungen eine große Rolle. Auf ihrer Grundlage hat man sich davon überzeugt, daß im Rahmen des therapeutischen Gesamtkonzeptes die diagnostische Laparotomie nicht mehr routinemäßig zur Diagnosestellung empfohlen werden muß. Die Markov-Modelle gestatten zudem durch Einführung bestimmter *Nutzenfunktionen* auch eine Nutzung im Sinne einer formalisierten medizinischen Entscheidungsfindung (s. Kap. 8).

Abschließend sei noch erwähnt, daß Markov-Prozessse auch im Bereich dynamischer biologischer Prozesse Anwendung finden. Es sei hier nur an Modelle des Wachstums von Zellpopulationen oder Modelle der Karzinogenese erinnert (s. dazu Loeffler et al. [1227a], Molgavkar et al. [1379a]).

KAPITEL 10

Fehldiagnosen und Fehlentscheidungen

Mottos

*„Fehler, auch solche mit ernsten
Konsequenzen, sind unvermeidbar"*
      (Skrabanek u. McCormick [1837])

*„Wenn alles bekannt und unproblema-
tisch wäre, gäbe es keine wissenschaftliche Aktivität auf diesem Gebiet
mehr… Umgekehrt: Wo wissenschaftliche Aktivität besteht, besteht auch
partielle Ignoranz…"*
      (Gorovitz u. McIntree [681])

*„Die Häufigkeit der Fehldiagnosen hat
(auch in der modernen Medizin, Verf.)
nicht bemerkenswert abgenommen"*
      (Kirch u. Schafii [1052 a])

10.1
Allgemeine Ursachen

Fehldiagnosen sind der Alptraum jedes
gewissenhaften Arztes. Per se sind
sie in unserer Kenntnis (gegenüber
der Meinung einiger Juristen), nicht
strafbar. Sie werden es im Lichte
falscher, unterlassener oder verzöger-
ter Behandlungen.

Die WHO trennt in *„majors", „inter-
mediates", „minors", „missed diagnoses"*, je nachdem, ob die Diagnose in
einer Hauptgruppe, in einer Untergruppe oder in einer einzelnen Krankheit der „International classification of
diseases" = ICD (jetzt: 10) verfehlt wurde. Nach Britton [197] betrug die Relation bei 383 Sektionen 28:25:60 beim

damals gültigen ICD. Wir halten diesen
rein formalistischen Schlüssel für wenig glücklich, da ein Irrtum in einer
Untergruppe weitreichendere Konsequenzen haben kann, als ein Irrtum in
einer Hauptgruppe.

Dem Juristen ist es allerdings nur
schwer verständlich zu machen, daß
Fehldiagnosen nicht unbedingt auf
Unwissen oder Oberflächlichkeit beruhen, daß z.B. eine histologische
Beurteilung nicht vergleichbar ist
der Unterscheidung von schwarz und
weiß, daß es sich um einen unter Umständen schwierigen Interpretations-
prozess handelt (s.o.).

Mit Murphy [1400] darf in den Wissenschaften, die nicht unter Zeitdruck
arbeiten, nur der Beweis (oder die
Widerlegung im Sinn Poppers, Verf.)
gelten. In der Praxis der Medizin, bei
der ein Urteil herauskommen *muß* –
und dies zeitgerecht – ist es erlaubt, den
strengen Beweis durch Rationalität zu
ersetzen. Der Preis dafür sind gelegent-
liche Fehlurteile oder Fehlentscheidungen. Auch muß die Gesellschaft
sich darüber klar werden, daß bewußter Verzicht auf kostspielige diagnostische Maßnahmen auch zu Irrtümern
führen kann [2014a].

Die von Kirch et al. [1052, 1053] herausgestellten „vorläufigen Diagnosen"
oder „Arbeitsdiagnosen" können autoptisch nicht als Fehldiagnosen bewertet
werden. Die Grenzen dieser Arbeitsdefi-

nition zeigen Situationen, in denen z. B. unter einer vorläufigen Diagnose die Indikation eines Eingriffs gestellt wurde.

Wir haben deshalb unseren eigenen Ergebnissen 5000 unausgelesene Fälle der Jahre 1967–1970 zugrunde gelegt. Der Einwand, daß damals wesentliche Methoden wie Radionukliddarstellungen, Computertomographie u. ä. noch nicht zur Verfügung standen, ist nicht stichhaltig: Goldmann et al. [667] haben an jeweils 100 auslesefreien Sektionen der Jahre 1960, 1970, 1980 in Harvard nachgewiesen, daß der Anteil der Fehldiagnosen (10 % mit therapeutischen Konsequenzen + 12 % in einer Hauptdiagnose ohne therapeutische Konsequenzen) sich durch die modernen Verfahren nicht gemindert, durch ihre Fehlinterpretation eher zugenommen hat. Zu den gleichen Ergebnissen kamen Goldman et al. [668] bei einer Durchsicht aller erreichbaren anglo-amerikanischen Publikationen. Gleiches fand Kirch in einer neuesten Übersicht 1960–1990 aus der Kieler Medizinischen Klinik. Nach Goldmann [668] hatten in Harvard 1980 von den 3 diagnostischen Verfahren (Szintigraphie, Sonographie, und Computertomographie 87 % keine klinische Relevanz, 13 % führten zu einer Bestätigung der klinischen Diagnose, 3 % zu einer Fehldiagnose. Kirch und Schafii kamen auf 58 % nicht schlüssige, 33 % beweisende, 9 % irreführende Resultate mit den 3 genannten Methoden [1052 a]. Unsere 764 verwertbaren Sektionen (Tod in der Klinik = 11,6 % der Aufnahmen, Sektionen unter diesen 60 %) wurden mit Bahke [59] und Schultze-Hennigs [1776] eingeteilt in:

(1a) vollständig richtige Diagnosen;
(1b) fast richtige Diagnosen ohne klinische oder pathologisch-anatomische Bedeutung der Abweichungen;

(2) wesentliche Erweiterung oder Veränderung durch die Autopsie, deren Kenntnis aber für die Prognose und Therapie keine Bedeutung gehabt hätte;
(3a) wesentliche Erweiterung, deren Kenntnis prognostisch oder therapeutisch bedeutsam gewesen wäre;
(3b) falsche Diagnose hinsichtlich Art oder Lokalisation des Krankheitsprozesses;
(4) pathologisch-anatomische Diagnosen, die in klinischer Sicht den Rang von Nebendiagnosen hatten;
(5) Veränderung der ursprünglichen Grundkrankheit durch Verlauf oder Therapie, so daß die erste Diagnose nicht mehr gestellt werden konnte,
(6) pathologisch-anatomisch nicht beweisbare oder nicht widerlegbare Störungen (z. B. im Elektrolythaushalt, Stoffwechsel, am Herzrhythmus usw.);
(7) auch pathologisch unklare oder unsichere Diagnosen.

Das entscheidende Urteil ergab sich somit aus dem Quotienten:

$$\frac{1a + 1b}{3a + 3b} \text{ in \%.}$$

In diesem Sinn kamen wir auf 8,1 % falscher oder unzureichender Diagnosen mit therapeutischen Konsequenzen [725, 726, 729]. Über ähnliche Ergebnisse berichtete auch Thomas [1953] aus Marburg.

Kirch [1052] kam an der Kieler Med. Univ.-Klinik gleichbleibend auf 10 % Fehldiagnosen und 10 % nicht gestellter Diagnosen. Modelmog et al. [1370–1375] fanden in der sog. Görlitzer Studie 1986–1987 mit 96,5 % Autopsien von 1060 Verstorbenen 47 % Nichtübereinstimmung zwischen

Autopsie und ärztlicher Diagnose. Klinische Konsequenzen hätten 22,4 % bei den Männern, 27,5 % bei den Frauen gehabt: Fehldiagnosen waren bei den im Krankenhaus Verstorbenen seltener als in der Praxis (= 32 %). Fast doppelt so hoch waren sie bei Heimbewohnern. Die wichtigsten verfehlten Diagnosen betrafen überwiegend entzündliche Erkrankungen:

- Tuberkulose,
- Pyelonephritis,
- Endokarditis,
- Pankreatitis,
- Emphysembronchitis.

Bei offenbar sehr verschiedenen Kriterien (Zahl der Autopsien, Bewertung) liegen die Ergebnisse international [197] zwischen 6 % und 68 % mit einem Median von 47 % (s. Tabelle 10.1).

Es ist erschreckend, nicht nur für die Ausbildung sondern auch für die Qualitätskontrolle, daß in fast allen westlichen Ländern die Zahl der Autopsien (auch der Teilautopsien) laufend zu-

Merksatz

Selbstkontrolle reicht für einen Arzt nicht aus. Dazu sind von Anamnese und Befunden unabhängiger Untersuchungen, ggf. eine Operation oder (im Todesfall) die Autopsie erforderlich.

rückgeht. Die derzeitigen Zahlen für die Bundesrepublik betragen um 10 – 15 %. An den Kölner Univ.-Kliniken betrug die Zahl der Autopsien 1991 rd. 32 %, 1993 rd. 28 % [554].

Mängel der Autopsien

Neben der zurückgehenden Zahl der Autopsien müssen auch verschiedene Mängel konstatiert werden:

1. Verzicht auf Autopsie, wenn scheinbar „alles klar" ist; dazu gehören auch moderne biophysikalische und biochemische Untersuchumgen, besonders die Immunologie und die Genetik.

Tabelle 10.1. Anteil der Autopsien und Anteil der klinischen Irrtümer im Schrifttum (nach Britton [197])

Author	Untersuchungsperiode oder Publikationsjahr	Anteil Autopsien	Zahl der Autopsien	Diagnostische Irrtümer
Karsner	1919	20	600	68
Swartout	1933–1937	40	8080	21
Wallgren	1934–1939	gering	1000	49
Munck	1940–1949	78	1000	20
Gruver	1947–1953	76	1106	6
James	1951–1953	24	1889	48
Borris	1952	50	1078	33
Landes	1954–1964	48	1132	48
Wilson	1958	53	265	47
Justin-Besancon	1958–1961	79	1000	30
Heasman	1959	65	9501	55
Otterland	1960	98	327	28
Schulz	1967	18	4652	52
Holler	1970	50	200	48
Britton	1970–1971	96	383	30
			Summe 32213	(arithm.) Mittel 38%

2. Quantitative (Zahl der Obduktionen) und qualitative (Zahl und Art der feingeweblichen Untersuchungen) Fehler durch Personalmangel;
3. Erlaubnis der Obduktion durch Angehörige nur, wenn Unklarheiten bestehen, wenn „Kunstfehler" vermutet oder ggf. versicherungsrechtliche Unterlagen benötigt werden (Selektionsfaktor).
4. „Berkson's Fallacy" bedeutet die Verzerrung durch die unterschiedliche Chance, mit einer bestimmten Krankheit in ein Krankenhaus aufgenommen zu werden.
5. Umgekehrt wandern Kranke mit unklaren Erscheinungen oft von Arzt zu Arzt, von Krankenhaus zu Krankenhaus.
6. Außer pathologisch-anatomisch schwer erkennbaren Todesursachen (s. oben) wird der Zustand beim Tod wesentlich bestimmt durch den natürlichen Verlauf und durch die (positiven und negativen) Wirkungen therapeutischer Maßnahmen. So treibt der Pathologe – von den Biopsien abgesehen – *Metanosologie*, während den Kliniker vor allem die frühen Veränderungen, die *Protonosologie* interessieren würden.

Die nachfolgende Übersicht (mod. nach Bürger [226]) gibt eine Zusammenstellung von Fragen, die man sich beim Vergleich der – immer schriftlich niederzulegenden! – klinischen Diagnose mit dem Urteil des Pathologen vorlegen sollte. Dabei können Befunde und Deutungen nicht scharf genug voneinander getrennt werden.

1. War eine geordnete Untersuchung des Kranken möglich?
2. Wurden diagnostische Maßnahmen unterlassen und welche?
3. Wurden die anamnetischen Angaben gebührend ausgewertet? Haben sie den Zustand erklärt oder verschleiert?
4. Wurden die erhobenen Befunde richtig gedeutet?
5. Haben sich verschiedene Symptomkomplexe überlagert und daher den Einblick in das Krankheitsgeschehen beeinträchtigt?

Damit kommen wir zu den Ursachen von Fehldiagnosen. Sie lassen sich zwanglos in patientenseitige und arztseitige aufteilen. Fehldiagnosen im Licht der Konsequenzen können wie folgt unterschieden werden:

Fehldiagnosen ohne Folgen für Therapie:

- Selbstheilung,
- alle Behandlungen sind ähnlich gut.

Fehldiagnosen mit „mittleren" Folgen:

- Behandlung folgenlos korrigierbar = Zeitverlust ohne klinische Bedeutung,
- Behandlung ohne Relevanz für Verlauf.

Fehldiagnosen mit ernsten Folgen:

- Unterlassung dringlicher Maßnahmen = nichtkorrigierbarer Zeitverlust,
- Falsche oder schädliche Therapie:
  – sofortige unerwünschte Wirkungen
  – Spätschäden.

Als Grenzen vom Allgemeinwissen und von der Methodik her können voneinander abgegrenzt werden:

- Unscharfe Definition des Krankheitsbegriffes,
- mangelnde Kenntnis über Ätiologie und Pathogenese,
- mangelnde Kenntnis über Erscheinungsformen,
- mangelnde Kenntnis über Epidemiologie, Soziologie,

- Fehlen von „Suchtests" etc. für Verdachtsfälle,
- Nachweis nur mit aufwendiger Methodik,
- allgemeine Kenntnis zu wenig verbreitet.

Nach Israel ([945], stark modifiziert) lassen sich hinsichtlich der Psychologie des „Entscheidungsmachers" in der Medizin folgende ungünstige Extremfälle anführen:

- Unkenntnis in der Entscheidungstheorie, mangelnde medizinische Kenntnisse;
- übergroße Vorsicht, Sorglosigkeit, zu große Risikobereitschaft;
- vorschnelle oder übereilte Entscheidungen, Abhängigkeit von kürzlich Erlebtem;
- übervorsichtige, skeptische Entscheidungen, vorschnelles, ungezügeltes Temperament;
- mangelndes Verständnis logischer Konsistenz, übertriebenes Denken in Systemen;
- irrationale Entscheidungen, ideologisch bestimmte Entscheidungen, Fanatismus.

10.2
Patientenseitige Ursachen

Motto
Die Fehldiagnose lebt von der
Kasuistik.   Kirch [1053]

Bei den Kranken werden seltene Krankheiten als Ursache von Fehldiagnosen gewöhnlich überschätzt: das Seltene ist selten, das Häufige häufig – unbeschadet der Aufgabe, jeder Kombination von Symptomen, Befunden, Daten bis zu ihrer befriedigenden Erklärung nachzugehen.

Bedeutung seltener Krankheiten. Die Bedeutung seltener Krankheiten liegt darin, daß man sie nicht suchen kann. Man muß sie kennen; man muß vor allem daran denken – sonst ist die Ermittlung der Diagnose hoffnungslos.

Oligosymptomatische oder atypische Manifestation. Um so häufiger sind oligosymptomatische oder atypische Manifestationen gängiger Krankheiten. Wie R. Koch schon 1923 [1081] betonte, ist das lehrbuchmäßige Vollbild selten; nach unserer Schätzung betrifft es allenfalls 20–30 % aller Klinikaufnahmen. Dies reicht bis zu den sog. „formes frustes" der französischen Literatur.

Systemerkrankungen. Hinter scheinbar organgebundenen Krankheiten wie einer Nephritis, Arthritis usw. verbergen sich gerade in der inneren Medizin oft Systemerkrankungen. Mit Muysers [1403] fanden wir bei 1000 unausgewählten Hauptdiagnosen 2250 Organmanifestationen. Die Kranken der Med. Univ.-Klinik Köln hatten 1980 bei diesen 1000 unausgewählten Fällen in 41 % eine isolierte Organmanifestation, in 32 % darüber hinaus Folgen an anderen Organen, in 15 % von vorneherein eine Systemerkrankung (s. auch 1.5.3 ff).

Unspezifische Allgemeinsymptome. Größere differentialdiagnostische Schwierigkeiten pflegen „unspezifische Allgemeinsymptome" wie Müdigkeit, Leistungsschwäche, verändertes Befinden, Gewichtsabnahme, Obstipation, Depression, Juckreiz, Nachtschweiß, Fieber (meist subfebril!), unklare Senkungsbeschleunigung usw. zu machen.

Die patientenseitigen Ursachen sind nochmals in Tabelle 10.2 zusammengefaßt.

Tabelle 10.2. Patientenseitige Grenzen richtiger Diagnosen

Art der Grenzen	Beispiel
Objektive	Anatomische Hindernisse
	Variante zur Norm ohne Krankheitswert
	Atypische Verläufe
	Oligosymptomatische Störungen
	Interferenz mehrerer Krankheiten
	Verwischung durch Alter, Medikamente, Lebensgewohnheiten
	Psychosomatische Ursachen
	Zu kurze oder sonst eingeschränkte Beobachtung
Subjektive	Mangelnde Verständigung
	Mangelnde Kooperation
	Langatmige Klagen
	Polytope Beschwerden

Merksatz

> Allgemeine prämonitorische Symptome pflegen mehr oder minder krankheits-spezifischen Erscheinungen um Wochen oder Monate vorauszugehen!

Beim Vorliegen von unspezifischen Allgemeinsymptomen (bzw. prämonitorischen Symptomen) helfen nur:

- Ein sorgfältiges, aufwendiges und kostspieliges *Absuchen aller Organe*;
- ein engmaschig beobachtendes *Abwarten*, bis „hinter den aufgescheuchten Vögeln das gesuchte Wild erscheint" – d.h. mehr oder minder krankheitsspezifische Symptome auftreten;
- eine besondere Schwierigkeit pflegen in der 2. Lebenshälfte *depressive Verstimmungszustände* zu machen (echte Depression? depressiver Verstim-

mungszustand im höheren Lebensalter? äußere Ursachen? pseudoneurasthenische Beschwerden bei organischen Erkrankungen?)

- zu den patientenseitigen Ursachen von Fehldiagnosen muß man auch die Fälle zählen, in denen der Kranke vor *aufwendiger Diagnostik* subjektiv etwaige Konsequenzen ablehnt, oder diese objektiv wegen seines Allgemeinzustandes nicht (mehr) in Frage kommen.

10.3
Arztseitige Ursachen von Fehldiagnosen

Motto

„Es kann mit einem gewissen Recht vermerkt werden, daß jeder Irrtum einen Menschen zum Urheber hat. Die Natur selbst kann sich nicht irren, weil sie keine Feststellungen trifft"

(B. Russel [1652])

Familienanamnese. Die arztseitigen Ursachen betreffen den ganzen Ablauf der Diagnostik von der Eigen- und Familienanamnese (einschließlich der Medikamente!) bis zu den letzten technologischen Daten und zum Verlauf. Gerade die Familienanamnese („Besondere Krankheiten in der Familie?" „Nein!") bringt bei sorgfältiger Erhebung in der Blutsverwandtschaft oft Hinweise auf abortive Störungen.

Infektionskrankheiten. Bei Infektionskrankheiten schließt die Verneinung von Tropenaufenthalt und des Besitzes von Haustieren eine ganze Anzahl von Krankheiten von vornherein aus.

Projektionen. Am schlimmsten ist die Projektion eigener Vorstellungen in den Kranken: je unvoreingenommener die eingehenden Befunde gesammelt und gewichtet werden, je sorgfältiger Analyse, Deskription, Synthese und Induktion getrennt werden, um so sicherer wird die Diagnose. Technische Daten dürfen weder unvollständig sein, noch einfach ignoriert werden. Ebenso schädlich ist freilich die „Laboratoriumsgläubigkeit", d. h. die Überschätzung der Zahlen, die Unkenntnis der Fehlerquellen und der Grenzen der Methodik.

Beobachtungsdauer. Zu lange Beobachtung gefährdet in Verbindung mit nachlassender Aufmerksamkeit die richtige Entscheidung ebenso sehr wie die vorschnelle „Blickdiagnose". Nach einer Statistik von Weinberg [2063] fielen 38 % der Fehldiagnosen auf unzureichende Hypothesen, 32 % auf die Fehlinterpretation von Schlüsselbefunden.

Differentialdiagnosen. In unseren stark nosologisch orientierten Vorstellungen werden Differentialdiagnosen verspielt, weil sie – bei gleichen Erscheinungen – Krankheitsbildern zugehören, die wir gar nicht assoziativ verknüpfen. Als ganz verschieden gelesene und gemerkte Beispiele für subfebrile Temperaturen hatten wir an früherer Stelle genannt: Hyperthyreose, Lungentuberkulose, Tumoren, Pyelonephritis, Thrombose, Arzneimittelüberempfindlichkeit – eine Reihe, die sich fast ad infinitum fortsetzen ließe.

Interdisziplinäre Krankheiten. Fehldiagnosen gibt es besonders häufig bei interdisziplinären Krankheiten (Beispiel Pophyrie).

Nach Gross u. Fischer [725, 729] können folgende arztseitige häufigen Ursachen von Fehldiagnosen unterschieden werden:

- Oberflächliche Eigenanamnese,
- fehlender Kontakt oder Vertrauen der Patienten,
- Geringschätzung der Familienanamnese,
- oberflächliche Untersuchung,
- Verwechslung von Befunden und Deutungen,
- vorschnelle Urteile,
- unzureichende Zusatzuntersuchungen, Laborgläubikeit,
- Überschätzung der eigenen Kenntnisse,
- diagnostische Vorurteile,
- festhalten an früheren Diagnosen,
- kritiklose Übernahme fremder Diagnosen,
- Mangel an differentialdiagnostischen Kenntnissen,
- falsch logische oder medizinische Schlüsse.

Tabelle 10.3 faßt die eigenen Ergebnisse nochmals zusammen. Bahke u. Schulze-Hennings [59, 1776] werteten die Diagnosen bei Autopsien an der Med. Univ.-Klinik Köln aus und konnten retrospektiv die nachfolgenden wesentlichen Ursachen von Fehldiagnosen aufzeigen. Von 11023 auslesefrei bewerteten Kranken verstarben 1283 = 11,6 %; davon Sektionen 770 (= 60,0 %), verwertbar 764, mit 764 Hauptdiagnosen und 775 Nebendiagnosen, davon:

Tabelle 10.3. Ursachen von Fehldiagnosen an der Med. Univ.-Klinik Köln. (Nach Bahke u. Schulze-Hennings [59, 1776])

Ursachen von Fehldiagnosen	Prozent (%)
Keine differentialdiagnostischen Folgerungen	42
Falsche differentialdiagnostische Folgerungen	10
Nichtberücksichtigung von Befunden	33
Nichtdurchführung von Untersuchungen	13
Sonstige	2

- 62 % vollständig richtige Diagnosen,
- 3 % fast richtige Diagnosen,
- 13 % zu erweiternde Diagnosen ohne klinische Konsequenz,
- 10 % unzureichende Diagnosen mit klinischer Konsequenz,
- 4 % falsche Diagnosen mit klinischer Konsequenz.

Merksätze

1. Keine symptomatische Behandlung ohne wenigstens eine Hypothese über die Ursache der Störung!
2. Selbstbegrenzung etwaiger symptomatischer Maßnahmen auf ein Zeitlimit von 2 – höchstens 3 Wochen ohne Prolongierung im Falle eines Mißerfolges! Dies gilt natürlich nicht für geplante symptomatische Therapie bei klarer Diagnose, z. B. bei unheilbaren Kranken oder ausdrücklichem, am besten schriftlich bzw. vor Zeugen geäußertem Wunsch des informierten Kranken, etwa in einem Lebensalter, das eingreifende kausale Maßnahmen ausschließt.
3. Außer in Notfällen: keine Therapie, die die Diagnostik langfristig behindert!

10.4
Cavete-Diagnosen

Zwischen die richtigen und die verfehlten Diagnosen gehört noch eine Zwischengruppe, die *„Cavete-Diagnosen"*. Der Ausdruck wurde u. W. 1932 erstmals durch G. v. Bergmann [115] für Diagnosen eingeführt, die „so oft Verlegenheitsdiagnosen sind und an Häufigkeit gewaltig zurückgedrängt werden müssen". 1969 haben wir diesen wichtigen und meist vergessenen Begriff neu aufgenommen und erweitert [708].

In den 30iger Jahren zählte von Bergmann dazu:

- reine Organneurosen,
- Ptosen und Atonien innerer Organe,
- Darmspasmen,
- Darmgärungen,
- Adhäsionsbeschwerden,
- rheumatische Beschwerden,
- Intercostalneuralgien,
- Angina abdominis,
- Vagotonie,
- Sympathikotonie.

Wie der erfahrene Arzt erkennt, gelten einige dieser „Cavete-Diagnosen" unverändert weiter. Man wird aber die Cavete-Diagnosen in moderner Sicht erweitern und besser systematisieren müssen.

Cavete-Diagnosen betreffen keinesfalls nur seltene Erkrankungen oder Syndrome. Diese sind im Gegenteil *häufig,* aber gerade deshalb so eingefahren, daß sie sich vorschnell anbieten und damit zu Fehldiagnosen verleiten. Sie sind sozusagen *„breite Straßen des Irrtums".* Zwar können sie durchaus gestellt werden, aber eben nur nach besonders sorgfältiger Prüfung.

Diagnosen per exclusionem. In diesem Sinn sind – nur scheinbar ein Widerspruch in sich – Diagnosen per exclusionem mit Vorsicht zu benutzen.

Symptomatische Diagnosen. Doppelt gilt dies für mehr oder minder symptomatische Diagnosen. Sie sind ebenso zu verwerfen wie die ausschließliche Behandlung von Symptomen. Nach Bürger [224, 226] sind symptomatische Diagnosen „überhaupt keine Diagnosen, sie sind nur die Hervorhebung eines wesentlichen Symptoms".

Zu den *„Cavete-Diagnosen"* gehören neben den bereits durch von

Bergmann charakterisierten Zuständen etwa:

- Vitaminmangel,
- Frühjahrsmüdigkeit,
- Dysbakterie,
- Dyspepsie,
- irritables Colon,
- chronische Appendicitis,
- offene Bruchpforten,
- intermittierend auftretender Subileus,
- aberrierende Gefäße an den Ureteren,
- Reizblase,
- chronische abakterielle Prostatitis,
- chronische Adnexitis,
- Grippe,
- latente Infekte,
- Ischiasneuralgie,
- Trigeminusneuralgie,
- Schulter-Arm-Syndrom,
- normokalzämische Tetanien,
- Jodfehlverwertungsstörungen,
- Manager-Krankheit,
- Effort Syndrome,
- synkopale Anfälle,
- chronische Bronchitis,
- Pleurodynie,
- die „Hypertonie der *weißen Kittel*", d.h. nur in der Sprechstunde erhöhter Blutdruck u.a.

„Zustände nach". Ähnliches gilt für die *„Zustände nach…"*. Daß es sie sämtlich gibt, auch als Ursache von Beschwerden, ist – ebenso wie bei den meisten symptomatischen Diagnosen – außer Zweifel. Über ihre praktische Häufigkeit werden die Chirurgen und die Internisten immer verschiedener Meinung sein. Die Gefahr liegt im Übersehen einer eingriffsbedürftigen Komplikation, fortschreitender nachfolgender Krankheiten, ganz unabhängiger, aus topographischen Gründen zugeordneter Störungen oder leichter, sich selbst begrenzender Autoimmunphänomene (s. 6.5.3).

Genannt seien u.a.:

- Postkardiotomie- oder Postinfarkt-Syndrom („Dressler-Syndrom"),
- Postcholecystektomie-Syndrom,
- Postkommotionelles Syndrom,
- Zustand nach Magenresektion,
- Dumping-Syndrom,
- Zustand nach Ruhr,
- Zustand nach Fleckfieber,
- posthepatitische Hyperbilirubinämie,
- postnephritische Albuminurie,
- Verwachsungsbeschwerden,
- Narbenbeschwerden.

Essentielle, habituelle und endogene Symdrome. Vorsicht ist auch angebracht bei allen *„essentiellen", „habituellen", „endogenen" Syndromen*, deren Suffixe ausdrücken, daß wir (d.h. die derzeitige medizinische Wissenschaft oder wir selbst gegenüber den einzelnen Kranken) nichts über die Ursache wissen. Wir verweisen in diesem Zusammenhang auch auf die Ausführungen über die Syndrome (s. 1.5.3.1). Dazu gehören u.a.:

- habitueller Kopfschmerz,
- essentielle Hämaturie,
- endogene Fett- oder Magersucht,
- habituelles Erbrechen.

Unscharf definierte Syndrome. Mißtrauen verdienen schließlich unscharf definierte Krankheiten und Syndrome. Dazu gehören aus dem praktischen Gebrauch vor allem:

- Fokaltoxikosen,
- Lymphatismus,
- allgemeine Dysplasie,
- pluriglanduläre Störungen (außer genau definierten wie z.B. denen von Falta, Kartagener u. M.B. Schmidt),
- Colica mucosa,
- Dyskinesien der vegetativ innervierten Organe,
- gastro-cardialer Symptomenkomplex,
- depressive Verstimmungszustände.

Alles in allem liegt die Gefahr der Cavete-Diagnosen nicht in ihrem unbestrittenen, ja zum Teil häufigen Vorkommen, sondern in der Tatsache, daß wir sie vorschnell oder mangels ausreichender Kenntnisse (der Krankheitslehre, der einzelnen Erscheinungen, der Zusammenhänge) anwenden.

Dieser Abschnitt läßt sich nicht besser schließen als mit dem Satz Lichtenbergs: „Zweifle an allem wenigstens einmal, und wäre es auch der Satz 2 · 2 ist 4."

10.5
Qualitätssicherung in der Medizin

Motto
„Überhaupt hat der Fortschritt
das an sich, daß er viel größer aus-
schaut als er wirklich ist"
                    (Wittgenstein, nach Nestroy)

Eine der neuesten Entwicklungen („Mode", „Boom", Selbmann [1806]) ist der Ruf nach Qualitätssicherung. Das Bestreben, das Bestmögliche in Diagnostik und Therapie zu tun, ist uralt. Es vergeht aber heute kaum ein Kongress von Ärzten, Leistungsträgern oder von Empfehlungen der Gesundheitsbehörden, auf denen die „Qualitätskontrolle" nicht eine wichtige Rolle spielt. Die Verlagerung in den juristischen Bereich, in den USA z. T. mit grotesken Folgen, dürfte auch bei uns sich weiter entwickeln. In der Theorie der Medizin: Handelt es sich um eine Reaktion auf den im 19. Jahrhundert – durch die ungleiche Entwicklung von Diagnostik und Therapie – aufgekommenen therapeutischen Nihilismus (z. B. [215, 1203, 1303], s. auch Tabelle 1.10) oder: um eine Reaktion auf die das Ende des 20. Jahrhunderts kennzeichnende Polypragmasie und den Einsatz breit deckender Medikamente (z. B. [747,

751]). Neuerdings genügen allerdings „bestes Wissen und Gewissen" nicht mehr – Kontrollen, ggf. durch den Histologen(s. dazu 6.9) und möglichst durch eine statistische Erfassung sind gefragt. Einer der Pioniere (einer sinnvollen Entwicklung in der Medizin) war der Krefelder Chirurg Schega [1709, 1710] seit den 70er Jahren. Durch seinen Einfluß ist innerhalb der Kliniken die Chirurgie (jedenfalls in Deutschland) an die Spitze getreten, (z. B. [1493, 1494]) auch in Form sog. „Mortalitäts- (eigentlich: Letalitätskonferenzen, s. 1.1.3) und Morbiditätskonferenzen". Innerhalb der Krankenhäuser sind naturgemäß Kliniken mit kurzer Verweildauer wie Chirurgie, Perinatologie geeigneter für solche Kontrollen als Fächer mit einem hohen Anteil chronischer oder chronisch-rezidivierender oder viele Organe betreffender Verläufe wie Innere Medizin, Dermatologie, Neurologie und Psychiatrie. Am einfachsten ist die Situation bei den heute an alle größeren klinisch-chemischen Laboratorien versandten Proben mit einem definierten Gehalt der zu untersuchenden Substanz. Derartige *„Ringversuche"* sind inzwischen auch auf zytologische und histologische Präparate ausgedehnt worden. Für den Kliniker unterschied Pichelmaier [1493] zwischen

* Strukturqualität,
* Prozeßqualität und
* Nachsorgequalität.

Auch ist „Qualitätssicherung" psychologisch zugänglicher als „Qualitätskontrolle".

Mindestens in Deutschland sind die bisherigen Ergebnisse dokumentierter Qualitätssicherung bisher u. W. nicht ermutigend: Selbmann und seine Gruppe [1807] haben im Auftrag des BMfG 1992 Fragebogen an alle (damals) 81 deutschen medizinischen

Fachgesellschaften versandt, von denen nur 38 mit insgesamt 77 Projekten antworteten. Die meisten Antworten waren trotz der seit 7 Jahren gesetzlich vorgeschriebenen Qualitätsprüfungen mehr Absichtserklärungen, Pläne oder Kontrollen ohne klares Konzept. Wie R. Stein [1897] mit Recht betonte, ist bisher nicht bekannt geworden, ob eine Klinik daraus Konsequenzen gezogen hat, daß sie schlechter ist als der Durchschnitt. Hier kann man nur den Vergleich mit dem in den USA seit Dekaden bekannten *„Qualitätsmanagement"* ziehen. Nach eigenen Beobachtungen an der NYU erschienen dort jährlich (ortsfremde) Beobachter, deren Urteil zu einer Einstufung für jedes Fach innerhalb der amerikanischen Kliniken führt und damit wesentlichen Einfluß auf die Zuteilung von „Grants" hatte. Von solchen Prüfungen sind wir noch weit entfernt. Dabei sollten die zu erfassenden Daten möglichst gering und evtl. auf (auslesefreie) Stichproben beschränkt bleiben (Rüssmann, Vortrag Köln 15.3.1996). Datensammlungen führen schnell zu Datenfriedhöfen.

Schwierigkeiten. Die Schwierigkeiten sind nicht zu übersehen: Zwischen den einzelnen Fächern, der Ausstattung der jeweiligen Institutionen, der Motivierung des überlasteten Personals, der Auswahl der Kriterien, der wirklichen Unabhängigkeit etwaiger Gutachter bestehen große Unterschiede. Vielleicht wird aber doch eine – wie auch immer geartete – Bindung an finanzielle Vorteile einen Wandel bringen, den wir von Fort- und Weiterbildung allein nicht erwarten.

Wie in diesem Buch mehrfach behandelt, sollte man – gerade heute – den Fortschritt auch sehen im Lichte des Nötigen (s. z.B. 7.14 über Stufendiagnostik). Hinsichtlich der kostenstei-

gernden Entwicklung in der inneren Medizin können als von uns hier nicht gewichtete Faktoren genannt werden:

1. Grundsätzliche, einzelfallunabhängige Entwicklungen:
   - Zunahme der Überalterung
     - Zunahme der Leistungsdauer,
     - Zunahme der Multimorbidität,
     - Zunahme der konsultierten Spezialisten;
2. Zunahme indiskriminierter Untersuchungen:
   - Aus Sicherheitsgründen (Haftpflichtprozesse),
   - Aus Amortisationsgründen (Multikanalschreiber),
   - Wegen derzeitiger Favorisierung technischer Leistungen;
3. Kostenspieligere Apparate in Innovation und Unterhaltung:
   - CT, NMR, PET, Radionuklide,
   - Datenverarbeitung, evtl. über Satelliten;
4. Häufigere Verlegung auf kostenintensive Intensivstationen:
   - Wegen Mangel an gut ausgebildetem Personal auf Allgemeinstationen,
   - „Zwang der Apparate" bei schlechter Prognose;
5. Kostensteigerung durch „therapeutisches Chaos"
   - therapeutischer Pluralismus mit unerwiesenen Methoden,
   - Polypragmasie mit Konsultation mehrerer Spezialisten;
6. Konstenintensive OP, Radio- und Chemotherapie bei schlechter Prognose oder hohem Alter;
7. Mangelnde Einsicht in gesundheitsgefährdendes Verhalten;
8. Überdurchschnittlich lange Krankschreibung durch Konkurrenzdruck.

Merksatz

Qualitätskontrollen – hierzulande, außer in der Chirurgie, bisher wenig verbreitet – sind fach- und kriterienspezifisch. Doch sind solche Kriterien fast überall zu entwickeln. Von Vorteilen für die „Tüchtigen" versprechen wir uns mehr als von stärkerer Betonung in der Fort- und Weiterbildung.

KAPITEL 11

Schlußwort

Mottos

*„Wenn man jedes einzelne der
(oben genannten) Dinge sich aneignen
will, so muß man (deshalb) Philosophie
in die ärztliche Wissenschaft und
ärztliche Wissenschaft in die Philosophie einfügen"*
(Hippokrates, 2. Buch; Das Gesetz)

*„Wir leben in einer Zeit des politisch
nützlichen, des ideologisch ausbeut-
baren Pessimismus – des Mißtrauens
gegenüber naturwissenschaftlichen
Innovationen jeder Art"* (Schipperges)

*„Man erzieht auf der ganzen Welt
Leute, die sehr viel wissen, partikulare
Geschicklichkeit gewonnen haben,
deren selbständiges Urteil aber, deren
Kraft zur formenden Ergründung ihrer
Kranken gering ist"* (Jaspers [959])

*„Halt an drei Ärzte Dich, wenn's geht:
‚Ruhe, Fröhlichkeit, Diät…'"*
(Römisches Sprichwort)

Wie die ganz verschiedenartigen (und
vielfältigen Ergänzungen zugänglichen, vielleicht ergänzungsbedürftigen)
Mottos erkennen lassen, wollten wir
in diesem Buch keine in sich abge-
schlossene systematische Theorie der
Medizin geben: eine solche erscheint zur
Zeit nicht möglich oder einseitig oder
zu schmal. Vielmehr war unser Anliegen:

1. eine Einführung in ihre Grundlagen
   und Grundbegriffe;
2. eine Übersicht ihrer allgemeinen
   und aktuellen Methoden.

Vor allem kam es uns auf eine Aus-
einandersetzung mit den *Begriffen der
Normalität und der Krankheit sowie
des weiten Grenzgebiets zwischen beiden* an. Die vielen Möglichkeiten, die
logische, mathematische und statistische Verfahren liefern, stehen dem
fortbestehenden *Problem des Einzelfalls* gegenüber. Wir haben versucht, die
zu einer diagnostisch-therapeutischen
Entscheidung führenden (alten und
neuen) Methoden aufzuführen. Gegenüber dem Hilfe suchenden Menschen endet die, potentiellen Nutzen
und Schaden abwägende, medizinische
Entscheidung mit der Diagnose und
der Wahl der Behandlung in ihren
kurativen, palliativen oder abwartenden Ansätzen. Diesen medizinisch-
technischen Entscheidungen muß sich
die ethische und humane (hier nicht
besprochene) anschließen. Mit anderen Worten: Was kann ich tun? Was soll
ich tun? Was darf ich tun? Das auf Wissenschaft beruhende, als Kunst betriebene ärztliche Vorgehen beginnt mit
der Feststellung der Fakten, der oder
den daraus abgeleiteten Diagnose(n),
der Prognose und endet in der medizinisch optimalen und ethisch vertretbaren Entscheidung.

Was haben die letzten Jahrzehnte den alten Problemen an Neuem angefügt? Um einen inzwischen abgegriffenen Ausdruck Kuhns [1132] zu gebrauchen: Was führt zu einem Paradigmenwechsel der gegenwärtigen Medizin? Wir möchten 4 in diesem Buch eingehender besprochenen Fortschritte hervorheben:

- *Nichtlineare dynamische Systeme* mit ihrem Einfluß auf die Krankheitsdeutung, die Kausalität, die Prognose.
- *Schlußverfahren unter Unsicherheit* (Bayes-Verfahren, Fuzzy Logic, wissenbasierte Systeme, neuronale Netze) und ihrer Kombination von Sprache und Berechnung sowie Steuerungs- und Kontrollmechanismen.
- Die *Molekularbiologie*, die bei erworbenen und vor allem monogenetischen Krankheiten bei immer mehr Menschen die ätiologische Basis erkennen läßt und therapeutische An-

sätze eröffnet hat. Bereits heute wird von einer „Revolution in der Medizin" gesprochen. (Lit. u. a. bei [151a]).
- Die *bildgebenden Verfahren*, mit ihrer zunehmenden Digitalisierung und den sich abzeichnenden Möglichkeiten einer topographischen Biochemie lebender Organe.

Was hat dieser Paradigmenwechsel in der angewandten Medizin gebracht? Vieles in diesem Buch angesprochene läßt sich nur mit der Hilfe von Spezialisten oder in interdisziplinärer Kooperation realisieren. Auf absehbare Zeit werden aber die meisten diagnostisch-therapeutischen Entscheidungen in der gewohnten konventionellen Methodik herbeigeführt. Wir haben deshalb die Methoden, mit denen die meisten Ärzte heute und in absehbarer Zeit arbeiten, eher stärker als geringfügiger angesprochen. So kann jeder Arzt das seinen Anliegen und Möglichkeiten gemäße Vorgehen ableiten und weiter entwickeln.

Literatur

1. Aarssen, K.; de Haan, L.: On the maximal life span of humans. Mathem. Pop. Studies 4, 259 (1994)
2. Abel, K.: Die Bewertung diagnostischer Tests. Stuttgart, Hippokrates, 1993
2 a. Abernathy, Ch. M., Hamm, R. M.: Surgical Intuition, Philadelphia. Hanley a. Belfus, 1995
3. Abeson, P. H.: New Horizons in Medicine (Editorial). Science, 242, 1109 (1988)
4. Achilles, P. et al (Herausgeb.): Viktor von Weizsäcker, Gesammelte Schriften. Frankfurt, Suhrkamp, 198
5. Achinstein, P.: Models, Analogics and Theories. Philosph. Science, 31, 328 (1964)
6. Ackermann, H.: Mehrdimensionale nichtparametrische Normbereiche. Berlin-Heidelberg, Springer, 1985
7. Ackermann, H.: Mehrdimensionale Diagnosebereiche. Berg.-Gladbach, Eul-Verlag, 1988
8. Ackermann, H.: Biometrische Analyse von Stichproben. Hochheim-Darmstadt, Epsilon Verlag 4/1994
9. Ackermann, H.: Medizinische Normbereiche. Med. Welt, 45, 448 (1994)
9 a. Ainson, B.: Sequoia, Firmen-Report vom 10. 7. 1996
10. Adams, E., Kulisch, K.: Zweifel am Ursprung des Chaos. Bericht FAZ von 1990
11. Addison, J. W., Henkin, L. Tarski, A. (Edit.): The Theory of Models. Amsterdam, North Holland Publ. Comp. 4.A, 1978
12. Adlassnig, K.P.: A Fuzzy Logical Model of Computer-assisted Medical Diagnosis. Meth. Inform 19, 141 (1980)
13. Adlassnig, K. P.: Fuzzy Set Theory in Medicine, Collab. Paper, Intern. Inst. Systems Analysis. Wien, (CP84-22) 1984
14. Adlassnig, K. P., Kolarz, G., Scheithauer, W., Effenberger, H., Grabner, G.: Cadiag: Approaches to Computer assisted Medical Diagnosis. Comput. Biol.Med. 15, 315 (1985)
15. Adlassnig, K.P., Kolarz, G., Scheithauer, W.: Present state of the medical expert system Cadiag 2. Med. Inform. 24, 13, 1985
16. Adlassnig, K. P.: Medizin. Expertensysteme in der Klin. Diagnostik in: Hucklenbroich, P., Toellner, R. (Herausgeb.) Künstliche Intelligenz in der Medizin. Stuttgart, Fischer, 1993
17. Adler, R., Hemmeler, W., Hürny, Chr.: Psychologie des Krebskranken, seine Begleitung und die Behandlung seiner Schmerzen in: Gross, R., Schmidt, C. G. (Herausg.): Klinische Onkologie. Stuttgart, Thieme, 1985
18. Adler, R.H., Hemmeler, W.: Praxis und Theorie der Anamnese. Stuttgart, Fischer, 1986
19. Ahnsohn, E.: Die Wahrheit am Krankenbett. München, Pustet, 1965
20. Ahrweiler, P.: Künstliche Intelligenz-Forschung in Deutschland. Münster, Waxmann, 1995
21. Aichinson, J.: Choice against Chance: An Introduction to statistal Decision Theory. Reading/Mass., Addison Wesley Publ.-Comp. 1970
22. Akerman, S.: Todesursachenstatistik (I). Versicherungsmedizin 46, 88 (1994)
23. Albers, C.: Persönl. Mittlg. 1986
24. Albert, D. A. Munson, R., Resnick, M. D.: Reasoning in Medicine. Baltimore, The Johns Hopkins Univ.Press, 1988
25. Allander, E.: Holistic Medine in Nordenfelt, L. B. I., B. Ludakl (Edit.) Health, Disease and Causal Explanation. Dordrecht, Reidel, 1984
26. Altenhofer, N.: Sigmund Freud, Lektüre zwischen Sinndeutung und Funktionsanalyse in: Nassen, U. (Herausgeb.): Klassiker der Hermeneutik. Paderborn, Schöningh, 1982
27. Altenkrüger, D., Büttner, K.: Wissensbasierte Systeme. Braunschweig, Vieweg, 1992
28. Andersen, T. W.: An Introduction into multivariate statistical analysis. New York, 1958
29. Anderson, A.R. (Edit.): Minds and machines. Englewood Cliffs, N.J., Prentice Hall, 1964

30. Anderson, A. R., Pellionisz, A., Rosenfeld, E. (Edit): Neurocomputing 2. Cambridge/Mass., MIT Press, 1990

31. Anderson, A. R.: The Architecture of Cognition. Cambridge (Mass.), Harvard Univ. Press, 1983

32. Anderson, P.W.: More is different. Science (1972)

33. Andreassen, S.; Jensen, F. V.; Olesen, K. G.: Medical expert systems based on causal probabilistic networks. Int J Biomed Comput 28 1, (1991)

34. Angell, M.: Disease as a reflection of the Psyche. N. Engl. J. Med. 312, 1571 (1985)

35. Anschütz, F.: Die körperliche Untersuchung. Springer, Berlin-Heidelberg 1978

36. Anschütz, F.: Indikation zum ärztlichen Handeln. Springer, Berlin, 1982

37. Anschütz, F., Gross, R. (Edit.): Stufendiagnostik. Internist 26, Heft 3 (1985)

38. Anschütz, F.: Ärztliches Handeln. Darmstadt, Wiss. Buchgesellschaft, 1988

39. Applegate, W.B.: Decision Theory for Clinical User and Misuses of Clinical Tests. South. Med.J. 74, 468 (1981)

40. Aranda, J.M.: The problem-oriented medical record. J. Am. Med. Ass. 229, 549 (1974)

41. Aristoteles und sein Werk, Herausgeb. P. Gehlke, Paderborn, Schöningh, 1952

42. Arking, R.: Biology of Aging. Prentice Hall/N. J., Englewood Cliffs 1991

43. Armitage, J. O.: Bone Marrow Transplantation. New Engl. J. Med. 330, 827 (1994)

44. Arnold, M.: Sinn und Grenzen der Wissenschaft. Vortr. Anatom. Ges. 78, 653 (1984)

45. Arnold, M.: Stationär – unwirtschaftlich? Beitrag für Kontroverse, Ärztliche Nachr. des Marburg. Bund. 1988

46. Arnold, M.: Krankenhäuser – Pflegeheime der Nation. Statement zur Podiumsdiskussion des Marburger Bundes, Berlin 8. 3. 1989

47. Arnold, M.: Die stationäre Versorgung der Zukunft. Referat vor den Rhein.-Westf. Urologen am 20. 4. 1989

48. Arrowsmith, D. K., Place, C.Th.: An Introduction to Dynamical Systems. New York, Cambridge Univ. Press, 1990

49. Arzneimittelkommission der Dtsch. Ärzteschaft: Arzneiverordnungen. Köln, Dtsch. Ärzteverlag 1994

50. Aschoff, J., Wever, R. A.: Spontanperiodik der Zeitgabe bei Ausschluß aller Zeitgeber. Naturwiss. 49, 337 (1962)

51. Aschoff, J., Daan, S., Groos, G. (Edit.): Vertebrate circadian systems. Berlin-Heidelberg, Springer, 1982

52. Aschoff, J.: Leben nach der inneren Uhr. Festrede, Hufeland-Stiftung, 1989

53. Aschoff, J., Assmann, J., Blaser J.-P. et al.: Die Zeit. München, Piper, 1990

54. Aschoff, W., Diepgen, P., Goerke, H.: Kurze Übersichtstabelle zur Geschichte der Medizin. Berlin-Heidelberg, Springer, 1960

55. Asimov, I.: Wege und Irrwege der Naturwissenschaft. dt. bei Econ, Düsseldorf, 1969

55a. Asser, G.: Einführung in die mathematische Logik Teil I. Thun, Harri Deutsch Verlag, 1983

56. Ayer, A. J.: Logical Positivism. Westport, (Conn.), Grennwood Press, 1959

57. Bacon, F., Zit. n. Kuczinski, F. in: . Exempla historica, Bd. 28, 49, Frankfurt, Fischer, 1984

58. Bacon, F.: Novum Organum. deutscher Nachdruck Hamburg, Meiner, 1990

59. Bahke, B.: Autoptische Befunde und klinische Diagnosen. Inaugur.Diss., Köln, 1973

59a. Bahners, P.: Einer Regel nicht folgen (Gadamer im Gespräch),. FAZ 3. 7. 1996; N5

60. Bailey, H.: Chirurgische Krankenuntersuchung. dt. bei Urban & Schwarzenberg, München, 6.A., 1974

61. Bailey, N. T. J.: The Elements of Stochastic Prozesses with Application to the Natural Sciences. New York, John Wiley, 1964

62. Bailey, N. T. J.: The mathematical Approach to Biology and Medicine. London, John Wiley, 1967

63. Balint, M.: Der Arzt, sein Patient und die Krankheit. deutsch bei Klett, Stuttgart, 1957

64. Balla, J. L.: Logical Thinking and the Diagnostic Process. Meth. Inform. Med. 19, 88 (1980)

65. Balla, J. I., Iansek, R., Elstein, A.: Bayesian Diagnosis in Presence of Pre-existing Disease. Lancet, 1985, I: 326

66. Baltes,P. B., Lindenberger, U., Staudinger, U. M.: Die zwei Gesichter der Intelligenz im Alter. Spectr. Wiss. 10/1995: 52

67. Baltzer, J.: Juristisches Wörterbuch für Mediziner. München, Parke-Davis, 1983

68. Barker, S. F.: Induction and Hypothesis. Ithaca, N. Y. Cornell Univ. Press 4.A., 1969

69. Barnes, D. (Ref.): The immune System and neurological disorders. Science, 232, 160 (1986)

70. Barnoon, Sh., Wolfe, H.: Measuring the Effectiveness of Medical Decisions. Springfield, Ch. Thomas, 1972

71. Baron, B. M., Fraser, P. M.: Medical Applications of Taxonomic Methods. Brit. Med. Bull 24, 236 (1968)

72. Baron, R. J.: Medical Hermeneutics: Where is the „Text" we are interpreting?. Theoret. Med. 11, 25 (1990)

73. Barondess, J. A.. Disease and Illness, a critical distinction. Am. J. Med. 66, 375 (1979)

74. Barrows, H. S., Feltovich, P. J.: The clinical reasoning process. Med. Educ. 21, 86 (1987)

75. Bartlett, F.D.: Thinking. New York, Basic Books, 1958

76. Bartmann, K.: Gedanken zu Gewinn und Wandel von Wissen in der Humanmedizin. Prax. Pneumol. 41, 487 (1987)

77. Bartmann, K.: Die Aneignung des Unbekannten in Medizin und Biologie. Manuskript Festvortrag Wuppertal 14.4.1989

78. Bartolin, R., Bouvenot, G., Soular, G., Sanchez, E.: Apport des Sous – ensembles Flous à l'Aide en Diagnostic Bio-médical. Sem.Hop. Paris, 58, 1361 (1982)

78a. Bartram, C.R.: Molekul. Diagnostik in der Haematol. Onkologie, Vortrag 24. L. Heilmeyer-Sympos., Köln, 29.11.1996 (im Druck)

79. Basaglia, Franca O.: Gesundheit und Krankheit. Das Elend der Medizin. dt. bei S. Fischer, Frankfurt 1985

80. Bastik, T.: Intuition. How we think and act. Chichester, Wiley, 1982

81. Bates, B., Berger, M., Mühlhausen, I.: Klinische Untersuchung des Patienten. 2. deutsche A., Stuttgart, Schattauer, 1984

82. Bates, B., Yellin, J.A.: The field of multiphasic Screening. J.Am.Med.Ass. 222, 74 (1972)

83. Bauer, J.: Differential Diagnosis of Internal Diseases. New York, Grune u. Stratton, 1967

84. Baum, M.: Scientific Empirism and Clinical Medicine. Experientia Suppl. 41, 35 (1982)

85. Bautz, E.K.F., Kalden, J.R., Homa, Th., Tam E.M.: Molecular and Cell Biology of Autoantibodies, Heidelberg, Acad. Wiss. 1989:4

86. Bautz, W.; Das Ende des Röntgenfilms? in: Bilder vom Unsichtbaren, Clausen, C.D., HuchO.F.: Aus Forschung und Medizin Schering AG 4, 2:63 (1989)

87. Bavink, B.: Das Weltbild der heutigen Naturwissenschaften und seine Beziehungen zu Philosophie und Religion. Iserlohn, Sieva Verlag, 1952

88. Bayer, H. Wie krank ist unsere Medizin? in O. Schatz: Salzburger Humanismusgespräche. Graz, Styria, 1983

89. Bayer, R., Callahan, D. et al.: The care of the terminal Ill. New Engl. J. Med. 309, 1490 (1983)

90. Bayes, T. An essay toward solving a problem in the doctrine of chances (1763). Nachdruck Biometrika 45, 293 (1958)

91. Beautyman, W.: The Pathologist and the Diagnostic Process. Clin. Lab. Med. 4, 3 (1984)

92. Beauvoir, de, S.: Das Alter. dt. bei Rowohlt, Einbeck, 1991

93. Beck, J.R., Pauker, S.G.: The Markov Process in medical prognosis. Med. Decis. Making 3, 419–458 (1983)

94. Becker, N.: Epidemiologie. Med. Welt, 35, 851 (1985)

95. Becker, R.: Theorie der Wärme. Berlin-Heidelberg, Springer, 1955

96. Becker, V., Goerttler, K., Jansen, H.H. (Edit.): Konzepte der Theoret. Pathologie. Berlin-Heidelberg, 1980

97. Becker, V.: Pathologe u. Kliniker (Editorial.). Pathologe 4, 117 (1983)

98. Becker, V.: Die klinische Obduktion. Erlangen, Perimed.Verlag, 1986

99. Becker, V.: Dissipative Prozesse u. Pathogenese in V. Becker u. H. Schipperges (Herausgeb.) Theoret. Pathologie. Berlin-Heidelberg, Springer 1991

100. Becker, V., Schipperges H. (Herausgeb.): Entropie und Pathogenese. Berlin-Heidelberg, Springer, 1992

101. Becker, V., Doerr, W., Schipperges, H. (Herausgeb.): Krankheitsbegriff und Krankheitsforschung im Lichte der Präsidialansprach Dt. Ges. f. Pathologie (1897–1992). Stuttgart, Fischer, 1993

101a. Becker, V., Schipperges, H. (Herausgeb.): Krankheitsbegriff, Krankheitsforschung, Krankheitswesen. Berlin-Heidelberg, Springer 1995

101b. Becker, V.: Pathologie. Beständigkeit und Wandel. Berlin-Heidelberg, Springer 1996

102. Becker, W., Hübner, K. (Herausg.): Objektivität in den Natur- und Geisteswissenschaften. Hamburg, Hoffmann u. Campe, 1976

103. Beckner, M.O.: Vitalism, in Edwards, P. (Edit.): The Encyclopedia of Philosophy. New York, Macmillan, 8, 253 (1967)

104. Begemann, H.: Paradigmawandel in der Medizin: Grundsätze einer ökologischen Medizin. Med. Klin. 81, 64 (1986)

105. Begg, C.B.: Biases in the assesment of diagnostic tests. Sta. Med. 6 (1987) 411–423

106. Beier, W.: Biophysik. Leipzig, VEB Thieme, 1975

107. Bélair, J., Glass, L. an der Heiden, U. Milton I. (Edit.): Dynamical Diseases. Woodberry, N.Y., Am. Inst. Phys. Press, 1995

107a. Bellino, F.L., Daynes, R.A., Hornsby, P.D. et al. (Edit.) Dehydroepiandrosterone (DHEA) and Aging. New York Acad. Sci 774 (1995)

108. Bellman, R.E., Zadeh, L.A.: Local and fuzzy Logics, in Dum, J.M., Epstein G. (Edit.): Modern use of multivalued Logic. Dordrecht, Reidel Publ., 1977

109. Bellwinkel, H.W.: Krankheit im Werk von Thomas Mann. Futura 3/1992:10

110. Bemmel, van J.H., Grémy, F., Zvárová J. (Edit.): Medical Decision Making: Diagnostic. Strategies and Expert Systems. Amsterdam, North Holland Press, 1986

111. Bennholdt-Thomsen, C.: Integration der Psychologie, Psychiatrie und Pädiatrie. Pädiatr. Pädol. 1, 1 (1965)

112. Benson, E.S., Strandjord, P.E. (Edit.): Multiple Laboratory Screening. New York, Academic Press, 1969

113. Benson, E.S., Rubin, M. (Edit.): Logic and Economics of Clinical Laboratory use. New York, Elsevier, 1979

114. Berger, J.O.: Statictical Decision Theory. New York, Springer, 1980

115. Bergmann, von, G.: Funktionelle Pathologie. Berlin, Springer, 1932

116. Bernard, J.: Persönliche Mitteilung 1982

117. Berne, E.: The Nature of Intuition. Psychol.Quart. 23, 203 (1949)

118. Berne Group (Antonovsky, A., Balsiger, U.W., et al.) Theorie und Theoriedefizit in der Medizin. Bern, Manuskript, 1991

119. Berner, E.S., Webster, G.D., Shugerman, A.A. et al.: Performance of four Computer – Based Diagnostic Systems. N. Engl. J. Med. 330, 1792 (1994)

120. Berni, R., Ready, H. Problem-oriented medical record implementation. St. Louis/ Mo, Mosby, 2/1978

121. Bernstein, R.J.: Beyond Objectivism and Relativism. Science, Hermeneutics and Praxis. Philadelphia, Univ. Pennsylv. Press, 2/1991

122. Berofsky, B.: Determinism. Princeton, Univ. Press, 1971

123. Bertalanffy, von, L.: An outline of General System Theory. Brit.J.Philos.Science 1, 135 (1950)

124. Bertalanffy, von L.: General System Theory. Londen, Penguine Press, 1971

125. Bertalanffy, von L., Beier, W. Lauer, R.: Biophysik des Fließgleichgewichts. Braunschweig, Vieweg, 1977

126. Berwick, D., Fineberg, H.V., Weinstein, M.C.: When Doctors meet numbers. Am. J. Med. 71, 991 (1981)

127. Beske, F.: Qualitätssicherung: Einführung u. gesetzl. Grundlagen. Gesundh.Wes. 54, 508. 1992

128. Betti, E.: Die Hermeneutik als allgemeine Methode der Geisteswissenschaften. Tübingen, Mohr, 1962

129. Bettman, M.A.: Editorial: Radiographic contrast agents – a perspective. New Engl. J. Med. 317, 891 (1987)

130. Beyer, A., Eis, D. (Herausgeb.): Praktische Umweltmedizin. Berlin-Heidelberg, Springer, 1994

131. Beyth-Marom, R., Fischhoff, B.: Diagnosticy and Pseudodiagnosticy. J. Pers. a. Soc. Psychology 45, 1185 (1983)

132. Biaso, L.: Entscheidung als Prozeß. Bern, Huber, 1969

133. Bienek, K.H.P.: Medizin. Röntgentechnik in Deutschland. Stuttgart, Wiss. Verlasgs. Ges. 1994

134. Bierich, J.R.: Naturwissenschaftl. und humanitäre Aspekte der Medizin. Mon. Schrift Kinderheilk. 138, 147 (1990)

135. Biersack, H.J.: Das gläserne Hirn – Nuklearmedizin und Bewußtsein. Bonn, Univ. Blätter, 1987:101

136. Biersack, H.J., Reichmann, K., Grünwald F. et al.: „Single Photon" Emissions-Computer-Tomographie des Gehirns. Dtsch. Ärztbl. 86, A 2753 (1989)

137. Billingsleg, B.: Ergodic Theory and Information. New York, John Wiley, 1965

138. Birge, R.R.: Computer aus Proteinen. Spectr. Wissensch. 11/1995:30

139. Bischof, V: Ordnung und Organisation als heuristische Prinzipien reduktiven Denkens. bei Meier H. (Edit.)

140. Black, M.: Models and Metaphors. Ithaca, Cornell Univ. Press 1962

141. Bladergroen, W.: Physikalische Chemie in Medizin und Biologie. Basel, Wepf, 2.A., 1949

142. Bläsius, K.H., Bürckert, H.J. (Herausgeb.): Deduktions-Systeme. München, Oldenbourg, 1987

143. Bleuler, E.: Das autistisch-undisziplinierte Denken in der Medizin und seine Überwindung. Berlin, Springer, 5.A., 1963

144. Bley, H.: Kompendium Medizin + Technik. München, Forum Medizin, 1994

145. Bleyl, U., Bohrer, M.H., Heine, M.: Krankheitseinheit als heuristisches Prinzip. Pathologe, 14, 241 (1993)

146. Bleyl, U.: Persönl. Mittlg. 25.10.1994

147. Blohmke, M., Koschoreck, B., Zieger, W.: Die Anamnese beim niedergelassenen Arzt unter besonderer Berücksichtigung der Situation des Arztes für Allgemeinmedizin und für Innere Medizin. Köln, Dtsch. Ärzteverlag, 1981

148. Bloomfield, H.H., Hory, R.B.: The Holistic Way to Health and Happiness. New York, Simon a. Schuster, 1978

149. Blotky, A.D., Tittler, B.I.: Psychosocial Predictors of Physical Illness. Toward a Holistic. Model of Health. Prevent Med. 11, 602 (1982)

150. Blum, H.E.: Prinzip der Gentechnologie und der molekularen Diagnostik. Internist 35, 116 (1994)

151. Blum, H.E., Siegenthaler, W. (Herausg.): Die Bedeutung der Molekularbiologie in der Medizin. Internist 35, H.2 (1994)

152. Blum, K., Langer, M.: CT u. MRT bei entzündlichen cerebralen Erkrankungen. Intensivmed. 31, 44 (1994)

153. Bocheński, J.M.: Die zeitgenössischen Denkmethoden. München, Francke, 1954

154. Bocheński, J.M.: Formale Logik. Freiburg, Alber, 2/1962

155. Bochnik, H.J., Gärtner-Huth, C., Richberg, W. (Herausgeb.): Der Einzelfall und die Regel. Köln, Dtsch. Ärzteverl., 1988

156. Bock, H.E.: Gesundheit und Krankheit. Int. J. Prophylact. Med. 2, 117 (1958)

157. Bock, H.E.: Über den Hictus scientificus, ein Berufsleiden des praktischen Arztes. Dtsch. Med. Wschr. 89, 817 (1964)

158. Bock, H.E., Eggstein, M. (Herausg.): Diagnostik-Informations-System. Berlin-Heidelberg, Springer, 1970

159. Bock, H.E.: Das Gewicht der ärztl. Erfahrung. Therap. Gegenw. 120, 763 (1981)

160. Bock, H.E. Der Arzt und seine Zeit. Therapie im Wandel. Als Festschrift gesammelte Vorträge auf der Therapiewoche 1966–1983. Karlsruhe, Braun, 1983

161. Bock, H.E.: Bedeutung von Theorie und Theorien für unsere Therapie. Medicenale 16, 64 (1984)

162. Bock, H.E.: Über die Vielgestaltigkeit des chronischen Leidens. Vortrag Inernat. Asthma-Symp. Berlin 20.–23.3.1985 Homburg-Sonderdruck

163. Bock, H.E. Leuchtspuren und Sorgenfurchen. Dt. Ärztebl. 92, C788 (1995)

164. Bock, K.D.: Selbstinduzierte Krankheit. Dtsch. Ärztebl. 83, 2082 (1986) und Klin. Wschr. 64, 149 (1986)

165. Boden, A.: Arteficial Intelligence and Natural Man. London, MIT-Press, 2.A., 1987

166. Böhm, W.: Die Naturwissenschaftler und ihre Philosophie. Wien, Herder, 1961

167. Böhme, G.: Klassiker der Naturphilosophie. München, Beck, 1987

168. Bongard, M.: Pattern Recognition. engl. Übersetzung bei Spartan Books, New York, 1970

169. Bongers, H.: Strahlen helfen erkennen: SPECT u. PET in: Claussen, C.D., Hucho, F. (Herausgeb.): Aus Forschung und Medizin – Bilder vom Unsichtbaren. Schering AG, 4,2:7 (1989)

170. Bono de, E.: Der Denkprozess. Deutsch bei Rowohlt, Hamburg 1975

171. Bono de, E.: Laterales Denken. Deutsch bei Rowohlt, Hamburg, 1971

172. Boole, G.: The mathematical Analysis of Logic. Cambridge, MacMillan, 1847

173. Boole, G.: The Laws of Thougt. 1854, leicht korrig. Neudruck New York, Dover Public. 1958

174. Boorse, Ch.: On the Distinction between Disease and Illness. Philosophy 5, 49 (1975)

175. Boorse, Ch.: Health as a theoretical concept. Philos. Sci. 49, 542 (1977)

176. Boorse, Ch.: On the Distinction between Disease and Illness in Caplan, A.L., Engelhardt, H.T., McCarthney, I.: Concepts of Health and Disease. Reading/Mass. Addison Wesley Publ.Comp. 1981

177. Borch, K., Mossin, J.: Risk and Uncertainty. New York, McMillan, 1968

178. Bormann, C. Zit. aus Habermas, J., Heinrich, D., Taube J. (Edit.) Hermeneutik und Ideologiekritik. Frankfurt, Suhrkamp, 1971

179. Bösche, J.W.: Persönliche Mitteilung 1986

180. Bossel, H.: Simulation dynamischer Prozesse. Braunschweig, Vieweg, 1989

181. Bott, D.: Allgemeine und historische Betrachtungen zum Entscheidungsbegriff. Statist.Hefte (Edit. G. Menges) 3, 1 (1964)

182. Braithwaiter, R.B.: The nature of theoretical concepts and the role of models in advanced science. Ref. Internat. Philosophie 8, 34 (1954)

183. Braun, B., Günther, R., Schweik, W.: Ultraschalldiagnostik Iff. Landsberg/Lech, Eco-Med. 4/1986ff.

184. Braun, R.N.: Feinstruktur einer Allgemeinpraxis. Stuttgart, Schattauer, 1961

185. Braun, R.N.: Die Allgemeinpraxis u. der Zeitfaktor. Dt. Med. Wschr. 88, 2084 (1963)

186. Braun, R.N.: Lehrbuch Ärztl. Allgemeinpraxis. München, Urban und Schwarzenberg, 1970

187. Braun, R.N., Braun R. u.a.: Die Abgrenzung der Krankheiten. Wien, Klin. Wschr. 101, 185 (1988)

188. Braunwald, E., Grossmann, E.: A Textbook of Cardiovascular Medicine. Philadelphia, Saunders, 4.A. (1992)

189. Bräutigam, W.: Wie erkennt man psychosomatische Krankheiten?. Dtsch. Ärztebl. 1973, 4:206

190. Breitfellner, G., Hais, A., Bayer, B.: Der Stellenwert der Autopsie in der heutigen Medizin. Pathologe 3, 61 (1982)

191. Breslow, N.,: Analysis of survival data under the proportional hazard model. Int. Statist. Rev. 43, 43–57 (1975)

192. Brett, A.S.: Decision Analysis. N. Engl. J. Med. 300, 556 (1979)

193. Bridgeman, P.W.: Some principles of operational analysis. Psychol. Rev. 52, 246, 281 (1945)

194. Briggs, J., Peat, F.D.: Die Entdeckung des Chaos. dt. bei Hanser, München, 1990

195. Brillouin, L.: Science and Information Theory. New York, Academic Press 2.A., 1972

196. Bringham, C., Arbogast, H., Cornelissen, G., Lee, J. K. Halberg F.: Inferential statistical Methods for estimating and comparing cosinor parameters. Chronobiologica 9, 397 (1982)

197. Britton, M. Diagnostic errors discovered at autopsy. Acta. Med. Scand. 196, 203 (1974)

197 a. Brock, D. W. Wartman, St. E.: When competent patient make irrational choices. N. Engl. J. Med. 322, 1595 (1990)

198. Brody, A.: The presidents commission: the need to be more philosophical. J. Med. Philos. 14, 369 (1989)

199. Brody, H.: Teaching medical Ethics. J. Am. Med. Ass. 229, 177 (1974)

200. Brody, H.: Philosophy of Medicine and other Humanities: Toward a Holistic View. Theoret. Med. 6, 243 (1985)

201. Bromberger, S.: Why Questions?, in Colodny, R.: Mind and cosmos. Pittsburgh/Pa., Univ. Press 1966

202. Brouwer, L. E.: Zit. nach Heyting

203. Brown, G. W.: Bayes Formula. Am. J. Dis. Children 135, 1125 (1981)

204. Browner, W. S., Newmann, Th. B.: Are all significant P-Values created equal?. J. Am. Med. Ass. 257, 2459 (1987)

205. Brunak, S., Lautrup, B.: Neuronale Netze: Die nächste Computer-Revolution. dt. bei Hanser, München, 1993

206. Brunswik, E.: The concepture frame work of psychology, in: Intern. Encycloped. of Unified Science, Vol. 1. Chicago, Univ. Press, 1952

207. Bryant, G. D., Norman, G. R.: Expressions of Probability: Words and Numbers. N. Engl. J. Med. 302, 411 (1980)

207 a. Brzenzinski, A.: Melationin in Humans. New Engl. J. Med. 336, 186 (1997)

208. Buchborn, E.: Medizin ohne Diagnose. Internist 16, 1 (1975)

209. Buchborn, E.: Die Medizin und die Wissenschaft vom Menschen. Präsid. Ansprache 86. Kongr. Inn. Mediz. München, Bergmann, 1980

210. Buchborn, E. (Edit.): Prognostik inn. Erkrankungen. Internist 22, 109 (1981)

211. Buchborn, E.: Mustererkennung in der klin. Diagnostik. Nova Act. Leopold, 37, 88 (1992)

212. Buchholz, G., Doppelfeld, E., Fischer, H.-D.: Der Arzt. Köln, Dtsch. Ärzteverl., 1985

212 a. Buckley, N. A., Smith, A. J.: Evidence – based Medicine in toxicology: Where is the evidence? Lancet 347, 1161 (1996)

213. Buchner E., Letterer, E., Roulet, F. (Edit.): Handbuch Allg., Pathologie. Berlin-Heidelberg, Springer, 1967 ff.

214. Buck, C.: Popper's Philosphy for Epidemiologists. Int. J. Epidem. 4, 159 (1975)

215. Buess, H.: Zur Frage des therapeut. Nihilismus im 19. Jahrhundert. Schweiz. Med. Wschr. Beiheft 14 zu 87 (1954)

216. Bundesärztekammer: Kommentar zu den Richtlinien der BÄ K zur Qualitätssicherung in Medizin. Laboratorien. Köln, Dt. Ärzteverlag, 1993

217. Bundesgerichtshof: Zulässigkeit klinischer Sektionen. Dtsch. Ärztebl. 88, A 641 (1991)

218. Bundesminister Forschung u. Technologie. Kernspintomographie 2. A., 1984

219. Bundessozialgericht: Urteil vom 23. 11. 1971

220. Bundessozialgericht: Urteile. 13, 134 u. 136, 16, 1977, 19, 179, 181 (1978)

221. Bundschuh, G., Schneeweis, B., Bräuer, H.: Lexikon der Immunologie. München, Biotest Med. Service, 2. A., 1992

222. Bunge, M.: Kausalität – Geschichte – Probleme. Tübingen, Mohr, 1987

223. Bünning, E.: Die physiol. Uhr. Berlin-Heidelberg, Springer, 1958

224. Bürger, M.: Klinische Fehldiagnosen. Stuttgart, Thieme, 1953

225. Bürger, M.: Die Anamnese als wichtigste Grundlage der Diagnose. Hippokrates 27, 206 (1956)

226. Bürger, M.: Über Ursachen und Häufigkeiten Klin. Fehldiagnosen. Dtsch. Med. J. 8, 381 (1957)

227. Burisch, M.: Das Burnout-Syndrom. Berlin-Heidelberg, Springer, 2. A., 1992

228. Burnet Macfarlane, F.: Naturgeschichte der Infektionskrankheiten des Menschen. dt. bei Fischer, Ffm, 1971

229. Burnet MacFarlane, F.: Cellular Immunology. Univers. Press, Cambridge, 1969

230. Burrows, St.: The postmortem examination: Scientific or folly. J. Am. Med. Ass. 233, 441 (1975)

231. Bursztajn, H., Hamen, R. M.: The clinical Utility of Utility Assesual. Med. Dec. Mak. 2, 161 (1982)

232. Buscher, H.-P.: Medizin. Expertensysteme u. Klin. Bedürfnisse. Klin. Wschr. 69, 731 (1991)

233. Butendijk, F. J. J.: Wege zu einer anthropologischen Physiologie. Internist, 5, 147 (1964)

234. Buttery, T. J.: The Influence of Biorrythmus on Human Physical, Emotional and Intellectual Behaviour. Zit. n. Enc. Brit. Libr. Res. Serv. E-807

235. Büttner, H., Hausert, E., Stain, D.: Auswertung, Kontrolle und Beurteilung von Meßergebnissen, in Bergmeyer, H. K. (Herausgeb.): Methoden der enzymatischen Analyse. Weinheim, Verlag Chemie 3. A., 1974

236. Büttner, H. Anwendung entscheidungstheoretischer Methoden, in Lang, H., Rick, W., Büttner, H.: Strategien für den Einsatz Klinisch-chem. Untersuchungen. Berlin-Heidelberg, Springer, 1982

237. Büttner, H.: Klinische Chemie. Internist, 35, 601 (1994)

238. Büttner, J.: Information Theoretical Model of a Clinical Chemical Test in: Keller, H., Trendelenburg (Edit.) Clinical Biochemistry 2. Berlin, de Gruyter, 1989

239. Büttner, J.: Semiotik diagnost. und prognostische Untersuchungen. Vortrag 19.1.1990, Ludwigsburg (Manuskript)

240. Büttner, J.: Laboratory findings. Structure, Validity and Significance for Medical Cognitive Processes. Europ. J. Clin. Chem. Clin. Biochem. 29, 507 (1991)

241. Büttner, J.: Semiotik diagnostischer und prognostischer Untersuchungen in: Künstliche Intelligenz, Herausgeb. J. Büttner. Darmstadt, GIT-Verlag, 1991

242. Büttner, J.: Zur Beurteilung von Laboratoriumsdaten bei ärztlichen Erkenntnis- und Entscheidungsprozessen in: Hucklenbroich, P., Töllner, R.: Künstliche Intelligenz in der Klin. Medizin. Stuttgart, Fischer, 1993

243. Butz, K., Hoppe-Seyler, F.: Viren und Krebs. Molekulare Pathomechanismen der viralen Karzinogenese. Infekt. Immunität 23, 179 (1995)

244. Buzug, T.: Analyse chaotischer Systeme. Mannheim BI-Wissenschaftsverlag, 1994

245. Cameron, H.M., McGoogen, Eu., Watson, H.: Necropsy: a yardstick for clinical diagnoses. Br.Med.J. 281, II:985 (1980)

246. Campbell, E.J.M.: The Diagnosing Mind. Lancet 1987, I:849

247. Campion, E.W.: Editorial: The oldest old. New Engl. J. Med. 330, 1819 (1994)

248. Canfield, J.: Teleological Explanation in Biology. J. Philosph. Science 14, 285 (1964)

249. Canguilhem, G.: Das Normale und das Pathologische. deutsch bei Ullstein, Berlin, 1977

250. Cannon, W.B.: The Wisdom of the Body. New York, Norton, 1939

251. Caplan, A.L., Engelhardt jr. H.T., McCartney, J.J. (Edit.): Concepts of Health and Disease. Reading/Mass. Addison Wesley Publ. Comp. 1981

252. Card, J.A.: Mathematical methods in Diagnosis. J. Roy, Coll. Physic. 9, 193 (1975)

253. Carnap, R., Stegmüller, W.: Induktive Logik und Wahrscheinlichkeit. Wien, Springer, 1959

254. Carnap, R.: Symbolische Logik. deutsch bei Springer, Wien, 3.A., 1968

255. Carnap, R.: Einführung in die Philosophie der Naturwissenschaften. deutsch: München, Nymphenburger Verlagsbuchhandl. 1969

256. Carnap, R.: Logical Foundations of Probability. Chicago, Univ. of Chicage Press, 1971

257. Carnap, R., Jeffrey, R.C. (Edit.): Studies in Inductive Logic and Probability. Berkeley, Univ. Calif. Press 1971

258. Carnap, R.: Bedeutung und Notwendigkeit. deutsch bei Springer, Wien 2.A., 1972

258a. Canells, W., Schoenberger, A., Graboysw, TH.B.: Interpretation bei physicians of clin. Laboratory Results. N. Engl. J. Med. 299, 999 (1978)

259. Cassidy, D.C.: Werner Heisenberg: Leben und Werk. Heidelberg, Spectrum-Verlag, 1992

260. Casti, J.L.: Szenarien der Zukunft. deutsch bei Klett-Cotta, Stuttgart, 1992

261. Catel, W.: Medizin und Intuition. Stuttgart, Thieme, 1979

262. Cavenee, W.K., White, R.L.: Anhäufung genetischer Defekte bei Krebs. Spektrum der Wissenschaft 5.A., 1995:96

263. Cebuk, R.D., Beck, R. Biochemical Profiles: Application in ambulatory screening and preadmission testing of results. Am. Int. Med. 106, 403 (1987)

264. Cella, D.F., Tulsky, D.S.: Measuring the quality of life today; methodological aspects. Oncology 4, 29 (1990)

265. Cetron, M., O'Toole, Th.: Begegnungen mit der Zukunft. Eine Prognose über das Leben bis ins 21. Jahrhundert. dt. bei VAP-Verlag, Wiesbaden, 1983

266. Chargaff, E.: Nietzsche oder die Schiefe Ebene. Literat.Magaz. 14, 33, Reinbeck, Rowohlt, 1981

267. Chargaff, E.: Armes Amerika, arme Welt. deutsch bei Klett-Cotta, Stuttgart, 1993

268. Charniak, E., McDermott, D.: Introduction to Arteficial Intelligence. Reading/Mass. Addison-Wesley, 1985

269. Chernoff, H., Moses, L.: Elementary Decision Theory. New York, Wiley, 1959

270. Chesnais, J.Cl.: La durée de la vie dans les pays industrialisés. Recherche 14, 1040 (1983)

271. Chi, M.T.H., Glaser, R., Farr, M.J.: The Nature of Expertise. Hillsdale, New York, Erlbaum, 1988

272. Chomsky, N.: Language and Mind. New York, Harcourt 2.A., 1972. deutsch bei Suhrkamp, Frankfurt, 1970

273. Chomsky, N., Zit. n.: Lions, J.: Noam Chomsky. Stuttgart, DTV, 1971

274. Chomsky, N.: Thesen zur Theorie der generativen Grammatik. deutsch bei Athenäum-Fischer, 1974

275. Christian, P.: Anthropologische Medizin. Theoret. Pathologie und Klinik psychosomat. Krankheitsbilder. Heidelberg, Springer, 1989

276. Christie, R. W.: The Problem-oriented Autopsy. Am. J. Clin. Path. 60, 536 (1973)

277. Chung, K. L. Elementary Probability Theory with Stochastic Processes. New York, Springer, 1975

278. Churchland, P. S., Sejnowski, T. I.: The computational Brain. Cambridge/Mass. MIT Press, 1994

279. Churchman, C. W.: Prediction and optimal Decision. Englewood Cliffs (N.Y.), Prentice Hall, 1961

280. Claman, H.: The Biology of the Immune Response. J. Am. Med. Ass. 258, 2834 (1987)

281. Clarke, J.: SQUIDS. Spektr.Wissenschaft 1994, 10:58

281a. Classen, M. et al. (Hrsg.): Rationelle Diagnostik und Therapie in der inneren Medizin. München, Urban und Schwarzenberg (1996)

282. Claus, V., Schwill, A.: Informatik. Mannheim, Duden 2.A., 1993

283. Clausen, C. D., Hucho, F. (Herausg.): Bilder vom Unsichtbaren. Schering Mitt. 2/1989: 5 ff

284. Clements, C.D.: The Lesion and the Function: setting up the reductionist problem. Persp. Biol. Med. 26, 433 (1983)

285. Clepper, A. S.: Clinical Decision Making and Laboratory Data. J. Med. Ass. Ga. 75, 550 (1986)

286. Clouston, R. A.: Motto. Zit. aus Pais 12, 1988

287. Cochrane, A. L., Elwood, P. C.: Laboratory and Diagnosis. Lancet 1969, I, 420

288. Cochrane, A. L.: Effectiveness and Efficiency. Oxford, Univ. Press, 1971

289. Cohen, H.: The Nature, Methods and Purpose of Diagnosis. Lancet, 1943, I:23

290. Cohen, H. in Lusch, B. (Edit.) Concepts of Medicine. Oxford, Pergamon, 1961

291. Cohen, L.: McMaster's pioneer in evidence based medicine now spreading his message in England. Can. Med. Ass. J. 154, 388 (1996)

292. Cohen, R. D., Lewis, Bl., Alberti, K. G. M. K., Denmark, A. M.: The Metabolic and Molecular Basis of Acquired Disease Vol. I + II. London, Bailliere Tindall, 1990

293. Collen, M. F.: Multiphasic Screening as a diagnostic method in preventive Medicine. Meth. Inf. Med. 4, 71 (1965)

294. Comte, A., Zit. n. Schwartz, M. A., Wiggins, O.: Science, Humanism, and the Nature of medical practice. Perspect. Biol. Med. 28, 331 (1985)

295. Cook, D. J., Sibbald, W. J. et al.: Evidence based critical care: What it is and what can it do for us.. Critic. Care Med. 24, 334, (1996)

296. Cooper, W. S.: Natural Decision Theory. J. theoret. Biol. 72, 401 (1981)

297. Copeland, D. D.: Concepts of Disease and Diagnosis. Persp.Biol.Med. 1977, II, 528

298. Coreth, E.: Grundfragen der Hermeneutik. Freiburg, Herder, 1969

299. Cottier, H.: Pathogenese, Bd. I + II. Berlin-Heidelberg, Springer, 1980

300. Council on Scientific Affairs: Medical Diagnostic Ultrasound and Clinical Interpretation. J. Am. Med. Ass. 265, 1155 (1991)

301. Courant, R., Robbins, H.: Was ist Mathematik? Berlin, Springer, 1967

302. Cox, D. R., Oakes, D.: Analysis of survival data. Monographs on Statistics and Applied Probability Vol. 21. Cambridge, Chapman and Hall, (1984)

303. Cox, D. R., Miller, H. D.: The theory of stochastic process. London, Chapman and Hall, 1990

304. Cox, D. R., Hinkley, D. V.: Theoretical statistics. London, Chapman and Hall, 1990

305. Cox, D. R.: Regression models and lifetables. J. R. Stat. Soc. B 34 (1972) 187–220

306. Cox, D. R. Causality: some statistical aspects. J Roy Stat Soc A, 155 (1992) 291

307. Cramer, F.: Chaos u. Ordnung. Stuttgart, Dt. Verlagsanstalt, 2.A.,1989

308. Cramon von, D., Backmund, H.: Überlegungen zum diagnost. Entscheidungsprozeß am Beispiel der Neurologie. Manuskript, 1977

309. Creswell, M. J.: Die Sprachen der Logik und die Logik der Sprache. Berlin, de Gruyter, 1979

309a. Crevel, van, H., Habbema, J.D., Brankmann, R.: Decision analysis. Neurology 36, 1335 (1986)

310. Criteria Committe, New York Heart Assoc.: Diseases of the heart and blood vessels. New York, Little Brown a. Co. 6.A., 1964

311. Croft, D. J.: Is computerized Diagnosis possible?. Comp. Biomed. Res. 5, 531 (1972)

312. Croft, J., Machol, R.: Mathematical methods in medical Diagnosis. Ann. Eng. 2, 69 (1974)

313. Cruse, J. M., Lewis, R. Ed. (Edit.): Autoimmunity: Basic Concepts. Basel, Karger, 1. A., (1985)

314. Cruse, J. M., Lewis, R. E.: Autoimmunregulation and Autoimmune Diseases. Basel, Karger, 4. A. 1987

315. Cruse, J. M., Lewis, R. E.: Genetic base of Autoimmune Disease. Basel, Karger, 5.A., 1989

316. Cullman, G., Labouygnes, J.M.: The mathematical logic of life. Orig. Life, 15, 747 (1984)

317. Curschmann, H.: Lehrbuch der speziellen Prognostik innerer Krankheiten. Enke, Stuttgart, 1944

318. Curtius, F.: Klin. Konstitionslehre. Berlin, Springer, 1954

319. Curtius, F.: Individuum und Krankheit. Berlin-Heidelberg, Springer, 1959

320. Curtius, F.: Statistik und Klin. Medizin. Med. Klin. 54, 1073 (1959)

321. Curtius, F.: Vom Medizinischen Denken und Meinen. Stuttgart, Enke, 1968

322. Curtius, F.: Ärzte, Erfahrung und Ratio. Mat. Med. Nordmark 21, 429 (1969)

323. Curtius, L, Weizsäcker von C. F.: Idee und Erfahrung. Nov. Ac. Leopold. NF 50, 12 (1977)

324. Cutler, P.: Problem Solving in Clinical Medicine. Baltimore, Williams a. Wilkins 2.A.,1985

325. Cyran, W.: Vermeidbare Behandlungsfehler des Arztes. Stuttgart, Fischer, 1992

326. Dahmer, J.: Problemorientierte Patientenbetreuung – Problemorientierte Dokumentation. Manuskript MHH Hannover 11.11.1976

327. Dahmer, J.: Anamnese und Befund. Stuttgart, Schattauer, 3.A., 1978

328. Dahmer, J.: Diagnostisch-therapeutisches Denken. Stuttgart, Schattauer, 1980

329. Dalenart, G.: Toward a theory of Medicine, WHO-Workshop on Health and Health Care (Edit. Fliedner, TH.). Ulm 1983

330. Dandekar, Th.: Aging. Futura 1995:4

331. Daniel, St.L.: The Patient as a Text: A Model of Clinical Hermeneutics. Theor. Med. 7, 195 (1986)

332. Daniel, St.L. und andere Beiträge: Interpretation in Medicine: An Introduction. Theoretic. Med. 11, 5–59 (1990)

333. Dannenberg, A., Shapiro, A.R., Fries, J.F.: Enhancement of Clinical Predictability by Computer Consultation. Meth. Inform. Med. 18, 10 (1979)

334. Darier, J.: Précis de Dermatologie. Paris, Masson, 4.A., 1928

334a. Davey, B.; Immunologie deutsch bei Birkhäuser, Basel, 1991

335. Davidoff, F.: Clinical Medicine as a hard Science. Clin. a. Investig. Med. 4, 57 (1981)

335a. Davidoff, F., Case, M., Fried,R.W.: Evidence-based Medicine: Why all the fun? Ann. Intern. Med. 122, 727 (1995)

336. Davidson, D.: Handlung und Ereignis. deutsch bei Suhrkamp, Frankfurt, 1985

337. Davis, M.D.: Spieltheorie für Nichtmathematiker. München, Oldenbourg, 1972

338. Davies, P.C.W.: Mehrfachwelten. Entdeckung der Quantenphysik. deutsch bei Econ, Düsseldorf, 1981

339. Davies, P.C.W.: The Physics of Time Asymmetry. Berkeley, Univ. of Calif.Press, 1974

340. Davis, Ph., Hersh, R.: Erfahrung Mathematik. deutsch bei Birkhäuser, Basel, 1985

341. Dawid, A.P.: Conditional independence in statistical theory. J. Royal Stat. Soc. B 41 (1979) 1.

342. Dawson, N.V., Arkes, H.R.: Systematic Errors in Medical Decision Making. J. Gen. Int. Med. 2, 183 (1987)

342a. Dearlove, D., Sharples, A. et al.: Many Questions cannot be answered by evidence based Medicine. Brit. J. Med. J. 311, 257 (1995)

343. Decker, Pl, Dirr, K.: Logische und mathematische Fassung des diagnostischen Schlusses. Naturwissensch. 41, 33 (1965)

343a. Deich, F.: Was ist Gesundheit? Dtsch. Ärztebl. 42, 493 (1957)

344. Delbrück, M.: Wahrheit und Wirklichkeit. deutsch bei Rasch u. Röhrig, Hamburg, 1986

345. Delkeskamp-Hayes, C., Gardell Cutter, M.A. (Edit.): Science, Technology and the Art of Medicine. Dordrecht (Holl.) Kluwer, 1993

346. Dempster, A.: Upper and lower probabilities induced by a multivalued mapping. Am. Mathem. Stat. 38, 325 (1967)

347. Denbigh, K.G.: Three concepts of time. New York, Springer, 1981

348. Denis-Papin, N., Faurer, A., Kaufmann A., Malgrange, Y.: Theorie u. Praxis der Boole'schen Algebra. deutsch bei Vieweg, Braunschweig, 1974

349. Denning, P.J., Tichy, W.F.: Highly parallel Computation. Science 250, 1217 (1990)

350. Dennith, Philip: Wobbly Biorrythmus. Human Behav.: 1979:53

351. Deppert, W., Kliemt, H., Skoff, B., Schaefer, J. (Herausgeb.): Wissenschaftstheorien in der Medizin. Berlin, de Gruyter, 1992

352. Dept. of Clinical Epidemiology and Biostatistics, the Master Univ.: Clinical Disagreement, I. + II. Canad. Med. Assos. J. 123, 499, 613 (1980)

353. Detsky, A.S., Stricker, S.C., Mulley, A.G., Thibault, G.W.: Prognosis, survival and the expenditure of hospital resources for patients in an intensive-care unit. New Engl. J. Med. 305, 667 (1971)

354. Detsky, A.S., Redelmeier, D., Abrams, H.B.: What is wrong with decision making? can the left train influence the right? J. Chron. Dis. 40, 831 (1987)

355. Deutsch E., Lechner, K. (Edit.): Fibrinolyse, Thrombose, Haemostase. Stuttgart, Schattauer, 1980

356. Deutschmann, C.; Guggenmoos-Holzmann, I.: Probleme bei der Validierung von diagnostischen Tests. Informatik, Biometrie und Epidemiologie in Medizin und Biologie 25, 128 (1994)

357. Devlin, K.: Sternstunden der Mathematik. deutsch bei DTV, Stuttgart, 2.A., 1993

358. Diamond, G.A., Forrester, J.S.: Metadiagnosis. Am. J. Med. 75, 129 (1983)

358a. Dickersin, K., Sherer, R., Lefebre, C.: Identifying relevant studies for systematic reviews. Brit. Med. J. 309, 1286 (1994)

359. Diederich, W.: Theorien zur Wissensch.-Geschicht: Beiträge zur diachron. wissensch.-Theorie. Frankfurt, Suhrkamp, 1974

360. Diederich, W.: Holismus vs. Realismus? in: W. Deppert, H. Kliemt U.A. (Edit.): Wissenschaftstheorien in der Medizin. Berlin, de Gruyter, 1992

361. Diehl, V.; Controversies in terminal cancer care. Supp. Care Canc. 2, 82 (1994)

362. Diehl, V.: M. Hodgkin: Entzündung oder Tumor? Vortr. Med. Gesellsch. Köln 20.6.1994

363. Diehl, V., Tesch, H.: Hodgkin's Disease – Enviromental or Genetic? N. Engl. J. Med. 392, 461, 1995

363a. Diehl, V.: Innere Medizin und Recht, bei Madea u.a. (= 1269)

364. Diemer, A.: Grundriß der Philosophie, II. Meisenheim, Hain, 1964

365. Diemer, A.: Zur Grundlegung einer Philosophie der Medizin. Regensburg, Pustet, 1966

366. Ditfurth von H.: Wir sind nicht nur von dieser Welt. München, DTB 10290 (1990)

367. Doelle, W.: Quantität und Qualität in der Medizin. Internist, 34, 2 (1993)

368. Doerfler, W.: Schwerpunkt Molekulare Genetik. Dtsch. Ärztebl. 91, 1150 (1994)

369. Doerr, W.: Entropie u. Pathogenese. in Becker, V.U., Schipperges, H., Berlin-Heidelberg, Springer, 1992

370. Doerr, W.: Anthropologie des Krankhaften aus der Sicht des Pathologen, in: Gadamer, H.G., Vogler, P.: Neue Anthropologie Bd. II, 386, Stuttgart, Thieme, 1972

371. Doerr, W.: Anthropologie des Krankhaften. Z. Orthopädie 110, 1 (1972)

372. Doerr, W., Jacob, W., Nemetschek, Th.: Über den Begriff des Krankhaften in der Sicht des Pathologen. Internist 16, 41 (1975)

373. Doerr, W., Schipperges H.: Was ist theoretische Pathologie? Berlin, Springer, 1979

374. Doerr, W.: Altern – Schicksal oder Krankheit? Berlin-Heidelberg, Springer, 1983

375. Doerr, W.: Altern – Schicksal oder Krankheit? Kassenarzt, 5 – 152, 29 (1983)

376. Doerr, W.: Gestalt theory and morbid anatomy. Virch. Arch. 403, 103 (1984)

377. Doerr, W.: Gestaltstheorie und morpholog. Krankheitsforschung in: Seidler E. (Herausgeb.): Medizin. Anthropologie. Berlin-Heidelberg, Springer, 1984

378. Doerr, W., Schipperges, H. (Herausgeb.): Modelle der Pathol. Physiologie. Heidelberg, Springer, 1987

379. Doerr, W.: Über den Krankheitsbegriff, S.B. Heidelberg, Akad. Wiss. 1989 (2):37. Berlin-Heidelberg, Springer, 1989

380. Doherty, P.C. Zinkernagel, R.M.: J. exp. Med. 1975, Zit. nach Rose u. Mackay

381. Dölle, W., Müller-Oerlinghausen, B., Schwabe, U. (Edit.): Grundlagen der Arzneimitteltherapie. Mannheim, Bibliograph. Inst. 1986

383. Dombal de, F.T., Harrocks, J.C., Staniland, J.R., Guillon, P.J.: Pattern recognition: A Comparsion of Clinicians and non Clinicians – with a note of computer-based Systems. Meth. Inform. Med. 11, 32 (1972)

384. Dombal de, F.T., Gremy, F. (Edit.): Decision Making and Medical Care: Can Information Science Help? Amsterdam, North-Holland Pub., 1976

385. Dombal, de, F.T.: Medical Diagnosis from a clinicians point of view. Math. Inform. Med. 17, 28 (1978)

386. Dombal de, F.T.: Geographical variation in disease presentation. Med. Dec. Mak. 1, 59 (1981)

387. Dombal de, F.T.: Computer-aided decision support in clinical medicine. Int. J. Biomed. Comput. 24, 9 (1989)

388. Domdey, H.: Genomanalyse – aktueller Wissensstand und Zukunftsperspektiven. Versicherungsmedizin 43, 4 (1991)

389. Don, H. (Edit.): Decision Making in the critical Ill. Toronto, B.C. Becker, 1985

390. Doncel, M.C.: Heinrich Hertz. Spektr. Wiss., 10:88 (1994)

391. Doroszewski, J., Korab-Laskowska, M.: Hypothetico-Homological Aspects of Medical Diagnosis. Metamed. 1, 177, 195 (1980)

392. Doss, M., in Gross, R. (Edit.): Modelle u. Realitäten in der Medizin. Stuttgart, Schattauer, 1983

393. Doss, M.: Notate zur Porphyrie. Dtsch. Med. Wschr. 108, 1975 (1983)

394. Dowling: Neurons and networks. Cambridge/Mass. Belknap Press, 1992

394a. Downend Research Group: Polythemia gravis: The down-side of evidence based medicine. Brit. Med. J. 311, 1666 (1995)

395. Drexler, H., Staudinger, M. Sandritter, W.: Autopsie und Klinische Diagnose. Med. Welt, 30, 1177 (1979)

396. Dreyfus, H., Dreyfus, St.: Mindeless Machines. The Sciences 1984, XI + XII:18

397. Dreyfus, H.: Die Grenzen künstl. Intelligenz. deutsch bei Athenaeum, Königstein, 1985

398. Dreyfus, H.L., Dreyfus, St.E.: Künstliche Intelligenz. deutsch bei Rowohlt, Hamburg 1986

399. Dreyfus, H.L., Dreyfus, S.E.: Mind over Machine. New York, The Free Press, 1986

400. Drogendijk, A.C.: Der kybernetische Krankheitsbegriff. Münch. Med. Wschr, 102, 2577 (1960)

401. Dt. Inst. Med. Dokum. u. Inform. (Herausg.): ICD 10: 1. Berlin-Heidelberg, Springer, 1995

402. Dubois, D., Prade, H.: Fuzzy Sets and Systems: Theory and Applications. Boston, Academic Press, 1980

403. Düchting, W.: Die Bundesrepublik im Technologie-Wettbewerb zwischen den USA und Japan, Siegener Univ.-Bl. 7, 1 (1984)

404. Düchting, W.: Ist Forschung planbar? Unveröffentl. Manuskript 1989/90

405. Düchting, W.: persönl. Mitteilung 1990

406. Düchting, W.: Computersimulationen von Tumorzellwachstum und -behandlung. Futura 3:4 (1992)

407. Ducuing, I.: Sémiologie Clinique et Paraclinique Général. Paris, Doin, 1965

408. Duda, R.O., Shortliffe, E.H.: Expert System Research. Science, 220, 261 (1983)

409. Dudley, H.A.F.: Pay off, Heuristics and Pattern Recognition in the Diagnostic Process. Lancet, 1968, I:723

410. Dudley, H.A.F.: The clinical Task. Lancet 1970, II:1352

410a. Dudley, H.A.F. et al.: Diskuss. Forum zu Gross und Lorenz, (742). Theoret. Surg. 6, 75ff (1991)

410b. Duke, R.C., Ojcius, D.M., Young, J.D.-E.: Die Apoptose. Regeln und Fehler beim Zellselbstmord. Spektr. Wiss. 2/1997: 62

411. Dulbecco, R.: Der Bauplan des Lebens. deutsch bei Piper, München, 1991

412. Dummet, M.: Elements of Intuitionism. Oxford, Clarendon Press, 1977

413. Dummet, M.: Ursprünge der analyt. Philosophie. dt. bei Suhrkamp, Ffm, 1992

414. Dunker, K.: Zur Psychologie des produktiven Denkens. Berlin-Heidelberg, Springer, 1974

415. Dunn, J.M., Epstein, G.: Modern Uses of Multiple-valued Logic. Dordrecht/Holl. Reidel, 1977

416. Durant, W.: Die großen Denker. deutsch bei Lübbe, Bergisch-Gladbach, 2.A., 1982

417. Dürr, H.P.: Wissenschaft und Wirklichkeit, in: Dürr, H.P., Zimmerli, Chr. (Edit.): Geist und Natur. Bern, Scherz, 1989

417a. Dürr, H.P. in Dürr, H.P., Meyer-Abich, K.M. (Hrsg.): Gott, der Mensch und die Wissenschaft. Augsburg, Pattloch, 1997

418. Dziarski, R.: Autoimmunity: Polyclonal activation or antigen induction? Immunol. Today 9, 340 (1988)

419. Easten, R.: Problem-oriented Medical Record Concepts. New York, Appleton Century Crofts, 1974

420. Ebbinghaus, H.-D., Vollmer, G.: Denken unterwegs. Stuttgart, Hirzel, 1992

421. Ebel, B.: Statistische Erhebungen an 5000 Aufnahmen der Med. Univ. Klinik Köln. Inaugur.Diss.Köln, 1974

422. Eberle, R., Kaplan, D., Montague, R.: Hempel and Oppenheim on Scientific Explanation. Philos. Sciences 28, 418 (1961)

423. Ebert, R.H., Brown, S.S.: Academic Health Centers. New Engl. J. Med. 308, 1201 (1983)

424. Eccles, C. The Human Mystery. Berlin, Springer, 1979

425. Eccles, J.: Objektivität in den neurobiol. Wissenschaften: Der Dialog zwischen Philosphen über das Geist-Gehirn-Problem, in Becker, W., Hübner, K. (Herausgeb.): Objektivität in den Natur-und Geisteswissenschaften, Hamburg, Hoffmann und Campe, 1976

426. Eccles, J.C.: Wahrheit und Wirklichkeit. deutsch bei Springer, Berlin-Heidelberg, 1975

427. Eccles, J.: Das Gehirn des Menschen. Erw. dt. Ausgabe bei: Piper, München, 1984

428. Eccles, J., Robinson, D.: Das Wunder des Menschseins - Gehirn und Geist. deutsch bei Piper, München, 1984

429. Eccles, J.C.: Die Psyche des Menschen. deutsch bei Reinhardt, München, 1985

429a. Eckardt, A.: Artefizielle Störungen. Dtsch. Ärztebl. 93, A 1622 (1996)

430. Eco, U.: Zeichen. Einführung in einen Begriff und seine Geschichte. deutsch bei Suhrkamp, Frankfurt, 1977

431. Eco, U.: Semiotik, 2. Aufl.-Suppl. 5. deutsch bei Funk, München 1991

431a. Evidence-based medicine, in its place. Lancet, 346, 785 (1995)

432. Eddy, D.M.: Clinical Decision Making: from Theory to Practice. J. Am. Med. Ass. 263, 3077, 3081, 3084 (1990)

433. Eddy, D.M.: The challenge. J. Am. Med. Ass. 263, 287 (1990)

434. Edelman, G. M.: Unser Gehirn, ein dynamisches System. deutsch bei Piper, München, 1993

435. Edelmann, R. R., Warach, St.: Magnetic Resonance Imaging. New Engl. J. Med. 328, 708, 785 (1993)

436. Eder, M., Gedigk, P.: Lehrbuch der Allgem. Pathologie und der pathol. Anatomie. Berlin-Heidelberg, Springer, 1984

437. Editorial (E. J. H.): Stale, Soft or Chronic. Ann. Int. Med. 70, 1272 (1969)

438. Editorial: Diagnosis: Logic and Psychologic. Lancet 1987, I: 840

439. Editorial: The concept of Disease. Lancet 1979, II: 751

440. Editorial: The Doctor as a Decision maker. J. Roy. Coll. Phys. 9, 191 (1975)

441. Edwards, P. (Edit.): The Encyclopedia of Philosophy. New York, Macmillan, 1967

442. Edwards, W.: Unfinished Tasks: A Research Agenda for Behavioral Decision Theory, in: Hogart, R. M. (Edit.): Insights in Decision Making, Chicago, Univ. Press, 1990

443. Eggstein, M.: Zentrallaboratorien. Unveröffentl. Studie 1986

444. Ehrenberg, A. S. C.: Data reduction. New York/N.Y., John Wiley 2.A., 1978

445. Ehrenfels, von Chr.: Über Gestaltqualitäten. Vjsch. wissensch. Philosophie 14, 249 (1890)

446. Eiff, von, A. W.: Der Mensch – Höhepunkt oder Ende der Evolution? Stimmen der Zeit 205, 531 (1987)

447. Eiff, von, W.: Längere Lebensdauer der Frau. Dtsch. Ärztebl. 88, A 4288 (1991)

448. Eigen, M.: Stufen zum Leben. München, Piper, 1975

449. Eigen, M., Schuster, P.: The Hypercycle. Heidelberg, Springer, 1979

450. Eigen, M., Winkler, R.: Das Spiel. München, Piper, 1987

451. Eigen, M.: Gesetz und Zufall bei der Entstehung des Lebens. Vortrag Regensburger Collegium 12. 5. 1983

452. Eigen, M.: Perspektiven der Wissenschaft. Stuttgart, Deutsch. Verl. Anst. 2.A., 1989

453. Eimeren, van, W.: Normwerte in der Medizin-Methodologische Aspekte und mehrdimensionale Normen. Habil. Schrift, Univ. Ulm, 1972

454. Einstein, A.: Geometrie und Erfahrung. Zit. n. Losee

455. Einstein, A.: Briefe. deutsch bei Diogenes, Zürich, 1981

456. Eis, D. et al: Umweltmedizin – Konzepte der Ärztekammer Berlin (1990)

457. Eiseman, B.: Prognosis of surgical Diseases. Philadelphia, Saunders, 1980

458. Eisenstein: The Polymerase Chain Reaction. N. Eng. J. Med. 322, 178 (1990)

459. Ekeland, I.: Das Vorhersehbare und das Unvorhersehbare. deutsch bei Harnack, München, 1985

460. Eley, L.: Intuition. im Handb. philosph. Grundbegriffe 3, 748. (Edit. H. Krings, H. Ch. Baumgartner, Ch. Wild). München, Kösel, 1973

461. Elsasser, S., Zuber, M., Weber, W. et al.: Wertigkeit der prognostischen Scores. Apache 1, 2, und TISS in der Intensivmedizin. Intensivmedizin, 26, 80 (1989)

462. Elsasser, W.: Eine Kritik des Reduktionismus in: Küppers, B.O. (Edit.): Leben = Physik + Chemie? München, Piper, 1987

463. Elstein, A. S., Shulman, L. S., Sprafka, S. A.: Medical Problem Solving. Cambridge Mass., Harvard Univ. Press, 1979

464. Elstein, A. S., Homes, M. M., Ravitch, M. M. et al.: Medical Decisions in Perspective: Applied Reserch in Cognitive Psychology. Persp. Biol. Med. 26, 487 (1983)

465. Elstein, A. S.: Analytical Methods and Medical Eduacation. Med. Dec. Mak. 3, 279 (1983)

466. Elstein, A.S., Holzmann, G.B., Ravitch M.M. et al.: Comparison of Physicians Decision Regarding Estrogen Replacement Therapy for Menopausal Women. Am. J. Med. 80, 246 (1986)

466a. Elstein, A.S.: On the psychology of clinical intuition.. Theoret. Surg. 6, 95 (1991)

467. Elveback, L. R., Guillier C. L., Keating, F. R.: Health, Normality and the Ghost of Gauss. Am. Med. Ass. 211, 69 (1970)

468. Elveback, L. R.: The Population of Healthy Persons as a Source of Reference Information. Hum. Path. 4, 9 (1973)

469. Emery, A. E. H., Rimoin, D.: Principles and Practices of Medical Genetics, Vol. I. Edinburgh, Churchill Livingstone, 1990

470. Engel, G. L.: A unified concept of Health and Disease. Biol. Med. 3, 459 (1960)

471. Engel, G. L., Morgan, W. L.: Interviewing the Patient. London, Saunders, 1973

472. Engel, G. L. (Editor): Are medical schools neglecting clinical skills?. J. Am. Med. Ass. 236, 861 (1976)

473. Engel, G. L.: The care of the Patient: Art or Science? Johns Hopkins Med. J. 140, 222 (1977)

474. Engel, G. L.: The Need for a new biomedical Model: A challenge for Biomedicine. Science 196, 129 (1977)

475. Engel, G. L.: The Clinical Application of the Biopsychosocial Modell. Am. J. Psych. 137, 535 (1980)

475a. Engelhardt, von D., Schipperges, M.: Die inneren Verbindungen zwischen Philosophie und Medizin im 20. Jhdt., Darmstadt Wiss. Buchges. 1980

475b. Engelhardt, von D.: Grundbegriffe der Medizin in historischer Perspektive, in Jorke, K. (Herausgeb.): Alternativen in der Medizin, Stuttgart, Hippokrates 1993

476. Engelhardt, von D., Hartmann, F. (Herausgeb.): Klassiker der Medizin I und II, München, Beck, 1991

477. Engelhardt, H.T., Spicker, St.E., Towers, B. (Edit.): Clinical Judgment: A critical Appraisal. Dordrecht, Reidel, 1979

478. Engelhardt, H.T.: The concept of Health and Disease, in: Caplan, A.L., Engelhardt, H.T., McCarthy, J.J.: Concepts of Health and Disease. Reading/Mass., Addison-Wesley, 1981

479. Engelhardt, H.T., Spicker, F.St. (Edit.): The clinical Encounter. Dordrecht, Reidel, 1983

480. Engelhardt, H.T.: The Foundation of Bioethics. Oxford, Univ. Press, 1986

481. Engelhardt, K.H.: Befinden, Befunde u. Situationen als Probleme ärztlicher Diagnose. Ther. Gegenw. 112, 1071 (1973)

482. Engelhardt, K.H.: Patientenzentrierte Medizin. Stuttgart, Enke, 1978

483. Engler, R.A., Davis, B.J.: Medical Diagnosis Present, Past and Future. Arch. Int. Med. 112, 512, 520, 530 (1963)

484. Englert, B.-G., Scally, M.O., Walther, H.: Komplementarität u. Welle – Teilchen-Dualismus. Spectr. Wissensch. 1995 2:50

485. Engles, R.A., Davis, B.J.: Medical Diagnosis: Present, Past and Future. Arch. Int. Med. 112, 512, 520, 530 (1963)

486. Enthoven, A.C.: Cutting cost without the quality of care. New Eng. J. Med. 298, 1229 (1978)

487. Entralgo, P.L.: Arzt und Patient. dtsch. bei Kindler, München, 1965

488. Eraker, S.A., Eeckhoudt, L.R., Vanbutsele R.S. et al.: To test or not to test – to treat or not to treat: The decision threshold approach to patient management. J. Gen. Int. Med. 1, 177 (1986)

489. Eraker, St.A., Politser, P.: How Decisions are reached: Physician and Patient. Ann. Int. Med. 97, 262 (1982)

490. Ericsson, K.A., Simon H.A.: Verbal reports as data. Psychol. Rev. 87, 213 (1980)

491. Ernst, P.: Das morphologische Bedürfnis. Naturwissenschaft, 14, 1075 (1926)

492. Erslev, A.J. in Williams, W.J., Beutler, E., Erslev, A.J., Lichtman, M.A.: Hematology. McGraw-Hill Book Comp. New York, 1983

493. Espinosa, E., Zamora, P., Gonzales-Baron, M.: Leserbrief. N. Eng. J. Med. 331, 811 (1994)

494. Essler, W.K.: Induktive Logik. München, Alber, 1970

495. Essler, W.K.: Analytische Philosophie I. Stuttgart, Kröner, 1972

496. Evans, R.W.: Health care technology and the inevitability of resource allocation and rationing decisions. J. Am. Med. Assoc. 249, 2047, 2073 (1973)

497. Evans, R.G. (Edit.): Medical Diagnostic Ultrasound Instrumentation and Clinical Interpretation. J. Am. Med. Ass. 265, 1155 (1991)

497a. Evidence-based working group. A new approach to reaching of Medicine. J. Med. Assoc. 268, 2420 (1992)

498. Ewig, S.: Chron. Müdigkeitssyndrom. Verh. Deutsch. Ges. Inn. Med. 99, V 84 (1993). München, Urban & Vogel, 1993

499. Eysenck, H.J.: The effects of Psychotherapy: An evaluation. J. Consult. Psychology 16, 319 (1952)

500. Eysenck, H.J.: Sigmund Freud: Niedergang der Psychoanalyse. München, List Forum, 1985

501. Faber, F.R., Haarstrick, R.: Kommentar Psychotherapie-Richtlinien (Fassung vom 4.5.1990). Neckarsulm, Jungjohann Verl.-Ges. 1991

502. Fabrega jr., H.: The scientific usefulness of the idea of illness. Persp. Biol. Medic. 22, 545 (1979)

503. Fabrega, H., jun. in: Caplan, A.L., Engelhardt, H.T. jun., McCarthy, I.I.: Concepts of Health and Diseases. Reading/Mass. Addison-Wesley, 1981

504. Fagan, T.I.: Nomogram for Bayes Theorem

505. Fagot, A.: About Cansation in Medicine in: Health, Disease and Causal Explanation. Nordenfeldt-Lindahl, B.I.B. (Edit) Dordrecht (Holl) Reidel, 1984

506. Fassl, H.: Die Anamnese als Modell eines „Expertensystems". Micell. d. Instit. Med. Dokum. u. Statistik, Lübeck 5.A., 1986

507. Fassl, H.: Die strukturierte Anamnese. Diagnostik 19, 15 (1986)

508. Faust, D.: The Limits of Scientific Reasoning. Minneapolis/Min., Univ. Press. 2.A., 1984

508a. Fathi-Torbaghan, M., Meyer, D.: A fuzzy expert system for medical diagnosis of acute abdominal pain. Meth. Inform. Med. 33, 522 (1994)

509. FAZ: Caesium-Uhr von höchster Präzision. Notiz vom 18.12.1991

510. Federlin, K.: Diabetes mellitus und Immunologie – eine vielfältige Wechselbeziehung. Immun. Infekt. 13, 193 (1985)

511. Fehske, W.: Neue Methoden der Echokardiographie. Klinikarzt 23, 126 (1994)

512. Feigenbaum, E.A., McCorduck, P.: The Fifth Generation. Reading/Mass. Addison-Wesley, 1983

513. Feinstein, A.R.: Compression, computers and the regulation of clinical technology. Ann. Int. Med. 66, 789 (1967)

514. Feinstein, A.R.: Clinical Judgement. Baltimore, The Williams and Wilkins Company, 1967

515. Feinstein, A.R.: Clinical Epidemiology. Ann. Int. Med. 69, 807, 1037, 1287 (1968)

516. Feinstein, A.R.: Taxonorics. Arch. Int. Med. 126, 679 (1970) ff.

517. Feinstein, A.R., Koss, N.: Computer aided Prognosis. Arch. Int. Med. 127, 438, 448 (1971)

518. Feinstein, A.R.: The Problems of the „Problem oriented Medical Record". Am. Int. Med. 78, 751 (1973)

519. Feinstein, A.R.: Analysis of Diagnostic Reasoning. Yale J. Biol. Med. 46, 212, 264, (1973) 5 (1974)

520. Feinstein, A.R.: Clinical Biostatics, XXVIII The Derangement of the „range of normal". Clin. Pharm. a. Therap. 15, 528 (1974)

521. Feinstein, A.R.: Clinical Biostatistics. St. Louis, Mosby, 1977

522. Feinstein, A.R.: Clinical Biostatistics XLV. The purpose of Function critieria. Clin. Pharm. a. Therapeutics, 24, 479 (1978)

523. Feinstein, A.R.: Clinical Biostatistics XLVI. What are the Criteria for Criteria? Clin. Pharm. a. Therapeutics 25, 108 (1979)

524. Feinstein A.R.: Technology, Humanism and the Science of Clinical Practice. Festvort. L. Heilmeyer Ges. Düsseldorf 28.11.1980

525. Feinstein, A.R., Kramer, M.S.: Clinical Biostatistics L III. The Architecture of observer/Method variability and other types of Process Research. Clin.Pharm. Therapeutics 28, 551 (1980)

527. Feinstein, A.R.: The Jones Criteria and the Challenges of Clinimetrics. Circulation 66, 1 (1982)

529. Feinstein, A.R.: An Additional Basic for Clinical Medicine I-IV. Am.J.Int.Med. 99, 393, 544, 705, 843 (1983)

531. Feinstein, A.R.: Clinical Epidemiology Philadelphia, Saunders Company 1985

532. Feinstein, A.R.: The „Chagrin Factor" and Qualitative Decision Analysis. Arch. Int. Med. 145, 1257 (1985)

533. Feinstein, A.R., Bruce, R.J., Wells, C.K.: Scientific and clinical problems in indexes of functional Disability. Ann. Int. Med. 105, 413 (1986)

534. Feinstein, A.R., Walter, St.D., Horwitz, R.I.: An Analysis of Berkson's Bias in the Case-Control Studies. J.Chron.Dis. 39, 495 (1986)

535. Feinstein, A.R.: The Intellectual Crisis in Clinical Science: Medaled Models and Muddled Mettle. Persp. Biol. a. Med. 30, 215 (1987)

536. Feinstein, A.R.: Clinimetric Perspectives. J. Chron. Dis. 40, 635 (1987)

537. Feinstein, A.R., Esdale, J.M.: Incidence, Praevalence and Evidence. Am. J. Med. 82, 113 (1987)

538. Feinstein, A.R.: Clinimetrics. New Haven, Yale Univ.Press, 1987

539. Feinstein, A.R.: ICD, POR and DRG: Unsolved Problems in the Nosology of Clinical Medicine. Arch. Int. Med. 148, 2269 (1988)

540. Feinstein, A.R.: Models, Methods and Goals. J. Clin.Epidem. 42, 301 (1989)

541. Feinstein A.R.: The Inadequency of binary Models of the Clinical Reality of three-Zone Diagnostic Decisions. J. Clin. Epidem. 43, 109 (1990)

542. Ferber, v. Chr., Ferber, v. L., Kohlhausen, K., Silomon, H.: Die Aussagefähigkeit der Kassenärztlichen Begründung für die Analyse von Krankheitszuständen. Arb.-Med., Sozialmed. Arbeitshyp. 7, 1 (1972)

543. Ferber, v. Chr.: Soziologie für Mediziner. Berlin-Heidelberg, Springer, 1975

544. Ferber, L.: Die Diagnose des praktischen Arztes im Spiegel der Patientenangaben. Stuttgart, Gentner, 1971

545. Ferschl. F.: Markov-Ketten. Berlin-Heidelberg, Springer 1970

545a. Fetzner, G.: Grundlagenkrise der Wissenschaften als Folge moderner naturwissenschaftlicher Erkenntnisse. Manuskript, Pforzheim, 1997

546. Feyerabend, P.: Wider den Methodenzwang. Deutsch bei Suhrkamp, Ffm, 1977

547. Feynman, R.P.: QED, 5. A., deutsch bei Piper, München, 1992

548. Field, H.: Tarski's Theory of Truth. J. Philos. 69, 347 (1972)

549. Finetti, de, B.: Initial Probabilities: A Prerequisit for any valid Induction. Synthese 20, 2 (1969)

550. Finkelstein, St.Nr., Kristein, M.M.: The Consequences of false-positive and false-negative errors in medical diagnosis. Clin. Lab. Med. 2, 779 (1982)

551. Fischbach, G.D.: Gehirn und Geist. Spectr. Wissensch. 11/1992:30

552. Fischer, E.P. Sowohl als auch. Hamburg, Rasch u. Röhrig, 1987

553. Fischer, H. (Edit.): Technik – Wozu u. Wohin?. Zürich, Artemis, 1981

554. Fischer, R.: Sektionshäufigkeit. Persönl. Mittlg. 1994

555. Fischer, R.: Diskussionsbem. zu Diehl. Mediz. Ges. Köln, 20.6.1994

556. Fischer-Diehl, G.: Aphorismen. „Welt" 2.7.1988

557. Fischhoff, B., Slovic, P., Lichtenstein, S.: Cognitive Processes in Choice and Decision Behaviour, in Wallsten T. (Edit.): Cognitive processes in choice a Decision Behaviour. Hillsdale, N.J. Erlbaum, 1980

558. Fischhoff, B., Lichtenstein, L.; Slovic, P. et al.: Acceptable Risk. Cambridge, Univ. Press, 1981

559. Fishburn, P.C.: Utility Theory. Manag. Science, 15, 335 (1968)

560. Fishburn, P.C.: Utility Theory for Decision Making. New York, John Wiley, 1970

561. Fisher, R.A.: Statistical Methods for Research workers. Edinburgh, Oliver a. Boyd. 11.A., 1950

562. Fisher, R.A.: The Design of Experiments. Edinburgh, Oliver a. Boyd 6.A., 1951

563. Fitting, W.: . Persönl. Mittlg. 1993

564. Flamm, D.: Über die Entropiebilanz offener Systeme in V. Beiker u. H. Schipperges: Entropie u. Pathologie. Berlin-Heidelberg, Springer, 1992

565. Flanagin, A., Lundberg, G.D. (Editorial): Clinical Decision Making: Promoting the Jump from Theory to Practice. J. Am. Med. Ass. 263, 279 (1990)

566. Flechtner, H.J.: Grundbegriffe der Kybernetik. Stuttgart, Wiss. Verl. Ges. 1967

567. Fleck, L.: Entstehung und Entwicklung einer wissenschaftl. Tatsache. Frankfurt, Suhrkamp, 1980

568. Fleck, L.: Erfahrung u. Tatsache. Frankfurt, Suhrkamp, 1983

569. Flöhl, R.: Der kreative Prozess in Wissenschaft und Medizin. Ingelheim, Böhringer, 1975

570. Flöhl, R.: Die Pathologie – Leistungskriterium der Medizin. FAZ 1979, 272, N1

571. Flöhl, R.: Wissenschaft und Journalismus im Konflikt. Futura, 3.A., 1986:11

572. Fock, R.R.E., Krueger, G.R.F.: Chronisches Erschöpfungssydrom. Dt. Ärztebl. 91, A 2446 (1994)

573. Forrow, L., Wartman, St.A., Brock D.W.: Science, Ethics and the making of Clinical Decisions. J. Am. Med. Ass. 259, 3161 (1988)

574. Förster, v. H.: Computation in Neural Nets. Current Med. Biol. 1:1967

575. Foucault, M.: Die Ordnung der Dinge. dt. bei Suhrkamp, Frankfurt, 1972

576. Foucault, M.: Die Geburt der Klinik. dt. bei Hanser, München, 1973

577. Foucault, M.: Archäologie des Wissens. dt. bei Suhrkamp, Frankfurt, 1981

578. Frank, M.H.: Complement in the Pathophysiology of Human Diseases. N. Eng. J. Med. 316, 1525 (1987)

579. Franke, H.(Herausgeb.): Auf den Spuren der Langlebigkeit. Stuttgart, Schattauer, 1985

580. Franke, H.: Hohe und Höchstbetagte. Berlin-Heidelberg, Springer, 1987

580a. Franke, H.: Neuartige Probleme des menschl. Höchstalters. I. Z. Geront. Geriat. 29, 51 (1996)

581. Franz, H.E. (Edit.): Blutreinigungsverfahren. Stuttgart, Thieme, 1985

582. Fraser, I.T.: Die Zeit. dt. bei DTV, München, 2.A., 1992

583. Freeksen, E.: Forschung in der Medizin – was, wie und zu welchem Ende? Prax. Pneumol. 31, 508 (1977)

584. Frege, Gr.: Funktion, Begriff, Bedeutung. Neudruck Göttingen, Vandenkoeck u. Ruprecht, 1975

584a. Frege, G.: Logische Untersuchungen. Herausgeb. von G. Patzig, 3. A, Göttingen, Vandenhoek und Ruprecht, 1966

585. Freidson, E.: Profession of Medicine. New York, Dodd. Mead a. Co. 5.A., 1973

586. Freireis, H.: Das Gespräch mit somatisch und psychosomatisch Kranken, in E. Reiner (Edit.): Ärztliche Gesprächsführung. Heidelberg, Springer, 1985

587. Freud, S.: Gesammelte Werke. Frankfurt, Fischer, 1968

588. Frey, G.: Erkenntnis der Wirklichkeit. Stuttgart, Kohlhammer, 1965

589. Frey, G.: Die Mathematisierung unserer Welt. Stuttgart, Kohlhammer, 1967

590. Frey, G.: Problems related to the biolog. basis of Medicine. Scand. J. Soc. Med. (Suppl.) 31, 3 (1982)

591. Freyberger, H.: Psychosomatik des Erwachsenen, in Bock, H. E., Gerok, W., Hartmann F.: Klin. Gegenwart 9, 613 (1977)

592. Freyberger, H.: Factitious Disease alias Münchhausen-Syndrom. Therapiewoche 37, 3295 (1987)

593. Freyberger, H.: Internistische Psychosomatik, in Gross, R., Schölmerich, P., Gerok, W.: Lehrbuch der Inneren Medizin. Stuttgart, Schattauer, 9.A., 1996

594. Freytag, W.: Das Primat der Naturgesetze. Heisenstamm, Orion, 1981

595. Freytag-Löringhoff, von, B.: Logik I und II. Stuttgart, Kohlhammer, 1966 u. 1967

596. Friedlaender, M.L., Philips S.D.: Preventing Anchoring Errors in Clinical Judgement. J. Consult. Clin. Psychol. 52, 366 (1984)

597. Friedmann, G.: Was leistet die Kernspintomographie? Therapiewoche 40, 3456 (1990)

598. Friedmann, R. H., Frank, A. D.: Use of conditional Rule structure to automatic Clinical Decision Support: A Comparison of Arteficial Intelligence and Deterministic Programming Techniques

599. Fries, J. F.: Aging, natural death and the compression of morbidity. N. Eng. J. Med. 303, 130 (1980)

600. Fries, J. F., Ehrlich, G. E.: Prognosis. Maryland, Charler Press, 1988

601. Fritze, E. (Herausgeb.): Anamneseerhebung und Krankenuntersuchung. München, Freytag u. Müller, 1979

602. Fritze, E., Viefhues H. (Herausgeb.): Das ärztliche Gutachten. Darmstadt, Steinkopf, 1984

603. Fritze, E.: Die ärztliche Begutachtung. Darmstadt, Steinkopff 4.A., 1992

603 a. Fritze, E: Zweijährige Erfahrungen mit einem programmierten Anamnese-Interview. Dtsch. Med. Wschr. 98, 2159 (1973)

604. Frommhold, W.: Persönl. Mittlg. 1975

605. Fryback, D. G.: Decision Maker: Quantify Thyself!. Med. Dec. Mak. 5, 51 (1985)

606. Fu, K. S. (Edit.): Application of pattern recognition. Boca Raton /Fa. CRC Press, 1987

607. Fuchs, G., Wagner, G. (Herausgeb.): Krankenhausinformationssysteme. Stuttgart, Schattauer, 1972

608. Fucks, W.: Nach allen Regeln der Kunst. Stuttgart, DVA, 1968

610. Fuomela, R.: Human Action and its Explanation. Dordrecht,/Holl. Reidel, 1977

610 a. Furry, K. L., Heller, L., Hamm, R. M., Abernathy, E. M.: Do good surgical residents think intuitively? Med. Dec. Mak. 13, 386 (1993)

611. Gabriel, E. R. (Edit.): The Use of Data Mechanisation and Computers in Clinical Medicine. Ann. New York Acad. Sci, 161, 371 (1969)

612. Gadamer, H.-G.: Apologie der Heilkunst, in: Findeisen, D. R. (Herausgeb.), Bd. 2,. Leipzig, Barth, 1966

613. Gadamer, H.-G.: Hermeneutik als praktische Philosophie. Freiburg, Rombach, 1973

614. Gadamer, H.-G., Vogler, P. (Herausg.): Neue Anthropologie. Stuttgart, Thieme + DTV, Band 1–7, 1972–1975

615. Gadamer, H.-G.: Wahrheit und Methodik. Tübingen, Mohr, 4.A., 1975

616. Gadamer, H.-G., Boehm, G. (Edit.): Seminar: Die Hermeneutik u. die Wissenschaften. Frankfurt, Suhrkamp, 1978

617. Gadamer, H.-G.: Vernunft im Zeitalter der Wissenschaft. Frankfurt, Suhrkamp, 1980

618. Gadamer, H.-G.: Interview Inform. Philos. 1991, 3:21

619. Gadamer, H.-G.: Über die Verborgenheit der Gesundheit. Frankfurt, Suhrkamp, 1993

620. Gale, J.: Some cognitive components of the diagnostic thinking process. Br. J. Educ. Psychol. 52, 64 (1982)

621. Galen, R. S., Gambino S. R.: Norm und Normabweichung klin. Daten. dt. bei Fischer, Stuttgart, 1979

621 a. Gavanis, M. B., Rietz, Ch. R.: The Problem-oriented Postmortem Examination and Record. Am. J. clin. Path, 60, 522 (1073)

622. Galton, F.: Natural inheritance. London, Macmillan, (1889)

623. Garland, L.: Studies on the accuracy of diagnostic procedures. Am. J. Roentg. 82, 25 (1959)

624. Gebelein, H.: Wahrscheinlichkeiten, Lotto und induktive Logik. Naturwiss. u. Med. 8, 52 (1971)

625. Gebhardt, K. H.: Diskussion zu Überla. München, Med. Wschr. 125, 27 (1983)

626. Gehlen, A. Anthropologische Forschungen. Reinbeck, Rowohlt, 11.A., 1975

627. Gehlen, A.: Der Mensch. Wiesbaden, Athenaion, 9.A., 1976

628. Gehlen, A.: Die Seele im techn. Zeitalter. Einbeck, Rowohlt, 1975

629. Gehmacher, E.: Methoden der Pognostik. Freiburg, Rombach, 1971

630. Geisler, L. N.: Sprechende Medizin – Luxus oder Notwendigkeit? Med. Klin. 87, 274 (1992)

631. Gell, P. G. H., Coombs, R. R. A., Lachmann R. (Edit.): Clinical Aspects of Immunology. Oxford, Blackwell, 1977

632. Gell-Mann, M.: Das Quark und der Jaguar. deutsch bei Piper, München, 3.A., 1995

633. Gelsema, E. S.: Pattern Recognition and Arteficial Intelligence in Medical Research and Clinical Practice. Meth. Inf. Med. 28, 63 (1989)

634. Genesereth, M. R., Nilsson, N. J. Logical Foundation of Intelligence, Palo Alto,. M. Kaufman Publ., 1988

635. Gerke, P. R.: Wie denkt der Mensch? München, I. F. Bergmann, 1987

636. Gerlach, I.: Computer und Gehirn. Fortschr. Med. 104, 55 (1986)

637. Gerok, W.: Grundlagen und Grenzen der Wissenschaftl. Medizin, bei Köbberling (1075)

638. Gerok, W.: Wissenschaft und Erfahrung im Bereich der Medizin. Freiburg, Univ. Bl. VI/1988:100

639. Gerok, W.: Die gefährdete Balance zwischen Chaos und Ordnung im menschl. Körper, in: Mannheimer Forum. München, Piper, 1989/90

640. Gerok, W., Haken, H., Zur Hausen, H. et al. (Herausgeb.):. Ordnung oder Chaos in der unbelebten oder belebten Natur. Stuttgart, Wiss. Verlagsges. 2.A., 1990

641. Gerok, W., Marlienssen, W., Roesky et. (Herausgeb.):. Materie oder Prozesse. Stuttgart, Hirzel, 1991

642. Gerok, W.: Perspektiven einer künftigen Medizin. Futura 2/1996: 119

643. Gettys, Ch. F., Wilke, A.: The Application of Bayes Theorem when the true state is uncertain. J. Behav. Hum. Perform. 4, 125 (1969)

644. Gibbon, J., Allan, L. (Edit.): Timing and the Perception of Time. Ann. N.Y. Acad. Sci. 423 (1984)

644a. Gierer, A.: Die Physik, das Leben und die Seele. München, Piper 1095

644b. Giese, A., Schaltz-Schaefer, W.J. u.a. Dtsch Ärztebl. 93, 645 (1996)

645. Gifford, D.: Reducing radiation exposure of patients. Brit. Med. J. 301, 451 (1980)

646. Gigon, O.: Das Problem der Objektivität in der antiken Philosophie, Zit. in Becker, W., Hübner, K. (Herausgeb.): Objektivität in den Natur- und Geisteswissenschaften, Hamburg, Hoffmann u. Campe, 1976

647. Gjorup, T., Hendriksen, C. et al.: Global Asessment of patients. A Bed-side study II. Inter-observer variation and frequency of clinical findings. J. Int. Med. 228, 147 (1990)

648. Glass, L., Mackey, M.C.: Pathological Conditions resulting from Instabilities in Physiological Control Systems. New York Acad. Sci. 316, 214 (1979)

649. Glass, L., Mackey, M.C.: From Clocks to Chaos: The Rhythms of Life. Princeton, Univ. Press. 1988

650. Glass, L. (Edit.): Chaos Focus Issue on Nonlinear Dynamic of Physiologic Function and Control. Chaos, 1, 247 (1991)

651. Glass, R.L. Noisseux, R.A.: Maintenance du Logical. Paris, Masson, 1983

652. Glasser, O.: Wilhelm Conrad Röntgen und die Geschichte der Röntgenstrahlen. Berlin-Heidelberg, Springer, 1995

653. Glatzel, J.: Allgemeine Psychopathologie. Stuttgart, Enke, 1978

654. Gledhill, V.X. Mackay, I.R. Methews, J.D. et. al.: The Problem-oriented Medical Synopsis. Ann. Int. Med. 78, 685 (1973)

655. Gleick: Chaos – die Ordnung des Universums. dt. bei Droemer & Knaur, München, 1989

656. Glucksmann, A.: Die Cartesianische Revolution. dt. bei Rowohlt, Einbeck, 1989

657. Gnedenko, B.W., Chintschin, A.I: Elementare Einführung in die Wahrscheinlichkeitsrechnung. Berlin, VEB Verlag der Wissenschaften, 1967

658. Gnedenko, B.W.: Lehrbuch der Wahrscheinlichkeitsrechnung. Frankfurt/ Main, Verlag Harry Deutsch, 1980

659. Gochet, P.: Quine zur Diskussion. Berlin, Ullstein, 1984

660. Godfrey, K. Comparing the Means of Several Groups

661. Goffean, A., Barnell, B.G., Bussey, H.: Life with 6000 genes. Science 274, 546 (1996)

662. Gold, J.: Cartesian dualism and the current crisis in medicine – a plea for a philosophical approach. J. Roy. Soc. Med. 78, 663 (1985)

663. Goldberg, L.R.: Man versus model in man. Psychol. Bull, 73, 422 (1970)

664. Goldberg, S.: Die Wahrscheinlichkeit. dt. bei Vieweg, Braunschweig, 3.A., 1978

665. Goldfinger, S.E.: The problems-oriented Record: A critique from a believer. N. Eng. J. Med. 288, 1906 (1973)

666. Goldman, G.T.H.: The tacit dimension of clinical judgement. Yale J. Biol. Med. 63, 47 (1990)

667. Goldman, L.: Diagnostic Advances v. the value of Autopsy (1912–1989). Arch. Path. a. Lab. Med. 108, 501 (1980)

668. Goldman, L., Sayson, R., Robbins, St.A. et al.: The Value of the Autopsy in Three Medical Eras. N. Engl. J. Med. 309, 1000 (1983)

669. Goldschlager, L., Lister, A.: Informatik. dt. bei Hanser, München, 1984

670. Goldstine, H.H.: The Computer from Pascal to v. Neumann. Princeton Univ. Press, Princeton, 1973

671. Golub: Die Immunantwort. dt. bei Springer, Berlin-Heidelberg, 1982

672. Gompertz, B.: On the Nature of the Function Expressive of the Law of Human Mortality and on a new Mode of Determinig the Value of Life Contingencies. Philos. Transact. Ser. A., 115, 513, (1825)

673. Good, I.J.: Kinds of Probability. Science 129, 443 (1959)

674. Good, I.J.: The Estimation of Probabilities. Cambridge/Mass. MIT Press, 1965

675. Good, I.J.: Discussion of de Finetti's paper: Initial Probabilities. A Prerequisit for any valid Instruction. Synthese 20, 17 (1969)

676. Good, I.J.: Good Thinking. The Foundations of Probability and ist Applications. Minneapolis/Minn. Univ. Press, 1983

677. Goodman, N.: Contrary-to-Fact Conditionals, in P. Edwards (Edit.): The Encyclopedia . of Philosophy I/II, 212. New York McMillan + Free Press, 1967

678. Goodman, N.: Fact, Fiction and Forecast. Indianapolis/Ind. Bobbs Merrill 3.A., 1973

679. Goodstein, R. L. Boolean Algebra. Oxford, Pergamon Press, 1966
680. Gordon, J. S.: Holistic Medicine. Advances and shortcomings. West. J. Med. 136, 546 (1982)
681. Gorovitz, S., MacIntree, A.: Towards a Theory of Medical Fallability. J. Medic. a. Philos. 1, 51 (1976)
682. Gorry, G., Pauker, St. G., Schwartz, W. B.: The Diagnostic Importance of Normal Finding. New Engl. J. Med. 298, 486 (1978)
683. Gorwitz, S., MacIntree, A.: Toward a Theory of medical Fallibility. J.Med. Phil. 1, 51 (1977)
684. Görz, G. (Herausgeb): Einführung in die künstliche Intelligenz. Bonn, Addison-Wesley, 2.A.,1995
685. Gossmann, H. H.: Der Informationsgewinn im Krankenhaus in kritischer Sicht. Med. Klin. 67, 1354 (1972)
686. Gottschalk, W.: Allgem. Genetik. Stuttgart, Thieme 3.A.,1989
687. Gottschick, J.: Der medizinische u. der juristische (Gesundheits- und) Krankheitsbegriff. Ärztl. Mittlg. (Dt. Ärztebl.) 1963 (22):1246 und 1963 (23):1303
688. Gowin, de, E., Gowin, de. R. L.: Diagnostik am Krankenbett und in der Sprechstunde. dt. bei Schattauer, Stuttgart, 1969
689. Graber, G. C., Beasley, A. D., Eaddy, I. A.: Ethical Analysis of clinical Medicine. München, Urban u. Schwarzenberg, 1985
690. Grabowski, I., Jantke, K. P., Thiele, H. (Edit.): Grundlagen der Künstlichen Intelligenz. Berlin, Akademie-Verlag, 1989
691. Graef, M.: 350 Jahre Rechenmaschinen. München, Hanser, 1973
692. Graffenried, v., B., Krupp, P.: Nebenwirkungen von Ciclosporin nach Nierentransplantation und bei Patienten mit Autoimmunerkrankungen. Internist 26, 542 (1985)
692a. Graham-Smith. D.: Evidence based medicine: Socratic dissent. Brit Med. J. 310, 1126 (1995)
693. Grasbeck, H., Alström, T., Solberg, H. E. (Edit.): Reference Values in Laboratory Medicine. Chichester, John Wiley, 1981
694. Grasbeck, R.: Health and Disease from the Point of view of the Clinical Laboratory in:. Nordenfeldt-Lindahl B. I. B.: Health, Disease and Causal Explanation in Medicine . Dordrecht (Holl) Reidel, 1984
695. Grauel, A.: Fuzzy-Logik. Mannheim, Wissensch.-Verlag, 1995
696. Grauel, A.: Neuronale Netze, in Fischer, E. P. (Edit.): Mannheimer Forum. Mannheim, Boehringer, 1995
697. Graul, E. H.: Evolution-Menschl. Gehirn-Künstl. Intelligenz. Iserlohn, Medicenale XVII (1987)
698. Grawe, K., Bernauer, F., Donati, P.: Psychotherapien im Vergleich. Haben wirklich alle einen Preis verdient? Z. Psychother., Psychosom., med. Psychologie 40, 102 (1990)
699. Grawe, K.: Psychotherapieforschung zu Beginn der 90er Jahre. Psycholog. Rdsch. 43, 132 (1992)
700. Grawe, K., Donati, R., Bernauer, F.: Psychotherapie im Wandel von der Konfession zur Profession. Göttingen, Hogrefe 2.A.,1994
701. Gray, R.; Begg, C. B.; Greenes, R. A.: Construction of receiver operating characteristic curves when. disease verification is subject to selection bias. Med.Decis Making 4 (1984) 151–164
702. Green, D. M.; Swets, J. A.: Signal detection theory and psychophysics. John Wiley & Sons New York (1966)
702a. Greene, H. L. J.; Maricic, W. P.; Sachse, M. J. (Herausg.):. Medizinische Entscheidungen: Vom System zur Diagnose. Ullstein Berlin 1995
702b. Grimes, D. A.: Introduction evidence-based medicine into a department of obstetrics and gynaecology. Obst. a. Gyn. 86, 45 (1995)
703. Grieser, G.: Ein Krankenhaus – Informations- und Kommunikationssystem zur Unterstützung der Klinik (Medizin u. Systemforsch. Bd. 6). Ges. f. Systemberatung im Gesundheitswesen GSG, Kiel, 1994
704. Groebe, G., Marsch, W. Ch., Holzmann, H.: Die Theorie der Fraktale und ihre Bedeutung für die Dermatologie, Hautarzt, 41, 388 (1990)
705. Groen, V. I., Patel, V. L.: Medical problem solving: some questionable assumptions. Med. Educ. 19, 95 (1985)
706. Grömig, K.: Der Wandel des Krankheitsbegriffes in der Rechtssprechung und Gesetzgebung. Dt. Ärztbl. 69, 475 (1974)
707. Gronemyer, M.: Die Herrschaft des Sichtbaren. Gesundheitsakademie 4, 39 (1993)
708. Gross, R.: Medizinische Diagnostik – Grundlagen und Praxis. Berlin-Heidelberg, Springer, 1969
709. Gross, R., Wildhack, R., Steiner, W.: Klinisch-statistische Übersicht über 900 Leukosen. Dtsch. Med. Wschr. 83, 1974 (1958)
710. Gross, R.: Der Prozess der Diagnose. Dt. Med. Wschr. 98, 783 (1973)
711. Gross, R.: Die Grenzen medizin. Urteile. Lebensvers. Med. 27, 1 (1973)

712. Gross, R.: Einige logische Grundlagen und Grundfragen der Medizin. Dt. Ärztebl. 70, 2319, 2392, 2462, 2538, 2605 (1973)
713. Gross, R.: Über diagnostische u. therapeutische Entscheidungen. Klin. Wschr. 53, 293 (1973)
714. Gross, R.: Die Intuition in der ärztl. Praxis u. Forschung. Dt. Med. Wschr. 98, 783 (1975)
715. Gross, R.: Der Krankheitsbegriff aus der Sicht des Klinikers. Internist, 16, 49 (1975)
716. Gross, R.: Zur klinischen Dimension der Medizin (mit 19 Beiträgen) Herausgeb. P. Lüth. Stuttgart, Hippokrates, 1976
718. Gross, R., Martini, G. A. (Herausgeb.): Stufen u. Grenzen der Diagnostik. Internist 18, 117 (1977)
719. Gross, R.: Der Arzt zwischen Naturwissenschaft u. Humanität. Vortr. Dt. Ges. Inn. Med. 84, XL (1978)
720. Gross, R., Wichmann, H. E.: Was ist eigentlich normal? Med. Welt 30 (1979)
721. Gross, R.: Zur Gewinnung von Erkenntnissen in der Medizin. Dt. Ärztebl. 2571 (1979)
722. Gross, R.: Abgestufte Diagnostik. Mon. Kurs. Ärztl. Fortbild. 30, 597 (1980)
723. Gross, R.: Hat die Medizin-Philosophie ausgedient?. Med. Welt 31, 1221 (1980)
724. Gross, R.: Gesundheit und Krankheit in ihren verschiedenen Aspekten. Dt. Ärztebl. 77, 1397 (1980)
725. Gross, R., Fischer, R.: Fehldiagnosen: Bedeutung – Umfang – Ursachen. Diagnostik 13, 117 (1980)
726. Gross, R., Fischer, W.: Diagnosen am Beispiel einer medizin. Klinik. Diagnostik, 13, 113 (1980)
727. Gross, R.: Altern als immuniologisches Problem. Dtsch. Ärzteblatt, 79, 42 (1982)
728. Gross, R.: Von epochaler Bedeutung. Dtsch. Ärztebl. 81, A 3227 (1984)
729. Gross, R.: Fehldiagnosen. Med. Welt 34, 877 (1983) und Futura H3/1988: 6
730. Gross, R.: Was ist eine gesicherte Grundlage für eine therapeut. Entscheidung? Langenbeck's Archiv 364, 1971 (1984)
730a. Gross, R., Koch, O., Uhlenbruck, G.: Marker, Malignome und monoklonale Antikörper. Dtsch. Ärztebl. 81, A 923 (1984)
731. Gross, R.: Die Medizin im Lichte neuerer Logiken. Dtsch. Ärztebl. 82, 1946 (1985)
732. Gross, R.: Die Zeit im ärztl. Beruf: Praxis. Schweiz. Rundsch. Medizin 74, 1249 (1985)
733. Gross, R.: Die Spannung zwischen Ethik und Technik im ärztlich Beruf, in: Die Berliner Ärztekammer, 23, 11 (1986)
734. Gross, R.: Braucht ein Arzt Hermeneutik? Dt. Ärztebl. 83, 383 (1986)
735. Gross, R. (Edit): Punktionen u. Biopsien. Internist 28, 491 ff. (1987)
736. Gross, R.: Krankheitsprognose: Natürl. Verlauf u. Therapeut. Einfluß in: Kleinsorge, H., Schölmerich P. (Edit.): Arzneimitteltherapie. Stuttgart, Fischer, 1987
737. Gross, R.: Struktur u. Funktion. Internist 28, 491 (1987)
738. Gross, R., Hoffmann, A.: Schwerkranke, Lebensqualität und finanzielle Engpässe. Dt. Ärztebl. 85, 3140 (1988)
739. Gross, R.: Intuition. Dt. Ärztebl. 85, 28 (1988)
740. Gross, R.: Krankheit u. Leiden. Dt. Ärztbl. 85, 3351 (1988)
741. Gross, R.: Krankheit u. Tod als schicksalbestimmende Singularitäten. Nova Acta Leopoldina (NF.) 62, 47 (1989)
742. Gross, R., Lorenz, W.: Intuition in surgery as a strategy of medical decision making: its. potency and limitations. Theor. Surg. 5, 54 (1990)
743. Gross, R., Grosser, K. D., Hombach, V., Sieberth, H. G.: Der internistische Notfall. Stuttgart, Schattauer, 2.A.,1990
744. Gross, R.: Die Lebensverlängerung und ihre Grenzen. Dt. Ärztebl. 88, A 1471 (1991)
745. Gross, R.: Gesund oder Krank? Klin. Wschr. 69, 1 (1991)
746. Gross, R.: Chaos und Ordnung. Dt. Ärztebl. 88, B 1505 (1991)
747. Gross, R.: Güterabwägung in der klin. Medizin, in Sass, H., Niefhues, H.: Güterabwägung in der Medizin. Berlin-Heidelberg, Springer, 1991
748. Gross, R.: Zur Psychologie medizin. Urteile. Dt. Ärztebl. 88, A 2786 (1991)
749. Gross, R.: Erfahrung, Intuition, Diskursives Denken und künstl. Intelligenz als Grundlage ärztl. Entscheidungen. Heidelberg. Akad. Wissensch. Berlin-Heidelberg, Springer: 3/1992
750. Gross, R.: Lebenserwartungen. Z. gesamte Inn. Med (1992) 47, 441 – 442
751. Gross, R.: Medizin zwischen Geistes- und Naturwissenschaften, in Classen, M.: Festband zum 100. Kongr. Dt. Ges. Innere Medizin. München, Urban & Schwarzenberg, 1994
752. Gross, R., Schölmrich, P., Gerok, W. (Herausgeb.): Die Innere Medizin. Stuttgart, Schattauer, 8.A.,1994
753. Gross, R.; Rationalität in der Medizinischen Diagnostik. in: Vogel, H.R. (Herausg.) Symposium Internat. Ges. Gesundheitsökonomie. G. Fischer, Stuttgart 1995: 113
754. Grote, L. R.: Die Bereicherung der Klin. Therapie durch die Verfahren der Naturheilkunde. Ergebn. Inn. Med. 50, 73 (1936)

755. Grouse, L. D. Quantifying the meaning of Words. J. Am. med. Ass. 249, 2631 (1993)

756. Grünbaum, A.: Philosphical Problems of Space and Time. Dordrecht/Holl., Reidel 1973

757. Grünbaum A.: The Foundations of Psychoanalysis. Berkeley, Univ. of. Calif.Press, 1984

758. Grund, G.: Die Anamnese. Leipzig, Barth, 2.A., 1947

759. Gruneberg, M.M., Morris, P.E., Sykes, R.N. (Edit.): Practical Aspects of Memory. London, Academic Press, 1978

760. Guevara, M.R., Glass, L., Shrier, A.: Phase Locking, Period-Doubling Bifurcations, and Irregular Dynamics in Periodically Stimulatet Cardiac Cells. Science, 214:1350 (1980)

761. Guggenberger, B.: Zwischen Ordnung und Chaos. FAZ, vom 2.2.1991

762. Gunns, A.A.: The acute abdomen: The role of computer-asisted diagnosis. Bailliére's Clinical Gastroenterology 5, 639 (1991)

763. Gurel, O. (Edit.): Mathematical Analysis of Fundamental Biological Phenomena. Ann. New York Acad. Sci Vol. 231 (1974)

764. Gurland, J.: Stochastic Models in Medicine and Biology. Madison/Wis. Univ. Press, 1964

765. Gurwitch, A.: Phenomenology and the Theory of Science. Evanston/Ill. Northwestern Univ.Press, 1974

766. Haack, S.: Philosophy of Logics. Cambridge, Univ.Press, 3.A., 1980

767. Habeck, D.: Systematische Aspekte der Anamnestik u. der Anamnese. Med. Welt, 28, 7 (1977)

768. Habermann, E.: Selbstorganisation und Selektion: Triebkräfte des Erkenntnisfortschritts

769. Habermehl, A., Hackeloer, B.J.: Physikalische u. technische Grundlagen der Sonographie. Dt. Ärztbl. 80, 35 (1983)

770. Habermehl, A.: Mortalität-Letalität-Morbidität (Incidenz-Praevalenz). Dt. Ärztebl. 83, 98 (1986)

771. Hacking, I.: Logic of Statistical Inference. Cambridge, Univ. Press, 1965

772. Hacking, I.: The Emergence of Probability. Cambridge, Univ.Press, 1978

773. Haddow, J.E.; Palomaki, G.E.; Knight, G.J., Cunningham, G.C., Lustig, L.S., Boyd, P.A.: Reducing the need for amniocentesis in women 35 years of age or older with serum markers for screening. New. Engl. J. Med. 330 (1994) 1114–1118

774. Haeckel, R.: Die Bedeutung von klin.-chem. Mehrfachuntersuchungen bei Screening-Programmen. Dt. Ärztebl. 76, 713 (1979)

775. Haen, E., Halberg, F.: Chronopharmakologie u. Chemotherapie. Dt. Ärztbl. 82, 3837 (1985)

776. Hahn, K.: Denken als Rechnen. Forsch. u. Lehre, 9:385, 1994

777. Hahn, v., H.P.: Das Biologische Altern. Kurzmonographie. Sandoz 24, Nürnberg, 1979

778. Hailperin, Th.: Boole's Logic and Probability. Amsterdam, North Holland Publ. Comp. 1976

779. Haisch, J., Zeitler, H.P., Besel, K.: Symptomwahrnehmung, Krankheitsbewußtsein, Arztkonsultation. München, Med. Wschr. 133, 224 (1991)

780. Haken, H. Synergetics. Heidelberg, Springer, 2.A., 1982

781. Haken, H. (Edit.): Evolution of Order and Chaos. Berlin-Heidelberg, Springer, 1982

782. Haken, H.: Advanced Synergetics. Heidelberg, Springer, 1984

783. Haken, H., Haken-Krell, M.: Entstehung von biolog. Information und Ordnung. Stuttgart, Wissensch. Buchges., 1989

784. Haken, H., Stadler, M.: Synergetics of cognition. Berlin-. Heidelberg, Springer, 1990

785. Haken, H.: Synergetic: Ordnung u. Lehre. 85. Regensburger Fortbild., Vortrag vom 1.10.1990

786. Halberg, F.: Some physiological and pharmacological aspects of 24 h-periodicity. J. Lancet (USA) 73, 20 (1953)

786a. Halbfas, W.: Evidenz, in: Ritter, J.: Historisches Wörterbuch der Medizin. Basel, Schwab, 2/1971

787. Hall, A.D., Fagan, R.E.: Definition of System. General Systems 1, 18 (1956)

788. Haller-Wedel, E.: Messen, Zählen, Auswerten und Beurteilen. München, Hanser, 1967

789. Halmos, P.R.: Lectures on Boolean Algebra. dt. Berlin (1974)

790. Hamburger, J.: Macht und Ohnmacht der Medizin. dt. bei Bertelsmann, München, 1973

791. Hammer, Cl., Schubert, V.: Chronische Erkrankungen u. ihre Bewältigung. Starnberg, R.S. Schulz, 1993

792. Hammond, K.R., McClelland, G.H., Mumpower, J.: Human Judgement and Decision Making. New York, Praeger, 1980

793. Hammond, K.R.: Functionlism and Illusionism: can Integration be useful achieved, in:. Hogarth, R.M.: Insights in Decision Making. Chicago, Univ. Press, 1990

794. Hamperl, H.: Über die zweite Krankheit. Münch. Med.Wschr, 109, 2/3 (1967)

795. Hanckel, F.St.: The Problem of Induction in Clinical Decision Making. Med. Dec. Mak. 4, 60 (1984)

796. Hanley, J.A.; McNeil, B.J.: The meaning and use of the area under the receiver operating characteristic (ROC) curve. Radiology 143 (1982) 29–36

797. Hanrath, P., Nebis, R., Krebs, W.: Cardiovascular imaging by ultrasound. Dordrecht/Holl. Kluwer, 1993

798. Hänseler, E., Keller, H.: Rationale Beurteilung von Labordaten. Internist 35, 609 (1994)

799. Hansen, K., von Staa, H.: Reflektorische u. algetische Krankheitszeichen der Inneren Organe. Leipzig, Thieme, 1938

800. Hao, B.-L.: Chaos. Singapore, World Scientif. Publ. 1984

801. Hao, B.L.: Directions in Chaos. Singapore, World Scientific Publ., 1988

802. Harré, R.: Theory and Things. London, 1961

803. Hartmann, F.: Aussichten auf eine sich ständig erneuernde Medizin (Vorwort). Klin. Gegenw. 1990 (4):3

804. Hartmann, F.: Begriff und Funktion der Diagnose. Münch. Med. Wschr. 114, 117 (1972)

805. Hartmann, F.: Ärztliche Anthropologie. Bremen, Schünemann, 1973

806. Hartmann, F.: Wandlungen im Stellenwert von Diagnose u. Prognose im ärztl. Denken. Manuskript Vort. Wolfenbüttel 25.3.1977

807. Hartmann, F.: Erklären u. Verstehen in der Urteilsbildung des Arztes. Vortrag Mainz 5.12.1979

808. Hartmann, F.: Der Arzt als Prognostiker. Internist 22, 111–117 (1981)

809. Hartmann, F.: Beschreibung und/oder Benennung krankhafter Vorgänge. Allgemeinarzt 4, 362 u. 5, 298 (1983)

810. Hartmann, F.: Patient, Arzt u. Medizin. Göttingen, Vandenhoeck & Ruprecht, 1984

811. Hartmann, F.: Empirie in der Inneren Medizin. Manuskript Vortrag Medica, Düsseldorf 24.11.1984

812. Hartmann, F.: Zeitgestalt u. Dauer im Kranksein. Psychotherap. Med. Psychol. 35, 32 (1985)

813. Hartmann, F.: Der Teil u. das Ganze im Blickfeld des Arztes. Stuttgart, Robert Bosch-Stiftung, 1986

814. Hartmann, F.: Hermeneutik. Vorlesg. MH Hannover 1986

815. Hartmann, F.: Krank oder bedingt gesund? MMG 11, 170 (1986)

816. Hartmann, F.: Betreuung statt Behandlung chronischer Kranker. Med. Klinik 81, 187 (1986)

817. Hartmann, F.: Intuition am Krankenbett. Med. Klin. 85, 448 (1990)

818. Hartmann, F.: Das ärztliche Gespräch-Aufgaben u. Entwicklung. Med. Klin. 85, 729 (1990)

818a. Hartmann, F.: Kausalität als Leitbegriff ärztlichen Denkens und Handelns. N.H. Philosophie 32/39:50 (1992)

819. Hartmann, F.: Im Labyrinth von Gesund und krank. Med. Klin. 88, 322 (1993)

820. Hartmann, F.: Chronisches Kranksein – bedingtes Gesundsein. Med.Welt 45, 110 (1994)

821. Hartmann, M.: Die Kausalität in der Biologie. Stud.gen. 1, 350 (1948)

822. Hartmann, M.: Die philosophischen Grundlagen der Naturwissenschaften. Jena, Fischer, 1948

823. Hartmann, M.: Die Kausalität in der Biologie, in Gesamm.Vorträge u. Aufsätze, II. Stuttgart, Fischer, 1956

824. Hartmann, N.: Teleologisches Denken. Berlin, de Gruyter, 1966

825. Hartmann, N.: Philosophie der Natur. Berlin, de Gruyter, 1980

826. Hartung, O., Elpelt, B., Klösener, K.H.: Statistik. München, Wien, Oldenbourg, 1984

827. Harvey, A.M., Bordeley, J.: Differential Diagnosis: The Interpretation of Clinical Evidence. Philadelphia, Saunders, 2.A., 1972

828. Haschen, R.J.; Neef, L.: Diagnosestrategien-Beurteilungen von Laborparametern und Wege zur Auffindung optimaler Parameterkombinationen. Med. Laboratoriumsdiagnostik 21 (1980) 5

829. Hasenjaeger, G.: Einführung in die Grundbegriffe und Probleme der modernen Logik. Freiburg, Alber, 1962

830. Hastings, A.L., Fadiman, I., Gordon, I. (Edit.): Health for the Whole Person. Boulder/Co. Westview Press, 1980

831. Hastings, J.W.: Biological clocks. Av. H. Magazin 63, 17 (1994)

832. Haug, G. (Herausgeb.): Stress-Echokardiographie. Darmstadt, Steinkopf, 1994

833. Hauss, W.H.: Die unspezifische Mesenchymreaktion (UMR), das essentielle Ereignis . der in den Industriestaaten häufigsten Erkrankungen. Perfusion 7, 9, 1994

834. Häussler, S. (Herausgeb.): Vorstationäre Diagnostik. ZFA 53, 705 ff (1977)

835. Hayflick, I: Cell Aging. Ann. Rev. Geront. Geriatr. 1, 26 (1980)

835a. Heidelberger, M.: Kausalität. Göttingen, N.H. Philosophie 32/33 (1992): 130 ff.

836. Heiden, an der, U.: Ordnung im Chaos, in: Küppers, G.: Selbstorganisation in dynam. Systemen,. bei: Krohn, W., Küppers, G. (Herausgeb): Emergenz (= 1125)

837. Heiden, an der, U.: Delays in Physiological Systems. J. Math. Biol. 8, 345 (1979)

838. Heiden, an der, U., Mackey, M.C.: The Dynamics of Production and Destruction: Analysis Insight into Complex Behaviour. J. Math. Biol. 16, 75 (1982)

839. Heiden, an der, U., Roth, G., Schwegler, H.: Die Organisation der Organismen: Selbstherstellung und Selbsterhaltung. Funkt. Biol. Med. 5, 330 (1985)

840. Heiden, an der, K.: Gesunde Herzen schlagen nicht im Takt. „Welt" 13. 8. u. 25. 8. 1990

841. Heiden, an der, U.: Chaos in Health and Diease, in: Taschacher, W., Schipcek, G., Brunner, E. (Edit.): Springer Serie in Synergetics. Berlin-Heidelberg, Springer, 1992

842. Heiden, an der, U: Persönl. Mitttlg. 1991 u. 1994

843. Heiden, an der, U.: Ordnung im Chaos, in: Küppers, G.: Selbstorganisation u. Chaos. Ffm, Suhrkamp, 1995

844. Heimpel, H.: Persönl. Mittlg. 1991

846. Heine, H.: Struktur u. Gestalt, ein Verhältnis von Enthalpie zur Entropie. in Becker, V., Schipperges, H. Entropie und Pathogenese. Berlin-Heidelberg 1980

847. Heisenberg, W.: Der Teil und das Ganze. München, Piper, 1969

848. Heiss, R.: Wesen u. Formen der Dialektik. Köln, Kiepenheuer & Witsch, 1959

848a. Heiss, W.D., Wienhard, K., Herholz, K., Pietozyk, U.: Positronenemmissionstomographie. Klinische Wertigkeit in Neurologie und Psychiatrie. Dtsch. Ärztebl. 92, A510 (1995)

848b. Heiss, W.D.: Positronenemmissionstomographie. Klin. Neurorad. 2, 1 (1992)

849. Heitler, S. in: Küppers, O.B. (Edit.): Leben = Physik + Chemie

850. Heitler, W.: Der Mensch und die naturwissenschaftl. Erkenntnis. Braunschweig, Vieweg 4.A., 1966

851. Heitler, W.: Wahrheit u. Richtigkeit in den exakten Wissenschaften. Abhandlg. Mainzer Akad. Wissensch. 1973, 3:45

852. Heitler, W.: Wertfreiheit oder Wert der Wissenschaft. Scheidewege, 11, 17 (1981)

853. Hellner, H.: Arzt, Kranker, Krankheit. München, Lehmann, 1970

854. Hemminger, H.: Soziobiologie des Menschen – Wissenschaft oder Ideologie. Spektrum Wiss. 6/1994:72

855. Hempel, C.G., Oppenheim, P.: Studies in the Logic of Explanation. Philos.Science 15, 195 (1948)

856. Hempel, C.G., Oppenheim, P.: A Definition of degree of Confirmation. Philosph. Sci. 12, 98 (1948)

857. Hempel, C.: Inductive Inconsistencies. Synthese 12, 439 (1960)

858. Hempel, C.G.: Aspects of Scientific Explanation. New York, The Free Press, 1965

859. Hempel, C.G.: Philosophie der Naturwissenschaften. dt. bei DTV, München 1977

860. Henerici, M., Neuerburg-Heusler, D.: Gefäßdiagnostik mit Ultraschall. Stuttgart, Thieme, 2.A., 1990

861. Henkelmann, Th.: Viktor von Weizsäcker. Berlin-Heidelberg, Springer, 1986

862. Hensel, H.: Phaenomen, Experiment, Modell. Hippokrates, 39, 197 (1968)

863. Herberman, R.B. (Edit.): NK-Cells and other Natural Effector Cells. New York, Acad. Press, 1982

864. Herberman, B., McIntire, K.R. Immundiagnosis of Cancer. New York, M. Dekker, 1979

865. Hershey, I.C., Baron I.: Clinical Reasoning and Cognitive Process. Med. Decis. Mak. 7, 203 (1987)

866. Hesch, D.; Gesundheit – Krankheit. Med. Klin. 82, 337 (1983)

867. Hesch, D.: Sein im determin. Chaos. Vortragsmanuskript Intern. Kongress: Gesundheit in eigener Verantwortung. Hannover 14. 9. 1990

868. Hesch, R.D. (Edit.): Innere Medizin der Gegenwart. München, Urban & Schwarzenberg, 1989

869. Hesch, R.D. (Hrsgb): Endokrinologie, Teil A. München, Urban & Schwarzenberg, 1989

870. Hess, B.: Grundlagenforschung – Basis des Fortschritts. Futura 2/1988:14

871. Hess, R.: Die Anwendung von SI-Einheiten in der Medizin (Rechtslage). Dt. Ärztebl. 77, 249 (1980)

872. Heuristics, in: Encyclopaedia Britannica (Micropaedia). 5, 22 (1979)

873. Heyting, A.: Mathem. Grundlagenforsch., Intuitionismus, Beweistheorie. Berlin-Heidelberg, Springer, 1974

874. Hilbert, D., Ackermann, W.: Grundzüge der theoret. Logik. Berlin-Heidelberg, Springer, 1972

875. Hildebrandt, G., Moog, R., Raschke, F.R. (Edit.): Chronobiology and Chronomedicine. Frankfurt, Lang, 1986

876. Hildebrandt, St.: Wahrheit u. Wert Mathem. Erkenntnis. München, Siemensstiftung, Bd. 59, 1995

877. Hilden, J.: Intuition and other soft nodes in surgery. Theor. Surg. 6, 89 (1984)

877a. Hilden, J.: Ref. Sympos. Decis. Making. Marburg 14. 6. 1992

878. Hill, A.B.: The environment and disease: Association or causation. Proc Roy Soc Med 58 (1965) 295

879. Hinton, G.W., Anderson J.A.: Parallel Models of Associative Memory. Hillsdale, NJ, Erlbaum, 1981

879 a. Hippokrates, sämtliche Werke: Hrsg. Kapferer R, Sticker G, Stuttgart. Hippokrates Verlag Marquardt 1995

880. Hirsch, W., Rust, K.: Praktische Diagnostik ohne klin. Hilfsmittel. München, Barth, 1958

881. Hirschberg, W.: Erkenntnistheoretische Grundlagen der Medizin. Kausalanalyse. Manuskript 1990 (unveröffentl.)

882. Hirschfeld, T.: Instrumentation in the next decade. Science 230, 286 (1985)

883. Hobsley, M., Zit. n. Lorenz, W., Schultz, H.D., Rothmund M

884. Hobsley, M., et al.: (Discuss. Forum) Intuition in Surgery as a strategy of medical decision making. Theor. Surgery 6, 74, (1991)

885. Hodges, I., Lehmann, E.L. (Edit.): Basic Concepts of Probability and Statistics. San Francisco, 1964

886. Hodgkin, K.: Towards earlier Diagnosis. Edinburgh, Livingstone, 1966

887. Hoeffken, W. persönl. Mittlg. 1990

888. Höffe, O. (Herausg.): Klassiker der Philosophie I u. II. München, Beck, 1981

889. Hoffmann, A.: Sterben in der Medizin. Univ.-Klinik Köln. Inaugur. Diss. Köln 1988

890. Hoffman, B., Dukes, H.: Einstein. Frankfurt, Fischer, 1979

891. Hofstadter, D.R.: Metamagicum. dt. bei Clett-Cotta, 1988

892. Hofstätter, P.R.: Statistik, in: Handbuch der Neurosenlehre u. Psychothrapie I. München, Urban & Schwarzenberg, 1959

893. Hogarth, J.: Komplexizität in der Krise. Spectr. Wissensch. 9/1995:58

894. Hogarth, R.M.: Judgement and choice. Chichester, John Wiley, 2.A., 1989

895. Hogarth, R.M. (Edit.): Insights in Decision Making. Chicago, Univ. Press, 1990

896. Hogben, L.: Zahl u. Zufall. dt. bei Oldenbourg, München, 1956

897. Hohstein, E.: Kognitive Wissenschaft. Inform. Philos. 16, 5 (1988)

898. Holland, P.W. Statistics and causal inference. J. Am. Stat. Assoc. 81, 945 (1986)

899. Hollmann, W., De Meirlein u. a.: Über neuere Aspekte von Gehirn, Muskelarbeit, Sport, Psyche. Dt. Z. Sportmedizin, 10, 478 (1993)

900. Holmes, M.M., Rovner, Elstein, A.S. et al.: Factors affecting Laboratory utilization in clinic practice. Med. Dec. Making 2, 471 (1982)

901. Holt, R.R.: Yet another look at clinical and statistical prediction. Am. Psychol. 25, 337 (1970)

902. Holt, R.R.: Clinical and statistical Prediction: A Retrospective and would be Integrative Perspective. J. Pers. Ass. 50, 376 (1986)

903. Holton, G.: Heisenberg, Oppenheimer et l'émergence de la physique moderne. 13, 190 (1982)

904. Holz, H.: Analogie, in: H. Krings, H.M. Baumgartner, Chr. Wild (Edit.): Handbuch philosph. Grundbegriffe. München, Kösel, 1973

905. Holzner, J.H.: Der fehlinterpretierte Befund. Verh. Dt. Ges. Pathol. 65, 462 (1981)

906. Höpker, W.W.: Das Problem der Diagnose u. ihre operationale Darstellung in der Medizin. Berlin-Heidelberg, Springer, 1977

907. Höpker, W.W.: Mißbildungen. Berlin-Heidelberg, Springer, 1984

908. Hör, G.: Positronen-Emissions-Tomographic (PET). Von der Forschung zur Klinik. Dt. Ärztebl. 90, A 1883 (1993)

909. Horgan, J.: Ist das Bewußtsein erklärbar? Spectr. Wissensch. 9 1994:74

909 a. Horgan, J.: Komplexität in der Krise, Spectr. Wissensch. 9/1995, 58

909 b. Horgan, J.: Die Aktualität der Psychoanalyse. Spektr. Wiss. 2, 62 (1997)

909 c. Hornsby, P.J.: Biosynthesis of DHEAS by Human Adrenal Cortex (in: 107 a)

910. Hornefelder, L.: Rager, G. (Herausgeb.): Ärztliches Urteilen und Handeln. Frankfurt, Insel-Verlag, 1994

911. Hornung, J.: Über induktives Schließen u. Wahrscheinlichkeit. Habil. Schrift, Berlin, 1970

912. Hornung, J.: Carnap's Inductive Probabilities as a Contribution to Decision Theory. Metamed. 1, 325 (1980)

913. Hrushesky, W.J.M.: Timing is everything. The Sciences 34, 32 (1974)

914. Hsiah, D.Y.: Inborn errors of Metabolism. Chicago, Year Book Publ. 1960

915. Hübener, K.H.: Computertomographie des Körperstammes. Stuttgart, Thieme, 1985

916. Hübner, K.: Kritik der wissenschaftl. Vernunft. Freiburg, Alber, 2.A., 1979

917. Hucklenbroich, P.: Theorie des Erkenntnisfortschritts. Meisenheim, Hain, 1978

918. Hucklenbroich, P.: Med. Wissensarten und das Problem ihrer Modellierung. Vortrag Mediz. Inst. der GSF München, 14.6.1992 (Manuskript)

919. Hucklenbroich, P.: Wissenschaftstheorie als Theorie der Medizin. Berlin, de Gruyter, 1992

920. Hucklenbroich, P.: Modellierung unterschiedlicher klinisch-medizin. Wissensarten. Biometr. u. Inform. in Med. u. Biologie, 23, 43, 1992

921. Hucklenbroich, P., Toellner, R. (Herausgeb.): Künstliche Intelligenz in der Medizin. Stuttgart, Fischer, 1993

922. Hucklenbroich, P.: Semiotische Aspekte der Medizin/Medizinsemiotik, in: Posner, R., Robering, K., Sebeck, A. (Herausg.): Semiotik. Berlin, de Gruyter, 1995
923. Hudson, R. P.: The concept of Disease. Ann. Intern. Med. 65, 595 (1966)
924. Hume, D.: Eine Untersuchung über den menschl. Verstand. dt. bei Meiner, Hamburg, 1964 (Bd. 35)
925. Hume, D.: Ein Traktat über die menschl. Natur (1739). dt. bei Meiner, Hamburg, 1980
926. Humphreys, P., Svenson, O., Vari, A. (Edit.): Analysing and Aiding Decision Processes
927. Hurst, J.W.: Ten Reasons why Lawrence Weed is right. N. Engl. J. Med. 284, 51 (1971)
928. Hurst, W., Walkar, H. (Edit.): The Problem-oriented System. Baltimore, The William and Wilkins, 1972
929. Husserl, E.: Erfahrung und Urteil. Hamburg, Meiner, 6.A., 1985
930. Husserl, E.: Gesammelte Schriften 1–8, Herausgegeb. v. E. Ströker. Hamburg, Meiner, 1993 ff.
931. Hutchinson, T. A., Boyd, N. F., Feinstein, A. R.: Scientific Problems in Clinical Scales as Demonstrated in the Karnofsky-Index of Performance Status. J. Chron. Dis. 32, 661 (1979)
932. Hutter, M.: Über Syntropie u. Dystropie von Krankheiten. Inaug. Diss. Frankfurt, 1981
933. Huxley, A.: Schöne Neue Welt. dt. bei Fischer, Frankfurt, 1981
933 a. Huxley, A.: Essays, dtsch. bei Piper, München, 1994
934. ICD: Internat. Klassifikation der Krankheiten. Stuttgart, Kohlhammer, 10. A., 1992
935. Iglhart, J.K.: Health Policy report. New Engl. J. Med. 307, 133 (1982)
936. Illich, I.: Die Nemesis der Medizin (Endfassung). dt. bei Rowohlt, Reinbeck, 1976
937. Illich, I.: Body History. Lancet 1986, II: 1325
938. Immich, H.: Probleme u. Prinzipien der Diagnosen-Klassifikation. Math. Inf. Med. 4, 68 (1965)
939. Immich, H.: Bemerkungen zum klin. Diagnosenschlüssel. Meth. Inform. Med. 5, 140 (1966)
940. Immich, H.: Klin. Diagnosenschlüssel. Stuttgart, Schattauer, 1966
941. Immich, H.: Med. Statistik. Stuttgart, Schattauer, 1974
942. Immich, H.: Paradigma Epidemiologie. Heide, Boyens u. Co. 1991
943. Immich, H.: Schlußwort zu Assmann, G.: Leserbrief: Risikofaktoren sind keine Ursache. Dt. Ärztebl. 91, C 1263 (1994)
944. Inhosz, B.: Textons, the elements of texture perception and their interactions. Nature, 290, 91 (1981)
945. Israel, L.: Decision Making: Modern Doctor's Dilemma. New York, Random House, 1982
946. Ivy, A.C.: What is normal or normality? Quart. Bull. Northwest. Univ. Med. School 18, 22 (1944)
947. Jacob, W.: Medizin. Anthropologie im 19. Jahrhundert. Stuttgart, Enke, 1967
948. Jacob, W.. Kranksein u. Krankheit. Heidelberg, Hüthig, 1978
949. Jacobs, L.: Plausch am elektron. Lagerfeuer. Welt, 21. 4. 1994: G 3
950. Jaglom, A. M., Jaglom, I. M.: Wahrscheinlichkeit und Information. dt. bei Verlag der Wissenschaften, Berlin, 1965
951. James, W.: The Principles of Psychology. New York, Dover Publications, 1890/1950
952. James, W.: Der Wahrheitsbegriff des Pragmatismus, in: Geschichte der Philosophie. Bd. VII, Edit. R. Bubner. Stuttgart, Reclam, 1981
953. Janis, I.L., Mann, L.: Decision making. New York, The Free Press, 1977
954. Jaquez, J. A. (Edit.): Computer Diagnosis and Diagnostic Methods. Springfield/Ill., Thomas, 1972
955. Jarry, J.J., Amonchron, Cl., Claeys, C., Quinot, E.: La Notion de Norme dans les Examinations de Santé. Presse méd. 74, 409 (1966)
956. Jaspers, K.: Allgemeine Psychopathologie. Berlin-Heidelberg, Springer, 1946
957. Jaspers, K.: Arzt und Patient. Stud.gen. 6, 30 (1953)
958. Jaspers, K.: Die Idee des Arztes. Dt. Ärztebl. 50, 476 (1953)
959. Jaspers, K.: Der Arzt im Technischen Zeitalter. München, Piper, 1986
960. Jeffrey, R.C.: Logik der Entscheidungen. dt. bei Oldenbourg, München, 1967
961. Jennings, D.: The confusion between disease and illness in clinical medicine. Can. Med. Ass. J. 135, 865 (1986)
962. Jensen, U.J.: A critique of essentialism in Medicine in Nordenfelt L., Lindahl B.J.B. (Edit.) Health, Disease and causal Explanation in Medicine. Dordrecht, Reidel, 1984
963. Jesdinsky, H.J., Weidtmann, V. (Hrsg.): Modelle in der Medizin – Theorie und Praxis. 23. Tg. der GMDS. Medizinische Informatik und Statistik 22. Berlin-Heidelberg, Springer, 1980
964. Jesdinsky, H.J., Trampisch, H.J. (Edit.): Prognose und Entscheidungsfindung in der Medizin. Berlin-Heidelberg, Springer, 1985

965. Jewett, M.E., Kronauer, R.E., Czeisler, Ch.A.: Light induced suppression of endogenous circadian amplitude in humans. Nature, 350, 59 (1991)

966. Jipp, P.: Differentialdiagnose Internist. Erkrankungen. Stuttgart, Enke, 1994

967. Johnson, H.M., Bazer F.W. et al.: Wirkungsweise von Interferonen. Spektr. Wissensch. 7.A., 1994:78

968. Johnson-Laid, P.N.: The computer and the mind. Cambridge/Mass., Harvard Univ. Press, 1988

969. Johnston, M.E., Langton, K.B., Hynes, R.B., Mathieu, A.: Effects of Computer-based Clinical Decision Support Systems on clinical Performance and Patient Outcome. Ann. Int. Med. 120, 135 (1994)

970. Johnston, R.B.: Current Concepts. Monocyten and Macrophages. N. Engl. J. Med. 318, 747, 1988

971. Jonas, H.: Das Prinzip Verantwortung. dt. bei Insel, Frankfurt, 1980

972. Jonas, H.: Technik, Medizin u. Ethik. Frankfurt, Insel, 1985

973. Jones, A., Kaufmann, A., Zimmermann, H.J. (Herausgeb.): Fuzzy Set Theory and ist Applications. Dordrecht/Holland, Reidel, 1986

973a. Jones, G.W., Sagar, S.M.: Evidence based medicine. No guidance is provided for situations for which evidence is lacking. Brit. Med. J. 311, 258 (1995)

974. Jordan, P.: Wie frei sind wir? Naturgesetze und Zufall. Osnabrück, Fromm, 1971

975. Jores, A.: Der Mensch und seine Krankheit. Stuttgart, Thieme, 1962

976. Jores, A. in Bürger-Prinz, H., Winzenried, F.J.M.: Befinden u. Symptome. Erlebnisfeld und ärztliche Befunde. Stuttgart, Schattauer, 1964

977. Jores, A.: Um eine Medizin von Morgen. Bern, Huber, 1969

978. Jores, A.: Der Kranke mit psychovegetativen Störungen. Göttingen, Van den Koeck u. Ruprecht, 1973

979. Jores, A. (Edit.): Praktische Psychosomatik. Bern, Huber, 2.A.,1981

980. Josenhans, W.Th.: Rationalisierung der ärztl. Dokomentation – Das Weed-System. Dt. Ärztebl. 76, A 49 (1982)

981. Juhos, B.: Über die empirische Induktion. Stud. gen. 19, 259 (1966)

982. Juhos, B.: Die methodologische Symmetrie von Verifikation u. Falsifikation. Stud. Leibniz 1, 43 (1969)

983. Julia, G.: Mémoire sur l'Iteration des Fonctions Rationelles. J.Math.Pures et Appl. 4, 47 (1918)

984. Jungermann, H.: Speculations about Decision – Theoretic Aids for Personal Decision Making. Act. psychol. 45, 7 (1980)

985. Jungermann, H., Rohrmann, B., Wiedemann, P.M.: Risikokontroversen. Berlin-Heidelberg, Springer, 1991

986. Jungner, G. + I.: Interpretation of data obtained in Laboratory Screening Programs. Zit. bei Benson u. Strandjord

987. Jürgens, H., Peitgen, H., Saupe, D. (Herausg.): Chaos und Fraktale. Heidelberg, Spectrum-Verlag, 1989

988. Kaegelmann, H.: Die Struktur der Erkenntnis, Bd. I und II. Windeck, Verlag Krit. Wissensch., 1992/1993

989. Kaegelmann, H.: Grund- und Verbindungselemente der Realität. Windeck, Verlag Krit.Wissensch., 1993

990. Kahlert, I., Frank, H.: Fuzzy Logik und Fuzzy Control. Braunschweig, Vieweg, 2. A.,1994

991. Kahn, C.R.: Picking a research problem: The Critical Decision. N. Eng. J. Med. 330, 1530 (1994)

992. Kahneman, D., Tvesky, A.: On the Psychology of Prediction. Psycho. Rev. 80, 237 (1973)

993. Kahneman, D., Tversky, A.: Prospect-theory: An analysis of decisions under risk. Econometrica 47, 263 (1979)

994. Kahneman, D., Tversky, A.: Variants of Uncertainty. Int. J. Cogn. Psychol. 11. 143 (1982)

995. Kahneman, D., Slovic, P., Tversky, A. (Edit.): Judgment under Uncertainty: Heuristics and biases. Cambridge/Mass., Cambridge Univ. Press, 1982

996. Kahnemann, D., Tversky, A.: On the study of statistical intuition. Int. J. Cogn. Psychol. 11, 123 (1982)

997. Kalbfleisch, J.D.; Prentice, R.L: The Statistical Analysis of Failure Time Data. Wiley, New York (1980).

997a. Kalden, J.R.: Immunologie, in Gross, R., Schölmerich, P., Gerok, W.: Die Innere Medizin, 9.A. Stuttgart, Schattauer, 1996

998. Kanal, L.N., Lemmer, J.F. (Edit.): Uncertainty in Arteficial Intelligence. Amsterdam, North Holland, 1986

999. Kanitz, R., Tarski, A.: Das semantische Konzept der Wahrheit, in:. Speck, J.: Grundprobleme der großen Philosophen VI, Göttingen. UTB Vandenhoeck 1992

1000. Kaplan, E.L., Meier, P.: Nonparametric estimation from incomplete observations. J. Am. Stat. Assoc. 53, 457–481, 1958

1001. Kaplan, M.F., Schwartz, St.: Human Judgement and Decision Processes. New York, Acad. Press, 1975

1002. Kaplan, R.A.: The autopsy – to be or not to be? Human Path. 9, 127 (1978)

1003. Karnofsky, D.A., Burchenall, J.H.: The clinical value of chemotherapeutic agents in cancer, in Macleod, M.L.: Evaluation of chemotherapeutic agents, New York, N.Y. Columbia Univ. Press

1004. Käsbauer, M.: Definition der wissenschaft. Erklärung. Erkenntnis (Leipzig) 10, 255 (1976)

1005. Kass, L.R.: Regarding the End of Medicine and the Pursuit of Health, in Caplan, A.L., Engelhardt, H.T., McCartney, J.J.: Concepts of Health and Disease. Reading/Mass., Addison-Wesley, 1981

1006. Kassenärztliche Vereinigung Westfalen-Lippe: Stufendiagnostik, Herausgegeb. von Ruscher, G., Schulte, R.: Lose-Blatt-Folgen 1980 ff.

1007. Kassirer, J.P., Pauker, St. (Edit.): Should diagnostic testing be regulated?. New Engl. J. Med. 299, 947 (1978)

1008. Kassirer, J.P., Pauker, St. G.: The Toss-up. New Engl. J. Med. 305, 1467 (1981)

1009. Kassirer, J.P., Kuipers, B.J., Gorry, G.A.: Toward a Theory of Clinical Expertise. Am. J. Med. 73, 251 (1982)

1010. Kassirer, J.P., Moskowitz, A.J., Lan, J., Pauker, St.G.: Decision Analysis: A Progress Report. Ann.Int.Med. 106, 275 (1987)

1011. Kassirer, J.P.: Is a Tick's Bark Worse than its bite? For … an answer with Decision Analysis. N. Engl. J. Med. 327, 562 (1992)

1012. Kassirer, J.P.: Images in Clinical Medicine. New Engl. J. Med. 325, 829 (1992)

1013. Katchalasky, A.: Non-equilibrium dynamics, in Colbern, R. (Edit.): Modern Science and Technology. New York, van Norstrand, 1965

1013 a. Kastert, J.: Die chirurgische Krankenuntersuchung. Leipzig. J.A. Barth, 1939

1014. Katz, D.: Gestaltpsychologie. Basel, Schwabe, 1948

1015. Katz, J.: The silent world of Doctor and Patient. New York, The Free Press, 1984

1016. Katz, S., Branch, L.G., Branson, M.H. et al.: Active Life Expectancy. N. Engl. J. Med. 109, 1218 (1993)

1017. Kaufmann, A.: Bibliography on Fuzzy Sets and their Application. Busefal Nr. 1–3 (Univ.de Toulouse, France)

1018. Kaufmann, St.H.E.: Interleukine. Dt. Ärztebl. 85, 2069 (1988)

1019. Kaufmann, St.: Antichaos and Adaptation. Scientif. Am. 8/1991:64

1020. Kaufmann, St.: Leben am Rande des Chaos. Spectr. Wiss. 10/1991:90

1021. Kaufmann, St.: The Origins of Order. Oxford, Univ. Press, 1992

1022. Kaufmann, W.: Internistische Differentialdiagnostik. Entscheidungsprozesse u. Flußdiagramme. Stuttgart, Schattauer, 3.A., 1992

1022 a. Kaufmann, W., Fitting, W., Lent, H.: Erfahrungen der Gutachterkommission aus ärztlicher Sicht,. in: Madea et al. (1269)

1023. Kaupen-Haas, H., Rothmaler, Chr. (Herausg.): Naturwissenschaften und Eugenik. Ffm, Mabuse, 1994

1024. Kautz, H., Schreiber, Th.: Dimension estimates and physiological data. in Bélair, J. u.a.: Dynamical Diseases, Harvard/Mass., 1995

1025. Keeney, R.L. Raiffa, H.: Decision with multiple objectives… New York, Wiley, 1976

1026. Keisler, H.J., Mostowski, A., Suppes, P., Troestra, A.S. (Hrsg): Boole's Logic and Probability. North Holland Publishing Company, Amsterdam New York, Oxford, 1976

1027. Keller, F.: Mehrwertige Logik bei der Medizin. Entscheidungsfindung. Intern. Welt 11, 281 (1988)

1028. Keller, F.: Logik u. Ethik in der Medizin. Geriatr. Rehab. 2, 53 (1989)

1029. Keller, F.: Persönl. Mittlg. 1990

1030. Keller, H., Gessner, U.: Die logischen Grundlagen der Laboratoriumsdiagnostik. Schweiz. Med. Wschr. 112, 914 (1982)

1031. Keller, H., Trendelenburg, Ch.: Data Presentation – Interpretation. Berlin, de Gruyter, 1989

1032. Kelmann, St.: Improving Doctor's Performance. New York, Human Sciences Press, 1980

1033. Kember, N.F., Grabe, E.: Computeranwendung in der Medizin. dt. bei Wiss. Verlagsges. Regensburg, 1987

1034. Kemeny, J.G., Snell, J.L.: Finite Markov chains. New York, Springer, 1976

1035. Kempter, B.: Methoden der Gendiagnostik. Bayer. Intern. 13, 8 (1993)

1036. Kennedy, I.: The Unmasking of Medicine. London, Allen 2.A.,1982

1036 a. Kennett, A., McKearn, Th.J., Bechtol, K.B.: Monoclonal Antibodies

1037. Kern, W., Born, J., Fehm, H.L.: Chronobiolog. Phänomene in der Endokrinologie. Internist, 32, 389 (1991)

1038. Kessler, A.S. Schöpf, A., Wild, Ch.,: Erfahrung, in: Baumgärtner, H.M., Wild, Ch.: Handbuch philosoph. Grundbegriffe. München, Kösel, 1973

1039. Kestenbaum, V. (Edit.): The Humanity of the Ill. Knoxville Te., Tennesse Univ. Press 1982

1040. Ketelsen, Chr.: Die Gödel'schen Unvollständigkeitssätze. Stuttgart, Steiner Verlag, 1994

1041. Kett, H., Prull, C.: Physical Principles and Signal Behaviour in Magnetic Resonance . Imaging, in Breit, A.: Magnetic Resonance in Oncology. Berlin-Heidelberg, Springer, 1989

1042. Keupp, H. (Herausg.): Normalität und Abweichung. München, Urban & Schwarzenberg, 1979

1043. Kiene, H.: Komplementärmedizin – Schulmedizin. Stuttgart, Schattauer, 1994

1044. Kienle, G.: Das Formalisierungsproblem in der Medizin. Therap. Gegenw. 119, 1407 (1980)

1044a. Kienle, G.: Ärztliche und technische Leistung. Ärzte Lab. 24, 105 (1978)

1045. Kihlstrom, J.F.: The Cognitive Unconscious. Science, 237, 1445 (1987)

1045a. King, A.C., Read, C.B.: Pathways to Probability. New York, Holt Rinhast and Winston, Inc., 1963

1046. King, C.D.: The Meaning of Normal. Yale J. Biol. Med. 17, 493 (1945)

1047. King, L.S.: What is a Disease. Philos. Science, 21, 193 (1954)

1048. King, L.S.: What is a Diagnosis. J. Am. Med. Ass. 202, 154 (1969)

1049. King, L.S.: Medical Logic. J. Hist. Med. 33, 377 (1978)

1050. King, L.S.: What is disease, in Caplan, A.L., Engelhardt, H.T., McCarthey, J.M.: Concepts of Health and Disease. Reading. A., Mass., Addison-Wesley Comp., 1981

1051. King, L.S.: Medical Thinking: A Historical Preface. Princeton/New York, Univ. Press, 1982

1052. Kirch, W. (Herausg.): Fehldiagnosen in der Inneren Medizin. Stuttgart, Fischer, 1992

1052a. Kirch, W., Schafii, Chr.:Misdiagnosis at a University Hospital in 4 Medical Eras. Medicine 75, 29 (1996)

1052b. Kirch, W., Schafii, Chr.: Reflections on misdiagnosis. J. Intern. Med. 235, 399 (1994)

1053. Kirch, W.: Fehldiagnosen u. Diagnosefehler in der Inneren Medizin. Madea et al.: Innere Medizin und Recht (1269)

1054. Kisker, K.P.: Medizin in der Kritik. Stuttgart, Enke, 1975

1055. Klaschik, E.: Über die Blutkörperchensenkung im höheren Lebensalter. Inaugur. Dissert. Köln 1970

1056. Kleer, de, J., Mackworth, A.K., Reiter, R.: Characterizing diagnoses and systems. Artific. Intellig. in Med. 56, 197 (1992)

1057. Klein, H.O., Gross, R., Lennartz, K.J.: Untersuchungen zur Proliferationskinetik . u. Synchronisation menschl. Tumorstellen u. ihre Bedeutung für die zytostatische Therapie. Vortr. Dt. Ges. Inn. Med. 77, 738 (1971)

1058. Kleinmuntz, B.: Formal Representation of Human Judgement. New York, John Wiley, 1968

1059. Kleinmuntz, B.: Why we still use our heads instead of formulas toward an integrated Approach. Psych.Bull. 107, 296–310 (1990)

1060. Kleinmuntz, B.: Decomposition and the Control of Error in Decision Analysis Model, in Hogarth, R.M.: Insights in Decision Making, Chicago Univ. Press, 1990

1061. Klezl-Norberg, F.: Allgem. Methodenlehre der Statistik. Wien, Springer, 2.A., 1946

1062. Kliemt, H.: Zur Methodologie der praktischen Wissenschaften, in Doppert, Kliemt u.a.:. Wissenschaftstheorien in der Medizin (359)

1063. Kliemt, H.: Grundzüge der Wissenschaftstheorie. Stuttgart, Fischer, 1986

1064. Klier, R.: Eine revolutionäre Entwicklung beweist ihren Stellenwert: Computertomographie, in: Claussen, C.D., Hucko, F. (Herausg.). Aus Forschung u. Medizin, Schering AG, 4, 2:31 (1989)

1065. Kluge, F.: Etymologisches Wörterbuch. Berlin, de Gruyter, 22.A.,1989

1066. Klumbies, G., Klumbies, A.: Differentialdiagnostisches Denken. Stuttgart, Hirzel, 3.A., 1994

1067. Klüwer, J.: Operationalismus, Kritik, Geschichte einer Philosophie der exakten Wissenschaften. Stuttgart, Fromm-Holzboog, 1971

1068. Kneale, W., Kneale M.: The Development of Logic. Oxford, Clarendon Press, 7.A., 1978

1069. Kneuker, A.W.: Die philosophischen Grundlagen des Normalen in der Medizin. Schweiz. Med. Wschr. 80, 684 (950)

1070. Kniper, P.C.: Die Verschwörung gegen das Gefühl– Psychoanalyse als Hermeneutik u. als Naturwissenschaft. dt. bei Klett-Cotta, Stuttgart, 1980

1071. Köbberling, J., Trampisch, H.J., Windeler, J.: Memorandum zur Evaluierung diagnost. Maßnahmen. GMDS-Schriftenreihe, Schattauer, 10.A., 1989

1072. Köbberling, J.: Der praediktive Wert diagnost. Maßnahmen. Dt. Med. Wochschr. 107, 591 (1982)

1073. Köbberling, J., Richter, K., Trampisch, H. J., Windeler, J.: Methodologie der medizin. Diagnostik. Berlin-Heidelberg, Springer, 1991

1074. Köbberling, J.: Methoden der Evaluierung und Beurteilung diagnostischer Maßnahmen. Med. Welt 42, 715 (1992)

1075. Köbberling, J. (Herausgeb.): Die Wissenschaft in der Medizin. Stuttgart, Schattauer, 1992

1076. Köbberling, J., Windeler J.: Labordiagnostik als ärztliche Entscheidungshilfe. Internist, 35, 619 (1994)

1077. Koblet, H. Physikal. Begriffe in der Klin. Biochemie. Stuttgart, Thieme, 1964

1078. Koch, A., Windeler, J., Abel, U: Anwendungsbeobachtungen: Zu Begriff und Nutzen. Med. Klin. 91, 103 (1996)

1079. Koch, R.: Die ärztliche Diagnose. Beitrag zur Kenntnis ärztl. Denkens. Wiesbaden, Bergmann, 2.A., 1920

1080. Koch, R.: Ärztliches Denken. Abhandlg. über die philosph. Grundlagen der Medizin. München, Bergmann, 1923

1081. Koch, R., in Schwalbe Z. (Edit.): Irrtümer der allgemeinen Diagnostik. Leipzig, Thieme, 1923

1082. Koch, R.: Der Krankheitsbegriff als Fiktion, in Ärztliches Denken. München, Bergmann, 1923

1083. Koch, R.: Das „Als ob" im ärztl. Denken, in Vaihinger, H. Schmidt, R. (Herausgeb.): Bausteine zu einer Philosophie des „Als ob". München, Röse & Co. 1924

1084. Koch, R.: Der Anteil der Geisteswissenschaften an den Grundlagen der Medizin. Arch. Gesch. Med. 18, 273, 1926

1085. Koch, R.: Der Begriff der Medizin. Leipzig, Thieme, 1930

1086. Koestler, A.: Die Wurzeln des Zufalls. dt. Frankfurt, Suhrkamp, TB 181.A., 1974

1087. Koestler, A., Smithies, J. R. Beyond Reductionism. New York, McMillan, Publ. Comp. 1969

1088. Kofler, E., Menges, G.: Entscheidungen bei unvollständiger Information. Berlin-Heidelberg, Springer, 1976

1089. Köhler, W. G.: Die physischen Gestalten in Ruhe und im stationären Zustand,. Braunschweig, Vieweg, 1920

1090. Köhler, W. G.: Gestaltproblem und Anfang einer Gestalttheorie. Jahresb. Ges. Physiol. u. exp. Pharmakol. 3, 512, 1925

1091. Köhler, W. G.: Die Aufgabe der Gestaltpsychologie. dt. bei de Gruyter, Berlin, 1971

1092. Koller, S.: Graphische Tafeln zur Beurteilung statistischer Zahlen. Darmstadt, Steinkopff 3.A., 1953

1093. Koller, S.: Mathem.-statistische Grundlagen der Diagnostik. Klin. Wschr. 45, 1065 (1967)

1094. Koller, S.: Biostatistische Probleme, in O. Käser, V. Friedberg et al. (Herausgeb.). Gynäkologie u. Geburtshilfe, Stuttgart, Thieme, III, 1972

1095. Koller, S., Wagner, G.: Handb. der Medizin Datenverarbeitung. Stuttgart, Schattauer, 1975

1096. Koller, S.: Vom Wesen der Erfahrung. Stuttgart, Thieme (Trias), 1989

1097. Koller, S.: Das Gehirn als Statistik-Organ. Dt. Ärztebl. 88, A 3010 (1991)

1098. Kolmogoroff, A. N.: Grundbegriffe der Wahrscheinlichkeitsrechnung. Ergeb. Mathem. 2, H.3 (1933)

1099. Kong, A., Barnet, G. O. Mosteller, F., Gontz, C.: How medical professionals eveluate expressions of Probability. N. Eng. J. Med. 31, 740 (1986)

1100. Koran, L. M.: The Reliability of Clinical Methods, Data and Judgments. N. Engl. J. Med. 293, 642, 695 (1975)

1101. Kornhuber, H. H.: Handlungsentschluß, Aufmerksamkeit u. Lernmotivation im Spiegel menschl. Hirnpotentiale, in Heckhausen et al.: Jenseits des Rubicon, Der Wille in den Humanwissenschaften. Berlin-Heidelberg, Springer, 1987

1102. Kornhuber, H. H.: The Human Brain: From Dream and Cognition to Fantasy, Will, Conscience and Freedom, in Markowitsch, H. (Edit.): Information Processing in the Brain. Bern, Huber, 1988

1103. Kornhuber, H. H.: Neurosciences and Philosophy. Rev. le Metaphys. et de Morale 2, 293 (1992)

1104. Kosko, B.: Fuzziness Probability. Internat. J Gen. Systems 17, 2, 1990

1105. Kosko, B.: Neural Networks and Fuzzy Systems, Englewood Cliffs (NJ), Prentice Hall, 1992

1106. Koslow, St. H., Mandell, A. J., Schlesinger, M. F. (Edit.): Perspectives in Biological. Dynamics and Theoretical Medicine. New York Acad. Sci. 504, 1987

1107. Koslowski, L.: Maximen in der Medizin. Stuttgart, Schattauer, 1992

1108. Kotz, S., Johson, N. L., Read, C. B. (Edit.): Encyclopedia of Statistical Science. New York, John Wiley, 1982 – 1985

1109. Kraft, V.: Erkenntnislehre. Wien, Springer, 1960

1110. Kraft, V.: Mathematik, Logik u. Erfahrung. Wien, Springer, 2.A., 1970

1111. Kramer, M. S.: Clinical Epidemiology and Biostatistics. Berlin-Heidelberg, Springer, 1988

1111 a. Krämer, H.: Positionen zeitgenössischer philosph. Hemeneutik. Inform. Philosophie 5/1996: 24

1112. Krämer, S.: Künstliche Intelligenz – der Aufstieg des Computers zum Modellbaukasten des Geistes. Inform. Philos. 1994, 2:16

1113. Krämer, W.: Wir kurieren uns zu Tode. Die Zukunft der modernen Medizin. Frankfurt, Campus, 1993

1114. Krampmeier, R.H.: Medicine as an art, the history and physical examination. South Med.J. 75, 203 (1982)

1115. Krebsgesellschaft, Deutsche: Qualitätssicherung in der Onkologie 1–10. München, Zuckschwerdt, 1995 ff.

1116. Krecke, A.: Vom Arzt und seinen Kranken. München, Urban & Schwarzenberg, 1947

1117. Kreienbrock, L., Schach, S.: Biometrie. Epidemiologische Methoden.. Stuttgart, Fischer, 1995

1118. Kresse, H.: Sonographie: Methodischphysikal. Grundlagen – Apparaturen. Internist, 17, 539 (1976)

1119. Krestel, E. (Herausg.): Bildgebende Systeme für die medizin. Diagnostik. München, Siemens AG, 1988

1120. Kretschko, J.: Apparative Qualitätsprüfung in der Nuklearmedizin. Dt. Ärztebl. 91, C 826 (1994)

1121. Kretschmer, E.: Körperbau und Charakter. Springer, Berlin-Heidelberg, 25.A., 1967

1122. Kretschmer, W.: Konstitution und Rasse, in Gadamer, H.G., Vogler, P. (Edit.):Neue Anthropologie, Bd. 2/II:258. Stuttgart, Thieme, 1972

1123. Kreuzer, H. (Herausgeb.): Literarische u. naturwissenschaftl. Intelligenz. Stuttgart, Klett, 1969

1124. Kuhlenkampf, A.: Evidenz, in Krings, H., Baumgarten, H.M., Wild, Chr.: Handbuch philosophischer Grundbegriffe, München, Kösel, 1973

1125. Krohn, W., Küppers, G. (Hrsg.) Emergenz: Die Entstehung von Ordnung, Organisation und Bedeutung. Frankfurt, Suhrkamp, 2. A., 1992

1126. Krüger, L. (Herausg.): Erkenntnisprobleme der Naturwissenschaften. Köln, Kiepenheuer & Witsch, 1970

1127. Kruse, R., Klawonn, F., Gebhardt, J.: Fuzzy-Systeme. Stuttgart, Teubner, 1993

1128. Kruse, R., Nauck, D., Klawonn, F.: Neuronale Fuzzy-Systeme. Spektr. Wiss. 6/1995: 34

1129. Kruse-Jarres, J.D.: Labormedizin 2000 – Versuch einer Prognose. Lab. Med. 18, 213 (1994)

1130. Krzanowski, W.J.: Principles of multivariate analysis. Clarendon Press, Oxford, 1988

1131. Kuczinski, J.: Francis Bacon, in: Fassmann, H. (Edit.): Die Großen der Weltgeschichte, Bd. 28. Frankfurt, Fischer, 1984

1132. Kuhn, Th. S.: Die Entstehung des Neuen. dt. Frankfurt, Suhrkamp, 1978

1133. Kuhn, Th. S.: The Structure of Scientific Revolutions, 2. A. Chicago Press. dt. bei Suhrkamp, Ffm, 1979

1133 a. Kujat, Chr.: Echocardiographie im Erwachsenenalter, in Braun, B. u. a. Ultraschalldiagnostik 7/1986 (siehe 183)

1134. Küppers, B.O. (Edit.): Leben = Physik + Chemie. München, Piper, 1987

1135. Küppers, B.O. (Edit.): Ordnung aus dem Chaos. München, Piper, 2.A., 1988

1136. Kurzweil, R.: KI. Das Zeitalter der künstlichen Intelligenz. dt. bei Hanser, München, 1993

1137. Kusch, L.: Grundbegriffe der Mengenlehre. Essen Girardet, 4.A., 1972

1138. Kutschera, F.: Elementare Logik. Wien, Springer, 1967

1139. Kutschera, v. F.: Zur Problematik der naturwissenschaftlichen Verwendung des subjektiven Wahrscheinlichkeitsbegriffs. Synthese 20, 84 (1969)

1140. Kutschera, v.,F.: Wissenschaftstheorie I + II. München, UTB Fink, 1972

1141. Kutschera, v., F.: Einführung in die Logik der Normen, Werte, Entscheidungen. Freiburg, Alber, 1972

1142. Kutschera, v., F.: Grundfragen der Erkenntnistheorie. Berlin, de Gruyter, 1982

1143. Kutschera, v., F.: Die falsche Objektivität. Berlin, de Gruyter, 1993

1144. Kyburg, H.E., Smokler, H.E. Studies in Subjektive Probability, New York, John Wiley 1963

1145. Kyburg, H.E.: Probability and decision. Philosoph. Sci. 33, 250 (1966)

1146. Kyburg, H.E.: Bets and Beliefs. Am. Philosoph. Quart. 5, 54 (1968)

1147. Kyburg, H.E.: The Logical Foundations of Statistical Inference. Dordrecht, Reidel, 1974

1148. Kyburg. H.E.: Bayesian and non-Bayesian updating. Artefic. Intelligences 31, 271 (1986)

1149. La Mettrie, de, J.O. (1748): Der Mensch als Maschine. dt. bei LSR-Verlag, Nürnberg, 1985

1150. Labhardt, A.: Diskursives Denken und Intuition in der Forschung. Helv. Chrirurg. Act. 47, 849 (1980)

1151. Lackner, K.: Persönl. Mittlg. 1993

1152. Laing, R.D.: Phaenomenologie der Erfahrung. dt. bei Suhrkamp, Frankfurt, 8.A., 1976

1153. Laisiepen, K., Lutterbeck, E., Meyer-Uhlenried, K.H.: Grundlagen der praktischen . Information u. Dokumentation. München-Pullach, Verlag Dokumentation, 1972

1154. Lakatos, I. (Edit.): The Problem of inductive Logik. Amsterdam, North Holl. Publ. Comp. 1968

1155. Lakatos, I., Musgrove, A. (Edit.): Criticism and the Growth of Knowledge. Cambridge, Univ.Press, 1976

1156. Lakatos, I.: Proofs and Refutation. Cambridge, Univ. Press, 1976

1157. Landsberg, P.T.: The Enigma of Time. Bristol, Hilger, 1982

1158. Lang, H., Rick, W., Roka, L. (Herausgeb.): Optimierung der Diagnostik. Berlin-Heidelberg, Springer, 1973

1159. Lang, H., Rick, W., Roka, L. (Herausg.): Aktuelle Probleme der Pathobiochemie. Berlin-Heidelberg, Springer, 1977

1160. Lang, H., Rick, W., Büttner, H. (Herausg.): Validität klin.-chem. Befunde. Berlin-Heidelberg, Springer, 1980

1161. Lang, H., Rich, W., Büttner, H.: Strategien für den Einsatz klinisch-chemischer Untersuchungen. Berlin-Heidelberg, Springer, 1981

1162. Lange, H.J.: Syntropie von Krankheiten. Meth.Inform.Med. 4, 141 (1965)

1163. Lange, H.J.: Problematik u. Fehlerquellen von Syntropieuntersuchungen aus der Sicht des Statistikers. Internist 11, 218 (1970)

1164. Lange, R.: Der juristische Krankheitsbegriff. Beitr. Sexualforsch. 7, H.28 (1963)

1165. Lanpacis, A., Sackett, D.L., Roberts, R.S.: An assesement of clinically usefulness of consequences of treatment. New Engl. J. Med. 318, 1728 (1988)

1166. Last, J.M.: A Dictionary of Epidemiology. Oxford, Univ. Press, 1983

1167. Latchman, D.S.: Transcription-Factor in Mutations and Disease. N. Engl. J. Med. 334, 28 (1986)

1168. Laubenberger, TH.: Technik der medizin. Radiologie. Köln, Dt. Ärzte-Verlag, 4.A., 1986

1169. Lauda, E.: Die interne Diagnostik in ihrer Geschichte. Entwicklung aus ihren Anfängen bis in die Gegenwart. Med. Klin. 53, 1157 (1958)

1170. Laudet, M., Anderson, J. Begon F. (Edit.): Medical Computing. London, Taylor a. Francis, 1977

1171. Lauritzen, S.L; Spiegelhalter, D.J.: Local computations with probabilities on graphical structures . and their application to expert systems. J. Royal Stat Soc B 50, 157 (1988)

1172. Lauritzen, S.L.; Wermuth, N.: Graphical models for association between variables, some of which are qualitative and some quantitative. Annals of Stat. 17, 31 (1989)

1173. Leach, J., Butts, R., Pearce G. (Edit.): Science, Decision and Value. Dordrecht, Reidel, 1973

1174. Lechler, E.: Haemorrhagische Diathesen. Stufen der Diagnostik. Mon. K. Ärztl. Fortbildg. 31, 46 (1981)

1175. Leder, D.: Clinical Interpretation: The Hermeneutics of Medicine. Theoret. Med. 11, 9 (1990)

1176. Ledley, R.S., Lusted, L.B.: Reasoning foundations of medical diagnosis. Science 130, 9 (1959)

1177. Ledley, R.S.: Use of Computers in Biology and Medicine. New York, McGraw Hill, 1965

1178. Ledley, R.S.: Syntax-Directed Concept Analysis in the Reasoning Foundations of Medical Diagnosis. Comput. Biol. Med. 3, 89 (1973)

1179. Lehmann, E.L.: The Fisher, Neyman-Pearson theories of testing hypothesis: One Theory or two?. J. Am. Stat. Assoc. 88 (1993) 1242 – 1249

1180. Lehrer, K.: Justification, Explanation, and Induction, in Swain, M. (Edit.): Induction, Acceptance and Rational Belief. Dordrecht/Holland, Reidel, 1970

1181. Lehrl, S.: Intelligenz, Informations psychologisch. Encyclopädie Naturwissenschaft u. Technik. Landsberg, Verlag Moderne Industrie 1983 : 196

1182. Leiber, B., Olbrich, G.: Die klinischen Syndrome Bd. 1. u. 2. München, Urban & Schwarzenberg, 6.A., 1981

1182a. Leiber, B.: Die klinischen Syndrome Bd. I, 8.A. München, Urban & Schwarzenberg, 6.A., 1996

1183. Leiber, B.: Über Syntropie, Dystropie u. Interferenzerscheinungen von Krankheiten. Internist, 11, 210 (1970)

1184. Leiber, B.: Krankheitseinheiten – Fiktion oder Realität?, in Lange, H.J., Wagner, G.: Computergestützte ärztliche Diagnostik. Stuttgart, Schattauer, 1973

1185. Leiber, B.: Die Nosologie auf dem Weg zu neuen Ordnungssystemen: Syndrome u. Syndromatologie. Internist, 16, 56 (1975)

1186. Leiber, B.: Nosographie u. Semiographie – Funktion u. Methode. Metamed 1, 129 (1977)

1187. Leiber, B.: Weißt Du, wie viel Sternlein stehen …? Med. Meinung 5, 2 (1982)

1188. Leiber, B.: Diagnostische Leitsymptome. Dt. Ärztebl. 79, 29 (1982)

1189. Leiber, B.: Elementare Diagnostik durch Sehen, Erkennen, Wiedererkennen. Pais 6, 245, 286, 310 (1987)

1190. Leinfellner, E., Leinfellner, W.: Ontologie, Systemtheorie u. Semantik. Berlin, Duncker u. Heimbloch, 1978

1191. Leiss, O.: Ärztliches Handeln als konkrete Philosophie. Med. Klinik 85, 44 (1990)

1192. Lemmer, B.: Chronopharmakologie. Stuttgart, Wissensch. Verlagsges. 1984

1193. Lemmer, B.: Chronopharmacology – cellular and biochemical interactions. New York, Dekker, 1989

1194. Lemmer, B.: Grundlagen u. Konzepte der Chronopharmakologie: Antiasthmatica-Kardio-vaskulär wirksame Pharmaka – H_2-Blocker. Internist 32, 380 (1991)

1195. Lenk, H. (Herausg.): Neue Aspekte der Wissenschaftstheorie. Braunschweig, Vieweg, 1971

1196. Lenk, H.: Pragmatische Vernunft. Stuttgart, Reclam, 1979

1197. Lenk, H., Ropohl, G. (Herausg.): Systemtheorie als Wissenschaftsprogramm. Königstein, Athenäum, 1979

1198. Lenk, H.: Philosophie u. Interpretation. Ffm, Suhrkamp, 1993

1199. Lenzen, W.: Theorien der Bestätigung wissensch. Hypothesen. Stuttgart, Fromann-Holzboog, 1974

1200. Lenzen, W.: Glauben, Wissen u. Wahrscheinlichkeit. Wien, Springer, 1980

1201. Leopold, D.: Forensische Betrachtung zum Irrtum u. zur Fehldiagnose. Krim. u. Forens. Wissensch. 66, 11 (1987)

1202. Leopold, D.: Pers. Mittlg. 1991

1203. Lessky, E.: Die Wiener Schule im 19. Jahrhundert. Graz, Bohlen, 2.A., 1978

1204. Lewin, R.: Die Komplexizitätstheorie. dt. bei Hoffmann & Campe, Hamburg, 1993

1205. Lewis, D.: Counterfactuals. Oxford, Univ. Press, 1973

1206. Lewis, M., Rees, D.C.: Fractal Surfaces of Proteins. Science 230, 1163 (1985)

1207. Leyh, F.: Die Bedeutung dermatolog. Zeichen. Semiotik 6, 23 (1984)

1208. Leyh, F.: Der Dermatologe als Fährtensucher der Inneren Medizin. Med. Welt, 37, 818 (1986)

1209. Li, T., Jorke, J.A.: Period 3 implies Chaos. Am. Math. Monthly 82, 1985 (1975)

1210. Lichtenberg, G.Chr.: Schriften u. Briefe. München, Hanser, 1972

1211. Lichtenthaeler, Ch.: Geschichte der Medizin I u. II. Köln, Dt. Ärzteverlag, 1974

1212. Liebert, W.: Chaos und Herzdynamik. Ffm, Deutsch, 1991

1213. Lilienfeld, A.M., Lilienfeld, D.E.: Foundations of Epidemiology. Oxford, Univ. Press, 1980

1214. Lindberg, D.A. Reichertz, P.L. (Edit.): Objective Medical Decision Making. Springer, Berlin-Heidelberg, 1983

1215. Linderer, R., Wohak, B., Zeltwanger, H.: Planen, Entscheiden, Herrschen. Hamburg, Rowohlt, 1984

1216. Lindley, D.V.: Making Decisions. London, John Wiley, 3.A., 1975

1217. Lindley, D.V.: Probability of Medical Diagnosis. J. Roy. Coll. Phys. 9, 197 (1975)

1218. Lindley, D.V.: Probability Approach to the Treatment of Uncertainty in Artefical Intelligence and Expert Systems. Stat. Sci. 2, 17 (1987)

1219. Lindsay, R.K. Buchanan, B.G., Feigenbaum, E.: Applications of Arteficial Intelligence for organic chemistry. New York, McGraw Hill, 1980

1220. Lindsten, J., Petterson, U. (Edit.): Etiology of human diseases at the DNA Level. New York, Raven, 1991

1221. Linke, D.B., Kurthen, M.: Parallelität von Gehirn und Seele. Stuttgart, Enke, 1988

1222. Lipkin, M.: Functional or Organic: A pointless Question. Ann. Int. Med. 71, 1013, (1969)

1223. Lipowski, Z.I.: Psychosocial aspects of physical illness. Advanc. Psychosom. Med. 8. 1972

1223a. Lissner, J., Seiderer, M.: Klinische Kernspintomographie, 2.A., Stuttgart, Enkem 1990

1224. Llewelyn, D.E.H., Anderson I.: The historical development of the concepts of diagnosis and prognosis and their relationship to probabilistic inference. Meth. Inform. Med. 5, 267 (1980)

1225. Lock, J.D.: Some Aspects of Medical Hermeneutics – The Role of Dialectic and Narrative. Theor. Med. 11, 41 (1990)

1226. Locke, B., Gardner, E.A.: Psychiatric disorders among patients of general practioners and internists. Publ. Health Rep. 88, 167 (1969)

1227. Loeffler, M., et al: Review on prognostic factors. Annals of Onclogy 3, Suppl 4 (1992) 63

1227a. Loeffler. M., Birke, A. et al.: Somatic mutations, monoclonality and models of stem cell organization in the intestinal crypt. J. theoret. Biol. 160, 471 (1993)

1228. Loew, R.: Philosophie des Lebendigen. Frankfurt, Suhrkamp, 1980

1229. Loew, R.: Ein Dogma wankt. Dt. Ärztebl. 83, 3475 (1986)

1230. Loew, T., Grehl, H. (Editorial): Computer als Instrument der Informationsbeschaffung ohne Alternative. Klinikarzt 12, 544 (1993)

1231. Löhr, G. W., Waller, H. D.: Pharmakogenetik und Praeventivmedizin. Stuttgart, Thieme, 1966

1232. Loo, van de, J. (Herausgeb.): Stufendiagnostik in der Inneren Medizin. Internist 37, H, 2 (1996)

1233. Lorenz, K.: Die Rückseite des Spiegels. München, Piper, 1973

1234. Lorenz, K.: Der Spiegel des Menschlichen. München, Piper, 1989

1235. Lorenz, W., Rothmund, M.: Chrirurgische Entscheidungsfindung u. Methoden der klin. Forschung, in: Allgöwer, Marder et al.: Allgem. u. spez. Chirurgie. Berlin-Heidelberg, Springer, 1988

1236. Lorenz, W. (Edit.): Discussion forum to intuition in surgery as a strategy of medical decision making. Theor. Surg. 6, 74–109 (1991)

1237. Lorenz, W., Rothmund, M.: Theoretische Chirurgie u. klin. Entscheidungsfindung. Langenb. Arch. Suppl. 1991:1

1238. Lorenz, W., Gross, R., Rothmund, M.: Is clinical intuition a useful practical term or a conglomeration of informal (soft) thinking and decision making. Theor. Surgery 6, 108 (1991)

1238a. Lorenz, W.: Experimental and Theoretical Surgery.. Lecture, Roy. Soc. Med. 1996, in press

1239. Lorenzen, P.: Methodisches Denken. Frankfurt, Suhrkamp, 1988

1240. Lorenzen, P.: Konstruktive Wissenschaftstheorie. Frankfurt, Suhrkamp, 2/1993

1241. Losee, J.: Wissenschaftstheorie. dt. bei Beck, München 1977

1242. Losee, J.: A historical Introduction to the Philosophy of Science. Oxford, Univ. Press, 1980

1243. Lossau, N.: Neuronale Netzwerke. Frankfurt, Ullstein, 1992

1244. Ludes, H.: Innere Medizin u. Tuberkulose: Klin. Probleme der Syntropie, Dystropie, Interferenz. Internist, 11, 228 (1989)

1245. Lukasiewicz, I., Zit. n. Bocheński, J.M. Formale Logik. Freiburg, Alber, 1956

1246. Lukowski, A.: Philosophie des Arzttums. Köln, Dt. Ärzte-Verlag, 1966

1247. Lullus, Raimundus: Die neue Logik (Logica nova), latein.-deutsch. Hamburg, Meiner, 1985

1248. Lurker, M. (Herausg.): Wörterbuch der Symbolik. Stuttgart, Kröner, 1979

1249. Lush, B. (Edit.): Concepts of Medicine. Oxford, Pergamon Press, 1961

1250. Lusted, L. B.: Application of computers in diagnosis. Circul.Res. 11, 599 (1962)

1251. Lusted, L. B.: Logic of diagnostic process. Meth. Inform. Med. 4, 63 (1965)

1252. Lusted, L. B.: Introduction to Medical Decision Making. Springfield, Thomas, 1968

1253. Lusted, L. B.: Decision making in patient management. N. Eng. J. Med. 284, 416 (1971)

1254. Lusted, L. B.: Diskuss. Bemerkg. Symp. on Decision Making. Marburg, 15.6.1992

1255. Lütterfelds, W. (Edit.): Transzendentale oder evolutionäre Erkenntnistheorie. Darmstadt, Wiss. Buch.-Ges. 1987

1256. Luyten, N. A. (Herausgeb.): Wesen und Sinn der Geschlechtlichkeit. Freiburg, Alber, 1985

1257. Lyons, J.: Noam Chomsky. München, Dt. Tasch.B.-Verlag, 1971

1258. MacDonald, G. F. (Edit.): Perception and Identity. London, Macmillan Press, 2/1981

1259. Machina, M. J.: Decision Making in the Presence of Risk. Science 236, 497 (1987)

1260. Machluß, F. Mansfield U. (Edit.): The Study of Information. New York, John Wiley, 1983

1261. Mackey, M.C., Glass, L.: Oscillation and Chaos in Physiological Control Systems. Science, 197, 287, 1977

1262. Mackey, M. C.: Unified Hypothesis of Aplastic Anemia and Periodic Hypothesis. Blood, 51, 941 (1978)

1263. Mackey, M. C.: Dynamical Diseases and Bifurcations. Understanding Functional Disorders in Physiological Systems. Funkt. Biol. Med. 1, 156 (1982)

1264. Mackey, M. C., Milton, J. G.: Dynamical Diseases. New York Acad. Sci. 504, 17 (1987)

1265. Mackie, I.: Ethik. dt. Ausg. Stuttgart, Reclam, 1981

1266. Mackie, I. L. in G. F. McDonald (Edit.): Festschrift für A. J. Ayer,. London, Macmillan Press, 1981

1267. Mackie, I. L.: The Cement of the Univers. Oxford, Univ. Press, 3/1986

1268. Maclure, M.: Popperian Refutation in Epidemiology. Am. J. Epid. 121, 343 (1985)

1269. Madea, B., Winter, U. J., Schwonzen, M., Radermacher, D., (Hrsg.) Innere Medizin und Recht. Berlin, Blackwell, 1996.

1270. Mader, F. H. Weissgerber, H.: Allgemeinmedizin u. Praxis. Berlin-Heidelberg, Springer, 2/1993

1271. Magin, M.N.: Ethos u. Logos in der Medizin, Freiburg, Alber, 1981
1272. Magin, R.L., Liburdy, R.P., Persson, B. (Edit): Nuclear Magnetic Resonance Imaging and Spectroscopy. Ann. New York Acad. Sci. 649/1992
1273. Maimon, Mosche Ben, Zit.n. Sudhoff, K.: Kurzes Handb. Geschichte der Medizin. Berlin, Hager, 4.A., 1922
1274. Mainland, D.: Normal Values in Medicine. Am. New York Acad. Sci. 161, 527 (1969)
1275. Mainzer, F.: Über die logischen Prinzipien der ärztl. Diagnose, in J. Schaxel (Edit.): Abhandlung zur theoret. Biologie, Heft 21. Berlin, Borntraeger, 1925
1276. Mainzer, K.: Chaos und Selbstorganisation als Medizinische Paradigmen, in: W. Deppert, H. Kliemt u.a. (Edit.): Wissenschaftstheorie in der Medizin. Berlin, de Gruyter, 1992
1277. Mainzer, K.: Computer – Neue Flügel des Geistes? Berlin, de Gruyter, 1993
1278. Mainzer, K.: Thinking in Complexity. Berlin-Heidelberg, Springer, 1994
1279. Mainzer, K., Schirrmacher, W. (Herausg.): Quanten, Chaos und Dämonen. Mannheim, Wissenschaftsverl. 1994
1280. Mandelbrot, B.: The fractal Geometry of Nature. San Francisco, Freeman, 1982. dt. bei Birkhäuser, Basel, 1982
1281. Maturana, H.R.: Erkennen: Die Organisation und Verkörperung von Wirklichkeit dt. 2 A., Wiesbaden, Vieweg 1985
1282. Mantel, N.: Evaluation of survival data and two new rank order statistics arising in its consideration. Cancer Chemother. Rep. 50, 163 (1966)
1283. Marcuse, L.: Sigmund Freud. Zürich, Diogenes-Verlag, 2.A., 1972
1284. Margolis, C.U.: Uses of clinical Algorithmus. J. Am. Med. Ass 249, 627 (1983)
1285. Margolis, J.: The concept of Disease. J. Med. a. Philosphy 1, 238 (1976)
1286. Markefka, U.: Retrospektive Analyse des Krankengutes der intern. Intensivstation der Univ.-Kliniken Köln 1980–1986. Inaugural-Diss., Köln, 1988
1287. Markl, H.: Evolutionäre Perspektiven der Medizin. FAZ 3.1.1986:N1
1288. Markl, H.: Physik des Lebendigen. AvH Magazin 66/1995:13
1289. Markus, M.: Ljapunov-Diagramme. Spectr. Wissensch. 4/1995:66
1290. Marmot, M.G., Haines, A.: Health check up for all? Brit. Med. J. 302, 604 (1991)
1291. Marquard, O.: Abschied vom Prinzipiellen. Stuttgart, Reclam, 1981
1292. Marten, R.: M. Heidegger. Den Menschen deuten, bei Nasse, U.: Klassiker der Hermeneutik. Paderborn, Schöningh, 1982
1293. Martin, A.R.: Common and correctable errors in diagnostic test ordering. West J. Med. (USA) 136, 456, 1982
1294. Martini, P.: Prognosen. Stud. gen. 1, 342 (1947/48)
1295. Martini, P., Oberhoffer, G., Welte, E.: Methodenlehre der therapeut.-klinischen Forschung. Berlin-Heidelberg, Springer, 4.A., 1968
1295a. Marx, L.: Entscheidende Neuerungen in der Ultraschalldiagnostik. Dtsch. Ärztebl. 93, A. 1973 (1966)
1296. Marx, H.H.: Medizinische Begutachtung. Stuttgart, Thieme, 6.A., 1992 (7.A. 1997)
1297. Marx, H.H.: Wissenschaftliche Medizin oder alternative Heilmethoden – eine Grundsatzfrage. Med. Klin. 90, 107 (1995)
1297a. Maslak, S.H., Freund, S.G.: Color Doppler-Instrumentation in: Lanzer, M.: Vascular Imaging by Color Doppler and Magnetic Resonance. Berlin-Heidelberg, Springer 1991
1298. Matauschek, J.: Meßinformationsprozesse in der Medizin. Dt. Ges. Wes. 39, 987 (1984)
1299. Mathé, G., Richet, G.: Sémiologie médicale. Paris, Flammarion, 1981
1300. Mattig, W. (Herausgeb.): Komplikationsdichte ärztl. Eingriffe. Stuttgart, Fischer, 2.A., 1983
1301. Maturana, H.R.: Erkennen. Die Organisation u. Verkörperung von Wirklichkeit. dt. bei Vieweg, Braunschweig, 1985
1302. Maturana, H.R.: Das Konzept der Auotpoiesis (Interview). Inform. Philosph 4/1993:42
1303. Maximianus: Latein. Inschrift auf der Medaille des Regensburger Kolleg. Ärztl. Fortbildung 1948
1304. Maxmen, J.S.: The Post-Physician Area. New York, John Wiley, 1976
1305. Mayer, R.E.: Thinking and problem Solving: An Introduction to Human Cognition and Solving. Glenview/Ill., Scott a. Foresman, 1977
1306. Mayer, R.E.: Thinking, Problem Solving, Cognition. New York, Freeman, 1983
1307. Mayer, R.E.: Medical Thinking: A historical preface. New York, Freeman, 1983
1308. Mayr, E.: Cause and Effect in Biologie: Science 134, 1501 (1961)
1309. Mayr, E.: Die Entwicklung der biolog. Gedankenwelt. dt. bei Springer, Berlin-Heidelberg, 1984

1310. Mc Coogan, E.: The Autopsy and clinical diagnoses. J. Roy. Coll. Phys. 18, 240 (1984)

1311. McClare, C. L., Gall, E. P. et al: Assessing clinical judgement with standardized patients. J. Fam. Pract, 20, 457 (1985)

1312. McCormick, I. S.: Diagnosis: The need for demystification. Lancet, 1986, II: 1434

1313. McDermott, W.: Evaluation the Physican and his Technology. Daedalus, 106, 135 (1977)

1314. McDonald, C. J., Siu, L. H., Smith, D. M. et al.: Reminder to Physicians from an Introspective. Computer Medical Record. Am. Int. Med. 100, 130 (1984)

1315. MacFarlane, M. J., Feinstein, A. R., Wells, C. K., Chan, Ch. K.: The epidemiologic necropsy. J. Am. Med. Ass. 258, 331 (1987)

1316. McGrally, G. A.: The controlled clinical trial and decision making in family practice. J. Fam. Pract. 14, 739 (1982)

1317. McGregor, M.: Technology and the Allocation of Resources. N. Eng. J. Med. 320, 118 (1989)

1318. McIntree, N.: The Problem oriented Medical Record. Brit. Med. J. 1973, II: 508

1319. McKeown: The Role of Medizine. London, Nuffield Prov. Hosp. Trust 1976

1320. McKusick, V. A.: Some Computer Applications to Problems in Human Genetics. Meth. Inform. Med. 4, 183 (1965)

1321. McKusick, V. A.: Mendelian Inheritence in Men. Balitmore, Johns Hopkins Univ. Press 10. A., 1992

1322. McLuhan: Die magischen Kanäle. dt. bei Econ, Düsseldorf 1. A., 1968

1323. McNeil, B. J., Keeler, E., Adelstein, S. I.: Primer on certain elements of medical decision making. N. Engl. J . Med. 293, 211 (1975)

1323a. McPhee, St. J.: Commentary: The Autopsy. Medicine 75, 41 (1996)

1324. McSherry, D. M. G.: Intelligent Dialogue Based on Statistical Models of Clinical Decision Making. Statist. in Med. 5, 497 (1986)

1325. Meador, C. K.: The Art and Science of Nondisease. N. Eng. J. Med. 272, 92 (1965)

1326. Medawar, P. B. Induction and Intuition in Scientific Thought. London, Methuen, 1969

1327. Medawar, P. B.: Die Einmaligkeit des Individuums. dt. bei Suhrkamp, Frankfurt, 1969

1328. Medawar, P. B., Medawar, J.: Von Aristoteles bis Zufall. dt. bei Piper, München, 1983

1329. Medawar, P. B.: Pluto's Republic. Oxford, Univ. Press, 4. A., 1984

1330. Meehl, P. H.: Clinical vs. statistical prediction. Minneapolis, Univ. Minnesota Press, 1963

1331. Meier, C. A.: Die Empirie des Unbewußten. Stuttgart, Rascher, 1968

1332. Meier, H.: Die Herausforderung der Evolutionsbiologie. München, Piper 3/ 1992

1333. Meier-Ewert-Schulz (Edit.): Schlaf und Schlafstörungen. Berlin-Heidelberg, Springer, 1990

1334. Mendelsohn, E. (Edit.): Transformation and Tradition. Cambridge, Univ. Press, 1984

1335. Menge-Güthling, H.: Encyclopäd. Wörterbuch der griech. Sprache. Berlin, Langenscheidt, 1965

1336. Menges, G.: Kriterien optimaler Entscheidungen unter Ungewißheit. Statistische Hefte 4, 151 (1963)

1337. Menges, G.: Über Wahrscheinlichkeitsinterpretationen. Statistische Hefte 6, 81 (1965)

1338. Menges, G.: On the „Bayesification" of the Minimax Principle. Unternehmensforschung 10, 81 (1966)

1339. Menges, G.: Statistik Theorie 1. Opladen, Westdt. Verl. 2. A., 1972

1340. Menges, G. (Edit.): Information, Inference and Decision. Dordrecht/Holl. Reidel, 1974

1340a. Menne, A.: Verschied. Beiträge in Speck, J. (Hsgb): Handbuch Wissenschaftstheoret. Begriffe. Göttingen, Vandenhouk und Ruprecht, 1980

1340b. Menne, A., Bocheski, I. M.: Grundriss der formalen Logik, 5. A., Paderborn, Schöningh, 1983

1341. Menzel, W.: Therapie unter dem Gesichtspunkt biolog. Rhythmen. Erg. physik.-diät. Therapie 5, 1 (1955)

1341a. Meschkowski, W.: 100 Jahre Mengenlehre. München, DTV, 1973

1342. Meschkowski, H.: Richtigkeit und Wahrheit in der Mathematik. Mannheim, Bibliograph. Inst., 1976

1343. Metcalf, D.: Thrombopoietin – at last. Nature 369, 519 (1994)

1344. Metropolis, N., Howlett, I., Rota Gr.-C. (Edit.): A History of Computing in the 20. Century. New York Academic Press, 1980/85

1345. Metz, C.: Basic principles of ROC analysis. Seminars in Nuclear Medicine 8, 283 (1978)

1346. Metz, C. E.; Goodenough, D. J.; Rossmann, K.: Evaluation of receiver operating characteristic – curve data in terms of information theory with applications in radiography. Radiology 109, 297 (1973)

1347. Metzinger, Th. (Herausgeb.): Bewustsein. Paderborn, Schöningh, 2.A. 1996

1348. Meyer zu Schwabedissen, O.: Persönl. Mitteilg. 1988

1349. Meyer-Abich, K.M.: Komplementarität, in Ritter, I., Gründer, K. (Edit.): Historisches. Wörterbuch der Philosophie. Basel, Schwabe, 1976

1350. Meyerson, B.S.: Superschnelle Transistoren aus Silicium-Germanium. Spectr. Wissensch. 6/1994

1351. Mieth, H., Porth, A.J.: What about „Turnkey Systems" for Clinical Laboratories? in: . Barber, B., Gremy, F., Überla, K. Wagner, G. (Edit.): Medical Informatics. Berlin-Heidelberg, Springer, 1979

1352. Miles, A.: Minireview: Melatonin: Perspectives in the Life Sciences. Life Sci. 44, 375, 1989

1353. Miles, T.R.: Gestalt-Theory, in Edwards, P. (Edit.): Encycloped. Philosophy, 3, 318, 1967

1354. Mill, J.S. A system of Logic (1843)

1355. Mill, J. St.: A System of Ratiocinative and Inductive Vol. VII + VIII. Toronto, Univ. Press 1973 u. 1974

1356. Miller, J.G.: Living Systems. New York, McGraw-Hill, 1978

1357. Miller, M.C., Westphal, M.C., Reigart, J.R., Barner, C.: Medical Diagnostic Models – Bibliography. Ann Arbor, Mich., Univ. Microfilms Inst., 1977

1358. Miller, P.L.: Expert Critiquing System. New York, Springer, 1986

1359. Miller, R.A., Masarie, F.E., Myers, J.D.: Quick medical reference (QMR) for diagnostic assistance. Med. Comput. 3, 34 (1986)

1360. Miller, R.A., Masarie, F.E.: The demise of the „Greek Oracle" model for diagnostic systems. Meth. Inform. Med. 29, 1 (1990)

1361. Miller, R.A.: Why the standard view is standard: people, not machines understand patients' problems. J. Med. Philos. 15, 581 (1990)

1362. Miller, R.A.: Medical diagnostic decision support systems – past, present, future. J. Am. Med. Inform. Ass. 1, 8 (1994)

1363. Miller-Brown, W.: On defining „disease". J. Med. Philosophy 10, 311 (1985)

1364. Minsky, M.: Heuristic aspects of the arteficial intelligence Problem. Artia Docum. A.D. 236885, Lincoln Labor., MIT Lexington 1956

1365. Minsky, M. (Edit.): Semantic Information Processing. Cambridge, Ma., MIT Press, 1968

1366. Mises, v. R.: Wahrscheinlichkeit, Statistik u. Wahrheit. Wien, Springer, 4.A., 1972

1367. Mittelstaedt, P.: Der Zeitbegriff in der Physik. Mannheim, Bibliograph.Inst. 2.A., 1980

1368. Mittelstrass, J.: Computer und die Zukunft des Denkens. Informat. Philos. 1/1991:5

1369. Mittelstrass, J.: Die Explosion des menschlichen Wissens und seine Bewältigung. Futura, 2/1995:103

1370. Modelmog, D.; Goertchen, R., Kunze, K., et al.: Der gegenwärtige Stellenwert einer annähernd einhundertprozentigen Obduktionsquote (Görlitzer Studie). Z. Klin. Med. 44, 2163, 2167 (1989)

1371. Modelmog, D.: Das neunte Dezennium aus der Sicht des Pathologen. Münchn. Med. Wschr. 133, 89 (1991)

1372. Modelmog, D.: Todesursachen (Görlitzer Studie 1986/87). Habil. Schrift, Dresden, 1991

1373. Modelmog, D., Goertchen, R., Steinhard, K., Sinn, H.P., Stahr, H.: Vergleich der Mortalitätsstatistik einer Stadt bei unterschiedl. Obduktionsquote (Görlitzer Studie). Pathologe 12, 191 (1991)

1374. Modelmog, D., Goertchen, R.: Der Stellenwert von Obduktionsergebnissen. Dt. Ärztebl. 89, A 3434 (1992)

1375. Modelmog, D., Rahlenbeck, S., Torichopoulos, D.: Accuracy of Death certificates a population-based, complete average one year study in East Germany. Cancer Basis and Control 3, 541 (1992)

1376. Mohr, H.: Structure and Significance of Science. New York, Springer, 1977

1377. Mohr, H.: Das Elementare in den Wissenschaften – Möglichkeiten u. Grenzen des Reduktionismus. Nov. Act. Leopold. N.F. 63, 51 (1990)

1378. Monod, J.: Zufall und Notwendigkeit. dt. bei Piper, München, 1971

1379. Montgomery, H., Svenson, O.: On decision rules and information process strategies for . choices among multiattributive alternatives. Scand. J. Psych. 17, 283 (1967)

1379a. Moolgarkar, S.H. et al.: A stochastic two stages model for cancer risk Assessment. Risk. Ann. 8, 383 (1988)

1380. Moore, G.E.: Principia Ethica. 1903, Reprint Cambridge Univ. Press 1966

1381. Moravec, H.: Mind children. dt. bei Hoffmann & Campe, Hamburg, 1990

1382. Morgan, E.: Chronobiologie a. Chronomedicine. Frankfurt, Lang, 1990

1383. Morgan, T.O., Jacobsen, St.I. et al.: Age specific references from Serum Prostata-specific. antigen in Black man. N. Engl. J. Med. 335, 304 (1996)

1384. Morgan, W. R., Engel, G. L.: Der klinische Zugang zum Patienten. dt. bei Huber, Bern, 1977

1384 a. Morneburg, H.: 1. Bildgebende Systeme für die medizinische Diagnostik. 3. A. Erlangen Siemens AG. 1995

1385. Morris, C.: Writings on the General Theory of Signs. Paris, Mouton, The Hague, 1971

1386. Morris, Ch. W.: Grundlagen der Zeichentheorie. München, Piper, 1972

1387. Morris, Ch. W.: Grundlagen der Zeichentheorie – Aesthetik der Zeichentheorie. dt. bei Hanser, München, 1972

1388. Morris, Ch. W.: Zeichen, Sprache u. Verhalten. dt. bei Econ, Düsseldorf, 1974

1389. Morris, W. Ch.: Grundlagen der Zeichentheorie. Chicago 1938, dt. bei Fischer, Frankfurt, 1988

1390. Moser, E.: Wo helfen SPECT und PET weiter? Therapiewoche 40, 3461 (1990)

1391. Moskowitz, A. J., Kuipers, B. J., Kassirer, J. P.: Dealing with Uncertainty, Rats and. Tradeoffs in Clinical Decisions. Am. Int. Med. 108, 435 (1988)

1392. Müller, F., Seifert, O., Neuhaus, G. A.: Taschenbuch der medizinisch-klinischen Diagnostik. Berlin-Hidelberg, Springer, 72. A., 1989

1393. Müller, von, F.: Über die Entwicklung der Medizin in den letzten 50 Jahren. Münchn. Med. Wschr. 79, 1111 (1932)

1394. Müller, von, F.: Spekulation u. Mystik in der Heilkunde. Beilage zu Heft 40 der Münchn. Med. Wschr. 1958

1395. Münnich, P. E.: Diskuss Bem. Med. Ges. Köln am 21. 6. 1993

1396. Munro, B. H., Page, E. B.: Statistical methods for health care research. Lippincott, Philadelphia, 1993

1397. Munson, R.: Why medicine cannot be a science. J. Med. Philos. 6, 183 (1981)

1398. Murphy, E. A.: A scientific viewpoint of Normalcy. Perspect. Biol. Med. 9, 333 (1966)

1399. Murphy, E. A,.: The Normal Range – a Common Misuse. J. chron. Dis. 20, 79 (1967)

1400. Murphy, E. A.: The Logic of Medicine. Baltimore, Johns Hopkins Univ. Press, 1976

1401. Murray, H. W.: Interferon-Gamma, activated Macrophage and Host Defense against Microbial Challenge. Ann. Int. Med. 108, 595 (1988)

1402. Musshoff, K., Boutis, L.: Die Behandlungsergebnisse der malignen Lymphogranulomatose (M. Hodgkin) in Abhängigkeit von krankheitsspezifischen Faktoren u. der Therapie. Klin. Wschr. 47, 93 (1969)

1403. Muysers, K. H.: Statistische Erhebungen an 1000 Aufnahmen der Medizin. Univ. Klinik Köln. Inaugural-Dissert. Köln 1986

1404. Nagel, E.: The Structure of Science. New York, Harcourt, Brace a. World, 1961

1405. Nakao, M. A., Axelrod, S.: Numbers are better than words. Am. J. Med. 74, 1061 (1983)

1406. Nassen, U. (Herausg.): Klassiker der Hermeneutik. Paderborn, Schönigh, 1982

1407. Nassen, U.: Hans-Georg Gadamer und Jürgen Habermas, in: Nassen, U. (Herausg.): Klassiker der Hermeneutik. Paderborn, Schöningh, 1982

1408. Nauck, D., Klawonn, F., Kruse, R.: Neuronale Netze und Fuzzy-Systeme. Wiesbaden, Vieweg 1994

1408 a. Naylor, C. D.: grey zones of clinical practice. some limits of evidence based medicine. Lancet, 345, 840 (1995)

1409. Neemann, U., Walther-Klaus, E.: Logisches Philosophieren. Hildesheim, Olms, 1983

1409 a. Ne'eman, Y., Kirsh, Y.: Die Teilchenjäger. Deutsch bei Springer, Berlin-Heidelberg, 1995

1410. Neisser, U.: Kognitive Psychologie. dt. bei Klett, Stuttgart, 1974

1411. Nelson, D. S.: Immunbiology of the Macrophage. New York, Academic Press, 1976

1412. Neubauer, H.: Behandlungsfehler und Psychotherapie. Med. Welt 43:4 (1992)

1413. Neuerburg-Heusler, D., Hennerici, M.: Gefäßdiagnostik mit Ultraschall. Stuttgart, Thieme, 1995

1414. Neumann, v. J.: Die Rechenmaschine u. das Gehirn. dt. bei Oldenbourg, München, 1965

1415. Neumann, v. J., Morgernstern, O.: Spieltheorie u. wirtschaftl. Verhalten. dt. bei Physica, Würzburg, 3. A., 1973

1416. New York Acad, Sci.: Biological Effects and Safety Aspects of Nuclear Magnetic resonance Imaging. Vol. 649, 1992

1417. Newell, A., Simon, H. A.: Human Problem Solving. Englewood Cliffs (New York), Printice Hall, 1972

1418. Newell, A.: Physical Symbol Systems. Cognitive Science 4, 135 (1980)

1418 a. Newell, A.: Unified theories of cognition. Cambridge (Ma), Harvard Univ. Press (1990)

1419. Newton-Smith, W. H. The Structure of Time. Routledge A. Kegan P., London, 1980

1420. Nickles, C.: Two concepts of intertheoretic Reduction. J. Philos. 70, 181 (1973)

1421. Nicolis, G., Prigogine I.: Die Erforschung des Komplexen. dt. bei Piper, München, 1989

1422. Nilsson, N.J.: Principles of Arteficial Intelligence. Berlin-Heidelberg, Springer, 1982

1423. Noll, R.: The Jung Cult, Origins of a Charismatic Movement. Princeton, Princeton Univ. Press 1994

1424. Nordenfelt, L., Lindahl, B.I.B. (Edit.): Health, Disease and Causal Explanation in Medicine. Dordrecht/Holl., Reidel, 1984

1425. Nordenfelt, L.: Health and Disease: Two philosophical perspectives. J. Epid. a. Comm. Health 41, 281 (1986)

1426. Nordmeyer, J., Zick, R., Avenarius H.J. et al.: Factitious disease: Psychodynamik u. Patientenumgang. Med. Klin. 79, 501 (1984)

1426a. Norton, Steel, G., Eiseman, B.: Surgical Decision Making. 3.A. Philadelphia, Saunders, 1993

1427. Nossal, G.I.V.: Das Immunsystem. dt. Spectr. Wissensch. „Spezial" 2/1994:8 ff.

1428. Nossal, G.I.V.: The basic components of the immune system. N. Engl. J. Med. 316, 1320 (1987)

1429. Notiz: Sperrfeuer gegen die Testbatterie. Dt. Ärztebl. 1979 (14):960

1430. Novey, S.: Psychoanalysis and Science. Johns Hopk. Med. J. 140, 233 (1977)

1431. O'Brien, P.C., Shampoo, CH.A.:Statistics for Clinicians: 9. Evaluation of a new diagnostic procedure. Mayo Clin. Proc. 56, 573 (1981)

1432. Oepen, I. (Herausg.): An den Grenzen der Schulmedizin. Köln, Dt. Ärzte-Verlag, 1985

1433. Offer, D., Sabshin, M.: Normality. New York, Basic Books, 2.A., 1974

1434. Ohmann, Chr., Heicappell, R.: Personal Computer im Krankenhaus. Stuttgart, Thieme, 1990

1435. Ohmann, Chr., Otterbeck, R., Franke, C., Röhr, H.D.: Evaluation of Knowledge-based Systems. Ref. Workshop, Theoret. Surgery 9, 230 (1994)

1436. Oleschewski, M., Schumacher, M.: „Lebensqualität" als Kriterium in der Therapieforschung. Intensivmed. 30, 522 (1993)

1437. Olton, D.S., Gamzu, E., Corkin, S. (Edit.): Memory Dysfunctions: An Integration of Animal and Human Research. From Preclinical to Clinical Perspectives. Am. New York Acad. Sci. 414 (1985)

1438. Opferkuch, W., Rother, K., Schultz, D. (Edit.): Clinical aspects of the complement system. Stuttgart, Thieme, 1978

1439. Opitz, O.: Numerische Taxononomie. Stuttgart, Fischer, 1980

1440. Oreskes, Naomi et al.: Verification, Validation and Confirmation in the Earth Sciences. Science 263, 641 (1994)

1441. Osborne, C.A.: Diagnosis of a Diagnosis. J. Am. Vet. Ass. 182, 890, 1989

1442. Osten, P.: Die Anamnese in der Psychotherapie. E-Reinhardt Verlag München 1995

1442a. Oxman, A., Guyatt, G.H.: The science of reviewing research. Ann. N.Y. Acad. Sci. 703, 125 (1993)

1443. Pais, A.: Ich vertraue auf die Intuition. Der andere Albert Einstein. Heidelberg, Spectrum Akad. Verlag, 1995

1444. Palliat, P.: Demographische Entwicklung und Altern. In: Martin, E.; Junod, J.P. (Hrsg): Lehrbuch der Geriatrie. Huber Verlag, Bern Stuttgart Toronto (1990)

1445. Pankratz, L., Jackson, I.: Habitually wandering Patients. N. Engl. J. Med. 331, 1791 (1994)

1446. Pape, H.: Erfahrung u. Wirklichkeit als Zeichenprozeß. Ffm, Suhrkamp, 1989

1447. Parrino, Th.A., Mitchell, R.: Diagnosis as a Skill. Perspect. Biol. Med. 33, 18 (1989)

1448. Parsons, T.: Struktur u. Funktion der modernen Medizin, in: König, R., Tönnesmann, M. (Edit.): Probleme der Medizin-Soziologie. Köln, Westdt. Verlag, 1958

1449. Parsons, T.: Social Systems and the Evolution of Action Therapy. New York, Free Press, 1977

1450. Pascal, B.: Gedanken. dt. bei Reclam, Stuttgart, 1956

1451. Patrik, E.A.: Decision Analysis in Medicine: Methods and Applications. Boca Raton/Fl. 1979

1452. Pattee, H.H. (Edit.): Hierarchy Theory. New York, Braziller, 1973

1453. Patzig, G., in: Partisan der Wahrheit (Popper). FAZ, 19.9.1994:35

1454. Pauker, St.G., Kassirer, J.P.: The therapeutic Decision Making: A Cost-Benefit Analysis. N. Engl. J. Med. 293, 229 (1975)

1455. Pauker, St., Kassirer, J.P.: The Threshold Approach to Clinical Decision making. N. Engl. J. Med. 302, 1100 (1980)

1456. Pauker, St.G., Kassirer, J.P.: Decision Analysis. N. Eng. J. Med. 300, 250 (1987)

1457. Pauker, S.G.: Comments by the representative of the Soc. f. Med. Decision Making. J.Am.Coll. Cardiol. 14, Suppl., 72 A (1989)

1458. Pauker, S.G., Kopelman, R.I.: Interpreting Hoofbeats: Can Bayes help to clear the haze?. N. Engl. J. Med. 317, 1009 (1993)

1458a. Pauker, S.G., Kassirer, J. (Editorial): Contentious Screening Decisions. N. Engl. J. Med. 336, 1243 (1997)

1459. Pavlidis, T.: Structural Pattern Recognition. Berlin-Heidelberg, Springer, 1977

1460. Pawlik, K. (Hrsg.): Diagnose der Diagnostik. Stuttgart, Klett-Cotta, 2.A., 1982

1461. Payk, Th. R.: Mensch und Zeit. Stuttgart, Hippokrates, 1979

1461a. Pearl, J. Probabilistic Reasoning in Intelligent Systems: Networks of Plausible Inference. San Matteo/la., Morgan Kaufman, 1988

1462. Pearson, K.; Lee, A.: On the laws of inheritance in man. Biometrika 2 (1903) 357

1463. Peckham, R.H.: Betting adds in Medical Diagnosis. Am. J. Med. Sci, 253, 35 (1967)

1464. Peev, Ch.P., Kaihara S.: A Method for Estimating Prognosis based on Physicans Decision Making Process. Meth. Inform. Med. 20, 202 (1981)

1465. Peirce, C.S.: Phaenomen u. Logik der Zeichen. dt. bei Suhrkamp, Ffm, 1925

1466. Peirce, Ch.: Schriften zum Pragmatismus und Pragmatizismus. dt. bei Suhrkamp, Ffm, 3.A., 1976

1467. Peirce, Ch.S.: Naturordnung und Zeichenprozess. dt. bei Suhrkamp, Ffm, 1991

1468. Peitgen, H.O., Richter, P.H.: The Beauty of Fractals. Heidelberg, Springer, 1986

1469. Peitgen, H.O., Jürgens, H. Saupe, D.: Fraktale – eine neue Sprache für komplexe Strukturen. Spektr. Wissensch. 1989 9:52

1470. Peitgen, H.-O., Jürgens, H., Saupe, D.: Bausteine des Chaos: Fraktale. Stuttgart, Klett-Cotte. Berlin-Heidelberg, Springer, 1992

1471. Peitgen, H.O., Jürgens, H., Saupe, D.: C-H-A-O-S: Bausteine der Ordnung. Stuttgart, Klett-Cotta, und. Berlin-Heidelberg, Springer 1994

1472. Peled, A.: The next computer revolution. Scient. Am. 257, 35 (1987)

1473. Pellegrino, E.D.: The Anatomy of Clinical Judgements: Some Notes of Right Reason and Right Action, in Engelhardt, H.T., Spicker, S.F., Towers, B.: Clinical Judgement: A critical Appraisal. Dordrecht/Holl., Reidel, 1979

1474. Pellegrino, E., Thomasma, B.: A Philosophical Basis of Medical Practice. Oxford, Univ.-Press. 1981

1475. Penrose, R.: The Emperor's New Mind. Oxford, Univ.Press, 4.A., 1990

1475a. Penrose, R.: Schatten des Geistes, dt. bei Spectrum Verlag, Heidelberg, 1995

1476. Péquinot, H.: Initiation á la Médecine. Paris, Masson, 1961

1477. Perls, Th.T.: Vitale Hochbetagte. Spectr. Wissensch. 3/1995:72

1478. Pernis, B., Vogel, H.: Cell Biology of the Major Histocompatibility Complex. New York, Acad. Press, 1985

1479. Peter, H.H., Pichler, W.J.: (Herausg.): Klinische Immunologie 2.A. München, Urban & Schwarzenberg, 1991

1480. Peter, J.I.: Chronobiologie und Schlaf. Internist, 32, 363 (1991)

1481. Peterson, Birsall, T.G., Fox, W.C.: The theory of signal detectability. Trans. IRER Prof.Group Inform. Theory PGIT-4, 171 (1954)

1483. Petrie, I.C., McIntyre, N.: The Problem-orientated Medical Record. Edinburgh, Churchill Livingstone, 1979

1484. Pfannenstiel, P.: Positronen-Emissions-Tomographie (PET). Krankenhausarzt, 61, 459 (1988)

1485. Pfaundler, M. v., von Sehrt, L.: Über Syntropie von Krankheitszuständen. Z.Kinderheilk. 30, 100 (1921)

1486. Pfeiffer, R.A.: Humangenetische Grundlagen innerer Erkrankungen, in: Gross, R., Schölmerich, P., Gerok, W.: Die Innere Medizin. Stuttgart, Schattauer, 9.A., 1996

1487. Pfeiffer, R.A.: Persönl. Mittlg. 1994

1488. Pfitzer, P., Hanke, R.: Qualitätssicherung auf dem Gebiet der Zytologie. Erste freiwillige Ringstudie. Dt. Ärztebl. 84, B1308, 1987

1489. Pfohl, G.: Und Naunyn hat's doch gesagt. Med. Welt 38, 597 (1987)

1490. Philipps, I.L.: Statistical Thinking. San Francisco/Ca. Freeman, 1973

1491. Piaget, K.: Der Strukturalismus. dt. bei Walter, Olten, 1973

1492. Pichlmaier, H.: Entscheidungsfindung in der Chirurgie. Vortr. 136. Tag. nordwestdt. Chirurgen 6.12.1985

1493. Pichlmaier, H., Grundmann, R.: Qualitätssicherung in der Chirurgie: Möglichkeiten und Grenzen. Zbl. Chirurgie, 112, 1092, 1987

1494. Pichlmaier, H., Wolters, U.: Mortalitäts- und Morbiditätskonferenz. Perioperative Todesfälle. Langenbeck's Arch., Kongressbd. 1991:333

1495. Pickering, G.: Physician and Scientist. Brit. Med. J. 1964, II:1615

1496. Pieper, A.: Norm, in: Krings, H., Baumgartner, H.M., Wild. Chr.: (Herausgeb.). Handb. philosoph. Grundbegriffe 4, 1009, München, Kösel 1973/74

1497. Piepmeier, R.: Baruch de Spinoza: Vernunftanspruch u. Hermeneutik, in: Nassen, U.:. Klassiker der Hermeneutik, Paderborn, Schöningh, 1982

1498. Pietsch, M. E.: Diagnosefindung und Aufwand. Eine kritische Analyse von 19203. Bestimmungen an 700 Patienten. Inaugur.Diss. Köln, 1982

1499. Pirschel, I.: Das elektron. Stethoskop, in: C. D. Claussen U. F. Hucho (Hrsg.): Forschung u. Medizin der Schering AG. 4,2:53 (1989)

1500. Pittendrigh, C. S.: Adaptation, natural selection and behavior, in: Roe, A., Simpson, G. G. (Edit.): Behavior and Evolution. New Haven, Yale Univ. Press, 1958

1501. Planck, M.: Determinismus oder Indeterminismus? Leipzig, Barth, 8.A., 1967

1502. Platt, D.: Biologie des Alterns. Heidelberg, Quelle und Meyer, 1976

1503. Platt, D.: Handbuch der Gerontologie, Vol. 1ff.. Stuttgart, Fischer, 1983

1504. Platt, D.: Warum leben Frauen länger als Männer? Dt. Ärztebl. 88, A2160 (1991)

1505. Plessner, H.: Die Stufen des Organischen und der Mensch. Berlin, de Gruyter, 1975

1506. Poincaré, H.: La Science et L'Hypothèse. Paris, Flammarion, 1968

1507. Politser, P.: Decision, Analysis and Clinical Judgment: A Re-evaluation. Med. Dec. Mak. 1, 362 (1981)

1508. Pollak, M., Ruttimann, U., Gatson, P. R. et al.: Accurate prediction of the outcome of pediatric intensive care. N. Eng. J. Med. 316, 134, 1987

1509. Polya, G.: Schule des Denkens. dt. bei Francke, Bern, 1949

1510. Pople, H. E.: Heuristic Methods for Imposing Structure on ill-structured Problems: The Structuring of Medical Diagnosis, bei Szolovits, P. (Edit.): Arteficial Intelligence in Medicine. Boulder/Co. Westview Press, 1982

1511. Popper, K. R.: Ludwig Boltzmann und die Richtung des Zeitablaufs: Der Pfeil der Zeit in: Zimmerli, Ch. W., Sandbothe, M. (= 2193)

1512. Popper, K. R.: The propensity interpretation of probability. Brit. J. Phil. Sci, 10, 25 (1959)

1513. Popper, K. R.: Objective Knowledge. Oxford, Clarendon Press, 1971

1514. Popper, K. R.: Das Elend des Historizismus. dt. bei Mohr, Tübingen, 4.A., 1974

1515. Popper, K. R.: Conjectures and Refutations. London, Routledge a. Keagan, Paul, 4.A., 1976

1516. Popper, K. R.: Von den Quellen unseres Wissens und unserer Unwissenheit. Mannheim, Forum, 75, 9 (1976)

1517. Popper, K. R.: Die beiden Grundprobleme der Erkenntnistheorie. dt. bei Mohr, Tübingen, 1979

1518. Popper, K. R.: Logik der Forschung. dt. bei Mohr, Tübingen, 1982

1519. Popper, K. R., Eccles, J. C.: Das Ich und sein Gehirn. dt. bei Piper, München, 1982

1520. Popper, K. R.: Realism and the Aim of Sciences. Totowa/New York, Rowman a. Littlefield, 1983

1521. Popper, K. R.: Eine Welt der Propensitäten. Tübingen, J. C. B. Mohr, 1995

1522. Porzsoldt, F., Gaus, W.: Wirksamkeit und Nutzen medizin. Maßnahmen. Klinikarzt, 12, 522 (1993)

1523. Posner, R., Robering, K., Sebrok, Th. A. (Herausg.): Semiotik. Berlin, de Gruyter, 1995

1524. Pott, G., Schrameyer, B.: ERCP-Atlas. Stuttgart, Schattauer, 1989

1525. Poynard, T., Alperovitch, A.: L'évaluation des moyens diagnostiques. J.Radiol. 61, 8 (1980)

1526. Poynard, T.: Evaluation des moyens diagnostiques: Les pièges. Rev. Prat. 33, 993 (1983)

1527. Praetorius, F.: Bilder machen Gedanken? Zum Stand der ärztl. Diagnose. Merkur 44, 493, 1990

1528. Praetorius, F.: Die Anamnese. Dt. Krank. Plegezeitschr. 2, 93, 1990

1529. Praetorius, F.: Überdiagnostik – Leiden durch Bilder. Ethik Med. 2, 56, 1990

1530. Praetorius, F.: Zur Objektivität von Indikationen. Dt. Ärztebl. 89, A 2113 (1992)

1531. Pratt, J. W., Raiffa, H., Schlaifer, R.: The foundations of decision under uncertainty: An elementary exposition. J. Am. Statist. Assoc. 59, 353, 1964

1532. Prigogine, I.: Zeit, Introduction to Thermodynamics of Irreversible Process,. New York, J. Wiley 1961

1533. Prigogine, I.: Zeit, Struktur u. Fluktuationen (Nobel-Vortrag). Angew. Chemie 90, 704 (1978)

1534. Prigogine, I.: Vom Sein zum Werden. dt. bei München, Piper, 2.A., 1980

1535. Prigogine, I., Stengers, I.: Dialog mit der Natur. dt. bei Piper, Ffm, 5.A., 1986

1536. Prigogine, I.: What is Entropy?. Naturwiss. 76, 1 1989

1536a. Prigogine, L.: Zeit, Entropie und der Evolutionsbegriff in der Physik, in:. Zimmer, W. CH. und Sandbothe, M.: Klassiker der modernen Zeitphilosophie. Darmstadt, wiss. Buchges., 1993

1537. Prigogine, I., Stengers, I.: Das Paradox der Zeit. dt. bei Piper, München, 1993

1538. Prorok, P. C., Hankey, B. F., Bundy, B. N.: Concepts in the Evaluation of Screening Programs. J. Chron. Dis. 34, 159 (1981)

1539. Prosenc, F., Brandt, H., Braun, R. N. et al.: Über den diagnostischen Wert spontaner . Angaben des Kranken bei seiner Erstberatung durch den prakt. Arzt. Med. Klin. 59, 964, 1964

1540. Psaltis, D, Mok, F.: Holographische Datenspeicher. Spektr. der Wissensch. 1/1996: 50

1541. Puppe, F., Puppe, F.: A Kowledge Representation Concept Facilitating Construction and . Maintenance of Large Knowledge Basis. Meth. Inform. Med. 27, 10 (1988)

1542. Puppe, F.: Einführung in Expertensysteme. Berlin-Heidelberg, Springer, 1988

1542a. Puppe, B., Ohmann, Chr. et al.: Evaluation four Diagnostics Methods with Acute Abdominal Pain Cases. Meth. Inf. Med. 34, 361 (1995)

1543. Puschkin, W.: Die heuristische Tätigkeit in einem großen System, in: Ideen des exakten Wissens. 11, 5, 1968

1544. Quine, W.v.O.: Two Dogmas of Empiricism. Philsoph. Rev. 60, 20, 1951

1545. Quine, W. v. O.: Grundzüge der Logik. dt. bei Suhrkamp, Ffm, 1969

1546. Quine, W. v. O.: Philosophie der Logik. dt. bei Kohlhammer, Stuttgart, 1973

1547. Quine, W. v. O.: Zit. n. Gochet, P.: Quine zur Diskussion. dt. bei Ullstein, Ffm, 1984

1548. Quine, W. v. O.: Theorien und Dinge. dt. bei Suhrkamp, Ffm, 1985

1549. Radnitzky, G., Andersson, G.: Voraussetzungen und Grenzen der Wissenschaft. Tübingen, Mohr, 1981

1550. Radnitzky, G.: in: G., Seiffert, H., Radnitzky., (Hrsg.): Handlexikon der Wissenschaftstheorie. München, Ehrenwirth, 1989

1551. Rae, A.: Quantum Physics: Illusion or Realtiy? Cambridge, Univ. Press 6.A., 1994

1551a. Raff, M.C.: The Sciences 7/8; 1996:36

1552. Rahmann, H., Rahmann, M.: Das Gedächtnis. München, Bergmann, 1988

1553. Rahmann, H., Rahmann, M.: The Neurobiological Basis of Memory and Behavior. New York, Springer, 1992

1554. Raichle, M.E.: Bildliches Erfassen von kognitiven Prozessen. dt. Spectr. Wissensch. 7/1994:56

1555. Raiffa, H.: Einführung in die Entscheidungstheorie. dt. bei Oldenbourg, München, 1973

1556. Ramsey, F.: Grundlagen der Mathematik und Statistik. dt. bei Frommann-Holzboog, Stuttgart, 1980

1557. Randow, von, G.: Das Ziegenproblem. Einbeck, Rowohlt, 1992

1558. Rang, M.: The Ulysses-Syndrom. Canad. Med. Ass. J. 106, 3660, 1984

1559. Ransohoff, D. R., Feinstein, A. R.: Is decision analysis useful in clinical medicine? Yale State J. Biol. Sci, 49, 165, 1976

1560. Ransohoff, D.F., Feinstein, A. R.: Problems of Spectrum and Bias in evaluating the Efficency of Diagnostic Tests. N. Engl. J. Med. 299, 926, 1978

1561. Rapaport, A.: Operational Philosophy. San Franzisco, Int. Soc. Gen. Semant. 1969

1561a. Rasche, G. L. van der Waerden in Heisenberg, W.: Physik und Philosophie, 5.A. Stuttgart, Hirzel, 1990

1562. Rasenek, J.: Chronische Hepatitis. Vortr. Symp. II. Med. Klinik Freiburg, am 19.3.1994 (unveröffentlicht)

1563. Raspe, H.: Epidemiologische u. sozialmedizinische Aspekte in der Rheumatalogie. Dt. Ärztebl. 92, A940, 1995

1563a. Raspe, H. H.: Evidence-based Medicine: Nur alter Wein in neuen Schläuchen?. Ref. Mainzer Akad, Wissenschaft 29.06.1996

1564. Raviv, J. (Edit.): Uses of computers in Aiding the Disabled. Amsterdam, North-Holland Publ., 1982

1565. Reaven, G.M. Insulin Resistance, Hyperinsulinaenemie and Hypertension. Am. J. Med. 90, Suppl. 2A, 2 (1991)

1566. Recherche spéciale: L'Intelligence arteficielle, in Recherches: 16, 170 ff, 1985

1567. Redelmeier, D.A., Tversky, A.: Discrepancy between medical decisions for individual . patients and for groups. N. Engl. J. Med. 322, 1162, 1990

1568. Redlich, F. C.: The Concept of Normality. Proc. Ass. Advanc. Psychotherapy 6, 551 (1957)

1569. Regau, Th.: Medizin auf Abwegen. München, Kösel, 3.A., 1961

1570. Reggia, I.A., Thurim, St.: Computer-assisted Medical Decision Making, Vol. 1 + 2 ff. New York, Springer, 1985

1571. Rehder, W.: Künstliche Intelligenz. Boehringer, Mannheimer Forum, 1988/89:9

1572. Reich, W.T. (Edit.): Encyclopedia of Bioethics, Vol. 1-4. New York, The Free Press, 1978

1573. Reichenbach, H.: Gesammelte Werke, Herausgegeb. von A. Kamlah, M. Reichenbach. Braunschweig, Vieweg, 1977

1574. Reichertz, P.L.: Das Medizinische System Hannover (MSH). Hannover, IBM Form E12, 1166, 1972

1575. Reinberg, A., Smolenski, M.H. (Edit.): Biologic rythms and Medicine. Berlin-Heidelberg, Springer, 1983

1576. Reimer, C.: Ärztliche Gesprächsführung. Berlin-Heidelberg, Springer, 2.A., 1994

1577. Reiser, St. I.: Medicine and the Reign of Technology. Cambridge, Univ. Press, 1978

1578. Reiss, E. (Editorial): In Quest of Certainty. Am. J. Med. 77, 969 (1984)

1579. Reiter, R.: A theory of diagnosis from first principles. Art. Intellig. in Med. 32, 57 (1987)

1580. Relman, A. S.: Dealing with conflicts of interest. N. Engl. J. Med. 313, 749 (1985)

1581. Relman, A. S.: Salary Physicians and economic incentives. N. Engl. J. Med. 319, 784 (1988)

1582. Remberger, K.: Pathologisch-anatomische Möglichkeiten und Grenzen der Aufklärung unklarer Todesfälle. Forum der Bundesärztekammer 19, 165 (1995)

1583. Reumann, K.: Salto der Kultminister Editorial. FAZ, 29. 12. 1994

1584. Rensing, L., an der Heiden, K., Mackey, M. (Edit.): Temporary Disorders in Human Oscillatory Systems. New York, Springer, 1987

1585. Rescher, N. (Edit.): The Logic of Decision and Action. Hartford, Austin, 1966

1586. Rescher, N.: Many-valued Logic. New York, McGraw-Hill, 1969

1587. Rescher, N.: The Limits of Science. Berkeley, Univ. Calif. Press, 1984

1588. Resnik, M. R.: Geriatic Medicine, in:. Isselbacher, K. J., Braunwald, E. et al. (Edit) Harrison's Principles of Internal Medicine. New-York, McGraw-Hill, 1, 1994

1589. Ribbert, Zit. bei Rothschuh, K. E. (Edit.) Was ist Krankheit?. Darmstadt, Wiss. Buchges. 1975

1590. Richter, H.: Zur Begründung der Wahrscheinlichkeitsrechnung. Dialectica 8, 48, 1954

1591. Richter, H.: Wahrscheinlichkeitstheorie. Berlin, Springer, 1966

1592. Richter, H.-J.: Trends in der Technik der Datenspeicherung. Spectr. Wissensch. 11/1994 : 28

1593. Richter, K., Abel, U., Klar, R. et al.: Die Grundlagen der Validierung einfacher diagnost. Tests. Klin. Wschr. 66, 65 (1988)

1594. Richter, K.: Die Evaluierung diagn. Maßnahmen. Klin. Wschr. 68, 297, 1990

1595. Richter, M. M.: Prinzipien der künstl. Intelligenz. Stuttgart, Teubner, 2.A., 1992

1596. Richter, O.: Mathematische Modelle für die klinische Forschung. Berlin-Heidelberg, Springer, 1978

1597. Rick, W.: Klinische Chemie u. Mikroskopie. Berlin-Heidelberg, Springer, 1972

1598. Ridley, B. K.: Time, Space and Things. Cambridge, Univ. Press, 2.A., 1984

1599. Riecker, G.: Grundlagen ärztl. Entscheidungsfindung. Med. Klin. 88, 263, 1993

1600. Riecker, G. (Edit.): Geriatrie. Internist 8/1991, 439

1600 a. Riecker, G.: Ärztliche Entscheidungen in der Inneren Medizin. Pullach, Med. Work-Verlag, 1997

1601. Riedel, M.: Verstehen u. Erklären. Stuttgart, Klett-Cotta, 1976

1602. Riedl, R.: Wahrheit u. Wahrscheinlichkeit. Berlin, Parey, 1992

1603. Riehl, J.: Duplex-Sonographie bei Nierengefäß-Erkrankungen. Therapiewoche 41, 635, 1991

1604. Riese, W.: The Conception of Disease. New York, Philosph. Libr., 1953

1605. Rifkin, I.: Entropie. dt. bei Hoffmann u. Campe, Hamburg, 1982

1606. Rifkin, R. D.: Classical statistical considerations in medical decision models. Med. Dec. Mak. 3, 197, 1983

1607. Ringel, E.: Die österreichische Seele. Wien, Böhlau's Nachfolger, 7.A., 1984

1608. Ritchie, D.: Gehirn u. Computer. dt. Stuttgart, Klett u. Cotta, 1984

1608 a. Ritter, J. (Herausg.) Historisches Wörterbuch der Philosophie, Basel, Schwabe, ab 1971

1609. Roberts, W. C.: The Autopsy: Its Decline and a suggestion for its revival. N. Engl. J. Med. 299, 332, 1978

1610. Robertson, W. O.: Quantifying the Meanings of Words. J. Am. Med. Ass. 249, 2631, 1983

1611. Robinson, D., Bevan, E. A.: Defining Normality. Art or Science? Meth. Inform. Med. 32, 225 (1993)

1612. Rockoff, S. D., Davis, D. O., Gaskill, I. W.: Physicians Attitudes Toward the Competence of General Diagnostic Radiologists. AJR 140, 639, 1983

1613. Rödder, W., Zimmermann, H. J.: Analyse, Beschreibung u. Optimierung von unscharf formulierten Problemen. Zeitschr. f. Oper. Res. 21, 1, 1977

1614. Roessink, B., Bernauer, K., Schuster, H. P.: Subjektive Einschätzung u. objektive Methoden zur Unterstützung in der ärztl. Entscheidung. Med. Klin. 89, 500, 1994

1615. Roitt, J. M.: Leitfaden der Immunologie. dt. bei Steinkopff, Darmstadt, 3.A., 1989

1616. Rommel, K.: Der klinisch-chemische Befund. Med. Welt, 29, 1306, 1978

1617. Rorty, R.: Intuition, in: Edwards, P.: The Encyclopedia of Philosphy, 4, 204. New York, Macmillan, 1967. Vol. 3 2/1972 : 204

1618. Rorty, R.: Der Spiegel der Natur. dt. bei Suhrkamp, Ffm, 1981

1619. Rösch, W.: Mögliche Fehler und ihre Vermeidung in der Gastroenterologie. Dtsch. Ärztebl. 92, 1304 (1995)
1620. Rose, N.R., Mackay, I. (Edit.): The Autoimmune Diseases. London, Academic Press, 1985
1621. Rosen, R.: Die Philosophie des Handwerklichen, in: W. Deppert, H. Kliemt et al. (Herausgeb.): Wissenschaftstheorien in der Medizin. Berlin, de Gruyter, 1992
1622. Rosenbaum, P.R. From association to causation in observational studies: the role. of tests of strongly ignorable treatment assigments. J Am Stat Assoc 79, 41 (1984)
1623. Rosenberg, St. A., Abersold, Pl., Cornetta, K. et al.: Gene Transfer into Humans. Immunotherapy of Patients with multiple Melanoma. N. Engl. J. Med. 323, 570, 1990
1623a. Rosenberg, W., Donald, A.: Evidence based Medicine: an approach to clinical problem solving. Brit. Med. J. 310, 1122 (1995)
1624. Rosenblatt, F.: Principles of Neurodynamics. New York, Spartan Books, 1962
1625. Rosenblueth, A., Wiener, N.: The role of models in Sciene. Philos. Science 1945, 4:316
1626. Rosenstiel von, L., Hockel, L.M., in Molt, W. (Herausgeb.): Handbuch der Angewandten Psychologie. Landsberg, ecomed, 1994
1627. Rosner, B.: Fundamentals of Biostatistics. Boston/Mass. Duxburg Press, 1982
1628. Ross, S.: Medical Science: Master or Servant? Brit. Med. J. 4, 439, 1967
1629. Rössler, D., in: Gross, R. (Edit.): Geistige Grundlagen der Inneren Medizin. Berlin-Heidelberg, Springer, 1985
1630. Rössler, D., Waller, H.D. (Herausg.): Medizin zwischen Geisteswissenschaft und Naturwissenschaft. Tübingen, Attempto, 1989
1631. Rössler, R.: Über das Zusammentreffen und die gegenseitige Beeinflussung von Krankheiten. Dt. Med. Wschr. 58, 163, 1932
1632. Roth, G.: Das Gehirn und seine Wirklichkeit. Frankfurt, Suhrkamp 3.A., 1995
1633. Rother, K. (Edit.): Complement. Darmstadt, Steinkopff, 3.A., 1995/96, im Druck
1634. Rother, K., Till, G.D.: The Complement System. Berlin-Heidelberg, Springer, 2.A., 1994
1635. Rothmund, M., Lorenz, W.: Einflüsse auf Indikation u. intraoperatives Vorgehen. Langenbeck's Arch. Suppl. 568, 1990
1636. Rothschuh, K.E.: Prinzipien der Medizin. München, Urban & Schwarzenberg, 1965

1637. Rothschuh, K.E.: Der Krankheitsbegriff. Hippokrates 43, 3, 1972
1638. Rothschuh, K.E., in: K.E Rothschuh (Edit.): Was ist Krankheit? Darmstadt, Wiss. Buchges. 1975
1639. Rothschuh, K.E.: Iatrologie. Hippokrates, 49, 3, 1978
1640. Rothschuh, K.E.: Konzepte der Medizin. Stuttgart, 1978
1641. Rothschuh, K.E.: Naturheilbewegung, Reformbewegung, Alternativbewegung. Stuttgart, Hippokrates, 1983
1642. Rothschuh, K.E., Toellner, R.: Konzepte der Krankheitsentstehung. Tecklenburg, Burgverlag, 1984
1642a. Rott: Ultraschalldiagnostik. Neuere Bewertung der biologischen Sicherheit. Dtsch. Ärztebl. 93, 1533 A (1996)
1643. Rottländer, R.C.A.: Die Akzeptanz naturwissenschaftl. Resultate in den Geisteswissenschaften. Futura, 1/1991:8
1644. Rubin, D.C.: Estimating causal effects of treatments in randomized and nonrandomized studies. J Educat Psychol 66, 688 (1974)
1645. Rubin, D.C., Baddeley, A.D.: Telescoping is not time compressing: a model of the dating of autobiograhic events. Mem. Cogn. 17, 653, 1989
1646. Rückert, W.: Soziographische Daten, in: Lang, E.: Praktische Geriatrie. Stuttgart, Enke Verlag, 1988
1647. Rudle, D.: Deterministic Chaos: the science and the fiction. Proc. Roy. Soc. 427A, 241 (1990)
1648. Ruelle, D.: Zufall und Chaos. Berlin-Heiderlberg, Springer, 1994
1649. Rüssmann, W.: Qualitätskontrolle. Vortrag Köln am 16.3.1996
1649a. Ruhnau, E.: Zeitgestalt und Beobachter. Betrachtungen zum „Tertium non datus" (in 1347)
1650. Rundhart, D.E., McUeland, A. et al.: Parallel Distributed Prozessing I and II. Cambridge, Mass, MIT Press 1989
1650a. Russe, H.P.: The Use and Abuze of Laboratory Tests. Med. Clin. N. Amer. 53, 223 (1969)
1651. Russell, B.: Einführung in die mathem. Philosophie. dt. bei Löwith, Wiesbaden, o.J.
1652. Russell, B.: Denker des Abendlandes. dt. bei Belser, Stuttgart, 1976
1653. Russell, B., Pirani, F.: Das ABC der Relativitätstheorie. dt. bei Rowohlt, Reinbek, 1988
1654. Ryle, I.A.: The Meaning of Normal. Lancet, 1947, I:1
1655. Ryle, I.A.: The Natural History of Disease. Oxford, Univ. Press, 2.A., 1948

1656. Sachs, L.: Angewandte Statistik, 7. Auflage, Springer Verlag, Heidelberg, Berlin Heidelberg, 1992

1657. Sachverständigenbeirat für die konzertierte Aktion im Gesundheitswesen: „Medizinische und ökonom. Orientierung". Jahresgutachten 1987

1658. Sackett, D. L., Holland, W. W.: Controversy in the Detection of Disease. Lancet, 1975, II:357

1659. Sackett, D. L.: Clinical Diagnosis and the clinical Laboratory. Clin. Invest. Med. 1, 37 (1978)

1660. Sackett, D. L.: Clinical Disagreement. How often it occurs and why? Canad. Med. Ass. J. 123, 499 (1980)

1661. Sackett, D. L., Haynes, R. B., Tugwell, P.: Clinical Epidemiology. Bosten, Little Brown, 1985

1661a. Sackett, D. L., Rosenberg, W. M.: The need for evidence based medicine. J. Publ. Health Med. 17, 330 (1995)

1662. Sadegh-Zadeh, K.: Zur Logik u. Methodologie der ärztl. Urteilsbildung. Meth, Inf. Med. 11, 203, 1972

1663. Sadegh-Zadeh, K.: Foundations of clinical Praxiology. Metamed. 3, 101, 1982

1664. Sadegh-Zadeh, K. in: Nordenfeldt, L., Lindahl, J. B. (Edit.): Health, Disease and causal explanation. Dordrecht/Holl., Reidel, 1984

1665. Sadegh-Zadeh, K.: Machine over mind. Artefic. Intell. in Med. 1, 3 (1989)

1666. Sadegh-Zadeh, K.: Fundamentals of clinical methodology: I. Differential Indication. Artefic. Intell. in Med. 6, 83 (1994)

1667. Sadegh-Zadeh, K.: Persöhnl. Mittlg. 1995

1668. Salomon, G., Parkins, D. N., Globersome, T.: Partners in cognition: extending human intelligence with intelligent technologies. Educ. Rs. 20, 2, 1991

1669. Samburski, S.: Naturkenntnis und Weltbild. Zürich, Artemis, 1977

1670. Samkammer Hays, I., Larson, K. H.: Interacting with patients. New York, McMillan, 1963

1671. Sanchez, E.: Inverses of Fuzzy Relations. Application to Possibility Distribution and Medical Diagnosis. FSS (Fuzzy Set Systems) 2, 75, 1979

1672. Sandvoss, E. R.: Immanuel Kant. Stuttgart, Kohlhammer, 1983

1673. Sapira, I. D.: Logical Handling of Clinical Data. South Med. J. 73, 1437, 1980

1674. Saris, N. E.: Provisional Recommendation on the Theory of Reference. J. Clin. Chem. Clin. Biochem. 17, 337 (1979)

1675. Sass, A. (Edit.): Medizin u. Ethik. Stuttgart, Reclam, 1989

1676. Sass, H. M., Viefhues, H.: Ethik der ärztl. Praxis und Forschung. Bochum, Daphar med. script. 1988 ff.

1677. Savage, L. I.: Implications of Personal Probability for Induction. J. Philosophy 64, 593, 1967

1678. Savage, L. I.: The Foundation of Statistics. New York, Dover Publ., 2.A., 1972

1679. Scadding, I. G.: The Concept of Disease. Lancet 1967, II:877

1680. Scadding, I. G.: The Semantics of Medical Decision. Bio-Med. Computing 3, 83, 1972

1681. Schaefer, H.: Arzt u. Patient. München, Piper, 1965

1682. Schaefer, H.: Die Medizin als Prototyp einer interdisziplin. Forschg., in: Schwarz, E. (Edit.): Internat. Jahrbuch für interdiszipl. Forschung, II/2:199, 1975

1683. Schaefer, H.: Intuition u. Wissenschaft in der Medizin. Dt. Apoth. 28, 10, 1976

1684. Schaefer, H.: Der Krankheitsbegriff, in: Blohmke, M., von Ferber, Chr., Chisker, K. P., Schaefer, H.: Handbuch der Sozialmedizin I, 363. Stuttgart, Enke, 1976

1685. Schaefer, H.: Plädoyer für eine neue Medizin. München, Piper, 1979

1686. Schaefer, H.: Theoret. Grundlagen, in: Schipperges, H., Wagner, G. (Edit.): Effektivität u. . Effizienz in der Medizin. Stuttgart, Gentner-Verlag, 1981

1687. Schaefer, H.: Der Gesundheitsbegriff der WHO. Fortschr. Med. 100, 1736, 1982

1688. Schaefer, H.: Die Physiologie u. die Theorie der Medizin. Giess. Univ. Blätter 1983, 1:48

1689. Schaefer, H., in: Schatz, O. (Edit.): Wie krank ist unsere Medizin?. Graz, Styria-Verlag, 1983

1690. Schaefer, H., in: Hutling's Enzyklopädie der zahnärztl. Versorgung I, 67, 1984

1691. Schaefer, H., in: Rothschuh, K.E., Toellner (Edit.): Münster'sche Beiträge zur Geschichte u. Theorie der Medizin: 111. Tecklenburg, Burgverlag, 1984

1692. Schaefer, H.: Die Theorie der Risikofaktoren als pathogen. Prinzip. Heidelb. Akadem. Wiss. 13.10.1984

1693. Schaefer, H.: Die neue Marschrichtung, in: Nagel, H.R., Hässner, K. (Edit.): Kurskorrektur. Wege zur Bewahrung des Gesundheitswesens. Stuttgart, Fischer, 1987

1694. Schaefer, H.: Heilen u. Heil. Arzt u. Christ, 34, 67, 1988

1695. Schaefer, H.: Wie weit ist die Medizin eine Wissenschaft?. Med. Klin., 84, 267, 1989

1696. Schaefer, H.: Verwirklichen sich die Prinzipien der Entropie in der Morphogenese der Arteriosklerose, in: Becker, V., Schipperges. H. (Edit.):1992

1697. Schaefer, H.: Modelle in der Medizin. Heidelbg. Akad. Wissenschaften. Berlin-Heidelberg, Springer, 1992

1698. Schaefer, H.: Gesundheitswissenschaft. Heidelberg, Ewald Fischer, 1993

1698 a. Schaefer, H.: Schwache Wirkungen als Cofaktoren bei der Entstehung von Krankheiten. Berlin-Heidelberg, Springer 1996

1699. Schaefer, H., Hensel, H., Brody, R.: Toward a man centered medical science. Mt. Kisco/New York, Futura Publishing, 1977

1700. Schaffner, K.F. (Edit.): Reductionism and Holism in Medicine. J. Med. Philos. 6, 93 ff., 1981

1701. Schaffner, K. F. (Edit.): Decision making. J. Med. Philos. 9, 127 ff, 1984

1702. Schank, R.C.: The cognitive Computer. Reading/Mass., Addison Wesley, 2.A., 1984

1703. Schank, R. C., Childers, P. G.: Die Zukunft der künstlichen Intelligenz. dt. bei Du Mont, Köln, 1986

1704. Scharf, I. H. (Hrsg.): Systeme und Systemgrenzen. Nov. Act. Leop. (N. F.) 47, 226 (1977)

1705. Scharf, I. H. (Hrsg.): Prozesskinetik. Nov. Act. Leopold, NF 51/1980

1706. Scharf, I.H. (Hrsg.): Anomalien. Nov. Act. Leopold, NF 65, 277, 1991

1707. Scheffler, I.: Inductive Inference: A new approach. Science 127, 177, 1958

1708. Scheffler, I.: The Anatomy of Inquiry. New York, Knopf, 1970

1709. Schega, W.: Qualitätskontrolle zwischen Utopie u. Realität. Münch. Med. Wschr, 120, 583, 1978

1710. Schega, W.: Qualitätssicherung in der Medizin. Dt. Med. Wschr. 109, 2, 1984

1711. Scherrer, D. R.: The expected usefulness of the Hospital Information System to come. Meth. Inform. Med, 27, 511, 1988

1712. Scheurlen, P. G. (Hrsg.): Differentialdiagnose in der Inneren Medizin. Berlin-Heidelberg, Springer, 1989

1713. Schicha, H., Bull, A.: Tomographische Funktionsdiagnostik in der Nuklearmedizin. Dt. Ärztebl. 86, A 2749 (1989)

1714. Schicha, H.: Nuklearmedizin. Stuttgart, Schattauer, 2.A., 1993 (3.A. 1996)

1715. Schierz, W., Braun, R. N., Danning: Berufstheoretische Überlegungen zur Funktion des Arztes für bildgebende Verfahren. Wien. Klin. Wschr, 101, 769, 1989

1716. Schiffmann, A., Cohen, S., Nowik, R., Selinger, D.: Initial diagnostic hypotheses: factors, which may disturb physicians judgment. Organ. Behav. a. Hum. Perform. 21, 305, 1978

1717. Schilpp, P. A. (Edit.): The Philosophy of K. R. Popper I + II. La Salle/Ill., Open Court, 1974

1718. Schipperges, H.: Therapeut. Handeln zwischen Nihilismus und Optimismus. Dt. Apoth. Z. 115, 1053, 1975

1719. Schipperges, H.: Die Medizin in der Welt von morgen. Düsseldorf, Econ, 1976

1720. Schipperges, H.: Auf dem Weg zu einem ökologischen Zeitalter. Schleswig-Holst. Ärztbl. 1977, 11:715

1721. Schipperges, H., Seidler, E., Unschuld, P. K. (Herausg.): Krankheit, Heilkunst, Heilung. Freiburg, Alber, 1978

1722. Schipperges, H.: Der Arzt von morgen. Berlin, Severin u. Siedler, 1982

1723. Schipperges, H.: Arzt u. Patient in der Welt von morgen. Heidelberg, Fischer-Verlag, 1983

1724. Schipperges, H.: Homo patiens. München, Piper, 1985

1725. Schipperges, H.: Einfluß des Wertewandels auf die Gesundheit. Königsteiner Vortr. 21. 1. 1985

1726. Schipperges, H. (Hrsgb.): Pathogenese. Berlin-Heidelberg, Springer, 1985

1727. Schipperges, H.: Die Medizin zwischen Naturwissenschaft und Anthropologie. Vortr. Med. Ges. Köln, 1. 6. 1992

1728. Schlegel, W.: Ultraschallbilder werden 3-dimensional. Praxiscomputer 11, 30 (1995)

1729. Schleiermacher, Fr. D. E.: Hermeneutik, herausgeg. H. Kümmerle. Heidelberg, Univ.-Verlag Winter, 2.A., 1974

1730. Schlick, M.: Allgemeine Erkenntnislehre. Ffm, Suhrkamp, 1972

1731. Schließmann, I.I.: The Effect of errors and frequency of examination on reported rates of diseases. Biometrics, 33, 635, 1977

1731 a. Schmalzl, K.J.G.: Kardiale Ultraschalldiagnostik I – IV. Berlin, Blackwell, 1994

1732. Schmid, C.: Nicolo Macciavelli, in: Ueding, G. (Hrsg.): Zutrauen zur Wahrheit. Tübingen, Attempto-Verlag, 1993

1733. Schmidbauer, W.: Der neue Psychotherapieführer. München, Goldmann, 1994

1734. Schmidt, F. W.: Problems of normal values. Proc. Int. Symp. Clin. Enc., Venedig, 1974:135

1735. Schmidt, L. R., Kessler, B. H.: Anamnese. Weinheim, Beltz, 1976

1736. Schmidt, R. F.: Bio-Maschine Mensch. München, Piper, 1979

1737. Schmidt, W.: Kausalität u. Finalität. Dt. Ärztebl. 78, 2367, 1978

1738. Schmidtke, I.: Die molekulargenet. Diagnose von Erbkrankheiten. Dt. Ärztebl. 89, A2380, 1992

1738a. Schmiegel, N.: Klin. Bedeutung molekulargenet. Untersuchungen in der Gastroenterologie. L. Heilmeyer – Symposium Köln 1996 (im Druck)

1739. Schmitz, G., Rothe, G.: Durchflußzytometrie. Stuttgart, Schattauer, 1994

1739a. Schnabel, M.: Wissensbasierte Entscheidungsunterstützung in der Medizin. Stuttgart Fischer 1996

1740. Schneeweiss, H.: Entscheidungskriterien bei Risiko. Berlin-Heidelberg, Springer, 1969

1741. Schneider, B.: Mathem. Grundlagen der medizin. Diagnostik, in: Ehlers, C.T., Hollberg, N., Puppe, A.: Computer, Werkzeuge der Medizin. Berlin-Heidelberg, Springer, 1970, S. 160

1742. Schneider, B.: Bayesian Models for Clinical Studies. Meth.Inform. Med. 23, 147, 1984

1743. Schneider, B.: Die Logik der Modellbildung, in: D.P.F. Möller: Systemanalyse biolog. Prozesse. Berlin-Heidelberg, Springer, 1984

1744. Schneider, B.: Modelle für die medizinische Diagnostik, in: Möller, D.P.F.: Simulationstechnik, 3. Samp. Berlin-Heidelberg, Springer, 1985:112

1745. Schneider, B.: Die Logik der Modellbildung. Manuskript 1992

1746. Schneider, C.: Datenverarbeitungslexikon. Wiesbaden, Gabbe, 1970

1747. Schneider, E. L., Brody, I. A.: Aging, natural Death, and the Compression of Mortality: Another View. N. Engl. J. Med. 309, 854, 1983

1748. Schneider, H.J.A.W.: Hypothese, Experiment, Theorie. Berlin, de Gruyter, 1978

1749. Schneiderman, B.: Designing the User Interface. Reading/Mass. Addison-Wesley, 2.A., 1987

1750. Schneiderman, L.J., De Salvo, L., Baylor, St., Wolf, P.L.: The „abnormal" Screening Laborat.Results. Arch. Int. Med. 129, 88, 1972

1751. Schölmerich, J., Luttkus, A. et al.: Zufallsbefunde bei abdomineller Sonographie. Dt. Med.Wschr., 111, 807, 1986

1752. Schölmerich, J.: Grenzen der Zumutbarkeit diagn. Maßnahmen. Z. Allgem. Med. 64, 666, 1988

1753. Schölmerich, P.: Grundlagen ärztlicher Entscheidungsprozesse. Abhandl. Mainzer Akademie der Wissensch. 2.A., 1985

1754. Schölmerich, P., Thews, G. (Hrsg.): „Lebensqualität" als Bewertungskriterium in der Medizin. Stuttgart, Fischer, 1990

1755. Schölmerich, P. (Herausgeb.) Fortschritte der Medizin und Erwartungen der Gesellschaft. Akad. d. Wissensch. Mainz, Stuttgart, G. Fischer-Verlag, 1995

1756. Scholz, H.: Abriß der Geschichte der Logik. Freiburg, Alber, 1959

1757. Scholz, H.: Mathesis universalis, in: Hermes, H., Kambartel, F., Ritter, I.: Abhandlungen zur Philosophie als strenger Wissenschaft. Basel, 1961

1758. Scholz, R.W. (Edit.): Decision Making under Uncertainty. Amsterdam, Elsevier, 2.A., 1987

1759. Schönrock, H.: Außenseitermethoden in der Allgemeinpraxis. Inaugur. Dissert. Freiburg, 1978

1760. Schopenhauer, A.: Sämtliche Werke. Leipzig, Inselverlag, 1911

1761. Schreiber, Th., Kautz, H.: Noise chaotic data: diagnosis and treatment. in Bélair u. a.

1762. Schriefers, H.: Was ist Leben? Med. Welt, 40, 372, 1989

1763. Schriefers, H.: Persönl. Mittlg. 1994

1764. Schröder, H.-J., Stehle, I., Henschel, M.: Twenty-four-hour priscal melatonin synthesis in vasopressiv deficient. Brattleboro rat. Brain Res. 459, 328, 1988

1765. Schröder, H.: Vortrag Med. Ges. Köln, 5.7.1993

1766. Schrödinger, E.: Was ist Leben? dt. bei Piper, München, 1977

1767. Schrödinger, E.: Mein Leben – meine Weltansicht. Wien, Zsolnay, 1985

1768. Schrödinger, E.: Geist u. Materie. dt. bei Zsolnay, Wien, 1986

1769. Schrömbgens, H.H.: Die Fehldiagnose in der Praxis. Stuttgart, Hippokrates, 1987

1769a. Schuler, G.D., Boguski, M.S., Stewart, E.A. et al. A Gene Map of Human Genom Science 274, 540 (1996)

1770. Schulte, U.: Einführung in die Fuzzy Logik. Franzis-Verlag, 1993

1771. Schulten, H.: Der Arzt. Stuttgart, Thieme, 3.A., 1966

1772. Schulten, K., in Küppers, B.O.: Ordnung aus dem Chaos. München, Piper, 2.A., 1987

1773. Schultz, I.H.: Arzt u. Neurose. Stuttgart, Thieme, 1953

1774. Schultz, I.H.: Das Autogene Training. Stuttgart, Thieme, 3.A., 1976

1775. Schulz, M.: Die Einheit des Wirklichen: C.F. v. Weizsäcker's Denkweg. Pfullingen, Neske, 1986

1776. Schulze-Hennigs, K.: Autoptische Befunde u. Klin. Diagnosen. Inaugur. Diss., Köln 1973

1777. Schuster, H.G.: Deterministic Chaos. Weinheim VCH-Verlagsges. 2.A., 1989

1778. Schuster, H.P.: Die Bedeutung med.-techn. Daten für Diagnostik u. Therapie. Med. Welt, 23, 754, 1984

1779. Schuster, H.P.: Scoresysteme. Intensivmed. 28, 206, 1991

1780. Schwartz, B., Wolfe, H.J., Pauker, St.G.: Pathology and Probabilities. N. Engl. J. Med. 305, 917, 1981

1781. Schwartz, F.W., Haehn, K.D.: Medizin. Theorie der allgemein-ärztlichen Diagnostik. München. Med. Wschr, 122, 782, 1980

1782. Schwartz, F.W. (Hrsgb.): Public Health. Berlin-Heidelberg, Springer, 1991

1783. Schwartz, M.A., Wiggins, O.: Science, Humanism and the Nature of Medical Practice: A Phenomenological Review. Persp. Biol. Med. 28, 331, 1985

1784. Schwartz, St.: Decision Processes in Recognition Memory, in: Kaplan, M.F., Schwartz, St. (Edit.): Human Judgement and Decision Processes. New York, Academ. Press, 1975

1785. Schwartz, St., Griffin, I.: Medical Thinking. New York, Springer, 1986

1787. Schwartz, St.: Visual Perception: A clinical Orientation. Norwalk/Conn., Appleton a. Lange, 1994

1788. Schwartz, W.B.: Decision Analysis, A look at the chief complaints. Am. J. Med. 30, 1556, 1979

1789. Schwartz, W.B., Patil, R.S., Szolovits, P.: Arteficial Intelligence in Medin. Where do we stand?. N. Engl. J. Med. 316, 685, 1987

1790. Schwarz, M.K.L.: Clinical Hermeneutics: Failure of an Approach to Clinical Practice. Theoret. Medicine 7, 355, 1986

1791. Schwarz, W.: Die Mathematik gleicht einem Baum. Forsch. u. Lehre, 10:1994, 434

1792. Schwarze, E.W.: Vom morpholog. Bedürfnis und dem Bestreben, ihm zu genügen. Manuskript Antrittsvorlesg. Dortmund, 21.10.1987

1793. Schwegler, H.: Systemtheorie als Weg zur Vereinheitlichung der Wissenschaft,. bei Krohn, W., Küppers, G. (Herausgeb) Emergenz, Frankfurt, Suhrkamp, 2.A. 1992

1794. Schwegler, H.: Sind Katastrophen vorhersehbar - geometrische Modelle für sprunghafte Veränderungen in Natur und Gesellschaft. Jahrbuch Wittheit Bremen 22, 181 (1978)

1795. Searle, J.R. Ist der menschliche Geist ein Computerprogramm?. Spectr. Wiss. 3/1990:40

1796. Sechtem, U., Schicha, H.: Kardiale Diagnostik mit konventioneller Szintigraphie,. Positronenemissionstomographie und Kernspintomographie. Med. Klin. 88, 540, 1993

1797. Seelos, H.J.: Computerunterstützte Screening-Anamnese. Berlin-Heidelberg, Springer, 1983

1798. Seelos, H.J.: Wörterbuch der Medizinischen Informatik. Berlin, de Gruyter, 1990

1799. Seguin, A.: Der Arzt und sein Patient. dt. bei Huber, Bern, 1965

1800. Sehrt, v. L.: Weiteres über die Syntropie kindl. Krankheitszuständen. München, Med. Wschr, 31, 298, 1972

1801. Seif, F.J.: Erkenntnistheoretische Grundlagen der ärztlichen Diagnostik. Med. Welt, 38, 1289, (1987)

1802. Seiffert, H.: Einführung in die Wissenschaftstheorie I und II. München, Ch.H. Beck, 1983

1803. Seiffert, H.: Erkenntnistheorie 1-3. München, Beck, 1983-1985

1804. Seiffert, H. Radnitzky, G. (Hrsgb.): Handlexikon zur Wissenschaftstheorie. München, Ehrenwirth, 1989

1805. Seifritz, W.: Wachstum, Rückkoppelung u. Chaos. München, Hanser, 1989

1806. Selbmann, H.K.: Altersentwicklung und Krebshäufigkeit. Fortschr. Med. 108, 353 (1990)

1806a. Selbmann, H.K. (Edit.): Qualitätsmangement - ein zweifelhafter Boom. Fortschr. Med. 112, 3 (1994)

1807. Selbmann, H.K.: Maßnahmen der Medizin. Qualitätssicherung in der Bundesrepublik Deutschland - Projekt des Bundesministers für Gesundheit, 38. Baden-Baden, Nomos-Verlag, 1994

1808. Selye, H.: The Physiology and Pathology of Exposure to Stress. Montreal, Med. Publ., 1950

1809. Semmler, W.: Magnetfelder lösen Röntgenstrahlen ab - Magnetresonanztomographie u. Magnetresonanzspektroskopie, in: Claussen, C.D., Hucho, F. (Herausg.): Bilder vom Unsichtbaren. Aus Forschung und Medizin, Schering AG, 4, 2, 20, 1989

1810. Sepp, H.R. (Edit.): Husserl, E. und die phänomenolog. Bewegung. Freiburg, Alber, 1988

1811. Shafer, G.: A Mathematical Theory of Evidence. New Haven/Conn. Princeton Univ. Press 1976

1812. Shafer, G.: Constructive Probability. Synthese, 48, 1, 1981

1813. Shafer, G., Pearl, J.: Readings in uncertain Reasoning. San Mateo/Ca, M. Kaufmann 1990

1814. Shannon, C. E., Weaver, W.: Mathemat. Grundlagen der Informationstheorie. dt. bei Oldenbourg, München, 1976

1815. Shapiro, A. R.: The Evaluation of Clinical Prediction. N. Engl. J. Med. 296, 1509, 1977

1816. Sharp, C. L. E. H., Keen, H.: Presymptomatic Detection and Early Diagnosis. London, Pitman Medic. Publ. 1968

1817. Sharples, M., Hogg, D., Hutchison, Chr. et al.: Computers and Thought. Cambridge/Mass. MIT Press, 1989

1818. Sheehan, M. W.: Diagnostic errors in clinical practice. Tex. Med. 74, 92, 1978

1819. Shortliffe, E. H. Buchanan, B. G.: A model of inexact reasoning in medicine. Mathem. Biosci. 23, 351, 1975

1820. Shortliffe, E. H.: Medical expert systems – knowledge for physicians. West. J. Med. 145, 830, 1986

1821. Shortliffe, E. H., Perrault, L. E.: Medical Informatics. Reading, Addison-Wesley Publ., 1991

1822. Shulman, R. C. Editorial: NMR – another Cancer – Test Disappointement. N. Eng. J. Med. 322, 1002, 1990

1823. Siegenthaler, W. G. (Herausgeb.): Differentialdiagnose Innerer Krankheiten. 14. A., Stuttgart, Thieme, 1994

1823 a. Siegenthaler, W. G.: Klinische Pathophysiologie. 7. A. Stuttgart, Thieme, 1995

1824. Sieland: Klin. Psychologie: I Grundlagen. Stuttgart, Kohlhammer, 1994

1825. Sigerist, Zit. n. F. Curtius: Individuum und Krankheit. Berlin, Springer, 1959

1826. Silomon, H.: Technologie in der Medizin. Stuttgart, Hippokrates, 1983

1827. Silomon, H.: Modelle in der Medizin – Modelle in der Sozialversicherung. MMG 11, 197, 1986

1828. Silomon, H.: Der Einzelfall und die Regel. Dt. Ärztebl. 84, B 824, 1987

1829. Silvey, S. D.: Statistical inference. London, Chapman and Hall, 1975

1830. Simel, D. L.: Playing the Odds. Lancet 1985, I : 329

1831. Simon, H. A.: Models of Thought. New Haven, Yale Univ. Press, 1979

1831 a. Simon, H. A.: Models of my Life. New York, Basic Books, 1991

1831 b. Simon, H. A.; What is an explanation of behaviour. Psycholog. Science 3, 150 (1992)

1832. Sinz, R.: Gehirn u. Gedächtnis. München, Fischer, 2. A., 1981

1833. Sisson, I. L., Schoomaker, E. B., Ross, I. L.: Clinical Decision Analyisis. The Hazard of using – additional data. J. Am. Med. Ass. 236, 1259, 1976

1834. Sitte, P.: Unterwegs zu einem Weltbild der Naturwissenschaften. Naturwissenschaften, 66, 273, 1979

1835. Skirbeck, G. (Hrsgb.): Wahrheitstheorien. Ffm, Suhrkamp, 1977

1836. Sklar, L.: Space, Time and Spacetime. Berkeley, Univ. California Press, 1977

1837. Skrabanek, P., McCormik, I.: Torheiten u. Trugschlüsse in der Medizin. dt. bei Kirchheim, Mainz, 2. A., 1992

1838. Skyrock, R. H. Die Entwicklung der modernen Medizin. Stuttgart, Enke, 1947

1839. Slovic, P., Griffin, D., Tversky, A.: Compatibility Effects in Judgment and choice, bei R. M. Hogarth (Edit.): Insights in Decision making

1840. Slovic, P.: Perception of Risk. Science 236, 280, 1987

1841. Smith, R.: Editorial: Reducing radiation exposure of patients. Brit. Med. J. 301, 451, 1990

1842. Snedecor, G. W., Cochran, W. G.: Statistical Methods. Ames, Iowa State Univ. Press 8. A., 1989

1843. Snow, C. P.: The Two Cultures and a second look. Cambridge, Univ. Press, 1963

1844. Sober, E.: The Nature of Selection, Chicago Univ. Press 1984

1845. Sokal, R. R., Sneath, H. A.: Principles of numerical Taxonomy. San Francisco, W. H. Freeman, 1963

1846. Sokal, R. R., Rohlf: Biometry. San Francisco, Freeman, 1969

1847. Sonneborn, H.: Zit nach „Medikament und Meinung“ I/1996 : S. 4

1848. Sönnichsen, N., Apostoloff, E.: Autoimmunkrankheiten. Jena, Fischer 2. A., 1992

1849. Sonntag, S.: Krankheit als Metapher. dt. bei Hanser, München, 1978

1850. Sorkin, E.: Das Gehirn kontrolliert Immunitätsreaktionen. Neue Zür. Zeitg. 26. 2. 1986 : 51

1851. Sowa, I. F.: Conceptual Structures: Information Processing in Mind and Machine. Reading/Mass., Addison-Wesley, 1984

1852. Sox, H. C.: Probability Theory in the use of Diagnostic Tests – An introduction to critical study of the literature. Ann. Int. Med. 104, 60 – 66, 1986

1853. Sox, H. C., Blatt, M. A., Higgins, M. C., Marton Kl.: Medical Decision Making. London, Butterworths, 1988

1854. Spaeman, R., Loew, R.: Die Frage: Wozu? München, Piper, 1981

1855. Spechtmeyer, H., Wichmann, H.E., Gross, R.: Diagnostikunterstützung bei inneren Krankheiten mit Hilfe der EDV, in: Reichertz, P., Schwartz, B.: Informationssysteme in der medizinischen Versorgung – Ökologie der Systeme. Stuttgart, Schattauer, 1978

1856. Spechtmeyer, H., Wichmann, H.E., Gross, R.: Klininahe, computerunterstützte Diagnostik. Dt. Med. Wschr. 103, 545, 1978

1857. Speck, I. (Hrsgb.): Handbuch wissenschaftstheoret. Begriffe. Göttingen, Vandenhoeck u. Ruprecht, 1980

1858. Speck, I. (Hrsgb.): Grundprobleme der großen Philosophen: Neuzeit I – VI. Göttingen, Vandenhoeck u. Ruprecht, 1992

1859. Spicker, St.F.: The Philosophy of the Body. Chicago, Quadrangle Books, 1970

1860. Spiess, M.: Wolkiges Wissen: Faustregeln in Expertensystemen. Bild Wiss. 10, 80, 1989

1861. Spiess, M.: Syllogistic Inference under Uncertainty. München, Psychologie Verl. Union. 1989

1862. Spiess, M.: Unsicheres Wissen. Heidelberg, Spektrum-Verlag, 1993

1863. Spinner, H.F.: Begründung, Kritik u. Rationalität. Braunschweig, Vieweg, 1977

1864. Spitzer, W.O. (Chairman, Task Force Report): The periodic health examination. Can. Med. Ass. J. 121, 1193, 1979

1865. Spitz, J.; Dziuk, H.; Köllermann, N.W.; Baum, R.P.: die klinische Relevanz der tumorassoziierten . Antigene PAP und PSA für die Diagnostik und Verlaufskontrolle des Prostatakarzinoms. Tumordiagnostik und Therapie 11 (1990) 51

1866. Spohn, W.: Grundlagen der Entscheidungstheorie. Kronberg, Scriptor, 1978

1867. Spuk, W.: Das problemorientierte Krankenblatt. Internist, 16, 313, 1975

1868. Squire, L.R.: Memory and Brain. New York, Oxford Univ. Press, 1987

1869. Squire, L.R., Lindenlaub, E. (Edit.): The Biology of Memory. Stuttgart, Schattauer, 1989

1870. Stachowiak, H.: Über kausale, konditionale u. strukturale Erklärungsmodelle. Philos. natur. 4, 403 (1957)

1871. Stachowiak, H.: Gedanken zu einer allgemeinen Theorie der Modelle. Stud. gen. 18, 432 (1965)

1872. Stachowiak, H.: Rationalismus im Ursprung. Wien, Springer, 1971

1873. Stachowiak, H. Allgemeine Modelltheorie. Wien, Springer, 1973

1874. Stachowiak, H.: Denken und Erkennen im kybernet. Modell. Wien, Springer, 2.A., 1975

1875. Stachowiak, H.: Der Modellbegriff in der Erkenntnistheorie. Z. allgem. Wissenschaftstheorie XI, 53, 1980

1876. Stachowiak, H. (Hrsgb): in: Modelle, Konstruktion der Wirklichkeit. München, Fink, 1983

1877. Stachowiak, H.: Medizin als Handlungswissenschaft, in: Gross, R. (Hrsgb.): Modelle u. Realitäten in der Medizin. Stuttgart, Schattauer, 1983

1878. Stachowiak, H.: Medicine and the Paradigm of Neo-Pragmatismus. A Contribution to Medical Decision Theory. Theory a. Decision, 21, 189, 1986

1879. Stachowiak, H.: Pragmatik, Bd, I – VI. Hamburg, Meiner, 1986 – 1995

1880. Stachowiak, H.: Der Stellenwert der Selbststeuerung im kybernetischen Modell von Mensch u. Gesellschaft. Manuskript Vortrag Lahnstein 16. 5. 1990

1881. Stacy, R.W. Walsman, B. (Edit.): Computers in Biomedical Research Vol. I – III. New York, Academic Press, 1965 – 1969

1882. Stanburg, I.B., Wyngaarden, I.B., Fredrickson, D.S.: The Metabolic Basis of Inherited Diseases. New York, McGraw-Hill, 1960

1882 a. Standing Committee continuing Professional Develeopment for Doctors and Dentists. London, SCPM.DE

1883. Starck, E., Harth, P., Kollatt, I. et al.: Digitale Subtraktionsangiographie (DSA). Dt. Ärztebl. 80, C33/1983

1884. Starr, Ch., Rudman, R., Whipple, Chr.: Philosophical Basis for Risk analysis. Am. Rev. Energy 1, 629, 1976

1885. Starr, Ch., Whipple, Chr.: Risk of Risk Decisions. Science 208, 1114, 1980

1886. Statist. Bundesamt: Fachserie 12, Reihe 4: Todesursachen, 1992. Stuttgart, Metzler u. Poeschel, 1994

1887. Statistisches Jahrbuch des Bundes, 1992

1888. Statland, B.E., Winkel, P.: Reference Values: Are they useful? Clin. Med. 4, 61 (1984)

1889. Staub, D.: Eine Geschichte des Glasperlenspiels. Basel, Birkhäuser, 1990

1890. Steen, van der, W.I., Thung, P.I.: Faces of Medicine. Dordrecht/Holl, Kluwer, 1988

1891. Stegmüller, W.: Glauben, Wissen u. Erkennen. Das Universalienproblem. Darmstadt, Wiss. Buch-Ges., 1965

1892. Stegmüller, W.: Probleme u. Resultate der Wissenschaftstheorie und der Analyt. Philosophie, Bd. I – IV, Berlin-Heidelberg, Springer, 1969 ff.

1893. Stegmüller, W.: The Structure and Dynamics of Theories. New York, Springer, 1976

1894. Stegmüller, W.: Moderne Wissenschafts-theorie: Ein Überblick. Naturwiss. 66, 377, 438, 1979

1895. Stegmüller, W.: Hauptströmungen der Gegenwartsphilosophie Bd. I–V. Stuttgart, Kröner, 1969–1989

1896. Stein, R.: Der „alltägliche Skandal" der Psychotheapie. FAZ vom 1.7.1992: N4

1897. Stein, R.: Kaum Qualitätssicherung in der Medizin. FAZ 30.11.1994: N4

1897a. Was nutzen moderne Diagnosetechniken? FAZ, 10.4.1996: N3

1898. Steinbuch, K.: Automat u. Mensch. Berlin-Heidelberg, Springer, 1965

1899. Steinbuch, K.: Die Komplexizität unserer Welt und die Informationstechnik. Vortr. Regensburger Collegium 9.10.1975

1900. Steinhausen, D., Langer, K.: Clusteranalyser. Berlin, de Gruyter, 1977

1901. Steinkopff, I.: Semantische Betrachtung zum Begriff „Gestalt". Gestalt Theory 1, 9, 1979

1902. Stekeler-Weithofer, P.: Grundlagenprobleme der Logik. Berlin, de Gruyter, 1986

1903. Stent, G., Calendar, R.: Molecular Genetics. San Francisco/Ca. Freeman, 2.A., 1978

1904. Stent, G.S.: Paradoxes of Progress. San Francisco, Freeman, 1978

1905. Stent, G.I.: Thinking about Seeing. The Sciences, 6, 1980: 6

1906. Sternberg, R.I.: Human Intelligence: The Model is the Message. Science 230, 1111 (1985)

1907. Stettler, A., Stettler, M.: Zur Semiotik ärztlichen Handelns. Schweiz. Rundsch. Praxis 75, 857, 1986

1908. Stettler, A.: Zeichen lesen, Zeichen deuten. Gesnerus 44, 33, 1987

1909. Steuffer, D., Stanley, H.E.: From Newton to Mandelbrot. Berlin-Heidelberg, Springer, 1990

1910. Stewart, I.: Spielt Gott Roulette? dt. bei Birkhäuser, Basel, 1990

1911. Stibitz, G.: Mathematics in Medicine and the Life Sciences. Chicago, The Year Book Medical Publ. 1966

1912. Stingelin, H. Schwindel. Frankf. Allg. Zeitg. 15.11.1995: N5

1913. Stöckler, M.: Plädoyer für einen eingeschränkten Reduktionismus, in: W. Deppert, H. Kliemt u. a. (Edit.): Wissenschaftstheorie in der Medizin. Berlin, de Gruyter, 1992

1914. Stöckler, M.: Wie die Teilchen verlorengingen. Bericht über eine erfolglose Fahndung, in: Ebbinghaus, H.D., Vollmer, G. (Hrsgb.): Denken unterwegs. Stuttgart, Wiss. Verlagsges., 1992

1915. Stone, R.: The assumptions on which causal inferences rest. J. Roy. Stat. Soc. 1993

1916. Störig, H.I.: Kleine Weltgeschichte der Philosophie. Stuttgart, Kohlhauser, 12.A., 1981

1917. Strauer, B.E., Köhler, (Hrsgb.): Bildgebende Verfahren in der Angiologie. Internist 35, 427 ff, 515 ff, 1994

1918. Strawson, P.F.: Introduction to Logical Theory. London, Methuen, 1971

1919. Stroh, W.: Krankheit als Sinnkrise des Lebens. Med. Welt, 41, 774, 1990

1920. Strombach, W.: Die Gesetze unseres Denkens. München, Beck, 1970

1921. Strombach, W., Ende, H., Reyersbach, W.: Mathematische Logik. München, Beck, 1972

1922. Strüwing, H.: Grundsätzliches zu Röntgenaufnahmen. Kodak AG, Stuttgart, 11/1991: 18

1922a. Stuhlmann-Laeisz, R.: Gottlob Frege's, Logische Untersuchungen. Darmstadt, Wiss. Buchges. 1995

1923. Sturm, Y.: Interindividuelle Unterschiede in der klin. Urteilsbildung. Z. Klin. Psycholog. Psychotherap. 34, 196, 1986

1924. Stutzer, P.: Außenseitermethoden in der Allgemeinmedizin. Inaugur. Dissert. Freiburg, 1978

1925. Sulloway, F.: Freud. Biologie der Seele. dt. im Hohenheim-Verlag, Köln 1982

1926. Suppe, F. (Edit.): The structure of Scientific Theories. Chicago/Ill., Univ. of Illinois, 2.A., 1977

1927. Suppes, P.: A comparison of the Meaning and uses of Models in mathematics and the empirical Science. Synthese 12, 287, 1960

1928. Surma, St.I.: Studies in the History of Mathematical Logic. Wrowclaw, Ossolineum, 1973

1929. Susser, M.: Causal Thinking in the Sciences. New York, Oxford Univ. Press, 1973

1930. Susser, M.: The Logic of Sir K. Popper and the Practice of Epidemiology. J. Epid. 124, 711, 1986

1930a. Editorial: What is a cause and how we know one? J. Epid. 133, 7 (1991)

1931. Swain, M.: Induction, Acceptance and rational Belief. Dordrecht/Holl, Reidel, 1970

1932. Swanson, I.W.: On Models. Brit. J. Phil. Science, 17, 297, 1966

1933. Swets, J.A (Ed): Signal detection and recognition by human observers. John Wiley & Sons New York (1964)

1934. Swets, J.A.; Pickett, R.M.: Evaluation of diagnostic systems-Methods from signal detection theory. Academic Press (1982)

1935. Swets, J.A. Measuring the Accuracy of Diagnostic Systems. Science 240, 1285, 1988

1936. Sydenham, Th.: Observationes medicae. London, Sydenham Soc., 1848

1937. Szent-Györgi, Zit. n. A.R. Feinstein: Clinical Judgement. Baltimore, William a. Wilkins, 1967

1938. Szolovits, P. (Edit.): Arteficial Intelligence in Medicine. Boulder/Co., Westview Press, 1982

1939. Szues, Th. D.: Was ist Medizin-Oekonomie? Med. Klin. 91, 49 (1996)

1940. Tannenbaum, A.: Structured Computer Organization. Englewood Cliffs, New York, Prentice-Hall, 1984

1941. Tarassow, L.: Wie der Zufall will? Heidelberg, Spektrum,-Verlag, 1993

1942. Tarski, A.: Einführung in die mathem. Logik. dt. bei Vandenhoek u. Ruprecht, Göttingen, 3.A., 1969

1943. Tarski, A.: Die semantische Konzeption der Wahrheit, in: Speck, I. (Herausg.): Grundprobleme der großen Philosophen Neuzeit VI. Göttingen, UTB, Vandenhoeck und Ruprecht, 1992

1944. Tautu, P., Wagner, G.: The Process od Medical Diagnosis. Routes of Mathematical Investigations. Meth. Inf. Med. 17, 1, 1978

1945. Tavanek, P.V. (Edit.): Problems of the Logic of Scientific Knowledge. Dordrecht/Holl., Reidel, 1970

1946. Taylor, K.T.: The concepts of illness, disease and morbus. Cambridge, Univ. Press, 1979

1947. Taylor, K.T.: A logical analysis of disease concepts. Compr. Psych. 24, 35, 1983

1948. Taylor, Th.R.: Clinical Decision Analysis. Meth. Inf. Med. 15, 216, 1976

1949. Theile, U., Kessler, S.: Der Einfluß von Umwelt u. Erbe bei Immunerkrankungen. Med. Klin. 89, 312, 1994

1950. Theobald, D.W.: An introduction to the Philosophy of Science. London, Methuen, 1968

1951. Theurer, K.E.: Zirkadianer Biorythmus in Beziehung zu anderen vegetativen Regulationen. Med. Klin. 79, 98, 1984

1952. Thom, R.: Stabilité structurelle et Morphogenése. Reading Benjamin, franz. 1972, engl. 1975

1952a. Thom, R.: La querelle du determinisme. Paris, Gallimard, 1990

1953. Thomas, C., Jungmann, D.: Die Klinische Obduktion. Med. Welt 36, 684 (1985)

1954. Thomas, H., Leiber, Th.: Determinismus und Chaos in der Physik, in: Mainzer, Kl., Schirrmacher, W. (Herausgeb.): Quanten, Chaos u. Dämonen. Mannheim, Bibliograph. Institut u. Brockhaus AG, 1994

1955. Thomas, L.: Labor u. Diagnose. Marburg, Medizin. Verlagsges. 3.A., 1988

1956. Thomas, L.: Labordiagnostik entzündl. Erkrankungen. Dt. Ärztebl. 90, A873, 1993

1957. Thomas, R., D'Ari, R.: Biological Feedback. Boca Raton/Fl., CRC Press, 1990

1957a. Thompson, R.F.: Das Gehirn, 2.A., dt. Ausgabe bei Spectrum Verlag, Heidelberg, 1994

1958. Thorpy, M.I. (Edit.): ICSD-Internal Classification of Sleep Disorders. Diagnostic and coding manual. Am. Sleep Disord.Assoc. 1988

1959. Thullier, P.: Darwin était – il darwinian? Recherches 13, 10, 1992

1960. Thüring, M.: Probabilistisches Denken in kausalen Modellen. Weinheim, Psychologie-Verlags-Union, 1991

1961. Thurn, P., Bücheler, E.: Einführung in die radiol. Diagnostik, 9.A. Stuttgart, Thieme, 1992

1962. Till, Th.: Fuzzy Logik, Grundlagen, Anwendungen, Hard- und Software. München, Franzis, 1993

1963. Toelle, R.: Seelische Krankheiten u. Psychosom. Störungen. München, Urban & Schwarzenberg, 1982

1964. Toelle, R.: Persönl. Mittlg. 1983

1965. Toellner, R.: Das Verhältnis von ärztl. Kunst u. mediz. Wissenschaft. Mittlg. Leopoldina 33, 175, 1987–1989

1966. Toon, P.D.: Defining Disease -classification must be distinguished from evaluation. J. Med. Ethics, 7, 197, 1981

1967. Torrance, G.W., Feeny, D.: Utility and quality adjusted life years. Int. J. Techn. Ass. Health Care, 5, 559, 1989

1968. Touitou, Y, Haus, E. (Edit.): Biological Rhythms in Clinical and Laboratory Medicine. Berlin-Heidelberg, Springer, 1992

1969. Trampisch, H.J.: A discriminant analysis for qualitative data with interaction. Comp. Biomed. 6, 50, 1976

1970. Trampisch, H.J.: Medizin. Entscheidungsfindung. Med. Welt, 42, 733, 1991

1970a. Trampisch H.J., Windeler J.: Medizinische Statistik, Berlin Heidelberg New York, Springer 1997

1971. Trenn, T.J.: Ludwik Fleck's „On the question of the foundations of medical Knowledge". J. Med. Philos. 6, 237, 1981

1972. Tress, W.: Zur Ätiologie psych. Erkrankungen, in Böker, F., Weig, W.: Aktuelle Kernfragen in der Psychiatrie. Berlin-Heidelberg, Springer, 1988

1973. Tretter, F.: Systemwissenschaft in der Medizin. Dt. Ärztebl. 86, A 3198, 1989

1974. Treusch, J.: Persönl. Mittlg. 1994

1975. Triendl, E. (Edit.): Bildverarbeitung und Mustererkennung. Berlin, Springer, 1979

1976. Troidl, H., Vortrag bei Madea u. a.

1977. Trube-Becker, E.: Leichenschauschein u. Todesursachenstatistik. Versicherungsmedizin 43, 37, 1991

1978. Tschacher, W., Schiepek, G., Brunner, E. I.: Self-Organization and Clinical Psychology. Berlin-Heidelberg, Springer, 1992

1979. Tsipis, K.: Blind Precision. The Sciences 1991, 4:43

1980. Tsonis, A. A., Tsonis, P.: Fractals: A New Look at Biological Shape and Patterning. Persp. Bio. a. Med. 30, 355 (1987)

1981. Tsouopoulos, N.: Wir sind dem Asklepios einen Hahn schuldig. Philos. Rundsch. 33, 76, 1986

1982. Tuchler, H., Lutz, D. (Hrsgb.): Lebensqualität u. Krankheit. Köln, Dt. Ärzteverlag, 1991

1983. Tuomela, R.: Human Action and its Explanation. Dordrecht,/Holl. Reidel, 1977

1984. Tversky, A., Kahnemann, D.: Judgment under Uncertainty: Heuristics and Biases. Science 185, 1124 (1974)

1985. Tversky, A., Slovic, P., Sattah, S.: Contingent Weighting in Judgment and Choice. Psychol. Rev. 95, 371 (1988)

1986. Überla, K.: Faktorenanalyse. Berlin-Heidelberg, Springer, 2. A., 1971

1987. Überla, K. K.: Die Qualität der Erfahrung in der Medizin. Münch. Med. Wschr, 124, 18 1982 u. 125, 21, (1983)

1988. Uexküll, v., Th.: Medicine and Semiotics. Semiotica 60, 201, 1986

1989. Uexküll, v., Th.: Der Körper als Problem der Medizin. Schweiz. Rundsch. Med. 75, 1006, 1986

1990. Uexküll, v., Th. (Edit.): Psychosomat. Medizin. München, Urban & Schwarzenberg, 1986

1991. Uexküll, v., Th.: Die Entstehung der psychosomatischen Medizin aus der Geschichte des Leib-Seele-Dualismus. Med. Klinik, 83, 37, 1988

1992. Uexküll, v., Th., Wesiak, W.: Theorie der Humanmedizin. München, Urban & Schwarzenberg, 1988

1993. Uexküll, v. Th. u. a.: Integrierte Medizin in Praxis u. Klinik. Stuttgart, Schattauer, 2. A., 1992

1994. Uhlenbruck, G.: Immunbiologie. München, Goldmann, 1971

1995. Uhlenbruck, G., Skupy, H.-H.: Treffende Zitate zum Thema: Der Mensch und sein Arzt. Thun/Schweiz, Ott, 1980

1996. Uhlenbruck, G.: Medizinische Aphorismen. Neckarsulm, Natura Med. Verlagsges., 2. A., 1994

1996 a. UICC: TNM-Atlas, Berlin-Heidelberg, Springer 1985

1997. Ullmann, von, Chr.: Ein Schema für Kausalerklärungen. Erkenntnis, 9, 131, 1975

1998. Ullmann, von, Chr.: Disk. Bem. Münch. Med. Wschr, 125, 24, 1983

1999. Underwood, P.: Errors -- acceptable or non acceptable? Med.J.Australia 146, 547 (1987)

2000. Uthmann, v., J.: Oedipus bei den Dollaronkels. FAZ 30. 4. 1994

2001. Von Mayersbach, H. (Edit.): The cellular aspects of Biorrythms. Berlin, Springer, 1967

2002. Vaihinger, H.: Die Philosophie des Als Ob. Aalen, Scientia-Verl. 10. A., 1986

2003. Vallbona, C., Spencer, W. A., Leva, H., Baker, R. L., Liss, D.M., Pope, S.B.: An On-line Computer System for Rehabilitation Hosp.Meth. Meth. Inform.Med. 7, 31–39, 1968

2004. Varela, F. J., Thompson, E., Rosch, E.: Der mittlere Weg der Erkenntnis. Bern, Scherz, 1992

2005. Veatch, R.: A Theory of Medical Ethics. New York, Basic Publ., 1981

2006. Venn, J.: Symbolic Logic (1881), in: Gross, R.: Medizinische Diagnostik – Grundlagen u. Praxis. Berlin-Heidelberg, Springer, 1969

2007. Venn, J.: The Principles of Empiric or Inductive Logik. Reprint, New York, Franklin, 1973

2008. Verhulst, F.: Nonlinear Differential Equations and Dynamical Systems. Berlin-Heidelberg, Springer, 1990

2009. Vescovi, G.: Das Intuitive im ärztlichen Beruf. Therap. Gegenw. 116, 2225, 1977

2010. Vetter, H.: Wahrscheinlichkeit u. logischer Spielraum. Tübingen, Mohr, 1967

2011. Vetter, H.: Logical Probability, Mathematicel Statistics and the problem of Intuition. Synthese 20, 56, 1969

2012. Vetter, H., Losse, H., Düsing, R., Vetter, W. (Hrsg.): Prognose innerer Krankheiten. Stuttgart, Thieme, 1994

2013. Victor, N.: A nonlinear discriminant analysis. Comp. Progr. Biomed. 2, 36, 1971

2014. Viner, J.: An Understanding and Approach to Regression in the Borderline Patient. Comp. Psychiatry 24, 49, 1983

2014 a. Vilmar, K.: Grundsatzreferat bei 99. Dtsch. Ärztetag, Köln, 4. 6. 1996

2015. Vitaterna, M. H., King, D. P., Chang, A. M. et al.: Mutagenesis and Mapping of a Mouse Gene clock, essential for Circadian Behaviour. Science, 264, 719 (1994)

2016. Vogel, F., Propping, P.: Ist unser Schicksal mitgeboren?. Berlin, Severin & Siedler, 1981

2017. Vogel, F., Motulsky, A.: Human Genetics. Berlin-Heidelberg, Springer, 2.A., 1986

2018. Vogel, F.: Humangenetik u. Konzepte der Krankheit. Heidelbg. Akad.Wiss. 6. Berlin-Heidelberg, Springer, 1990

2019. Vogel, H. R. (Hrsgb.): Effizienz u. Effektivität medizinischer Diagnostik. Stuttgart, Fischer, 1985

2020. Vollmer, G.: Evolutionäre Erkenntnistheorie. Stuttgart, Hirzel, 4.A., 1987

2021. Vollmer, G.: Was können wir wissen (I und II). Stuttgart, Hirzel, 1985 und 1986

2022. Vollmer, G.: Denkzeuge. Mannheimer Forum, Boehringer. Herausgeb. Fischer, E. P. 1990/91:15

2023. Vollmer, G.: Diesseits u. jenseits des Mesokosmos. Universitas 12/1991:1161

2024. Vollmer, G.: Algorithmen, Gehirne, Computer. Was sie können u. was nicht. Naturwiss. 78, 481, 533, 1991

2025. Vollmer, G.: Gehirn u. Computer als Denkmaschinen. Inform. Philos. 1992, 1:5

2026. Vollmer, G.: Das Ganze u. seine Teile – Holismus, Emergenz, Erklärung u. Redaktion, in: . W. Deppert, H. Kliemt u. a. (Edit.): Wissenschaftstheorien in der Medizin. Berlin, de Gruyter, 1992

2026 a. Vonderschmitt, D.: Wie hart sind harte Daten. N. Zürich, Z. 12.5.1982: 37

2027. Vuori, H., Rimpela, M: The Development and Impact of the Medical Model. Persp. Biol. Med. 24, 217, 1981

2028. Wachsmuth, W., Schreiber, H. L.: Der unheilvolle Weg in die Defensivmedizin. Arzt u. Krankenhaus, 2, 75, 1981

2029. Waerden van der, B. L.: Der Begriff Wahrscheinlichkeit. Stud. generale 4, 65, 1951

2030. Wagner, G.: Computer – Hilfsmittel der modernen Medizin. IBM-Nachrichten, 16, 304, 1966

2031. Wagner, G., Immich, H., Sandor, L.: Zur Problematik der sogen. Krebssyntropien. Internist, 11, 223, 1970

2032. Wagner, G.: Probleme der Anamnese-Erhebung für den Informations-Gewinnungsprozeß. Arzneimittelforsch. 21, 158, 1971

2033. Wagner, G.: Der Beitrag der Informationsverarbeitung zum Fortschritt der Medizin, in: Köhler, C.O., Tantu, P., Wagner, G.: Der Beitrag der Informationsverarbeitung zum Fortschritt der Medizin. Med. Informatik u. Statistik 50, 1984

2034. Wagner, H. J.: Der unklare Todesfall. Forum der Bundesärztekammer 19, 133 (1995)

2035. Wagner, R.: Zit. nach Gehlen, A.: Die Seele im techn. Zeitalter. Hamburg, Rowohlt, 1975

2037. Wald, A: Statistical design functions. John Wiley & Sons New York (1950)

2038. Waller, H. D., Bross-Bach, U.: Die Prognose in der Medizin. Med. Welt 41, 1, 1990

2039. Wallsten, Th. S. (Edit.): Cognitive Processes in Choice and Decision Behavior. Hillsdale/New York, Erlbaum, 1980

2040. Walter, E.: Grundbegriffe der Entscheidungstheorie, in: Statist. Methoden 1, 184, 1970

2041. Warner, H. R. jun.: Iliad: moving medical decision into new frontiers. Meth. Inform. Med 28, 370, 1989

2042. Warren, K. S., Goffman, W.: The Ecology of Medical Literatures. Am. J. Med. Sci, 263, 267, 1972

2043. Warren, K. S., Mosteller, F. (Edit.): Doing More Good than Harm: . The Evaluation of Health Care Intervention. Ann. New York Acad. Sci, 703, 1993

2044. Wason, P. C., Johnson-Leird, P. N.: Psychology of reasoning: Structure and Content. Cambridge/Mass., Harvard Univ. Press, 1972

2045. Wasson, I. H., Sox, H. C., Neff, K., Goldman, L.: Clinical prediction rules: Application and methodological standards. N. Eng. J. Med. 313, 793, 1985

2046. Watanabe, S. (Edit.): Frontiers of pattern recognition. New York, Academ. Press, 1972

2047. Watkins, I. W. N., in: Speck, J. (Edit.): Grundprobleme der großen Philosophen: . Gegenwart I, Göttingen, Vandenhoeck u. Rupprecht, 1972

2048. Watzlowik, P., Weakland, J. H., Fisch, R.: Lösungen. Bern, Huber, 3.A., 1984

2049. Weaver, W.: Die Glückgöttin. dt. bei Desch, München, 1984

2050. Weber, E.: Grundriß der biolog. Statistik. Jena, VEB Fischer, 1961

2051. Weber, K.H.: Schwanengesang des Zentrallabors. Dt. Ärztebl. 1979 9:591

2052. Weber, M.: Die Spiralcomputertomographie. FAZ, 15.6.1994 N 2

2053. Weber, M.M.: Ist tiefenpsychologische Psychotherapie eine „Außenseitermethode"? Nervenarzt, 64, 578, 1994

2054. Weber, M.: Bericht über den 75. Dt. Röntgenkongreß 1994. FAZ vom 15.6.1996

2055. Weed, L.L.: Medical Records, Medical Education and Patient Care. Ohio, Western Case univ. Press, 1971

2056. Weed, L.L.: Quality Control and the Medical Record. Arch. Int. Med. 127, 101, 1971

2057. Weed, L.L., übers. von Beck, E.: Das problemorientierte Krankenblatt. Stuttgart, Schattauer, 1978

2058. Weed, L.L., Wakefield, J.S.: Managing Medicine. Kirkland, MCSA, 1983

2059. Wehrli, F.W., Shaw, D., Kneeland, J.B. (Herausg.): Biomedical magnetic resonance imaging. Weinheim, VCH, 1988

2060. Weidtman, V.: Computerhilfe in der klinischen Differentialdiagnostik. Verfahren und Problematik der Diagnose, Selektivität bei großer wahrscheinlichkeitsparameterfreier Symptomkrankheitsmatrix. Meth. Inform. Med. 2, 1971

2061. Weidtmann, V., Althoff, P.: Wachstumskurven als Screeningsinstrument – Möglichkeiten und Grenzen

2062. Weinberg, G.M.: An introduction to General Systems Thinking. New York, John Wiley, 1975

2063. Weinberg, N.S.: The relation of medical problem solving and therapeutic errors to disease categories. QRB 15, 266, 1989

2064. Weinschenk, C.: Determinismus u. Indeterminismus. Philos. natur 22, 377, 1985

2065. Weinstein, M.C., Fineberg, H.V.: Clinical Decision Analysis. Philadelphia, Saunders, 1980

2066. Weinstock, H., Ralston, R.W. (Edit.): The new Superconducting Electronics. Dordrecht/Holl. Kluver Acad. Publ. 1993

2067. Weischedel, W.: Skeptische Ethik. Ffm, Suhrkamp, 1977

2068. Weisser, H.: Psychobiology and Human Disease. New York, Elsevier, 1977

2069. Weizenbaum, J.: Computer Power and Human Reason. San Francisco, Freeman, 1976

2070. Weizenbaum, J.: Die Macht der Computer und die Ohnmacht der Vernunft. dt. bei Suhrkamp, Ffm, 1977

2071. Weizenbaum, J.: Absurde Pläne. „Zeit"-Magazin vom 16.3.1990

2072. Weizsäcker, v. C.F.: Die Tragweite der Wissenschaft I. Stuttgart, Hirzel, 1964

2073. Weizsäcker, v. C.F.: Über das philosophische Problem der Kybernetik. Vortr. 70. Tg. NWD Ges. Innere Medizin, Hamburg, 26.1.1968

2074. Weizsäcker, v. C.F.: Voraussetzungen naturwiss. Denkens. Freiburg, Herder, 2.A., 1972

2075. Weizsäcker, v. C.F.: Ein Blick auf Platon. Stuttgart, Reclam, 1981

2076. Weizsäcker, v. C.F.: Die Logik zeitlicher Aussagen und die Grundlagen der Physik. Inform. Philos. 1986, 3:7

2077. Weizsäcker, v. C.F.: Die Einheit der Natur. München, DTV, 5.A., 1986

2078. Weizsäcker, v. C.F.: Ref. zum Thema Anomalien. Verhdlg. Dt. Akad. Naturforsch. Leopoldina 1989

2079. Weizsäcker, v. C.F.: Zeit u. Wissen. München, Hausser, 1993

2080. Weizsäcker, v. V.: Der Gestaltenkreis. Stuttgart, Koehler, 1947

2081. Weizsäcker, v. V.: Der kranke Mensch. Einführung in die medizin. Anthropologie. Stuttgart, Koehler, 1951

2082. Weizsäcker, v. V.: Soziale Krankheit, soziale Gesundung. Göttingen, 1955

2083. Weizsäcker, v. V.: Gesammelte Schriften. Ffm, Suhrkamp, 1986 ff.

2084. Weizsäcker, v. V.: Zit. nach Uexküll Th.: Schweiz. Rundsch. Praxis 75, 1006, 1986

2086. Wells, P.N.T. (Edit.): Ultraschall in der med. Diagnostik. dt. bei de Gruyter, Berlin, 1980

2087. Weltrich, H., Fitting, W.: Gutachterkommission ärztlicher Behandlungsfehler 1.10.93–30.9.94. Rhein. Ärztebl. 49, 10, 1995

2088. Wermuth, N.; Lauritzen S.L.: On substantive research hypotheses, conditional independence . graphs and graphical chain models. J. Roy. Statist Soc. B 52 (1990) 21–50

2089. Wertheimer, M.: Untersuchungen zur Lehre von der Gestalt. Psychol. Forsch. 4, 301, 1923

2090. Wesiak, W.: Psychosom. Medizin in der ärztl. Praxis. München, Urban & Schwarzenberg, 1984

2091. Wessells, M.G.: Kognitive Psychologie. New York, Harper a. Row, 1984

2092. West, B.J.: Fractal Physiology and Chaos in Medicine. World Scientific, Singapore, 1990

2093. Westfalen-Lippe KV: Stufendiagnostik. Ergänz. Lief. ab 1976

2093a. Westkott, M.R.: Toward a Contemporary Psychology of Intuition. New York, Holt, Reinhart und Winston, 1968

2094. Westmeyer, H.: Logik der Diagnostik. Stuttgart, Kohlhammer, 1972

2095. Westmeyer, H.: Kritik der psychologischen Unvernunft. Stuttgart, Kohlhammer, 1973

2096. Westmeyer, H.: The Diagnostic Process as a Statistical-causal Analysis. Theory and Decision 6, 57, 1975

2096a. Wertman, B.G., Sortrin, St.V. et al.: Why do physicians order laboratory tests? Am. Med. Ass. 243, 2080 (1980)

2097. Wettig, H., Fitting, W.: Bericht der Gutachterkommisssion f. ärztl. Behandlungsfehler in NRW. Rhein. Ärzteblatt 47, 931, (1993)

2098. Wever, R.A.: Internal interactions with in the human circadian system: The Masking Effect. Experientia 41, 332, 1985

2099. Weyer, M.G., Lommel, H.: Long I. Mainz, Kirchheim, 1981

2100. Weyl, H.: Philosophie der Mathematik und Naturwissenschaft. München. Oldenbourg, 1966

2101. Whinney, I.R.: Are we on the brink of a major transformation of clinical methods? Can. Med. Ass. J. 135, 873, 1986

2102. Whitbeck, C.: A Theory of Health, in: Caplan, A.L., Engelhardt, H.T., McCartney J.J. (Edit.): . Concepts of Health and Disease. Reading/Mass., Addison-Wesley, 1981

2103. White, D.A., Sofge, D.A. (Edit): Handbook of Intelligent Control: Neural, Fuzzy and Adaptive Appraches. New York, Van Norstrand Reinhold, 1992

2104. White, K.L.: Life, Death and Medicine. Scient. Americ. 229, 23 (1973)

2104a. White, K.L., Fowler, P.B.S., Chagla, L.S. et al.: Evidence based Medicine (2). Lancet, 346, 837 (1995)

2105. Whitehead, A.N.: Science and the Modern World. New York, The Free Press, 1925

2106. Whitehead, A.N.: Nature and Life. Cambridge (Engl.), Univ. Press, 1934

2107. Whitehead, A.N.: Prozess u. Realität. dt. bei Suhrkamp, Ffm, 1977

2108. Whitesitt, J.E.: Boole'sche Algebra u. ihre Anwendungen. dt. bei Vieweg, Braunschweig, 1970

2109. Whittaker, J: Graphical models in applied multivariate analysis. John Wiley, Chichester (1990)

2110. WHO: Intern. Classification of Diseases (ICD). Geneva, 9/1992 u. 10/1994

2111. WHO: Internat. Calssific. of Impairments, Disabilities and Handicaps (ICIDH). Geneva, 1988 ff.

2112. Whorf, B.L.: Sprache, Denken, Wirklichkeit. dt. bei Rowohlt, Hamburg, 1973

2113. Wichert, v. P. (Edit.): Chronobiologie. Internist 32, 361 ff., 1991

2114. Wichmann, H.E., Spechtmeyer, H., Gerecke, D., Gross, R.: Mathematical Modell of Erythropoiesis in man, in: Lewin, S. (Edit.): Lecture Notes in Biomathematics, Vol. 11. Berlin-Heidelberg, Springer, 1976

2115. Wichmann, H.E., Köppen, L., Spechtmeyer, H., Gross, R.: Zur Problematik des angemessenen Klassifikationsverfahrens. Meth. Inform. Med. 17, 47, 1978

2116. Wichmann, H.E., Köckritz, M., Spechtmeyer, H., Gross, R.: Erfahrungen mit einem logistischen u. einem statistischen System zur Diagnoseunterstützung, in: Reichertz, P., Schwarz, H. (Edit.): Informationssysteme in der med. Versorgung. Stuttgart, Schattauer, 1978

2117. Wichmann, H.E.: Regulationsmodelle u. ihre Anwendung auf die Blutbildung. Med. Informatik u. Statistik. Berlin-Heidelberg, Springer, 1984

2118. Wichmann, H.E., Schlipköter, W., Fülgraff, G. (Hrsg.): Handbuch der Umweltmedizin. Landsberg, Ecomed 1992.

2119. Wichmann, H.E., Rosenlehner, R. et al.: Erkrankungen durch äußere physikalische Ursachen, in: Gross, R., Schöllmerich, P, Gerok, W. (Hrsgb): Die Innere Medizin. Stuttgart, Schattauer, 9.A., 1996

2120. Wicke, E.: Leitlinien des psychotherap. Gesprächs, in C. Reimer (Edit.): Ärztl. Gesprächsführung. Heidelberg, Springer, 1985

2121. Widmann, F.K.: Clinical Interpretation of Laboratory Tests. Philadelphia, Davis, 9.A., 1983

2122. Wiehl, R. in: Bubner, R.: Geschichte der Philosophie, VI. Stuttgart, Reclam, 1981

2123. Wieland, W.: Diagnose – Überlegungen zur Medizintheorie. Berlin, de Gruyter, 1975

2124. Wieland, W., in Schipperges, H., Doerr, W. (Edit.): „Pathogenese". Berlin-Heidelberg, Springer, 1985

2125. Wieland, W.: Strukturwandel der Medizin u. ärztliche Ethik. Heidelberg, Winter, 1986

2126. Wieland, W. in Sass, H.M. (Edit.): Medizin u. Ethik. Stuttgart, Reclam, 1989

2127. Wiener, F., Weil, M.H.: Computerbased Monitoring and Data Management in Critical Care. Meth. Inform. Med. 17, 252, 1978

2128. Wiener, N.: Regelung u. Nachrichtentechnik in Lebewesen und in der Maschine. dt. bei Econ, Düsseldorf, 1963

2129. Wiener, N.: Kybernetik. dt. bei Econ, Düsseldorf, 1963

2130. Wiener, N.: Gott und Golem, Inc. dt. bei Econ, Düsseldorf, 1965

2131. Wiener, St., Nathanson, M.: Physical examination. Frequently observed errors. 236, 852 (1976)

2132. Wienhard, K., Wagner, R, Heiss, W. D.: PET. Berlin-Heidelberg, Springer 1989

2133. Willbusch, J.: Clinical Information – Signs, Semeions and Symptoms. J. Roy. Soc. Med. 77, 766, 1984

2134. Williams, B. T., Goder, J. W., Litell, E.: Probability Graphics Sapport for Medical Reasoning. Meth. Inform. Med. 32, 255 (1993)

2135. Williams, C. J. F.: What is Truth? Cambridge, Univ. Press, 1976

2136. Wilson, R., Crouch, F.A.C.: Risk Assesement and Comparisons. An Introduction. Science 236, 267, 1987

2137. Windeler, J.: Argumentationsstrukturen bei der Verteilung nicht wissenschaftl. begründeter Verfahren in der Medizin, bei Köbberling, J. (= 1075)

2138. Windeler, J., Köbberling, J.: Schätzung des Haemocultblut-Tests. Dt. Med. Wschr. 108, 1106, 1986

2139. Windeler, J.: Die Beurteilung des Nutzens von Screening-Untersuchungen. Med. Welt, 42, 726, 1991

2140. Winfree, A. T.: The Geometry of Biological Time. Berlin-Heidelberg, Springer, 1980

2141. Winkler, R. L.: The Assesment of prior Distribution in Bayesian Analysis. J. Am. Statist. Assoc. 62, 776, 1967

2142. Winnaker, E. L.: Gene und Klone. Weinheim, VCH-Verlag, 1985

2143. Winnacker, E. L.: Am Faden des Lebens. Warum wir die Gentechnik brauchen. München, Piper, 1993

2144. Winograd, T., Flores, F.: Understanding Computers and Cognition. Norwood/ New York, Ablex Public.Comp. 1986

2145. Winz, H.: Supraleiter – eine Revolution der Medizintechnik?. Physis, 1990: 42

2146. Withrow, G. J.: What is Time? London, Thames u. Hudson, 1972

2147. Withrow, G. J.: The natural Philosophy of Time. Oxford, Clarendon Press, 2.A., 1980

2148. Witte, G.: Schwermer, B., Bücheler, E.: Digitale Lumineszenz-Radiographie. Dt. Ärztbl. 86, 2539, 1989

2149. Witte, G., Büchler, E.: Wann ist eine CT indiziert?. Therapiewoche 40, 3446, 1990

2150. Witting, H.: Mathematische Statistik. Stuttgart, Wiss.-Verl.-Ges. 1966

2151. Wolf, A.: Simplicity and Universality in the transition to Chaos. Nature 305, 182 (1983)

2152. Wolf, St. G.: Should diagnostic testing regulated? (Editorial). N. Eng. J. Med. 299, 947, 1978

2153. Wolff, H. P., Fleckenstein, A., Philipp, E. (Edit.): Drug Research and Drug Development in the 21th Century. Berlin-Heidelberg, Springer, 1989

2154. Wölk, W.: Krankheitsbild – versus pseudosyndrombezogene Medizin. Versich. Med. 46, 20, 1994

2155. Wolkenstein, M. W.: Entropie u. Information. Ffm, Harri Deutsch, 1990

2156. Wollnik, F., Siebert, U., Hafen, Th. et al.: Biologische Rhythmen. Futura, 2/1993: 18

2157. Wood, P. H.: Measuring the consequences of Illness. World Health State Q. 42, 115, 1989

2158. Woolf, H. (Edit.): Quantification. Indianapolis/Miss., Bobbs-Merrill, 1961

2159. Wortmann, P. P.: Medical Diagnosis. An Information Processing Approach. Comp. Biomed. Res. 5, 315, 1972

2160. Wright, G. H. v.: The Logical Problem of Induction. Oxford, Blackwell, 2.A., 1965

2160 a. Wright, G. H. V.: Causality and Determination, New York, Columbia Univ. Press 1979/1986

2161. Wright, G. H. v.: Erklären u. Verstehen. dt. bei Athenaeum, Königstein, 1984

2161 a. Wright, N.: Zit. n. Dtsch. Ärztebl. 93, A 1973 (1996)

2162. Wuchterl, K.: Methoden der Gegenwartsphilosophie. Bern, UTB Haupt, 1977

2163. Wuchterl, K., in: Stachowiak, H. (Hrsgb): Modelle, Konstruktionen der Wirklichkeit. München, Fink, 1983

2164. Wuketis, F. M.: Biologie u. Kausalität. Berlin, Parey, 1981

2165. Wuketis, F. M.: Leben heißt aus Fehlern lernen, in: Bohnet, H., von der Thüsen (Edit.): Denkanstöße. München, Piper, 1992

2166. Wulff, H. R.: What is understood by a Disease Entity? J. Roy. Coll. Physic. 13, 219, 1979

2167. Wulff, H. R.: How to make the best decision. Philosophical aspects of clinical decision theory. Med. Dec. Mak. 1, 277, 1981

2168. Wulff, H. R.: Rational Diagnosis and Treatment. Oxford, Blackwell, 1981

2169. Wulff, H. R., Pedersen, St. A., Rosenberg, R.: Philosphy of Medicine. Oxford, Blackwell, 1988

2170. Wulff, Zit. n. Troidl bei Madea

2171. Wüsteneck, K. D.: Zur philosophischen Verallgemeinerung u. Bestimmung des Modellbegriffes. Dt. Z. Philos. 11, 1504, 1963

2172. Wüsteneck, K.: Einige Gesetzmäßigkeiten u. Kategorien der wissenschaftl. Begriffsmethode. Dt. Z. Philosophie 14, 1452, 1966

2173. Wymer, T.: Statistische Erhebungen an 5000 Fällen der Medizin. Univ. Klinik Köln. Inaugur. Diss. Köln 1976

2174. Wyss, D.: Beziehung und Gestalt. Göttingen, Vandenhoeck u. Ruprecht, 1973

2175. Wyss, D.: Der Kranke als Partner, Lehrbuch d. anthropolog.-integrativen Psychotherapie. Göttingen, Vandenhoeck u. Ruprecht, 1982, I + II

2176. Young, M. J., Poses, R. M.: An Physician be stational about diagnostic tests? Clin. Lab. Medic. 4, 25, 1984

2177. Zacher, A.: Konzeptionen einer anthropolog. Medizin: Viktor von Weizsäcker u. Dieter Wyss. Psyche, Stuttgart, 40, 248, 1986

2178. Zacher, H. F. (Edit.): Forscher und Forschungspolitik. Ringberg-Sympos. der Max-Planck-Ges. München 1.A., 1992

2179. Zadeh, L. A.: Fuzzy Sets. Information and Control 8, 338, 1965

2180. Zadeh, L. A.: Fuzzy algorithms. Inform. and Control, 19, 94, 1969

2181. Zadeh, L. A., Fu, K. S., Tanaka, K., Simura, M. (Edit.): . Fuzzy sets and their applications to Cognitive and Decision Process. New York, Springer, 1975

2182. Zadeh, L. A., Bellman, R. E. in: Epstein and Dunn: Modern uses of multiple values logic. Dordrecht, Reidel, 1977

2183. Zadeh, L. A.: Fuzzy sets as a basis for a theory of probability. FSS 1,3, 1978

2184. Zadeh, L. A.: The role of fuzzy logic in the management of expert systems. FSS 11, 199, 1983

2185. Zadeh, L. A.: Comonsense Knowledge Representation, based on Fuzzy Logic. Computer (IEEE) 1983, X: 61

2186. Zanker, K.S. (Herausg.): Kommunikationsnetzwerke im Körper: Psychoneuroimmunologie. Heidelberg, Spektrum-Verl. 1992

2187. Zeitler, H.: Cantor-Staub, Sierpinski-Teppich, Menger-Schwamm – eine verrückte Welt. Manuskript 1991

2188. Zerssen, v., D.: Konstitution, in: Kisker, K. P., Meyer, I. E. u. a. (Herausg.): Psychiatrie der Gegenwart I, 2. Berlin-Heidelberg, Springer, 1980

2189. Zerssen, v. D.: Konstutition.Grundlagen innerer Erkrankungen, in: Gross, R., Schölmerich, P. (Edit.): Lehrb. der Inn. Medizin. Stuttgart, Schattauer, 6.A., 1982

2190. Zilch, M. J.: Von der Logik des Arztes. Der Dt. Apoth. 41, 3, 1989

2191. Zimmer, D. E.: Der Aberglaube des Jahrhunderts. Dossier „Zeit" 45, 5.11.1982

2192. Zimmerli, W.Ch. (Hrsgb.): Wissenschaftskrise u. Wissenschaftskritik. Basel, Schwabe, 1974

2193. Zimmerli, W.Ch., Sandbothe, M. (Edit.): Klassiker der Modernen Zeitphilosophie. Darmstadt, Wiss.-Verlags.-Ges., 1993

2194. Zimmermann, H.-J.: Fuzzy Set Theory – and its Applications. Dordrecht, Academic Press, 1990

2195. Zimmermann, H.-J.: „Fuzzy Logic" in den Natur- und Ingenieurwissenschaften, in. Köhler, W. (Herausg.): Signalwandel und Informationsverarbeitung. Nova Act Leopold (N. F.) 294, 353 (1996). IV/1995, im Druck

2196. Zinkernagel, R.M., Doherty, P.C.: MHC restricted cytotoxic T-cells: studies on the biological role of polymorphic major transplantation antigens determining T-cell restriction-specifity, function, responsivness. Adv. Immunol. 27, 51, 1979

2197. Zöllner, N., Hadorn, W.: Vom Symptom zur Diagnose. Basel, Karger, 8.A., 1986

2198. Zweifach, B., Grant, L., McCluskey, R. T.: The Inflammatory Process. New York, Acad.Press, 1965

Sachverzeichnis

Springer und Umwelt

Als internationaler wissenschaftlicher Verlag sind wir uns unserer besonderen Verpflichtung der Umwelt gegenüber bewußt und beziehen umweltorientierte Grundsätze in Unternehmensentscheidungen mit ein. Von unseren Geschäftspartnern (Druckereien, Papierfabriken, Verpackungsherstellern usw.) verlangen wir, daß sie sowohl beim Herstellungsprozess selbst als auch beim Einsatz der zur Verwendung kommenden Materialien ökologische Gesichtspunkte berücksichtigen. Das für dieses Buch verwendete Papier ist aus chlorfrei bzw. chlorarm hergestelltem Zellstoff gefertigt und im pH-Wert neutral.

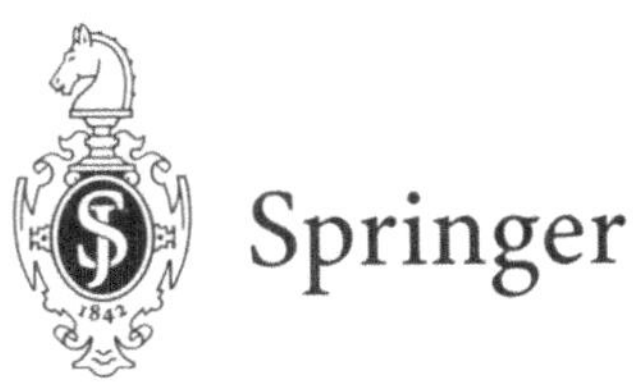